AF558459

Stephen Harrod Buhner

Lyme Borreliose natürlich heilen

Stephen Harrod Buhner

LYME BORRELIOSE NATÜRLICH HEILEN

Borreliose und ihre Koinfektionen Chlamydiose und Rickettsiose

»Die Buhner-Protokolle«

Vorwort
Dr. med. Neil Nathan

HERBA PRESS

Impressum

Deutsche, erweiterte Ausgabe

Buhner, Stephen Harrod. Lyme Borreliose natürlich heilen.
Borreliose und ihre Koinfektionen Chlamydiose und Rickettsiose.
»Die Buhner-Protokolle«

2. Aufl., 2020
ISBN 978-3-946245-05-6

Herba Press ist ein Imprint der Edition Reuss GmbH
www.herba-press.de
info@herba-press.de

Englische Originalausgabe
Buhner, Stephen Harrod. Healing Lyme / by Stephen Harrod Buhner
Raven Press, 8 Pioneer Road, Silver City, NM 88061, USA

Übersetzung aus dem Englischen: Dr. Natalie J. Lauer
Layout/Grafik: Dr. Natalie J. Lauer
Lektorat: Linda Strehl
Redaktion/Fachlektorat: Dr. med. Eberhard J. Wormer

Abbildungsnachweis:
Coverfoto © Fotolia
Abb. S. 36, Borrelia burgdorferi © Bild 10348693 / 3d4medical.com / F1online
Abb. S. 52 Ixodes ricinus © Fotolia
Abb. S. 280 Chlamydia trachomatis © Bild 10375400 / VisualsUnlimited / F1online
Abb. S. 330 Rickettsia sickettsii © Bild 8508440 / Cultura Images / F1online
Abb. S. 390 Polygonum cuspidatum © Rolv Hjelmstad
Abb. S. 418 Uncaria tomentosa © Steven Foster
Abb. S. 440 Andrographis paniculata © Fotolia
Abb. S. 456 Stephania tedrandra © Crug Farm Plants
Abb. S. 460 Leonurus cardiaca © Rolv Hjelmstad

Für all jene,
denen gesagt wurde
(und weiterhin gesagt wird),
alles sei reine Einbildung.
Und für Julie McIntyre,
deren Einsatz für Hilfsbedürftige
mich fortwährend inspiriert.

Inhalt

Vorwort

Am Anfang (unserer Erkenntnisse bezüglich der Lyme-Borreliose und deren Behandlung) war das Wort, und das Wort war die Mikrobe *Borrelia burgdorferi*. Wir dachten, es sei gut, dass ein Bakterium diese schweren Symptome verursacht, die wir bei unseren Patienten beobachteten und als „Lyme-Borreliose" bezeichneten. Also behandelten wir Lyme-Borreliose wie alle anderen bakteriellen Infektionen mit Antibiotika – manchmal lange Zeit mit extrem hohen Dosierungen. Bei einigen Patienten schlug die Behandlung an und ihr Zustand besserte sich. Dies bestärkte uns in unserem Handeln und wir dachten, wir wüssten, was wir täten.

Dennoch konnten wir die Tatsache nicht verleugnen, dass sich der Zustand einiger Patienten nicht besserte. Bei vielen verschlimmerte er sich tatsächlich sogar durch die Behandlung. Dies zwang uns zum Nachdenken. Wir erkannten, dass durch Zeckenstiche (oder Moskito- oder Flohstiche) im Prinzip nicht nur Bakterien der Gattung *Borrelia*, sondern auch ihre engen Freunde *Bartonella, Babesia, Ehrlichia* und *Mycoplasma* in den Organismus gelangen. Später wurde uns klar, dass durch die Schwächung des Immunsystems unserer Patienten schlafende Mikroben geweckt werden, sich ausbreiten und ein infektiöses Chaos anrichten.

Mit der ersten Ausgabe der Originalpublikation *Healing Lyme* sorgte Stephen Harrod Buhner im Jahr 2005 für frischen Wind, was dieses beunruhigende Thema betrifft. Stephen hat uns allen, die bereits gegen diese komplizierten Infektionen ankämpften, den Weg geebnet, indem er uns dazu ermutigte, etwas noch nie Dagewesenes zu tun: die Infektionen nicht aus unserer, sondern aus der Perspektive der Mikroben zu betrachten. Er hat frühzeitig erkannt, dass es sich hierbei nicht um Mikroorganismen handelt, mit denen wir es für gewöhnlich zu tun haben. Außerdem war ihm klar, dass sie innerhalb weniger Minuten nach Beginn der Infektion das Immunsystem hochgradig beeinflussen, was zu immunologischen Störungen des Entzündungsprozesses führt. In der Folge kommt es zu schweren neurologischen, arthritischen, muskulären, endokrinen, emotionalen und kognitiven Veränderungen. Heilung ist nur dann möglich, wenn man diese Faktoren anerkennt und bei der Behandlung berücksichtigt. Für diejenigen von uns, die sich mitten auf dem Schlachtfeld im Kampf gegen solche Infektionen befanden, waren diese Informationen sehr hilfreich. Sie ermöglichten eine deutlich bessere Versorgung unserer angeschlagenen Patienten.

In den letzten zehn Jahren habe ich persönlich mehr als 1000 Patienten mit Lyme-Borreliose inklusive Begleitinfektionen behandelt. Wir haben viel gelernt. Vor allem mussten wir zugeben, wie wenig wir wussten, wie wenig wir wissen und wie viel wir noch lernen müssen, um diesen Job richtig zu machen.

In seinen zuletzt erschienenen Büchern *Healing Lyme Disease Coinfections: Complementary and Holistic Treatments for Bartonella and Mycoplasma* (Heilung von Koinfektionen der Lyme-Borreliose: komplementäre und ganzheitliche Behandlungen für *Bartonella*- und *Mycoplasma*-Infektionen) und *Natural Treatments for Lyme-Coinfections: Anaplasma, Babesia and Ehrlichia* (Natürliche Behandlungen von Koinfektionen der Lyme-Borreliose: *Anaplasma, Babesia and Ehrlichia*) hat Stephen die medizinische und phytotherapeutische Forschung ein ganzes Stück weitergebracht, was das Wissen über diese Infektionen betrifft. Er präsentierte zudem eine einsichtige und logische Behandlungsmethode.

Es war an der Zeit und erforderlich, die Inhalte von *Healing Lyme* auf den neuesten Stand zu bringen und um aktuell verfügbare Informationen zu ergänzen. So können wir das Boot sicher in den Hafen bringen. Außerdem hat er das Buch inhaltlich erweitert, indem er nun einen Überblick über zwei unterschätzte Koinfektionen der Lyme-Borreliose bietet: Infektionen durch *Chlamydia* und Bakterien der Gattung *Rickettsia*.

Das vorliegende Buch richtet sich an unterschiedliche Zielgruppen, deren Informationsbedarf sich gleichfalls unterscheidet: Therapeuten, die Lyme-Borreliose behandeln, und Patienten, die an Lyme-Borreliose leiden. Glücklicherweise gibt es verschiedene inhaltliche Kapitel und der Leser kann gezielt auswählen, welche Kapitel, am meisten seinen Interessen entsprechen. Obwohl viele Abschnitte technisch-wissenschaftlich gehalten sind, empfehle ich allen Lesern, trotzdem einen Blick darauf zu werfen. Dabei muss man nicht alles *en détail* nachvollziehen können, um zu verstehen, was diese Mikroben in uns und mit uns anstellen.

Die Lektüre der betreffenden Seiten versetzt den Leser unweigerlich in Erstaunen hinsichtlich der Intelligenz (ja, Intelligenz) und des Bewusstseins (ja, Bewusstseins) dieser Organismen. Während ich mich darum bemühte, zu lernen, wie man genau diese Organismen bekämpft, konnte ich nicht anders, als meine „Gegner" zu bewundern (manchmal war ich sogar von ihnen eingeschüchtert). Ich musste verstehen, was sie von ihrem Wirt verlangen und brauchen. Zu glauben, dass eine zweiwöchige Antibiotikakur die Organismen bei allen Patienten, die einen Zeckenstich erlitten haben, vernichtet, ist ein tragischer Irrtum. Dieser Zug ist längst abgefahren.

Das Wissen über die Physiologie dieser infektiösen Erreger, die Stephen minutiös erörtert, macht seinen Behandlungsansatz für uns besonders wertvoll: Lerne, welche Strukturen und Zelllinien infiziert sind, und beschütze sie; begrenze die Freisetzung von entzündlichen Zytokinen; nutze Kräuter, die das dysfunktionale Immunsystem modulieren; hilf dem Körper, die durch von Mikroorganismen produzierten Toxine zu verarbeiten (insbesondere bei einer Keimvernichtung durch Antibiotika); lindere die spezifischen Symptome des Patienten und nutze Wirkstoffe, die gezielt gegen diese Mikroorganismen wirksam sind.

Mit anderen Worten: Wir müssen Wege finden, die den körpereigenen Heilungsprozess unterstützen – ein Prozess, der durch die Anforderungen der Mikroben hochgradig kompromittiert wird.

Was höre ich da? Das Echo einer alten Diskussion? *„Aber natürlich, verehrter Monsieur Pasteur, es ist nicht die Mikrobe, um die wir uns kümmern müssen, sondern das Terrain, oder?“,* wendet Professor Bernard ein. Hoffentlich können wir diese Diskussion endlich beenden. Beides ist von Belang: Mikrobe und Terrain. Wie die nachfolgenden Seiten klar darlegen, spielt die Mikrobe eine aktive Rolle bei der Veränderung, Ausformung und Bildung des Terrains.

Nach den Erläuterungen zur Lyme-Borreliose vertieft sich Stephen umfassend in die beiden mit der Infektion assoziierten Bakterienspezies *Chlamydia* und *Rickettsia*. Während manchen Lyme-Borreliose-Experten Chlamydien als gängige Koinfektionen kein Begriff sind, offenbart Stephen nachdrücklich, dass die Bakterien in Zecken präsent sind. Es wird wahrscheinlich nicht mehr lange dauern, bis Chlamydien in den offiziellen Katalog der Erreger von Koinfektionen aufgenommen werden. Ferner können im Ruhezustand befindliche Chlamydien (frühere Infektionen) oder andere latent vorhandene Organismen sowie zahlreiche andere Virusinfektionen reaktiviert werden, wenn das Immunsystem durch *Borrelia* kompromittiert ist. Das verkompliziert das Problem weiter.

Für mich als Mediziner ist das Wichtigste, was man über Chlamydien wissen sollte, die Tatsache, dass das Bakterium bei einem Angriff mit Antibiotika, Pflanzenmedizin oder anderen Supplementen ein einzigartiges Toxin namens Porphyrin im Organismus seines Wirts freisetzt. Auch der nachfolgend geschilderte Umstand, der zwar in der Regel auftritt, aber meistens keine Anerkennung findet, ist von Bedeutung: Dr. Armin Schwarzbach aus Deutschland bemerkt in seiner aktuellen Forschung, dass 86 Prozent seiner Lyme-Borreliose-Patienten positiv auf Chlamydien getestet wurden.

Dieses Toxin kann bei den Patienten eine Reaktion hervorrufen, die den Anschein einer verlängerten Jarisch-Herxheimer-Reaktion hat. In der Regel verschlimmern sich bei einer typischen Jarisch-Herxheimer-Reaktion die Symptome des Patienten zwei bis drei Tage lang. Die Beschwerden werden durch die Freisetzung von bakteriellen Endotoxinen verursacht (z. B. von *Borrelia, Bartonella* etc.). Wenn diese Reaktion nach der Verordnung eines neuen Antibiotikums, nach einer Anhebung der Antibiotikadosis oder nach dem Einsatz von NAC (N-Acetylcystein, kann die EB-Form der Chlamydien spezifisch abtöten) eine Woche oder länger anhält, ist das für mich ein Hinweis darauf, dass wir es mit der Freisetzung von Porphyrin zu tun haben. In diesem Fall sind andere Behandlungsmethoden erforderlich. Informieren Sie sich diesbezüglich unbedingt auf der Website www.cpnhelp.org.

Stephen betont nachdrücklich, dass Rickettsien-Infektionen viel zu selten diagnostiziert und behandelt werden: 1. weil sie nicht erkannt werden und 2. weil sie chronisch werden können, was häufig nicht beachtet wird. Mit den Augen des klinischen Mediziners betrachtet, erkläre ich nochmals, dass wir allmählich begreifen, dass wir nicht ausreichend nach diesen Infektionen Ausschau gehalten haben und nun damit beginnen, ihnen die nötige Beachtung zu schenken. Wir wären dankbar, wenn es vernünftige Tests gäbe, um zeitig Diagnosen stellen zu können.

Ziehen Sie die Schuhe aus, machen Sie es sich gemütlich und tauchen Sie ein in das Wissen der überarbeiteten Ausgabe von „*Alles, was Sie schon immer über Lyme-Borreliose wissen wollten, aber bisher nicht zu fragen wagten*". Ja, die Informationen in diesem Buch können überfordernd und beängstigend sein – aber sie können auch Ihr Leben retten und Ihre Gesundheit wiederherstellen.

Neil Nathan, MD

Ich habe mich dieser Krankheit angenommen und sie intensiv erforscht. Wenn du dich nicht um deinen Körper kümmerst, wo wirst du dann leben?

Karen Duffy

Krankheit und Tod sind keine Option. Patienten haben das Recht zu entscheiden, wie sie damit umgehen.

Marcia Angell, MD

Kleine Gebrauchsanweisung

Meine erste veröffentlichte Abhandlung über Lyme-Borreliose und deren Koinfektionen erschien 2005 und trug den Titel *Healing Lyme* (Raven Press). In den nachfolgenden Jahren haben die zunehmende Konfrontation mit dieser Gruppe von Krankheiten und die davon Betroffenen meine Kenntnis der Lyme-Borreliose und der zugehörigen Koinfektionen signifikant vertieft. In der Folge erschien Mitte 2013 eine genauere Betrachtung über zwei wichtige koinfektiöse Erreger: *Mycoplasma* und *Bartonella*. Anfang 2015 wurde eine ausführliche Abhandlung über drei weitere Erreger von Koinfektionen der Lyme-Borreliose veröffentlicht: *Babesia*, *Ehrlichia* und *Anaplasma*. Die beiden Bücher präsentieren tiefgreifende Analysen der fünf wichtigsten koinfektiösen Erreger sowie die natürlichen Behandlungsprotokolle. Im vorliegenden Buch, der Übersetzung der überarbeiteten zweiten Ausgabe von *Healing Lyme*, werden aktuelle Fakten vorgestellt, welche die Natur von *Borrelia* (Lyme-Spirochäte) noch umfassender erörtern und ausgefeilte Behandlungsprotokolle ermöglichen.

Zusätzlich werden die Natur und die Behandlung der weniger bekannten Erreger von Koinfektionen erklärt – insbesondere *Chlamydia* und *Rickettsia.* Letztere verursachen Rickettsiose – eine bekannte Infektion dieser Gruppe ist das *Rocky Mountain Spotted Fever* (RMSF), das Rocky-Mountain-Fleckfieber.

Wie die anderen bereits erschienen Bücher über die mit Lyme-Borreliose assoziierten Infektionen richtet sich die zweite Ausgabe von *Healing Lyme* an eine bestimmte Gruppe von Lesern, die z. B. an einer schwer behandelbaren Infektion durch *Borrelia*, *Chlamydia* oder Rocky-Mountain-Fleckfieber erkrankt sind und/oder an Ärzte, die solche Patienten therapieren.

Für Patienten mit Borreliose/ Chlamydiose/Rickettsiose

Ihnen soll dieses Buch dabei helfen, die infektiösen Organismen sowie die Behandlungsmöglichkeiten der Erkrankungen und Symptome zu verstehen, die sie verursachen.

Es finden sich einige sehr technische Ausführungen. Diese sind in der Regel für die Ärzteschaft bestimmt. Sie können entweder diese Abschnitte überspringen oder Ihr Wissen erweitern, wenn Sie tiefer in das Thema einsteigen möchten. Folgende Gesichtspunkte waren ein wichtiger Bestandteil meiner Arbeit auf dem Gebiet der Lyme-Borreliose: 1. Wissen über die Erreger und deren Aktionen im Organismus zu vermitteln; 2. Betroffene zu befähigen, die Heilung selbst in die Hand nehmen zu können; 3. zu zeigen, dass Pflanzenmedizin entgegen der gängigen ärztlichen Meinung außerordentlich anspruchsvolle Interventionen zur Behandlung von chronischen Zuständen wie etwa Lyme-Borreliose ermöglicht. Aus diesem Grund waren technische Ausführungen notwendig. Trotzdem können Sie diese Abschnitte wie gesagt auslassen. Sie sind für Sie in Bezug auf die Behandlung dieser Erkrankungen nicht maßgeblich.

Wenn Sie nur wissen möchten, wie Sie Ihre Borrelien-Infektion wirksam behandeln können, lesen Sie bitte auf S. 221 weiter.

Allerdings empfehle ich Ihnen die Lektüre der Übersichtskapitel über diese Infektionen. Sie enthalten nützliche Informationen. Aus eigener Erfahrung kann ich sagen: Sobald Sie verstehen, wie die Bakterien im Körper agieren, verschwinden die Ängste, die diese Erkrankungen hervorrufen. Außerdem sind mit diesem Wissen die von mir empfohlenen Behandlungsprotokolle besser verständlich – z. B. weshalb Sie diese Zustände beeinflussen können. Darüber hinaus können sie für die Entwicklung persönlicher Strategien zur Heilung sehr hilfreich sein – Beiträge zur Heilung von Lyme-Infektionen, die Sie selbst erzeugen. Niemand kann alle Fragen beantworten. Was Lyme-Borreliose betrifft, sind deshalb alle gefragt.

Abgesehen davon ist die ausführlichere Beschäftigung mit den technischen Informationen hinsichtlich der Zytokinkaskade sowie der detaillierten Aktionen der Mikroorganismen im Körper nicht unbedingt notwendig, falls Sie lediglich einen groben Überblick über die Erkrankungen und deren Behandlung gewinnen möchten.

Dieses Buch enthält darüber hinaus eine umfassende Erläuterung der phytotherapeutischen Protokolle, die gegen die jeweiligen Krankheiten wirksam sind. *Hinweis:* Diese Protokolle können bei Bedarf auch komplementär in Verbindung mit Antibiotika benutzt werden. Sie müssen sich nicht strikt für einen Weg entscheiden, um wieder gesund zu werden.

Weder Arzneimittel noch natürliche Heilmittel müssen verworfen werden. Sind aber bereits Antibiotika verordnet worden und sind diese wirkungslos geblieben, können die Protokolle als effiziente Monotherapie zur Behandlung der drei genannten Infektionen benutzt werden.

Hinweis: Die in diesem Buch vorgestellten Kräuter und Supplemente sind ***nicht*** *die einzigen natürlichen Heilmittel, die wirksame Abhilfe schaffen.* (Sehen Sie also bitte davon ab, mich via E-Mail oder Brief auf das Fehlen von bestimmten Kräutern innerhalb der Protokolle hinzuweisen.) Benutzen Sie die vorgestellten Protokolle *nur* als Richtlinie. Erweitern Sie diese durch Kräuter, die Ihnen Ihrer Meinung nach guttun und verzichten Sie auf solche Heilpflanzen aus den Rezepten, die Sie persönlich als nutzlos betrachten. Mikroorganismen treffen innerhalb des menschlichen Körpers bei jedem Individuum auf ein einzigartiges Ökosystem. Aus diesem Grund verläuft die Erkrankung von Person zu Person immer ein wenig anders. Anders formuliert bedeutet das, dass ein Arzneimittel oder ein Kraut, das bei einem Patienten hervorragend wirkt, bei einem anderen nicht genauso wirksam sein muss. Insbesondere bei Infektionen durch diese Organismen gibt es keine allgemeingültige wirksame Therapie.

Ich wiederhole: Für Lyme-Borreliose oder eine ihrer Koinfektionen existiert kein universell einsetzbares Behandlungsprotokoll.

Jeder, der das Gegenteil behauptet, möchte Ihnen entweder etwas verkaufen oder er hat keine Ahnung von diesen infektiösen Mikroorganismen. *Es gibt nicht den einen Weg zur Gesundheit, der zu jeder Zeit, überall und bei jedem durchweg funktioniert.* Leben und Krankheit und der Weg zum Wohlbefinden sind viel komplexer und raffinierter. Vertrauen Sie deshalb Ihrem Gefühl und hören Sie auf Ihren Körper. Sie selbst können am besten beurteilen, ob etwas Wirkung zeigt oder nicht, ob Sie zusätzlich etwas einnehmen sollten oder nicht, ob Sie sich gebessert fühlen … oder nicht.

Hinweis in Sachen Dosierung: Ich werde häufig einen Dosisbereich für Kräuter und Supplemente nennen, der bei diesen Zuständen hilfreich ist. Bei einem sehr starken Immunsystem reichen in der Regel kleinere Dosierungen aus. Bei einem sehr schwachen Immunsystem sind aber höhere Dosierungen notwendig. Sollten Sie sehr empfindlich auf körperfremde Stoffe reagieren, wie es bei einigen Patienten mit Lyme-Borreliose und den jeweiligen Koinfektionen häufig der Fall ist, empfiehlt sich die Anwendung von sehr geringen Dosierungen: 1 bis 5 Tropfen Tinktur pro Anwendung – dies betrifft rund ein Prozent der Patienten. Ich habe 1,95 Meter große und 140 Kilogramm schwere Männer erlebt, die nicht mehr als fünf Tropfen Tinktur einnehmen konnten. Andererseits habe ich auch kleine, zierliche Frauen gesehen, die nicht mehr als 48 Kilo wogen und pro Anwendung einen ganzen Teelöffel benötigten. Dosierungen müssen an die individuelle Ökologie jeder Person angepasst werden.

Ich wiederhole: Dosierungen müssen an die individuelle Ökologie eines jeden Patienten angepasst werden.

Achten Sie bitte darauf, wie Sie auf die von Ihnen eingenommene Medizin reagieren. Fühlen Sie sich unbehaglich und haben Sie das Gefühl, ihre Reaktion auf die Medizin ist seltsam und irgendwie beunruhigend, **setzen Sie diese ab.** Denken Sie daran: Sie kennen sich selbst immer besser als jeder Arzt, der Sie von außen beurteilt. Zeit für eine kurze Standpauke …

Kurzer Zwischenruf

Zahlreiche Mediziner – darunter Phytotherapeuten, Naturheilkundler und Schulmediziner – erklärten, dass die Mehrheit der Patienten mit Lyme-Borreliose und/oder deren Koinfektionen zu ungebildet ist, um meine Borreliose-Bücher zu verstehen. Sie behaupten, den Patienten fehle es an der nötigen Intelligenz, um zu entscheiden, welche Kräuter angewendet werden sollen und welche nicht – und tatsächlich sollten manche Kräuter nur von geschulten und qualifizierten Kräuterkundlern in Erwägung gezogen und verabreicht werden. Und ja, das bedeute, dass die meisten Kräuterkundler und alle Erkrankten die Finger davon lassen sollten. Diese Mediziner sind davon überzeugt, dass man Patienten mit dieser Art von Erkrankung ihren Weg zur Gesundheit nicht in die eigene Hand nehmen lassen kann. Sie sagen, ich sei nachlässig, sogar unvernünftig (also töricht, dumm, idiotisch, gedankenlos, hirnlos, hohl, kopflos, verblödet, nicht ganz richtig im Kopf, närrisch, unüberlegt, unbedacht, unklug, unehrlich und gedankenlos), wenn ich Lyme-Borreliose-Patienten zur Selbsthilfe ermutige.

Was ich von dieser Art zu denken halte (und von Menschen, die solches Gedankengut verbreiten – du weißt, wer du bist, und ja, ich weiß immer noch, wo du wohnst!), kann mit zahlreichen einsilbigen Wörtern beschrieben werden, was ich der Höflichkeit halber unterlasse. *(Fügen Sie hier bitte Ihre persönlichen Favoriten aus dieser Kategorie ein: ...)* All jene, die mir hier absolut nicht zustimmen können, können mir eine E-Mail an „stephendoesn'tcare@aol.com" oder alternativ an meine deutsche Adresse für solche Fälle schicken: „stephenistestotalegal@aol.com".

Obwohl es nützlich sein kann, einen fähigen Arzt auf dem Weg zur Gesundheit an seiner Seite zu haben, ist es nicht immer notwendig. Die Wahrheit ist vielmehr, dass es vielfach unmöglich ist, eine solche Person überhaupt zu finden. Aus diesem Grund ist die einzige Option, die Gesundheit in die eigene Hand zu nehmen. Höchstwahrscheinlich deshalb ist die Community der Lyme-Borreliose-Patienten so überdurchschnittlich gut informiert – zum Entsetzen vieler Ärzte, medizinischer Phytotherapeuten und Naturheilkundler, die zur Bevormundung neigen.

Ich teile nicht die Meinung der Ärzte, die denken, Sie seien zu dumm, um Ihren persönlichen Weg zurück zu Wohlbefinden und Gesundheit selbst hinzubekommen. Zudem glaube ich nicht, dass Ihnen die nötige Intelligenz oder Bildung zum Verständnis meiner Bücher fehlt. Und ich glaube auch nicht, dass Sie nicht ohne Kontrolle ihrer Kur durch approbierte Mediziner zugunsten Ihrer Gesundheit aktiv werden dürfen. Tatsächlich widerspreche ich dieser herablassenden Haltung sehr vehement.

Wenn Sie das Gefühl haben, dass Sie einen Medizinprofi an Ihrer Seite brauchen, *dann sollten Sie unbedingt einen solchen finden und aufsuchen.* Wenn Sie aber denken, dass Sie keine solche Hilfe brauchen, oder Ihre Erfahrungen mit professioneller Hilfe unbefriedigend waren, dann vertrauen Sie darauf, dass Sie selbst herausfinden werden, was Ihnen hilft und was nicht. Sogar dann, wenn Sie mit einem Gesundheitsprofi zusammenarbeiten, empfehle ich, dass Sie sich selbst vertrauen und selbst entscheiden, welche Medizin Sie einnehmen möchten und welche nicht, was Ihnen hilft und was nicht. Machen Sie sich stark für Ihren Weg zurück zum Wohlbefinden – oder wie Paul Krugmann (2010) bemerkt:

> Wenn jeder – oder wie Tom Wolfe zu sagen pflegte, *toute le monde*, was so viel heißt wie eine Handvoll Leute, von denen jeder vermutlich wichtig ist – etwas sagt, braucht es viel Mut, aus der Reihe zu tanzen und zu sagen: Moment mal, woher wissen wir das? Das fällt besonders schwer, wenn man seine Zeit mit anderen echt seriösen Menschen verbringt. [...] Das müssen Sie wissen: Wichtige Leute haben die Weisheit nicht

gepachtet. In Zeiten wie diesen, wenn die gängigen Regeln (...) nicht gelten, reagieren sie häufig zutiefst töricht, weil die Macht des etablierten Wissens sie davon abhält, in einer komplett unerwarteten Situation etwas Vernünftiges von sich zu geben.

Für Ärzte

Ich habe diese Mikroorganismen umfassend erläutert, um Ihnen Kenntnisse darüber zu vermitteln, wie komplex ihre Aktionen im Körper sind. Ich hoffe, dass sich die westliche Phytomedizin als eine ausdifferenzierte Heilmethode etablieren und anerkannt wird. Als Heilmethode, die der Komplexität gerecht wird, die auftretenden Erkrankungen in der Regel zu eigen ist. Aus diesem Grund habe ich meine Konzepte der Synergismen zwischen Koinfektionen sowie der Analyse spezifischer Zytokinkaskaden, die Bakterien bei der Infektion erzeugen, vorgestellt.

Zytokine sind Botenstoffmoleküle, die als zelluläre Vermittler der Immunreaktion agieren. Jedes clevere Pathogen setzt bestimmte Zytokine frei, um damit seine Infektiosität zu erhöhen. Darüber hinaus wird dadurch die Zerstörung bestimmter Gewebe angeregt, um Nährstoffe zu gewinnen. Jedes Pathogen kompromittiert bestimmte Anteile des menschlichen Immunsystems (Störung der wirksamen Immunantwort) und aktiviert andere Prozesse (Stimulation von Entzündung und Zellabbau). Somit sind nun manche Teile des Immunsystems weniger funktionsfähig, andere hingegen überaktiv. Diese Überaktivität wird durch eine von Mikroorganismen aktivierte Kaskade entzündlicher Zytokine verursacht („Dominoeffekt").

Jedes clevere Pathogen erzeugt eine andere Art von Kaskade. Das bedeutet, jedes Pathogen stimuliert bestimmte Arten von Entzündungen, indem es die Immunantwort zum eigenen Vorteil nutzt. Deshalb ähneln durch diese Erreger hervorgerufene Infektionen Autoimmunerkrankungen. Dies sollte man beachten, wenn man über eine angemessene, intervenierende Behandlungsstrategie nachdenkt. Wer weiß, was sich im Körper abspielt, muss nicht spekulieren, was zu tun ist. Er weiß es einfach.

Obwohl ich im vorliegenden Buch in Bezug auf synergistische Wirkungen nicht in die Tiefe gehe, sind komplexe synergistische Wirkungen, die Heilkräuter vermitteln, von größter Bedeutung, ebenso die Kenntnis von Pflanzensynergismen. Diese Thematik wird ausführlich in meinem Buch *Pflanzliche Antibiotika* (Herba Press 2015) abgehandelt. Wenn Sie sich umfassend über Synergisten in der Pflanzenwelt und die synergistische Wirkung von Heilpflanzen informieren möchten, sind Sie mit diesem Buch bestens beraten.

Darüber hinaus waren aus Platz- und Zeitgründen ausführliche Pflanzenmonographien einzelner Kräuter nicht möglich. Ich habe umfangreiche Monographien von einigen hier genannten Kräutern in anderen Büchern veröffentlicht. Diejenigen Monographien, die sich in diesem Buch finden, sind eine Ausnahme und kommen nicht in meinen anderen Werken vor. Wer an bestimmten Monographien interessiert ist, bekommt im Kapitel *Materia Medica* kurze Hinweise dazu, wo sie auffindbar sind.

Wie ich die Therapieprotokolle erstellt habe

Zur Entwicklung der Protokolle wurden folgende Faktoren berücksichtigt: die Eigendynamik der Erkrankungen selbst, ihre Auswirkungen auf den Menschen, die Therapieerfahrungen von Ärzten in Bezug auf diese Erkrankungen, von Betroffenen erfolgreich eingesetzte Protokolle, Tausende Fachartikel, die Geschichte der weltweiten Anwendung der Pflanzen zur Behandlung von gleichen und ähnlichen Zuständen sowie meine eigene 30-jährige Erfahrung mit der Pflanzenmedizin. Aber bitte bedenken Sie:

Die hier angeführten Pflanzen dienen nur als Anregung. Ebenso sind die Protokolle nur als Richtlinie zu betrachten. Gleiches gilt für die Dosisangaben.

Ich wiederhole: Es gibt kein allgemeingültiges Therapiekonzept für diese Erkrankungen. Dieses Buch beabsichtigt, jedem Interessierten Kenntnisse über diese Erkrankungen zur Verfügung zu stellen. Darüber hinaus wird als Starthilfe ein Protokoll vorgestellt, um die Erkrankung wirksamer und differenzierter behandeln zu können. Dies markiert nur den Anfang des Weges, damit Sie nicht länger im Dunkeln tappen müssen.

Sie können die Protokolle jederzeit verändern, etwas hinzufügen, etwas weglassen oder Neues erfinden. Denken Sie quer, stellen Sie infrage, beharren Sie auf etwas und geben Sie sich mit nichts weniger zufrieden als dem, was Sie persönlich unter Gesundheit verstehen.

Und denken Sie daran: Alle Pflanzen sind nützliche Heilmittel.

Ich wiederhole: ALLE Pflanzen sind nützliche Heilmittel.

Das Geheimnis ist immer die Dosis, das Timing und die benutzte Kombination. Nur weil eine Pflanze in diesem Buch nicht auftaucht, bedeutet das nicht, dass sie nutzlos ist.

Von den Patienten (insbesondere Lyme-Borreliose-Patienten), denen ich seit 1986 begegnet bin, habe ich eines gelernt: Wenn zahlreiche hochmotivierte Leute zusammenkommen und anfangen, sich umzusehen und nach Antworten zu suchen, stoßen sie auf wahrhaft aufregende Dinge. Sperrt man Menschen in einen Raum, der nur vier Ausgänge hat, wird jemand einen fünften finden. Immer.

Vertrauen Sie sich selbst und denken Sie daran: Nur Sie wissen, was Gesundheit für Sie bedeutet.

Ähnlich wie andere antiwissenschaftliche Kollektive haben [Lyme-Borreliose-]Befürworter eine pseudowissenschaftliche und alternative Sammlung von Praktizierenden, Forschung und Publikationen zusammengetragen, Gegner der Korruption und Intrige bezichtigt und gesetzgeberischen Einfluss geltend gemacht, um die evidenzbasierte Medizin zu untergraben. [Sie] sind eine Bedrohung für das Gesundheitswesen.

Paul Auwaerter MD (et al.), Klinikdirektor, Abteilung Infektionskrankeiten, Professor der Medizin, *John Hopkins University*

Paul Auwaerter und Kollegen vergleichen einige Lyme-Borreliose-Aktivisten, die sich auf nicht-evidenzbasierte Argumente berufen, mit Anti-HIV- oder Impfgegnerextremisten. Ihre persönliche Ansicht [die Kolumne, auf die ich mich hier beziehe] zeigt, dass unwissenschaftliches Denken und Fehlverhalten auch in Spezialistenkreisen durchaus vorkommen. Das Ergebnis einer solchen Zuspitzung ist leider die Unterdrückung der legitimen und notwendigen wissenschaftlichen Debatte über die Behandlung von Syndromen unklarer Ätiologie, die manchmal nach einer zuvor bestätigten Lyme-Borreliose-Episode oder nach einem Zeckenstich vorkommt.

Christian Perronne, MD, PhD, Professor für Infektions- und Tropenkrankheiten, Leiter der medizinischen Fakultät, *Raymond Poincare University Hospital*, Präsident des *National Council of Universities* (Nationalrat der Universitäten)

Willkommen bei den Lyme-Wars

Im Frühjahr 2009 war ich die 217. Person mit der Diagnose Anti-NMDA-Rezeptor-Enzephalitis. Nur ein Jahr später verdoppelte sich die Anzahl der Erkrankten. Inzwischen geht sie in die Tausende. Dennoch hatte Dr. Bailey, der als einer der besten Neurologen des Landes gilt, niemals davon gehört. Wenn wir in einer Zeit leben, in der sich die Häufigkeit von Fehldiagnosen seit den 1930er-Jahren nicht gebessert hat, lautet die Lektion, dass es wichtig ist, immer eine zweite Meinung einzuholen. [...] Obwohl er in vieler Hinsicht ein ausgezeichneter Arzt sein mag, ist Dr. Bailey auch auf gewisse Weise ein perfektes Beispiel für das, was in der Medizin falsch läuft. Ich war für ihn nur eine Nummer, eine von vielen (und wenn er 35 Patienten täglich betreut, wie er mir sagte, bedeutet das, ich war eine mehrstellige Nummer für ihn, eine von sehr vielen). Er ist das Nebenprodukt eines fehlerhaften Systems, das Neurologen dazu zwingt, sich täglich fünf Minuten mit X Patienten zu befassen, um ihren Schnitt halten zu können. Es ist ein schlechtes System. Dr. Bailey ist hier keine Ausnahme, sondern die Regel.

Susannah Cahalan

Als ich 2004 mit meiner Arbeit an der ersten Fassung dieses Buches begann, habe ich nicht erwartet, dass ich mich damit auf Kriegsgebiet begebe. Aber es war so. Jetzt im Jahr 2015, da ich mich gerade der Überarbeitung dieser Fassung widme, muss ich leider feststellen, dass der Krieg noch schlimmer geworden ist. Bei diesem Krieg geht es nicht etwa um einen Konflikt zwischen Mensch und Lyme-Borreliose-Erreger, sondern um den Kampf zwischen Anhängern von konkurrierenden Theorien zur Lyme-Borreliose und deren Behandlung. Während der Lektüre verschiedener Fachartikel, die nach der ersten Ausgabe von *Healing Lyme* erschienen, trafen mich Aussagen wie die nachfolgende besonders hart (Auwaerter et al., 2011).

> Lyme-Borreliose-Aktivismus wurde zu einem zunehmend wichtigen Teil einer antiwissenschaftlichen Bewegung, die die virale Ursache von AIDS ebenso leugnet wie die Vorteile von Schutzimpfungen und unbewiesene (manchmal gefährliche) alternative medizinische Behandlungen unter-

> stützt. Einige Aktivisten stellen Lyme-Borreliose als eine geographisch beschränkte durch Zecken verursachte Infektion dar. Sie betrachten sie als eine heimtückische, allgegenwärtige und schwer diagnostizierbare Erkrankung, die so gut wie unheilbar ist. Sie behaupten zudem, dass die Krankheit hauptsächlich unspezifische Symptome verursacht, die nur mit Langzeitantibiotika und anderen unorthodoxen und nicht zugelassenen Methoden behandelbar seien. Ähnlich wie andere antiwissenschaftliche Kollektive haben diese Aktivisten eine pseudowissenschaftliche und alternative Sammlung von Praktizierenden, Forschung und Publikationen zusammengetragen, öffentliche Proteste koordiniert, Gegner der Korruption und Intrige bezichtigt und gesetzgeberischen Einfluss geltend gemacht, um die evidenzbasierte Medizin zu untergraben. Die Beziehungen und Aktionen einiger Aktivisten, die in die Lyme-Borreliose-Lobby integrierten Mediziner und Organisationen sind eine Bedrohung für das Gesundheitswesen.

Nachfolgendes Zitat ist ebenfalls ein treffendes Beispiel (Auwaerter et al., 2012):

> Durch Zecken übertragene *Borrelia burgdorferi* werden von manchen Leuten oftmals als Erklärung für medizinisch unklare Symptome wie chronische Müdigkeit, Schmerzen am Bewegungsapparat und subjektive neurokognitive Funktionsstörungen vorgeschoben. Häufig sprechen die Anhänger jener Philosophie dann von „chronischer Lyme-Borreliose", die ungenau definiert ist, und Ärzte verordnen großzügig Wundermittel, darunter auch prolongierte antimikrobielle Therapien. [...] Befürworter dieser Theorie haben ihre eigenen Treffen, Literatur, Aktivistengruppen und maßgebliche Internetaktivitäten ins Leben gerufen, um ihr Anliegen voranzutreiben. [...] Obwohl das Konzept der „chronischen Lyme-Borreliose" weder logisch noch evidenzbasiert ist, entfacht es zerstörerische Energien, die die moderne Medizin und Gesellschaft beflecken.

Bedauerlicherweise erreichen Emotionen bei manchen den Grad des religiösen Eifers. In den meisten Fällen entwickelte sich daraus ein eher bösartiger Konflikt zwischen unterschiedlichen Spezialistengruppen, die alle verschiedene Paradigmen in allen möglichen Kombinationen propagieren: medizinisch/medizinisch, medizinisch/pflanzlich und pflanzlich/pflanzlich.

Mitten im Kreuzfeuer befinden sich die Lyme-Borreliose-Patienten, die zu verstehen versuchen, was mit ihnen geschieht, und die sich damit abquälen, herauszufinden, wie sie am besten damit umgehen sollen. Meiner Meinung nach ist das verwerflich.

Der springende Punkt ist, den wirksamsten Weg zur Heilung ausfindig zu machen – bei zu vielen Heilern ist das derzeit in Vergessenheit geraten. Es ist nicht zielführend, in Bezug auf die richtige Behandlung des eigenen Haustiers oder das eigene Paradigma Recht haben zu wollen.

Eine umfassende Prüfung von Tausenden Fachartikeln über Lyme-Borreliose offenbart, dass viele Behandlungen aus der konservativen Welt der Medizin nicht auf einem wirklichen Verständnis der Erkrankung beruhen. Leider fußen sie häufig bloß auf der Meinung von Forschern und Ärzten – nicht auf Evidenz oder genauen Kenntnissen. Lee und Vielemeyer (2011) merken in ihrer Bewertung der Richtlinien zur Behandlung der Lyme-Borreliose (*Infectious Diseases Society of America*/IDSA, Januar 1994 und Mai 2010) kritisch an: „Mehr als die Hälfte aller Empfehlungen der IDSA beruhen auf dem Evidenzgrad III (d. h. persönlichen Meinungen). Bis mehr Daten aus gut geplanten kontrollierten klinischen Studien verfügbar sind, sollten Ärzte vorsichtig sein, wenn sie die gegenwärtigen Richtlinien als einzige Quelle für Entscheidungen zur Patientenversorgung benutzen."

Tatsächlich beziehen die meisten Ärzte ihre Kenntnisse der Lyme-Borreliose und deren Behandlungen aus falschen, unzureichenden und nutzlosen Informationen. Irritierend ist hierbei, dass die Ärzteschaft im Allgemeinen offenbar nur wenig Interesse daran hat, das Problem zu beheben.

Als ich 2004 mit meinen ersten Untersuchungen auf dem Gebiet der Lyme-Borreliose begann, ging ich von der Existenz einer Vielzahl an Forschungsmaterial zu diesem Thema aus. Und so war es auch. In nachfolgenden Jahren wurden sogar noch mehr Daten generiert. Ich erwartete, dass pharmazeutikafreie Therapiekonzepte in der schulmedizinischen Praxis nicht vorkommen – was sich ebenfalls als wahr herausstellte. Auch ein Jahrzehnt später hat sich daran nichts geändert. Ich hatte aber nicht erwartet, dass eine signifikante Menge seriöser Forschung von schulmedizinischen Fachkreisen ignoriert wird. Aber das war so und ist leider auch heute noch so – wenngleich die Ignoranz nicht mehr ganz so groß ist. Dieser Umstand beunruhigt mich hochgradig.

Wissenschaft sollte niemals ein Spielzeug der Mächtigen sein – obwohl dies dennoch häufig zutrifft. Darüber hinaus sollte sie nicht zur Kontrolle der Schwächeren instrumentalisiert werden, nur um die Macht zu erhalten und Profit anzuhäufen. Durch diese Perversion der Wissenschaft verliert die Wissenschaft – und jene, die sie praktizieren – ihre Glaubwürdigkeit, die sie braucht, damit sie weiterhin für diese Welt nützlich sein kann.

Während des letzten Jahrzehnts haben meine Partnerin Julie McIntyre und ich etwa 25 000 Patienten getroffen, die mit Lyme-Borreliose oder einer ihrer Koinfektionen zu kämpfen hatten. Die Kontakte mit den Patienten, die an Mehrfachinfektionen und außerordentlich schädlichen, neurokognitiven Begleiterscheinungen litten, umfassten sporadische E-Mail-Korrespondenz bis hin zur intensiven Betreuung ein Jahr lang oder mehr. Während dieser Zeit haben wir uns hartnäckig darum bemüht, diese Gruppe cleverer Pathogene besser zu verstehen und mögliche Behandlungsoptionen zu verbessern. Wir hörten uns Tausende problematische und häufig auch schmerzhafte Geschichten über den Tribut an, den die Krankheit den Patienten abverlangt hatte. Leider berichteten manche Patienten über herablassende, abfällige und erniedrigende Behandlungen durch Ärzte (und manchmal auch Heilpraktiker – in der Regel Naturheilkundler). Forscher, die sich die Zeit nehmen und Lyme-Borreliose-Patienten über ihre Erfahrungen bei der medizinischen Behandlung befragen, bekommen regelmäßig solche Diskriminierungen mitgeteilt. So bemerken Ali et al. (2014): „Negative Erfahrungen wurden mit Berichten von abfälligen, gönnerhaften und herablassenden Haltungen assoziiert." Diese Bekenntnisse werden häufig von Mitteilungen ergänzt, die von aufgebrauchten Ersparnissen und dem Abstieg in die Behinderung erzählen, wenn die technologische Medizin versagt hatte.

Wir hätten die *Lyme-Wars* gerne vermieden. Das war aber nicht möglich. Und es wird auch niemand anderem gelingen, der Lyme-Borreliose-Patienten helfen möchte. Ich wünschte, es gäbe eine einfache Lösung. Aber es gibt sie nicht. Ich kann nur über diesen Konflikt berichten, damit Sie die Erkrankung besser verstehen können – das ist alles. Sie werden viele Widersprüche in Bezug auf Lyme-Borreliose hören. Auch wenn es irritierend ist, vieles davon macht nur wenig Sinn. Sie werden das Gefühl haben, Sie hätten die beste Diät erforscht („Essen Sie nur Elch"). Und wenn Sie zu jenen gehören, bei denen eine Antibiotikabehandlung nicht den gewünschten Erfolg gebracht hat, oder wenn Sie ein Therapeut sind, der sich mit Lyme-Borreliose auseinandersetzt, *werden* Sie viel Zeit mitten im Konflikt verbringen.

Sie sollten bereits im Vorfeld akzeptieren, dass einige konservative Ärzte mit Teilen des vorliegenden Buches nicht *d'accord* sein werden – tatsächlich werden einige sogar heftig widersprechen. Dies gilt insbesondere für das Thema Pflanzenmedizin, die viel zu viele Ärzte bis heute als Relikt unseres Höhlendaseins, einer vorwissenschaftlichen abergläubischen Vergangenheit betrachten. Behalten Sie das im Hinterkopf: Es gibt keine Ärzte, die während ihrer Ausbildung an einer medizinischen Fakultät in den USA etwas über Pflanzenmedizin und deren Anwendung gelernt haben. In der Regel haben Schulmediziner davon keine Ahnung.

Bei einigen Phytotherapeuten und Naturheilkundlern werden Inhalte dieses Buches gleichfalls einen bitteren Beigeschmack hervorrufen. Der Grund hierfür ist meistens ihre Überzeugung, sie würden bereits die „einzig wahre Methode" zur Behandlung der Lyme-Borreliose und deren Koinfektionen kennen. Die Wahrheit ist, dass es *keine ultimative Methode* zur Behandlung und Heilung der Lyme-Borreliose gibt.

In den vergangenen zehn Jahren haben wir herausgefunden, dass fast jeder Behandlungsvorschlag für Infektionen durch Lyme-Borreliose-assoziierte Mikroorganismen bei manchen Patienten hilfreich ist – und wiederum bei anderen wirkungslos bleibt. Gelegentlich kann eine zweiwöchige Antibiotikakur die Krankheit vollständig beseitigen – manchmal aber auch nicht. In einigen Fällen stellt die alleinige Anwendung von phytotherapeutischen Protokollen die Gesundheit wieder her – in anderen Fällen nicht. Bei manchen Patienten hilft nur eine Kombination von Antibiotika und einem phytotherapeutischen Protokoll. Manchmal hilft *dieses* Kraut, manchmal ein *anderes* und manchmal *keines* von beiden.

Die in diesem Buch enthaltenen Therapievorschläge beruhen auf dem Wissen, das ich wie folgt zusammengetragen habe: 1. intensive Lektüre Tausender Fachartikel (die Referenzen in der Bibliographie sind umfassend), insbesondere Arbeiten von Mikrobiologen, Feldforschern und Heilkräuterforschern aus anderen Ländern als den USA; 2. meine eigenen (und die meiner Partnerin Julie) unzähligen Kontakte und die Arbeit mit Lyme-Borreliose-Patienten und/oder Patienten mit den zugehörigen Koinfektionen; 3. Berichte über Erfahrungen von Patienten mit den unterschiedlichsten Behandlungen; 4. Berichte anderer Therapeuten; 5. traditionelle Anwendungen (seit Urzeiten) jener Arten von Pflanzenmedizin, die bei ähnlichen Zuständen helfen.

Obwohl sich die Dinge definitiv zum Besseren entwickeln, gibt es immer noch viel zu viel Widersprüchliches über diese Gruppe von Pathogenen. Ich werde mich in anderen Abschnitten dieses Buches näher mit diesem

Thema befassen und nachfolgend in aller Kürze nur vier Punkte ansprechen: 1. Infektionsraten in den USA; 2. Übertragungsarten der Krankheit; 3. ihre geographische Verbreitung; 4. die Wirksamkeit von Antibiotika.

Erstens: Die *Centers for Disease Control and Prevention* (CDC) der USA haben über einen extrem langen Zeitraum die weite Verbreitung und das häufige Auftreten von Lyme-Borreliose geleugnet. Im Jahr 2004 behaupteten sie, es gäbe jährlich nur 20 000 Neuinfektionen, und solche Infektionen seien geographisch beschränkt. Dies veranlasste viele Ärzte dazu, Anfragen von Patienten nach einem Lyme-Borreliose-Test abzuweisen. Darüber hinaus behaupteten die Ärzte aufgrund der Erklärung der CDC, dass die vielen Patienten, die neurokognitive Einbußen aufwiesen, keinesfalls an Lyme-Borreliose und/oder deren Koinfektionen erkrankt sein könnten. Auch Post-Lyme-Zustände wurden nicht diagnostiziert. So wurden viele spontane Diagnosen gestellt, die man häufig auf Symptome von frühen Multiple-Sklerose-Stadien oder Alzheimer-Demenz sowie psychiatrische Störungen bezog. Manche Patienten wurden unangemessen behandelt, andere ungeheuerlicherweise gegen ihren Willen in psychiatrischen Kliniken untergebracht.

Ungeachtet der Tatsache, dass Jonathan Edlow (und andere Forscher) aus Harvard bereits vor mehr als einem Jahrzehnt bemerkte, dass „epidemiologische Daten darauf hinweisen, dass das Auftreten von Lyme-Borreliose zehn Mal höher ist als die Daten der CDC suggerieren." Die CDC weigerten sich, ihre offizielle Stellungnahme zu revidieren, in der nur von 20 000 neu diagnostizierten Lyme-Borreliose-Fällen pro Jahr die Rede war.

Im Jahr 2013 beugten sich die CDC dem Druck durch Aktivisten und veränderten angesichts der wachsenden Forschungsdaten ihre Haltung. Die Institution weist nun darauf hin, dass pro Jahr mit etwa 30 000 Fällen von Lyme-Borreliose-Neuerkrankungen zu rechnen ist. Die tatsächliche Inzidenz (Neuerkrankungsrate) beträgt aber mindestens das Zehnfache – das sind etwa 300 000 Neuinfektionen pro Jahr. In einer Erklärung (19. August 2013) kommentierten die CDC, dass „diese neue Einschätzung Studienergebnisse aus den 1990er-Jahren bestätigt, die darauf hingewiesen haben, dass die wahre Anzahl der Fälle drei bis zwölf Mal höher ist als die Anzahl der gemeldeten Fälle". Der (für mich) schockierendste Aspekt dieser Erklärung war, dass die CDC dies seit 20 Jahren gewusst haben und sich trotzdem weigerten, die Sache öffentlich zu machen – bis sie von Forschern und Anwälten dazu gezwungen wurden, ihre Position zu revidieren.

Zweitens: Es wird behauptet, dass Lyme-Borreliose nur durch Zecken übertragen wird. Als hauptsächliche Brutstätten der Erkrankung gelten Mäuse und Wild. Die Erkrankung wird (immer noch) als geographisch begrenzt eingestuft. Leider sind diese Annahmen heute genauso falsch wie 2004. Da die Übertragung durch Zecken scheinbar und wahrscheinlich auch der primäre Weg für die Infektion von Menschen ist, wurden andere mögliche Übertragungswege bedauerlicherweise kaum erforscht – und: *Es gibt andere Übertragungswege. Borrelia*-Spirochäten sind beispielsweise in einer Vielzahl anderer stechender/beißender Arthropoden wie z. B. Moskitos, Milben, Flöhen und Stechfliegen präsent. Die Übertragung über solche Wege ist belegt (z. B. Lugner, 1990). Zudem ist die Präsenz von koinfektiösen Mikroorganismen in deutlich mehr als den genannten vier Insekten von Bedeutung.

Darüber hinaus kommt die Übertragung von Mensch zu Mensch häufiger vor, als Ärzte glauben. Beispielsweise befallen *Borrelia*-Spirochäten fast immer unmittelbar die Harnblase aller infizierten Tiere – unabhängig von der betroffenen Spezies. Sie werden dann mit dem Urin ausgeschieden. Bei Chlamydien verhält es sich ebenso. *(Sie haben Ihre Hände gewaschen, oder?)*

Es ist kein Zufall, dass Spirochäten tendenziell nur dieses Organ stark infizieren und dann lebend mit dem Urin den Körper verlassen. Mikroorganismen mit einer vergleichbar langen Überlebensgeschichte wie Spirochäten, die Lyme-Borreliose verursachen, besiedeln die Blase nicht „zufällig" und werden dann auch nicht „zufällig" mit dem Urin ausgeschieden. Es ist ein Überlebens- und Übertragungsmechanismus, der bei vielen Bakterienarten vorkommt – weil er funktioniert, und er funktioniert sehr gut.

Exkurs: Wenn Spirochäten, die Lyme-Borreliose verursachen, „verhungern" oder „angegriffen" werden, verändern sie ihre physische Form. Sie verwandeln sich in die zystische (eingekapselte) Form, aus der sie auferstehen können, wenn sich die Umstände verbessert haben. Chlamydien nutzen diese Überlebensstrategie ebenfalls. 95 Prozent der „verhungerten" Spirochäten können sich innerhalb einer Minute einkapseln. Diese Kapselformen sind bis zu zehn Monate überlebensfähig. Andere Spirochätenarten sind nach der Einkapselung bis zu 2,5 Jahre überlebensfähig. Versuchsweise wurden Lyme-Borreliose-Spirochäten im eingekapselten Zustand eingefroren und anschließend wieder aufgetaut – sie überlebten und waren sogar noch fähig, Versuchstiere zu infizieren.

Wo auch immer die Erkrankung endemisch ist, befinden sich die Mikroorganismen auf dem Boden und auf Pflanzen, da infizierte Tiere laufend

Urin absondern. Grasende Weidetiere nehmen dann mit den Bodenpflanzen die verkapselten Spirochäten auf und können sich so infizieren. Spirochäten der Familie *Borrelia* infizieren zunächst den Darmtrakt und breiten sich von dort im gesamten Körper aus – Chlamydien machen das auch so. Die Verwandlung in die bewegliche Form setzt innerhalb von einer Stunde ein. Allerdings dauerte die vollständige Rückumwandlung Studien zufolge bis zu sechs Wochen. Urin besitzt ein signifikantes Potenzial zur Übertragung von Spirochäten.

Angesichts dessen überrascht es (trotz der widersprüchlichen Vorstellungen vieler Mediziner) nicht, dass Spirochäten auch in menschlichen (und tierischen) Samen und Vaginalsekret präsent sind (siehe z. B. Middelveen et al., 2014). Aus diesem Grund sind Partnerpaare in der Regel mit identischen *Borrelia*-Genotypen infiziert.

Hinweis: Trotz statistischer Analysen, die zeigen, dass Paare sehr wahrscheinlich (nicht zufällig) mit Borrelien koinfiziert sind, und trotz regelmäßig nachgewiesenen Spirochäten (anderer Gattungen) in Samen und Vaginalsekret wurden bis 2013 keine PCR-Untersuchungen oder Humanstudien durchgeführt ... weitere „Opfer" der *Lyme-Wars*.

In menschlicher Muttermilch wurde *Borrelia*-DNA nachgewiesen (Schmidt et al., 1995). Auch das überrascht nicht, da Spirochäten (z. B. *Leptospira*) in der Regel die Muttermilch von Tieren infizieren (Gordon, 1977; Bolin und Koellner, 1988). Darüber hinaus wurden Spirochäten-Antikörper in Tränenflüssigkeit gefunden (Parma et al., 1987), was auf bakterielle Aktivität in diesem Medium hinweist. Ich betone erneut, dass keine aktuelle Forschung die Untersuchungen von Middelveens Team mit Samen und Vaginalsekret 2013 weitergeführt hat ... mein Verzweiflungsgrad steigt schon wieder – **alle** Spirochäten benutzen ähnliche Infektionsstrategien. Was ist so schwer daran, das zu verstehen? Einige Lyme-Koinfektionen werden gleichfalls über solche Wege verbreitet. Chlamydien gelten beispielsweise als die Nummer eins der Mikroorganismen, die Geschlechtskrankheiten verursachen. Manche Erkrankungen aus der Gruppe der Lyme-Borreliose, inklusive der Lyme-Borreliose selbst, werden nachweislich auf ungeborene Kinder im Mutterleib übertragen.

Das gängige medizinische Beharren darauf, dass die Übertragung nur über Zecken stattfindet, hat die Forschung in Bezug auf andere Übertragungswege und die Übertragungsraten blockiert. Diese anderen Übertragungswege spielen eine deutlich größere Rolle, als man derzeit glaubt.

Drittens: Eine umfassendere Betrachtung der Pathogene dieser Gruppe ergab, dass sie nicht annähernd geographisch so begrenzt auftreten, wie vielfach behauptet wird. Sie sind nicht nur in New England, in der Region Wisconsin/Minnesota und in Nordkalifornien endemisch, sondern auch im Südosten der USA, im Ohio River Valley, im nordwestlichen Pazifikraum, in Kanada, Texas und sporadisch in der Wüste im Südwesten der USA. Die Organismen sind in Eidechsenpopulationen sehr präsent, die in der Tat ein Reservoir der Krankheit sind. Ebenso sind die meisten Teile Europas Endemiegebiete, insbesondere die gemäßigten nördlichen Zonen, Osteuropa, Russland und Teile Asiens, Südamerika, Nordafrika sowie Australien/Neuseeland. Borrelien sind auch in der Arktis und Antarktis endemisch, wer hätte das gedacht. Obwohl zahlreiche Ärzte und Institutionen das Gegenteil behaupten, bleiben nur wenige von der globalen *Borrelia*-Ökologie verschont.

Viertens: Die meisten Ärzte glauben an die ausgeprägte Wirksamkeit von Antibiotika zur Behandlung von Lyme-Borreliose – auf manche Patienten trifft das auch zu. Ich möchte hier deutlich hervorheben: Bei manchen Patienten sind sie wirksam. Die Linderung der Symptome ist bei einigen schwerkranken Patienten, die Antibiotika einnehmen, in der Tat bemerkenswert. Nach der korrekten Diagnose und einer Antibiotikabehandlung waren Betroffene, die zuvor an den Rollstuhl gefesselt und behindert waren, wieder vollständig mobil. Unglücklicherweise zeigt eine ausführliche Durchsicht der Literatur, dass Antibiotika nicht annähernd so wirksam sind, wie allgemein geglaubt und behauptet wird. Studien zeigen, dass die Wirksamkeitsraten von Antibiotika (je nach Studie und Antibiotikum) bei 70 bis 95 Prozent liegen. Nur selten wird in diesen Statistiken die Tatsache berücksichtigt, dass häufig mit einer Wiedererkrankungshäufigkeit von 35 Prozent zu rechnen ist. Hinzu kommt, dass lebende Spirochäten regelmäßig bei Menschen nachgewiesen werden, die eine wiederholte, hochpotente und zeitlich eher begrenzte Antibiotikakur hinter sich haben – selbst bei langfristiger Antibiotikatherapie kommt das manchmal vor. Mehr Informationen hierzu finden Sie im Kapitel über chronische Lyme-Borreliose (siehe S. 89).

Die Erreger der Lyme-Borreliose sowie die mit Koinfektionen assoziierten Pathogene sind hochgradig anpassungsfähig und entkommen in doch relevanter Anzahl Antibiotikakuren – selbst wenn sie langfristig durchgeführt werden. Die fortgesetzte Antibiotikaanwendung kann gelegentlich die Anzahl der Mikroorganismen im Körper auf niedrigem Niveau halten oder Borreliose-bedingte Entzündung in Schach halten. Studien zeigen aber regelmäßig, dass die Erreger nicht eliminiert werden. Je länger eine Lyme-Borreliose- oder Koinfektion unbehandelt bleibt, desto höher ist die Wahrscheinlichkeit, dass sie nicht auf eine Antibiotikatherapie ansprechen wird. Angesichts der Problematik der Frühdiagnose – der charakteristische Hautausschlag entwickelt sich nur bei einem Drittel der Patienten, die von einer Zecke gestochen wurden, und nur wenige bakterielle Genotypen verursachen ihn – werden nur wenige Betroffene innerhalb des ersten Monats nach der Infektion behandelt. Anschließend (nach ein bis vier Wochen) ist die Erkrankung zunehmend weniger gut zu beeinflussen.

Ich gebe zu, dass ich prinzipiell kein Fan von Antibiotika bin. Ich habe in meinen Büchern über deren inflationäre Anwendung und die Probleme der Antibiotikaresistenz berichtet – besonders ausführlich in *Pflanzliche Antibiotika* (Herba Press 2015) und in *Die heilende Seele der Pflanzen* (Herba Press 2017). Wie viele andere Medikamente werden Antibiotika in den USA erschreckend häufig eingesetzt. Ungeachtet dessen, was Lobbyisten propagieren, die Gesundheit unserer Nation hat sich dadurch nicht verbessert. Hinsichtlich unserer Lebenserwartung und unserer Lebensqualität rangieren wir ganz unten auf der Liste der Industriestaaten. Aufgrund der übermäßigen Anwendung von Antibiotika wird die Antibiotikaresistenz einiger sehr gefährlicher Mikroorganismen zu einem wachsenden Problem. Trotz laufender Warnungen von Institutionen wie CDC lässt sich der Missbrauch von Antibiotika in Krankenhäusern oder von Ärzten offenbar nicht eindämmen.

Mein Standardkriterium in Bezug auf die Anwendung von Antibiotika unterscheidet sich deutlich von der Position der Mehrheit der Ärzte. Ich bin davon überzeugt, dass sie außer bei drohender Lebensgefahr oder Behinderung nicht eingesetzt werden sollten. Ansonsten stehen sie uns bald überhaupt nicht mehr als Behandlungsoption zur Verfügung. Darauf weisen die meisten Bakteriologen hin. Über die drohenden Konsequenzen werden die wenigsten von uns wirklich nachdenken wollen.

Dennoch rechtfertigt der Grad der Behinderung, der nach einer Lyme-Borreliose-Infektion auftreten kann, die Anwendung von Antibiotika zur Behandlung dieser Erkrankung (selbst in Anbetracht meiner Kriterien). Ich wiederhole: Antibiotika sind bei manchen Menschen bemerkenswert wirksam. Das bedeutet nicht, dass sie bei allen oder selbst bei der Mehrheit der Patienten die erwünschte Wirkung zeigen. Demnach sind die Therapieversager der Motor für die Suche nach Alternativen, die gut durchdacht bei der Behandlung der Erkrankung hilfreich sein können.

Es gibt einen Grund dafür, weshalb so viele Betroffene nach alternativen Behandlungsmethoden suchen. Sie machen es nicht, weil sie durchgeknallt, ungebildet, hysterisch, dumm oder leichtgläubig sind. Sie tun es, weil sie sich ihrer Erkrankung sehr bewusst sind und weil gängige medizinische Therapien bei ihnen versagen. Eine Person wird nicht plötzlich töricht, nur weil sie krank geworden ist – offenbar haben viel zu viele Ärzte eine solche Vorstellung. Wenn sich Patienten hilfesuchend an ihre Ärzte wenden, weil Antibiotika versagt haben, wird ihnen viel zu oft gesagt, dass sich alles nur in ihrem Kopf abspielt oder dass sie mit ihrer Behinderung leben müssen oder dass sich ihr Zustand doch eigentlich gebessert habe – was diese Ärzte überhaupt nicht beurteilen können! Viel zu oft befinden sich Ärzte mitten in den *Lyme-Wars*, auf dessen Schlachtfeldern das Behandlungs-Paradigma mehr zählt als die Gesundheit und das Wohlbefinden der Patienten.

Bei Lyme-Borreliose ist Heilung möglich. Wir haben es immer und immer wieder erlebt – selbst in den hartnäckigsten Fällen.

Es gibt Hoffnung. Geben Sie nicht auf.

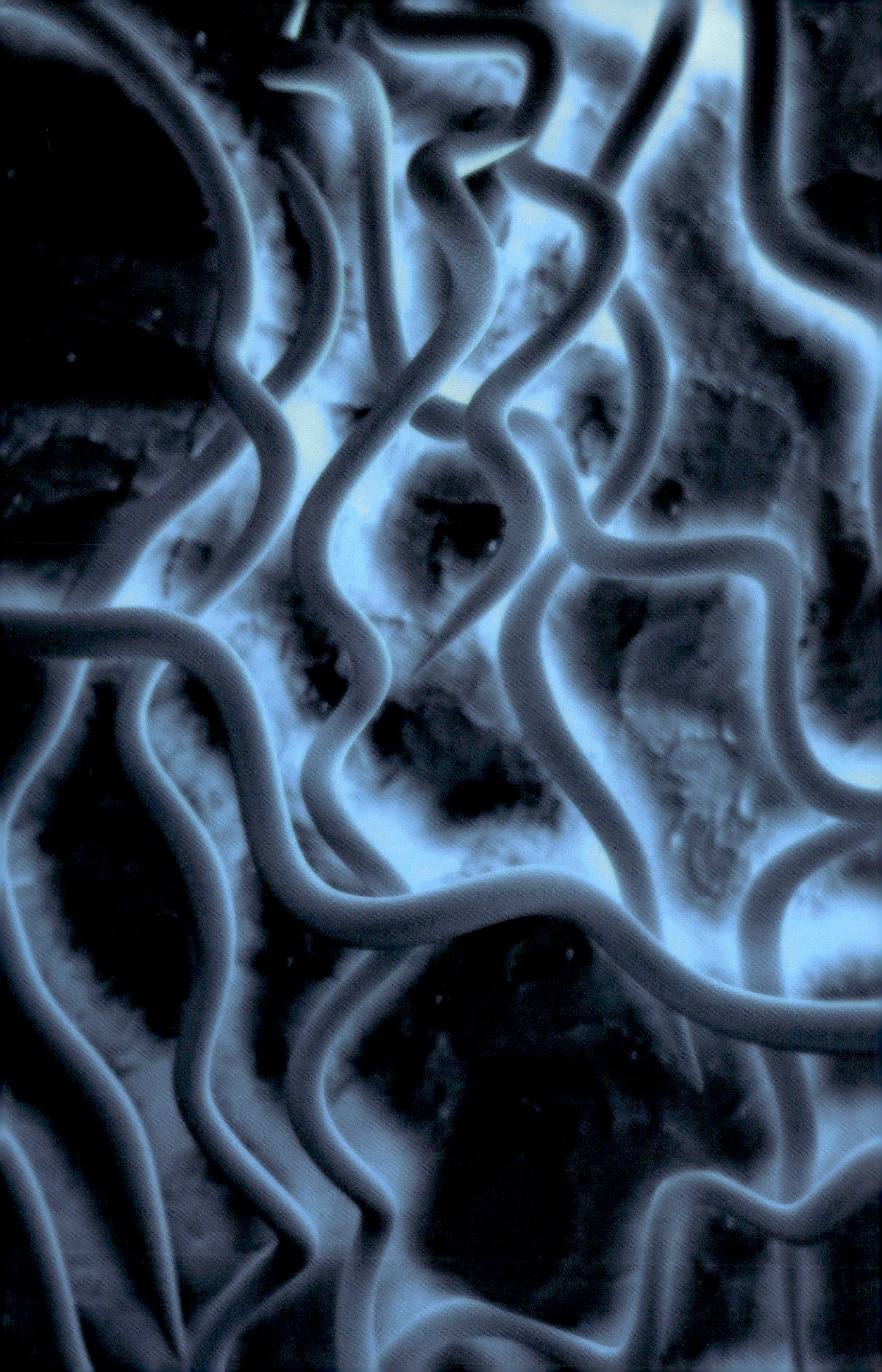

Lyme-Borreliose und andere Borrelieninfektionen

Seit ihrer ersten Beschreibung avancierte die Lyme-Borreliose von ihrem relativen Schattendasein zu einer prototypischen aufstrebenden Infektionskrankheit. Der Pfad zu ihrer Bekanntheit wurde Mitte der 1970er-Jahre im Zuge einer wenig beachteten Oligoarthritisepidemie geebnet, die hauptsächlich Kinder betraf und in mehreren ländlichen Gemeinden rund um die Stadt Lyme im Südosten Connecticuts in den USA auftrat. Ärzte stellten bei einigen dieser Kinder Fehldiagnosen und attestierten ihnen juvenile rheumatoide Arthritis, was zwei scharfsinnige Mütter dazu brachte, Hilfe bei Forschern der nahegelegenen Yale Universität (New Haven, Connecticut) zu suchen. […] Kurz darauf wurde eine neuartige Spirochäte in Haut-, Blut- und Liquorproben von Patienten mit Erythema migrans [charakteristisches Symptom des ersten Krankheitsstadiums der Lyme-Borreliose] isoliert.

Radolf et al., 2012

Manche pathogenen Stämme, die zu Borrelia burgdorferi sensu lato gehören, sind weltweit verbreitet. Dennoch werden sie kaum beachtet oder getestet.

Christian Perronne, 2014

Was die Lyme-Borreliose betrifft, ist nichts einfach.

Sharon Levy, 2013

Lyme-Borreliose wird durch ein besonderes Bakterium verursacht: die Spirochäte. Der Begriff „Spirochäte" bedeutet wörtlich übersetzt „aufgerolltes Haar", was halbwegs die Beschaffenheit dieser Bakteriengattung beschreibt. Allerdings ähneln sie winzigen, sehr aktiven Würmern. Spirochäten zählen zu den ältesten Bakterien der Erde. Sie existierten schon einige Milliarden Jahre vor dem Menschen – und sie sind sehr klug.

Spirochäten der Klasse *Spirochaetes* leiden wie die meisten Mikroorganismen dieser Erde unter den Machenschaften des *Homo taxonomicus* (auch bekannt unter der Bezeichnung Taxonom) – die unangenehmste Lebensform innerhalb der Gattung *Homo*.

Borrelia burgdorferi, der Erreger der Lyme-Borreliose, kann sich durch seine schraubenförmige Beweglichkeit mühelos in zähflüssigen Körpergeweben ausbreiten.

Mit anderen Worten: Taxonomen arrangieren die Familienstammbäume so um, wie es ihnen gefällt. Vor gerade einmal zehn Jahren listete ich in der ersten englischsprachigen Ausgabe von *Healing Lyme* acht unterschiedliche Gattungen (oder primäre Gruppen) der Spirochäten auf, darunter *Borrelia*. Inzwischen gibt es 15 davon. Sie gehören zu den vier Familien (im Grunde größere Clans) innerhalb der Abteilung *Spirochaetae*: *Spirochaetaceae, Brachyspiraceae, Leptospiraceae, Brevinemataceae*. Kurz gesagt, es gibt einige Spirochäten hier und andere dort, während es wiederum andere woanders gibt, und alle gehören zur Klasse der *Spirochaetes* – manche Exemplare des *Homo taxonomicus* möchten *Borrelia* gerne in einer eigenen Familie unterbringen, den *Borreliaceae*. Das wird wahrscheinlich früher oder später geschehen.

Die 15 Spirochäten-Gattungen, die innerhalb der vier Familien verbreitet sind, umfassen etwa 300 verschiedene Arten – wahrscheinlich gibt es noch 1000 mehr. Ständig werden neue entdeckt. Wie die menschliche Erfahrung mit Lyme-Borreliose in den letzten Jahrzehnten gezeigt hat, wissen die Menschen wirklich nicht viel über diese Bakterien. Bekannt ist aber, dass Spirochäten in der Natur extrem häufig vorkommen. Sie bewohnen vielfältige Lebensräume. Gupta et al. (2013) bemerken hierzu:

> Sie leben in Meeressedimenten, tief im Boden, zeitweilig im Darm von Arthropoden, darunter auch Termiten, ebenso in Wirbeltieren oder Parasiten. Sie können auch frei leben oder an einen Wirt gebunden sein, sie können pathogen oder nicht pathogen, aerob oder anaerob sein. Zudem ist die Größe ihrer Genome enorm variabel.

Lynn Margulis meinte einst, die meisten Spirochäten hätten weitaus wichtigere Dinge zu tun, als uns krank zu machen. Sie haben zentrale Bedeutung für das Funktionieren des Planeten. Manche Spirochäten sind wichtige koevolutionäre Partner anderer Lebensformen. Sie führen ein recht glückliches Dasein – zum Beispiel in diversem Gedärm, darunter auch das unsrige. So leben beispielsweise bis zu 20 verschiedene Arten im Darm von Termiten, wo sie die Verdauung der von den Termiten gefressenen Holzfasern unterstützen. Ohne Spirochäten würden die Termiten an Hungertod sterben, und viel altes Holz würde nicht biologisch abgebaut werden. All diese unterschiedlichen Spirochäten, die hilfreichen und die pathogenen, stammen von einem gemeinsamen Vorfahren ab, der bereits vor Milliarden von Jahren existierte.

Wir tendieren dazu, uns am meisten Sorgen über Spirochäten zu machen, die uns krank machen, und es gibt viele davon. Unter den 15 Gattungen (Stand 2015) gibt es bisher vier, die Krankheiten bei Menschen verursachen: *Treponema* (das bekannteste Mitglied ist das Syphilis verursachende Bakterium), *Borrelia* (das Lyme-Borreliose verursachende Bakterium ist hier am prominentesten), *Leptospira* und *Brachyspira*.

Ob eine andere für die Wissenschaft neue Spirochäte Menschen infizieren kann, ist noch unklar. Allerdings gibt es einen Trend in diese Richtung – jedes Jahr werden neue krankheitserregende Spirochäten entdeckt. Forscher vermuten, dass Spirochäten die Ursache zahreicher Beschwerden beim Menschen sind, für die bisher kein bekannter Erreger identifiziert werden konnte – Beispiele sind einige Krebsarten, Alzheimer und so weiter. Ich werde in Kürze darüber berichten.

Die Spirochäten, die Lyme-Borreliose verursachen, zählen zur Gattung *Borrelia*. In der lateinischen Terminologie bezeichnet der erste Name z. B. eines Bakteriums oder einer Pflanze die Gattung. So wie der Nachname darauf hinweist, aus welcher Familie eine Person stammt. Der zweite Name benennt die Art (Spezies). So wie der Vorname angibt, um welches Familienmitglied es sich handelt. Nur machen die Taxonomen alles andersherum.

Die Borrelienart, die am häufigsten mit Lyme-Borreliose in Verbindung gebracht wird, heisst *Borrelia burgdorferi*. *Borrelia* ist die Gattung, *burgdorferi* der Name der Spezies. Die abgekürzte Variante des lateinischen Terminus lautet *B. burgdorferi*. Manchmal wird der Terminus der Einfachheit halber noch extremer gekürzt und es ist dann von *Bb* die Rede, sofern spezifisch von Lyme-Borreliose die Rede ist. Manchmal wird es noch komplizierter. Grund hierfür ist meistens die Präsenz eines *Homo taxonomicus*.

Im Gegensatz zu fast jeder anderen Gruppe von Infektionen durch verwandte Mikroorganismen wird von den mit Lyme-Borreliose assoziierten Mikroorganismen auf seltsame Art gesprochen, was unweigerlich zu noch mehr Verwirrung führt. Sehr unterschiedliche infektiöse Borrelienarten werden nicht mit ihrer einzigartigen Artenbezeichnung genannt, sondern in der Regel irreführend mit *Borrelia burgdorferi* in einen Topf geworfen. Wenn Sie sich der Lektüre über Lyme-Infektionen widmen, werden sie unvermeidlich auf Begriffe wie *Borrelia burgdorferi sensu stricto* und *Borrelia burgdorferi sensu lato* (Akronyme: *s.s.* und *s.l.*) stoßen. Das erste Anhängsel bedeutet „im engeren Sinne“ und bezieht sich nur auf die eigentliche Art *B. burgdorferi*. Die zweite Ergänzung bedeutet „im weiteren Sinne“ und umfasst alle *Borrelien*, die eine der Lyme-Borreliose ähnliche Erkrankung beim Menschen auslösen. Das ist nicht nur eine seltsame Abweichung von der Norm, sondern auch bedauerlich. Es verwirrt diejenigen, die sich damit abmühen, die Krankheit zu verstehen. Noch viel schlimmer ist, dass dadurch die sehr unterschiedlichen Wirkungen linguistisch kaschiert werden, die diese Lyme-Erreger hervorrufen, wenn sich ein Mensch mit ihnen infiziert. Sie verursachen in der Tat je nach Spezies, Subspezies oder Stamm sehr verschiedene Infektionen.

Es wird allgemein angenommen, dass die meisten mit Lyme-Borreliose assoziierten Bakterien via Schildzecken übertragen werden. Aber die Sache ist viel komplizierter. Wie bei den meisten Dingen rund um das Thema Lyme-Infektion, ist das gleichzeitig richtig und falsch. *(… und ja, ich werde dies in Kürze genauer erklären.)*

Wichtiger Hinweis: Infektionen durch Borrelien sollten nicht als „Lyme-Borreliose" bezeichnet werden. Vielmehr empfiehlt sich der Terminus „Borreliose", was lediglich darauf hinweist, dass es sich um eine Infektion durch Borrelien handelt. Die Bezeichnung „Lyme" ist ein Relikt aus den frühen Tagen der Geschichte dieser Erkrankung, als man noch nicht viel darüber wusste. Sie heißt Lyme-Krankheit (genauer: Lyme-Borreliose), weil sie erstmals als eigenständige komplexe Erkrankung in den 1970er-Jahren in einer Stadt namens Lyme in Connecticut Beachtung fand, wo sie als Cluster-Arthritis bei Kindern dieser Stadt auftrat. Sie hat also ihren Namen von einer Stadt. *(… und Canadagänse sind keine kanadischen Gänse, sie wurden nach einer Person mit dem Nachnamen Canada benannt. Insofern ist der deutsche Begriff „Kanadagans" auch nicht korrekt und es sollte eigentlich „Canadagans" heißen. Aber das nur am Rande. Die Tatsache, dass sie zwischen Kanada und dem Rest Amerikas hin und her fliegen, ist nur der Ironie des Lebens geschuldet. Mein Hirn ist ein Schrottplatz für unnützes Wissen, das bei einer Flasche Tequila interessant wird.)*

Das Ganze wird noch komplizierter: Es gibt noch eine weitere Borrelienart, die Infektionen beim Menschen verursacht. Sie wird ebenfalls mit einer in den USA und dem Rest der Welt neuartigen komplexen Erkrankung assoziiert. Mitglieder dieser Familie werden „Rückfallfieber-Borrelien" genannt. Sie richten nach einer Infektion ähnliches Unheil an wie die Bakterien der Lyme-Gruppe. Der große Unterschied ist, dass sie ähnlich wie Malaria- oder Babesia-Parasiten ein Rückfallsyndrom verursachen. Lange Zeit glaubte man, dass diese Mikroorganismen ausschließlich von Lederzecken übertragen werden – sie brauchen nur einige Minuten für die Übertragung der Bakterien, während Schildzecken meistens Stunden dafür benötigen. Aber wie bei den Spirochäten der Lyme-Gruppe ist die Sache weitaus komplizierter. Die durch diese Borrelien hervorgerufene Infektion sollte dann „Rückfallfieber-Borreliose" genannt werden, um sie von den nicht rezidivierenden Fieberinfektionen zu unterschieden.

Borrelia burgdorferi hat ihren Namen einem Bakteriologen namens Wilhelm Burgdorfer (1925–2014) zu verdanken, der die Spirochäte 1981 erstmals identifizierte. Wie so oft in der Welt der Taxonomie wurde auch dieses Bakterium nach seinem Entdecker benannt.

Und um den Faden noch weiter zu spinnen, sollten die Koinfektionen von Lyme-Borreliose eigentlich nicht als Koinfektionen der Lyme-Borreliose bezeichnet werden. Sie sollten dem zugeordnet werden, was korrekterweise „Gruppe der von Arthropoden übertragenen Infektionen" genannt werden sollte – ATIG für jene, die eine Schwäche für Akronyme (d. h. Abkürzungen) haben. Hierfür gibt es wichtige Gründe, die ich gleichfalls in Kürze erörtern werde. *(Wahrscheinlich in Form eines Zwischenrufs.)* Andere Mitglieder der Lyme-Borrelien-Gruppe sind nicht nach Personen, sondern nach Orten benannt, wo sie entdeckt wurden, z. B. *Borrelia carolinensis.*

(... Diese Namen können viel darüber aussagen, wie Forscher ticken. Wenn man sich näher damit beschäftigt, findet man schnell heraus, dass alles kälter gekocht wird, als man denkt, und nicht so raffiniert ist, wie man ursprünglich vermutet. Es ist wirklich nicht mit Raketentechnologie zu vergleichen. Hepatitis bedeutet beispielsweise nur entzündete Leber. Das entspricht wahrhaft nicht der Beschreibung einer Krankheit, sondern der eines Symptoms. Halten Sie sich immer vor Augen, dass Forscher Menschen sind wie Sie und ich ... zumindest meistens. Solche mit Kugelschreiberetuis sind tatsächlich irgendwie anders als wir.)

Einige Borrelien wie z. B. *Borrelia hermsii* – eine Rückfallfieber-*Borrelia* – wurde nicht nach ihrem Entdecker *(... zu seinem Entsetzen)*, oder nach dessen geographischen Gebiet *(... zu dessen Entsetzen)*, sondern nach der Überträgerspezies oder der Zecke, in der es vorkommt, benannt. Aus diesem Grund tragen sowohl das *Borrelia*-Bakterium, das den Menschen infiziert, als auch die Zecke, die das Bakterium überträgt, dieselbe Speziesbezeichnung: *hermsii. Borrelia hermsii* wird über die Zecke *Ornithodoros hermsii* (daher *B. hermsii*) übertragen.

Eine lange Vorgeschichte

Häufig ist davon die Rede, dass Lyme-Borreliose eine aufkommende Erkrankung ist (das stimmt) und dass sie ziemlich neuartig ist (das stimmt nicht). Obwohl Lyme-Borreliose scheinbar plötzlich aus dem Nichts auftauchte, haben Borrelien Menschen seit Anbeginn der Menschheit infiziert. Der Auftritt der Lyme-Borreliose wirkte deshalb schlagartig, weil damals erstmals spezifische Bakterien als Ursache von Arthritis nachgewiesen wurden. Kurz nachdem die Bakterien entdeckt waren, glaubte man, dass sie viele unterschiedliche „Erkrankungen" verursachen. Aber zum Bedauern der Reduktionisten stellte sich heraus, dass es sich stets um ein und dieselbe Krankheit handelte.

Aufgrund ihrer Aktionen im Körperinneren können Borrelien ein extrem breites Spektrum von Symptomen auslösen. Diesbezüglich ähneln sie den bakteriellen Erregern der Syphilis –weshalb man die Lyme-Borreliose oftmals wie die Syphilisinfektion als „großen Imitator" bezeichnet. Vor der Identifizierung der Mikroorganismen ging man davon aus, dass die durch Borrelien ausgelösten Erkrankungen einfach unterschiedliche „Zustände" seien, die von Zeit zu Zeit beim Menschen auftreten: Arthritis, Herzerkrankung, verschiedene neurologische Störungen inklusive Alzheimer oder sogar Krebs. Niemand wusste, wodurch sie verursacht wurden. Niemand wusste, dass eine Spirochäte die Wurzel allen Übels war.

Ein weiterer Grund für das plötzliche Auftreten der Lyme-Borreliose ist die enorm zunehmende Anzahl von Neuinfektionen. Grund hierfür sind primär ökologische Faktoren, die im Grunde auf zwei Ursachen zurückzuführen sind: 1. der signifikante Bevölkerungszuwachs und die daraus resultierende Veränderungen der Landnutzung, 2. der Klimawandel, insbesondere die zunehmende globale Erwärmung. (Mehr Informationen hierzu finden sich im Abschnitt zur Ökologie.) Gewissermaßen lehrt die Lyme-Borreliose den Menschen zwei Dinge: 1. Im Westen wissen wir nicht allzu viel über Erkrankungen und deren Heilung, und 2. es ist nicht nett, Mutter Natur zum Narren zu halten.

Die ersten Berichte über die Erkrankung in der Fachliteratur stammen aus den späten 1880er-Jahren. Zu jener Zeit zeigten Untersuchungen von Zecken, dass Lyme-Borreliose in Zecken präsent ist. Es ist unwahrscheinlich, dass die Pathogene damals bereits Menschen infiziert haben. Genomanalysen wiesen nach, dass sich Lyme-Borreliose erregende Spirochäten schon vor langer Zeit zu eigenständigen Mikroorganismen entwickelt haben – mindestens vor einigen 100 Millionen Jahren. Lyme-Borreliose erregende Borrelien haben sich schon sehr lange in Zecken und anderen Überträgern etabliert. Sie sind ohne Wirt nicht überlebensfähig und kommen in der freien Wildbahn nicht vor. Seit einigen 100 Millionen Jahren leben Lyme-Borreliose erregende Spirochäten in Überträgern wie beispielsweise Zecken. Sie haben Säugetiere, Eidechsen und Vögel infiziert – im Grunde jedes Lebewesen, das von ihnen gestochen wird.

Forschungsergebnisse deuten darauf hin, dass Lyme-Borreliose bei den Tchefuncte-Indianern in Louisiana von 500 v. Chr. bis 300 n. Chr. häufig auftrat. Ebenso sind die starke Präsenz sowie die Komplexität der Genomvarietäten innerhalb der mit Lyme-Borreliose assoziierten Arten in Wladiwostok im Nordosten Asiens ein Indiz für den Transfer der Bakterien quer durch Sibirien bis nach Alaska im Zeitraum 30 000 bis 10 000 v. Chr. Die Prävalenz sowie Genomveränderungen der primären amerikanischen Borrelien (*Borrelia burgdorferi*), die in Europa gefunden wurden, weisen auf die Verbreitung von Amerika ausgehend hin – nach dem seit 1492 zunehmenden Kontakt mit Europäern. Der früheste gesicherte Nachweis einer Lyme-Borreliose-Infektion eines Menschen gelang bei dem in den Tiroler Alpen aufgefundenen mumifizierten „Ötzi“ (der Mann aus dem Eis). Er lebte vermutlich vor 5300 Jahren. Forscher stellten fest, dass er sich vor seinem Tod mit Lyme-Borreliose erregenden Spirochäten infiziert hatte.

Bakterien der Gruppe der *Borrelia burgdorferi sensu lato* gibt es also schon sehr lange, und Vertreter derselben haben schon vor langer Zeit Menschen infiziert. Bis vor Kurzem war es nur nicht möglich, die Mikroorganismen zu isolieren, um sie unter dem Mikroskop zu betrachten oder in einem Labor zu kultivieren. Die Litanei von Symptomen, die von den Mikroorganismen verursacht werden (z. B. Arthritis oder neurologische Komplikationen), begleitet die Spezies Mensch seit Jahrtausenden. Manche symptomatischen Zustände gelten bis heute als idiopathisch – was bedeutet, ihre Ursache ist unbekannt. Lyme-Borreliose ist keine neue Erkrankung, die bei Menschen vorkommt.

Trotzdem ist Borreliose in der Tat eine aufkommende Erkrankung. Insbesondere infiltriert sie die Spezies Mensch in bislang ungekanntem Ausmaß.

Die jüngste Historie der Lyme-Borreliose erregenden Mikroorganismen wurde von Forschern als „genetisch turbulent“ bezeichnet. Es ist offenkundig, dass sich die Bakterien und ihre „Plasmide gegenwärtig im Zustand eines rapiden evolutionären Wandels befinden". Wie viele pathogene Bakterien spüren die Borreliose verursachenden Spirochäten einen gewaltigen Druck, was ihre Umgebung betrifft: massive Umweltveränderungen und der Einsatz von Antibiotika durch die zivilisierte Menschheit. Folglich reagieren die Mikroorganismen sehr schnell auf diesen Druck und verändern sich. Die menschliche Spezies wird die Auswirkungen zu spüren bekommen.

Mit Lyme-Borreliose assoziierte Borrelien

Als ich die erste Ausgabe von *Healing Lyme* verfasst habe, galten drei mit Lyme-Borreliose assoziierte Borrelienarten als Ursache für die Erkrankung beim Menschen: *Borrelia burgdorferi, B. afzelii* und *B. garinii.* Wie bei allem, was mit Lyme-Borreliose zu tun hat, ist diese Erkenntnis genauso korrekt wie falsch.

Traditionell wurde *Borrelia burgdorferi* in den USA als primärer Erreger der Lyme-Borreliose angesehen, während *B. afzelii* und *B. garinii* als die primären Erreger der Erkrankung in Europa und Asien betrachtet wurden. *B. burgdorferi* war demnach die primäre Ursache der Lyme-Arthritis, *B. afzelii* der Erreger der Dermatoborreliose (eine schwere Manifestation der Lyme-Borreliose auf der Haut) und *B. garinii* der Erreger der Neuroborreliose (eine das Hirn und die Nervenbahnen befallende Komplikation der Borreliose). Wie bei anderen Definitionsversuchen der Lyme-Borreliose ist dieser hier sehr simplifiziert und meist nicht zutreffend.

Während *B. burgdorferi* häufiger in den USA anzutreffen ist, kommen die beiden anderen Arten vermehrt in Europa vor. Aber alle Arten (und viele andere) gibt es auf beiden Kontinenten. In der Regel beobachtet man Infektionen mit mehr als einer Spirochätenart. Sie alle können zu unterschiedlichen Zeiten bei unterschiedlichen Menschen an unterschiedlichen Orten ausgesprochen unterschiedliche Symptombilder hervorrufen. Sie sind nicht auf einen Kontinent oder ein Symptombild beschränkt.

Alle unterschiedlichen Borrelien bewegen sich frei über den gesamten Erdball – Flugzeuge werden nicht nur von Menschen, sondern auch von anderen Lebensformen genutzt. Vögel (die Flugzeuge der Natur) sind die bevorzugten Transporteure von Borrelien. Wir leben in einer Welt, die förmlich mit Borrelien überflutet ist. Sie existieren auf *jedem* Kontinent. Die Vorstellung, die wir bisher von ihnen hatten, ist unzureichend.

Man darf nicht vergessen, dass die meisten Forscher und Ärzte (nicht alle, aber die meisten) eher versuchen, mit Lyme-Borreliose assoziierte Bakterien in eine bestimmte Artenschublade zu stecken, als sie in einer eigenen kleinen Kategorie unterzubringen. Anders formuliert: Sie versuchen sie in das Weltbild einzubauen, das ihnen bei ihrer Ausbildung vermittelt wurde. Leider passen diese Mikroorganismen nicht in diese Schublade. Dieser Umstand ist ein wesentlicher Grund für die *Lyme-Wars*. Jene, die am restriktiven Paradigma über die Welt und wie sie funktioniert festhalten, tun ihr Möglichstes, um ihr Paradigma aufrechtzuerhalten. Dabei spielt die wirkliche Welt keine Rolle. Das ist auch der Grund dafür, dass sich mit zunehmender Forschung und der zunehmenden Beteiligung von Leuten, die ein weniger restriktives Weltbild haben, sich der Erkenntnisstatus über Lyme-Borreliose manchmal scheinbar ändert. Kaum etwas, was die frühe Vorstellung (nach der Entdeckung der Lyme-Borreliose) von Spirochäten und den durch sie verursachten komplexen Erkrankungen geprägt hat (überwiegend beharrt man auf der Richtigkeit dieser Vorstellung bis heute), entspricht der Realität – es sei denn, die Aussagen werden als vereinfachte Schilderung verstanden. Das ist „altes Lyme-Denken", und es betrifft zahlreiche Borrelienarten, die Lyme-Borreliose verursachen können.

Wie Rudenko et al. (2011) bemerken, enthält die Gruppe der mit Lyme-Borreliose assoziierten Mikroorganismen „18 benannte Spirochätenarten und eine bisher nicht benannte Gruppe, die als Genospezies 2 bezeichnet wird. Beschreibungen von neuen Arten und Varianten werden fortlaufend anerkannt, weshalb bei der gegenwärtige Anzahl an beschriebenen Arten wahrscheinlich noch nicht der finale Stand erreicht ist. Und nein, das ist nicht die finale Anzahl, nicht einmal annähernd. *Borrelia chilensis* wurde beispielsweise offiziell im Jahr 2014 in Chile identifiziert.

Im Jahr 2005 ging man von 12 Arten innerhalb der mit Lyme-Borreliose assoziierten Gruppe von Mikroorganismen aus. Bei den meisten von ihnen wurde angenommen, dass sie kaum oder niemals Infektionen beim Menschen hervorrufen. 2011 erhöhte sich die Zahl auf 18. Nach heutigem Kenntnisstand verursachen die meisten von ihnen Infektionen beim Menschen. Im Jahr 2015 – da ich gerade dieses Buch schreibe – sind etwa 20 Arten bekannt. Man sollte darauf hinweisen, dass hier ist eine große Anzahl von bisher unbenannten Arten der mit Lyme-Borreliose assoziierten Mikroorganismen *nicht* berücksichtigt ist.

Derzeit werden nachfolgende Mikroorganismen mit Lyme-Borreliose in Verbindung gebracht: *B. afzelii, B. americana, B. andersonii, B. bavarien-*

sis, B. bissettii, B. burgdorferi, B. californiensis, B. carolinensis, B. chilensis, B. garinii, B. genomospecies2, B. japonica, B. kurtenbachii, B. lonestari, B. lusitaniae, B. sinica, B. spielmanii, B. tanukii, B. texasensis, B. turdi, B. valaisiana, B. yangtze. Hinweis: B. genomospecies2 wird vermutlich wie *Borrelia genomospecies1,* die inzwischen als *B. americana* bekannt ist, ihren eigenen Namen tragen. Jede der Borreliaarten verursacht ein leicht bis sehr stark unterschiedliches Spektrum an Symptomen. So löst *B. lonestari* beispielsweise eine Erkrankung aus, die nicht Lyme-Borreliose, sondern „südlicher zeckenassoziierter Ausschlag" (STARI) genannt wird und (wie der Bezeichnung zu entnehmen ist) einen Hautausschlag verursacht. Man kann es nicht trefflicher ausdrücken als Shakespeare: *Was uns Rose heißt, wie es auch hieße …*

Zusätzlich zu den bekannten Arten gibt es zahlreiche einzigartige Subspezies von jeder einzelnen Bakterienart. Bei einer Subspezies handelt es sich um eine Borrelie, die eine unterschiedliche genetische Struktur aufweist als die Art, deren Subspezies sie ist. Dabei wird der genetische Unterschied als unzureichend und nicht markant genug eingestuft, um die Art als eigenständige Spezies gelten zu lassen. Aber es wird noch komplizierter: Jede Spezies und jede Subspezies hat zahlreiche Stämme. Ein *Stamm* hat ähnlich wie eine Subspezies eine andere genetische Struktur als die Ausgangsart („Eltern"-Art), ähnelt dieser aber mehr als die Subspezies.

Bei jeder Spezies und jedem Stamm ist das Kerngenom geringfügig verändert. Alle Arten verursachen leicht bis stark unterschiedliche Symptome. Ich werde später näher darauf eingehen. Es ist aber in jedem Fall richtig, dass jede Borrelienart während der Infektion bakteriellen Nachwuchs produziert, der mäßig bis sehr stark veränderte Strukturen aufweist. Mit anderen Worten: Wenn Sie an Lyme-Borreliose erkranken, befindet sich nicht nur eine pathogene Bakterienart in Ihrem Körper, sondern vielmehr ein infektiöser Schwarm ähnlicher, aber nicht identischer genetischer Varianten. Dies ist einer der Gründe, weshalb Antibiotika zur Behandlung von Lyme-Borreliose nur bedingt erfolgreich wirksam sind.

Einige der Subspezies und Stämme stabilisieren sich und werden zu persistierenden Entitäten eigener Art. *B. burgdorferi* besitzt eine Reihe von Hauptstämmen wie zum Beispiel die OspC-Stämme B, G, H und L. Jeder dieser dominanten Stämme produziert während einer Infektion leicht abweichende Kopien von sich selbst, die wiederum weitere Stämme produzieren. Infektiosität, Virulenz, Symptombild und Behandlungsergebnis variieren von Hauptstamm zu Hauptstamm.

Erneut weise ich darauf hin, dass es weitere Borrelienarten gibt, die bisher noch keinen eigenen Namen haben. Sie sind in der Regel nur der einen oder anderen Art zugeordnet. Zu ihnen zählt *Borrelia* sp SV1, die wahrscheinlich eines Tages *B. finlandensis* heißen wird. Darüber hinaus gibt es *Borrelia* sp tAG158M, verschiedene unbenannte durch Eidechsen übertragbare Borrelien, die beim Menschen Infektionen hervorrufen, sowie eine Gruppe unbenannter von importierten Schildkröten isolierte und durch Zecken übertragbare Borrelien, zudem fünf in China entdeckte Stämme, die mit *Borrelia valaisiana* verwandt sind und deren Genome so einzigartig sind, dass sie vermutlich ihren eigenen Artennamen bekommen werden, und schließlich eine Reihe bisher unbenannter Arten, die kürzlich in Nagetieren in Kalifornien gefunden wurden.

Zudem existiert noch eine weitere Spirochäte, die aufgrund ihrer genetischen Struktur eine Art Zwischenposition zwischen Bakterien einnimmt, die mit Rückfallfieber und Lyme-Borreliose assoziiert sind. Sie trägt den Namen *B. miyamotoi* und verursacht gleichfalls eine Menge Krankheiten. In der Regel wird diese Spirochäte den mit Rückfallfieber assoziierten Bakterien zugeordnet – nicht immer; ich würde das Bakterium aber heute dieser Gruppe zuordnen. Vergessen Sie deshalb niemals, *dass die Anzahl der bekannten Borrelienarten Jahr für Jahr ansteigt – und diese Situation wird sich höchstwahrscheinlich auch nicht so bald ändern.* Ich weise nochmals darauf hin, dass *alle* unterschiedlichen Spezies, Subspezies und Stämme irgendeine Form von Lyme-Borreliose verursachen!

Mit Rückfallfieber assoziierte Borrelien

Es gibt 15 benannte Borrelienarten, die Rückfallfieber beim Menschen auslösen (wie gesagt werden ständig neue Arten entdeckt), sowie zahlreiche Mikroorganismen, deren Spezies bislang namenlos geblieben sind. Traditionell ging man davon aus, dass diese Mikroorganismen *nur* über Lederzecken und nicht über Schildzecken übertragen werden. Durch solche Bakterien verursachte Erkrankungen werden häufig unter dem Akronym TBRF (engl. *tick-borne relapsing fever*) geführt. Allerdings werden Bakterien der Art *B. miyamotoi* durch Schildzecken übertragen. Solche Infektionen gelten in den USA als ernstzunehmende neue Erkrankungen. Wie die Forschung zeigt, findet man noch mehr Ruckfallfieber verursachende Borrelien in Schildzecken. Der Forscher A. G. Barbour (2014) kommentiert dies wie folgt: „Die Entdeckung von Borrelienarten, die mit den Erregern des Rückfallfiebers verwandt sind, aber eher durch Schildzecken als Lederzecken übertragen werden, stellt gängige Taxonomien infrage, die weitgehend auf Mikrobe-Wirt-Spezifikationen sowie geographischen Überlegungen beruhen." Dies ist teilweise der Grund dafür, weshalb *B. miyamotoi* seltsamerweise zwischen den traditionell mit Rückfallfieber assoziierten Borrelien und den mit der Lyme-Borreliose assoziierten Mikroorganismen positioniert ist. Diese Gruppe gilt als Erreger des *endemischen* Rückfallfiebers.

Borrelia recurrentis ist (relativ) einzigartig, da sie bevorzugt durch Läuse statt Zecken übertragen wird. Die Mikrobe verursacht das, was meist als Läuserückfallfieber oder epidemisches Rückfallfieber bezeichnet wird (engl. *louse-borne relapsing fever* oder *urban relapsing fever* oder *epidemic relapsing fever*).

Aktuell zählen zu den benannten Mitgliedern dieser Gruppe folgende Mikroorganismen: *Borrelia caucasica, B. crocidurae, B. duttonii, B. graingeri, B. hermsii, B. hispanica, B. johnsonii, B. latyschevii, B. mazzotti, B. miyamotoi, B. parkeri, B. persica, B. recurrentis, B. turicatae, B. venezuelensis.* Es gibt selbstverständlich zahlreiche Subspezies und Stämme von jedem Mitglied dieser Gruppe. Andere Arten lösen wiederum angeblich keine Krankheit beim Menschen aus (*... wo habe ich das nur vorher gehört?!*). Beispiele sind *B. anserina* und *B. coriaceae*. Darüber hinaus gibt es wie bei Mikroorganismen aus der mit Lyme-Borreliose assoziierten Gruppe solche, die mit Rückfallfieber in Verbindung gebracht wurden, aber noch nicht benannt sind. Ich habe bisher fünf gefunden. Exakte Angaben sind nur schwer zu finden. Es ist sehr seltsam, dass ich keine verbindliche Liste mit allen Mitgliedern dieser Gruppe finden konnte.

Mit Rückfallfieber/Lyme-Borreliose assoziierte Borrelien

Bei einigen Taxonomen entwickelt sich gerade ein Trend, eine weitere Borreliengruppe zu erfinden, die sich von den mit Rückfallfieber oder Lyme-Borreliose assoziierten Gruppen unterscheidet. Eines Tages werden sie das wohl in die Tat umsetzen. Hierbei handelt es sich um Borrelien, die zwar durch Schildzecken übertragen werden, deren Unterschiede hinsichtlich ihres Genoms ihnen jedoch einen Platz zwischen den beiden vorhin besprochenen Gruppen zuweisen. Bisher zählen nachfolgende Mikroorganismen zu den potenziellen Kandidaten für diese Gruppe: *Borrelia miyamotoi, Borrelia lonestari* und *Borrelia texasensis*. Andere Taxonomen bestehen darauf, dass diese Mikroorganismen zu den mit Rückfallfieber assoziierten Bakterien gehören und diese nun allesamt *Borrelia miyamotoi sensu lato* genannt werden sollen. *(... Schlägerei um 11:00, auf der Blutwiese hinter der High School.)* Mit der zunehmenden Analyse von Borrelien in Schildzecken scheint es unvermeidlich zu sein, dass irgendeine neue Gruppe von durch Schildzecken übertragenen Bakterien kommen wird, die einzigartige Symptombilder verursachen. Sie wird irgendwo zwischen den Gruppen der mit Lyme-Borreliose assoziierten und den mit Rückfallfieber assoziierten Mikroorganismen liegen. Derzeit habe ich sie entweder der Lyme- oder Rückfallfieber-Gruppe zugeordnet – je nachdem welche wichtigen Fachartikel ich zuerst gelesen habe.

Borrelien in Moskitos und Stechfliegen

Eine bisher recht geringe Anzahl von Mitgliedern aus der mit Lyme-Borreliose-assoziierten Gruppe von Mikroorganismen wurde in Moskitos und der Gemeinen Stechfliege (auch in Milben und Flöhen) nachgewiesen. Die Übertragung auf den Menschen durch Stechfliegen (Connecticut und Deutschland), von Milben (Russland) sowie die Übertragung auf Hamster durch Moskitos ist belegt.

Spirochäten aus der Gruppe der Lyme-Borreliose assoziierten Mikroorganismen sind in Moskitos langlebig. Studien zeigen, dass sie von adulten Moskitos durch infizierte Eier auf die nächste Generation übertragen werden können. Spirochäten überleben außerdem in überwinternden Moskitos.

Um die Sache noch komplizierter zu machen, kommen andere Borrelien mit unverwechselbaren genetischen Strukturen ziemlich häufig in Moskitos und Stechfliegen vor. Sie ähneln allerdings sehr den Mikroorganismen aus der Lyme- und der Rückfallfieber-Gruppe. Ja, sie können die Bakterien auf den Menschen übertragen *(aber nein, niemand hat das bisher näher untersucht.)*. Diese besonderen Borrelien weisen erhebliche genetische Unterschiede auf, die sie von den Mikroorganismen der Lyme-/Rückfallfieber-Gruppe abgrenzen.

Diese besonderen Borrelien haben bisher noch keine Artenbezeichnung bekommen, sondern sind nur unter ihren Kennzeichnungen bekannt, beispielsweise BR91, BR149, BR151, BR173, BR177, BR193, BR208, BR231. Die wenigen vorliegenden Forschungsergebnisse zu dieser Bakteriengruppe lassen vermuten, dass sie einem unverwechselbaren „Zweig" des genetischen „Baums" der Borrelien entsprechen. Es ist so gut wie sicher, dass diese Mikroorganismen Infektionen beim Menschen auslösen. Die Natur und der Umfang der jeweiligen Erkrankungen sind zu diesem Zeitpunkt noch vollständig unbekannt. Diese Gruppe von moskitoübertragenen Spirochäten verursacht eine Antikörperreaktion in Versuchstieren, die typisch für die mit Lyme-Borreliose assoziierten Mikroorganismen ist.

Andere Borrelien

Es gibt jede Menge weiterer Borrelien, die Teil unseres Lebens sind. Fast niemand sucht nach diesen Spirochäten – oder weiß irgendetwas über sie. Ein Beispiel hierfür ist *Borrelia vincentii*, das sich üblicherweise im Mund findet. Man kennt es hauptsächlich als Erreger der Angina Plaut-Vincent (Rachenmandelentzündung), die vor allem viele Soldaten im ersten Weltkrieg heimsuchte. Dieses Bakterium kann auch systemische Infektionen hervorrufen: Gehirn, Herz, Rachenmandeln (akute Tonsillitis). Wie Mikroorganismen aus der Lyme-Gruppe verursachen sie vergleichbare Symptome und infizieren Organe.

Und ja, dieses Bakterium kann beim Küssen übertragen werden! Alle Borrelien benutzen spezielle Strategien, um ihr Überleben zu sichern und ihre Verbreitung zu verbessern. Dazu gehören auch die Einnistung der Bakterien in der Harnblase (sie tauchen im Urin auf) und die Infektion der Speicheldrüsen. Niemand hat bislang untersucht, ob und wie andere gängige Borrelienarten humane Speicheldrüsen infizieren, wobei dies eigentlich sinnvoll wäre. *Das entspricht dem üblichen Verhalten in der Borrelienwelt, dies zu ignorieren ist, nun … welches Wort liegt mir bloß auf der Zunge …?* Was die Forschung in absehbarer Zeit über neu aufkommende Borrelien entdecken wird, wird höchstwahrscheinlich nicht zu unseren Gunsten ausfallen. So bemerken die beiden Forscher Rebaudet und Parola (2006):

> Zukünftige Daten könnten gegenwärtige Konzepte verändern. Neue Borrelienarten, die mit der RF-[Rückfallfieber-] assoziierten Spirochätengruppe verwandt sind, wurden vor Kurzem aus Schildzecken isoliert. Ein Beispiel hierfür ist das neue Pathogen *Borrelia lonestari*, das in

> den USA in *Amblyomma americanum* [Zecke] identifiziert wurde. Andere, mit den Erregern von Rückfallfieber vergleichbare Spirochäten wurden in Japan (*Borrelia miyamotoi*), in Nordamerika, Deutschland und Frankreich in Schildzecken der Gattung *Ixodes* isoliert. Vor noch kürzerer Zeit wurde eine weitere Borrelienart in Schildzecken gefunden, die Maurische Landschildkröten befallen. Ein phylogenetischer Baum [...] verdeutlicht, dass die aus *Hyalomma aegyptium* [Zecke] isolierte Spirochäte mit Borrelien der Lyme-Borreliose sowie RF-assoziierten Borrelien verwandt war, aber ein anderes Cluster bildete.

Kurz gesagt: Der Mensch weiß trotz der Forschung der letzten vier Jahrzehnte nur sehr wenig über infektiöse Spirochäten. Wahr ist, dass da draußen viel mehr Spirochäten existieren, als man ursprünglich angenommen hatte. Es gibt große Gruppierungen, ganze Familien von ihnen *(... um einen taxonomischen Begriff zu missbrauchen)*, die einzigartig sind und über die nur sehr wenig bekannt ist. Es gibt wiederum weitere andere Spirochäten, deren Existenz wir überhaupt nicht vermuten. Bei mehr Spirochäten, als man derzeit ahnt, wird man feststellen, dass sie Krankheiten beim Menschen verursachen. Diese Zukunft ist eine Herausforderung.

Übertragung durch Arthropoden

Das Wort Arthropode kommt vom Altgriechischen *arthron*, Gelenk (deshalb Arthritis) und *pous*, Gen. *podos*, Fuß (deshalb Podologie, Fußpflege). Synonym werden Tiere dieses Stammes auch „Gliederfüßer" genannt. Zu ihnen zählen Insekten, Spinnen (sie können einige Koinfektionen und wahrscheinlich auch Borrelien übertragen), Krebstiere und so weiter – kurz: käferartige Organismen. Innerhalb der Lyme-Welt bezieht sich der Begriff auf beißende, stechende, blutsaugende Insekten der einen oder anderen Sorte. *(... und nein, egal wie gerne Sie auch Anwälte oder Politiker zu diesem Stamm zählen möchten, sie gehören nicht dazu.)* Ich bevorzuge die Bezeichnung „Arthropoden" statt „Zecken", weil Borrelien nicht nur von Zecken, sondern auch von vielen anderen Organismen übertragen werden.

Wie auch immer ... jeder „weiß", dass Schildzecken Lyme-Borreliose übertragen – insbesondere die Gattung *Ixodes*. Außerdem „weiß" jeder, dass sie drei Entwicklungsstadien durchlaufen (Larve, Nymphe, ausgewachsene Zecke). Im Larvenstadium sind sie so klein, dass sie fast unsichtbar sind. Sie

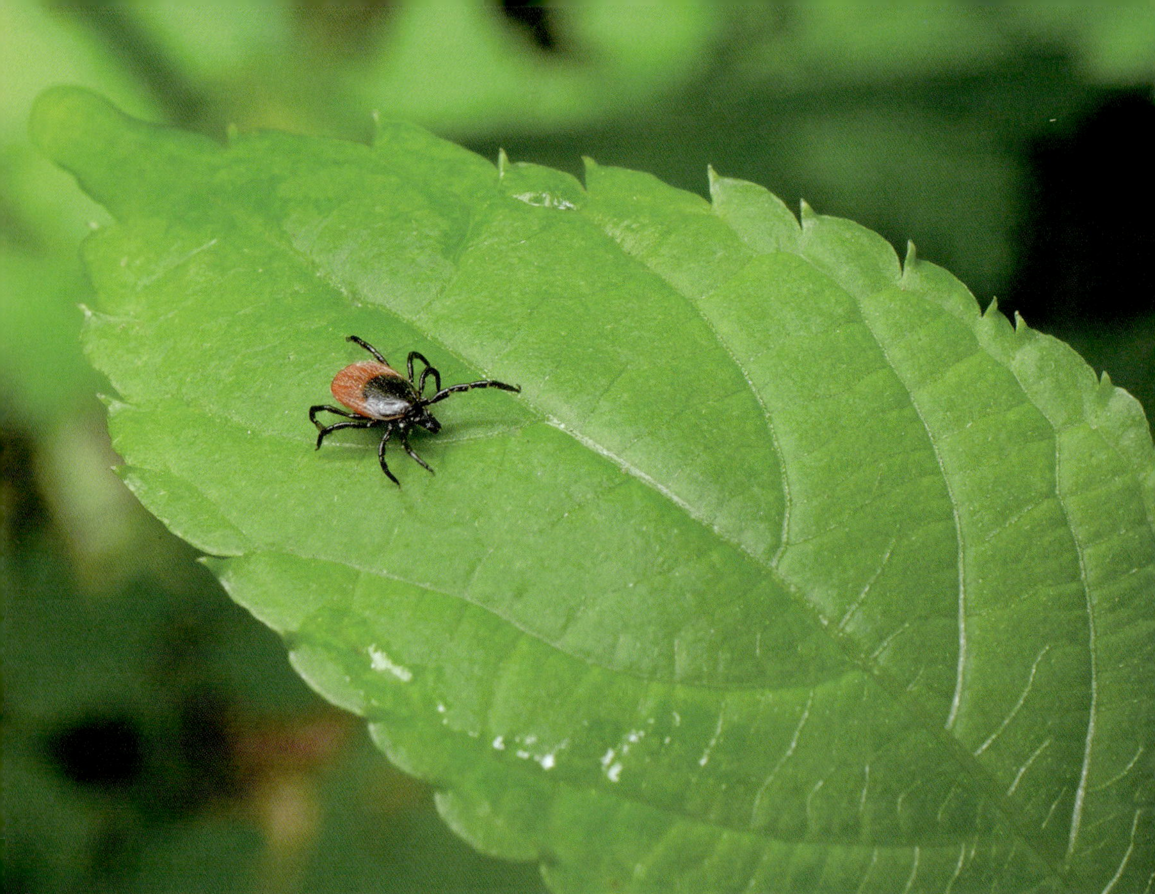

Mit gespreizten Vorderbeinen hat eine adulte Schildzecke (Gattung *Ixodes ricinus*) die Witterung eines ahnungslosen Opfers aufgenommen – bei ihrer Blutmahlzeit können Borrelien übertragen werden.

können in jedem Entwicklungsstadium die Erkrankung übertragen, und die Zecke muss 24 bis 48 Stunden anhaften, damit die infektiöse Übertragung gelingt.

Und wieder sind diese Angaben gleichzeitig richtig und falsch – wie bei allem, was die Lyme-Borreliose betrifft. Die Angaben sind deutlich übersimplifiziert und in vielerlei Hinsicht falsch. Das Ganze ist viel komplexer. Ich werde an dieser Stelle nicht ausführlich über Zecken referieren, zumindest nicht auf die Weise wie es die meisten tun *(… „wir werden alle sterben“).* Stattdessen werde ich mich auf jene wirklich wahren Fakten beschränken, die die Übertragung von Borrelien betreffen. Das meiste davon haben Sie vermutlich nur sehr selten, wenn überhaupt gehört. Die Zecken als solche werde ich in dem Abschnitt thematisieren, der sich mit der Ökologie der Lyme-Borreliose befasst – ganz traditionell.

Bei der Übertragung von Spirochäten durch Zecken gibt es einige wichtige Zusammenhänge. An erster Stelle stehen die Auswirkungen des Zeckenspeichels auf die Immunfunktion des Menschen – was ich im Kapitel zur Lyme-Borreliose vertieft aufgreifen werde. Auf einen Nenner gebracht legt der Speichel wichtige Teile unserer Immunantwort lahm. Die mit Lyme-Borreliose assoziierten Bakterien nutzen dies zu ihrem Vorteil und initiieren eine weitere Immunsuppression, um von den Immunzellen unentdeckt zu bleiben. Sie *müssen* das Ganze nicht umfassend verstehen (… *es sei denn, Sie tragen Kugelschreiber-Schutzetuis in Ihrer Hemdtasche*). Wenn Sie trotzdem tiefer in diesen faszinierenden Prozess einsteigen möchten, fördert das sicherlich Ihr Verständnis für die autoimmunartigen Prozesse, die sich während einer Lyme-Borreliose-Erkrankung abspielen.

In diesem Abschnitt werde ich zwei Aspekte der Übertragung beleuchten, über die Sie vermutlich niemals etwas hören werden.

1. Es gibt viel mehr stechende Insekten, die Borrelien übertragen, als nur die Schildzecken (Ixodes).

Schildzecken gelten als primäre Überträger von dem, was wir Lyme-Borreliose nennen. Leider gestaltet sich das Ganze nicht so einfach, wie die CDC und manche Ärzte denken – oder wie sie es gerne hätten. Die korrekte Formulierung lautet: Die mit Lyme-Borreliose assoziierten Bakterien werden häufig von Schildzecken übertragen.

Ursprünglich dachte man, dass Lyme-Borreliose-Erreger *nur* von einer begrenzten Anzahl von Schildzecken der Gattung *Ixodes* übertragen werden. Im Nordwesten und in der Mitte der USA sind es in der Regel *Ixodes scapularis* (einst wurden sie *Ixodes dammini* genannt – *der Name änderte sich aufgrund des Unbehagens von Lyme-Borreliose-Fürsprechern, die in aller Öffentlichkeit fluchten.*) Im Westen und Süden der USA ist die primäre Spezies *Ixodes pacificus*. In Europa hingegen hat man es vorrangig mit *Ixodes ricinus* zu tun und in Asien mit *Ixodes persulcatus*.

Leider hat man Lyme-Borreliose erregende Bakterien in mindestens 25 anderen *Ixodes*-Arten und in mindestens 15 anderen Zeckenarten gefunden, darunter so verschiedene Gattungen wie *Amblyomma, Boophilus, Dermacentor, Haemaphysalis, Hyalomma, Rhipicephalus, Argas* und *Ornithodoros*. Bei den letzten beiden Gattungen handelt es sich um Lederzecken. All diese Zecken übertragen Borrelien auf den Menschen. So übertragen beispielsweise Zecken, die in der Regel Hunde befallen (die Gattungen *Rhipicephalus* und *Dermacentor*), die Lyme-Borreliose sowohl auf den Hund als auch auf dessen Besitzer.

Lyme-Borreliose verursachende Bakterien wurden wie bereits erwähnt auch in Lederzecken gefunden. Lederzecken können Borrelien übertragen und tun es auch. Wenngleich häufiger mit Rückfallfieber assoziierte Borrelien übertragen werden als solche, die mit Lyme-Borreliose assoziiert sind. Diese Tatsache ist von Bedeutung, da Lederzecken Lyme-Borreliose-Erreger viel schneller übertragen als Schildzecken. Dennoch ist die Übertragungszeit bei Schildzecken viel kürzer, als uns gesagt wird.

Darüber hinaus finden sich Lyme-Borreliose-Bakterien in Milben, Flöhen, Moskitos und Stechfliegen – und noch wichtiger, in Fäkalien von Zecken und anderen Gliederfüßern. Es ist erschreckend, dass diese Infektionswege nur sporadisch unter die Lupe genommen und erforscht wurden. Zeckenfäkalien enthalten ganz besondere Borrelien-Biofilme und verkapselte Bakterien, die bei der Entfernung der Zecke eine fäkale Übertragung via Hautläsion an der Zeckenstichstelle ermöglichen. Dies trifft auf alle drei Entwicklungsstufen der Zecke zu. Es mag irritierend wirken, dass Zecken während ihrer „Mahlzeiten" kontinuierlich Fäkalien absondern.

2. Die Angaben fast aller Quellen, was die Übertragungszeiten für eine aktive Infektion betrifft, sind falsch.

Die allgemein akzeptierten (und endlos zitierten) Übertragungszeiten basieren auf einigen frühen Abhandlungen über Lyme-Borreliose (z. B. Falco et al. und Piesman et al., zitiert in Cook, 2015). Diese Studien machten Aussagen wie „die Entfernung von angehefteten Zecken der Spezies *Ixodes scapularis* innerhalb von 48 Stunden verhindert Lyme-Borreliose wirksam" oder „wenn Zecken innerhalb der ersten beiden Tage der Anhaftung entfernt werden, wird die Infektion nicht auf die Zeckenstichopfer übertragen" (Cook, 2015, siehe auch Hynote et al., 2012). Dreißig Jahre später entschied sich der Forscher Michael Cook in Großbritannien, die Richtigkeit dieser Angaben zu prüfen. Wie erwartet hielten diese Angaben der Prüfung nicht stand. Tatsächlich wurden selbst in frühen Studien *einige* Versuchstiere durch eine Anhaftungszeit der Zecke unter 24 Stunden infiziert.

Hier kommt die eigentliche Wahrheit: Die Übertragung von Borrelien ereignet sich bei einer Anhaftung der Zecke innerhalb eines Zeitraums von zehn Minuten bis 72 Stunden. Eine Übertragung innerhalb von weniger als 16 Stunden ist ungewöhnlich. Die beteiligten Faktoren sind komplex:

1. Schildzeckenart *I. persulcatus* überträgt Organismen beispielsweise viel schneller als *I. scapularis* – durchschnittlich etwa doppelt so schnell.

2. Lokalisierung der Spirochäten in der Zecke. Allgemein wurde angenommen, dass vor der Übertragung der Borrelien deren Transformation stattfinden muss. Sobald sich die Zecke anheftet und mit ihrer „Blutmahlzeit" beginnt, muss sich das Blut seinen Weg in den Mitteldarm der Zecke bahnen, bevor die Borrelie ihre Form verändern kann, damit sie in ihrem neuen Wirt überleben kann. Dies stimmt nur teilweise. Die Spirochäten analysieren das Blut, finden heraus, mit welchem Tier sie es zu tun haben, und verändern dann ihre genetische Struktur, damit der neue Wirt infiziert werden kann. In den Speicheldrüsen von beinahe allen Zecken sind bereits einige Spirochäten präsent, in manchen Zecken und Zeckenarten mehr als in anderen. Wenngleich sich hier weniger Spirochäten als im Mitteldarm finden, setzen die Bakterien unmittelbar nach der Anhaftung der Zecke in den neuen Wirt über.

3. Nur teilweise vollgesaugte Zecken übertragen Borrelien viel schneller. Diese Zecken haben eine Weile gefressen (Blut gesaugt), sind abgefallen und haben dann einen neuen Wirt gefunden, an dem sie sich dann vollständig vollsaugen können. Teilweise vollgesaugte Zecken übertragen Bakterien innerhalb von weniger als zehn Minuten nach der erneuten Anhaftung an den neuen Wirt. So machen das die meisten Zecken – das ist die Norm, nicht die Ausnahme.

4. Zecken, die zusätzlich mit anderen übertragbaren Bakterien infiziert sind, übertragen Spirochäten viel schneller als Zecken, die nicht von weiteren Bakterien befallen sind – ich wiederhole: Das ist die Norm, nicht die Ausnahme.

5. Art, Subspezies und Stamm der Borrelien beeinflussen die Übertragungszeit. Je aggressiver die Borrelienart, umso kürzer ist die Übertragungszeit.

6. Lederzecken, Stechfliegen, Moskitos übertragen Spirochäten sehr schnell. Ärzte berücksichtigen gewöhnlich solche Übertragungswege nicht – und nur wenige wissen überhaupt von ihnen.

7. Die Gesundheit oder Schwäche des individuellen Immunsystems Betroffener spielt eine wichtige Rolle. Je stärker das Immunsystem ist, desto langsamer werden die Bakterien übertragen. Je schwächer das Immunsystem ist, umso kürzer ist die Übertragungszeit. *Hinweis:* Die einzige und wichtigste Maßnahme, die Sie zur Vorbeugung einer Infektion durch Borrelien durchführen können, ist die größtmögliche Stärkung Ihres Immunsystems. Dies ist auch Thema dieses Buches.

Koinfektionen

Im Anhang vertiefe ich dieses Thema, weshalb ich mich an dieser Stelle kurz fasse. Wir haben es hier wirklich mit einer komplexen Gruppe von cleveren Mikroorganismen zu tun, die via Arthropoden Infektionen übertragen – nicht bloß mit Lyme-Borreliose und ihren Koinfektionen. Stechende Arthropoden übertragen häufig Koinfektionen. Das ist die Regel und nicht die Ausnahme. Das macht die Symptomatik, Diagnostik und Behandlung um einiges komplizierter.

Zu den häufigsten Erregern von Koinfektionen zählen Anaplasmen, Babesien, Bartonellen, Chlamydien, Mykoplasmen und Rickettsien. Darüber hinaus gibt es noch weitere besorgniserregende neue Mikroorganismen, etwa *Yersinia*, *Wolbachia* und *Leptospira*. Die letztgenannte Gattung wird inzwischen weltweit in Schildzeckenarten nachgewiesen – und ja, die Übertragung von Leptospiren ist belegt.

Für den Menschen bedauerlich ist, dass eine Studie ergab, dass Zecken der Gattung *Ixodes* bis zu 237 Gattungen Mikroorganismen in sich tragen, die Wirbeltiere infizieren können. Die Anzahl der koinfektiösen Gattungen und Arten wird kontinuierlich wachsen. Derzeit zählen *Bartonella, Chlamydia, Mycoplasma* und *Babesia* zu den häufigsten koinfektiösen Bakterien.

Infektionsstatistik

Als ich 2004 die erste Ausgabe dieses Buches verfasst habe, bestanden die CDC darauf, dass in den USA jährlich nur 20 000 Neuinfektionen auftreten … und dies ungeachtet der Tatsache, dass das viel kleinere Deutschland von über 30 000 Neuinfektionen pro Jahr ausgeht. Selbst Forscher aus Harvard erklärten, dass die tatsächliche Anzahl der Neuinfektionen pro Jahr mindestens zehnfach höher ist als die offiziellen CDC-Zahlen – das heißt, mindestens 200 000 Infektionen pro Jahr. Unter dem gewaltigen Druck durch Forscher und Lyme-Borreliose-Aktivisten reagieren die CDC. 2013 wurden die offiziellen Zahlen vorgestellt: In den USA ist mit jährlich mindestens 300 000 Infektionen zu rechnen.

Leider ist diese Zahl mit ziemlicher Sicherheit immer noch zu niedrig. Angesichts des breiten Spektrums an Borrelienarten, die inzwischen bekannt sind, angesichts dessen, dass Zecken und andere Insekten kombiniert infektiös sind, und angesichts der mangelhaften Fähigkeit der technologischen Medizin, Borreliose-Infektionen zu identifizieren, sollten die jährlichen Statistiken deutlich höher ausfallen. Der französische Forscher Christian Perronne bemerkt hierzu (2014): „Das Fehlen einer Goldstandards für die Diagnose erschwert die Erstellung präziser Statistiken." Eine schön formulierte Untertreibung.

Bei einer ordentlichen Hochrechnung würden meiner Meinung nach Infektionsraten irgendwo zwischen 500 000 und einer Million pro Jahr in den USA herauskommen. Diese Zahl berücksichtigt nicht die Koinfektionen, die millionenfach vorkommen. Infektionen durch diese Gruppe von Mikroorganismen werden in absehbarer Zeit höchstwahrscheinlich nicht verschwinden. Ökologische Probleme und der Bevölkerungszuwachs werden diesen Prozess fundamental beschleunigen.

Geographische Verbreitung

Obwohl die Mehrheit der Ärzte in den USA das Konzept der geographischen Begrenzung auf die Diagnose von Lyme-Borreliose anwendet, ist die Infektion in Wahrheit in jedem Staat endemisch. Ich wiederhole: Jeder Staat ist ein Endemiegebiet der Lyme-Borreliose.

Es ist bedauerlich, dass die mangelnde Kenntnis dieser Tatsache (die in seriösen Übersichtsarbeiten leicht online zugänglich ist) bei vielen Ärzten dazu führt, dass sie ihren mit Lyme-Borreliose infizierten Patienten mitteilen, sie könnten unmöglich an Lyme-Borreliose erkrankt sein, da sie weder in einem Lyme-Endemiegebiet leben würden, noch ein solches bereist hätten.

Die meisten Quellen führen bis heute den Nordosten der USA, die zentralen Gebiete von Wisconsin/Minnesota sowie den Norden Kaliforniens als die führenden Lyme-Endemieregionen an. Das entspricht einer merkwürdigen Denkweise, was die Infektion betrifft, und ist obendrein unzutreffend. Es gibt beispielsweise eine wichtige Endemieregion im Südosten der USA, die wachsende Infektionszahlen aufweist – Ärzte haben jahrelang behauptet, dass es sich dabei nicht um Lyme-Borreliose handeln kann. In diesem Gebiet kommen die meisten Infektionen durch *Borrelia lonestari* vor (der Erreger des südlichen Zecken-assoziierten Hautausschlags/STARI). Forscher fanden heraus, dass *B. burgdorferi, B. americana* und *B. andersonii* gleichfalls extrem häufig im Südosten der USA vorkommen. Clark et al. (2014) bemerken hierzu: „Die Erkenntnisse der Studie weisen darauf hin, dass Fälle von Lyme-Borreliose beim Menschen im Süden der USA wohl häufiger zu beobachten sind, als zuvor vermutet wurde, und sie werden vermutlich auch durch mehr als eine Art von *B. burgdorferi sensu lato* verursacht."

Genauer genommen ist die Lyme-Borreliose in einem sehr ausgedehnten Gebiet endemisch: von der Atlantikküste bis zu den Rocky Mountains (Richtung Ost/West) und von den Golfstaaten an der Küste bis nach Kanada (Richtung Nord/Süd). Infektiöse Hotspots sind die Regionen von Minnesota/Wisconsin, den Staaten im Nordosten/Neuengland und im Südosten.

Nordkalifornien ist der Hotspot am Westpazifik. Aber die infektiöse Reichweite umfasst die Mitte Kaliforniens bis hinauf nach Kanada sowie nach Osten bis zu den Rocky Mountains.

Die endemische Region mit dem geringsten Infektionsrisiko befindet sich im Südwesten und reicht bis in die Wüstenregionen sowie weiter nach Nevada und Utah. Eidechsen fungieren in diesen Gebieten als Reservoir für Borrelien, und sie übertragen sie auch. Darüber hinaus sind diese Gebiete gleichfalls endemisch in Bezug auf eine Vielzahl von bakteriellen Erregern der häufigsten Koinfektionen (z. B. Rickettsien).

In den USA gibt es keine Region, die von Infektionen durch Lyme-Borreliose assoziierte Erreger verschont bleibt. **Dies gilt auch für den Rest des Planeten.** Egal von welcher Borrelienart oder welcher Koinfektion die Rede ist, sie sind wirklich überall. (Siehe hierzu den Abschnitt über die Ökologie.)

Borreliose-Symptome

Die meisten medizinischen Quellen neigen immer noch dazu, die Symptomatik nach den wichtigsten Erregerarten in Nordamerika und Europa/Asien zu trennen. Ich werde das nicht machen. Borrelien kommen meistens geographisch gehäuft vor, aber in Wirklichkeit sind sie überall auf der Erde nachweisbar. Jede Spezies kann ein ähnliches Spektrum von Symptomen verursachen. Welche Symptome ausgelöst werden, hängt teilweise von der Spezies und von komplexen Begleitfaktoren ab.

Während der letzten zehn Jahre haben wir hauptsächlich Patienten erlebt, die sich mit *B. burgdorferi* infiziert hatten. Experten beharren (unermüdlich) darauf, dass dieser Erreger die primäre Ursache für arthritische Symptome (Gelenkentzündung) ist. Allerdings hatten fast alle unsere Patienten neurologische Probleme. Nur bei sehr wenigen Patienten beobachteten wir Arthritis als primäres Symptom. Die übliche auf der Bakterienart basierende Trennung der Symptome ist komplett fehlerhaft und führt die Therapeuten in die Irre.

Im Prinzip erzeugen alle mit Lyme-Borreliose assoziierten Mikroorganismen nach der Infektion das gleiche Spektrum von Symptomen. Die frühen Beschwerden sind im Wesentlichen grippeähnlich. Sobald sich die Bakterien weiter im Körper ausbreiten, kommt es meist zu Symptomen in den nachfolgenden drei Körpersystemen: Haut, Gelenke und Nervensystem. Allerdings …

Lyme-Borreliose kann fast jede bekannte komplexe Erkrankung nachahmen. Dies betrifft auch Erkrankungen verschiedener Organe, etwa Herz und Nieren. Diese Nachahmung und die verfügbaren bescheidenen diagnostischen Tests sind der Grund dafür, weshalb Lyme-Borreliose schwer, für manche Ärzte sogar unmöglich zu diagnostizieren ist.

Um die Erkrankung des Patienten zu identifizieren, benutzen manche Ärzte die Differenzialdiagnostik. Hierfür konzentrieren sie sich auf die Unterschiede in Bezug auf Symptome, die bei verschiedenen Erkrankungen auftreten. Wie schlecht diese Methode funktioniert, erfahren Sie im Diagnostik-Abschnitt des Kapitels über Rickettsiose. Lyme-Borreliose und ihre zahlreichen Koinfektionen zeigen häufig keine signifikanten *Unterschiede* zu anderen Erkrankungen, die ähnliche Symptome aufweisen. Deshalb kommt es bei vielen Patienten mit Lyme-Borreliose zu Fehldiagnosen wie Multiple Sklerose, Alzheimer oder Schizophrenie. Zu guter Letzt werden sie völlig ungeeignet behandelt und müssen in der Folge jahre- oder jahrzehntelang mit schweren Gesundheitsproblemen zurechtkommen.

Bei vielen Patienten, die sich mit Borrelien infizieren, lösen die vielfältigen Symptome und die unpassenden Antworten ihrer Ärzte grenzenlose Angst aus – weil beide Beteiligten einfach nicht wissen, wie es sein kann, dass eine Erkrankung solche Auswirkungen auf den Körper hat. Die Antwort ist sehr einfach:

Was Lyme-Borreliose betrifft, ist es am wichtigsten zu verstehen, dass die Bakterien eine Vorliebe für kollagenhaltige Gewebe haben. Das ist die Wurzel jedes Symptoms, das sie verursachen.

Borrelien sind Parasiten. Sie können fast alle für sie überlebenswichtigen Stoffe nicht selbst produzieren. Aus diesem Grund beziehen sie diese von ihren Wirten. Hierzu bemerken Margulis et al. (2009): „Menschliches Gewebe bietet Spirochäten der Art *Borrelia burgdorferi* Nahrung und andere Wachstumsoptionen." Den größten Teil der benötigten Nahrung finden sie in allen Kollagengeweben ihrer Wirte. Die Symptome treten dann in den

Körperregionen auf, wo sie ihre Nahrung finden. Fressen sie kollagenhaltiges Gewebe der Haut, kommt es zu verschiedenen Hautproblemen. Ernähren sie sich von Herzgewebe, sind Herzerkrankungen die Folge, und im zentralen Nervensystem oder Gehirn werden neurologische Symptome ausgelöst.

Beispielsweise sind die Nerven in Gehirn mit Myelinschichten bedeckt – ähnlich wie Elektrokabel dünne Isolierungen aus Plastik haben. Dadurch werden die Nerven geschützt und isoliert. Sobald sich Borrelien an diese Myelinschicht anhaften, benutzen sie verschiedene Substanzen, um sie zu einer Art Nährstoffsuppe abzubauen, die dann aufgenommen wird. Wenn Nerven demyelinisiert sind, kommt es zu Fehlunktionen im Nervensystem. Das ist der Grund für die neurologischen Symptome, die diese Bakterien verursachen.

Jedes Symptom wird durch einen ähnlichen Prozess verursacht. Hat man das verstanden, ist die Erkrankung nicht mehr ganz so mysteriös und furchterregend. Die Zusammenhänge und Symptome werden dann klar und verständlich. Was noch wichtiger ist, man kann die Erkrankung zudem einfacher behandeln – wenn Sie die Kollagenstrukturen schützen, verschwinden die Beschwerden.

Nachfolgend finden Sie eine annähernd komplette Auflistung der Symptome. Sie ist das Ergebnis meiner Recherche, zu dem ich durch jahrzehntelange Lektüre von Fachartikeln über Lyme-Borreliose gekommen bin. Ein kleiner *Hinweis:* Die Artikel sind gespickt mit Redewendungen wie „ein Beispiel eines seltenen Symptoms der Lyme-Borreliose“ oder „ungewöhnliche Manifestationen von Lyme-Borreliose auf der Haut“. Nachdem ich mir Hunderte solcher Aussagen zu Gemüte führen musste, war mir klar, dass die meisten Forscher die Begriffe „selten“ und „ungewöhnlich“ inflationär einsetzen. (*… ich denke, das Wort bedeutet nicht, was es bedeutet.*)

Allgemeinsymptome

Wenn infektiöse Arthropoden Symptome verursachen, ähneln sie meist einer Grippe. Grund hierfür ist, dass unser Immunsystem auf Infektionen mit einer allgemeinen (unspezifischen) Reaktion antwortet, die wir „Grippe“ nennen. In der Regel kennzeichnet dieser Begriff den plötzlichen Ausbruch von Unwohlsein, begleitet von Fieber, Frösteln, Kopfschmerzen, Muskelschmerzen, Erschöpfung und Schwäche.

In fast allen Büchern und Internetquellen zum Thema Lyme-Borreliose wird auf einen kreisförmigen Hautausschlag hingewiesen, der manchmal bei Lyme-Borreliose auftritt. Unglücklicherweise kommt dieser Ausschlag aber nur bei 30 Prozent aller Infektionen vor – ich betone nochmals: nur bestimmte Spirochäten-Genotypen verursachen einen Ausschlag nach einer Infektion. Viele Ärzte stützen sich bei der Diagnose von Lyme-Borreliose auf zwei Indizien: 1. den kreisrunden Hautausschlag und 2. ob der Patient in einer Region lebt, die als Lyme-endemisch gilt. Beide sind keine verlässlichen Indikatoren, um Lyme-Borreliose auszuschließen.
Manche Patienten entwickeln keine Frühsymptome, andere leiden an einer „Grippe", die wieder verschwindet, wiederum andere werden ziemlich schnell sehr krank – häufig treten dann neurologische Probleme auf. Bei manchen Betroffenen kommt es zu sogenannten ungewöhnlichen Symptomen: plötzlicher Gehörverlust, „gespannte" Haut, Gehstörungen (Gleichgewichtsverlust, z. B. Ataxie) usw. Auf Tafel 1.1 (siehe S. 63) werden Symptome aufgelistet, die nachweislich nach einer Infektion mit Lyme-Borreliose assoziierten Mikroorganismen auftreten. Kein Symptom kommt bei Lyme-Borreliose isoliert vor.

Schwangerschaft und Lyme-Borreliose

Borrelien können während der Schwangerschaft auf das ungeborene Kind übertragen werden. Manchmal führt dies zu unerwünschten Folgeerscheinungen. Ungünstige Verläufe sind besonders häufig bei Patientinnen zu beobachten, die nicht auf eine einzelne Antibiotikakur ansprechen. Am häufigsten kommt es zu Schwangerschaftsverlust und zu Kavernomen (Gefäßmissbildungen). Die Kinder können mit einer Lyme-Borreliose geboren werden, die in manchen Fällen mehrere Jahre anhält.

Rückfallfieber-Symptome

Rückfallfieber (RF)-Symptome setzen in der Regel zwischen vier und 14 Tagen nach dem Biss des Arthropoden ein. Frühsymptome sind meist eine dreitägige Episode mit hohem Fieber und Erschöpfung (Fatigue), begleitet von hohen RF-Bakterien-Konzentrationen im Blut. In der Regel folgt dann ein fieberfreies Intervall von sieben Tagen. Schließlich kommt es zu einem dreitägigen Rückfall und so weiter *(ad irritatum)*.

RF- als auch Lyme-Borreliose (LB)-Infektionen weisen zahlreiche ähnliche klinische Symptome auf: Arthritis, Karditis (Herzentzündung) und neurologische Ausfälle kommen am häufigsten vor – manche Symptome häufiger bei Rückfallfieber als bei Lyme-Borreliose. Unterleibsschmerzen und Erbrechen sind nicht ungewöhnlich. Durchfall zeigt sich bei etwa 25 Prozent der Infizierten. Anämie (Blutarmut) und Schlafstörungen sind gleichfalls häufige Beschwerden.

Wie Dworkin et al. (2008) bemerken, leiden Infizierte „am wahrscheinlichsten unter Gelbsucht; Petechien (punktförmige Hautblutungen) an den Extremitäten des Rumpfes und Schleimhäuten; Einbeziehung des Zentralnervensystems; Epistaxis (Nasenbluten); blutiges Sputum (Auswurf)." *Hinweis:* Milzruptur ist recht ungewöhnlich für eine Lyme-Borreliose. Aufgrund des Potenzials hierfür bei RF-Borrelien ist es ratsam, die Milz entweder mit den Heilkräutern *Ceanothus* oder *Salvia miltiorrhiza* zu schützen.

Bei Kindern und Frauen ist die Infektion tendenziell stärker ausgeprägt. Spontane RF-induzierte Fehlgeburten können bei bis zu 50 Prozent der infizierten schwangeren Frauen vorkommen. Wie bei Lyme-Borreliose kann ein breites Spektrum von Symptomen auftreten. Dworkin sagt hierzu: „Ein Patient kann den Anschein einer Meningitis erwecken, ein anderer weist grippeähnliche Symptome auf, und wiederum andere leiden unter fieberhaften Magen-Darm-Erkrankungen oder zeigen gar keine Symptome." Leider kann es nach einer RF-Infektion auch zum septischen Schock kommen – selten bei Lyme-Borreliose. Zwei bis fünf Prozent der unbehandelten Patienten sterben.

Zu den häufigsten RF-Symptomen zählen: Kopfschmerzen (94%), Muskelschmerzen (92%), Schüttelfrost (88%), Schwindel (76%), Arthralgie (73%), Erbrechen (71%), Bauchschmerzen (44%), Verwirrtheit (38%), trockener Husten (27%), Augenschmerzen (26%), Durchfall (25%), Benommenheit (25%), Lichtscheu (25%), Nackenschmerzen (24%), Hautausschlag (18%), Dysurie (13%), Gelbsucht (10%), Hepatomegalie (10%), Splenomegalie (6%), konjunktivale (Bindehaut) Injektion (5%), Schorf (2%), Meningitis (2%) und Nackensteifigkeit (2%).

Durch *Borrelia miyamotoi* (das in den USA am häufigsten vorkommende RF-Bakterium) verursachte Symptome stellen sich gewöhnlich etwas später ein: in der Regel 10 bis 15 Tage nach dem Zeckenstich. Die wichtigsten klinischen Anzeichen sind hohes Fieber, Erschöpfung (Fatigue), Kopfschmerzen, Schüttelfrost und Schwitzen. Außerdem sind Funktionsstörungen der

Leber (50 Prozent der Infizierten leiden darunter; eine Empfehlung für die Anwendung von Kräutern, die die Leberfunktion verbessern), Nieren und des Herzens relativ häufig.

Ein Hinweis in Bezug auf die Zytokindynamik von RF-Borrelien: Ich werde umfassend über die Zytokindynamik bei Lyme-Borreliose berichten (weniger über jene von RF). Es gibt hier aber den großen Unterschied zwischen RF und LB, dass RF-Patienten mit niedrigen IL-10-Werten einen signifikant schlechteren Infektionsverlauf zeigen, was manchmal gefährlich sein kann – bei einer Lyme-Borreliose sind die IL-10-Werte generell hoch. Die Anwendung von IL-10-Modulatoren während RF ist essenziell. Das Heilkraut *Withania* steht hier ganz oben auf der Liste.

Tafel 1.1 Symptome nach einer Infektion durch Lyme-Borreliose-assoziierte Bakterien

Hauptsymptome

Akrodermatitis chronica atrophicans (meist im Spätstadium der Infektion)
Alopezie (Haarausfall)
Anetodermie (Hautatrophie)
Atrophoderma Pasini und Pierini (Sklerodermie)
Corona flebectatia paraplantaris medialis (Hauterscheinung am Fuß)
Eindrückbares Ödem
Eosinophile Fasziitis
Erythema anulare centrifugum
Erythema gyratum repens
Erythema migrans mit einer einzelnen oder multiplen Läsionen
Erythema nodosum
Erythematöse livide Verfärbungen (Füße und Beine)
Interstitielle granulomatöse Dermatitis
Kutane Sarkoidose
Lichen sclerosus et atrophicus
Lymphozyteninfiltration der Haut
Lymphozytom
Morphea (Hautflecken)
Necrobiosis lipoidica

Nekrobiotisches Xanthogranulom
Pannikulitis (Hautentzündung)
Pityriasis rosea
Primär kutanes Marginalzonen-B-Zell-Lymphom
Retikuläre Krampfadern (Varizen)
Sarkoidose
Schmerzhafte Haut
Sklerodermie vom Typ „en coup de sabre“

Gelenk-/Sehnensymptome

Baker-Zyste
Chronische Dermatitis
Interstitielles Granuloma anulare
Knorpelschaden
Kollagenose
Lumbosakrale Spondylose
Ödem an den Metatarsalköpfchen II–IV, Vorfußsohlenschmerz
Oligoarthritis
Rheumatoide Arthritis
Ruptur der Synovialzyste
Synovitis
Tendopathie der Supraspinatussehne

Neurologische Symptome

Abduzensparese
Akut disseminierte Enzephalomyelitis, Hypotonie, Dysarthrie (assoziiert mit Tourette-Syndrom, Vermutung)
Akute brachiale Neuritis (neuralgische Amyotrophie)
Alexithymie
Alice-im-Wunderland-Syndrom (Metamorphosie, akustische Halluzinationen)
Alzheimer-Demenz
Aseptische Meningitis
Ataxie (bilateral, akut, zerebellar)
Atemlähmung (Indikation: Tracheostomie)
Autismus-artige Störungen (Vermutung)
Avellis-Syndrom (alternierende Lähmungen)
Befall der Hirnnerven
Benommenheit, Schwindel

Bilaterale Stimmbandlähmung
Bilateraler Gehörverlust (langfristig)
Chronische Kopfschmerzen
Depression (inklusive Suizidversuch)
Diplopie, Blepharoptose (Sehstörungen)
Distale axonale Polyneuropathie
Dysarthrie
Enzephalomyelitis
Epilepsie mit multifokalen Hirnläsionen
Extreme Stimmungsschwankungen
Gedächtnisstörungen
Heiserkeit
Hirnatrophie
Hirnstamm-Enzephalitis
Horizontaler Nystagmus
Hyperalgetische Radikulitis (Schmerzsyndrom)
Hypersomnie (pathologische Schläfrigkeit)
Intrakranielles Lymphom
Kehlkopfnervenlähmung
Kleinhirnbrückenwinkeltumor
Kognitive Dysfunktion
Krämpfe
Kurze, rezidivierende, spontane Episoden von Bewusstlosigkeit
Lähmung der Hirnnerven
Verschiedene Läsionen des Zentralnervensystems
Lupus-artiges Syndrom
Lymphom des Zentralnervensystems
Lymphozytäre Meningitis
Meningoenzephalitis
Meningovaskulitis
Mordrausch (häufig durch Bartonella-Koinfektion, auch bei Lyme-Borreliose)
Multifokale motorische Radikuloneuritis
Multiple Mononeuropathie
Multiple Sklerose, assoziiert mit primärem Ergusslymphom
Muskelschwäche (bi-/unilateral)
Myasthenia gravis
Palatoplegie (Gaumensegelparese)
Paralytischer Strabismus

Periphere Fazialisparese (Bell-Lähmung)
Periphere Parese
Plötzlicher sensorineuraler Hörverlust
Poliomyelitis-artige Syndrome
Progressive Demenz
Pseudotumor cerebri
Psychose
Regionale leptomeningeale Parästhesie
Rezidivierende Kehlkopfnervenlähmung
Schlafstörungen (Schlafmangel, übermäßiges Schlafen)
Schmerzhafte sensorische Radikuloneuritis
Schwere Dysphagie (Schluckstörung)
Stumme Thalamusläsion
Subakute Vorderhornerkrankung
Transverse Myelitis
Tremor (Zittern)
Trigeminuslähmung
Wurzelsyndrom (Schmerzen, Empfindungsstörungen)
Zerebrale Vaskulitis

Organsymptome

Atemnotsyndrom
Augenerkrankungen/-entzündungen: Uveitis, Panuveitis, Netzhautvenenverschluss, Episkleritis, vertikale binokulare Diplopie, seröse Netzhautablösung, choroidale Inflammation, chorioretinale Falten, Opsoklonus, orbitale Myositis, Nystagmus, Retrobulbärneuritis, Konjunktivitis, Ptose, Photophobie, Augenflattern, Strabismus durch Augenmuskellähmungen, plötzlicher schmerzloser Sehverlust, Keratopathie, Papillitis, Hornhautverdünnung, Augenliderythem
AV-Block (manchmal vollständige Ausprägung, plötzlicher Ausbruch, Herzrhythmusstörung)
Bauchaortenaneurysma
Bauchwandschwäche/-distension
Bruxismus (Zähneknirschen, Fehlfunktionen der Kauwerkzeuge)
Dyspnoe (Atemnot)
Erhöhte Leberenzymwerte
Hepatitis
Herzerkrankungen: Perikarditis, Myokarditis, degenerative Aortenklappenerkrankung, Endokarditis, Aortenklappenstenose, dilatative Kardiomyopathie,

diastolische Herzgeräusche
Intrakranielle Hypertonie
Karditis und verschiedene Kardiomyopathien
Kiefergelenkentzündung und Schmerzen
Lumbale Steifigkeit
Lupus-artige Störungen
Lymphadenopathie
Multiple ischämische Schlaganfälle, akuter ischämischer Pontine-Schlaganfall (Hirnblutung im Bereich des Pons)
Multiples Organversagen
Nächtliche Rückenschmerzen
Nekrotisierende granulomatöse Hepatitis
Nephrotische Syndrome (Glomerulonephritis, mesangioproliferative IgA-Nephritis, Minimal-Change-Glomerulopathie, akutes Nierenversagen, bilaterale obstruktive Harnleitersteine, neurogene Harnblasenstörung)
Non-Hodgkin (Mantelzell)- Lymphom
Plötzlicher Herztod
Prostatakarzinom mit schmerzloser Paraparese
Schenkelblock (Herzrhythmusstörung)
Schmerzen im Unterbauch
Supraventrikuläre Herzrhythmusstörungen
Vaskulitis
Verlust des Geschmackssinns und andere Geschmacksstörungen
Vorhofflimmern
Zerebrale sinovenöse Thrombose

Diagnose

Die verfügbaren diagnostischen Tests für Lyme-Borreliose waren im Jahr 2005 mangelhaft. 2015 hatte sich nichts an dieser Situation geändert. Ich vermute, dies wird noch länger so bleiben. Es gibt hier viele Probleme, die komplex und schwer zu beseitigen sind.

Sie sollten auf jeden Fall wissen, dass sich in Fachzeitschriften Hunderte Fallgeschichten über Klinikaufnahmen aufgrund schwerwiegender Lyme-Borreliose finden lassen, wobei Tests durchgeführt wurden, die wiederholt negativ ausfielen – obwohl zweifelsohne eine Infektion vorlag.

Bei Patienten, die nicht hospitalisiert sind, sind die Testergebnisse generell ungenau, da häufig kein akuter Zustand besteht, der eine Diagnose erforderlich macht. Lee et al. (2014) erklären dies genauer:

> Der meistens verwendete zweistufige Serologie-Labortest, der gewöhnlich nur während der Konvaleszenz der Infektion ein positives Ergebnis anzeigt, ist angeblich bei 75 % der „klinisch bestätigten" Fälle einer Lyme-Borreliose im Frühstadium negativ oder diagnostisch nicht wegweisend. Blutkulturen haben im Stadium der Bakteriämie in spezialisierten Labors nur mäßigen Erfolg gebracht und sind für das zeitliche Management der Patienten, die unter einer frühen Lyme-Borreliose leiden, kaum hilfreich. [...] Die konventionelle Polymerasekettenreaktion (PCR-Amplifikation) zur Suche nach bakterieller DNA ist für routinemäßige diagnostische Zwecke nicht empfindlich genug, da sich die Kopien der Ziel-DNA, die aus der geringen Anzahl von Spirochäten in Blutproben von Patienten extrahiert werden, häufig unterhalb der Nachweisgrenze befinden.

Der einzig zuverlässige diagnostische Marker ist ein kreisförmiger Hautausschlag bei dem Betroffenen. Dies gilt nur unter Vorbehalt: Es gibt viele Lyme-Borreliose-assoziierte Hautausschläge, die nach einer Infektion diese klassische Form zeigen. Der Ausschlag sieht so seltsam aus, dass er häufig nicht mit Lyme-Borreliose in Verbindung gebracht und als eine von vielen anderen Hauterkrankungen fehldiagnostiziert wird. Sollten Sie den für Lyme-Borreliose typischen Hautausschlag bemerken, ist dies definitiv ein Marker für die Diagnose Lyme-Borreliose.

Bei Abwesenheit eines auffallenden Erythema migrans (EM) gibt es keine Möglichkeit, die Diagnose Lyme-Borreliose verlässlich und überzeugend zu stellen. Bis zu zwei Drittel der mit Borrelien infizierten Patienten haben überhaupt keinen Ausschlag. Manche spüren nicht einmal die Zecke – Zecken im Nymphenstadium sind sehr klein und werden häufig übersehen.

Obwohl Tests manchmal nützlich sein können, und obwohl bestimmte seltener verfügbare Tests deutlich besser ausfallen, übersehen Labortests regelmäßig Infektionen durch Spirochäten. Bei manchen zuvor als seronegativ eingestuften Patienten führten weitere Tests mit empfindlicheren Verfahren oder bessere Labors zur Diagnose Lyme-Borreliose.

Es gibt zahlreiche Gründe für diese problematische Situation in Bezug auf Tests. In den ersten zwei bis vier Wochen der Infektion produziert nur die Hälfte der Infizierten eine messbare Anzahl von Antikörpern gegen Lyme-Borreliose-assoziierte Spirochäten. Tests, die während dieser Zeit durchgeführt werden, zeigen häufig negative Ergebnisse an. Erneute Tests werden nur durchgeführt, wenn sich der Gesundheitszustand des Betroffenen signifikant verschlechtert.

Die Konzentration der IgM-Antikörper steigt in der dritten Woche nach der Infektion an, erreicht einen Spitzenwert nach vier bis sechs Wochen und ist ab der achten Woche nicht mehr messbar. Werden IgM-Antikörper später getestet, sind sie demnach nicht mehr nachweisbar.

IgG-Antikörper treten von der sechsten Woche bis zum dritten Monat der Infektion auf. Sie können nach erfolgreicher Behandlung jahrelang oder jahrzehntelang präsent bleiben. Wenn also in diesem Zeitraum ein Test durchgeführt wird, kann er durchaus positiv ausfallen, obwohl die Erkrankung als solche nicht mehr vorhanden ist.

Die Antikörperreaktion kann in verschiedenen Stadien und bei unterschiedlichen Infizierten schwach ausgeprägt sein oder ganz ausbleiben. Die Konzentration der Spirochäten erreicht in der Regel 60 Tage nach der Infektion ihren Spitzenwert. Anschließend sinken die Blutwerte ab. Die Anzahl an Spirochäten kann so gering sein, dass sie selbst der empfindlichste Test nicht aufspüren kann – selbst bei einer Biopsie (Gewebeentnahme) sind sie häufig nicht nachweisbar. Erschwerend kommt hinzu, dass sich die Bakterien verkapseln können. In dieser Form sind sie noch schwieriger zu entdecken.

Antibiotikatherapien können die bereits niedrige Konzentration beweglicher Spirochäten um den Faktor Tausend reduzieren. Das macht die Erfassung der verbliebenen Spirochäten fast unmöglich. Darüber hinaus wird das Testergebnis verzerrt, wenn der Test nach Beginn der Antibiotikatherapie durchgeführt wird. In diesem Fall ist ein negatives Testergebnis sehr wahrscheinlich – selbst wenn der Patient noch infiziert ist.

Zudem sind falsch-positive sowie falsch-negative Laborwerte, Kreuzreaktivität und andere Probleme bei Lyme-Borreliose-Tests keine Seltenheit. Spirochäten verändern laufend ihre genetische Konfiguration. Sie wandeln ihre Form so um, dass sie unsichtbar für Labortests (und das Immunsystem) bleiben. Außerdem gibt es eine Vielzahl von Arten dieser Bakteriengattung, die Infektionen verursachen können. Die Tests sind oft nicht spezifisch genug, um die Mikroorganismen zu identifizieren. Die primären diagnostischen Kriterien zur Diagnose von Lyme-Borreliose sind deshalb gezwungenermaßen individuell und symptomatisch geblieben. Labortests sind nur zur Sicherung einer individuellen Diagnose geeignet.

ELISA und Western Blot

Die beiden am häufigsten für Lyme-Borreliose verwendeten Tests sind ELISA und Western Blot. Die CDC (*Centers for Disease Control)* empfehlen ein zweistufiges Testprocedere, bei dem beide Test verwendet werden. Allerdings sind beide Tests hochproblematisch. Weder Sie noch Ihr Arzt sollten sich darauf verlassen!

Beim ELISA-Test wird das Serum auf Antikörper gegen Borrelien getestet. Eine signifikante Anzahl von Studien belegt, dass ELISA keine effektive Diagnostikmethode für Lyme-Borreliose ist – laufend bestätigen neue Studien diese Erkenntnis. In der Regel zeigt ELISA bei 40 Prozent der Testpersonen, die nachweislich Lyme-Borreliose haben (aufgrund des EM-Ausschlags) ein negatives Ergebnis an. Es kommt noch schlimmer: In Studien ergab ELISA negative Testergebnisse bei 35 Prozent der Patienten, die bei einer Hautbiopsie kultivierbare Spirochäten hatten.

Der Western Blot (auch Immunblot genannt) ist nicht viel besser. Bei diesem Test wird nach Immunoglobulin G (IgG) oder Immunoglobulin M (IgM) gesucht. Dabei handelt es sich um zwei verschiedene Antikörper, die als Reaktion auf Infektionen produziert werden.

Im Labor kultivierte Borrelien (Spirochäten) werden abgetötet und aufgebrochen, indem sie in einem Detergens gewaschen werden. Auf diese Weise wird das Proteingemisch in der äußeren Oberfläche des Bakterienkörpers (Zellmembran) aufgetrennt. Die Proteine werden dann an eine Nylonmembran gebunden. Proteine derselben Molekulargröße bilden dann

Cluster, die sogenannten Proteinbanden. Um jemanden auf Lyme-Borreliose zu testen, wird Blut dem Borrelien-haltigen Nylonblatt zugegeben, um zu sehen, mit vielen Banden das Blut reagiert. Je mehr Banden, desto spezifischer ist die Diagnose.

Hinweis: Ergebnisse des Western-Blot-Tests sollten vollständig dokumentiert werden, mit einer Auflistung der reaktiven Banden. Manche Labors geben nur an, ob der Test positiv oder negativ ist – das ist äußerst problematisch!

Wenn Sie getestet werden sollten, sorgen Sie dafür, dass Sie oder Ihr Arzt eine komplette Auflistung der reaktiven Banden bekommen. Gewöhnlich reagieren 41kd-Banden als erstes während des Tests – sie reagieren mit den Flagellen, den beweglichen Organen der Spirochäten. Sie können aber auch mit anderen Spirochäten wie den Syphiliserregern kreuzreagieren.

Bandenreaktionen, die auf eine Infektion hinweisen, variieren scheinbar beträchtlich, je nach der befragten „autoritativen" Quelle – Bandenspezifität 18kd, 37kd, 39kd, 83kd, 93kd, 23–25kd (Präsenz von OspC), 31kd (Präsenz von OspA) und 34kd (Präsenz von OspB). Aus irgendeinem Grund haben die CDC 31kd- und 34kd-Banden aus der meldepflichtigen Diagnose von Lyme-Borreliose eliminiert, obwohl diese Banden stark auf eine Belastung durch Erreger der Lyme-Borreliose hinweisen. Andere Banden als 41kd werden typischerweise erst in einem späteren Stadium der Infektion beobachtet. Und zahlreiche Banden sind selbst während der aktiven Infektion niemals zu sehen. Im Jahr 2005 galt ein Lyme-Borreliose Test als positiv, wenn die 41kd-Bande und mindestens eine weitere Bande vorliegt. Einige Quellen setzen für eine klinische Lyme-Borreliose-Diagnose mindestens vier Banden voraus.

Unglücklicherweise zeigen spätere Fachbeiträge (auf ebenso eindringlich bestimmende Weise) einige Variationen, wenn ein Test als positiv gewertet werden soll. Eine relativ aktuelle Arbeit aus China (Jiang et al., 2010) ist der Meinung, dass die nachfolgenden Banden als spezifisch für die Borreliose-Diagnostik eingestuft werden sollten:

- Für IgG: 58kd, 39kd, 30kd
- Für OspC: 17kd, 41kd, 66kd
- Für IgM: 58kd
- Für OspA: 30kd

Eine neuere westliche Studie (Evans et al., 2010) sieht 20kd-, 28kd- und 48kd-Banden als spezifisch an. Und so dreht sich das Rad immer weiter.

Ich habe in der Fassung von 2005 eine Reihe von Studien aufgelistet, die durchgehend zu dem Schluss kamen, dass weder ELISA noch Western Blot verlässliche Ergebnisse anzeigen. Inzwischen gibt es Unmengen neuer Studien, die diese Behauptung untermauern. Hier ein aktuelles Beispiel:

Ang et al. (2011) nahmen 89 Serumproben von Patienten mit klinisch bekannter Lyme-Borreliose. Sie testeten diese und benutzten hierfür acht unterschiedliche ELISA-Tests – die am häufigsten von Ärzte diagnosisch genutzten Tests – kombiniert mit fünf verschiedenen Western-Blot-Tests. Die Forscher stellen fest:

> Die Anzahl der IgM- und/oder IgG-positiven ELISA-Ergebnisse in der Patientengruppe mit Verdacht auf Borreliose betrug 34 bis 59 Prozent. Der Prozentsatz der positiven Ergebnisse durch eine Kreuzreaktion betrug 0 bis 38 Prozent. Der Vergleich mit Immunblots ergab große Unterschiede bezüglich der Übereinstimmungen der Tests und zeigte bestenfalls eine moderate Übereinstimmung zwischen den Tests. Bezeichnenderweise fielen einige Immunblots in Proben positiv aus, die bei allen acht ELISAs negativ abgeschnitten hatten. Der Prozentsatz der positiven Blots in Folge eines positiven ELISA-Resultats hing stark von der ELISA-Immunblot-Kombination ab. Wir schlussfolgern, dass die zur Feststellung von Anti-*Borrelia*-Antikörpern verwendeten Proben eine stark divergierende Empfindlichkeit und Spezifität aufweisen. Die Wahl der ELISA-Immunoblot-Kombination beeinflusst die Anzahl der positiven Ergebnisse deutlich und macht den Austausch von Testergebnissen zwischen Laboratorien, die mit unterschiedlicher Methodik arbeiten, riskant.

„Riskant" … kein Wort bringt es besser auf den Punkt. Die Tests sind nicht zuverlässig. Bestenfalls zeigen sie eine etwa 60-prozentige Infektionsrate – selbst in Gruppen, die bekanntermaßen infiziert sind. Ang und Co. fahren wie folgt mit ihrer Bewertung der Borreliose-Tests fort:

> Theoretisch sollte der Gebrauch von rekombinanten Antigenen zu einer erhöhten Spezifität und möglicherweise sogar zu einer gesteigerten Sensitivität führen. Was die Feststellung von Anti-*Borrelia*-Antikörpern betrifft, schien das nicht auf die gegenwärtig verfügbaren ELISAs und Immunoblots zuzutreffen. […] Aus diesem Grund sind die Behaup-

> tungen der Hersteller bezüglich der überlegenen Performance ihrer Assays, die rekombinante Antigene zur Feststellung von *Borrelia*-Antikörpern benutzen, mit Vorsicht zu genießen.

Weltweit wird primär wegen der CDC und überholten Denkens zum Thema Lyme-Borreliose angenommen, dass die Anwendung von zweistufigen Tests (ELISA und Western Blot) eine zuverlässige Methode zum Nachweis von Lyme-Borreliose und der diagnostische Goldstandard ist – wenn der typische Hautausschlag nicht vorhanden ist. Tatsächlich beharren die CDC und fast alle Ärzte auf diesem Procedere als legitime Diagnostik der Erkrankung. Dennoch ist der zweistufige Test mit diesen speziellen Methoden nicht sehr effektiv. Dies belegt unter anderem die Studie von Ang et al.

Donta (2012) bemerkt hierzu: „Spezifische Antikörper sind kein geeignetes Instrument, um die Präsenz oder Abwesenheit von Mikroorganismen zu beurteilen. [… Folglich] basiert die Diagnose der Lyme-Borreliose primär auf dem klinischen Bild.“ Anders formuliert: Bei Verdacht auf Lyme-Borreliose sind Sie davon abhängig, ob Sie einen wirklich hervorragenden Diagnostiker finden, der sich mit der Infektion und Ihren Symptomen sehr gut auskennt (davon gibt es nicht viele) und/oder Sie gehören zu den 60 Prozent, bei welchen der Test funktioniert und ein korrektes Ergebnis angezeigt wird.

Borgermans et al. (2014) haben den derzeitigen Stand dieser Testsysteme in ihrer Metaanalyse, die Fachartikel und die chronische Lyme-Borreliose berücksichtigt, zusammengefasst:

> Es existieren durchgehend Belege dafür, dass es dem zweistufigen Testverfahren an Sensitivität mangelt, dass es nicht zwischen akuter und bereits abgelaufener Infektion unterscheiden kann, dass es nicht als Marker für die Behandlung geeignet ist, dass es häufig abhängig von subjektiv bewerteten Immunoblots ist und dass es ein teures Verfahren ist.

PCR

PCR-Tests (PCR = Polymerase-Kettenreaktion) beruhen auf borrelienspezifischer DNA. Das Verfahren erhöht die DNA-Konzentration, die dann in der Analyse nachweisbar ist. Das Hauptproblem dabei ist, dass die Spirochäten häufig nur in sehr geringer Anzahl vorhanden und nicht gleichmäßig in den Geweben verteilt sind. Deshalb kann die DNA in vielen Fällen nicht nachgewiesen werden.

Es gibt eine Reihe verschiedener PCR-Tests und sie werden stetig weiterentwickelt. In einer kürzlich erschienenen Studie (Liveris et al., 2012) haben Forscher fünf diagnostische Tests verglichen: Kulturen aus Hautbiopsien, Kulturen und *nested*-PCR aus Hautbiopsien, *nested*-PCR, quantitative PCR (qPCR) und einen neuartigen qPCR-Blutkulturen-Test. Es ist seltsam genug, dass sich die Studie auf Patienten mit EM (Hautausschlag) fokussierte. Ich vermute, weil die Wissenschaftler dadurch sicher wussten, dass jeder Patient an Lyme-Borreliose erkrankt ist. Laut Studie zeigten sich bei Patienten mit multiplen Hautausschlägen bei allen fünf Tests die besten Ergebnisse – das macht Sinn, da mit stärkerer Spirochätenbelastung auch die Anzahl von EM-Hautausschlägen zunimmt. In dieser Studie wurden von 23 Patienten mit multiplen Ausschlägen 22 positiv auf Lyme-Borreliose getestet. Von den 42 Patienten mit nur einem Ausschlag wurden 24 positiv auf Lyme-Borreliose getestet.

Diese Ergebnisse sagen einiges über die Zuverlässigkeit der PCR-Diagnostik aus. Ich wiederhole: Von den 42 Patienten mit einem Ausschlag wurden 24 positiv auf Lyme-Borreliose getestet! Anders formuliert: Die Forscher wussten über die vorliegende Lyme-Borreliose der Patienten Bescheid; aber die empfindlichsten Tests, die sie auftreiben konnten, zeigten nur bei 24 Patienten ein positives Ergebnis an. Und hierbei handelt es sich um die Patientengruppe, die am einfachsten zu diagnostizieren ist. Bei Patienten ohne den typischen und eindeutigen kreisrunden Hautausschlag – das sind rund ein Drittel der Infizierten – sind die Ergebnisse leider schlechter.

In dieser speziellen Studie wurden fünf verschiedene Tests bei allen 52 Studienteilnehmern benutzt. Davon erzielten 48 Testpersonen (92,3 Prozent) bei *mindestens einem Test* ein positives Resultat. Mit anderen Worten: Um einen so hohen Prozentsatz zu erreichen, mussten alle Teilnehmer mit fünf Tests getestet werden. Selbst dann wurden acht Prozent negativ auf Lyme-Borreliose getestet, obwohl sie zweifellos infiziert waren. Ich wiederhole: Hierbei handelte es sich um extrem empfindliche Tests und nicht um ELISA oder Western Blot (das sind die populärsten Tests).

Borgeman et al. (2014) weisen auf ein weiteres Problem in Bezug auf PCR-Tests hin: „Positive PCR-Ergebnisse sollten bei Abwesenheit eines positiven Ergebnisses bei Kulturen nach einer Antibiotikabehandlung mit Vorsicht interpretiert werden, da *B. burgdorferi*-DNA und mRNA noch lange nachdem die Spirochäten nicht mehr lebensfähig sind, in Proben nachgewiesen werden können, was durch klassische mikrobiologische Parameter belegt ist."

Demnach ist das PCR-Verfahren leider kein verlässlicher Test – unabhängig davon, welcher PCR-Typ benutzt wird.

Biopsie und Spirochätenkulturen

Dieser Test ist der beste, obwohl auch er leider nicht sehr zuverlässig ist. Nach einer Infektion ist die Spirochätenkonzentration tendenziell eher niedrig. Die Mikroorganismen sind nur schwer nachweisbar, nicht leicht zu erkennen und schwierig zu kultivieren – und es dauert eine Weile. Selbst wenn der typische Hautausschlag vorhanden ist, können durch direkte Hautbiopsie häufig keine Spirochäten nachgewiesen werden oder sie lassen sich nicht effektiv kultivieren. Also nein, auch dieser Test liefert keine verlässlichen Ergebnisse.

Verbesserter Lyme-Borreliose-Labortest

Ich habe von ein paar Leuten gehört, dass der verbesserte Lyme-Borreliose-Labortest eine 92-prozentige Trefferquote bei der Diagnose von Lyme-Borreliose hat. Der Nachteil ist, dass der Test zwei bis vier Monate dauert. Bei anhaltenden Lyme-Borreliose-Infektionen, die sich mit anderen Testverfahren nicht nachweisen ließen, könnte dieser Test eine gute Wahl darstellen.

CXCL13

CXCL13 ist ein B-Zellen-affines Chemokin. Nach der Lyme-Borreliose-Infektion des Zentralnervensystems werden im Lumballiquor (Rückenmarksflüssigkeit) häufig abnorm erhöhte Chemokinwerte gemessen. Gelegentlich benutzt man CXCL13 als diagnostischen Marker bei Lyme-Borreliose-Infektionen. Kombiniert mit anderen Tests kann dieses Verfahren tatsächlich wertvolle Erkenntnisse liefern. Dennoch erbringt auch diese Methode keine verlässlichen Resultate.

In einer Studie (Wutte et al., 2014) wurde die Treffsicherheit von zwei unterschiedlichen ELISAs, einem Immunblot (IB) und CXCL13 verglichen. Die Forscher fanden heraus, dass ELISA-AI-Tests bei 29 (58 Prozent) von 50 Neuroborreliose-Patienten im Vergleich zu nur 19 IB-Tests ein positives Ergebnis anzeigten. Tests mit ELISA-AI konnten eine Lyme-Borreliose-Infektion bei 17 Patienten (34 Prozent) nachweisen. Die IB-Testergebnisse waren bei 15 Patienten positiv, und CXCL-Tests attestierten 22 (44 Prozent) von 50 Patienten eine Infektion.

Bei diesen Angaben gibt es zwangsläufig keine Überlappungen. Bei nur 26 Prozent der Patienten (etwa 13 von 50) war bei allen drei Testsystemen ein positives Ergebnis in Bezug auf Lyme-Borreliose angezeigt. CXCL13 ist ein nützlicher Test bei Neuroborreliose, liefert aber keine verlässlichen Resultate und kann nur als Infektionsindikator gewertet werden – insbesondere dann, wenn er zusammen mit anderen Tests eingesetzt wird. Ein negativer CXCL13-Test schließt eine Lyme-Borreliose nicht aus.

CD57

Einige frühe Studien (z. B. Stricker, 2001), die ich in der ersten Ausgabe dieses Buches zitiert habe, wiesen darauf hin, dass verminderte CD57-Werte ein Indikator für eine anhaltende, chronische Lyme-Borreliose-Infektion sein könnten. Das macht sie zu einem nützlichen diagnostischen Marker für den Schweregrad der Infektion. CD57 kennzeichnet einen bestimmten Aspekt der Immunfunktion: Je geringer ihre Anzahl ist, desto schwächer fällt die Immunreaktion auf die Infektion aus. Ein spätere Studie (Marques, 2009) fand keine Assoziation zwischen CD57+ und einem Post-Lyme-Syndrom. Wie sich zeigte, ist die Sache komplexer als gedacht.

Eine starke Exprimierung von CD57+-NK-Zellen (natürliche Killerzellen, d. h. CD8+-T-Zellen) wird mit der Entstehung verschiedener Krebsarten in Verbindung gebracht (Nierenzellkarzinom, Melanom, bestimmte Lymphome u. a.), die sich aufgrund einer lang anhaltenden Infektion bilden (z. B. nach einer Chlamydieninfektion). Wie Nielson et al. (2013) bemerkten, werden bei Autoimmunerkrankungen „expandierte Populationen autoreaktiver CD57+-T-Zellen mit schweren Erkrankungen assoziiert – unter anderem Wegener-Granulomatose [heute granulomatöse Polyangiitis], Pars planitis [Augenentzündung], Multiple Sklerose, Typ-1-Diabetes, Morbus Basedow und rheumatoide Arthritis (RA)." Abgesehen davon betonen die Autoren, dass manche Autoimmunerkrankungen „durchgehend mit reduzierter Häufigkeit oder verringerten absoluten Zahlen zirkulierender CD57+-NK-Zellen und/oder dysfunktionaler NK-Zellen-Zytotoxizität assoziiert sind. Dies weist darauf hin, dass zytotoxische CD57+-NK-Zellen eine regulierende Rolle bei der Hemmung oder Supprimierung des Immunsystems spielen könnten." Sie schlussfolgern: „In ihrer Gesamtheit sind diese Daten konsistent mit der Hypothese, dass unreife CD57-NK-Zellen zu autoimmuner Inflammation und Gewebeschäden beitragen und stärker differenzierte, zytotoxische CD57+-NK-Zellen eine immunregulatorische Rolle erfüllen könnten."

Das Problem mit Borrelien besteht wie zu erwarten darin, dass sich die Immunlandschaft mit dem Lauf der Zeit, mit der Art von Bakterien, mit dem Immunstatus, mit dem Alter u. a. beträchtlich verändert. In der Folge könnte ein hoher CD57+-Wert, z. B. bei anhaltenden Chlamydien- oder Mykoplasmeninfektionen, die Entstehung von Krebs stimulieren. Bei Typ-RA-Infektionen (häufig bei Lyme-Borreliose) könnten hohe CD57+-Konzentrationen den Krankheitszustand verschlimmern. Andererseits könnten bei autoimmunartigen Zuständen, die gleichfalls häufig bei Lyme-Borreliose-Infektion auftreten, hoch aktivierte CD57+-Zellen zur Abheilung beitragen. Deshalb ist es bei manchen Lyme-Borreliose-Zuständen sinnvoll, die CD57+-Spiegel anzuheben – in anderen Zuständen ist es wiederum besser, sie zu senken. Es gibt also keinen absoluten CD57+-Wert, der als Marker für die Immunreaktion in Bezug auf den Status der Lyme-Borreliose infrage kommt.

Meiner Meinung nach stehen angesichts des zunehmenden Wissens über NK-Marker einfach noch nicht ausreichend Daten zur Verfügung, um CD57+ als verlässliches Diagnoseinstrument bei Lyme-Borreliose, chronischer Lyme-Borreliose oder Post-Lyme-Syndrom einsetzen zu können.

Zukünftige Diagnoseverfahren

Derzeit werden zahlreiche weitere Tests von Forschern entwickelt, die aber bis heute noch keine 100-prozentige diagnostische Sicherheit bieten. Zu den besten Verfahren zählt wahrscheinlich der PCR-Test des Urins. Er macht Sinn, da Borrelien tendenziell die Blase aller infizierten Säugetiere befallen. Ich hoffe, dass er sich als zuverlässiger und populärer Test etablieren wird.

Unglücklicherweise versetzt der Mangel an wirklich zuverlässigen Tests Patienten, die mit ihrer Lyme-Erkrankung kämpfen, in eine schwierige Lage. Ärzte vertrauen auf Tests, die nicht sehr zuverlässig sind und erklären Tausenden Patienten, sie seien nicht Lyme-positiv – obwohl sie es eigentlich sind.

Ich wünschte, ich hätte bessere Neuigkeiten. Leider ist das nicht der Fall. Da zuverlässige Tests fehlen, ruhen die Hoffnungen bezüglich der zukünftigen Diagnostik auf einer Kombination mehrerer Tests. Werden fünf oder mehr

Tests benutzt, erhöht sich die diagnostische Sicherheit auf 80 bis 90 Prozent. Es ist sehr unwahrscheinlich, dass viele Ärzte willens sein werden, bei einem Patienten fünf Tests durchführen zu lassen. Trotzdem ist dies derzeit die einzige verfügbare diagnostische Strategie, die einigermaßen zuverlässig ist.

Diagnose nach geographischem Verbreitungsgebiet/Symptomen

Generell gilt: Wenn Sie unter einigen der im Folgenden genannten Symptome leiden und sich in einer Region aufgehalten haben oder leben, wo Lyme-Borreliose endemisch ist oder zunehmend vorkommt, sollten Sie ernsthaft Lyme-Borreliose als Grund für Ihre Symptome in Erwägung ziehen. In schweren Fällen sollte die Diagnose am besten von jemandem bestätigt werden, der viel Erfahrung *in puncto* Lyme-Borreliose hat. Zahlreiche Symptome aus der nachfolgenden Liste (das bedeutet nicht ein oder zwei) sowie ein Western-Blot-Test mit mindestens zwei Banden – davon eine 41kd-Bande und eine weitere, die spezifisch für Lyme-Borreliose ist – sind passable Indizien für das Vorliegen einer Lyme-Borreliose.

Lyme-Borreliose-Symptome

Bitte behalten Sie im Hinterkopf, dass manche an Lyme-Borreliose erkrankte Menschen keines dieser Symptome zeigen – siehe hierzu die ausführliche Liste zu den Symptomen auf S. 63. Die nachfolgende Auflistung ist nicht vollständig und hat lediglich den Zweck, die Diagnose zu erleichtern.

- Erythema migrans (EM, nur ein Drittel der Infizierten hat diesen Hautausschlag)
- Multiple EM-Läsionen (bei etwa einem Fünftel der Infizierten)
- Acrodermatitis chronica atrophicans (in der Regel in einem späten Stadium)
- Borrelien-Lymphozytom
- Anhaltendes leichtes Fieber
- Hohes Fieber, Schüttelfrost oder Schwitzen (weist in der Regel auf bakterielle Koinfektionen hin)
- Allgemeine grippeähnliche Symptome
- Häufige Kopfschmerzen, Nackensteifigkeit

- Regelmäßige leichte bis mittelschwere Muskel- und Gelenkschmerzen
- Schwere anhaltende Kopfschmerzen (Hinweis auf Koinfektionen)
- Bell-Lähmung (teilweise Fazialislähmung) – in der Regel bei Kindern
- Verwirrtheit oder Denkstörungen
- Desorientierung (Herumirren)
- Schwindel, Benommenheit
- Stimmungsschwankungen, Gereiztheit, Depression
- Schlafstörungen
- Erschöpfung (Fatigue), Müdigkeit, geringe Belastbarkeit
- Verschwommensehen oder Mouches Volantes und/oder Lichtscheu
- Druckgefühl in den Augen
- Steifigkeit der Gelenke oder im Rücken
- Zucken der Gesichtsmuskulatur oder anderer Muskeln
- Knacken, Steifigkeit und Schmerzen im Nacken
- Kribbeln, Taubheit, Brennen oder stechendes Gefühl bzw. stechender Schmerz
- Brustschmerzen, „Herzklopfen"
- Kurzatmigkeit, Husten
- Ohrgeräusche (Tinnitus), Geräuschempfindlichkeit
- Bewegungskrankheit, Schwindel, Gleichgewichtsstörungen
- Plötzlicher Gehörverlust
- Zittern
- Gewichtsverlust oder -zunahme
- Geschwollene Lymphdrüsen (kann auch durch eine Koinfektion verursacht sein)
- Menstruationsstörungen
- Reizblase oder Blasenfunktionsstörungen
- Magenverstimmung und/oder Bauchschmerzen

Schutzimpfung

Ende 1998 kam eine Schutzimpfung gegen Lyme-Borreliose auf den Markt, die SmithKline Beecham entwickelt hatte. Da das Mittel Impfschäden verursachte, kam es im Dezember 1999 erstmals zu einem Gerichtsverfahren. Im Februar 2002 wurde der Impfstoff vom Markt genommen. Das Unternehmen gab als Grund mangelnde Nachfrage an.

Das Hauptproblem der Impfung war offenbar, dass bei manchen Menschen Borreliose und/oder Borreliose-Symptome auftraten, etwa Erschöpfung (Fatigue), Arthritis und kognitive Störungen. Fallberichte zeigten, dass es bei jeder zehnten bis dritten Person, die mit dem Stoff geimpft wurde, zu solchen Nebenwirkungen kam. Bei einigen Geimpften, die zuvor bereits an Lyme-Borreliose erkrankt waren, wurde trotz vorheriger Antibiotikakur gegen die Erkrankung reaktiviert. Eine Studie der Cornell Universität ergab, dass neurologische Symptome wie Neuropathie oder kognitive Störungen innerhalb von zwei Tagen bis zwei Monaten nach der Impfung auftreten können. Von sechs der untersuchten Patienten entwickelten zwei eine kognitive Störung, bei einem kam es zu einer chronisch-inflammatorischen demyelinisierenden Polyneuropathie (CIDP). Bei einem Patienten entwickelte sich eine multifokale motorische Neuropathie, bei einem anderen sowohl eine kognitive Störung als auch CIDP und bei einem weiteren Patienten eine kognitive Störung und eine sensorische axonale Neuropathie. Die Patienten mit kognitiven Störungen zeigten eine T2-hyperintense Läsion in der weißen Substanz in der MRT-Bildgebung. In anderen Studien wurden ähnliche neurologische Auswirkungen sowie Aktivierungen einer Arthritis beobachtet.

Obwohl die Forscher daran arbeiten, einen Impfstoff zu entwickeln, erwies sich die Entwicklung einer zuverlässigen Vakzine als hoch problematisch – wegen der besonderen Natur der Borrelien. Nach Durchsicht vieler Studien, die ich für diese überarbeitete Version des Buches geprüft habe, scheint es nur eine geringe Hoffnung zu geben, dass irgendwann ein wirksamer und verträglicher Impfstoff verfügbar sein wird.

Rückfallfieber

Rückfallfieber (RF) ist leichter zu diagnostizieren, da es (malariaartig) chronisch rezidivierend auftritt. Das heißt, man wird krank, leidet unter hohem

Fieber und Fatigue, dann bessern sich die Beschwerden, anschließend wird man wieder krank und und das Ganze geht von vorne los. Aus diesem Grund wird die Erkrankung Rückfallfieber genannt. Das Hauptproblem einer Infektion mit dieser Gruppe von Borrelien besteht darin, dass sie häufig mit Malaria oder Babesiose verwechselt wird. Beide Infektionen lösen dasselbe Symptombild aus.

RF-Tests sind viel zuverlässiger als solche für Lyme-Borreliose, weil die Spirochäten in regelmäßigen Intervallen die Blutbahn überschwemmen – mit Lyme-Borreliose assoziierte Spirochäten tun dies hingegen nicht. Aus diesem Grund sind RF-Spirochäten in Blutproben leichter nachweisbar. PCR-Tests liefern ein fast 100-prozentig korrektes Ergebnis bei RF. Mit ELISA-Tests wird das Blut auf rekombinantes GlpQ getestet. Dabei handelt es sich um ein Protein, das in RF-assoziierten Spirochäten vorkommt, aber nicht in Lyme-Borreliose-assoziierten Spirochäten. Auch dieser Test gilt als zuverlässig.

Medikamentöse Behandlung

In der Regel verursachen die medikamentösen Behandlungsansätze am häufigsten „virulente Animositäten" zwischen den verschiedenen „Lyme-Borreliose-Parteien". Ich werde das im nächsten Kapitel über das Post-Lyme-Syndrom und die chronische Lyme-Borreliose diskutieren. Im Folgenden stelle ich den „goldenen Mittelweg" vor, den fast alle, in Sachen Lyme-Borreliose „illiteraten" Ärzte zur Behandlung von Lyme-Borreliose einsetzen.

Das meiste Material stammt aus der Übersichtsstudie von Girschick, Morbach und Tappe (2009), die die aktuellste Forschung über pharmazeutische Behandlung von Lyme-Borreliose aus relativ konservativer (aber nicht fanatischer) Perspektive betrachtet. Nach allem, was ich gelesen und in der Praxis erfahren habe, glaube ich, dass Doxycyclin das beste Erstmedikament ist, das man bei Lyme-Borreliose oder bei Verdacht auf Lyme-Borreliose einsetzen sollte. Das Medikament scheint recht gut zu wirken, weshalb Patienten niedrigere Doxycyclin-Dosierungen einnehmen müssen, was Nebenwirkungsrisiken mindert. Bitte beachten Sie: Frühere Empfehlungen sprachen sich für eine fünftägige Therapie aus (althergebrachtes „Lyme-Denken"). Inzwischen ist eine 14-tägige und manchmal auch 14- bis 28-tägige Antibiotikatherapie die Regel.

Allgemein

- Amoxicillin, 50 mg/kg/Tag aufgeteilt auf drei Einzeldosen (maximal 1500 mg/Tag)
- Doxycyclin, 4 mg/kg/Tag aufgeteilt auf zwei Einzeldosen (maximal 200 mg/Tag, ab dem achten Lebensjahr)
- Cefuroxim-Axetil, 20–30 mg/kg/Tag aufgeteilt auf zwei Einzeldosen (maximal 2000 mg/Tag)
- Anwendungsdauer: 14 bis 28 Tage

Neuroborreliose

… mit lymphozytärer Meningitis

- Ceftriaxon, intravenös, 50 mg/kg/Tag als Einzeldosis (maximal 2000 mg/Tag)

Hinweis: In einigen Fällen kam es bei der Behandlung mit einem TNF-Blocker nach der Ceftriaxon-Therapie zur Reaktivierung von Borrelien.

… mit kranialer Neuritis, Befall der Gesichtsnerven

- Cefotaxim, intravenös, 200 mg/kg/Tag aufgeteilt auf drei Einzeldosen (maximal 6000 mg/Tag)

… bei Enzephalomyelitis, Spätstadium

- Penicillin G (Benzylpenicillin), intravenös, 0,5 Mio IE/kg/Tag aufgeteilt auf 4 bis 6 Einzeldosen (maximal 20 Mio IE/Tag)

Kardiale Komplikationen

- Penicillin G (Benzylpenicillin), intravenös, 0,5 Mio IE/kg/Tag aufgeteilt auf 4 bis 6 Einzeldosen (maximal 20 Mio IE/Tag)

Augenkomplikationen

- Amoxicillin, 50 mg/kg/Tag aufgeteilt auf 3 Einzeldosen (maximal 1500 mg/Tag)

… Spätstadium mit Uveitis, Keratitis

- Doxycyclin: 4 mg/kg/Tag aufgeteilt auf 2 Einzeldosen (maximal 200 mg/Tag, ab dem achten Lebensjahr)

Gelenk-Muskel-Komplikationen

- Doxycyclin: 4 mg/kg/Tag aufgeteilt auf 2 Einzeldosen (maximal 200 mg/Tag, ab dem achten Lebensjahr)

… mit antibiotikarefraktärer/persistenter Arthritis

- Wiederholt Doxycyclin für 30 Tage, 30 Tage nach der initialen Behandlung

… oder

- Cefotaxim, intravenös, 50 mg/kg/Tag als Einzeldosis (maximal 2000 mg/Tag) … oder
- Cefotaxim, intravenös, 200 mg/kg/Tag aufgeteilt auf drei Einzeldosen (maximal 6000 mg/Tag) … oder
- Penicillin G (Benzylpenicillin), intravenös, 0,5 Mio IE/kg/Tag aufgeteilt auf 4 bis 6 Einzeldosen (maximal 20 Mio IE/Tag)
- Zusätzliche antiinflammatorische Therapie

… bei anhaltender Entzündungsaktivität, mit oder ohne Borrelien-DNA in Synovialflüssigkeit/Synovia

- Intraartikuläre Injektion von Steroiden
- DMARD (*disease-modifying anti-rheumatic drugs*)-Therapie
- Arthroskopische Synovektomie

Andere Interventionen

Kürzlich berichteten Wagh et al. (2015) darüber, dass die Behandlung von Borreliose mit Antihistaminika eine signifikant bakterienabtötende Wirkung hat. Borrelien benötigen Mangan mehr noch als Eisen – Bakterien benutzen einen BmtA-Transporter, um Mangan in Wirtszellen zu nutzen. Sobald sie über Mangan verfügen, stellen die Bakterien eine Mangan-Superoxid-Dismutase her, ein Enzym, das die Pathogene vor intrazellulären Superoxiden schützt. Die Bakterien nutzen Mangan noch für weitere lebenswichtige Funktionen.

Wagh et al. haben die antibakterielle Wirkung eines bekannten BmtA-Hemmers erforscht. Sie setzten zwei handelsübliche Antiallergika-Medikamente ein: Loratadin (z. B. Claritin) und Desloratadin (der Metabolit von Loratadin, z. B. Aerius). Es handelt sich um eine *in vitro*-Studie

– *in vivo*-Studien gibt es bisher nicht. Der vorliegenden Arbeit lässt sich entnehmen, dass die Histaminwerte der mit Lyme-Borreliose infizierten Patienten außerordentlich hoch sind – Mastzellen produzieren nach einer Infektion große Mengen Histamin, das anschließend freigesetzt wird. Histaminblocker (Mastzellinhibitoren) auf Pflanzenbasis konnten die Symptome in manchen Fällen signifikant reduzieren.

Bei den Medikamenten hat Desloratadin die stärksten Effekte erzielt. Die Forscher bemerken hierzu: „Die Behandlung mit Desloratidin induzierte eine massive Rundkörperbildung und eine signifikante Verringerung der Größe und Masse der Bakterien. Die Erkenntnisse weisen stark auf den Verlust der strukturellen Zellintegrität und die Zerstörung der Zellwand nach der medikamentösen Behandlung hin. Eine TEM-Analyse zeigte, dass [...] die behandelten Spirochäten massive strukturelle Deformationen aufwiesen. [...] Die Daten lassen den Schluss zu, dass Desloratadin *B. burgdorferi* irreversibel schädigen kann, wahrscheinlich durch Blockade des Mn-Transportsystems, was letztlich zur zellulären Disintegration führt. [...] Desloratadinanwendungen hemmen nicht nur BmtA, sondern töten auch die Bakterien ab und haben schwere strukturelle Schädigungen zur Folge."

Je ungünstiger die Umgebungsbedingungen sind, desto stärker kommt es zur Rundkörperbildung der Spirochäten. Doxycyclin fördert die Rundkörper/Verkapselung sehr stark. Verkapselung als Reaktion auf ein Medikament weist stark darauf hin, dass der Wirkstoff (in diesem Fall ein Antihistaminikum gegen Allergien) eine bakterizide Wirkung bei Spirochäten hat.

Noch vielversprechender ist die Entdeckung, dass die gebildeten Zysten/verkapselten Rundkörper signifikante strukturelle Deformationen aufweisen – das ist unter Doxycyclin nicht zu beobachten. Somit scheint die Anwendung von Desloratadin kombiniert mit Antibiotika bei der Behandlung von Lyme-Borreliose von Vorteil zu sein.

- Donta (2007) berichtete, dass (nach eigenen Erfahrungen) bei einigen Tausend Patienten nicht Doxycyclin, sondern Tetracylin oder die Kombination von Makrolid-Antibiotikum und einem lysosomotropischen Mittel „scheinbar die besten Ergebnisse erzielen, darunter offensichtliche Heilung oder dauerhafte Verbesserung bei mehr als 75 Prozent der Patienten. Allerdings ist je nach Dauer der Erkrankung die Gabe über mehrere Monate erforderlich, um gute Ergebnisse zu erzielen."
- Es gibt unterschiedliche Berichte über die Anwendung von Tigecyclin bei Borrelien. Eine Studie, die ich als glaubwürdigt einschätze (Brorson

et al., 2009 – Lynn Margulis ist Koautorin), befand das Medikament als wirksam bei verkapselten Borrelien und weist darauf hin, dass es sich in Kombination mit mehreren Antibiotika wie z. B. mit Doxycyclin als sehr nützlich erweist.

- Meraini et al. (2007) teilen mit, dass eine Frau mit unerträglichen, neuropathischen Schmerzen in allen vier Gliedmaßen aufgrund einer Lyme-Borreliose-Infektion (die nicht auf „konservative" Maßnahmen ansprach) erfolgreich mit einer „simultanen, thorakalen und zervikalen perkutanen Rückenmarksstimulation" behandelt wurde. Die Besserung vollzog sich langsam, aber kontinuierlich über einen Zeitraum von 18 Monaten.
- Eine Studie mit Hunden (McCall et al., 2011) ergab, dass die topische (äußerliche) Anwendung einer Kombination aus Fipronil, Amitraz und (S)-Methopren (Certifect) Hunde vor einer Infektion durch Borrelien- und Anaplasmen-übertragende Zecken schützte.
- Die topische Anwendung von Azithromycin-Salbe schützt einigen Studien zufolge vor einer durch Zecken übertragenen Borrelien-Infektion (Knauer et al., 2011).

Behandlungsfehler

Ich widme mich diesem Thema im nächsten Kapitel.

Antibiotikaresistenz

Borrelien haben bislang offenbar kaum Resistenzen gegen Antibiotika entwickelt. Man muss aber bedenken, dass sie nur wenige Jahrzehnte aggressiv antibiotisch behandelt wurden. Die meisten resistenten Mikroorganismen waren über einen Zeitraum von mehr als 70 Jahren immer wieder mit Antibiotika konfrontiert. Die massive Resistenzproblematik entwickelte sich bei den üblicherweise behandelten pathogenen Bakterien erst in den späten 1980er- und 1990er-Jahren. Dennoch gibt es einige Gründe, weshalb Forscher glauben, dass Resistenz bei Borrelien kein Problem sein wird (*… haben wir das nicht schon einmal gehört?!*). Schon heute mehren sich die Hinweise auf Resistenz Jahr für Jahr. Obwohl es (derzeit) keinen Grund zur Beunruhigung gibt, verfügen die Bakterien über Resistenzmechanismen gegen eine Reihe von antibakteriellen Substanzen, etwa Erythromycin. Borrelien besitzen auch ein Effluxpumpensystem des Typs RND. Dieses ist, wie die Autoren betonen, „an der Resistenzentwicklung beteiligt" (Bunkis et al., 2008). Kurz gesagt: Die Bakterien sind mit Resistenzmechanismen ausgestattet – sie benutzen sie nur noch nicht. Man muss akzeptieren, dass *alle* mikrobiellen Pathogene früher oder später Resistenzen entwickeln können.

Antibiotika gegen Rückfallfieber-Borrelien

… oral

- Chloramphenicol, 500 mg alle 6 Stunden, 7 Tage (bei Übertragung durch Zecken, TBRF) oder 500 mg als Einzeldosis (bei Übertragung durch Läuse, LBRF).
- Doxycyclin, 100 mg alle 12 Stunden, 7 Tage (bei TBRF), oder 100 mg als Einzeldosis (bei LBRF).
- Erythromycin, 500 mg alle 6 Stunden, 7 Tage (bei TBRF), oder 500 mg als Einzeldosis (bei LBRF).

Hinweis: Die Gabe von Antibiotika bei Rückfallfieber (RF)-Infektion kann potenziell tödliche Herxheimer-Reaktionen auslösen. Antibiotika sollten nur unter strengster Kontrolle eingesetzt werden. Das Reaktionsspektrum umfasst bevorzugt Tachykardie, Hypotonie und (manchmal) disseminierte intravasale Koagulopathie.

Herxheimer-Reaktionen und Lyme-Borreliose

Die Herxheimer-Reaktion (auch Jarisch-Herxheimer-Reaktion genannt, oder kurz Herx) hat ihren Namen den Dermatologen Adolf Jarisch senior (1850–1902) und Karl Herxheimer (1861–1942) zu verdanken, die erstmals die gleichnamige Reaktion beschrieben. Sie tritt dann auf, wenn Bakterien im Verlauf einer fortgesetzten Therapie massenhaft absterben.

Wenn Antibiotika verabreicht werden und eine große Anzahl von Spirochäten abstirbt, zerfallen ihre Zellkörper. Diese Zellfragmente mit den zugehörigen Giftstoffen (Toxine), die dann anfallen, können eine vorüberge-

hende Verschlimmerung der Symptome verursachen. Symptome sind unter anderem Fieber, Schüttelfrost. Kopfschmerz, Myalgien und manchmal die Aktivierung eines anderen Frühsymptoms.
Herxheimer-Reaktionen treten nicht bei allen Lyme-Borreliose-Patienten auf, die behandelt werden!

Tatsächlich zeigte eine recht umfassende Analyse, dass nur etwa 15 Prozent der behandelten Patienten von Herxheimer-Reaktionen betroffen sind – in den meisten Fällen ist die Reaktion relativ schwach ausgeprägt. Nun … einige Punkte: 1. Manche Lyme-Borreliose-Patienten glauben, dass ihre Behandlungsprotokolle wirkungslos sind, wenn keine Herxheimer-Reaktion auftritt. Das stimmt nicht. Solche Reaktionen sind eine schwere Belastung. Machen Sie sich keine Gedanken darüber, wenn keine Herx auftritt – seien Sie froh. 2. Sollten Sie Herxheimer-Reaktionen erleben, kann man sie häufig durch Anwendung von Mitteln lindern, die Bakterientoxine binden. Solche Mittel sind Bestandteil von natürlichen Behandlungsprotokollen.

Herxheimer-Reaktion und Rückfallfieber

Herxheimer-Reaktionen kommen bei Rückfallfieber viel häufiger vor als bei Lyme-Borreliose – bei etwa 54 Prozent der Rückfallfieber (RF)-Patienten. Bei der Antibiotikabehandlung erleben die Betroffenen eine akute Verschlimmerung der Symptome. Zu den Reaktionen zählen Hypotonie, Tachykardie, Schüttelfrost, Erschöpfung, Diaphorese (Schwitzen) und ein merklicher Anstieg der Körpertemperatur. Herx setzt in der Regel innerhalb von ein bis vier Stunden nach der ersten Antibiotikaeinnahme ein. Die Symptome können so schwer sein, dass Betroffene „das Gefühl haben zu sterben". Der partielle Opioidantagonist Meptazinol lindert den Schweregrad der Reaktion nachweislich. Leider verliefen einige Fälle aufgrund der Bakterientoxine tödlich. Bei der Behandlung von RF mit Antibiotika ist Vorsicht geboten!

Chronische Lyme-Borreliose-Patienten berichteten über eine signifikante Verschlechterung ihres Gesundheitszustands und waren häufig unzufrieden mit der Versorgung im Rahmen konventioneller Behandlungen. Negative Erfahrungen waren mit Berichten über abfällige, bevormundende und herablassende Attitüden [seitens der Ärzte] assoziiert.

Ali et al., 2014

Wir sollten nicht über die Existenz von chronischen oder rezidivierenden Symptomen debattieren. Es gibt zahlreiche Belege für deren Existenz. Vielmehr sollten wir fortschrittlich agieren und die Natur der chronischen Form dieser Erkrankung sowie mögliche zugrundeliegende pathophysiologische Mechanismen diskutieren. [...] Unsere Erkenntnisse, die auf sorgfältigen Beobachtungen von Tausenden Patienten und auf 20-jähriger Erfahrung beruhen, stützen die Annahme, dass die Infektion als mögliche Ursache chronischer Symptome zu betrachten ist. [...] Unsere Erkenntnisse weisen unmissverständlich auf eine persistierende intrazelluläre Lokalisierung der Infektion hin.

Donta, 2007

Mit Lyme-Borreliose assoziierte Bakterien können jahrelang im menschlichen Körper überleben, ohne eine wirksame Immunreaktion des Wirts auszulösen.

Bhattacharjee et al., 2013

Post-Lyme-Syndrom und chronische Lyme-Borreliose

Die Konflikte zwischen den verschiedenen Lyme-Borreliose-Lagern, die entweder der behandelnden oder der forschenden Fraktion angehören, neigen dazu, besonders übel, emotional und irrational zu werden, sobald über jene Patientengruppe gesprochen wird, bei der die Schulmedizin versagt. Wie Dubrey et al. (2014) anmerken, „Streitigkeiten über die Existenz von »chronischer Lyme-Borreliose« und/oder »Post-Lyme-Syndrom« sind eine unendliche Geschichte. Nationale medizinische Gesellschaften, Patienteninteressengruppen, Versicherungen, Anwälte, Ärzte, der private Sektor im Gesundheits- und Medizinbereich sowie wissenschaftliche Zeitschriften wurden alle in diese bittere Kontroverse hineingezogen." Anders formuliert: Die Vernunft eines tollwütigen Tieres ist bei vielen zum normalen Verhalten geworden.

Unabhängig von den Proklamationen einer Gruppe tollwütiger Monster ergibt die umfassende Analyse relevanter Studien folgendes Bild: Bei einer beträchtlichen Anzahl von Personen, die sich mit Borrelien infizieren, kommt es nach der konservativen Behandlung nicht zur Besserung. Forscher, die tief in die Materie eingetaucht sind und ihre Ergebnisse in zahlreichen Fachzeitschriften veröffentlicht haben, bemerken hierzu (z. B. Borgermans et al., 2014):

> Es gibt zunehmend gut dokumentierte Belege für das Konzept der persistierenden *Bb*-Infektion bei Tieren und Menschen. Neueste Erkenntnisse zeigen, dass *Bb* der Zerstörung durch Immunreaktionen des Wirts entgehen, im Wirtsgewebe verbleiben und trotz aggressiver antibiotischer Attacken eine chronische Infektion und Entzündung aufrechterhalten können. Schätzungen zufolge erleben etwa 20 Prozent der Patienten rezidivierende Symptome nach einer Antibiotikabehandlung. Eine aktuelle Studie zeigte, dass 36 Prozent der Patienten sechs Monate nach einer Antibiotikatherapie erneut von einem Erschöpfungssyndrom (Fatigue) betroffen waren, 20 Prozent klagten über Schmerzen im ganzen Körper und 45 Prozent über neurologische Störungen.

Margulis et al. (2009) schreiben:

> Die derzeitigen medizinischen Diskussionen über zwei Spirochätosen (mit Spirochäten assoziierte Erkrankungen wie z. B. Lyme-Borreliose, Syphilis) verzichten auf die Erwähnung von „Zysten" oder behaupten, sie hätten keine klinische Relevanz. [...] Wir weisen darauf hin, dass Antibiotikabehandlungen nur in den frühen Stadien einer Spirochätose wirksam sind. Tatsächlich induzieren Antibiotika wie Penicillin und dessen Derivate vielmehr die Einkapselung [Rundkörperbildung] und Linderung der Symptome, anstatt die Erkrankung zu heilen. [...] In Russland ist umfassende Fachliteratur über Rundkörper (= Zysten) verfügbar, aber sogar Spirochäten-Experten von anderswo kennen relativ wenig davon.

Ich werde dieses Thema vertiefen, da es jene Menschen betrifft, die am meisten unter den „Lyme-Wars" leiden.

Es gibt zwei primäre Gruppen, die in diese Kategorie fallen: 1. Solche, die an einem Post-Lyme-Syndrom leiden (PLDS). Das ist die Gruppe von Patienten, die erfolgreich mit Antibiotika behandelt wurde, aber aufgrund von Organschäden durch Bakterien weiterhin unter zahlreichen Beschwerden leiden. 2. Solche, die an einer chronischen Lyme-Borreliose erkrankt sind. Hierbei handelt es sich um Patienten, die mit zahlreichen Antibiotikakuren behandelt wurden und trotzdem infiziert geblieben sind.

Damit die Dinge so kompliziert wie möglich bleiben, werden PLDS und chronische Lyme-Borreliose häufig in einen Topf geworfen – manch einer bezeichnet PLDS als chronische Lyme-Borreliose und umgekehrt. (... *Sie dachten jetzt nicht, dass es einfacher wird, oder?*)

Darüber hinaus gibt es zwei weitere kleinere Gruppen, die ebenfalls zu den bereits genannten Gruppen (PLDS und chronische Lyme-Borreliose) gehören. Die erste Gruppe besteht aus Patienten, deren Immunsystem aktiviert ist, um Lyme-Borreliose-Erreger (oder jene der Koinfektionen) zu attackieren und freie Zellfragmente zu entsorgen. Sobald die Mikroorganismen (oder Fragmente) beseitigt sind, attackiert das Immunsystem ähnliche organische Strukturen im Organismus – eine Art Autoimmunprozess, der durch eine Lyme-Borreliose-Infektion ausgelöst wird. Ich zähle die davon Betroffenen zur PLDS-Gruppe, da ihr Zustand nicht aufgrund der Präsenz von Lyme-Borreliose-assoziierten Mikroorganismen induziert wurde, sondern durch die Dynamik des Post-Lyme-Syndroms.

Die zweite Gruppe umfasst Patienten, die zwar Borrelienfragmente und Borrelien-DNA, aber keine kultivierbaren Spirochäten in Körper haben. Sie sind nicht mit lebensfähigen Bakterien infiziert, leiden aber trotzdem monate- oder jahrelang unter Beschwerden. Grund hierfür ist, dass ihr Immunsystem mit den Bakterienfragmenten und der Borrelien-DNA interagiert. Diese Dynamik gleicht zwar der Gruppe mit autoimmunartigen Prozessen, allerdings attackiert das Immunsystem hier nicht körpereigene Strukturen, sondern organische Rückstände von Borrelien. In diesem Fall ist die Symptomdynamik noch direkt auf Borrelien bezogen. Anmerkung: In manchen Artikeln ist davon die Rede, dass die bakteriellen Fragmente und/oder Borrelien-DNA unter bestimmten Bedingungen wieder zu vollständigen Borrelien regenerieren können.

Ich möchte nachfolgend meine eigene Sicht der Dinge verdeutlichen. Wir hatten in zehn Jahren (2005 bis 2015) direkten Kontakt mit mehr als 25 000 Lyme-Borreliose-Patienten. Ich habe zudem mehr als 10 000 Fachartikel über Lyme-Borreliose, ihre Koinfektionen, ihre Behandlung und die gesamten Ergebnisse durchgesehen. Die Existenz von Post-Lyme-Syndrom und chronischer Lyme-Borreliose ist meines Erachtens über jeden Zweifel erhaben. Auch in der Fachliteratur wird dies an keiner Stelle bezweifelt. Die Studien selbst lassen keine Zweifel bei Lesern aufkommen, die evidenzbasierten – statt glaubensbasierten – Erkenntnissen vertrauen. Die Anzahl von Betroffenen, die einen oder auch beide Zustände erleben, ist ein legitimes Thema für Diskussionen – nicht aber, dass diese Zustände existieren. Ich persönlich betrachte die Haltung mancher Mitglieder der konservativen medizinischen Gesellschaften in Bezug auf diese Konditionen (d. h. dass sie nicht existieren) als abscheulichen ärztlichen Kunstfehler.

Post-Lyme-Syndrom (PLDS)

PLDS bezieht sich auf einen Zustand, der sich bei Betroffenen einstellt, die erfolgreich mit Antibiotika behandelt wurden und trotzdem Beschwerden haben. Der Grund dafür ist einfach: Der Schaden, den die Spirochäten in kollagenhaltigem Gewebe angerichtet haben – vor allem im Nervensystem – ist immer noch vorhanden. Die Spirochäten sind verschwunden, aber die Schädigung ist geblieben. (*… das Auto, das den Blechschden verursacht hat, ist verschwunden, aber die Beule am Kotflügel ist geblieben.)*

Demnach verschwinden manche Symptome nicht einfach. Sie bleiben, bis die Schädigung abgeheilt ist.

Ich zähle außerdem die kleinere Teilgruppe von Betroffenen zu dieser Gruppe, deren Lyme-Borreliose-Infektion einen autoimmunartigen Immunprozess ausgelöst hat, der von spezifischen Gewebeschäden durch Spirochäten induziert wurde.

Wenn die Bakterien zelluläres Gewebe aufbrechen, werden viele unterschiedliche Zellbestandteile im umgebenden Gewebe freigesetzt. Eine der schädlichsten Substanzen ist basisches Myelinprotein (MBP). Es wird im Umkreis von Myelinscheiden im Gehirn freigesetzt, da die Bakterien diese Nervenschutzhüllen aufbrechen, um Nährstoffe zu bekommen. MBP sollte nur in begrenzter Menge präsent sein. Der Körper nimmt es als fremde, potenziell schädliche Substanz wahr. Deshalb werden Immunzellen an den Ort des Geschehens geschickt und beginnen damit, aktiv MBP einzusammeln und zur späteren Entsorgung vorzubereiten. Leider verbleibt basisches Myelinprotein in Oberflächenzellen der Myelinscheiden und in Oligodendrozyten, was den noch Schaden vergrößert.

Es gibt keinen Zweifel an der Existenz des PLDS. Zahlreiche Übersichtsarbeiten und Metaanalysen haben sich mit PLDS befasst. Hier ein repräsentatives Beispiel für solche Studien:

- Post-Lyme-Syndrom: eine Metaanalyse dokumentierter Symptome (Cairns und Godwin, 2005): „Die Prävalenz der Symptome bei den LB-Patienten war bei acht von zehn Symptomen in den drei oben angeführten Kategorien signifikant höher. […] Diese Metaanalyse liefert überzeugende Belege dafür, dass manche Patienten mit LB unter Fatigue, Schmerzen am Bewegungsapparat und neurokognitiven Störungen leiden, die trotz Antibiotikabehandlung jahrelang anhalten können."

Studien, die Therapieergebnisse untersuchen und dabei bewusst Individuen oder kleinere Patientengruppen genauer betrachten, finden durchgehend heraus, dass es zahlreiche Patienten gibt, die zwar erfolgreich mit Antibiotika behandelt wurden – was bedeutet, dass die Spirochäten eliminiert sind –, aber deren Symptome nicht vollständig verschwunden sind. Ich wiederhole: Jeder der nachfolgend gelisteten Patienten wurde von den zuständigen Ärzten als erfolgreich behandelt betrachtet. Es ist nur eine exemplarische Auswahl aus Hunderten Fallgeschichten. *(Vor jedem Zitat können Sie im Geiste den von Autoren üblicherweise benutzten Einleitungssatz einfügen, der da lautet: „Trotz erfolgreicher Antibiotikabehandlung …")*

- Lyme-Borreliose: Genesung nach einer schweren Netzhautablösung und chorioretinaler Falten nach Antibiotikatherapie (Ginager et al., 2012): „Leichte residuale chorioretinale Falten verblieben im Fluoreszenzangiogramm."
- Neuropsychologisches Profil von Kindern nach einer episodischen Neuroborreliose (Zotter et al., 2013): „In der Subkategorie Arbeitsgedächtnis schnitten Kinder nach einer LNB-Episode schlechter ab als die Kontrollgruppe."
- Multiple ischämische Schlaganfälle aufgrund von *Borrelia garinii*-induzierter Meningovaskulitis (Rey et al., 2010): „Der Patient leidet noch immer unter schwer behindernden kognitiven Störungen."
- Lyme-Karditis – seltene Ursache einer dilatativen Kardiomyopathie und von Herzrhythmusstörungen (Cepelova, 2008): „Es liegt eine langfristige Persistenz einer dilatativen Kardiomyopathie mit signifikanter systolischer Dysfunktion vor."
- Borreliose – simultan Lyme-Karditis und psychiatrische Störungen – Fallbericht (Legatowicz-Koprowska et al., 2008): „Die kardiologischen Störungen sind vollständig, die kognitiven Defizite nur teilweise verschwunden."
- [Extrem langer Titel, , s. Bibliografie] (Kannian et al., 2007): „Synovitis bei Patienten mit antibiotikarefraktärer Lyme-Arthritis hält nach der Antibiotikatherapie Monate bis Jahre weiter an."

Wie gesagt liegt das Problem darin begründet, dass körperliche Schäden nach einer Lyme-Borreliose-Infektion nicht immer von selbst verschwinden. Die nachfolgende Studie benutzte MRT, um Veränderungen im Gehirn zu aufzuspüren. Sie weist bleibende Veränderungen nach einer Antibiotikatherapie bei Neuroborreliose nach.

- Ein Fall von chronisch-progressiver Lyme-Enzephalitis als Manifestation einer Neuroborreliose im späten Krankheitsstadium (Verma et al., 2014): „Magnetresonanztomographie (MRT) ergab unspezifische Veränderungen der weißen Hirnsubstanz. [...] Ein erneutes MRT [nach zwei Jahren ohne Behandlung] wies eine Verschlimmerung der Veränderungen in der weißen Hirnsubstanz nach. [... Vier Jahre nach einer erfolgreichen Antibiotikabehandlung] zeigt der Patient Defizite im

Kurzzeitgedächtnis und chronische Fatigue, ist aber ansonsten neurologisch kognitiv und funktionell intakt. *Nachfolgende MRT-Befunde blieben weitgehend unverändert.*" [Hervorhebung von mir.]

Das Übliche. Borgemans et al. (2014) bemerken in ihrer Metaanalyse der chronischen Lyme-Borreliose (die ich als PLDS definieren würde): „Hirn-SPECT-Befunde sind bei den meisten Patienten mit chronischer Lyme-Borreliose abnorm verändert, und diese Bilder kann man dazu verwenden, die klinische Diagnose zu objektivieren."

Um PLDS zu beseitigen und verbliebene Symptome zu lindern, müssen systemische Schäden „repariert" werden. Medikamente (und die konventionelle allopathische Versorgung) sind diesbezüglich nicht sehr wirkungsvoll (oder geeignet). Mit natürlichen Behandlungsprotokollen können solche Schäden gezielt beseitigt werden.

PLDS mit autoimmunartiger Dynamik

Autoimmunartige Dynamiken, die nach einer erfolgreichen Antibiotikabehandlung weiter bestehen, sind bei einer kleinen Untergruppe der PLDS-Patienten nicht ungewöhnlich. Immun- und Zytokinmodulatoren bessern die Symptomatik meist. Nachfolgend einige Beispiele für diese Dynamik:

- Antineurale Antikörper-Reaktivität bei Patienten mit Lyme-Borreliose-Vorgeschichte und persistierenden Symptomen (Chandra et al., 2010): „Die antineurale Antikörper-Reaktivität war in der PLS-Gruppe [Post-Lyme-Syndrom-Gruppe] signifikant höher als in den gesunden Post-Lyme-Gruppen. [...] Immunohistochemische Analysen von repräsentativen PLS-Patienten-Seren wiesen die Bindung der Antikörper an pyramidale Neuronen in der Großhirnrinde und DRG-Neuronen nach."
- Erhöhte IFN-α-Aktivität und differenzielle Antikörperreaktion bei Patienten mit Lyme-Borreliose-Vorgeschichte und persistierenden kognitiven Defiziten (Jacek et al., 2013): „Zusammenfassend liefert diese Studie weitere Belege für die Existenz von immunologischen Erkrankungsprozessen bei Patienten mit persistierenden Symptomen nach einer Antibiotikabehandlung wegen Lyme-Borreliose. Es ist der erste Bericht, der eine erhöhte IFN-α–Aktivität bei betroffenen Patienten nachweist, was auf einen potenziellen Mechanismus hinweist, der zu der begleitenden chronischen neuropsychiatrischen Symptomatik beiträgt." Anmerkung: Es handelt sich hier um einen hervorragenden Beitrag, den jeder lesen sollte, der ein PLS mit autoimmunartiger Dynamik behandelt.

- Erhöhte IL-23-Werte bei einer Gruppe von Patienten mit Lyme-Borreliose-Symptomen nach einem Erythema migrans (Strle et al., 2014): „Starke Th1-assoziierte Immunreaktionen waren mit einer effektiveren immunvermittelten Abtötung der Spirochäten korreliert, während starke Th17-assoziierte Immunreaktionen, die häufig mit Autoantikörpern vergesellschaftet sind, mit Post-Lyme-Symptomen korrelierten."
- Anhaltende Schwellung der Gelenke und Borrelien-spezifische Antikörper bei mit *Borrelia garinii* infizierten Mäusen nach Eradikation von vegetativen Spirochäten durch Antibiotika (Yrjanainen et al., 2006).

Chronische Lyme-Borreliose

Für die Prüfung der Evidenz, was die chronische Lyme-Borreliose betrifft, stehen zwei Aspekte im Vordergrund: 1. das Versagen von Antibiotika, und 2. die Präsenz von Borrelien-Fragmenten nach einer Antibiotikatherapie.

Versagen von Antibiotika zur Behandlung von Lyme-Borreliose

Die Prüfung der Literatur lässt keine Zweifel daran zu, dass es eine ganze Menge fehlgeschlagener Antibiotikatherapien gibt. Es ist unsinnig, dass konservative Mediziner das Gegenteil behaupten, da es keine Studie gibt, die nach Antibiotikaanwendungen eine 100-prozentige Erfolgsrate der Therapie vorweisen kann. Bestenfalls beträgt die Erfolgsquote 99 Prozent. Es verbleibt dann aber immer noch ein Patient von 100, bei dem die Therapie versagt hat. Konservative Schätzungen gehen von 300 000 Neuinfektionen pro Jahr aus. Das würde bedeuten, dass bei 3000 Patienten Antibiotika versagen. Seitdem diese Erkrankung erkannt worden ist, sind 40 Jahre vergangen. Nimmt man für diesen Zeitraum dieselbe Infektionsrate an, kann man davon ausgehen, dass 120 000 Patienten unter einer chronischen Lyme-Borreliose leiden, die nicht mit Antibiotika behandelbar ist. Eine optimistischere Hochrechnung ist nicht möglich. Hier einige Details:

- Kowalski et al. (2010): „Die Überlebensraten nach zwei Jahren erfolgreicher Therapie bei Patienten mit einer Antibiotikatherapie von 10 Tagen, 11 bis 15 Tagen, oder 16 Tagen betragen jeweils 99 Prozent, 98,9 Prozent und 99,2 Prozent." Die Autoren schlussfolgern, dass das

Therapieversagen nach einer Antibiotikabehandlung „äußerst selten“ ist. Nun, das ist es nicht. Diese Zahlen zeigen, dass etwa einer von hundert der mit Antibiotika behandelten Patienten nicht geheilt ist. Therapieversager sind selbst in dieser Studie *häufig*, da mindestens 1 Prozent der behandelten Patienten nicht geheilt ist, *wenn Antibiotika zum Einsatz kommen*. Das ist das bestmögliche Ergebnis von allen Studien, die ich durchgearbeitet habe.

- Girschick et al. (2009): „Manche Patienten, die aufgrund von Lyme-Arthritis mit Antibiotika behandelt wurden, erleben keine Besserung der Arthritis, selbst nach mehr als einem Therapiedurchgang.“
- Kadam et al. (2014): „Die Autoren berichten über eine 47-jährige Frau mit isoliertem Erythema migrans und positiver Lyme-Borreliose-Serologie, die sich 14 Tage nach Beginn der Doxycyclin-Therapie in medizinische Behandlung begeben hat. [...] Bei einer Borrelien-spezifischen Immunohistochemie waren in der tiefen Dermis [noch] Spirochäten nachweisbar, die nicht mit einer Entzündung assoziiert waren, sowie fokal in der oberen Stachelzellschicht, die mit Dermatitis waren assoziiert.“
- Wormser und Schwart (2009): „Bei mit Antibiotika vorbehandelten Mäusen konnten residuale Spirochäten von Zecken während ihrer Blutmahlzeit aufgenommen und auf SCID-Mäuse übertragen werden.“ *Hinweis:* Einige Forscher benutzen die sogenannte *Xenodiagnose*. Das bedeutet, sie untersuchen, ob Spirochäten nach einer „erfolgreichen“ Antibiotikatherapie immer noch von Zecken aufgenommen und dann auf neue Wirte übertragen werden können.
- Stupica et al. (2011): „Therapieversagen wurde bei zwei Patienten beobachtet, die positive Kulturen aufwiesen. In der Patientengruppe mit negativen Kulturen war das nicht der Fall.“
- Embers et al. (2012): „Bei xenodiagnostisch behandelten Affen wurde eine geringe Anzahl von intakten Spirochäten gefunden. Solche Befunde belegen, dass *B. burgdorferi* eine Antibiotikabehandlung, die nach der Dissemination im Wirt der Primatenspezies eingesetzt wird, überleben kann. Obwohl *B. burgdorferi* bekanntermaßen keine Resistenzmechanismen besitzt und *in vitro* empfindlich auf Standardantibiotika (Doxycylin, Ceftriaxon) reagiert, scheint es bei Primaten nach der Dissemination Toleranz zu entwickeln.“

- *Hinweis:* Das nachfolgende Zitat fällt sehr lang aus, da es sich um eine signifikante Studie handelt. Hodzic et al. (2008): „Nachdem Zecken der Art *Ixodes scapularis* bei einigen mit Antibiotika vorbehandelten Mäusen für Blutmahlzeiten angesetzt wurden (Xenodiagnose), nahmen die Zecken Spirochäten auf. Dies ergab eine PCR-Analyse. Zecken dieser Kohorte übertrugen Spirochäten auf naive (bislang nicht infizierte) SCID-Mäuse, die schließlich einen positiven PCR-Befund, aber negative Kulturen aufwiesen. Die Ergebnisse weisen darauf hin, dass Mäuse nach einer Antibiotikabehandlung weiterhin mit teilungsinaktiven, aber infektiösen Spirochäten infiziert waren, insbesondere wenn die Antibiotikaanwendung im chronischen Stadium der Infektion [z. B. Spätstadium] begonnen wurde."

  Die Autoren weisen darauf hin, dass „eine Wiederbelebung der Spirochäten in Geweben nach 12 Monaten auftrat," und dass „bestimmte Zecken, die an [...] den mit Antibiotika behandelten Mäusen im zwölften Monat Blut gesaugt hatten, seziert und mittels Fluoreszenzmikroskopie auf Antikörper-reaktive Spirochäten untersucht wurden. Die Immunfluoreszenz entdeckte Spirochäten in Zecken, die Blut von den mit Antibiotika vorbehandelten Mäusen gesaugt hatten. Somit bestätigen diese Ergebnisse, dass intakte *B. burgdorferi* und DNA von Spirochäten in xenodiagnostischen Zecken vorkommen.

  [...] Die Resultate zeigen, dass die persistierenden nicht-kultivierbaren *B. burgdorferi*, die nach 12 Monaten wieder zum Leben erwachten, multiple *B. burgdorferi*-Gene kopiert hatten. [...] Die Ergebnisse belegen, dass Antigen-reaktive, morphologisch intakte Spirochäten-Formen im Bindegewebe des Herzens einer infizierten mit Antibiotika behandelten Maus 12 Monate nach der Behandlung nachweisbar waren. [...]

  Die Behandlung mit Ceftriaxon und hohen oder niedrigen Dosierungen von Tegecyclin führten zum selben Ergebnis: Persistenz von nicht-kultivierbaren *B. burgdorferi* in Geweben vorbehandelter Mäuse. [...] Diese Studie steht im Einklang mit der Evidenz anderer Studien, die die Persistenz von nicht-kultivierbaren *B. burgdorferi* bei Hunden, Mäusen und Makaken untersucht haben. [...] Die transstadiale Übertragung von *B. burgdorferi*-DNA von Larven, die über das Nymphen- bis zum adulten Stadium an Mäuse verfüttert wurden, wurde ebenfalls nachgewiesen. [...] Die zusammenfassende Schlussfolgerung ergibt die Persistenz von nicht-kultivierbaren Spirochäten nach einer Behandlung mit verschiedenen Antibiotika bei Mäusen, Makaken und Hunden. [...] Persistierende *B. burgdorferi*-spezifische DNA wurde [auch] nach einer Antibiotikatherapie bei Menschen mit Lyme-Borreliose nachgewiesen."

- Haupl et al. (1993): „Trotz Antibiotikatherapie ging die Erkrankung in ein chronisches Stadium mit Befall mehrerer Organsysteme über. Auf die initial signifikante Immunsystem-Aktivierung folgten im Verlauf der Erkrankung der Verlust der spezifischen humoralen Immunantwort und reduzierte zelluläre Immunreaktionen auf *B. burgdorferi*. Schnellender Finger entwickelte sich. Ein Stück des Retinaculum flexorum wurde kultiviert, das bei einem chirurgischen Eingriff gewonnen wurde. Lebensfähige Spirochäten waren zu beobachten. Ultramorphologisch befanden sich die Spirochäten zwischen Kollagenfasern und längs von Fibroblasten. Die Mikroorganismen hatten diese Gewebe teilweise tief infiltriert."
- Oksi et al. (1999): „Insgesamt 165 Patienten mit disseminierter Lyme-Borreliose wurden nach einer Antibiotikabehandlung nachbeobachtet (Diagnose 1990–94; mit Ausnahme eines Patienten mit positiver Kultur waren alle seropositiv). 32 von ihnen waren klinisch definierte Therapieversager."
- Phillips et al. (1998): „47 Patienten mit chronischer Lyme-Borreliose. Alle erlebten nach einer langfristigen oralen oder intravenösen Antibiotikatherapie einen Rückfall. Die Kontrollgruppe bestand aus 23 Patienten mit anderen chronischen Erkrankungen. Positive Kulturen wurden mittels Fluoreszenz-Antikörper-Immun-Elektronenmikroskopie bestätigt, wobei monoklonale Antikörper gegen OspA und OspA-PCR benutzt wurden. Bei 43 von 47 Borreliose-Patienten (91 Prozent) fiel die Kultur positiv aus. Bei 23 von 23 Patienten (100 Prozent) der Kontrollgruppe fiel die Kultur negativ aus."

Persistierende Borrelien-Fragmente nach Antibiotikatherapie

Dies scheint ein häufiges Problem bei einem Teil der Patienten mit chronischer Lyme-Borreliose zu sein. Es mögen zwar keine kultivierbaren Spirochäten mehr vorhanden sein, aber Spirochätenteile inklusive ihrer DNA sind nach wie vor in verschiedenen Körperregionen präsent. Sie provozieren weiterhin Immunreaktionen.

- Boekenstedt et al. (2012): „Wir haben beobachtet, dass *Borrelia burgdorferi*-Antigene, aber keine infektiösen Spirochäten nach einer Antibiotikatherapie längere Zeit in benachbartem Knorpelgewebe verbleiben können. [...] Dies ist die erste direkte Demonstration, dass inflammatorische *B. burgdorferi*-Komponenten in der Nähe von Knorpelgewebe nach einer Lyme-Borreliose-Behandlung persistieren können."
- Picha et al. (2014): „Spezifische DNA wurde auch bei einer signifikanten Anzahl von Patienten in späteren Prüfzeiträumen gefunden: bei 48 Patienten nach der Behandlung, bei 29 Patienten nach drei Monaten, und bei sechs Patienten nach sechs Monaten."
- Parthasarathy et al. (2013): „Diese Resultate lassen vermuten, dass Überreste von Spirochäten, die nach dem Bakterientod entweder therapiebedingt oder aus einem anderen Grund weiterhin pathogen im zentralen Nervensystem wirken können."
- Boekenstedt et al. (2002): „Nach neun Monaten konnten mittels Real-time-PCR geringe Konzentrationen von Spirochäten-DNA bei einer Subgruppe von Mäusen entdeckt werden, die mit Antibiotika vorbehandelt waren."
- Bradley et al. (1994): „Unsere Ergebnisse belegen die intraartikuläre Persistenz von *B. burgdorferi*-Nukleinsäuren bei Lyme-Arthritis und weisen darauf hin, dass persistierende Mikroorganismen und ihre Komponenten eine wichtige Rolle bei der Aufrechterhaltung von anhaltenden Immun- und Entzündungsprozessen spielen – sogar bei einigen mit Antibiotika vorbehandelten Patienten."
- Iyer et al. (2013): „DNA wurde mittels *B. burgdorferi*-spezifischer PCR bis zu 56 Tage lang in Teilproben von sowohl mit Ceftriaxon behandelten als auch unbehandelten Kulturen nachgewiesen. [...] Die Ergebnisse lassen den Schluss zu, *dass B. burgdorferi*-DNA und -mRNA in Proben nachweisbar sind, lange nachdem die Spirochäten gemäß klassischen mikrobiologischen Kriterien nicht mehr lebensfähig sind."
- Hodzic et al. (2013): „Wir haben bereits die Übertragung [...] von *B. burgdorferi*-DNA mit Dissemination der DNA bei Empfängermäusen durch Transplantation von Allotransplantaten *B. burgdorferi*-DNA-positiver Herz- und Unterschenkelgewebe von vorbehandelten Mäusen in Empfängermäuse nachgewiesen. Stadienübergreifende Übertragung von *B. burgdorferi*-DNA durch Larven, die sich bis zum Nymphensta-

> dium und weiter bis zum adulten Stadium von behandelten Mäusen ernährten, wurde gleichfalls nachgewiesen. [...] Frühere Studien [...] zeigten die Persistenz von *B. burgdorferi*-DNA in Geweben von mit Antibiotika vorbehandelten Hunden."

Einige Studien offenbarten, dass in Wirten, in welchen nach einer Behandlung Borrelien-DNA gefunden wird, irgendwann nicht-kultivierbare Spirochäten auftauchen. Eine Reihe von Forschern zeigte, dass diese nicht-kultivierbaren Spirochäten nach genügend langer Zeit wieder zu normal aktiven, kultivierbaren Spirochäten werden. Diese Studie ist repräsentativ (Hodzic et al., 2014). Sie untersucht die Spirochäten-Dynamik bei Lyme-positiven Mäusen nach Ceftriaxon-Behandlung.

> Die Ergebnisse bestätigten vorherige Studien, in welchen *Borrelia burgdorferi* in Geweben nicht kultiviert werden konnte, aber eine geringe Anzahl von *B. burgdorferi*-flaB-DNA war in Geweben 2, 4 und 8 Monate nach Beendigung der Behandlung zu beobachten. Die Häufigkeit von PCR-positiven Gewebeproben schien sich im weiteren Verlauf zu verringern. Allerdings entdeckte man vermehrt Spirochäten-flaB-DNA nach 12 Monaten – mit flaB-DNA-Werten, die fast mit den Werten Kochsalz-behandelter Mäuse vergleichbar waren. Trotz des anhaltend nicht-kultivierbaren Status wurde eine RNA-Transkription mehrerer *B. burgdorferi*-Gene in Wirtsgewebe entdeckt – flaB-DNA wurde von xenodiagnostischen Zecken erworben, und Spirochätenformen konnten in Zecken- und Mäusegeweben mittels Immunofluoreszenz und Immunohistochemie dargestellt werden. Eine Reihe von Wirtszytokinen wurden in Geweben von mit Kochsalzlösung und Antibiotika behandelten Mäusen ohne Histopathologie auf- oder abreguliert. Dies weist auf eine Reaktion des Wirts auf die Präsenz von nicht-kultivierbaren Spirochäten trotz fehlender Entzündung hin.

Aus einer Vielzahl von Gründen treten das Post-Lyme-Syndrom und die chronische Lyme-Borreliose nach einer Antibiotikabehandlung bei einer relevanten Minderheit jener auf, die sich mit Borrelien infizieren – die Beteiligung von verkapselten und anderen Formen von Borrelien bei Lyme-Persistenz wird in einem eigenen Kapitel erörtert. Weder gibt es Zweifel daran, dass diese Zustände existieren, noch können irgendwelche Medizinprofis, Forscher oder Ärzte, die evidenzbasierte Heilung befürworten, diese Daten leugnen … oder das Leiden der Betroffenen ignorieren. Berndtson (2013) fasst zusammen:

> Auf Basis gut konzipierter Studien mit vorbehandelten Tieren und der zunehmenden Entschlüsselung von Bb-Mechanismen, die den Befall des Immunsystems des Wirts und die Persistenz betreffen, können wir halbwegs sicher sein, dass einige, wahrscheinlich sogar viele chronische Lyme-Borreliose-Patienten an einer persistierenden Bb-Infektion leiden. Es liegt in der Natur der Evolution wissenschaftlicher Ideen, dass neue Studien zeigen, dass die Realität komplexer ist, als wir dachten. Es ist an der Zeit, die Spaltung der Vergangenheit zu überwinden und ein realitätsbezogeneres Paradigma der Forschung, Bildung und Patientenversorgung zu akzeptieren. Die Frage ist nicht länger, ob LD die antibiotische Attacke überleben und zu einer persistierenden Infektion werden kann. Die besten Studien belegen nicht nur, dass dies geschieht, sondern zeigen auch, wie es dazu kommt – und weshalb uns dies nicht überraschen sollte. Unsere Aufgabe in einer neuen Ära ist es, zu bestimmen, welche Patienten an einer persistierenden LD leiden – und wir sollten auf evidenzbasiertes Wissen pochen, um Ärzte dazu zu bewegen, sie zu behandeln.

Es gibt noch eine weitere Sache, die diskutiert werden muss, bevor wir uns dem nächsten Kapitel widmen, das konservative Ärzte noch mehr aufregen wird: die Dauer der Antibiotikabehandlung. Ich werde hier nicht sehr in die Tiefe gehen. Aber dieses Thema muss angesprochen werden, da manche Ärzte wegen des langfristigen Einsatzes von Antibiotika attackiert wurden.

Einigen Patienten mit chronischer Lyme-Borreliose scheinen längere Antibiotikatherapien zu helfen. Der Grund hierfür mag die längere Anwendung (oder die langfristige kombinierte Anwendung von mehreren Antibiotika) oder die suppressive Wirkung von Antibiotika auf Bakterien oder die antientzündlichen Wirkeigenschaften der Antibiotika sein – einige von ihnen hemmen Zytokine, die von den Bakterien aktiviert werden. Zahlreiche Studien zeigen, dass längere Antibiotikakuren die Symptome reduzieren und die Lebensqualität von Patienten mit chronischer Lyme-Borreliose erhöhen. Nachfolgend einige Beispiele:

- Clarissou et al. (2009): Die Wirksamkeit von langfristigen Antibiotikabehandlungen bei Patienten mit chronischem Zecken-assoziiertem *Poly-Organic Syndrome* (TAPOS).

  Die Autoren merken an: „Trotz einer nun kodifizierten Antibiotikatherapie bei Lyme-Borreliose klagt ein signifikanter Teil der Patienten, die gemäß den Leitlinien behandelt wurden, über anhaltende Symptome.

[…] Diese offene prospektive Studie wurde mit einer Gruppe von 100 Patienten durchgeführt, um die medizinische Behandlung des chronischen TAPOS nachzubeobachten, und um ihren Krankheitsverlauf unter einer langfristigen Antibiotikatherapie zu bewerten. *Die medizinische Behandlung erwies sich als symptomatisch wirksam.*" [Hervorhebung von mir]

- Stricker (2007): Kontrapunkt: Langzeitantibiotikatherapie verbessert anhaltende mit Lyme-Borreliose assoziierte Symptome:
  „In einem anderen Fall verschlechterte sich der Zustand der Patientin trotz wiederholter Antibiotikabehandlung über einen Zeitraum von zwei Jahren. Sie bekam 12 Monate lang [regelmäßig] intravenöse Antibiotika, gefolgt von einer 11-monatigen oralen Antibiotikatherapie. Ihr Zustand verbesserte sich deutlich."
- Delong et al. (2012): Erneute Antibiotikabehandlung von Lyme-Borreliose-Patienten mit persistierenden Symptomen: Eine biostatistische Analyse von randomisierten, placebokontrollierten, klinischen Studien:
  „Diese biostatistische Analyse offenbart, dass die Nachbehandlung von Vorteil sein kann. Erste Ergebnisse, die ursprünglich als statistisch nicht signifikant betrachtet wurden, wurden wahrscheinlich unterschätzt. Die günstigen Behandlungseffekte von Ceftriaxon sind vielversprechend und konsistent bei anhaltender Infektion."
- Berndtson (2013): Übersichtsarbeit über Immunevasion und persistierende Infektion bei Lyme-Borreliose:
  „Fallon et al. prüften veröffentlichte Bewertungen von vier NIH-gesponserten Studien [die Effekte einer langfristigen Nachbehandlung von Patienten mit persistierenden Symptomen nach Standard-Antibiotikaprotokollen untersucht hatten]. Ihre Prüfung der Studie (*Study and treatment of post-Lyme disease*/STOP-LD) von Krupp et al. widerspricht der früheren Kritik an dieser Studie und ergibt, dass die Behandlung mit intravenösem Ceftriaxon eine statistisch und klinisch relevante Wirkung auf Fatigue hat – das primäre Prüfkriterium dieser Studie. Sie heben außerdem hervor, dass die *Post-Treatment Lyme Encephalopathy*-Studie eine statistisch signifikante und klinisch relevante günstige Wirkung auf Schmerzen und die physische Funktion belegen konnte."
  „Delong et al. führten eine statistische Überprüfung dieser vier Studien durch und schlussfolgerten […], dass die Behandlung mit Ceftriaxon zur klinisch relevanten Besserung von Fatigue und der kognitiven Funk-

tion führte, und dass persistierende LD-Patienten mit anfangs heftigen Schmerzen und schlechter physischer Funktion wahrscheinlich von einer signifikanten und nachhaltigen Besserung durch eine solche Behandlung profitieren."

Meine persönliche Meinung: Die langfristige Anwendung von Antibiotika treibt und hält Spirochäten in morphologisch veränderten Formen aufgrund der Dynamiken von Spirochäten, wenn sie attackiert werden. Hunderte Studien haben dies untersucht. Diese Formen haben einen äußerst reduzierten Stoffwechsel. Sie reproduzieren sich nicht und sind im Prinzip komatös. Deshalb sind die Symptome, mit welchen die Patienten zu kämpfen haben, deutlich reduziert. Bei Patienten mit symptomatischer Behinderung, die ausschließlich Medikamente einnehmen, können langfristige Antibiotikaanwendungen ihre Lebensqualität wiederherstellen. Der Nachteil ist natürlich, dass die Spirochäten aktiviert werden können, sobald die Antibiotikatherapie abgesetzt wird. Dann könnten wieder Symptome auftreten.

Wenn Sie Patienten mit Lyme-Borreliose behandeln, empfehle ich Ihnen die nachfolgenden hervorragenden Übersichtsarbeiten, die allesamt frei zugänglich sind. Sie geben einen guten Überblick über chronische Lyme-Borreliose, das Post-Lyme-Syndrom und die zugehörigen Kontroversen.

- Berndtson K: Review of evidence for immune evasion and persistent infection in Lyme disease. *International Journal of General Medicine* 6 (2013) 291–306
- Borgermans L et al.: Relevance of chronic Lyme disease to family medicine as a complex multidimensional chronic disease construct: A systematic review. *International Journal of Family Medicine* (2014) volume 2014
- Johnson, Lorraine, Stricker R: The Infectious Diseases of America Lyme guidelines: A cautionary tale about the development of clinical practice guidelines. *Philosophy, Ethics, and Humanities in Medicine* 5(9) (2010)

Morgellons ist eine neu aufkommende Hauterkrankung, die durch die Bildung von Hautfilamenten auffällt, mit multisystemischen Symptomen und durch Zecken übertragene Erkrankungen assoziiert wird. Manche Mediziner glauben, dass diese häufig bunten Filamente in der Haut Textilfasern sind, die entweder von den Patienten selbst eingebracht wurden oder sich zufällig an die Läsionen haften. Sie schlussfolgern, dass Patienten mit dieser Erkrankung von Wahnvorstellungen heimgesucht werden … [Trotzdem] wurden Spirochäten in dermatologischen Proben unserer Studienpatienten entdeckt.

Middelveen et al., 2013

Die chronische Infektion mit Spirochäten kann zur langsam fortschreitenden Demenz, kortikalen Atrophie und zu Amyloidablagerungen bei atrophischer Form einer allgemeinen Parese führen. Es gibt eine signifikante Assoziation zwischen Alzheimer und verschiedenen Spirochätenarten.

Miklossy, 2011

Diese jüngsten historischen, geographischen und mikrobiologischen Daten sollten die Ärzteschaft dazu veranlassen, anzuerkennen, dass Fälle von persistierenden Syndromen nach einem Zeckenstich womöglich durch multiple Pathogene hervorgerufen werden, und dass diese verborgenen Infektionen ein neues Konzept erfordern, wenn nicht gar einen Paradigmenwandel.

Christian Peronne, 2014

Morgellons, Alzheimer, Autismus und PANDAS

Wenn Sie denken, dass sich nun die Gemüter beim Thema Lyme-Borreliose erhitzen, warten Sie, bis Sie diesen Schauplatz hier betreten. Aus irgendeinem Grund empfinde ich es inzwischen als amüsant (auch wenn es das nicht für Lyme-Patienten ist, die sich in der Zwickmühle befinden), Männer zu sehen (es sind meistens Männer), die sich für total vernünftig halten und unkontrolliert zu schwafeln beginnen (häufig mit feuchter Aussprache), sobald sie etwas bemerken, das nicht zu ihrer Lehrmeinung passt.

Abgesehen von dieser Belustigung wird es für mich zunehmend schwieriger, gegenüber ihren Patienten gelassen zu bleiben – angesichts der fortgesetzten Feindseligkeit und Arroganz reduktionistischer Ärzte. Manche Schulmediziner, die meisten haben keine psychotherapeutische Qualifikation, stufen ihre Patienten umgehend als geisteskrank ein, wenn sie Symptome zeigen, die nicht Teil ihres Lehrmeinung sind.

Solche reflexartigen Diagnosen bei Lyme-Betroffenen waren von Anfang an die Regel – und das ist bis heute so, trotz Unmengen von Studiendaten, die zeigen, dass die meisten Vorstellungen der Ärzte über Lyme-Borreliose und ihre Koinfektionen überholt, falsch und nutzlos sind. Leider wird diese Sorte von Ärzten routinemäßig von den Medien hofiert, irgendein Traktat über Lyme-Borreliose oder mit ihr assoziierte Erkrankungen wie zum Beispiel Morgellons zu schreiben. Trotz zahlreicher Fachartikel, die belegen, dass solche Traktate falsch, unzutreffend und/oder haltlos ist, drucken die Medien ihre Kommentare ab. Das erinnert mich stark an etwas, das Paul Krugman in einem seiner Blogs geschrieben hat (2000): „Wenn ein Präsidentschaftskandidat erklärt, dass die Erde eine Scheibe ist, können Sie sicher sein, dass Sie eine Nachrichtenanalyse mit nachfolgender Überschrift sehen werden: »Form des Planeten: Beide Seiten haben nicht ganz unrecht.« Schließlich ist die Erde keine perfekte Kugel."

In diesem Kapitel werde ich kurz einige Zustände ansprechen, die nachweislich mit Borreliose assoziiert sind – und bei manchen Zeitgenossen für übermäßigen Speichelfluss beim Sprechen sorgen. Ich werde hier nicht sehr in die Tiefe gehen, aber man sollte aufgrund der ständigen Konflikte über solche Zustände sprechen.

Morgellons

Ich habe erstmals von Morgellons im Jahr 2006 gehört, als die Medien von einem befremdlichen medizinischen Phänomen berichteten, das bei einer Menschenansammlung in Texas beobachtet wurde. Niemand wusste, was los war. Aber es betraf so viele Menschen, dass die Medien nicht anders konnten, als darüber zu berichten.

Die Geschichten drehten sich um eigenartige, bunte Fasern in der Haut – es wirkte wie eine bizarre Science-Fiction-Geschichte. Trotz der üblichen, reflexartigen Antworten der Mehrheit der amerikanischen Ärzte auf Neuartiges (… „so etwas wie AIDS gibt es nicht. Ihre Lyme-Borreliose-Symptome sind nur in Ihrem Kopf. Sie haben Dermatozoenwahn!") gibt es diesen Zustand wirklich. Er ist keine Wahnvorstellung. Inzwischen wird weltweit darüber berichtet. In den USA sind Florida, Texas und Kalifornien offenbar besonders betroffen.

Middelveen et al. (2014) äußern sich wie folgt über Morgellons: „[Morgellons] ist eine aufkommende multisystemische Erkrankung, die durch Hautläsionen mit darin eingebetteten ungewöhnlichen Fasern oder aus dem Epithelgewebe vordringenden Fasern charakterisiert wird." Damit assoziierte Symptome wie Fatigue, neurologische Störungen und Gelenkschmerzen kommen häufig vor. Darüber hinaus wird auch regelmäßig von peripherer Neuropathie, Untertemperatur, „Herzrasen" und abnormer Zytokinaktivität berichtet. In einem früheren Beitrag bemerken Middelveen und Stricker (2011):

> Die Kennzeichen der Morgellons-Krankheit sind „mysteriöse" Fasern unbekannter Herkunft, die leicht mithilfe einer 60fachen Vergrößerung im digitalen Mobilmikroskop erkannt werden und bei nicht oder langsam heilenden Hautwunden in sowie als Anhang intakter Außenhaut auftreten können. Die Fasern können kaum extrahiert werden. Versuche, sie zu entfernen, kann stechende Schmerzen verursachen. Patienten mit diesem Leiden können krabbelnde und stechende Hautempfindungen haben.

Obwohl eine wachsende Zahl von Forschern endlich damit anfängt, die Morgellons-Krankheit (MD) genauer zu erforschen, waren Marianne Middelveen und Raphael Stricker die ersten, die sich damit befassten. Stricker ist Arzt und Forscher und hat sich auf Borreliose spezialisiert. Middelveen ist eine Mikrobiologin und medizinische Mykologin (Pilzexpertin), die sich auf Mikrobiologie bei Tieren spezialisiert hat. Middelveens Kompetenz ist von Bedeutung, da es bei Rindern eine Krankheit gibt, die Morgellons äußerst ähnlich ist – sie heißt Dermatitis digitalis (kurz DD; auch bekannt als Mortellaro-Krankheit, Zehenhautentzündung des Rindes). DD wurde erstmals im Jahr 1974 beschrieben und hat sich seit 1993 rasend schnell in den USA, Europa und Australien ausgebreitet.

MD und DD weisen Parallelen zu einer anderen Erkrankung namens Frambösie (engl. *yaws*) auf, die durch die Spirochätenart *Treponema pallidum*, eine Subspezies von *T. pertenue,* verursacht wird. Ähnlich wie Morgellons und DD kommt es bei Frambösie zu Hautläsionen, die sich rasch auf dem ganzen Körper ausbreiten. Bei der Untersuchung von Frambösie-, MD- und DD-Läsionen wurden Spirochäten in betroffenen Geweben nachgewiesen.

Die wesentlichen Stephen-King (SK)-Faktoren sind bei Morgellons: 1. die Präsenz von Fasern in der Haut, die während der Infektion von der Haut ausgestoßen werden, und 2. das ungeheuer seltsame Gefühl, das etwas unter der Haut kriecht und einen Ausweg sucht. Der SK-Faktor wird durch das breite Farbspektrum der Fasern noch verstärkt: weiß, schwarz, rot, blau, violett und grün. Die Ärzte der Anti-Morgellons-Fraktion behaupten, dass es sich bei den aus der Haut ihrer Patienten vordringenden Fasern um Teppichfasern oder andere Industriefasern handelt. Allerdings wurde in einer Analyse der Fasern keine Übereinstimmung mit irgendeiner Faser gefunden, die in der FBI-Datenbank gelistet ist. Gleiches gilt für die 880 Komponenten, die gewohnlich zur Herstellung von kommerziellen Fasern genutzt werden. Middelveen und Stricker (2011) äußern sich hierüber wie folgt:

> Färbemittel-extrahierende Lösungen können die Kolorierung nicht beseitigen. Die Fasern sind so stark und hitzeresistent, dass Untersuchungen der Inhaltsstoffe mit Gaschromatographie nicht möglich waren. Im Mikroskop schimmerten die Fasern […] „metallisch". Sie scheinen in Mineralien eingehüllt zu sein und zeigen keine zelluläre Struktur. Haut-assoziierte Fasern tauchen auf und stoßen durch die Haut und Hautläsionen heraus. Manche Fasern scheinen aus Haarfollikeln zu wachsen. Die Fasern fluoreszieren unter ultraviolettem Licht.

Anlässlich einer genaueren Analyse der Fasern entdeckte man, dass sie durch abnorme Keratin- oder Kollagenexpression in epithelialen Fibroblasten und

Keratinozyten erzeugt werden. Der sicherste Weg für eine pflanzenbasierte Therapie wäre, Kräuter zu finden, die die Keratinozyten- und Fibroblastenfunktion im Körper normalisieren. Bisher hat das nicht geklappt. Jedenfalls hilft die Reduzierung der Borrelien-induzierten Zytokine.

DD-Infektionen weisen viele Ähnlichkeiten zu Morgellons auf, deshalb konzentrieren sich die Forscher auch auf DD. Hierbei treten Dermatitis und papillomatöse Läsionen auf der Haut im Bereich des Kronrands der Hufe bei Huftieren auf. Die Erkrankung kommt in der Regel bei Nutztieren wie Ziegen, Schweinen und Pferden vor, ist aber bei Rindern am häufigsten zu beobachten. Aus diesem Grund wird sie manchmal „bovine Dermatitis digitalis" oder BDD genannt. Sie tritt auch bei Wildtieren auf – primär bei Elchen.

Kennzeichen der DD ist gleichfalls eine abnorme Faserbildung. Middelveen et al. (2013) bemerken hierzu: „Läsionen zeigen parakeratotische Hyperkeratose, Ankanthose, ulzerierte dermale Papillenspitzen und *Elongation von Keratinozyten, die sich zu langen Keratinfasern entwickeln.*" [Hervorhebung von mir]

DD wurde etwa 1974, zur selben Zeit wie Lyme-Borreliose, erstmals von Menschen bemerkt – primär von Landwirten und Tierärzten. Beide Erkrankungen wiesen eine vergleichbare Epidemiologie auf. Morgellons waren bis 2006 als Krankheitsentität (öffentlich) nicht präsent. Hier fallen mir zunächst die enorm unterschiedlichen Haltungen von Ärzten und Tierärzten gegenüber diesen Zuständen auf. Humanmediziner behaupteten, Morgellons sei eine Wahnvorstellung, ein psychiatrisches Problem ohne jedweden Realitätsbezug („Dermatozoenwahn"). Tierärzte haben stattdessen die letzten 20 Jahre damit verbracht, die Ursache des Problems herauszufinden. Es wäre für Tierärzte wahrscheinlich sehr schwer gewesen, den Landwirten zu erklären, dass ihre Kühe psychische Probleme haben und alles nur eine Einbildung ihrer Tiere sei – daher auch der engere Realitätsbezug. Pubmed enthält 422 Artikel (Stand: 2017) über DD seit 1992. Bei Eingabe des Suchworts „Morgellons" erscheinen 55 Artikel (Stand: 2017), der früheste von 2006. Einige davon bewerten den Zustand als Wahnvorstellung und ignorieren die Fakten seriöser Studien.

Als sich DD zum Problem bei Rindern entwickelt hatte, begannen Tierforscher damit, das mit den Läsionen assoziierte bakterielle Mikrobiom zu analysieren. Sie entdeckten schnell, dass im Bereich der Läsionen und der faserigen Phänomene stets eine eindeutige Gruppierung von Spirochäten nachweisbar ist. Die Ursache scheint primär eine Spirochätenart zu sein, die *T. phagedenis* sehr ähnlich ist – sie kommt häufig in unserem Körper vor. Sie wird als *T. phagedenis*-ähnliches Bakterium bezeichnet. Die zweithäufigste Spezies ist ein *T. pedis*-ähnliches Bakterium. Andere sind vergleichbar (oder identisch) mit *Treponema denticola* – dieses Bakterium kommt häufig im Mund vor. *T. vincentii, T. brennaborense, T. refringens* und *T. calligyrum*. Nebenbei bemerkt: Es wurden bei menschlicher Parodontose über 60 unterschiedliche, bisher nicht kultivierte Phylotypen von Spirochäten identifiziert. Ähnlich wie bei einer Infektion durch Borrelien tritt die Infektion bei Huftieren in Begleitung einer Vielfalt von Spirochätenstämmen, Genotypen und bisher unbekannten Arten auf.

Frühe Forschungen über DD (Demirkan et al., 1999) haben herausgefunden, dass ELISA-Tests „eine viel höhere Reaktivität bei *Treponema* und *B. burgdorferi* aufweist" als bei anderen Bakterien. Demirkan et al. (1998) bemerkten in einer früheren Studie Folgendes: „Immunohistochemische Analysen zeigten, dass Spirochäten in Hautläsionen von polyklonalen Antiseren gegen *Borrelia burgdorferi, Treponema denticola* und *Treponema vincentii* identifiziert werden können."

Generell gilt: Bei Auftreten von DD haben Forscher eine Ansammlung von Bakterien im Bereich der Läsionen gefunden, in der Spirochäten überwiegen. Es scheint sich um einen polymikrobiellen Krankheitskomplex zu handeln, mit auffälliger Akkumulation von Bakterien um eine Kerngruppe synergistischer Spirochäten herum, was eine abnorme Keratin- und Kollagenexpression durch Keratinozyten und Fibroblasten erzeugt. In der Folge werden Fasern extrudiert.

Eine gezielte Untersuchung der Läsionen ergab, dass in den tieferen Schichten nur Morphotypen von *Treponema* vorkommen, was die Hypothese glaubwürdig erscheinen lässt, dass in erster Linie Spirochäten pathogen wirken. In frühen Krankheitsstadien enthalten die Bakterienkolonien viel weniger Spirochäten. Im weiteren Krankheitsverlauf gewinnen Spirochäten der Gattung *Treponema* in geschädigten Geweben die Oberhand. Krull et al. (2014) bemerken hierzu: „Zu den Haupterkenntnissen zählen die dramatische Zunahme von *Treponema* Sequenzen mit fortschreitender Läsion, eine Verschiebung innerhalb der *Treponema spp.* zwischen den Läsionsstadien und die beinahe vollständige Abwesenheit von viraler oder mykotischer DNA." Andere Studien untersuchten, ob Spirochäten die Ursache für die Infektion sind: Im Bereich der Hufe zuvor gesunder Kälber wurden

Substanzen von bovinen Läsionen sowie *Treponema* injiziert. In beiden Fällen zeigte sich, dass die nachfolgend entstandenen Läsionen identisch mit DD sind.

DD-Infektionen neigen aufgrund von unhygienischen Bedingungen zur Ausbreitung in landwirtschaftlichen Betrieben – aber auch wild lebende Elche sind häufig von der Infektion betroffen. Anders formuliert: Nutztiere sondern ihre Ausscheidungen in feuchtem, nassem, mit Exkrementen verunreinigtem Stroh ab und stehen fortwährend darin. Wie bei Spirochäten üblich, nimmt die primär an DD beteiligte Spezies unterschiedliche morphologische Formen an. Sie machen das nicht nur unter Stress (siehe nächstes Kapitel), sondern es ist Teil ihrer Infektionsstrategie. Sie besiedeln sofort die Harnblase und den Verdauungstrakt und werden in verkapselter Form über die Fäkalien und den Urin ausgeschieden. Diese verkapselten Formen infizieren dann die Hufregion und verwandeln sich nach der Infektion wieder in ihre Ursprungsform. Normale Spirochäten und solche in zystischer Form wie die beiden dazwischenliegenden Formen werden häufig in Läsionen beobachtet – normale kugelförmige Körper und eingehüllte Cluster von Granulaten. Die Mikroorganismen werden auch durch landwirtschaftliche Geräte verbreitet (z. B. Klauenschnittgeräte).

Die Tatsache, dass Großsäugetiere eine Erkrankung bekommen, die mit menschlicher Morgellons gleichzusetzen ist, sollte die Reduktionisten unter den praktizierenden Forschern und Ärzten, die die Existenz der Erkrankung beim Menschen leugnen, aufhorchen lassen.

Wie Morgellons regt DD die Bildung von faserigen Extrusionen in den infizierten Bereichen an. Im Wesentlichen handelt es sich dabei um Keratinfilamente, die mehrere Zentimeter lang werden können. Aus diesem Grund sieht es so aus, als hätten die Tiere behaarte Hufe.

Eine Analyse der mit Morgellons (MD) assoziierten Fasern zeigt, dass sie sich entweder aus Keratin oder Kollagen zusammensetzen. Die Keratinfasern stammen von Keratinozyten, die kollagenhaltigen Blasen wiederum stammen von Fibroblasten. Middelveen et al. (2014) betonen: „Die Faserbildung ist das Ergebnis der abnormen Keratin- und Kollagenexpression der Keratinozyten und Fibroblasten."

Wie bei DD produzieren Morgellons-Patienten Borrelien-reaktive Antikörper. Middelveen et al. (2014) untersuchten zahlreiche MD-Patienten. Die Analyse ergab, dass alle Patienten in Bezug auf Borrelia-Antigene seropositiv waren, keiner unter Wahnvorstellungen oder an einer psychischen

Störung litt. Bei allen waren in dermatologischen Gewebeproben Spirochäten zu sehen. Borrelien wurden in der Hornhautschicht benachbarter Morgellons-Gewebe gefunden. Die meisten Fälle waren PCR-positiv. Frei bewegliche Spirochäten wurden bei der Hälfte der Infizierten nachgewiesen. Kultivierte Spirochäten eines Patienten wurden als Borrelien identifiziert. Hierzu äußern sich die Forscher wie folgt:

> Die Präsenz von Spirochäten in MD-dermatologischen Proben belegt, dass Morgellons-Läsionen mit einer Infektion durch Spirochäten assoziiert sind. [...] Spirochäten waren in dermatologischem Gewebe von vier MD-Patienten durch kombinierte Anwendung von Verfahren aus [einer langen Liste von Techniken] leicht nachweisbar. Bewegliche Spirochäten wurden ebenfalls in Kulturen beobachtet, die mit MD-Hautgewebe inokuliert waren. Dies ist ein Indiz dafür, dass unsere Proben lebensfähige Mikroorganismen enthielten.

Sie fahren fort:

> Im Gegensatz zu BDD, die mit einer Vielzahl von *Treponema* assoziiert wird, enthielt das MD-Hautgewebe in dieser Studie Spirochäten, die durch Immunfluoreszensfärbung mit Anti-Borrelien-Antikörpern als Borrelien identifiziert wurden. Darüber hinaus wurden MD-Spirochäten spezifisch durch gezielte PCR als *Borrelia burgdorferi* klassifiziert.

Die Autoren der Studie schlussfolgern:

> Unsere Ergebnisse legen nahe, dass sich Borrelien im Inneren von Keratinozyten und Fibroblasten verkapseln können, was sowohl zu einer persistierenden Infektion, die refraktär gegenüber Antibiotika ist, als auch zur abnormen Faserproduktion durch diese infizierten Zellen bei MD-Patienten führen kann.

Es gibt zu viele Belege, um bei Morgellons auf eine wahnhafte Parasitose zu verweisen. Nach intensiver Durchsicht der Fachliteratur wünschte ich mir, dass mehr Ärzte über die Kompetenz und die Demut von Tierärzten verfügten.

Es gibt viel weniger Morgellons-Patienten als solche mit anderen Borrelien-assoziierten Symptombildern. Aus diesem Grund bin ich bisher nur wenigen Menschen mit dieser Erkrankung begegnet – aber mit einigen von ihnen haben wir gearbeitet. Die Behandlung stellt eine Herausforderung dar, aber MD reagierte auf dieselben Protokolle, die bei Lyme-Borreliose und ihren Koinfektionen wirksam sind.

Das hauptsächliche Hindernis auf der Suche nach Hilfe ist für die meisten Menschen die dominante Gesprächskultur einer sehr stimmgewaltigen und extrem unwissenschaftlichen Gruppe von Medizinern. Wie Forscher (Middelveen et al., 2011) bemerkten, hat dies „die wissenschaftliche Forschung behindert und die Implementierung einer geeigneten Therapie und eines Versorgungskonzepts verhindert. In einigen Fällen kam es zur Behandlung mit unwirksamen und ungeeigneten antipsychotischen Medikamenten. Manche Patienten wurden durch die Diagnose einer psychischen Störung stigmatisiert und in der Folge sozial isoliert. Sie verloren ihren Arbeitsplatz und/oder das Sorgerecht für ihre Kinder. Die Suizidrate ist in diesen Fällen besonders hoch." Das ist nichts Neues in der Welt der Lyme-Borreliose – es ist Zeit, dass diese Tragödie beendet wird.

Alzheimer und Borreliose

Früher wurde Lyme-Borreliose im Zentralnervensystem und im Gehirn routinemäßig falsch diagnostiziert: Multiple Sklerose, Parkinson, Alzheimer (AD) oder psychiatrische Zustände wie bipolare Störung bis hin zu Schizophrenie. Die Ursachen solcher Zustände blieben rätselhaft, obwohl man sich lange den Kopf zerbrochen hatte.

In der ersten englischsprachigen Ausgabe dieses Buches habe ich darauf hingewiesen, dass bei einigen Autopsien von Alzheimer-Patienten Spirochäten im Hirngewebe gefunden wurden. Wie üblich wurde das vom konservativen Establishment ignoriert. Im letzten Jahrzehnt seit dieser Entdeckung wurden einige seriöse Studien durchgeführt, deren Ergebnisse die Hypothese stützen, dass in einigen Fällen Alzheimer durch Borreliose im Gehirn verursacht wird – *Treponema, Chlamydophyla* sowie Herpesviren können den Zustand ebenfalls hervorrufen. Die beste Arbeit über den Zusammenhang von Borrelien und AD stammt von Judith Miklossy, im Zusammenhang mit ihrer Dissertation 2005. Miklossy betont (2011): „Die Exposition von neuronalen Zellen und Gliazellen sowie organotypischen Kulturen durch Spirochäten entspricht biologischen und pathologischen Merkmalen von AD." Alzheimer ist durch Amyloidplaques im Gehirn charakterisiert. In Amyloid-Ablagerungen von AD-Patienten wurden sowohl normale als auch verkapselte Borrelien gefunden. Studien zeigten, dass Borrelien tatsächlich an der Bildung von Amyloidplaques im Gehirn von Versuchstieren beteiligt sind. AD ist in diesem Fall nur eine der möglichen Folgen einer jahrzehntelangen Borreliose. Alzheimer ist ein Nebeneffekt der chronischen Langzeitinfektion. Miklossy (2011) weist in diesem Zusammenhang auf Folgendes hin:

> Die Ergebnisse zeigen, dass es eine statistisch signifikante Assoziation zwischen Spirochäten und AD gibt. Wenn etablierte (neutrale) Verfahren alle Spirochätentypen erkennen oder hoch pathogene periodontale Treponemen untersucht wurden, waren in mehr als 90 Prozent der AD-Fälle Spirochätenarten im Gehirn zu beobachten. *Borrelia burgdorferi* wurde bei 25,3 Prozent der untersuchten AD-Fälle im Gehirn entdeckt und kam im Vergleich zur Kontrollgruppe 13-mal häufiger bei AD vor. [...] Darüber hinaus kommt es zur Koinfektion mit mehreren Spirochätenarten bei AD. Die pathologischen und biologischen Merkmale von AD wurden *in vitro* durch Exposition von Säugetierzellen mit Spirochäten reproduziert.

Miklossy et al. (2004) berichten in einer Studie darüber, dass aus Gehirngewebe von Patienten mit AD-Diagnose isolierte Spirochäten in einem gezielt für *Borrelia burgdorferi* geeigneten Medium kultiviert werden konnten. Sobald sie angewachsen und analysiert waren, kam es zu positiven Befunden (Treffer).

Offenkundig sind manche idiopathischen Zustände wie zum Beispiel Alzheimer-Demenz die Folge einer langfristigen bakteriellen und viralen Infektion.

Autismus und Lyme-Borreliose

Bezüglich Lyme-Borreliose und Autismus stehen reichlich Kontroversen im Raum. Wie bei Alzheimer oder Hepatitis gibt es meiner Meinung nach verschiedene Ursachen für Autismus. Aussagekräftige Belege sprechen dafür, dass eine Lyme-Borreliose entweder zur Entstehung von Autismus beitragen oder in manchen Fällen diese sogar verursachen kann.

Bei Studien mit Kindern, die unter einer Autismus-Spektrum-Störung litten, fand man heraus, dass ein bestimmter Prozentsatz von ihnen Lyme-positiv war. Kuhn und Bransfield (2012) bemerken hierzu: „Die Kinder wurden [dann] mit Antibiotika behandelt und ihre ATEC-Werte [ATEC = *autism treatment evaluation checklist*] verbesserten sich. Vereinzelt beobachtete man, dass manche der Kinder nach einer Antibiotikatherapie eine unerwartet hohe Entwicklungsstufe erreichten."

Der wahrscheinlich beste frei zugängliche Artikel stammt von Brainsfield et al. (2007) und heißt *The asssociation between tick-borne infections, Lyme borreliosis, and autism-spectrum-disorders* (Assoziation zwischen durch Zecken übertragenen Infektionen, Lyme-Borreliose und Autismus-Spektrum-Störungen). So heißt es dort:

> Gestützt wird diese Hypothese mitunter durch mehrere Fälle von Müttern mit Lyme-Borreliose und Kindern mit Autismus-Spektrum-Störungen, fetale neurologische Anomalien durch Zecken-assoziierte Erkrankungen, Ähnlichkeiten zwischen Zecken-übertragenen Erkrankungen hinsichtlich der Symptome des autistischen Spektrums, Pathophysiologie, Immunreaktivität, Schläfenlappenpathologie und bildgebende Daten; positive Reaktivität für *Borrelia burgdorferi* in mehreren Studien bei Patienten mit autistischen Störungen (22 %, 26 % und 20–30 %) sowie 58 % für Mykoplasmen; ähnliche geographische Verteilung und Verbesserung der autistische Symptome durch Antibiotika-Behandlung.

Bei Kindern mit Autismus-Spektrum-Störungen macht es Sinn, einen versierten Diagnostiker aufzusuchen, der diagnostische Tests für Lyme-Borreliose mit Fingerspitzengefühl begutachtet, um zu erfahren, ob Lyme-Borreliose oder Mykoplasmen am Zustandsbild beteiligt sind. Eine antibakterielle Behandlung kann dann den Zustand in einigen Fällen deutlich verbessern. Man sollte die LD-Diagnose nicht außer Acht lassen – das kann jahrelange, qualvolle Schmerzzustände verhindern.

PANDAS

PANDAS ist ein weiterer Eintrag auf der wachsenden Liste von Akronymen, die uns heimsuchen. Es steht für engl. *Pediatric Autoimmune Neuropsychiatric Disorders Associated with Streptococcal Infections* = PANDAS. (… *Es frisst keine Sprossen und Blätter.*) Ich werde dieses Syndrom nicht erschöpfend erörtern. Er muss aber im vorliegenden Buch Erwähnung finden, da es häufig und leicht mit Neuroborreliose verwechselt wird. PANDAS tritt fast immer bei Kindern auf, in der Regel bei Kindern von fünf bis zwölf Jahren – deshalb taucht „pediatric" (= die Kinderheilkunde betreffend) in der englischen Bezeichnung der Erkrankung auf. Der Ausbruch der Erkrankung erfolgt nach einer bakteriellen Infektion durch *Streptococcus pyogenes*, ein grampositives Bakterium – kein gramnegatives Bakterium wie Lyme-Borreliose-assoziierte Spirochäten.

Die Erkrankung beginnt meist mit einer Halsentzündung mit grippeähnlichen Symptomen. Dann fallen plötzlich neurologische Probleme auf, primär Zwangsstörungen (OCD) und neurologische Tics, etwa das Tourette-Syndrom. Bauchschmerzen, Erbrechen, beginnendes Asthma, Kieferhöhlenvereiterung, schwere rezidivierende Ohreninfektionen kommen bei einer Infektion vor. Die Ursache der Erkrankung ist das Vordringen von Bakterien in das ZNS und das Gehirn, wo sie Entzündungen auslösen. Der Zustand verschlimmert sich durch Kreuzreaktivität von Antikörpern und Nervengewebe.

Hyperaktivität, Impulsivität, verwaschene Handschrift, plötzlicher Harndrang, Trennungsängste und eine Verschlechterung der schulischen Leistungen zählen zu den üblichen Frühzeichen von PANDAS. Unaufmerksamkeit, Stimmungsschwankungen, trotziges und aufmüpfiges Benehmen, Persönlichkeitsveränderungen, Angst vor dem Schlafengehen und Ruhelosigkeit können gleichfalls auftreten. Wahnideen betreffen Aggression und Kontaminierung. Wasch-, Reinigungs- und Kontrollzwangstörungen werden beobachtet.

Neben den Anfangssymptomen gibt es Ähnlichkeiten und Unterschiede, was Neuroborreliose und PANDAS betrifft. So kommt beispielsweise eine Halsentzündung häufiger bei PANDAS vor. Insbesondere neurologische Tics und OCDs (Wahn-/Zwangsstörungen) kommen bei Lyme-Borreliose nur sehr selten vor (sind aber möglich), bei PANDAS aber immer präsent. Hyperaktivität, Trennungsangst und abnorme Handschrift sowie choreiforme Bewegungstörungen sind bei PANDAS häufiger zu sehen als bei LD. Der beste frei zugängliche Beitrag über den Unterschied zwischen PANDAS und LD stammt von Rhee und Cameron, 2012 [siehe Bibliographie]. Er ist von unschätzbarem Wert für Ärzte oder Eltern.

Eine nach unserer Erfahrung nach nützliche Behandlung ist die Anwendung des systemisch wirksamen pflanzlichen Antibiotikums *Cryptolepis sanguinolenta*, das ein spezifisches Kraut für diese Bakterienart ist. Baikal-Helmkraut (*Scutellaria baicalensis*) ist essenziell zur Verminderung der Gehirnentzündung und der Entzündungen in Nervenstrukturen. Kudzu (*Pueraria lobata*) ist ebenfalls zur Behandlung der häufig vorliegenden Gehirnentzündung extrem hilfreich. Senegawurzel (*Polygala tenuifolia*) – auch

Kreuzblumenwurzel oder Dünnblättrige Kreuzblumenwurzel – unterstützt die Regeneration geschädigter Nervenstrukturen*, sofern Krämpfe vorliegen.* Cilantro (*Coriandrum sativum*) oder Koriander helfen bei der ausgeprägten Umweltempfindlichkeit, die manchmal vorkommt. Alle Kräuter werden als Tinkturen eingenommen. Omega-3-Öle und Vitamin D3 können helfen, die Auswirkungen auf das Gehirn deutlich zu verringern oder sogar rückgängig zu machen. Die günstige Beeinflussung des Darmmikrobioms (Darmflora) ist sehr gut wirksam.

Behandlungsprotokoll bei PANDAS

- *Cryptolepis*-Tinktur, 1 bis 10 Tropfen, drei Mal täglich (bis zu 30 Tropfen bei älteren Kindern)
- Baikal-Helmkraut-Tinktur, gleiche Dosierung
- Kudzu-Tinktur, 5 bis 20 Tropfen, drei Mal täglich
- Senegawurzel-Tinktur, 10 Tropfen, drei Mal täglich (nur bei Krämpfen)
- Cilantro-Tinktur, 1 bis 5 Tropfen, drei Mal täglich (bei extremer Umweltempfindlichkeit)
- Omega-3-Öle (am besten: fermentiertes Dorschleberöl), ½ TL pro Tag, ansonsten siehe Dosierungsinformation der Packungsbeilage
- Vitamin D3, 2000 IE täglich
- Vezichten Sie auf Gluten, Zucker, Milch und Milchprodukte, bis sich Ihr Zustand bessert (GAP-Diät eignet sich hervorragend bei PANDAS), und nehmen Sie dann *sehr langsam* diese Produkte wieder in Ihre Ernährung auf.

[Spirochäten] leben in Meeressedimenten, tief in der Erde, in den Gedärmen von Arthropoden [Gliederfüßern], darunter auch Termiten, sowie als Parasiten in Wirbeltieren. Sie können ebenso frei leben wie an einen Wirt gebunden sein, pathogen oder nicht pathogen, aerob oder anaerob sein. Ebenso existiert eine enorme Variabilität hinsichtlich der Größe des Genoms.

Gupta et al., 2013

Die Rolle der Vögel für die Ökologie und Epidemiologie von LB ist größer als bislang gedacht.

Franke et al., 2013

Die Anzahl der für Menschen als pathogen eingestuften Borrelia-*Arten hat sich erhöht. Sowohl die Verbreitungsgebiete als auch das Angebot an Wirtsorganismen und Überträgern der Lyme-Borreliose entpuppten sich als wesentlich umfangreicher, als man bis dato geglaubt hatte.*

Franke et al., 2013

Ich habe Patienten an Krankheiten sterben sehen, für die sie nicht krank genug waren.

Mark DiNubile, 1996

Makroökologie

Borrelien sind im Grunde ökologische Lebensformen. Sie sind eng mit dem lokalen und globalen Ökosystem dieses Planeten verwoben und ihr Verhalten wird dadurch beeinflusst. Kurz: Lyme-Borreliose ist nicht „nur eine Krankheit". Ihr kraftvolles Erscheinen in unserer Zeit ist eine Antwort des Planeten auf die durch Menschen generierten ökologischen Katastrophen. Erfolgreich mit Borrelien zu arbeiten bedeutet, sie von ihrer ökologischen Ausrichtung her zu verstehen. Hierfür ist ein Perspektivenwechsel nötig.

Dies ist nicht nur auf makroökologischer, sondern auch auf mikroökologischer Ebene nötig. Immer dann, wenn die Bakterien in den Organismus eines Wirts eindringen, betreten sie ein einzigartiges ökologisches Szenario. Genauso wie wir durch die uns umgebenden größeren Ökosysteme reisen, machen es Bakterien, sobald sie sich innerhalb eines neuen Wirts befinden. Jeder Körper ist anders. Das Terrain, dem sie sich anpassen müssen, ist nicht dasselbe wie im letzten Wirt. Die Bakterien analysieren also das Ökosystem ihres neuen Wirts und ändern ihre physische Form sowie ihr Verhalten, um in diese einzigartige Ökologie zu passen. Lyme-Borreliose bei einer Person verläuft anders als bei einer anderen. Zudem ist die Erkrankung kein statischer Prozess, sondern ein individueller Vorgang, der sich laufend verändert.

Borrelien nehmen teil an einer kontinuierlichen, komplexen und sehr ausgeklügelten Konversation zwischen der größeren Welt draußen *und* der kleineren Welt, die sie im Inneren ihres Wirts vorfinden. Unser Körper reagiert auf das Verhalten der Bakterien, indem er seine Immunfunktion verändert, und in der Folge verändern Borrelien wiederum je nach Art der Zwiesprache ihr Verhalten und ihre Form. Sie müssen sich auf diese Weise anpassen, wenn sie an Nährstoffe kommen wollen, die sie von den Körpern ihrer Wirte beziehen, um sich zu reproduzieren und auch um Immunreaktionen oder medizinische Interventionen zu umgehen.

Es ist äußerst wichtig, einen Sinn für die Feinheiten zu entwickeln, um die raffinierten Behandlungsprotokolle zu erfinden, die für die Heilung erforderlich sind – insbesondere bei chronischer oder Lyme-Borreliose. Dies ist besonders für jene Patienten von Bedeutung, bei denen Antibiotika versagen – das sind etwa 25 bis 40 Prozent aller Infizierten. In solchen Fällen können pflanzliche Mittel äußerst wirksam sein – wenn man versteht, wie die Bakterien agieren und welche Kräuter diesen spezifischen Aktionen entgegenwirken. Solche pflanzlichen Mittel umfassen das gesamte Spektrum. Beginnend mit einem eher einfachen Behandlungsprotokoll, das manchmal sogar den Zustand normalisieren kann, bis hin zu komplexen und raffinierteren Protokollen, die das ganze Spektrum der Auswirkungen der Bakterien nach einer Infektion behutsam beeinflussen und korrigieren können. Dies ist insbesondere dann der Fall, wenn die Infektion Nervenstrukturen des Gehirns und des ZNS angegriffen hat.

In diesem Kapitel wird die Makroökologie der Bakterien untersucht, im nächsten die Mikrobiologie. Die Einsichten, die sich auftun werden, unterscheiden sich höchstwahrscheinlich von allem, was Sie je gehört haben. Die meisten populären Informationen über diese Bakterien haben nur wenig mit der Realität zu tun.

Die Makroökologie von Borrelien

„Altes Lyme-Denken" (als nur wenig über die Mikroorganismen bekannt war) fokussierte sich tendenziell auf Zecken der Gattung *Ixodes*, Mäuse mit weißen Füßen und Rotwild. Das sind die wichtigsten ökologischen Aspekte der Lyme-Borreliose in der Wildnis. Üblicherweise hört man, dass die Erreger der Erkrankung in der freien Wildbahn aufgrund ihrer Verbreitung zwischen Zecken und Weißfußmäusen, Zecken und Wild, Zecken und ... lebensfähig bleiben. In der Regel wird man Ihnen sagen, dass Menschen „versehentlich ausgewählte" Wirte für die Zecken sind. Dies ist eine enorm vereinfachte Aussage – und sie ist absolut falsch.

Reservoirs für Borrelien

Wie bereits im ersten Kapitel erwähnt, tragen einige Zeckengattungen und -arten Borrelien in sich, darunter auch die Lederzecken. Es gibt einige andere beißende Insekten und Arthropoden, die die Bakteriengattung ebenso inkorporiert haben und übertragen. Weißfußmäuse sind nicht das primäre Reservoir für die Bakterien – manch andere bodenbewohnende Säugetiere, Vögel und Eidechsen eignen sich für diesen Zweck genauso gut. Die Wanderdrossel ist ein vergleichbar kompetenter und üblicher Wirt wie die Weißfußmaus (*... Sie haben keine Vogelfeder irgendwo herumliegen, oder?*) Rhee und Cameron (2012) bemerken hierzu: „Die Weißfußmaus ist ein häufig zitierter *B. burgdorferi*-Wirt. Aber mindestens zehn andere wilde und domestizierte Säugetierarten beherbergen *B. burgdorferi* – darunter Hunde, Pferde, Kaninchen und Waschbären." Die Situation ist allerdings viel komplexer, als es diese Aussage vermuten lässt. *Alle* kleinen bodenbewohnenden Säugetiere sowie Vögel und Eidechsen dienen den Bakterien nachweislich als Reservoir. Eichhörnchen sind beispielsweise sehr eng in die Übertragungszyklen involviert (*... Sie haben kein Vogelhäuschen, oder?*). Darüber hinaus fungieren *alle* großen Säugetiere gleichfalls als Reservoirs – Rotwild ist hier nicht allein auf weiter Flur. Bären, Bisons, Elche (alle Paar- und Unpaarhufer), *alle* Carnivoren (wie Berglöwen) und *alle* getesteten Primaten fungieren nachweislich als Borrelien-Reservoir. Nur um eines klarzustellen: Menschen sind Primaten. (*... nur weil jemand einen Doktortitel und gegenüberstellbare Daumen hat, bedeutet das nicht, dass er kein Primat mehr ist. Oder wie Dorian Sagan es einst formuliert hat: „Auf der Erde gibt es kein Entkommen, keine Ausfahrt aus der globalen Ökologie."*)

Mit Lyme-Borreliose assoziierte Spirochäten infizieren nachweislich die meisten unserer tierischen Freunde und Nutztiere: Hunde, Katzen, Pferde, Kühe, Ziegen, Schweine, Schafe und Hühner. Sie scheinen die meisten von ihnen nicht wirklich zu mögen, aber sie lieben es, Hunde und Pferde zu infizieren. Und während Infektionen bei beiden zum schweren Problem geworden sind (und ja, man kann sie mit den natürlichen Protokollen behandeln, die in diesem Buch angeführt werden – sie wirken wunderbar), infizieren mit Lyme-Borreliose assoziierte Spirochäten am häufigsten Wild. Zecken, die Borrelien in sich tragen, befallen mehr als 100 unterschiedliche Säugetier-, Vogel- und Reptilienarten.

Eidechsen sind im Gegensatz zu „altem Lyme-Denken" das Hauptreservoir für die Mikroorganismen– insbesondere in trockeneren Regionen (wie Ägypten und Texas), wo es weniger am Boden lebende Säugetierarten gibt. Norte et al. (2014) bemerken hierzu: „Unsere Ergebnisse in Bezug auf *B. lusitaniae* legen nahe, dass in Portugal vor allem *P. algirus* als hauptsächliches Reservoir für *B. lusitaniae* fungiert." Vögel sind ebenfalls primäre Reservoirs für Borrelien. Darüber hinaus werden sie so großflächig verteilt, am häufigsten während der jährlichen Vogelwanderung in nördlich-südlich-nördlicher Richtung. Mehr als 60 Vogelarten beherbergen bekanntermaßen mit Borrelien infizierte Zecken.

Borrelia garinii scheint die häufigste durch Vögel verbreitete Borrelienart in Europa zu sein – Amseln, Singdrosseln und Kohlmeisen zählen zu den prominenten Reservoirs. Dubska et al. (2009) betonen, dass „diese Vögel das Potenzial besitzen, Millionen mit Lyme-Borreliose assoziierte Spirochäten in urbanen Arealen zu verbreiten" – „urban" ist an dieser Stelle ein wichtiges Wort. *B. valaisiana, B. afzelii* und *B. burgdorferi* kommen ebenfalls häufig in Vögeln vor und in Zecken, die von den Vögeln über weite Distanzen mitgeschleppt werden. Taragel'ova et al. bemerken hierzu: „Wir schlussfolgern, dass Drosseln die Schlüsselrolle bei der Persistenz der Spirochätenart in dieser Region von Zentraleuropa einnehmen." In der Tat war jeder getesteter Singvogel ein Reservoir für die Bakterien. Scott et al. (2012) beobachteten Folgendes:

> Unsere Resultate weisen darauf hin, dass mit *B. burgdorferi* infizierte Zecken, die Singvögel befallen, das Potenzial haben, neue Zeckenpopulationen zu erzeugen, die endemisch für Lyme-Borreliose sind. Da Singvögel außerhalb ihrer gewohnt zu erwartenden Region *B. burgdorferi* verbreiten, ist das Personal der Gesundheitsberufe darüber informiert, dass auch ohne Reisehistorie eine Erkrankung vor Ort möglich ist.

Ich wiederhole: „Ist das Personal der Gesundheitsberufe darüber informiert, dass auch ohne Reisehistorie eine Erkrankung vor Ort möglich ist."

Darüber hinaus wurden weitere Borrelienarten in Zugvögeln gefunden. *B. bavariensis* und *B. miyamotoi* wurden kürzlich in Vögeln gefunden. Zudem wurden die koinfektiösen Mikroorganismen *Rickettsia monacensis, R. sibirica, Anaplasma phagocytophilum, Babesia microti, Coxiella burnetti* und das durch Zecken übertragbare Enzephalitisvirus (TBEV) nachgewiesen. Die meisten Mikroorganismen der koinfektiösen Gruppe können wie die mit Lyme-Borreliose assoziierten Bakterien über Vögel verbreitet werden. (*... Sie haben keine Vogelfeder irgendwo herumliegen, oder?*) Zugvögel sind aber nicht die einzigen Träger. Alle Vogelarten scheinen einladend für Infektionen durch Borrelien zu sein. *B. lonestari* kommt häufig in wilden Truthähnen vor und wird in Staaten wie Tennessee durch sie via Zecken auf den Menschen übertragen.

Borrelien nisten sich außerdem extrem häufig in Meeresvögeln und Pinguinen ein. Meeresvögel fungieren als Hauptvektor für die globale Verbreitung der Mikroorganismen. *B. garinii* wurde bei Meeresvögeln isoliert, die auf Inseln ohne Säugetiere leben. Die Borrelien waren identisch mit derselben Spirochätenart, die in Mäusen, Zecken und bei Menschen der nördlichen und südlichen Hemisphäre gefunden wurden.

Meeresvögel infizierende Zecken haben sich an die Kälte angepasst, da Meeresvögel (und Pinguine) kalte Regionen bevorzugen. Die für diese Vögel typischen Zecken vertragen Temperaturen bis zu minus 30° C. Wie Zecken in kalten Klimazonen, wie dem amerikanischen Nordosten und Schweden, bevorzugen sie kältere Temperaturen. Wie alle Zecken, die Borrelien in sich tragen, passen sie sich dem jeweiligen Klima an. Darüber hinaus haben Zecken in kalten Klimazonen eine längere Lebensdauer – bis zu sieben Jahre. In wärmeren Klimazonen beträgt die Lebenserwartung nur etwa drei Jahre.

Da Vögel große Strecken zurücklegen, spielen sie eine wichtige Rolle für die weite Verbreitung der Erkrankung. Zudem stimulieren sie die Entwicklung von einzigartigen Stämmen und Unterarten der Mikroorganismen. Im Zuge ihrer Wanderung sammeln sich viele unterschiedliche Vogelarten an bestimmten geographischen Terrains – in der Regel in der Nähe von Großgewässern. Der horizontale Transfer von Borrelien und Zeckenüberträgern zwischen verschiedenen Vogelarten an ihren Haltestationen ist erheblich. Dies fördert jede Art genetischer Vermischung und bakterielle Innovationen. Einzigartige Stämme und Unterarten werden dann in neuen Regionen verbreitet, wenn die Vögel ihre Wanderung fortsetzen. Zusätzlich können latente Infektionen in den Vögeln nur durch den Stress der Wanderung reaktiviert werden, was die globale Verbreitung der Mikroorganismen weiter vorantreibt. Anders gesagt: Der aufgrund der langen Wanderungen entstehende Immunstress beschleunigt neues Wachstum der Bakterien und fördert somit den horizontalen Transfer während der Haltestops.

Was das Ganze noch viel schlimmer macht, ist, dass Vögel den Bakterien als eine Art selektive „Verstärker" dienen. So bemerken Heylen et al. (2014):

> Vögel waren in der Lage, gemischte Infektionen durch *B. garinii* und *B. valaisiana* sowie vermischte Infektionen von Genotypen derselben Genospezies zu übertragen. Wir zeigen experimentell, dass ortsständige Singvögel ein breites Spektrum von Borrelien-Genotypen übertragen, aber selektiv bestimmte Genotypen verstärken, und dass ein Vogel gleichzeitig mehrere Genotypen übertragen kann.

Obwohl Lyme-Borreliose (noch) als Krankheit angesehen wird, die überwiegend in den nördlichen Breitengraden vorherrscht, nehmen die Infektionen in Australien, Nord- und Südafrika, Asien, Mexiko, der Karibik und Südamerika konstant zu. Es existiert kein Landstrich auf diesem Planeten, wo Borrelien nicht vorkommen oder Menschen, ihre Haustiere oder wilde

Tierarten infizieren. Spirochäten wurden inzwischen in der Subarktis, der Arktis und in antarktischen Regionen nachgewiesen. Ich wiederhole: Es gibt weder einen Ort, der frei von ihnen ist, noch gibt es irgendeinen Ort, an dem eine humane Infektion nicht stattfinden könnte. Jeder kann sich an jedem Ort mit Lyme-Borreliose infizieren. Es gibt keine „Lyme-freien Zonen" auf diesem Planeten.

Borrelien in den Städten

Man glaubt allgemein, dass man sich in der freien Natur Lyme-Borreliose einfangen kann – und nicht in Städten. Das ist leider falsch. Das Gegenteil ist wahr: Lyme-Borreliose ist in einigen, wenn nicht sogar in den meisten Städten und großen Ortschaften endemisch.

Städte und große Ortschaften produzieren jede Menge Wärme bzw. Hitze. Zecken mögen das … sehr sogar. Sogenannte urbane Hitzeinseln haben das Auftreten von großen Pools endemischer Borrelien gefördert. Tatsächlich ergaben einige Studien, dass das Risiko an Lyme-Borreliose zu erkranken, in Städten *höher* ist als im Umland. Grund hierfür ist schlichtweg die größere Hitze, die in Städten entsteht. Spirochäten und ihre Zecken kommen häufig in begrünten Bereichen wie Parks oder Friedhöfen vor, die zu Städten und großen Ortschaften dazugehören. Buczel et al. (2014) heben diesbezüglich Folgendes hervor:

> Das Auftreten von mit Pathogenen infizierten Zecken in urbanen und suburbanen Erholungsgebieten ist eine direkte Bedrohung für die Gesundheit von Mensch und Tier. Unsere Studienergebnisse bestätigen die Präsenz von Zecken der Art *I. ricinus* und *B. burgdorferi s.l.* in urbanen und suburbanen Lebensräumen. Dies korrespondiert mit dem Auftreten von Lyme-Borreliose, über das in diesen Gebieten berichtet wurde. Die vermehrte Häufigkeit dieser über die letzten zwölf Jahre beobachteten Zoonose weist auf die Existenz von günstigen Konditionen für Spirochäten und ihre Überträger in dem Gebiet hin. […] Unsere Untersuchungen belegen, dass die Konditionen des Mikroklimas und die Verschmutzung der urbanen Hitzeinseln die Fülle und Aktivität von *I. ricinus*-Nymphen und Weibchen beeinflussen, die viel häufiger Menschen und mittelgroße Tiere attackieren. […] Es besteht ein hohes Risiko für Angriffe auf Anwohner und domestizierte sowie wilde Tiere.

Venclikova et al. (2014) stimmen dem zu: „Unsere Ergebnisse verweisen auf den Bedarf an Kontrollen zoonotischer durch Zecken übertragbarer Pathogene selbst in urbanen Gebieten." Wenn wir mit unseren Hunden in der Stadt Gassi gehen, ist das kein harmloser Zeitvertreib. Vögel verbreiten die Zecken in den Städten, die Zecken fallen in Parks, in Arealen mit Baumbewuchs und Friedhöfen ab und infizieren unsere Haustiere … und uns. Lyme-Borreliose kann überall auftreten – selbst im Central Park in New York.

Borrelien-Inseln

Borrelien werden von Zugvögeln in großem Stil verbreitet: vom Norden in den Süden und zurück vom Süden in den Norden. Bis vor Kurzem gab es eine enorm geringe Verbreitung von West nach Ost. Grund hierfür ist, dass Zugvögel ganz einfach seltener in diese Richtungen ziehen.

In der ersten Ausgabe, der englischsprachigen Version dieses Buchs, habe ich erwähnt, dass der Phytotherapeut Matthew Wood herausgefunden hat, dass das Kraut Karde unter gewissen Umständen Lyme-Borreliose heilen kann. Allerdings konnten Phytotherapeuten an der Ostküste der USA dieses Ergebnis häufig nicht in der Praxis bestätigen. Meine Hypothese ist, dass die Präsenz von verschiedenen Genotypen in zwei Gebieten ein Grund dafür ist. Jüngste Forschungen haben diese Vermutung bestätigt. Eine Analyse von Margos et al. (2012) legt dar, dass bis vor Kurzem große Borreliengruppen in Nordamerika geographisch isoliert waren. Die Autoren schreiben hierzu:

> Die räumliche Verbreitung von Sequenz-Typen (ST) und geschlossenen Populationsgrenzen lassen annehmen, dass die gegenwärtigen Populationen geographisch separiert sind. Eine wesentliche Populationsbegrenzung trennte westliche *B. burgdorferi*-Populationen in Kalifornien, die durch *Ixodes pacificus* übertragen werden, von östlichen Populationen, die durch *I. scapularis* übertragen werden; die andere trennte mittel-westliche und nordöstliche Populationen.

Margos et al. entwickeln diesen Ansatz in einem früheren Beitrag weiter (2011):

> Die ökologische Nischenvielfalt verschiedener Arten variiert im Grad ihrer Spezialisierung (vom Generalisten hin zu spezialisierten Strategien) in Bezug auf Wirts- und Überträger-Adaption, und dies beein-

> flusst die geographische Distribution auf Spezies- und Populationsebene. [...] Der Lebenszyklus der mit Lyme-Borreliose assoziierten Spirochäten ist ein dynamisches Zusammenspiel zwischen Bakterien, Reservoir-Wirten und Überträgern, das durch landschaftliche und klimatischen Faktoren durcheinandergebracht wird und die Wirts- und Überträgerökologie beeinflusst. [...] Neueste Belege stützen die Ansicht, dass Wirtsassoziationen Borrelien-Populationen stark formen, indem sie ihre Verbreitungsmuster und geographische Distribution beeinflussen. [...] Folglich werden Borrelien-Populationen durch die Dynamiken und demographischen Prozesses des Wirts und der Überträgerpopulationen, durch die Immunreaktionen von Wirt und Überträger sowie extrinsische abiotische Faktoren (z. B. Temperatur, Klima, landschaftliche Vernetzung) geformt – und sie beeinflussen Wirts- und Überträgerpopulationen sowie die Wechselwirkungen zwischen ihnen. In ihrer Gesamtheit legen sie R0 für jede Bakterienart und jeden Bakterienstamm fest.

Borgermans et al. (2014) vertreten dieselbe Ansicht, wenn sie schreiben, dass ...

> [das] komplexe Überträgermodell ein nützliches Modell ist, um damit die Komplexität in einem Fall von CLD [chronischer Lyme-Borreliose] bei einem Patienten zu beschreiben. [Es] besagt, dass sich die Komplexität bei einem individuellen Patienten aus Interaktionen zwischen verschiedenen Bereichen ergibt: Biologie, Genetik, Sozioökonomie, Umwelt, Verhalten, Kultur und Gesundheitssystem. In einem chronischem Zustand wie CLD sind diese Faktoren schwer erkennbar.

Die Unterschiede der LB-Genome erzeugen in der Tat Unterschiede hinsichtlich des Bakterienverhaltens während der Infektion des Wirts – dies betrifft auch den Menschen. Die genomisch unterschiedlichen Stämme verursachen üblicherweise eine unterschiedliche Bandbreite an Symptomen, und sie reagieren unterschiedlich auf Antibiotika- oder Pflanzentherapien sowie auf die Ökologie der Person, mit der sie während der Infektion konfrontiert sind. Ein Beispiel hierfür: Menschen, die mit RST1-Stämmen von Borrelien infiziert sind, neigen zu antibiotikaresistenter Arthritis. Andere Borrelienstämme weisen viel weniger Resistenz auf.

Somit ist eine Lyme-Borreliose in Wisconsin nicht mit einer solchen in New Jersey oder Georgia zu vergleichen. Ostfeld et al. (zitiert nach Levy,

2013) bemerken hierzu: „Das kalifornische Lyme-Borreliose-System verhält sich anders als das in New York." Und Hanincova et al. (2013) beobachten: „Die Daten offenbaren, dass sich Patienten aus New York und Wisconsin mit zwei verschiedenen, aber genetisch und phylogenetisch eng verwandten Populationen von *B. burgdorferi* infiziert hatten. Die Daten legen die Existenz von *B. burgdorferi*-Abstammungen mit unterschiedlichen Fähigkeiten zur Verbreitung bei Menschen nahe." Rudenko et al. (2011) bemerken: „Groß angelegte systematische Untersuchungen, die im nordöstlichen, nördlich mittleren und mittleren atlantischen Raum und kürzlich im westlichen Teil der USA durchgeführt wurden, offenbaren auffällige Unterschiede unter *B. burgdorferi*-Genotypen, die in verschiedenen Teilen des Landes gefunden wurden." Lyme-Borreliose ist nicht gleich Lyme-Borreliose.

Nun der Einwand …

Mechai et al. (2014) wiesen in ihrer Studie über Genotypen nach, dass nur 17 Prozent der genetischen Typen aus Kanada und den USA identisch sind. 49 Prozent tauchen nur in der USA auf, 34 Prozent nur in Kanada. Die Forscher schreiben: „Diese Daten zeigen ein geographisches Muster von *B. burgdorferi*-Populationen in Nordamerika, das komplexer ist als die [bisherige] Einteilung in Nordosten-, mittlerer Westen- und Kaliforniengruppen." Und es ist in der Tat weitaus komplexer.

Es gibt Unterschiede hinsichtlich der bakteriellen Genome – egal wie klein oder groß der benutzte geographische Maßstab ist. So bemerken Margos et al. (2011): „Eine ausgesprochen detaillierte phylogeographische Populationsstruktur wurde dort beobachtete, wo sich die meisten Stämme von Mafra- [Portugal] separat von Granadola-Stämmen bündelten." Andere Forschung „zeigte eine Populationsstruktur, die sich durch Bewegungseinschränkungen von Stämmen zwischen geographischen Regionen auszeichnete. Diese Unterscheidung war ausgeprägt. […] Chinesische und europäische *B. afzelii*-Populationen zeigten auch hohe Differenzierungsgrade, was eine sehr eingeschränkte Bewegung über diese weite Distanzen nahelegt." Anders formuliert: Die Mikroorganismen kreieren mit der Zeit „Klonkomplexe", die aus separaten Clustern von einzigartigen Genomstämmen gebildet werden.

Was isolierte geographische Inseln der Mikroorganismen betrifft, gibt es eine vierte primäre endemische Region in den USA, die bis vor Kurzem genomisch abgegrenzt war: Sie liegt im Südosten. Wie bei anderen endemischen Inseln umfasst diese Borreliengruppe einen einzigartigen Komplex von Strängen.

Leider gibt es trotz einer breiten Masse von gegenteiligen Beweisen immer noch Ärzte, die leugnen, dass Lyme-Borreliose im Südosten der USA endemisch ist. Golovchenko et al (2014) bemerken:

> Die gegenwärtige Lehre behauptet, dass *Ixodes scapularis* der einzige Überträger von Spirochäten in den östlichen Gebieten der USA ist; *B. burgdorferi* ist im Gegensatz zur Situation in Europa in Nordamerika antigenetisch und genetisch einheitlich; *B. burgdorferi* kommt nicht in der Wildnis im Süden der USA vor, und somit können Menschen im Südosten nicht an LD erkranken. [...] [Allerdings] qualifizieren veröffentlichte Daten über die Prävalenz von mit Lyme-Borreliose assoziierten Spirochäten in Überträgerzecken und Wirbeltierwirten aus dem Südosten der USA trotz des herrschenden Dogmas diese Region zu einem Gebiet, in dem *B. burgdorferi* endemisch ist.

Egal ob Sie in großen oder kleinen geographischen Regionen nachsehen – oder selbst in solchen, die kleiner als der menschliche Organismus sind –, werden sich die Borrelien jeder Region immer ein wenig von solchen anderer Regionen unterscheiden. Grund hierfür ist, dass sie ihre Genomstruktur verändert haben, um sich dem jeweiligen einzigartigen Standort anzupassen. Hierfür variieren sie die Proteine der äußeren Oberfläche (Osp, *Outer surface protein*). Die Proteinstruktur ihrer äußeren Membran wird reaktiv in Bezug auf die vorliegenden Umweltbedingungen auf subtile Weise verändert. Im Wesentlichen ist es das Ergebnis einer komplexen Kommunikation zwischen Mikroorganismus und der Umgebung – ich werde im nächsten Kapitel näher darauf eingehen. Das ist im Grunde das, was zur Entwicklung der meisten Stämme führt – die Veränderungen der Osp-Struktur.

Alle unterschiedlichen Osp-Typen werden eigens bezeichnet – z. B. OspA, OspB, OspC. Jeder der einzelnen Osp-Typen hat einzigartige Stämme und jeder von ihnen trägt einen eigenen Namen – es gibt Tausende, wenn nicht gar Millionen von ihnen. Aus diesem Grund ist es schwierig, einen wirksamen Impfstoff zu entwickeln. Alle diese Typen und Stämme verhalten sich während einer Infektion unterschiedlich – manchmal sind die Verhaltensunterschiede signifikant. Beispielsweise disseminieren Genotyp A, I und K doppelt so schnell im Körper wie die Genotypen B und N. Andere Genotypen verteilen sich wiederum viel langsamer als B und N. Die verschiedenen Genotypen können zudem sehr unterschiedliche Symptombilder hervorrufen. OspC Stamm B produziert zum Beispiel weltweit die schwerwiegendsten Lyme-Borreliose-Infektionen. OspC Stamm V ist hingegen spezifisch für die Besiedelung der Harnblase. Dieser Stamm infiziert selten andere Körperregionen.

> Die Infektion dieser besonderen Region stellt eine einzigartige Überlebensstrategie von Bakterien dar. Sie erlaubt es ihnen, in zystischer Form aus dem Körper auf den Boden ausgeschieden zu werden. Die Zysten werden dann von grasenden Tieren aufgenommen, nehmen im Verdauungstrakt dann wieder ihre normale Spirochätenform an und verbeiten die Infektion somit unter neuen Wirten. Die Besiedlung der Blase fördert außerdem die Verbreitung der Organismen durch Geschlechtsverkehr.

Jede endemische Insel in den USA besitzt tendenziell einen unterschiedlichen Komplex von Stämmen, die spezifisch für diese Region sind. OspC-Stämme H, G und N treten häufig in Verbindung mit LD-Infektionen im Nordosten und mittleren Westen der USA auf. OspC-Stämme A, D, E3, F, H und K werden am häufigsten in Kalifornien gefunden – die meisten Kalifornier infizieren sich mit OspC Stamm A. Man ging davon aus, dass OspC-Stamm L sehr selten vorkommt und auch nicht in der Lage ist, Menschen zu infizieren. (… *Die übliche Zeitungsente*). Trotzdem kommt OspC-Stamm L häufig im Südosten der USA vor (wie B und seltener auch H, G und N) und verursacht in der Tat Infektionen beim Menschen. Im Südosten sind Borrelien endemisch und treten in Form eines einzigartigen Komplexes aus Borrelienstämmen auf. Stamm L ist der wesentlich infektiösere Typ in dieser Region. Im Süden erkranken die Menschen regelmäßig an Lyme-Borreliose – ungeachtet dessen, was ihre Ärzte behaupten.

Trotz meiner Fokussierung auf die bekanntesten endemischen Gebiete sollten Sie im Hinterkopf behalten, dass weltweit *alle* geographischen Regionen ihre eigenen Borrelien-Gruppierungen haben. OspC-Stamm A, B, E, F und I sind in North Dakota heimisch – selbstverständlich haben alle diese Stämme ihre eigenen Varianten. Eine sorgfältige Analyse findet immer eine komplexe Gruppierung von Stämmen und Varianten (häufig 50 und mehr) in bestimmten Gebieten, manche davon sind einzigartig – egal, welcher geographische Standort untersucht wird. Wenn isolierte Inseln miteinander in Kontakt kommen, kommt es zur Vermischung, und in der Folge ergeben sich noch mehr Stämme. Hellgren et al. (2011) kommentieren das wie folgt: „Die genetische Struktur von *Borrelia afzelii* variiert je nach geographischem" Standort. Iyer et al. (2014) erklären weiter:

> Die Ergebnisse machen insgesamt klar, dass die Umweltwahrnehmung von *B. burgdorferi* direkt oder indirekt eine umfangreiche und fest integrierte Modulation der Zellmembran-Komponenten, der Chemotaxis/Motilitätsmaschinerie, des intermediären Metabolismus und der zellulären Physiologie in Gang setzt.

Ich wiederhole: Jede Stammart verursacht nach einer Infektion ein einzigartiges Symptombild. Jeder Stamm muss als singuläre Entität betrachtet und als solche behandelt werden. Es gibt keine einzig wahre Form der Lyme-Borreliose, sondern Tausende und Abertausende. Ebenso wenig gibt es nur eine einzige mit Lyme-Borreliose assoziierte Bakterienart. Vielmehr und präzise ausgedrückt existiert ein ganzer Schwarm, der aus verschiedenen Genotypen, Subspezies, Varianten, Stämmen besteht. Diese unterschiedlichen Genotypen sind häufig spezifisch für unterschiedliche Körperbereiche (man nennt das Organotropismus). Jene sind spezifisch für die Harnblase, andere für die Gelenke und wieder andere für das Nervensystem und das Gehirn. Aber es geht noch spezifischer: Manche Borrelien werden mit der Amygdala assoziiert, andere mit dem Hippocampus und wiederum andere mit dem peripheren Nervensystem. So bemerken Brisson et al. (2011), dass verschiedene „menschliche Gewebe als Nischen fungieren, die nur einer Teilgruppe der totalen Pathogenpopulation Zutritt gewähren oder diese zurückhalten."

Einige Stämme reagieren sehr empfindlich auf Antibiotika, andere auf unser Immunsystem ... wieder andere sind weder für das eine noch das andere anfällig. Diese Variabilität ist eine Strategie, um lang anhaltende Infektionen zu erzeugen. Borrelien sind *sehr clevere* Mikroorganismen. Übrigens setzen sich Borrelienschwärme in Menschen und deren Haustieren (z. B. Hunde) aus deutlich mehr Stämmen zusammen als jene in tierischen Wirten in der freien Wildbahn. Unsere unablässige Exposition mit medizinischen Chemikalien stimuliert offenbar das Aufkommen von Varianten in signifikanter Menge.

Ökologische Fragmentierung und Erschöpfung

Während Vögel tendenziell vom Norden in den Süden und von dort aus wieder gen Norden ziehen, wandern große Landsäugetiere vom Osten in den Westen und wieder zurück. Und eines Tages gab es in der gesamten USA große Wanderungen landbasierter Herdentiere vom Osten Richtung Westen und wieder zurück – das amerikanische Bison (Büffel) war eines dieser Tiere.

Massenaussterben

Ursprünglich durchstreiften 20 bis 40 (manche sprechen sogar von 60) Millionen Bisons den amerikanischen Kontinent innerhalb der Zone, die „Bison-Belt“ genannt wurde. Er erstreckte sich Norden bis nach Alaska und in den kanadischen Nordwesten, südwärts nach Mexiko und durch den Großteil der restlichen kontinentalen USA. Die einzigen Ausnahmen waren (scheinbar) die Wüste im Südwesten und der extreme Nordosten. Die Herden waren so groß und dicht, dass sie meistens eine Million Tiere zählten, und es dauerte Stunden, bis sie einen einzigen Punkt passiert hatten. Riesige Bisonherden waren im Osten des Mississippi bis etwa 1820 keine Seltenheit. Sie bevölkerten das Gebiet westlich des Mississippi, bis die transkontinentale Eisenbahn und die westlich ausgerichtete Expansion 1890 ihre Ausrottung ermöglichte – nur 600 bis 800 von ihnen sollten überleben. Riesige Rotwild- und Antilopenherden waren ebenfalls nicht ungewöhnlich. Sie wanderten gleichfalls in Ost-West-Ost-Richtung. Auch ihr Bestand wurde durch ökologische Katastrophen drastisch reduziert, die durch den Menschen verursacht wurden. Folglich fiel die lang bestehende Ost-West-Ost-Vermischung der Borrelien ab etwa 1900 weg. Magos et al. (2011) bemerken hierzu: Die Forschung „fand Signaturen von alten Populationsexpansionen von *B. burgdorferi,* die sich wahrscheinlich Tausende, wenn nicht gar Millionen Jahre zurückdatieren lassen. Demographische Entwicklungen der letzten 200 Jahre, die nach der Ankunft der europäischen Siedler stattfanden, haben die Populationen der Wirte und Überträger geprägt. Waldrodung ließ die Wild- und Zeckenbestände schwinden und sorgte für einen merklichen Engpass in Bezug auf die Borrelienpopulation.“

Im Normalfall begreifen wir die Auswirkungen nicht, die der Verlust von so riesigen Tierpopulationen in einem so kurzem Zeitraum auf das ökologische Gefüge der Landschaft haben kann. Nachfolgendes kann Ihnen vielleicht ein Gefühl dafür geben:

Im Jahr 1813 reiste John James Audubon mit dem Pferd von Henderson, Kentucky, nach Louisville und beschrieb einen Überflug von Tauben, die er während seiner Reise beobachtet hatte:

> Die Wandertauben waren in größerer Zahl, als ich dachte, es jemals zuvor gesehen zu haben, und ich fühlte den Drang, die Scharen zu zählen, die ich innerhalb von einer Stunde mit meinen Augen erblickte. Ich stieg ab, setzte mich auf eine Anhöhe und begann, mir mit einem Bleistift Notizen zu machen. Dabei machte ich einen Punkt für jeden Schwarm, der an mir vorbeiflog. Innerhalb kurzer Zeit erkannte ich, dass die Aufgabe, die ich mir gestellt hatte, undurchführbar war. Die Vögel ergossen sich förmlich in unzählbarer Menge über den Himmel. Ich erhob mich und zählte die Punkte, die ich gemacht hatte. In 21 Minuten hatte ich 163 zu Papier gebracht. Ich setzte meine Reise fort, und je weiter ich kam, umso mehr Tauben sah ich. Die Luft war buchstäblich erfüllt von Wandertauben; das Nachmittagslicht war zur Sonnenfinsternis verdunkelt; der Taubenkot fiel wie schmelzende Schneeflocken herunter. [...] Während ich auf mein Abendessen im *Young's Inn* wartete, [...] sah ich gemächlich dabei zu, wie Legionen von Tauben noch immer vorbeiflogen, ihre Vorhut reichte weit über den westlichen Teil von Ohio und den Buchenholzwald, der sich direkt östlich von mir befand. [...] Ich erreichte das 55 Meilen von Hardensburgh entfernte Louisville vor Sonnenaufgang. Die Tauben zogen immer noch in großen Zahlen vorüber und taten dies weitere drei Tage lang. [...] Es wäre nicht unangebracht, die Anzahl von Wandertauben zu schätzen, aus welcher einer dieser gewaltigen Schwärme bestand. [...] Nehmen wir eine Säule mit einer Breite von einer Meile, was weit unter der durchschnittlichen Größe liegt. Stellen wir uns vor, sie zieht ohne Unterbrechung drei Stunden lang mit der oben erwähnten Rate in einer Meile pro Minute über uns hinweg. [...] Bei zwei Tauben pro Quadratyard ergibt das eine Milliarde, einhundertundfünfzehn Millionen, einhundertundsechsunddreißigtausend Wandertauben in einem Schwarm.

Für uns ist es schwer, solche Zahlen in Zeiten eines geschrumpften Ökosystems zu begreifen. Trotzdem waren solche mächtigen Überflüge nicht ungewöhnlich. Ein anderer Schwarm passierte 1866 den Süden von Ontario in Richtung Norden der USA. Beobachter vermerkten seine Größe mit einer Breite von einer Meile und einer Länge von 300 Meilen. Der Schwarm benötigte 14 Stunden, um die Gegend zu durchqueren. Die Zahl der Vögel wurde auf über 3,5 Milliarden geschätzt – und im Jahr 1900, kaum 34 Jahre später, war die Wandertaube in der freien Wildbahn bereits ausgestorben.

Was die meisten von uns nicht begreifen, sind die ökologischen Auswirkungen, die ein solches Massenaussterben mit sich bringt – die Mengen an Exkrementen, die die Vögel während des Überflugs produzieren, sind nur ein Aspekt. Tonnen des buchstäblich reichhaltigsten Düngers überhaupt ergossen sich wie Regen über die Landschaften, die sie überflogen. Einen kleinen Eindruck davon bekommt man in einigen YouTube-Videos über Ortschaften, in denen Vogelschwärme so groß wurden, dass deren Ausscheidungen den Gebrauch von Regenschirmen erforderlich machten. Ein weiteres Problem sind die damit verbundenen rutschigen Gehwege. Das Verschwinden dieser Milliarden Vögel führte wie der Verlust der Bison- und Rotwildherden zum massiven Schwund von natürlichem Dünger, der die Erde mit Nährstoffen versorgt, was erhebliche Auswirkungen auf das Pflanzenwachstum und die Gesundheit des Ökosystems hatte. An diese verborgenen ökologischen Wahrheiten denken nur wenige von uns.

In Bezug auf Borrelien wurde die Ausbreitung der Bakterien von Ost nach West und umgekehrt durch die fast vollständige Ausrottung des Büffels, die drastische Verringerung der Rotwildpopulationen und den Schwund fast aller Bestände von großen wandernden Landsäugetiere signifikant gehemmt. Die Bakterien kamen eine gewisse Zeit in den vier genannten primären Zonen der USA isoliert vor. Menschliche Populationen waren nur gering belastet und große Landsäugetiere durchquerten nur selten die endemischen Regionen.

Dies änderte sich mit der Entwicklung der *Interstate Highways* in den 1950er- und 1960er-Jahren und den massenhaften Absatz von Autos, der damit einherging, und mit dem Aufkommen von preiswerten Flugreisen in den 1970er-Jahren. Ab diesem Zeitpunkt wurden die Menschen zu den vorrangigen „Ost-West-Ost-Transporteuren" pathogener Bakterien und Viren. In den 1970er- und 1980er-Jahren erholten sich die Wildbestände wieder, da sie nicht mehr zur Nahrungsbeschaffung gejagt werden mussten. So bildete sich eine neue Ost-West-Ost-Bewegung von großen (und kleineren) Landsäugetieren. Die isolierten Borrelien-Inseln waren wieder miteinander verbunden, und die Infektionszahlen begannen anzusteigen.

Ökologische Fragmentierung und Bevölkerungswachstum

Zerstörung von Landschaften, Eingriffe in das Ökosystem von Wäldern, die Rodung dieser Wälder, um Platz für Ortschaften zu schaffen, sowie

Einbußen bei der Pflanzenvielfalt und deren zentralen homöodynamischen Funktionen durch Eingriffe seitens der Landwirtschaft und Urbanisierung spielten eine wesentliche Rolle, die Präsenz von cleveren Pathogenen wie Borrelien zu erhöhen.

Das Vordringen des Menschen in ursprünglich unbewohnte Waldlandschaften und die damit verbundene Waldfragmentierung beschleunigen die Entwicklung von cleveren Pathogenen und das Infektionsrisiko für die menschliche Spezies. M. G. Walsh vom *Department of Epidemiology and Biostatistics* in New York bemerkt, dass seine Studie (2013) …

> 11 Jahre lang Überwachungsdaten in New York untersucht hat, um die Beziehung zwischen Waldfragmentierung und der Inzidenz von humaner Babesiose zu messen. Angepasste Poisson-Modelle zeigten gemäß den Messungen der gemeinsamen Parameter, dass die zunehmenden Kontaktgrenzen zwischen bewaldetem Land und bebauten Grundstücken selbst unter Berücksichtigung der gesamten bebauten Flächen und der Walddichte sowie der Temperatur und Niederschläge mit einer höheren Inzidenz von Babesiose-Fällen assoziiert waren. Jeder Anstieg des Kontaktes im Umkreis von 10 Kilometern zwischen bewaldetem Land und bebauten Grundstücken pro Bezirk war mit einem Anstieg von 1,5 Prozent des Babesiose-Risikos korreliert.

Das Gleiche trifft auf Borrelien zu. Tran und Waller (2013) bemerken, dass „mehr Fragmentierung zwischen Wäldern und Wohngegenden zu einer höheren lokalen Inzidenz von Lyme-Borreliose führen."

Der Anstieg menschlicher Populationen lässt den Bedarf an Häusern ansteigen, die häufig in zuvor unbesiedelten Ökosystemen von Wäldern gebaut werden. Dies führt durch die zunehmende Exposition von Menschen mit Pathogenen zu einem deutlich erhöhten Infektionsrisiko. Beispielsweise fand man mit Studien über Waldzecken im Süden von Polen heraus, dass 77 Prozent der Zecken von Anaplasmen, 60 Prozent von Babesien und nur 3 Prozent von Borrelien befallen waren. Je mehr solche Orte von Menschen bewohnt werden, umso größer ist das Risiko eines Bisses und für die mögliche Entwicklung einer Erkrankung.

Ich wiederhole: Die einzigartige Gruppierung der infektiösen Mikroorganismen in dieser ökologischen Zone bestimmt die Arten der komplexen Koinfektionen, die die Betroffenen treffen können. Somit herrscht in diesem Teil von Polen eine höhere Wahrscheinlichkeit für eine Infektion mit

Babesien und Anaplasmen als mit Lyme-Borreliose assoziierten Bakterien vor. Das sollten Ärzte, die Einheimische behandeln, verstehen: Sie leben in einem speziellen ökologischen Lebensraum, und die Gruppierungen von Mikroorganismen in Zecken dieses Habitats werden immer einzigartig sein – ebenso wie die Gesundheit des Immunsystems der Bewohner dieser Region.

Auch der Schwund von Räuberpopulationen ist für das Auftreten dieser Erkrankung von Bedeutung. Berglöwen- und Wolfsverluste haben zusammen mit der reduzierten Jagd (zur Nahrungsbeschaffung) – ebenso wie Abschussquoten für Böcke und *nicht* für trächtiges weibliches Rotwild – für einen massiven Anstieg der Rotwildpopulationen gesorgt. Der Verlust von Räubern, inklusive Raubvögeln, die Bodentiere (und Zecken) fressen, führt zur massenhaften Vermehrung von Mäusen und anderen Bodenbewohnern, die Borrelien in sich tragen. Darüber hinaus hat der übermäßige Einsatz von Pestiziden unzählige Insektenräuber vernichtet, die Zeckeneier und Larven fressen.

Schließlich spielt auch der Schwund von großen wilden Säugetierpopulationen in ungestörten Lebensräumen in Wäldern eine große Rolle. Als kleinere wilde Tierpopulationen als Wirte für bakterielle Krankheitserreger, die sich einst (meistens) auf diese Populationen beschränkt hatten, verfügbar waren, hatten die Bakterien keine andere Wahl. Sie mussten auf der Suche nach einem Wirt mit einer anderen Spezies zurechtkommen, um zu überleben. Da in den Gebieten, die zuvor Lebensraum dieser Tiere waren, nun Menschen leben, haben sich die Bakterien uns ausgesucht.

Eine kaum bekannte ökologische Realität ist die Tatsache, dass große Säugetiere und ihre Herden einst die primären Wirte der Borrelien waren. Die Bakterien mussten keine Menschen in dem Umfang infizieren, wie sie es heute tun. Es gab jede Menge Büffel und Wild. Abgesehen von den derzeit zunehmenden Rotwildherden ist der Mensch nun die prominente große Säugetierart, die innerhalb des *Bison Belt* lebt und dort umherzieht. Wir sind *keine* Wirte „aus Versehen". Wir werden (oder sind schon) die primären Reservoirs für manche Erreger dieser neu auftretenden Erkrankungen.

Klimawandel

Klimawandel beschleunigt neu aufkommende Infektionen. Walsh (2013) bemerkt, dass „höhere Temperaturen auch mit einem erhöhten Babesiose-Risko assoziiert wurden, wobei jede Erhöhung um 1 Grad Celsius mit einem 18-prozentigen Anstieg des Babesiose-Risikos einherging.“ Diese Beziehung zwischen der Temperatur und zunehmenden Infektionen ist bei jeder Gruppe von cleveren Pathogenen zu beobachten. Sprong et al. weisen in ihren Studien zur Beziehung von Temperatur und beschleunigten Infektionen darauf hin, dass …

> 1994 bis 2009 ein dreifacher Anstieg allgemeinärztlicher Konsultationen aufgrund von Zeckenstichen und Lyme-Borreliose in den Niederlanden beobachtet wurde. [...] Langzeitanalysen zeigen, dass die Dauer der jährlichen Zeckensaison zugenommen hat. [...] Die allgemeine Abundanz von Wirtstieren nahm auch zu. [...] Die genetische Analyse von Populationen der untersuchten Borrelienarten weisen auf eine Zunahme von *B. afzelii*- und *B. garinii*-Populationen hin.

Tran und Waller (2013) kommentieren: „Die Ergebnisse zeigen, dass die Lyme-Borreliose-Inzidenz eine relative klare Beziehung zur regionalen Landschaftsfragmentierung und zur Temperatur aufweist.“ Danielova et al. (2010) bemerken: „Aufgrund von Analysen des lokalen Klimas gehen wir davon aus, dass der Klimawandel für die Verbreitung von Zecken und durch Zecken übertragene Pathogene in Hochlagen verantwortlich ist.“ Je milder die Winter sind, desto weiter nördlich sind Zecken zu finden; je mehr Zecken dort sind, umso länger dauert die Zeckensaison und umso mehr Menschen werden gestochen. Projektionen auf Basis des derzeitigen Erwärmungstrends weisen auf eine begleitende Zunahme der Lyme-Borreliose-Inzidenz im Verhältnis 1:1 hin. Simon et al. (2014) beobachteten nach der Untersuchung des Verhältnisses von ansteigender Infektionshäufigkeit und Erwärmung Folgendes: „Wir sagen eine weiter nördliche Expansion von *B. burgdorferi* von etwa 250 bis 500 Kilometer bis 2050 voraus – das ergibt eine Rate von 3,5 bis 11 Kilometer pro Jahr.“

Bestimmte Gebiete von Ohio, die zuvor nicht als endemisch für Lyme-Borreliose galten, verzeichneten einen Anstieg von 0 auf 5 Zecken (1983 bis 2008) auf 15 im Jahr 2009, 40 im Jahr 2010 und 184 im Jahr 2011. Die Zeckenpopulationen nahmen in einigen Gebieten so zu, dass Forscher, die in einer Studie ein weißes Stofftuch 20 Meter am Boden entlanggezogen hatten, 1200 an diesem Tuch anhaftende Zecken zählten. In stark endemischen Gebieten finden sich 60 Nymphen (durchschnittlich) an jeder Maus oder 50 adulte Zecken an jedem Rotwild. Das ist der Durchschnitt. Bis zu 200 Nymphen wurden an einer Maus und 500 an einem einzigen Rotwild nachgewiesen.

Ökologische Veränderungen wie diese, die generell unerkannt bleiben, haben umfassende Auswirkungen auf die Vermehrung cleverer Pathogene. Plötzliches Eichensterben (SOD) ist ein Beispiel hierfür. Die Erkrankung wird durch ein Pathogen namens *Phytophtora ramorum* verursacht, das Eichen in ganz Kalifornien infiziert. Swei et al. (2011) schreiben, dass „unsere Daten zeigen, dass SOD einen posititiven Einfluss auf die Dichte der Nymphen hat, was voraussichtlich bei ansonsten gleichen Bedingungen das Risiko einer Belastung des Menschen durch Lyme-Borreliose erhöht."

Ökologische Manipulation und „Kontrolle" von Lyme-Borreliose

Einige Quellen schlugen vor, die Anzahl von Lyme-Borreliose-Infektionen durch eine Veränderung der ökologischen Dynamiken (sehr simplifiziert), die scheinbar die Wurzel des Problems sind, zu reduzieren oder gar zu eliminieren. Leider ist dies tatsächlich keine brauchbare Maßnahme.

In den meisten Quellen wird die stark vereinfachte Geschichte kolportiert, dass Nymphen und Larven das Blut von kleinen Tieren wie Weißfußmäusen saugen. Weißfußmäuse werden (immer noch von diesen Quellen) als primäres Reservoir bezeichnet. Die Mikroorganismen befallen die Zecken, und die Zecken infizieren die Tiere. So bleibt der Spirochätenbefall der Zeckenpopulationen hoch.

Ausgewachsene Zecken müssen mehr Blut saugen, um ihre Eier legen zu können, um neue Generationen von Zecken zu erzeugen. Meistens wird uns gesagt, dass sie sich an Wild nähren. Menschen fallen ihnen nur zufällig zum Opfer, wenn sie beispielsweise im Wald spazieren gehen – und dann sind sie selbst schuld, weil sie ja auch zu Hause oder in ihren Städten hätten bleiben können, wo sie sicher sind. Das ist irgendwie richtig, glaube ich. Ich denke, wir sollten unsere Wohnungen und Häuser überhaupt nicht mehr verlassen. Wir sollten Schutzanzüge tragen, wenn wir es doch einmal tun. Eine andere Möglichkeit wäre, uns vollständig mit DEET® (Insektenschutzmittel) zu schützen. Das wäre dann die „Wir-werden-alle-sterben-Strategie" in Bezug auf die ökologischen Gegebenheiten – Hysterie von der Sorte „Ich-habe-dir-gesagt-das-ist-gefährlich!" oder „Wir-müssen-es-um-jeden-Preis-bekämpfen!"

Um das zu vermeiden, behaupten Experten, wir könnten die Größe der Maus-, Wild- oder Zeckenpopulationen begrenzen, was uns erlauben würde, jederzeit ins Freie zu gehen. Gleichzeitig würden wir dann die Epidemie unter Kontrolle haben. Leider entspricht dies nicht im Geringsten der ökologischen Realität.

Allerdings trifft auf Lyme-Borreliose-assoziierte Bakterien tatsächlich zu, dass die Weißfußmaus ein primäres Reservoir der Bakterien im Nordosten der USA ist. Im Grunde gibt es weder ein *primäres* Reservoir für Borrelien, was kleine Tiere betrifft, noch sind große Säugetiere für die Verbreitung der Bakterien zwingend nötig. Obwohl auf Madeira, einer subtropischen portugiesischen Insel vor der Küste von Marokko, keine großen Säugetiere leben, verbreiten sich mit Lyme-Borreliose assoziierte Spirochäten dort munter via Zecken bei zwei verschiedenen Rattenarten. In anderen Teilen Europas ist der Igel das primäre „große" Säugetier, das Zecken bevorzugen. In Japan ist es der Rotfuchs. Insgesamt gibt es in Europa 35 bekannte Reservoirs und als Wirt bevorzugte Tierarten. Alle sind eng miteinander vernetzt, um die Infektion in der freien Wildbahn aufrechtzuerhalten.

Vom Schwund der Wildpopulationen werden die Übertragungsraten auf den Menschen nicht profitieren. An Orten, wo man versuchsweise Wildpopulationen bewusst reduziert hatte, kam es nur vorübergehend zur Verringerung des Zeckenbestandes – kurze Zeit später stellte sich wieder eine enorme Zunahme der Zeckenpopulationen ein. Die Reduzierung der Mäusepopulation führt nur dazu, dass die Spirochäten nach neuen Reservoirs suchen ... und davon gibt es viele. Die Anwendung von Pestiziden zur Abtötung der Zecken funktioniert nur temporär. Zudem entwickeln Zecken wie andere Insekten oder Arthropoden tendenziell nach einer gewissen Zeit Resistenzen gegen Pestizide. Nach etwa zwei Jahren erholen sich die Populationen meist wieder. Spirochäten verschwinden nicht einfach, weil wir irgendwelche faulen Tricks anwenden. Sie existieren seit über 100 Millionen Jahren – sie sind keine „Drückeberger". Die ökologische Realität von Lyme-Borreliose unterscheidet sich grundlegend von dem, was uns „altes Lyme-Denken" weismachen will. Sie ist explizit nicht Zecken-/Maus-/Wild-orientiert! Hanicova et al. (2006) machen das deutlich:

> Seit dem Wiederauftauchen von LB vor drei Jahrzehnten hat sich die Erkrankung im gesamten Nordosten der USA und weiter ausgebreitet. [...] Man glaubt, dass diese Expansion durch eine im großen Stil betriebene Aufforstung und ein explosives Wachstum von Wildpopulationen angetrieben wird. Wild trägt nicht direkt zur Verbreitung von

> *B. burgdorferi* bei. [...] Wenn *B. burgdorferi* auf einen Wirt spezialisiert wäre, würden die Stämme dieses Mikroparasiten anders migrieren und das Resultat wäre eine geographische Strukturierung dieses Pathogens. Uneingeschränkte artenübergreifende Übertragung würde im Gegensatz dazu eine räumlich einheitliche Populationsstruktur von *B. burgdorferi* generieren und die Verbreitung erheblich fördern.

Sie fahren wie folgt fort:

> Unsere eigenen Daten weisen darauf hin, dass mehrere Genotypen bis zu fünf Wirtsarten infizieren können. Dies lässt darauf schließen, dass artenübergreifende Übertragung von *B. burgdorferi* unter verschiedenen Säugetierarten häufig vorkommt. [...] Diese Studie demonstriert ein Muster einer aufgelockerten Wirtsspezifität. [...] Daher ist die Nischenbreite von *B. burgdorferi* nicht kongruent mit Wirtsarten [d. h., sie ist nicht auf einen Wirt spezialisiert]. Darüber hinaus können die Genotypen 1–5 und 7 [...] einige zusätzliche, phylogenetisch unterschiedliche Wirtsarten infizieren und damit drei Rangstufen abdecken. Dies weist darauf hin, dass die Nischenbreite der meisten *B. burgdorferi* in den USA sogar größer ist als die taxonomische Ordnungseinheit. [...] Manche Stämme von *B. burgdorferi* sind extreme Generalisten. Im Hinblick auf alle ökologischen und experimentellen momentan verfügbaren Informationen schlussfolgern wir, dass die Wirtspezifität von *B. burgdorferi* vom Generalisten bis hin zum Spezialisten reicht.

Die Bakterien haben spezifische und sehr raffinierte Mechanismen, um eine große Bandbreite von Wildtieren zu infizieren (dies wird im nachfolgenden Kapitel genauer betrachtet). Die Beseitigung eines Wirtsreservoirs motiviert die Bakterien nur dazu, ein anderes zu befallen. Forschern zufolge sind die Folgen der vom Menschen verursachten ökologischen Schäden seit Mitte des 19. Jahrhunderts sowie im frühen 20. Jahrhundert der Grund für diesen bakteriellen Generalismus.

> Die Generalistenstrategie von *B. burgdorferi* ist konsistent mit seiner einheitlichen Populationsstruktur in vielen Gebieten der nordöstlichen US-Staaten. Wir könnten spekulieren, dass die Generalistenstrategie von *B. burgdorferi* ein Nachklang der Anpassung an ökologische Katastrophen der Vergangenheit ist, die sich durch die flächendeckende Vernichtung von Lebensräumen im Nordosten der USA durch die Siedler

> der postkolumbianischen Ära und durch die Industrialisierung ergeben haben. Wir schließen daraus, dass die artenübergreifende Übertragung ein Hauptmerkmal ist, das LB die rasche Verbreitung in nordöstlichen Regionen der USA ermöglichte.

Weißfußmäuse und Wild sind nicht das Problem. Ökologische Veränderungen sind das Problem – etwa durch Bevölkerungswachstum.

Der Mensch ist kein zufälliger oder versehentlicher Wirt. Er entspricht einer Gruppe großer Säugetiere, die zur makroökologischen Welt der Spirochäten gehört. Menschen sind tatsächlich ein primäres Reservoir.

Bequemlichkeit lässt uns glauben, wir könnten auf intelligente Art und Weise eingreifen und die Ökologie der Spirochäten stören. Es ist höchst unwahrscheinlich, dass dies funktionieren wird. Es gibt einfach zu viele Faktoren, die unberücksichtigt bleiben. Überraschungen sind unvermeidlich. Unsere ökologische Ignoranz ist ein wesentlicher Faktor, was die Epidemiologie von Lyme-Borreliose betrifft. Ignoranz plus ökologische Manipulation – wenn wir im Grunde nicht wissen, was wir da tun – werden diesen Prozess nur weiter anheizen. Nachfolgend ein Beispiel für überraschende Nebenwirkungen solcher Interventionen:

Forscher versuchten durch eine ökologische Intervention die Inzidenz von Dengue-Fieber- und Malaria-Erregern in den übertragenden Moskitos zu verringern. Die Idee war, die Moskitos mit Bakterien der Gattung *Wolbachia* zu infizieren und sie dann wieder freizulassen. Dieses spezielle Bakterium konkurriert im Körper der Moskitos sowohl mit Malaria- als auch mit Dengue-Fieber-Erregern. In der Folge werden die Moskitos resistent gegen eine Infektion durch diese pathogenen Mikroorganismen. Sollte sich dies als wirksam erweisen, könnte die Inzidenz der Infektionen beim Menschen reduziert werden. Tatsächlich verringerte die Infektion mit *Wolbachia* die mit Malaria und Dengue-Fieber assoziierten Mikroorganismen in den Moskitos – allerdings erhöhte sich gleichzeitig die West-Nil-Virus (WNV)-Belastung: In der Moskitopopulation wurde die Aufnahme und Expansion von WNV stimuliert! Dodson et al. (2014) bemerken,

> dass eine sorgfältige Untersuchung von *Wolbachia* erforderlich ist, da das Bakterium Wechselwirkungen zwischen Pathogen und Insekt auf eine Weise beeinflusst, die sich negativ auf das Ziel der Kontrolle von Pathogenen auswirken könnte. […] Dies ist die erste Beobachtung einer *Wolbachia*-induzierten Verstärkung eines humanen Pathogens in

Moskitos und legt nahe, dass vor dem Einsatz von *Wolbachia* als Teil eines vektorbasierten Kontrollprogramms absolute Vorsicht geboten ist.

Es gibt keine einfache Korrektur von Fehlern. Wer glaubt, die Wissenschaft könne jedes, auch hausgemachtes Problem lösen, spielt mit dem Feuer. Lyme-Borreliose wird uns sehr lange begleiten, da die Anzahl von cleveren Pathogenen, resistenten Bakterien und neu aufkommenden viralen Pathogenen zunimmt. Die von Menschen verursachte Zerstörung der Ökosysteme unseres Planeten wird so lange weitergehen, bis wir ein ökologisches Limit erreicht haben, das uns stoppt. Ein neues Bewusstsein, was unseren Platz in der Welt, unsere Gesundheit und unsere Heilung betrifft, wird dringend gebraucht.

Die Bakterien entwickeln sich weiter, wir sollten das auch tun.

Als B. burgdorferi *entdeckt und beschrieben wurden, nahm man an, dass es sich um eine einzelne Spezies handelt. Der genetische Fingerabdruck und andere Verfahren zeigten rasch, dass diese Bakterien hoch diversifisiert sind und eigentlich eine Sammelspezies repräsentieren.*

Margos et al., 2011

Borrelia burgdorferi *sind anaerobe Heterotrophen, die unter anoxischen Bedingungen komplexe organische Nahrung benötigen. Bei Exposition mit Umgebungssauerstoff sterben sie. Die Zysten bilden sich schnell und scheinen unfähig für schnelles Wachstum durch Reproduktion zu sein, bis sie sich wieder in schwimmende Schraubenbakterien verwandeln. Innerhalb von weniger als einer Stunde entwickeln sich bei ungünstigen Bedingungen Zysten in großer Zahl, wenn die Spirochäten ihre Bedürfnisse nicht decken werden. Sie überleben lange Zeiträume. Sie entwickeln sich wieder zu spiralförmigen Schwimmerpopulationen zurück, die sich stark vermehren, sobald Nahrung, Salz, Temperatur, Azidität, die Viskosität des Mediums und andere Umstände passen.*

Margulis et al., 2009

Mikroökologie

Wie ich bereits an früherer Stelle erwähnt habe, präsentiert dieses Kapitel mehr technische Informationen. Sie müssen diesen Teil des Buches nicht lesen, wenn Sie nur etwas über die Behandlung der Lyme-Borreliose-Erkrankung mit natürlichen Protokollen erfahren möchten. Dieses Kapitel (und das nächste) richtet sich primär an Ärzte. Selbstverständlich ist es auch für jene lesenswert, die die technischen Aspekte dessen verstehen wollen – was Spirochäten anrichten, wenn sie in anderen Organismen leben. Dies betrifft auch ihre Vermittler, die Zecken.

Die Mikroökologie von Borrelien

Wenn Borrelien in einen neuen Wirt eindringen, treffen sie auf eine einzigartige ökologische Umgebung. Sie sind Meister der Anpassung und können sich an die unterschiedlichsten Umgebungsbedingungen problemlos anpassen – egal ob in einer Zecke, einem Menschen oder irgendeiner der 300 Tierarten, die sie als Wirte nutzen. Ihre Fähigkeit, die Genomstruktur analytisch-reaktiv in Bezug auf die innere Landschaft eines jeden Wirts subtil verändern zu können, ist mit ein Grund dafür, dass es so schwer ist, sie nach einer Infektion zu bekämpfen. Meiner Meinung nach ist es sehr wichtig, zu verstehen, was Borrelien während einer Infektion machen, wie sie auf die Wirtsumgebung reagieren und sich verändern, um zahlreiche Infizierte erfolgreich behandeln zu können.

Einzigartige Borrelien

In der Welt der Mikroben haben Borrelien eine einzigartige Stellung. Sie besitzen Eigenschaften, die für Bakterien ungewöhnlich sind (Prokaryoten) und häufiger sogenannten Eukaryoten (komplexere, nicht-bakterielle Lebensformen wie Zecken oder Menschen) zugeschrieben werden. Im Gegensatz zu fast allen anderen Bakterien haben sie, wie die Forscher Saier und Paulsen (2001) schreiben, „lineare Chromosomen, ein Zytoskelett und periplasmatische Flagellen, die eine schnelle Fortbewegung ermöglichen und ungewöhnliche chemotaktische Eigenschaften aufweisen". Brisson et al. (2012) bestätigen das: „Das Genom von *B. burgdorferi* ist eines der komplexesten, wenn nicht sogar das komplexeste Genom aller Bakterien." Borrelien sind so ungewöhnlich, dass sie anfänglich als Protozoen und nicht als Bakterien klassifiziert wurden. Darüber hinaus besitzen sie die größte Anzahl genetischer Replikationseinheiten (DNA-Abschnitte) aller bekannten Bakterien. Dies macht sie zu den weitaus komplexesten Bakterien. Pulzova und Bhide (2014) bemerken hierzu:

> Borrelien sind einzigartig unter den Bakterien bezüglich ihrer Fähigkeit, ein breites Spektrum von Lipoproteinen auf ihrer Oberfläche zu exprimieren, die eine wesentliche Rolle für die Pathogenese spielen. [...] Die breite Vielfalt des exprimierten Oberflächenproteoms von Borrelien in unterschiedlichen Nischen und die Multifunktionalität der Proteine sind Hauptstrategien von Borrelien, um destruktive Reaktionen des Immunsystems zu vermeiden.

Sie zählen außerdem zu den extrem seltenen Mikroorganismen, die kein Eisen nutzen (stattdessen nutzen sie Mangan). Darüber hinaus haben sie keine engen Verwandten. Die nächsten Verwandten dürften wahrscheinlich Spirochäten der Gattung *Treponema* sein, die Syphilis und Zahnerkrankungen verursachen. Aber selbst Treponemen weisen nur eine etwa 40-prozentige Ähnlichkeit mit dem Genom von Spirochäten auf, die mit Lyme-Borreliose assoziiert sind.

Obwohl es in vielerlei Hinsicht ketzerisch klingt, können (und sollten) mit Lyme-Borreliose assoziierte Borrelien als Zwischenform von Bakterien und komplexen Parasiten betrachtet werden, die über Eigenschaften beider Lebensformen verfügt. Diese Auffassung entspricht zwar nicht konventionellem Denken, ermöglicht aber ein besseres Verständnis für das Verhalten der Mikroorganismen bei einer Infektion. Das Verhalten von mit Lyme-Borreliose assoziierten Spirochäten ist mit nichts besser zu vergleichen als mit außerordentlich intelligenten einzelligen Parasiten. Borrelien sind Parasiten und müssen auch aufgrund ihres Stoffwechsels als solche angesehen werden. Sie sind selbst bei minimalem Stoffwechsel noch leistungsfähig. Alle Nukleotide, Aminosäuren, Fettsäuren und Kofaktoren von Enzymen müssen sie von ihrem Wirt beziehen – also von uns.

Für Forscher stellt die Arbeit mit Spirochäten eine Herausforderung dar. Aus diesem Grund ist selbst heute nur wenig über sie bekannt. Sie sind obligatorisch anspruchsvolle Mikroorganismen. Das bedeutet, sie leben nicht in der freien Wildbahn, sondern müssen (obligatorisch) in anderen Organismen leben. Sie sind wirklich wählerisch, was ihre Nahrung betrifft. Die mit Syphilis assoziierten Spirochäten kann man selbst nach 60 Jahren gezielter Forschung nicht im Labor anzüchten. Daher sind spezielle und schwierig zu handhabende Wachstumsmedien zur Kultivierung der mit Lyme-Borreliose assoziierten Borrelien im Labor erforderlich.

Spirochäten gehören nicht zu irgendwelchen Bakterien, die auf Anhieb auf irgendeinem alten Stück Toastbrot gedeihen. Außerdem sind Borrelien sehr dünn, weshalb sie bei Vergrößerung ohne spezielle Beleuchtung oder ohne spezifische und teure Mikroskope nur schwer zu entdecken sind. Letztlich wachsen sie nur sehr langsam. Im Gegensatz zu Bakterien, die alle 20 Minuten eine neue Generation produzieren, entsteht bei Lyme-Borreliose-Bakterien nur alle acht bis zwölf Stunden eine neue Generation. Allein diese drei genannten Faktoren (und es gibt noch mehr) erschweren die Spirochätenforschung (im Vergleich zur Forschung mit anderen Bakterien) – und Lyme-Borreliose-Spirochäten gehören zu den schwierigen Kandidaten.

Obwohl Spirochäten extrem klein sind, ähneln sie einem korkenzieherförmigen Wurm. Und sie agieren auch wie Korkenzieher, wenn sie in das Gewebe des Wirts eindringen.

Wie andere bewegliche Bakterien haben Spirochäten bewegliche Schwanzteile, Geißeln oder Flagellen. Ihre Geißeln unterscheiden sich von den Flagellen anderer Bakterien wie etwa *E. coli*. Flagellen von Borrelien verlaufen quer über den Spirochätenkörper und sind in den äußeren Proteinmantel integriert. Darüber hinaus haben sie zwei „Motoren“: einer ist vorne und der zweite auf der Hinterseite, was die Beweglichkeit verbessert. Aufgrund ihrer Mobilität können sie hoch viskose Medien befallen – z. B. Kollagengewebe im Kniebereich oder die vordere Augenkammer. Berndtson (2013) beobachtet Folgendes:

> Die Motilität der Bb ist für die Fortbewegung in flüssigen Medien wie Blut, Lympflüssigkeit und CSF geschaffen sowie für die Durchquerung von Umfeldern aus viskoelastischem Gel wie ECM (extrazelluläre Matrix) und andere Bindegewebe [konzipiert]. [...] Hochentwickelte Bildgebung zeigt deutlich, dass Bb kein gewöhnliches Bakterium ist. Es besitzt eine für die Mikrobenwelt bislang nicht beobachtete Motilität, die Infiltrierung, Entkommen und Persistenz ermöglicht.

Mit Lyme-Borreliose assoziierte Bakterien sind *schnell*, sie sind die schnellsten bekannten Spirochäten. Sie bewegen sich schneller fort als weiße Blutkörperchen, die unser Körper bildet, um die Eindringlinge abzutöten. Sie sind sogar mehr als zwei Größenordnungen schneller als Neutrophile – die schnellsten weißen Blutkörperchen, die wir haben.

Sobald mit Lyme-Borreliose assoziierte Spirochäten ins Innere des neuen Wirts eingedrungen sind, verändern sie fortlaufend ihre Struktur, um einer Immunreaktion zu entkommen und die Besiedlung verschiedener Körperteile zu verbessern. Im Prinzip experimentieren sie ständig mit Genomveränderungen, um diejenige Formel zu finden, die das maximale Überleben im Wirtsgewebe sichert. Forscher haben diese Fähigkeit als „nahezu unerschöpflich" beschrieben. Sie beobachteten, dass diese Veränderungen nur *in vivo*, niemals *in vitro* auftreten – was viele Daten von *in vitro*-Studien mit Spirochäten unbrauchbar macht.

Die Struktur von Lyme-Borreliose-Spirochäten verändert sich fließend. Als Forscher infektiöse Spirochäten von absichtlich infizierten Mäusen (und anderen Tieren, darunter auch Menschen) zurückgewonnen hatten, stellten sie fest, dass die Spirochäten, die sie dabei bekamen, nicht dieselben waren, die den Tieren zu Beginn verabreicht worden waren. In einer Studie über einen einzelnen Spirochätentyp isolierte man 1400 Klone aus der Blase, dem Herzen, den Gelenken, dem Ohr und der Haut von chronisch mit Lyme-Borreliose infizierten Mäusen. Die Forscher Qiu et al. (2004) bemerken: „Häufige Rekombinationen implizieren ein Potenzial für eine rapide adaptive Evolution und eine mögliche polygene Basis der *B. burgdorferi*-Pathogenität." Verschiedene Spirochäten-Genomkombinationen erzeugen deutlich unterschiedliche Symptombilder bei mit Lyme-Borreliose infizierten Patienten.

Borrelien zeigen eine Vielzahl von sehr komplexen und raffinierten Verhaltensweisen. Die bedeutendsten davon treten in den Spirochäten selbst und in Verbindung mit den Zecken auf, die sie übertragen. Über Zecken, die die mit Lyme-Borreliose assoziierten Bakterien übertragen, wurde viel veröffentlicht – das meiste davon ist leider entweder falsch („altes Lyme-Denken") oder allzusehr vereinfacht. Deshalb sind diese Informationen ungeheuer irreführend und wertlos.

Über diese Zecken

Während Borrelien auf vielen Wegen …

Ich wiederhole, Zecken sind **nicht** *die einzigen Überträger der Lyme-Borreliose. Das ist „altes Lyme-Denken“– und es ist schlicht falsch.*

… und über viele Arthropoden übertragen werden, sind die häufigsten Vektoren Schildzecken, die in der Regel zur Gattung der *Ixodes* gehören.

Ich vereinfache im Nachfolgenden die Sache über die Maßen aus einem speziellen Grund, und zwar deswegen:

Die intensive Beschäftigung mit dieser besonderen Gattung von Zecken verschafft einen guten Eindruck von den Vorgängen, die sich bei der Übertragung durch Arthropoden abspielen. Sie zeigt, wie wichtig Zecken (und andere Arthropoden) für die Infektion und im Lebenszyklus der Bakterien sind.

Das meiste der übersimplifizierten Informationen über Lyme-Borreliose-übertragende Zecken wurde bis zum Erbrechen durchgekaut. Es ist dermaßen oft wiederholt worden, dass man beim Lesen fast einschläft. Das Ganze ist nichts als ein Klischee. Trotzdem ist eine Wiederholung bis zu einem gewissen Maß unvermeidlich (so sehr ich das verabscheue). Nun denn …

Zecken der Gattung *Ixodes* haben drei Wachstumsstadien: Larve, Nymphe und adulte Zecke. Die adulten Zecken legen ihre Eier bei Frühlingsbeginn und die Larven schlüpfen im Frühsommer. Sobald es warm genug ist, werden etwa Eier einen Monat lang ausgebrütet. Die meisten Quellen werden Ihnen fälschlicherweise weismachen wollen, dass neue Larven nicht mit Lyme-Borreliose-assoziierten Bakterien infiziert sind und deshalb die Erkrankung nicht übertragen können. Anders formuliert: Es wird behauptet, dass transovariale Übertragung (das heißt, die Infektion wird von den adulten Zecken auf ihre Eier und damit auf die Larven übertragen) nicht stattfindet.

Selbstverständlich findet das statt. Die Dinge sind nie so einfach, wie vom „alten Lyme Denken“ behauptet. So heben Rudenko et al. (2011) folgendes hervor: „Während der letzten Dekade gewonnene Daten verlangen nach einer Neubewertung der bislang weltweit akzeptierten Vorstellungen über LB." Die Raten erscheinen im Vergleich zur transovarialen Übertragung, etwa bei Moskitos, zu niedrig. Allerdings sind die exakten Raten der transovarialen Übertragung von der jeweiligen Borrelienart abhängig.

Im Fall von *Borrelia burgdorferi s.s.* ist beispielsweise durchschnittlich nur 1 Prozent der frisch geschlüpften Larven infiziert. Trotzdem ist auch diese Aussage relativ ungenau. In einigen Studien trugen bis zu ein Viertel der Larven bereits während des Schlüpfens Borrelien in sich. Hier kommen andere Faktoren ins Spiel – der geographische Standort, die Zeckenart, die beteiligte Bb-Variante und so weiter. Die Raten für die transovariale Übertragung von *B. miyamotoi* sind hingegen häufig extrem hoch. Einige Studien (z. B. Tappe et al., 2014) haben seit 2005 einen Anstieg der transovarialen Übertragung bei allen Borrelien dokumentiert – niemand weiß, weshalb das so ist. Zudem sind die meisten Zecken mit mehreren Borrelienarten infiziert. Die verschiedenen Arten verteilen sich dann häufig auf verschiedene Körperteile der Zecke. Jede dieser Bakterienarten weist einen anderen transovarialen Übertragungsgrad auf.

Somit sind manche Larven unmittelbar nach dem Schlüpfen infektiös. Sie geben dann die Infektion an ihren Wirt weiter. Infektionen durch Larven kommen in der Tat häufiger vor, als es „altes Lyme-Denken" für möglich hält.

Unglücklicherweise sind Zeckenlarven sehr winzig – in etwa so groß wie die Spitze einer Nadel oder der Punkt am Ende eines Satzes. Man kann sie unmöglich mit bloßem Auge erkennen. (*... Sie haben nicht irgendwo eine Vogelfeder herumliegen, oder?*) Unmittelbar nach dem Schlüpfen suchen die Larven nach einem Tier, von dem sie sich ernähren können. In der nördlichen Hemisphäre ist die Hochsaison der Larvenaktivität im August. Weil sie so winzig sind, infizieren Larven tendenziell kleinere Tiere, die sich in Bodennähe befinden, etwa Mäuse. Trotzdem stechen sie auch Menschen und infizieren sie.

Nicht-infizierte Larven infizieren sich, sobald sie Blut bei einem infizierten Wirt saugen. Wenn sie sich anhaften, setzen die Larven verschiedene Speichelchemikalien frei, die in die Blutbahn des Wirts gelangen. Diese Chemikalien besitzen eine Vielzahl von Funktionen (ich werde dies gleich etwas verständlicher erklären). Einige funktionieren ähnlich wie Lockstoffe (Pheromone). Solche Stoffe regen Spirochäten, die bereits im Tier vorhanden sind, dazu an, schnell zur Larve zu wandern, wo sie dann die frisch geschlüpfte Larve infizieren. Auf diese Weise wird die Infektion an die nächste Zeckengeneration weitergegeben.

Interessanterweise handelt es sich bei zwei chemischen Stoffen, die den Spirochätentransfer zur Larve stimulieren, um neuroendokrine Stresshormone des Wirts: Epinephrin und Norepinephrin. Wenn der Wirtsorganismus nach dem Zeckenstich diese Stoffe in die Blutbahn ausschüttet, werden sie von den Spirochäten direkt an ihre äußere Membran gebunden. Dies regt die Aufregulation des Membranproteins OspA in der äußeren Membran an. Dies ist von größter Bedeutung für das Eindringen und Überleben der Bakterien in Zeckenlarven, denn …

Zecken enthalten einen speziellen Rezeptor (TROSPA = *tick-receptor ospA*), der für Proteine an der äußeren Oberfläche der Membran (die „Haut") der Spirochätenkörper kodiert ist. Primär (aber nicht nur) exprimieren Spirochäten OspA, wenn sie sich im Inneren einer Zecke befinden – beim Menschen wird eher OspC exprimiert. Das Protein der äußeren Schicht (OspA) heftet sich an TROSPA-Rezeptoren im Darm der Zecke. Auf diese Weise kann der Mitteldarm der Zecke besiedelt werden – der Ort, den die Bakterien in Zecken bevorzugen.

Die Chemoattraktivität von OspA und TROSPA funktioniert ähnlich wie die Anziehung von Eisen durch einen Magneten – Eisenspäne werden kraftvoll in Richtung des Magneten gezogen, und sobald ein Kontakt entsteht, haften sie aneinander. Haben sich die Spirochäten erst im Darmgewebe der Zecke eingenistet, wandert eine kleinere Anzahl von Spirochäten in andere Regionen innerhalb der Zecke ein, um auch hier eine Infektion auszulösen: Unterhaut, Zentralganglion, Speicheldrüsen, Eierstöcke und Bindegewebe. Wenn die neu infizierte Zecke ein anderes Tier sticht, schwärmen die Spirochäten vom Mitteldarm in die Speicheldrüsen und von dort aus in das Blut, wo sie die Infektion auf den neuen Wirt übertragen. Wie gewohnt verläuft die Lyme-Borreliose auch hier komplizierter, als es scheint: In den Speicheldrüsen sind immer bereits einige Borrelien präsent. Sie gelangen dann sofort nach dem Zeckenstich in die Blutbahn des neuen Wirts.

Die meisten Menschen denken („alte Lyme-Logik"), dass in jedem der drei Zeckenstadien nur einmal gefressen wird. Das ist richtig und falsch. *Richtig* ist, dass die Zecke in allen drei Entwicklungsstufen jeweils einmal bis zur vollkommenen Sättigung frisst. *Falsch* ist, dass sie nur einmal fressen. Forscher haben beobachtet, dass sich Zecken extrem häufig von ihrem Wirt lösen, bevor sie sich voll gefressen haben. Diese „gefütterten" Zecken können mit Lyme-Borreliose assoziierte Mikroorganismen innerhalb von nur zehn Minuten auf den neuen Wirt übertragen, sobald sie sich an ihm festgebissen haben.

In nur zehn Minuten …

… und nicht erst nach 24 oder 48 Stunden, wie es in den meisten Quellen heißt! Die meisten Zecken sind teilweise gesättigt, das heißt, sie sind fast voll gefressen, wenn sie einen neuen Wirt stechen.

In älteren, frühen Studien über Lyme-Borreliose beobachtete man, dass *ungefütterte* Zecken häufig in weniger als 24 Stunden Borrelien übertragen – innerhalb von 8 bis 16, nicht 24 Stunden. Eine umfassendere Analyse zeigte, dass in 83 Prozent der Fälle die Übertragung innerhalb weniger als 24 Stunden stattfindet. Der 24-Stunden-Wert ist einfach unpräzise. Dennoch berufen sich die CDC und fast jede andere Quelle immer wieder auf diesen Wert. Die korrekten Werte sind in frei zugänglichen Fachartikeln zu finden, die problemlos im Internet bei *Pubmed* und *Google Scholar* zugänglich sind – auch für die CDC.

Ein weiterer wichtiger Übertragungsfaktor ist die Ko(mbinations)fütterung. Wirtstiere sind extrem häufig gleichzeitig von Larven und Nymphen befallen – und gelegentlich noch zusätzlich von adulten Zecken. Sie ernähren sich simultan vom Wirt. Bei Kofütterung können die Spirochäten den Wirt schneller infizieren – Gleiches gilt für die Infektion einer zuvor nicht infizierten Larve.

Ist die Larve vollgesogen (nach etwa 72 Stunden bis zur Sättigung), fällt sie vom Wirt ab und landet auf den Boden. Sie absorbiert dann ihre Blutmahlzeit. Kurz darauf beginnt sie mit der Häutung und geht somit in das nächste Entwicklungsstadium über, die Nymphe. Der Häutungsprozess dauert durchschnittlich etwa 35 Tage. Die neu gebildeten Nymphen halten Winterschlaf und werden im nächsten Frühling wieder aktiv. Auch das ist eine sehr vereinfachte Beschreibung: Manchmal wachen sie auf und suchen, sofern die Temperatur hoch genug ist, nach einer Blutmahlzeit – ja, selbst in Connecticut.

Die Zahl der mit Borrelien infizierten Nymphen hängt dabei von vielen Faktoren ab: vom Winter oder von der Dichte der Mäusepopulation und anderer kleiner Säugetiere in diesem Gebiet und in diesem bestimmten Jahr. Die Infektionsraten betragen 3 bis 100 Prozent – je nach Studie. In der Regel ist in endemischen Gebieten mit Beginn ihrer Futtersaison die Hälfte aller Nymphen infiziert – und sobald sie Blut von infizierten Tieren saugen, infizieren sich noch mehr Nymphen.

Die Nymphe ist größer als die Larve, aber trotzdem noch sehr klein – etwa so groß wie ein Stecknadelkopf. Wenn sie nicht mit Blut vollgesogen sind, kann man sie nur sehr schwer erkennen. Sobald es warm genug ist (spätestens im Mai), werden sie aktiv und bleiben den gesamten Sommer hindurch in Bewegung. Sie saugen Blut, wo immer sie können – egal ob von Mäusen oder Menschen. Nymphen sind höchst infektiös. Wenn dann noch die Larven schlüpfen und ihre Aktivität im August kulminiert, sind die meisten Tiere in endemischen Gebieten infiziert – manche durch anhaftende Nymphen. Diese Überschneidung des Zeckenzyklus gewährleistet, dass mindestens einige, wenn nicht gar alle Zecken infiziert sind, bevor sie sich häuten.

Nymphen saugen länger als Larven – etwa vier bis fünf Tage. Sie fressen meist auch häufiger als einmal, bis sie vollgesogen sind. Wenn sie durch ihre Mahlzeiten gesättigt sind, fallen sie vom Wirt ab, beginnen mit der Häutung und verwandeln sich in die adulte Zecke (*... das ist eine Art Raupen-Schmetterling-Wesen*). Die Häutung dauert etwas länger als bei der Larve. Erst nach durchschnittlich 42 Tagen hat sich die Nymphe in eine ausgewachsene Zecke verwandelt.

Adulte Zecken treten im Oktober oder Anfang November in Erscheinung und beginnen unmittelbar nach der Häutung mit der Futtersuche. Sie sind größer als Nymphen und sehen etwa so aus wie jede Zecke, die Sie schon einmal gesehen haben. Wie Larven und Nymphen krabbeln sie auf die Spitze der Grashalme oder anderer Pflanzen und warten mit ausgestreckten Vorderbeinen auf ein vorbeilaufendes Tier, auf das sie sich stürzen können.

Lyme-Zecken sind nicht sehr beweglich. Sie kommen aus eigener Kraft von der Stelle, wo sie nach dem Fressen herunterfallen, etwa drei Meter weit. Grundsätzlich sitzen sie einfach nur herum und warten, bis ein passender mit reichlich Blut befüllter Wirt vorbeispaziert. Der Wirt ist derjenige, der sie an neue Orte bringt. Mäuse wandern nicht allzu weit. Sie bewegen sich in der Regel in einem Bereich von etwa 30 Quadratmetern. Der Lebensraum von Wild hingegen erstreckt sich über ein Areal von etwa 4 Kilometern. Vögel und Menschen (und ihre Haustiere) verteilen sich viel großflächiger – es gibt keinen Ort auf diesem Globus, an den sie die Zecken nicht bringen könnten.

Adulte Zecken sind nicht so wählerisch im Vergleich zu Larven oder

Nymphen, was das Futter betrifft. Sie fokussieren sich auf Opfer, die größer als ein kleiner Hund oder ein Waldmurmeltier sind. Sie bevorzugen größere Tiere wie Büffel, Wild, Pferde, Hunde und Menschen. Außerdem saugen sie viel länger Blut – 7 oder 8 Tage lang, inklusive Mehrfachmahlzeiten. Sobald sie vollgesogen sind, fallen sie vom Wirt ab und bereiten sich auf die Überwinterung vor. Im Frühling legen sie ihre Eier und sterben. Dann beginnt der Zeckenzyklus von Neuem.

Adulte Zecken, die im Herbst keinen Wirt finden, an dem sie fressen können, überwintern und suchen sich im Frühling einen neuen Wirt. Im Herbst und im Winter gefütterte Zecken legen ihre Eier im Frühling – pro Zecke 2000 bis 3000 Eier. Anschließend sterben sie. In besonders milden Wintern (die zunehmend häufiger auftreten) erwachen sie aus ihrem Ruhezustand und fressen – man kann sich auch im Dezember oder Februar mit einer Lyme-Borreliose infizieren!

Es dauert etwa einen Monat, bis die Larven aus den Eiern schlüpfen. Zum Glück ist die Sterblichkeit der Eier und Larven außerordentlich hoch. Beides wird von räuberischen Insekten und Arthropoden wie Ameisen, Spinnen und Wespen gefressen. Aber auch Vögel fressen reichlich Zecken, häufig bevor sie ihre Eier legen.

Jede Entwicklungsstufe der Zecke stimuliert Veränderungen der Spirochäten-Genomstruktur – das hat das „alte Lyme-Denken" nicht verstanden. Das erleichtert die Entwicklung von Stämmen und Subspezies – jeweils auf unterschiedliche Weise. Iyer et al. (2014) kommentieren wie folgt: „Die Ergebnisse zeigen deutlich, dass Spirochäten in jedem Zeckenstadium einzigartige Expressions-Profile aufweisen. [...] Keines dieser Profile ähnelt jenen von *in vitro*-kultivierten Mikroorganismen." Die Tatsache, dass sich im Reagenzglas gewachsene Spirochäten stark von Spirochäten unterscheiden, die in Zecken entstanden sind, bedeutet, dass viele Erkenntnisse der „alten Lyme-Borreliose"-Forschung äußerst mangelhaft sind – sie sind realitätsfern. Deshalb ist das „Borreliose-Wissen" der Ärzte häufig nicht zutreffend.

Zecken, die mit Lyme-Borreliose assoziierte Spirochäten übertragen, leben in wärmerem Regionen wie im Süden und an der Westküste Amerikas, in Südamerika, Nordafrika und Südeuropa. Ihre Wachstumsmuster unterschieden sich von Zecken, die von kälteren Wintern betroffen sind – beispielsweise im Nordosten Amerikas. Ihre Lebenszyklen dauern zwei bis sechs Jahre. Ungefütterte Zecken sind bemerkenswert geduldig, egal wo sie leben. Manche können ohne Mahlzeit bis zu sieben Jahre leben.

Die übliche Vorstellung, die uns über Zecken und Lyme-Borreliose vermittelt wird, ist sehr vereinfacht. Zecken sind äußerst anpassungsfähig – und es gibt sehr viele da draußen. So bemerkt Durland Fish (1993):

> Bei *Ixodes dammini* übertrifft die Geburtenrate die Todesrate um ein Vielfaches. *I. dammini*-Populationen scheinen in Gebieten, wo sie bereits etabliert sind, an Dichte zuzunehmen. Und es existieren überzeugende Belege dafür, dass sich die Reichweite dieser Spezies im Nordosten und im mittleren Westen ausdehnen wird. [...] Nirgendwo ist ein Trend für den Rückgang der Population dieser Spezies zu erkennen. Wahrscheinlich wird sich die Situation in naher Zukunft nicht wesentlich ändern, da *I. dammini* alle Eigenschaften einer invasiven Spezies hat.

Wechselwirkungen zwischen Zecken und Borrelien

Zecken und Borrelien kooperieren seit etwa 100 Millionen Jahren oder länger. Beide Organismen profitieren von ihrer Beziehung. Die Zecken bieten den Bakterien Unterstützung und Nahrung. Da sie sich an so vielen unterschiedlichen Tieren anhaften und von deren Blut ernähren, eignen sie sich außerordentlich gut zur Übertragung von Bakterien auf andere Lebensformen. Die Übertragung gelingt nicht nur durch Stechen, sondern auch wegen des extrem harten Biofilms der Borrelien sowie wegen der Zysten, die mit den Fäkalien der Zecken abgesondert werden. Auf diese Weise werden die Mikroorganismen überall dort ausgeschieden, wo eine Zecke „ihr Geschäft" verrichtet. Und wie die meisten Lebewesen machen das auch Zecken ziemlich häufig.

Zecken unterstützen die Übertragung der Bakterien in den neuen Wirt außerordentlich gut. Der Speichel der Zecken spielt eine wichtige Rolle für die Fähigkeit der Spirochäten, einen anderen Organismus erfolgreich zu infizieren. Kern et al. (2011) bemerken hierzu: „Pathogene von Borrelien benutzen spezifisch Zeckenspeichel zur Unterstützung der Übertragung auf den Wirt." Darüber hinaus fördert die Passage der Spirochäten *durch* den Zeckenkörper die Infektiosität der Bakterien – sie werden dadurch virulenter. Zeckenspeichel stimuliert insbesondere das Wachstum und die Vermehrung der Spirochäten und verbessert die Reproduktion. Borrelien profitieren in vielerlei Hinsicht und auf unterschiedliche Art von den Zecken.

Im Gegenzug profitieren Zecken in Bezug auf das Überleben und Verhalten von Spirochäten. Herrmann et al. (2015) schreiben hierzu:

> [Die parasitäre Spirochäte] kann den Phänotyp ihres Wirts modifizieren, indem sie die dessen Wahrnehmung der Umwelt und/oder dessen Verhalten verändert, um den eigenen Übertragungszyklus zu vervollständigen. [...] Bei Vektor-übertragenen Pathogenen [...] besteht die Manipulation darin, das Vektor-Verhalten so zu modifizieren, dass die Anzahl der gestochenen Wirte (und damit infizierten Wirte) durch Strategien wie höhere Bissrate, verkürzte Blutmahlzeiten, längere Lebensdauer etc. zunimmt.

Zecken, insbesondere Larven und Nymphen sind extrem empfindlich in Bezug auf Austrocknung – d. h. Wasserverlust ihrer Gewebe. Zecken trinken kein Wasser. Das ganze, während der Blutmahlzeit aufgenommene Wasser wird wieder hochgewürgt und beim Fressen in den Wirt geschleust. Stattdessen gewinnen sie Wasser, indem sie unter feuchten Blattabfall kriechen. Wasser aus der Luft wird dann direkt in ihre Körper absorbiert.

Wenn Zecken auf die Spitze von Pflanzen krabbeln und dort auf ein vorbeigehendes Tier warten, geben sie Wasser an die Atmosphäre ab. Sie beginnen auszutrocknen. Mit jedem Atemzug verlieren sie mehr Wasser. Dies begrenzt die Zeit, die sie in der Warteposition aushalten können. Sie müssen immer wieder unter Blattabfall kriechen, um sich zu rehydrieren. Mit Borrelien infizierte Zecken sind deutlich weniger anfällig für Dehydrierung. Sie können länger in Warteposition verharren, was die Suche nach einem neuen Wirt günstig beeinflusst.

Die Blutmahlzeit, die Zecken aufnehmen, besteht hauptsächlich aus Proteinen. Sie werden als Fett in ihrem Körper gespeichert – ähnlich wie wir verstoffwechselten Zucker als Fett speichern. Fettstoffe werden bei Zecken in den Epithelzellen des Mitteldarms und im Fettkörper (ein diffuses Organ der Zecke) gespeichert. Zwischen den Mahlzeiten schwindet das Fettdepot – während der Häutung verbraucht die Zecke noch mehr energiereiches Fett. Je mehr Zeit zwischen den Mahlzeiten liegt, desto geringer sind die Fettreserven.

Bei Trockenheit schrumpfen die Fettdepots der Zecken etwa doppelt so schnell im Vergleich zu feuchten Umgebungsbedingungen. Je häufiger Zecken die Grashalme hinauf und wieder hinunter klettern müssen, um sich zu rehydrieren, umso mehr Fett verbrauchen sie.

Borrelienbefall erhöht die Fettreserven der Zecken um mindestens 12 Prozent. Die Spirochäten verbrauchen nur sehr wenig von diesem Fett für den Eigenbedarf. Eine einzige Zecke kann die Existenz einer Population von rund 3500 Spirochäten sichern. Die inkorporierte Borreliengemeinschaft verbraucht nur 0,10 Prozent der Fettreserven der Zecke, selbst bei voller Kapazität. Die von den Spirochäten zusätzlich generierten Fettdepots verbessern die Funktionen der Zecke und helfen dabei, auch in widrigen Umständen zu überleben. Zudem wird die Suche nach einem Wirt verbessert und vereinfacht.

Mit Borrelien infizierte Zecken können sich schneller bewegen, höher klettern, tolerieren Zeckenabwehrmittel besser, können größere Blutmahlzeiten zu sich nehmen, haben mehr Fettreserven und bleiben länger hydriert als nicht infizierte Zecken. Außerdem erhöht sich ihre Lebensdauer. Sie können viel länger ohne eine Blutmahlzeit auskommen als nicht infizierte Zecken – bis zu sieben Jahre.

Zu guter Letzt können Borrelien (und ihre koinfektiösen Bakterien wie *Ehrlichia* und *Anaplasma*) eine Art Antifrostmittel aus Glykoproteinen bilden und freisetzen. Dann bleiben Zecken auch bei Minustemperaturen aktiv – das bedeutet, dass Zeckenstiche manchmal auch im Winter möglich sind. Die Bakterien kennen kein Mitleid – Weihnachten hin oder her.

Übertragung von Spirochäten auf einen neuen Wirt

Wenn eine Zecke, die mit Lyme-Borreliose assoziierte Spirochäten in sich trägt, ein Tier befällt und es in die Haut sticht, läuft sofort eine komplexe Serie von Ereignissen ab. Die einzigartige Komposition des Zeckenspeichels spielt hier eine Hauptrolle. Zeckenspeichel-Inokulation mit einer Nadel produziert bei Versuchstieren sehr unterschiedliche Infektionen. Studien, die früher mit durch Nadeln infizierten Versuchstieren durchgeführt wurden, sind relativ nutzlos, was das Verständnis von Borrelien-Infektionen beim Menschen betrifft.

Wenn ein warmblütiges Säugetier – oder Vögel oder Reptilien – an einer hungrigen Zecke vorbeikommt, wird es von der Zecke befallen. Sie sucht dann nach ihrer bevorzugten Anhaftungsstelle – bei Nagetieren ist es häufig die Region der Ohren. Hat die Zecke diesen Ort gefunden, „sägt" die Zecke die äußere Hautschicht durch, um Blutgefäße zu erreichen, die sich direkt unter der Hautoberfläche befinden. Sobald die Penetration erfolgt ist, stößt die Zecke ein milchiges, zementartiges Sekret aus, das die Bissstelle härtet. So kann sich die Zecke an ihrem Platz halten. Das Sekret besteht aus einer spezifischen Kombination von glykosylierten Proteinen, die Kollagen und Keratin gleichen – zwei wesentliche Komponenten der Haut von Wirbeltieren. Das Sekret fixiert die Zecke an der Stichstelle und fungiert als Dichtung, um Blutverlust oder das Auslaufen von Zeckenspeichel an der Stichstelle zu verhindern. Der gesamte Prozess dauert weniger als 10 Minuten.

Unter der Anhaftungsstelle wurde ein kleines Stück Haut herausgesägt, das sich mit Blut füllt. Zecken sind eine Art „Pool-Fresser". Sobald sich die Grube füllt, trinken sie gemütlich. Während die Zecke (Larve, Nymphe oder adulte Zecke) das Blut aufsaugt, schwillt ihr Körper an und nimmt das Blut auf. Larven und Nymphen nehmen das 10- bis 20-fache ihres Eigengewichts auf, adulte Zecken das 100- bis 120-fache. Sobald sie vollgesogen sind, lösen sich die Zecken von ihrem Wirt und fallen auf den Boden. Anschließend verdauen sie die Blutmahlzeit und beginnen mit dem Häutungsprozess. Der Zementkern an der Anhaftungsstelle verbleibt in der Haut. Jede Menge Zeckenexkremente werden gleichfalls zurückgelassen. Gerät auch nur ein wenig davon in die Wunde – denken Sie an Jucken und Kratzen –, gelangen Biofilme von Borrelien und Zysten in den Körper. Sie besitzen andere infektiöse Dynamiken als die beweglichen Spirochäten.

Während des Fressens wechselt die Zecke zwischen Blutaufnahme und der Absonderung von Speichel (und des im Blut enthaltenen Wassers) zurück in die Wunde. Zeckenspeichel ist mit einer komplexen Mischung aus stark wirksamen pharmakologisch aktiven Molekülen angefüllt. 120 davon sind bekannt und nur wenige wurden umfassend analysiert. Diese Moleküle verbreiten sich schnell im Organismus des Wirts über dessen Blutbahn und Lymphe und beeinflussen zahllose biologische Prozesse – insbesondere die drei wichtigsten Abwehrsysteme des Wirts gegen blutsaugende Mikroorganismen: 1. Hämostase (Blutgerinnung, Thrombozytenaggregation, Vasokonstriktion), 2. Entzündung (Schwellung, Rötung, Erwärmung) und 3. Immunität (angeborene und erworbene).

Antihämostatische Komponenten hemmen Blutplättchen-ADP (Adenosindiphosphat), Prostaglandin- und Prostazyclin-Rezeptoren sowie Thrombin. Antientzündliche Komponenten hemmen Anaphylatoxine, Histamin und Bradykinin – Speichelkomponenten regulieren spezifisch „Alarmine" in Keratinozyten der Haut ab, d. h. Mediatoren für die Mobilisierung und

Aktivierung antigen-präsentierender Zellen. Antiimmun-Komponenten hemmen das Komplementsystem. Sie hemmen außerdem die TLR-2 (*toll-like receptor*)- Immunreaktion (angeborene Immunität), die spezifisch für die Identifizierung von Pathogen-assoziierten mikrobiellen Mustern (PAMPs) und die nachfolgende Aufregulation einer Immunantwort ist. Speichelkomponenten binden CD4+-T-Zellen-Rezeptoren und hemmen deren Aktivierung und Proliferation.

Speichelkomponenten vermindern (oder hemmen) die Aktivität von Neutrophilen, Makrophagen, natürlichen Killerzellen (NK), dendritischen Zellen, T-Lymphozyten der Milz und B-Lymphozyten. Dasselbe passiert mit Zytokinen, Chemokinen und anderen Immunkomponenten wie Interleukin 2 (IL-2), IL-6, IL-8 und MCP-1 (Monozyten-chemotaktisches Protein-1), Makrophagen, NO (Stickstoffmonoxid), IFN-α (Interferon alpha), IFN-β, IFN-γ, Immunoglobulin G (IgG), STAT-1, ERK 1/2, NF-κB, TNF-α und einigen antimikrobiellen Peptiden (Defensin, Cathelicidin, Psoriasin und RNase7). Das antientzündliche Th2-Zytokin IL-10 wird aufreguliert.

Zeckenspeichel enthält Komponenten, die unter der Bezeichnung „Evasine“ bekannt sind, die sich an Chemokine binden und sie neutralisieren. Diese Chemokine sollen Zellen des angeborenen Immunsystems rekrutieren, die Parasiten bekämpfen. Evasin-1 bindet CCL3, CCL4, CCL18, Evasin-3 bindet CXCL8 und CXCL1 und Evasin-4 bindet CCL5 und CCL11. Radolf et al. (2012) bemerken hierzu:

> Die Wirtsfaktoren im Zeckenspeichel, die das Überleben von *B. bugdorferi* verbessern, sind solche Moleküle, die mehrere Reaktionen in Säugern behindern können, darunter die Erzeugung reaktiver Sauerstoffspezies, Komplementaktivierung, Freisetzung von antimikrobiellen Peptiden, Chemotaxis von Neutrophilen und Antikörper-vermittelte Abtötung, Dendritenzellen-vermittelter Erstkontakt von T-Zellen mit spezifischem Antigen und Keratinozyten-vermittelte Freisetzung von Zytokinen und antimikrobiellen Peptiden.

Die immunhemmenden Moleküle des Speichels haben einen hoch wirksamen und umfassenden Einfluss auf die Immunabwehr des Wirts. Ein kurzes Beispiel hierfür: IgG spielt bei einer Infektion eine wichtige Rolle für die Abwehrreaktion des Wirts und fördert Phagozytose – die Aktivität der weißen Blutzellen gegen Krankheitserreger. Dies ist nur ein Teil der Immunantwort, die durch den Zeckenspeichel aktiviert oder gehemmt wird. Gegenmittel in Bezug auf diese Hemmfaktoren des Speichels können die Fähigkeit der Spirochäten, einen neuen Wirt zu infizieren, behindern oder signifikant blockieren. Studien haben beispielsweise gezeigt, dass die Aufrechterhaltung hoher IL-2- und IFN-γ-Werte bei Labormäusen die Rate der Borrelieneinfektion hoch signifikant reduziert. *Astragalus* ist ein immunstärkendes Kraut, das diese Werte sehr effektiv hoch halten kann. Aus diesem Grund sollten Bewohner endemischer Regionen dieses Kraut in ihren Speiseplan aufnehmen.

Zeckenspeichel deaktiviert einen besonders wirksamen angeborenen Abwehrmechanismus, das alternative Komplementsystem. Seit der Geburt verfügen wir über die sogenannte angeborene Immunität. Im Laufe der Zeit erwerben wir die Immunität gegenüber infektiösen Erkrankungen. Das Komplementsystem ist ein besonders wichtiger Teil unseres angeborenen Immunsystems. Es kann auf drei Arten aktiviert werden: über den klassischen Komplement-Weg, den Lektin-Weg oder den alternativen Komplement-Weg. Jeder Weg ist zur Abwehr verschiedener Mikrobenarten sehr nützlich. Der alternative Komplement-Weg ist Teil unserer angeborenen Immunität, die clevere Bakterien wie Borrelien bekämpfen kann. Tatsächlich können mit Lyme-Borreliose assoziierte Spirochäten nicht in unseren Körpern Fuß fassen, wenn der alternative Komplement-Weg nicht gehemmt wird – das Komplementsystem tötet sie sofort ab. Mit Lyme-Borreliose assoziierte Spirochäten nutzen die alternativ-komplementen Hemmfaktoren des Zeckenspeichels zu ihrem Vorteil, um immungeschützte Bereiche im Wirtskörper ausfindig zu machen, wo sie sich niederlassen und reproduzieren können.

Ist die Immunfunktion des neuen Wirts bereits beeinträchtigt oder schwach, haben die Komponenten des Speichels eine noch stärkere Wirkung und die Bakterien können den Wirt noch einfacher infizieren. Der Schweregrad der Infektion erhöht sich ebenfalls. *Die Effizienz der Infektion und die Schwere der Symptome verhalten sich direkt proportional zur Stärke oder Schwäche des Immunsystems des Wirts.* Zusätzlich stimuliert eine gesunde Immunabwehr des Wirts Antikörper gegen den Zeckenspeichel und hemmt künftigen Zeckenbefall. Antikörper gegen Zeckenspeichel in Wirten mit einem äußerst gesunden Immunsystem stimulieren die Zeckenabwehr, bevor eine lange Fütterungsphase stattfindet. Je stärker die Immunreaktion ist, umso weniger kann sich eine Zecke anheften und fressen. Je besser das Immunsystem funktioniert, umso geringer ist die Ausprägung der Lyme-Borreliose bei Zeckenexponierten.

Spirochäten-Transformation

Spirochäten befinden sich in ungefütterten Zecken in einer Art Ruhezustand. Sobald sich die Zecke für eine Mahlzeit bereit ist, produziert sie reichlich Speichelkomponenten, um biologische Reaktionen des Wirtsblutes zu beeinflussen. Dieser Vorgang löst einen Alarm bei den Spirochäten aus, und sie erwachen aus ihrem Ruhezustand. Hat die Zecke mit ihrer Mahlzeit begonnen, fließt Blut in ihren Mitteldarm. Dies löst eine Kettenreaktion von Veränderungen aus, die sowohl die Form der Spirochäten als auch ihr Verhalten betreffen.

Die Körpertemperatur der Zecken passt sich der Umgebungstemperatur an. Säugetiere sind Warmblüter. Somit muss sich die Spirochäte von einem durch wechselnde Umgebungstemperatur geprägten Milieu an ein in der Regel konstant wärmeres Milieu anpassen können. Zudem verlangt es den Spirochäten viel Flexibilität ab, wenn sie sich in den Mitteldarm der Zecke begeben, dessen pH-Wert extrem basisch ist (etwa 9,5).

Wenn also Blut in den Mitteldarm einer fressenden Zecke gelangt, verändern sich unmittelbar zwei Dinge: die Temperatur steigt an und der pH-Wert fällt (von 9,5 auf etwa 7,4). Die dramatische Temperaturerhöhung und der veränderte pH-Wert haben für die Spirochäten große Bedeutung. Diese Vorgänge setzen in den Spirochäten eine regulierende Kaskade in Gang, die erhebliche Veränderungen bewirkt. Zunächst beginnen sie, sich rasch zu vermehren – ihre Zahl steigt drei- bis vierfach. Dann wandern sie vom Mitteldarm der Zecke in die Speicheldrüsen. Sobald sie dort angelangt sind, starten sie eine ausgeklügelte Analyse des von der Zecke aufgesaugten Blutes, ändern ihre genetische Struktur und erschaffen neue Formen ihrer selbst. *Hinweis:* Wenige Spirochäten befinden sich bereits in den Speicheldrüsen. Sie sind höchst infektiös und dringen sofort in den neuen Wirt ein, den die Zecke befallen hat.

Durch die Analyse der Blutmahlzeit können die Spirochäten das Wirtstier analysieren. Sie verändern dann ihre Genomstruktur so, dass sie in den neuen Wirt eindringen und in ihm leben können – und dessen Immunreaktionen umgehen. Um dies zu erreichen, trennen sie Segmente ihres Genoms ab und setzen andere Segmente ein. Jede Spirochäte besitzt bis zu 12 lineare und 12 kreisförmige Segmente – 24 zusätzliche DNA-Segmente, die jederzeit verfügbar sind. Dabei handelt es sich um extrachromosomale DNA, die insgesamt der halben Länge ihres zentralen linearen Chromosoms entspricht. Jeder dieser unterschiedlichen DNA-Abschnitte enthält Informationen über verschiedene Säuger, die von Zecken befallen werden können. Darüber hinaus ordnen sich diese verfügbaren Gensegmente je nach Umweltmerkmal konstant neu an. Sie fungieren, wie es Berndtson (2013) formuliert hat, als mobile Brutkästen „für genetische Innovation, die es *Bb* erlaubt, Kunststücke in Sachen Immunevasion zu vollbringen, wie sie nirgendwo sonst im Tierreich existieren". Die Bakterien erfinden neue Plasmidkonfigurationen, um die Anpassung an ständig veränderte Umfeldbedingungen zu verbessern.

Spirochäten besitzen eine innere und eine äußere „Proteinhülle". Das macht sie außergewöhnlich. Man kann sich dieses Doppel-Hüllen-Arrangement wie eine Hand vorstellen, die einen dünnen Latexhandschuh trägt. Die Haut auf der Hand ist dabei die innere Hülle und der Handschuh die äußere. Die äußere Hülle kommt mit dem Wirtsorganismus in Kontakt, wo die Spirochäten leben. Die Bakterien verfügen über eine Datenbank, die Informationen über jede Tierart enthält, die sie infizieren können. Diese Datenbank gibt vor, wie ihre äußere Proteinhülle strukturiert sein muss, damit sie überleben können. Diese Proteinhüllen werden mit den Initialien Osp (*outer surface protein*) bezeichnet. Es gibt sechs primäre Osp-Typen, OspA bis F.

Oberflächenproteindynamiken

Innerhalb der Zecke gehören einige äußere Oberflächenproteine der Spirochäten zum Typ A (OspA). Wenn sie mit einer Blutmahlzeit in Kontakt kommen, regulieren einige, aber nicht alle der Spirochäten OspA ab und regulieren OspC auf. Dieser Wandel ist bei weniger als der Hälfte der Spirochäten zu beobachten. Andere Spirochäten regulieren zum Beispiel OspE oder OspF auf. Es gibt noch weitere Proteine, die an der äußeren Proteinhülle aufreguliert werden, zum Beispiel vlsE (*variable major protein-like sequence E*) und erp (ähnliches Protein wie OspE/F). Zudem ändert sich die exakte Struktur dieser verschiedenen Proteinhüllen jedes Mal, wenn sie exprimiert werden. Prinzipiell wird eine Genkonversion zur Produktion neuer Varianten benutzt, wobei Tausende Varianten aus einem kleinen Genpool entstehen können. Diese Spirochätenvarianten agieren bei einer Infektion als bakterieller Schwarm, bestehend aus ähnlichen, aber unterschiedlichen Mikroorganismen. Dies ermöglicht die Infektion variabler Wirtsorganismen ebenso wie die Infektion multipler Nischen innerhalb der Wirte.

Sind sie erst im Inneren des neuen Wirts angelangt, kommt es nach jeder Replikation zur bakteriellen Rekombination. vlsE-Rekombination hat beispielsweise große Bedeutung für die Persistenz in einem immunkompetenten Wirt. Während der Infektion von Säugetieren werden zahlreiche sogenannte *silent cassettes* in das Zentrum von vlsE transferiert. Dies verändert die Aminosäuresequenzen. „Daher", bemerkt Norris (2012), „können gegen vorherige vlsE-Versionen gerichtete Antikörper keine Mikroorganismen eliminieren, die neue vlsE-Varianten exprimieren. Durch diesen Prozess ist der Spirochät der Immunantwort immer einen Schritt voraus und trägt somit zur Immunevasion bei." Je länger die Infektion anhält, umso mehr beschleunigen sich vls-Strukturveränderungen. Für die Immunzellen wird es mit der Zeit immer schwieriger, die Spirochätenvarianten zu entdecken – obwohl dies in manchen Fällen doch gelingt. Bendtson (2013) beobachtet Folgendes:

> Der Nettoeffekt des Wirts ist die Produktion von B-Zellen und Plasmazellen, deren Antikörper nach schwer auffindbaren Oberflächenepitopen suchen, deren Klon-Populationen sich in den Lymphknoten sowie im Knochenmark ansammeln, wo es dann darum geht, herauszufinden, wohin die Verdächtigen gegangen sind.

Bei *immunkompetenten* Tieren ist der Grad der genetischen Diversifizierung von Spirochäten deutlich höher als bei immundefizitären Tieren. Anders formuliert: Das Immunsystem selbst befeuert Rekombinationsaktivität. Berndtson bemerkt hierzu: „Je schwächer das Immunsystem des Wirts ist, umso weniger Antigenveränderungen muss *Bb* vornehmen."

Trotzdem gilt: Je stärker das Immunsystem ist, desto schneller wird es herausfinden, wo Gefahr droht – und umso schneller geht es dem Patienten besser. Bei Betroffenen mit einem sehr starken und gesunden Immunsystem zeigen sich nach der Infektion nur wenige bis gar keine Symptome. Die Infektion wird sehr rasch abgewehrt. Sobald das Immunsystem die Lyme-Borreliose-Infektion erkannt hat und bekämpft, wird es künftig nur selten zur Infektion mit diesen Borrelienstämmen kommen. Allerdings ist eine Infektion mit anderen Stämmen nicht ausgeschlossen.

Das während der Blutmahlzeit exprimierte OspC-Protein verhindert die frühzeitige Ausschaltung der Bakterien an der Bissstelle und fördert deren Ausbreitung im Körper. Sobald OspC an der äußeren Membran freigesetzt wird, bindet es sich an ein bestimmtes Protein im Zeckenspeichel (Salp15).

Anders gesagt: Die Spirochäte umhüllt ihre äußere Membran mit diesem besonderen Protein aus dem Zeckenspeichel – wie ein Mantel, der vor widrigem Wetter schützt. Ist die äußere Oberfläche mit Salp15 präpariert, blockiert die Spirochäte den Komplement-Weg des angeborenen Immunsystems. Auf diese Weise schützt sich das Bakterium vor Antikörper-vermittelter Eliminierung, bis es abgelegene Nischen gefunden hat, wo es vor Immunattacken sicher ist. Dort beschäftigt sich die Spirochäte mit weiteren Maßnahmen gegen Immunreaktionen.

Alle Oberflächenproteine der Spirochäten agieren stark synergistisch. Andere Oberflächenproteine (OspA, OspE, vlsE) *schützen OspC-defiziente Formen* vor der Ausschaltung durch das Immunsystem. Anders gesagt: Es wird nicht nur eine Spirochätenform (OspC) in neue Wirte injiziert. Es gibt eine ganze Reihe von Typen, die allesamt spezifisch und synergistisch agieren.

Andere Stoffe wie Dekorin-bindende Proteine (Dbp A und B) werden ebenfalls aufreguliert. Diese Proteine werden auch Adhäsine genannt. Sie binden Dekorin (und andere Glykosaminoglykane), ein kleines mit Kollagenfasern in allen Bindegeweben assoziiertes Proteoglykan. Es kommt in der extrazellulären Matrix von Gelenkknorpel vor, mit dem Knochen in Gelenken bedeckt sind. Dekorin besteht primär aus einer Chondroitin/Dermatansulfat-haltigen Glykosaminoglykankette, an ein Kernprotein gebunden. Dekorin interagiert im ganzen Körper mit Typ-I- und II-Kollagen. Spirochäten verfügen über andere Proteinarten, die Typ-IV- und -VI-Kollagen binden. Die Dekorinbindung hilft den Spirochäten dabei, Kollagenregionen im neuen Wirt zu befallen – im frühen Infektionsstadium insbesondere die Haut. Ohne Dekorin-bindende Proteine (Dbp) können sich die Spirochäten nicht im neuen Wirt ausbreiten. Sie helfen den Bakterien auch dabei, sich vor dem Immunsystem des Wirts zu verstecken, da ihre Oberflächeneigenschaften vom Immunsystem nicht als bedrohlich eingestuft werden. Spirochäten erfinden zudem subtil veränderte Dbp-Strukturen. *Jeder dieser Stämme besitzt einen Tropismus (eine Vorliebe) für verschiedene Gewebe.* Manche haben eine Affinität für Herzgewebe, andere bevorzugen Gelenke und wiederum andere Nervengewebe.

Ein weiteres Glykoprotein, das Spirochäten binden können, ist Komplementfaktor H (CFH), ein sehr wichtiger Regulator für den alternativen Komplement-Weg bei Immunreaktionen. Er wird hauptsächlich in der Leber synthetisiert und ist eine wesentliche Komponente zur Ausschaltung von Spirochäten. Wenn Spirochäten CFH binden, hemmen sie einen Teil der Immunabwehr gegen Bakterien, was die Ausbreitung der Pathogene im gesamten Körper ermöglicht. Die Bakterien haben dann eine Art „Freikarte“ und können im Organismus tun und lassen, was sie wollen. CFH bindet in der bakteriellen Membran primär an OspE.

Denken Sie daran: Borrelien können verschiedene Zellentypen an ihre Oberflächenmembran binden … für alle Fälle. Dieses Bakterium ist mehr als alle anderen Bakterien redundant ausgelegt.

Plasminogen (sowie dessen Aktivator Urokinase)-bindende Faktoren (ErpA, ErpC, ErpP, CspA und das Enzym Enolase) werden gleichfalls aufreguliert. Plasminogen ist eine inaktive Substanz, die im Blut zirkuliert. Bei Bedarf wird es in Plasmin umgewandelt (durch den Aktivator Urokinase). Plasmin ist ein Enzym, das Fibrin abbaut und dabei hilft, Blutgerinnsel aufzulösen. Darüber hinaus baut es große Glykoproteine und einige Komponenten der extrazellulären Matrix (ECM) ab. Wenn Plasmin auf der Oberfläche der Bakterien vorhanden ist, gelangen sie leichter vom Blut via Endothel in die ECM, was schließlich den Abbau von ECM-Komponenten erleichtert. Sobald die Pathogene in die ECM gelangt sind, bleiben sie für Immunzellen und Antikörper, die in Blut und Lymphe zirkulieren, unerkannt.

Ein weiteres Borrelien-Protein bindet Fibronektin sowie ein Glykosaminoglykan (GAG). Beides kommt auf Zelloberflächen häufig vor. Die GAG-Bindung solcher Proteine ermöglicht den Befall von Gelenkgewebe innerhalb von nur 60 Minuten nach der Infektion – Gleiches gilt für Haut- und Nervengewebe. Fibronektin kommt in der extrazellulären Matrix (ECM) an Zellzwischenräumen vor. Da Borrelien sowohl GAG als auch Fibronektin binden, können sie problemlos *jede* Region befallen, wo diese Stoffe vorhanden sind. Spirochäten setzen dann verschiedene Zytokine frei (oder stimulieren deren Ausschüttung), die den Abbau von Fibronektion sowie GAG ermöglichen – und die Bakterien mit überlebenswichtigen Nährstoffen versorgt.

Insgesamt sind 154 Gene bekannt, die verändert werden, wenn Spirochäten in Kontakt mit der Blutmahlzeit der Zecken kommen. 75 Gene werden aufreguliert und 79 werden abreguliert. Zuckert (2013) erklärt prägnant:

> Da die mit Lyme-Borreliose assoziierten *Borrelia burgdorferi* zwischen arthropodem Träger und Wirbeltierwirt hin- und herpendeln, begegnen sie enorm unterschiedlichen und feindlichen Umfeldern. Wichtige

> Mechanismen, die während des komplexen Übertragungszyklus zum Erfolg des Pathogens beitragen, sind gestaffelte und antigenetische Variationen von abundanten und Serotyp-definierenden Oberflächenlipidproteinen. Diese peripheren membranverankerten Virulenzfaktoren vermitteln nischenspezifische Interaktionen zwischen Träger/Wirt-Faktoren und schützen die Spirochäten vor gefährlichen Immunreaktionen des Säugetiers.

Um die Überlebensfähigkeit zu verbessern, verändern sich nicht alle Spirochäten auf dieselbe Weise. Vielmehr wird ein Schwarm von ähnlichen, aber antigenetisch unterschiedlichen Stämmen generiert. Sie alle werden während der Zeckenfütterung im neuen Wirt freigesetzt – das kann nicht oft genug wiederholt und hervorgehoben werden. Dadurch hemmen viele Pathogene die Immunreaktion des Wirts und finden abgelegene Nischen, wo sie sich verstecken können und überleben, um sich zu reproduzieren.

Lyme-Borreliose: Die Erkrankung

Zur Erinnerung: Borrelien sind Parasiten! Sie können viele überlebenswichtige Nährstoffe nicht selbst herstellen und beschaffen sie von ihren Wirten. Brisson et al. (2012) stellen fest:

> *B. burgdorferi* hat nicht die Fähigkeit zur Synthetisierung von Aminosäuren, Nukleotiden, Fettsäuren und Enzym-Kofaktoren. [...] Stattdessen ist *B. burgdorferi* ein perfekter Importeur und Plünderer, der mindestens 52 Gene besitzt, um Transporter und/oder Bindungsproteine von Kohlenhydraten, Peptiden und Aminosäuren zu knacken. Zusätzlich wird Energie durch Glykolyse [Abbau von Einfachzucker] und Fermentation von Zuckern zu Milchsäure gewonnen, da die Gene fehlen, die den Zitronensäurezyklus und die oxidative Phospholierung kodieren.

Am einfachsten bekommt man die verschiedenen durch die Spirochäten verursachten Symptome in den Griff, wenn man versteht, dass die Bakterien die meisten Nährstoffe aus Kollagen und kollagenähnlichen Substanzen gewinnen. Sie kundschaften Kollagen im Körper des Wirts aus, befallen es und bauen es ab, indem sie es zu einer Art „Suppe“ auflösen, von der sie sich ernähren. Wo immer Spirochäten Gewebe abbauen, kommt es zu Symptomen: in Gelenken (Arthritis), im Herzen (Lyme-Karditis), im Gehirn (neurologische Störungen).

Während Spirochäten im Prinzip in vielen Körperregionen leben können, bevorzugen Borrelien Gelenke, das Kammerwasser der Augen (deshalb das Symptom *Mouches volantes* bei vielen Lyme-Borreliose-Patienten), Herzgewebe, die Hirnhaut und verschiedene kollagenhaltige Regionen (z. B. Knie und Haut). Im Gehirn befallen die Spirochäten Endothel- und Epithelzellen, differenzierte Nervenzellen, Hirnzellen und Gliazellen. Sie leben meist tiefer in Gewebe eingebettet als andere Bakterienarten.

Frühe Infektionsstadien

Weil Zecken Blut saugen, gelangen die Spirochäten zunächst in die Blutbahn (und in die Lymphe), von wo aus sie sich sofort im ganzen Körper verbreiten. Sobald sie sich in der Blutbahn oder in Lymphkanälen befinden, heften sie sich an Blutgefäßwände und setzen sich in verschiedenen Organen fest, durch die Blut und Lymphe fließen (z. B. Lymphknoten, Herz, Milz, Leber).

Aufgrund von Scherkräften sind sie fast immer in Kapillaren, postkapillären Venolen und größeren Venen zu finden, seltener in Arterien. Coburn et al. (2013) bemerken hierzu: „Im Falle einer vaskulären Adhäsion unterliegt der untersuchte Prozess erheblichen Scherkräften im zirkulierenden Blut und ist mit einer Spinne vergleichbar, die Halt an der Innenwand eines Gartenhäuschens sucht, während der Wasserhahn voll aufgedreht ist." Die Bakterien *haften* an Blutgefäßwänden. Um der Scherkraft zu widerstehen, müssen sie ungeheure Haftfähigkeiten besitzen – das vermitteln *Adhäsine* auf der Oberfläche des Spirochätenkörpers.

Sobald sie an der Gefäßwand haften (oder in diesem Fall sich wohl eher festgebunden haben) zieht (oder kriecht) sich die Spirochäte langsam an der Oberfläche entlang, bis sie ihren bevorzugten Ort erreicht hat – entweder eine bestimmte Endothelzelle oder die Verbindungsstellen zwischen Endothelzellen (EC). EC-Verbindungen sind tendenziell die primären Anheftungspunkte der Bakterien. Trotzdem heften sie sich auch an die Endothelzellen selbst an und penetrieren sie.

Wenn sich Bakterien an eine Zelle (statt eine Zellverbindung) heften, stimulieren sie ihre Einhüllung durch die Zelle. Im Prinzip nutzen die Bakterien den normalen Prozess, den Zellen zur Aufnahme von Stoffen verwenden. Wenn Fremdstoffe (z. B. Bakterien) in das Zellinnere gelangen, bildet die Zelle schützendes Kompartment – eine Vakuole, in der sich das Bakterium ungestört reproduzieren kann. Etwa 48 Stunden nach der Neuinfektion sind die Vakuolen mit Tausenden Spirochäten angefüllt. Sie werden anschließend wieder zurück in den extrazellulären Raum freigesetzt.

Die intrazelluläre Abschottung schützt Bakterien vor immunologischen und antibakteriellen Attacken. Im Zellinneren können Spirochäten beispielsweise mindestens 14 Tage lang Antibiotika wie Ceftriaxon unbeschadet überstehen. Aber die Endothelzellen von Blutgefäßen sind nicht die einzigen Zielstrukturen. Intrazelluläre Borrelien wurden auch in Makrophagen, Keratinozyten, Nerven- und Gliazellen nachgewiesen.

Die in den EC-Verbindungen sitzenden Bakterien penetrieren nicht die Zellen, sondern die Verbindungen, was ihnen einen tieferen Zugang in Körpergewebe verschafft. Sie setzen Zytokine frei (oder stimulieren deren Freisetzung), die die EC-Verbindungen lockern und den Weg ebnen. Sobald die Verbindungen gelöst sind, dringen die Bakterien in die extrazelluläre Matrix (zwischen den Zellen) vor. Dies ist ein schwer zugänglicher Bereich für Immunzellen und fungiert als geschützter Lebensraum für Bakterien, wo ihre bevorzugten Nahrungsquellen im Übermaß vorhanden sind. So betont Berndtson (2013):

> *Bb* enthalten die meisten redundanten Sets aus Chemotaxis-verwandten Genen, die unter Eubakterien nachgewiesen wurden. Sobald sie sich im Inneren des tierischen Wirts befinden, nutzen *Bb* ein Arsenal von Chemorezeptoren an ihren Zellpolen, um chemoattraktiven Spuren zu folgen, um spezifische Wirtszellen oder Gewebekompartments zu erreichen. [...] Sobald ein bevorzugtes Ziel erreicht ist, verwenden *Bb* Adhäsionen zielgerichtet auf Moleküle, darunter Glykosaminoglykane (GAG), Dekorin und Fibronektin. Die ECM hat eine netzartige Superstruktur und besteht aus interstitiellem Gewebe, Basalmembran, Kollagen [das häufigste ECM-Protein] sowie Polysaccharidgelen und ist offenbar die bevorzugte Destination von *Bb* in Säugetierwirten. Die ECM enthält reichlich GAG, Dekorin und Fibronektin. [...] *Bb* haben eine Vorliebe für ECM-Gewebe, da es reichlich Nährstoffe, umweltaffine Merkmale und Funktionsvorteile bietet und weil dort weniger Immunzellen und Antikörper anzutreffen sind als im Blut oder in der Lymphe.

Die Pathogene sind GAG-affin. GAG enthalten Laminin, Integrine, Chondroitinsulfat, Dermatansulfat, Keratinsulfat, Heparin und Heparinsulfat – weshalb Heparin-Medikamente bei Lyme-Borreliose hilfreich sein können, da sie für Bakterien keine Bindungspartner sind.

Aggrecan ist ein weiteres Proteoglykan, das in der ECM und in Knorpelgewebe vorkommt – insbesondere im Gelenkknorpel. Um an Nährstoffe zu kommen, setzen Borrelien das Enzym Aggrekanase frei, das Aggrecan in seine Bestandteile zerlegt. Dies kann durch Anwendung von Aggrekanase-Blockern verhindert werden – etwa mit *Polygonum cuspidatum, Aralia cordata, Camellia sinensis, Cimicifuga heracleifolia*, einer Mischung aus *Clematis mandshurica, Tricosanthes kirilowii* und *Prudentia vulgaria*, der TCM-Rezeptur *SiMiaoFang*, die aus *Pellodendri Chinese cortex, Atractylodis rhizoma, Coicis semen* und *Achyranthis bidentatae radix* besteht, sowie einer Mischung aus *Aralia cordata* und *Cimicifuga heracleifolia*. Zudem vermitteln die Supplemente Curcumin, EGCG, Luteolin, Chondroitinsulfat und Glukosamin Hemmwirkungen.

Die Bakterien können sich außerdem an Hyaluronsäure (auch Hyaluron) anheften und diese via Hyaluronidase abbauen. Hyaluronsäure (HA) ist ein Glykosaminoglykan, das reichlich in Binde-, Epithel- und Nervengewebe vorkommt. Es ist ein Hauptbestandteil von Synovialflüssigkeit, die sich Gelenken befindet und für Viskosität und Schmiereffekte sorgt. HA-Aggregate verleihen Knorpel Widerstandsfähigkeit. Darüber hinaus sind sie eine Hauptkomponente der extrazellulären Matrix. HA hemmen die Wirkung von Plasmin, das auch von Lyme-Borreliose-Bakterien produziert wird. Der Abbau von HA ist wie bei anderen Glykosaminoglykanen ein Grund für viele Symptome, die die Lyme-Borreliose hervorruft. Die Anwendung von Hyaluronsäure als Supplement kann enorm hilfreich sein. Sie ersetzt das, was die Bakterien zerstören – und nein, HA „füttert" die Spirochäten nicht.

Bei Entzündungszuständen wie Arthritis (inklusive Lyme-Arthritis) kann die Anwendung eines Hyaluronidase-Hemmers den Verlust von Knorpelgewebe (und Synovialflüssigkeit) reduzieren oder sogar verhindern. Solche-Hemmstoffe erhöhen die Menge an Knorpelgewebe (und Flüssigkeit) in und um Gelenke herum. Darüber hinaus wird der Krankheitsprozess bekämpft und mitunter geheilt. Nützliche HA-Hemmer sind *Echinacea angustifolia* (kontinuierlich hohe Dosierungen), *Areca catechu, Lycopus lucidus, Scutellaria baicalensis, Withania somnifera*, die Pflanzenmixtur *Triphala guggulu*, Pflanzen mit Rosmarinsäure wie Zitronenmelisse und Rosmarin sowie die Supplemente Quercetin, Curcumin und Gerbsäure.

HA ist ein Hauptbestandteil der Haut und an „Hautreparaturen" beteiligt. HA trägt zur Gewebedynamik, Zellbewegung und Proliferation bei sowie zur Erneuerung von Zellgewebe. Sie ist ein wichtiger Bestandteil von

Granulationsgewebe, also neu gebildetem Zellgewebe, das bei der Abheilung von Hautwunden das geronnene Blut (Schorf) ersetzt, das sich zunächst eine Wunde verschließt. Je mehr HA vorhanden ist, umso schneller bildet sich neues Gewebe. Durch Hyaluronidase-Hemmung wird die HA-Konzentraion in der Haut bzw. in der Wunde erhöht. Dies erweist sich bei Lyme-Borreliose als günstig, da es dem Köper auf natürliche Weise dabei hilft, die durch die Bakterien geschädigten Kollagenstrukturen zu reparieren.

Hyaluronidase (HYL) spielt bei vielen Krebsarten eine große Rolle bei der Metastasierung. Es baut die extrazelluläre Matrix ab und erlaubt es Krebszellen, aus der primären Tumormasse zu entkommen. HYL baut zudem andere zelluläre Strukturen ab, was die Invasion von Krebszellen erleichtert. Darüber hinaus ist sie an der Bildung neuer Blutgefäße beteiligt, die Krebstumoren für ihr Überleben benötigen. HYL-Hemmung vermittelt demnach krebs- oder tumorhemmende Wirkungen. Hyaluronidase ist auch in einigen Schlangengiften enthalten und verstärkt die tödliche Giftwirkung dadurch, dass das Gift dann leichter im Körper verbreitet wird – deshalb können manche Schlangenbisse erfolgreich mit *E. angustifolia* behandelt werden.

Manche Bakterien bilden Hyaluronidase und setzen sie frei – auch Borrelien. Sie machen das, um die Matrix des Bindegewebes zu lockern (in diesem Fall die EC-Verbindungen), und um ihr Vordringen in neue Körperregionen zu erleichtern – ähnlich wie Krebstumoren. Unter anderem stärkt *Echinacea* die Struktur der Mukosa und der Hautschichten, da es durch HYL-Hemmung den Gewebeabbau stoppt und gleichzeitig die HYL-Freisetzung der Bakterien blockiert. Dies hemmt die Fortbewegung der Bakterien im Körper.

Borrelien haben Erfahrung, was die Suche nach und das Auffinden von Knorpelgewebe und anderen Kollagenen sowie deren Abbau betrifft. Radolf et al. (2012) erklären:

> Um sich zu verbreiten, dringt *B. burgdorferi* in die Matrix zwischen den Zellen vor und entert das Kapillarbett. Die Spirochäte umgeht dessen fehlende Fähigkeit, Enzyme zu produzieren, die Komponenten der extrazellulären Matrix durch entsprechende Proteasen des Wirts wie Plasminogen und dessen Aktivator Urokinase verdauen können. *B. burgdorferi* induziert außerdem multiple Wirt-Matrix-Metalloproteinasen (MMP), die große Klasse von Wirtsproteasen, die am Abbau von Komponenten der extrazellulären Matrix durch phagozytische

> sowie nicht phagozytische Zellen beteiligt ist. Der Eintritt in die Kapillaren bietet *B. burgdorferi* Zugang zur Blutbahn [so kann sich das Bakterium weiter im Körper ausbreiten].

Die Auflockerung der EC-Verbindungen und das Eindringen in die ECM vollziehen sich innerhalb von zehn Minuten nach dem ersten Zeckenstich. Von der Bissstelle aus verbreiten sich die Spirochäten über die Haut, wo sie gelegentlich den typischen (kreisrunden) Hautausschlag verursachen. Die Fortbewegung der Bakterien kann an der sich ausweitenden Zone des Hautausschlags mitverfolgt werden. Mit der Zeit dringen Spirochäten tiefer in den Körper vor, bis sie schließlich den gesamten Organismus infizieren. Grund hierfür ist die allgegenwärtige Präsenz von Kollagen und GAG im Wirtskörper. Muller (2012) merkt an:

> Borrelien können lösliche und unlösliche Basisstoffe der extrazellulären Matrix abbauen. Sie aktivieren Metalloproteinasen, verursachen die Auflösung von Kollagen und können Kollagenfasern mit Mikrokolonien besiedeln. Sie hemmen die Regeneration von Kollagen durch Fibronektin und verzögern somit den Heilungsprozess oder verhindern ihn vollständig. [...] Die Persistenz von *Bb* in menschlichen Ligamenten wurde bereits 1993 beschrieben. Bei Primaten wurden Borrelien im Bindegewebe der Aorta, in Arterien und Herzkammern entdeckt.

Darüber hinaus kommt es bei Lyme-Borreliose-Infektionen zur spontanen Zerrung von Bändern und Sehnen (stark kollagenhaltige Strukturen), was vom „alten Lyme-Denken" nicht berücksichtigt wird. Rupturen der Sehnen an den Fingern, an Quadriceps-, Achillessehnen und am Epicondylus humeri (Tennisellbogen) sind beschrieben worden. Spontane Verschiebungen von Wirbelkörpern sind keine Seltenheit. Beim geringsten physischen Stress können solche Rupturen bei Lyme-Borreliose entstehen.

Haben sich Spirochäten einmal im gesamten Körper ausgebreitet und verschiedene kollagenreiche Nischen besetzt, brechen sie Kollagenstrukturen auf, um sich zu ernähren und zu reproduzieren. Wo auch immer sie das machen, kommt es zur Schädigung oder Verwundung. Für ihr Zerstörungswerk modulieren sie die Produktion und Freisetzung von Zytokinen und anderen chemischen Molekülen wie Chemokinen. Ein Chemokin ist ein Zytokin mit starken chemotaktischen Eigenschaften – also ein Zytokin, das einen anderen Namen trägt. Um Puristen zu ärgern, werde ich sie alle einfach Zytokine nennen.

Hinweis: Leider sind Zytokin-Taxonomen (*... Nachkommen einer asexuellen Fortpflanzung von Pflanzentaxonomen*) inzwischen allgegenwärtig. Munter benennen sie einige Zytokine neu, was meist zur Verwirrung beiträgt. Somit ist IL-8 manchmal CXCL8, ICAM-1 ist auch CD54, CXCL1 kann entweder Gro1 oder Groα sein, MCO-1 ist CCL2, RANTES heißt jetzt CCL5, MAPK sind manchmal MEK und MAPK1 ist manchmal ERK1. Die linguistischen Veränderungen sind inkonsistent. Ich halte mich einfach an die jeweilige Quelle.

Die Zytokinprofile

Borrelien stimulieren die Zytokinproduktion durch zwei Mechanismen: 1. direkte Aktionen (die Zytokin bilden) und 2. indirekte Aktionen (durch spezifische Stimulation körpereigener Zytokinreaktionen in Bezug auf die Infektion).

Wenn Spirochäten Kollagenstrukturen abbauen, stimulieren einige freigesetzten Strukturfragmente eine Zytokinausschüttung. Der Abbau von Fibronektin stimuliert zum Beispiel die Freisetzung von ICAM-1, IL-6, CXCL1, CCL1, CCL2 und CCL5.

Manche Abbauprodukte können ebenso wie Fragmente von Spirochäten gelegentlich eine Art autoimmune Dynamik erzeugen, bei der das Immunsystem ähnliche Körperstrukturen angreift. Kurz: Die Bakterien setzen eine Zytokinkaskade in Gang, die die Hauptursache für den Abbau von Gewebe ist, was wiederum zu Symptomen führen kann, die durch Lyme-Borreliose verursacht werden. Zytokine nutzen zu diesem Zweck außerdem redundante Mechanismen. Das Ganze ist kein einfacher linearer Prozess von Zytokinproduktion – obwohl ich ihn mehr oder weniger so betrachten möchte.

Nähere Betrachtung

Sobald sich die Spirochäten an die vaskuläre Endothelzellenoberfläche anheften und daran entlang kriechen, spüren die Endothelzellen aufgrund inhärenter Erkennungssysteme (PAMPs) die Präsenz von Flagellin. Flagellin ist ein Protein, das in allen mit Geißeln (Flagellen) ausgestatteten Bakterien vorkommt. Viele pathogene Bakterien haben Flagellen. Evolutionär haben lebende Organismen Erkennungssysteme hierfür in ihr Genom eingebaut. Sie wurden von Generation zu Generation weitergegeben. Zum Entsetzen der Neo-Darwinisten passt dies zur Theorie des Lamarckismus: die Idee der Vererbung erworbener Charakteristika. Die Immunantwort war dann *angeboren*, das heißt, wir werden mit ihr geboren.

Flagellin wirkt hoch inflammatorisch. Es stimuliert die Freisetzung von NF-κB bei Endothelzellen, was die bakterielle Eliminierung einleiten soll. Normalerweise wird NF-κB in den Zellen von einer Gruppe eng verwandter Inhibitoren abgesondert (I-κB, ein κB-Hemmer). Flagellin aktiviert einen Signalprozess von der Zelloberfläche, der ein Enzym aktiviert (I-κB-Kinase), dass I-κB abbaut und NF-κB von den abgesonderten Bereichen aus freisetzt. Die freigesetzten NF-κB-Moleküle dringen dann in den Zellkern ein und aktivieren Gene, die eine Reihe von physiologischen Antworten generieren – darunter auch inflammatorische und immunologische Reaktionen, Apoptose infizierter Zellen und zelluläre Proliferation. Die drei wirksamsten I-κB-Hemmer, die ich kenne, sind *Salvia miltiorrhiza, Cordyceps* und *Uncaria rhynchophylla.*

Borrelien werden durch die NF-κB-Reaktion nicht wirklich beeinträchtigt, sondern nutzen sie vielmehr zur Verstärkung der Entzündung und Immunzellenproliferation in infizierten Regionen. Sie schätzen diese Reaktion, die ihnen beim Gewebeabbau hilft, der für ihre Nährstoffzufuhr gebraucht wird. Die Hemmung von NF-κB durch Anwendung von I-κB als NF-κB-Blocker beendet viele entzündliche Prozesse, die von den Bakterien ausgelöst werden. Dies kann manche Lyme-Borreliose-Symptome lindern oder beseitigen – und verhindert die Ausplünderung unserer zellulären Nährstoffe. NF-κB-Hemmer sind unter anderem *Astragalus spp., Bidens spp., Chelidonium majus, Cordyceps*, EGCG (Grüner Tee), *Eupatorium perfoliatum* (Wasserhanf; engl. *Boneset*), *Forsythia suspena, Glycyrrhiza spp., Houttuynia spp.,* Luteolin, *Olea europaea, Paeonia lactiflora, Polygonum cuspidatum, Polygala tenuifolia* (Senegawurzel), *Pueraria lobata, Punica granatum, Salvia miltiorrhiza* (Wurzel), *Schisandra chinensis, Scutellaria baicalensis* (Wurzel), *Withania somnifera* und *Zingiber officinalis.*

Im sehr frühen Infektionsstadium stimulieren die Bakterien die Freisetzung von spezifischen Kinasetypen (wie I-κB-Kinase). Kinasen sind Enzyme, die zur Regulation zellulärer Funktionen und Aktivitäten gebraucht werden. Vereinfacht: Im Grunde schalten sie zelluläre Aktionen ein und aus. Proteinkinasen sind eine Untergruppe der Kinasefamilie. Sie regulieren auch Proteine – und Bakterien mögen sie offenbar sehr. Eine Untergruppe von ihnen sind Mitogen-aktivierte Proteinkinasen (MAPK). Zu den wichtigen Untergruppen von MAPK zählen ERK, c-Jun N-terminale Kinasen (JNK) und p38-Kinasen. Wie gewöhnlich sind die Bezeichnungen taxonomiebedingt nicht immer eindeutig. ERK werden manchmal als klassische MAPK und manchmal als spezielle Untergruppe von MAPK bezeichnet. Im Wesentlichen entspricht jede Untergruppe einem spezifischen Signalweg der Kinaseaktivierung. Verschiedene ERK, JNK und p38-MAPK sind primäre Signalwege, die Bakterien nutzen, sobald sie sich im neuen Wirt befinden. Jede Aktivierung eines Signalwegs setzt eine Kaskade von Prozessen von biologischen Funktion in Gang. Häufig sind die Wirkungen sehr komplex. Die subtile bakterielle Manipulation dieser Signalwege erzeugt häufig ganz bestimmte und sehr raffinierte Effekte. Beispielsweise beeinflusst die Modulation von ERK5 die Integrität der Endothelbarriere. Andere modulierte ERKs beeinträchtigen die Herzfunktion, die Integrität von Nervenstrukturen im Gehirn und die Endothelbildung im gesamten Körper.

Borrelien machen das seit mehreren hundert Millionen Jahren – und sie machen es sehr gut. Sie sind intelligent, besitzen komplexe Kommunikationsfähigkeiten und sind extrem raffinierte Werkzeugmacher … und -benutzer. Was sie im Körper anrichten, übertrifft alles, was irgendein Wissenschaftler (auf welchem Gebiet auch immer) jemals zustande bringen kann.

Die Hemmung von ERK, JNK und p38-MAPK kann dabei helfen, die Borrelien-bedingte Zytokinkaskade und ihre Auswirkungen zu reduzieren oder zu eliminieren. Zu den ERK-Hemmern zählen *Chelidonium majus*, *Cordyceps*, EGCG (Grüner Tee), *Olea europaea, Polygonum cuspidatum*, *Pueraria lobata* und *Scutellaria baicalensis* (Wurzel). JNK-Inhibitoren sind unter anderem *Cordyceps, Polygonum cuspidatum* und *Scutellaria baicalensis* (Wurzel). Hervorragende p38-MAPK-Inhibitoren sind unter anderem *Cordyceps*, EGCG (Grüner Tee), *Olea europaea, Polygonum cuspidatum, Scutellaria baicalensis* (Wurzel) sowie eine Mischung von *Aralia cordata* und *Cimicifuga heracleifolia*.

Während der Infektion stimulieren Borrelien ERK, JNK, p38 und NF-κB, etwa in dieser Reihenfolge. Auf die Flagellin-Aufregulation von NF-κB und die Stimulation dieser Kinase-Signalwege folgen in der Regel eine Aufregulation von Interferon-alpha (IFN-α), Interleukin-10 (IL-10), IL-8, IL-1B, IL-6, Tumornekrosefaktor-alpha (TNF-α) und Metalloproteinasen (MMP) – auch hier wieder in dieser Reihenfolge. Die Konzentrationen dieser Zytokine steigen mindestens zehnfach an, sobald Köperzellen mit Borrelien exponiert sind.

Zur Erinnerung: *Die Bakterien nutzen multiple, redundante Prozesse, um Zytokinkaskaden zu generieren.* Sie können in der oben erwähnten linearen Reihenfolge, aber auch simultan und dann in anderer Reihenfolge auftreten (z. B. MMP sofort nach IL-8). Bakterien nutzen multiple, redundante Prozesse, um die Infektion zu erleichtern und um Immunreaktionen zu umgehen – sie sind Meister dessen, was sie tun.

Selbstverständlich gibt es andere spezialisiertere Zytokine, die dann auftauchen, wenn die Kaskaden ablaufen. Es handelt sich dabei um primär vorgeschaltete Zytokine, die von Lyme-Borreliose stimuliert werden. Eine der wirksamsten Strategien zur Behandlung von Lyme-Borreliose ist deren Blockade. Dies gilt insbesondere für Patienten, bei welchen eine Antibiotikatherapie versagt hat. Der Krankheitszustand kann sich dann in der Regel innerhalb von vier Monaten, manchmal bereits innerhalb einiger Wochen deutlich bessern.

Näheres über Zytokine

Jedes Zytokin, das von Spirochäten aktiviert wird, wirkt unterschiedlich, synergistisch und tiefgreifend auf den Körper.

IFN-α (ein Interferon) ist ein hoch effektives antivirales Zytokin, das im Körper viel bewirken kann, wenn es aufreguliert wird. Die abnorme Expression dieses Zytokins, wie bei Lyme-Borreliose, verstärkt Gewebeentzündungen und Organschäden. Die IFN-α-Konzentrationen sind bei Autoimmunerkrankungen wie Lupus, rheumatoide Arthritis, bei idiopathischen inflammatorischen Myopathien, Sjögren-Syndrom und Multipler Sklerose häufig hoch – alle genannten Zustände sind mit Lyme-Borreliose assoziiert. Fieber, Fatigue (durch Zytokinwirkung in Bezug auf Mitochondrien) und Leukopenie sind bei hohen IFN-α-Werten häufig zu beobachten – injizierte IFN-α-Präparate erzeugen beispielsweise ein Lupus-ähnliches Syndrom. Manche Wirkungen von IFN-α beruhen auf einer Stimulation der Indolamin-2,3-Dioxygenase (IDO).

Die Hemmung von IFN-α kann die durch die Bakterien ausgelöste Zytokinkaskade reduzieren. Es gibt kaum Studien über Kräuter oder Supplemente, die abnorme IFN-Level untersucht haben. Bekannt ist allerdings die günstige Wirkung von *Polygonum cuspidatum, Salvia miltiorrhiza, Scutellaria baicalensis* und Curcumin. Allerdings ist die Hemmung von IDO genauso wirksam – und es gibt einige natürliche IDO-Hemmer.

Erhöhte IFN-α-Werte stimulieren die Produktion von Indolamin-2,3-Dioxygenase (IDO). Während einer Neuroborreliose nimmt die Indolamin-2,3-Dioxygenase-Konzentration im Gehirn signifikant zu – ebenso wie die Werte von TNF-α, IL-1β und IL-2. Mit Lyme-Borreliose assoziierte Bakterien regen ebenfalls die IDO-Produktion von Dendritenzellen an. IDO ist ein Enzym, das die Aminosäure L-Tryptophan spaltet (katalysiert) und dadurch die Tryptophan-Konzentration im Organismus absenkt, was eine Reihe von unerwünschten Wirkungen zur Folge hat – insbesondere im Gehirn.

IDO ist unter anderem ein hoch wirksamer T-Zellen-Hemmer (induziert die Apoptose kompetenter T-Zellen) und baut Tryptophan ab. Der Grad der IDO-Produktion sowie des Tryptophan-Abbaus sind spezifische Indikatoren für den Fortschritt und den Schweregrad von Lyme-Borreliose im zentralen Nervensystem – Tryptophan-Supplementierung kann bei der Abheilung helfen.

L-Tryptophan wird beim Abbau zu L-Kynurenin verstoffwechselt, das anschließend in drei Zwischenprodukte zerfällt. Alle wirken hoch neuroaktivierend im Gehirn: 3-Hydroxykynurenin (3-HK), Chinolinsäure (QUIN) und Kynurensäure (KYNA).

Hohe QUIN-Konzentrationen im Gehirn verursachen eine Überaktivierung von Neuronen, exzitotoxische Läsionen, Abbau von Gehirngewebe, hohe Konzentrationen von reaktiven Sauerstoffspezies und manchmal Krämpfe bzw. Krampfanfälle. Die Vorstufe von QUIN (3-HK) wirkt hochgradig neurodestruktiv und löst durch primäre Bildung von freien Radikalen Zellzerfall aus. Vor allem Nervenzellen sind besonders gefährdet.

Andererseits wirkt KYNA neuroprotektiv und lindert die Auswirkungen von QUIN und 3-HK. Unglücklicherweise hängt die KYNA-Menge von der gesunden Nervenfunktion ab, die bei Lyme-Borreliose aber schwer beeinträchtigt ist. Störungen des zellulären Energiestoffwechsels (Mitochondrienfehlfunktion wie bei einer Lyme-Borrrliose) reduziert ebenfalls die KYNA-Level signifikant. Die Verbesserung der Mitochondrienfunktion ist das A und O bei einer Lyme-Borreliose.

Bei einer Lyme-Borreliose-assoziierten ZNS-Infektion sind die QUIN- und 3-HK-Werte tendenziell hoch, während die KYNA-Konzentration in der Regel niedrig ist. Nach einer Mikroglia- und Astrozytenaktivierung können die 3-HK- und QUIN-Werte 100- oder 1000-fach ansteigen. Dies trifft insbesondere dann zu, wenn eine Makrophageninfiltration stattfindet, die bei einer Infektion der Rückenmarksflüssigkeit (CSF) bei Lyme-Borreliose vorkommt. Die Anzahl und Schwere der Krämpfe, Zuckungen und Funktionsstörungen des Gehirns bei Betroffenen treten direkt proportional zu den IDO-Werten (respektive QUIN und 3-HK) im Gehirn.

Bei chronischer Neuroborreliose steigen die QUIN-Werte im CSF (35 nmol) regelmäßig an. Bei Akutzuständen sind sie fast zehnfach höher (325 nmol) als im chronischen Stadium. Die Konzentrationen im Gehirn sind deutlich höher als im CSF. Untersuchungen über die Auswirkungen von QUIN auf das Gehirn ergaben, dass Werte von 40 bis 80 nmol nur zum geringen Verlust von Nervenzellen im Hippocampus führen – 120 nmol weisen auf einen Zellverlust von 90 Prozent hin. Steigen die QUIN-Werte bei Präsenz Sauerstoffradikalen (ROS) an, verstärkt dies die QUIN-Wirkungen erheblich. Die Kombination von QUIN (80 nmol) und ROS verursacht einen 80-prozentigen Nervenzellverlust im Hippocampus. Die bei akuter Neuroborreliose beobachteten QUIN-Werte liegen am unteren Ende jener Werte, die bei neurologischen AIDS-Infektionen und AIDS-Demenz gefunden wurden – Schädigungen des Hippocampus sind bei Neuroborreliose keine Seltenheit.

Makrophagen und polymorphonukleäre Leukozyten (humane Immunzellen) produzieren während bakteriellen Infektionen routinemäßig ROS, die stark bakterizid wirksam sind. Mit Lyme-Borreliose assoziierte Spirochäten stimulieren nachweislich die ROS-Produktion außerordentlich stark – stärker als andere Spirochäten (z. B. bei Syphilis oder Leptospirose). Darüber hinaus reagieren *Borrelia burgdorferi sensu lato* bei einer Infektion extrem empfindlich auf Veränderungen der Sauerstoffkonzentration. Sie verändern aktiv ihre Genexpression und ihr antigenetisches Profil, um solchen Effekten zu entgehen – und benutzen einen spezifischen Transkriptionsaktivator: „Borrelien-oxidativer-Stressreaktions-Regulator“ (BosR).

Dringen mit Lyme-Borreliose assoziierte Spirochäten in das ZNS ein, kommt es zur deutlichen Stimulation von QUIN durch Makrophagen *und* zur signifikanten ROS-Produktion. Beide Stoffe agieren synergistisch in Bezug auf eine Schädigung des ZNS. In vielerlei Hinsicht wird QUIN als Prooxidans und nicht als Antioxidans eingestuft. Es potenziert die Effekte von freien Radikalen und anderen reaktiven Sauerstoffspezies in den Geweben – insbesondere im Gehirn. QUIN induziert außerdem die Produktion von NF-κB. NF-κB kann in hoher Konzentration Entzündungsprozesse im Gehirn verstärken und das Absterben von Nervenzellen beschleunigen.

Die Auswirkungen von QUIN auf das Gehirn und die Hirnfunktionen sind schwerwiegend. Dazu gehören unter anderem Neurotransmitter-Interferenzen, Synapsenschäden, Gehirnatrophie, Hirngewebeschwund und absterbende Nervenzellen. Außerdem werden die Funktionen von Hippocampus, Striatum, limbischem Kortex und Amygdala außerdem stark beeinträchtigt. Die damit hauptsächlich assoziierten Probleme sind Gedächtnis-, Denkstörungen und Verwirrtheit.

Gedächtnisschwäche ist mit erhöhten QUIN-Konzentrationen korreliert. Ohne eine Therapie, die das Gehirn vor den Folgen von QUIN gezielt schützt und die Regeneration Hirnläsionen ermöglicht, gibt es keine Heilung. Die Monotherapie mit Antibiotika kann dies nicht leisten. Hoch wirksame Kräuter und Supplemente, die das Gehirn vor QUIN-Wirkungen schützen und zur Verringerung der QUIN-Konzentrationen beitragen, sind *Sida cordifolia, Uncaria rhynchophylla, Angelica sinensis, Scutellaria baicalensis*, Melatonin und Selen.

Mit zunehmendem Lebensalter steigen auch die QUIN-Konzentrationen an. Darauf weisen die schwereren Verläufe der Neuroborreliose bei älteren Patienten sowie deren tendenziell chronische Problematik von Gedächtnis- und kognitiven Störungen.

Die Stimulation von IDO hat außerdem die bedauerliche Nebenwirkung, dass die Serotonin- und Melatoninproduktion im Gehirn signifikant gehemmt wird. Neben der regulatorischen Wirkung auf den Schlaf ist Melatonin ein starkes Antioxidans (wie Tryptophan) und wirkt stärker als viele andere Antioxidativa. Es deaktiviert spezifisch Oxidanzien, die 3-HK und QUIN bilden. Bei Neuroborreliose können die Melatoninwerte im Gehirn stark abfallen.

Die Aufrechterhaltung hoher Melatoninwerte hilft dabei, die neuronalen Hirnfunktionen zu schützen. Werden die Melatoninspiegel mit Kräutern wie *Scutellaria baicalensis* (oder durch Melatonin-Supplement) angehoben, wirkt dies bei Lyme-Borreliose neuroprotektiv und kann Beschwerden lindern. Krampfanfälle können signifikant gehemmt werden, Hirngewebe wird vor Schäden geschützt und für Lyme-Borreliose typische Schlafstörungen gebessert.

IDO-Hemmer lindern Neuroborreliosesymptome enorm – und verringern auch die TNF-α-Konzentrationen. Sie schützen Hirngewebe, bessern Symptome und beugen postinfektiösen Komplikationen vor. Besonders wirksame IDO-Hemmer sind *Scutellaria baicalensis, Polygonum cuspidatum, Isatis spp.* und vor allem *Crinum latifolium.*

Hohe IDO-Konzentrationen senken zudem die Tryptophan-Spiegel ab. Tryptophan ist eine essenzielle Aminosäure, die nicht im Körper synthetisiert werden kann und deshalb aus externen Quellen kommen muss. Bei Lyme-Borreliose können sich die Tryptophan-Werte verringern, weshalb eine Supplementierung sinnvoll ist – Tryptophan fördert die „Reparatur" von ZNS-Schäden. Studien zeigen, dass Tryptophan-Zufuhr die normale T-Zellenfunktion und ihre Immunreaktivität wirksam unterstützt. Es wirkt neuroprotektiv, fördert den Schlaf und das Wohlbefinden.

IL-8 (auch CXCL8) wird von Makrophagen und Epithelzellen, von glatten Muskelzellen in den Atemwegen und von Endothelzellen produziert. Wegen des konstanten Kontakts von Bakterien und Endothelzellen ist IL-8 bei einer Lyme-Borreliose-Infektion omnipräsent. IL-8 induziert die Migration von Neutrophilen (und anderen Zellen), wo immer es freigesetzt wird. Dies ist teilweise ein Grund dafür, dass häufig massenhaft Neutrophile im Bereich von Borreliose-Läsionen auffindbar sind. Im Prinzip macht IL-8 inflammatorische Zellen dort verfügbar und stimuliert den Abbau benachbarter Zellen. Endothelzellen reagieren besonders sensibel auf IL-8-stimulierte Schäden. Hohe IL-8-Konzentrationen sind eine prominente Ursache der systemischen Entzündung bei Lyme-Borreliose. Wird die Zytokinpräsenz bei einer Infektion reduziert, wirkt dies nachweislich antientzündlich (und zellschützend). IL-8-hemmende Kräuter und Supplemente sind unter anderem *Cordyceps*, EGCG, *Isatis spp.*, NAC, *Polygonum cuspidatum* und *Punica granatum*. Doxycyclin und Minocyclin senken gleichfalls die IL-8-Konzentration – ihre Wirkung hängt von der Dosis ab.

IL-1β (durch Borrelien stimuliert) wird von aktivierten Makrophagen produziert und durch Caspase 1 in seine aktive Form gebracht. IL-1β ist ein weiteres wichtiges Zytokin, das bei Lyme-Borreliose freigesetzt wird. Es stimuliert die Zellproliferation, -differenzierung und den Zelltod (Apoptose). Es ist eine häufige Quelle für chronische und akute Entzündungzustände. IL-1β induziert die Aufregulation von COX-2 im Zentralnervensystem – eine weiterer schädlicher Faktor in Bezug auf Nervengewebe. Das Zytokin ist eng mit einer erhöhten Schmerzempfindlichkeit assoziiert, die viele Lyme-Borreliose-Patienten quält. Die COX-2-Werte sind bei vielen Zuständen erhöht – Beispiele sind die rezidivierende Perikarditis, Herzinsuffizienz und rheumatoide Arthritis. Alle genannten Krankheitszustände können bei einer Lyme-Borreliose auftreten. Es kann auch für plötzlichen Gehörverlust eine Rolle spielen, der manchmal bei Lyme-Borreliose auftritt. Zu den IL-1β-

Hemmern gehören *Cordyceps spp.*, *Eupatorium perfoliatum*, *Polygala tenuifolia* (Senegawurzel), *Polygonum cuspidatum, Pueraria lobata, Salvia miltiorrhiza* und *Scutellaria baicalensis.*

IL-6 fungiert hier ebenfalls als inflammatorisches Zytokin. Es wird in der Regel von Makrophagen nach einer bakteriellen Infektion freigesetzt und stört zudem neurologische Funktionen. IL-6 überwindet die Blut-Hirn-Schranke problemlos, stimuliert die Produktion von PGE2 im Hypothalamus und beeinflusst die Regulation der Körpertemperatur. Dies ist ein Grund für Probleme mit der Körpertemperatur bei einigen Lyme-Borreliose-Patienten. IL-6 beeinflusst die Hypophysen-Nebennierenrinden-Hypothalamus-Achse sehr ungünstig. IL-6-Überexpression kann Nervenzellen des peripheren und zentralen Nervensystems schädigen und deren Degeneration bewirken. Bei Alzheimer-Demenz, Multipler Sklerose, Lupus, Meningoenzephalitis, Depression, kognitiven Störungen (mit Hirnleistungsstörungen), Schlaganfall, Krampfanfällen, Funktionsstörungen des Hippocampus, bei subakuter sklerosierender Panenzephalitis und fortschreitendem Gehörverlust sind die Werte dieses Zytokins in der Regel erhöht – alle genannten Zustände werden mit Lyme-Borreliose assoziiert.

Konstante Überexpression von IL-6 im ZNS kann neuroanatomische und neurophysiologische Veränderungen verursachen. Das Zytokin schädigt insbesondere Gewebe, Strukturen und Funktionen im Hippocampus sowie von Astrozyten und Mikroglia. Es greift vor allem Endothelzellverbindungen von Hirngefäßen an. In der Folge kann es im Kleinhirn zur progressiven Atrophie und zum Verlust von Nervenzellen der Körnerschicht mit begleitender Spongiose, zur ausgeprägten axonalen Dystrophie und Demyelinisierung kommen. Diese Veränderungen sind in der Regel mit perivaskulären Ansammlungen von mononukleären Zellen verbunden.

Die Hemmung oder Modulation von IL-6 lindert einige neurologische Symptome der Lyme-Borreliose. Hierfür eignen sich unter anderem die Kräuter *Andrographis paniculata, Isatis spp., Pueraria lobata, Salvia miltiorrhiza* und *Scutellaria baicalensis*. Doxycyclin und Minocyclin eignen sich auch zur Senkung der Il-6-Werte – die Wirkungen der Medikamente sind aber dosisabhängig.

Ein weiteres eng mit Lyme-Borreliose-Entzündungsprozessen verknüpftes Zytokin ist TNF-α. Es wird von vielen Zellen produziert z. B. von Makrophagen, Lymphozyten, NK-Zellen, Neutrophilen, Mastzellen, Eosinophilen und insbesondere von Nervenzellen. Bei chronischen Zuständen wie Alzheimer-Demenz, Depression, entzündlichen Darmerkrankungen und Krebs ist TNF-α meist erhöht. Häufig wirkt es synergistisch mit IL-1 und IL-6 und hat eine vergleichbare Wirkung auf die Hypophysen-Nebennierenrinden-Hypothalamus-Achse sowie auf den Appetit, die Körpertemperatur (Fieber), Leberfunktion und Insulinresistenz. Es ist ein hoch potentes Chemoattraktans für Neutrophile und stimuliert die Expression von Adhäsinen von Endothelzellen – was die Anhaftung der Neutrophilen an Endothelzellen erleichtert. Hitze, Schwellung, Schmerz und Rötung sind allesamt typische Anzeichen für eine mit erhöhten TNF-α-Werten assoziierte Entzündung. Das Zytokin stimuliert auch den Anstieg der IL-10-Werte. Beim septischen Schock sind hohe TNF-α-Werte obligat. Manche Schadwirkungen betreffen das zentrale Nervensystem. Die Absenkung von TNF-α kann manchmal zur Linderung von Lyme-Borreliose-Symptomen beitragen – insbesondere bei ZNS-Störungen. Die Anwendung von medikamentösen TNF-α-Inhibitoren bei Patienten, die sich mit dem Rückfallfieber-assoziierten Bakterium *Borrelia recurrentis* infiziert hatten und mit Penicillin behandelt wurden, schützte vor Jarisch-Herxheimer-Reaktionen. Wirksame TNF-α-Hemmer sind unter anderem *Andrographis paniculata, Cannabis spp., Cordyceps spp., Eupatorium perfoliatum* (Wasserhanf), *Glycyrrhiza spp.* (Süßholz), *Houttuynia spp., Panax ginseng, Polygala tenuifolia* (Senegawurzel), *Pueraria lobata* (Kudzu), *Sambucus spp.* (Holunder), *Scutellaria baicalensis, Tanacetum parthenium* (Mutterkraut), *Salvia miltiorrhiza* und *Zingiber officinalis* (Ingwer). Doxycylin und Minocyclin können zur TNF-α-Senkung eingesetzt werden – die Wirkungen sind aber dosisabhängig.

Matrixmetallopreoteinasen (MMP) sind Metall-abhängige Proteasen, eine Gruppe von Enzymen, die Komponenten der extrazellulären Matrix (ECM) und Kollagen spezifisch abbauen. MMP werden manchmal als „Kollagenasen" (Enzyme, die Kollagen abbauen) bezeichnet. Sie sind an zahlreichen weiteren Vorgängen beteiligt, darunter Zellproliferation, Migration, Adhäsion und Differenzierung. Sie unterstützen die Angiogenese (Bildung neuer Blutgefäße), indem sie ECM destabilisieren, was die Passage in neue Blutgefäße ermöglicht. Außerdem hängen Knochenbildung, Wundheilung, Lernen und Gedächtnis ebenso von MMP-Funktionen ab. Bei Lyme-Borreliose bezieht sich ihre Hauptwirkung auf den Abbau von Kollagen und ECM, wo auch immer Symptome auftreten: Haut, Gelenke, Herz oder Gehirn. Störungen der MMP-Expression und MMP-Funktionen sind mit einem breiten Spektrum von Pathologien verknüpft: Arthritis, neurologische

Probleme, Hirnblutung, Krebs inklusive Metastasierung, Bandscheibenprobleme, Vorhofflimmern, Aortaaneurysma und septischer Schock. MMP schädigen vor allem das zentrale Nervensystem.

Aufgrund ihrer destabilisierenden Wirkungen auf das ECM erleichtern MMP den Spirochäten die Penetration durch Komponenten der extrazellulären Matrix-Barriere sowie den nachfolgende ECM-Abbau. Es gibt eine Reihe von Faktoren, die den Spirochäten-stimulierten MMP-Typ beeinflussen. Dazu gehören unter anderem die Immunkompetenz des Wirts, die Genospezies und der Stammtypus sowie bereits vorbestehende Entzündungen in Gelenken. Liegt beispielsweise bereits eine arthritische Entzündung in einem Gelenk vor, nutzen Spirochäten dies zu ihrem Vorteil und verstärken die Entzündungsaktivität zum eigenen Vorteil.

Die geläufigen durch Lyme-Borreliose stimulierten MMP sind MMP-1, MMP-3 und MMP-9 – MMP-2, -8, -13 und -19 sind gelegentlich auch präsent. Die Spirochäten stimulieren Monozyten und primäre humane Chondrozyten (reife Knorpelzellen) in der Synovialflüssigkeit, um MMP-1 und -3 freizusetzen. Neutrophile, die zu den Orten des Spirochätenübergriffes wandern, schütten große Mengen MMP-9 aus. Durch den Einfluss von Borrelien auf Astrozyten und Mikroglia kommt es im Nervensystem zur Produktion von MMP-9 und 130-kDa-Gelatinase (MMP130). Bei Neuroborreliose ist MMP-3 in der Rückenmarksflüssigkeit vorhanden. MMP im ZNS greifen Myelinscheiden, die Nervenhüllen, an. Aus diesem Grund erinnert das Krankheitsbild stark an Multiple Sklerose und andere ähnliche Erkrankungen des Nervensystems.

MMP agieren stark synergistisch mit Plasminogen (und müssen es auch). Die Kombination beider Komponenten verursacht den größten Schaden in infizierten Regionen. Wie bereits erwähnt besitzt die mit Lyme-Borreliose assoziierte Spirochäte einen Plasminogenbindungs-Faktor an seiner äußeren Membran. Folglich wird Plasminogen an ihre äußere Proteinhülle gebunden, was zum Anstieg der Plasminogen-Konzentration führt, wenn Spirochäten präsent sind. Sobald MMP stimuliert sind, agieren sie synergistisch mit Plasminogen und verursachen in betroffenen Strukturen die signifikante Freisetzung von Glykosaminoglykanen (GAG) und Hydroxyprolin. Wird Kollagen in Gelenken angegriffen, kommt es zu Knorpelschäden. Am Herzen kommt es zu Herzerkrankungen und im Gehirn zu neurologischen Erkrankungen. Sobald GAG freigesetzt werden, schütten die Spirochäten ein Borrelien-spezifisches Glykosaminoglykan-bindendes Protein (Bgbp) aus. Es bindet GAG an die Proteinoberflächen der Spirochäten, was ihre Nährstoffaufnahme erleichtert.

Die MMP-Produktion, insbesondere MMP-1 und -3, wird durch eine bestimmte Gruppe von Lyme-Borreliose-initiierten Signalwegen stimuliert. An allen Signalprozessen sind Mitogen-aktivierte Proteinkinasen (MAPK) beteiligt: c-Jun N-terminale Kinasen (JNK), p38-Mitogen-aktiviertes Protein (p38) und extrazelluläre-signalregulierte-Kinase-1 und -2 (ERK 1/2). Die MMP-9-Produktion wird sowohl über den JNK-Signalweg als über den Proteinkinase-C-delta-Signalweg induziert.

Es gibt zahlreiche Kräuter, die durch MMP-1 und -3 stimulierte autoinflammatorische Zustände lindern können (z. B. Curcumin). Das einzige Kraut, das spezifisch MMP-1 und -3 blockiert, ist *Polygonum cuspidatum*. Resveratrol (eine Komponente der Pflanze) verringert ebenfalls direkt MMP-9-Konzentrationen, die mit den Signalwegen JNK und Proteinkinase-C-delta assoziiert sind. Das Kraut hemmt spezifisch die MMP-9-Gentranskription. Rhein ist ein weiterer Inhaltsstoff des Krauts und hemmt den JNK-Signalweg für MMP-1, -3 und -9. Die Komponenten von *Polygonum cuspidatum* passieren die Blut-Hirn-Schranke problemlos und wirken günstig auf das ZNS. Die Pflanzenkomponenten sind antimikrobiell und antientzündlich wirksam, schützen vor oxidativen und mikrobiellen Schäden und beruhigen. Das Kraut wirkt spezifisch neuroprotektiv, bekämpft mikrobielle Endotoxine und bakterielle Infektionen. Nachdem wir das Kraut über ein Jahrzehnt lang eingesetzt haben, betrachten wir es als essenziell für den Schutz vor Schäden durch Borrelien, vor allem was das Nervensystem betrifft. Sobald die Entzündung gestoppt wurde, können die geschädigten Nervenstrukturen regenerieren, was die Lebensqualität günstig beeinflusst. Die natürlichen Reparaturmechanismen des Körpers bewerkstelligen dies häufig. Andernfalls ist die Gabe von Kräutern sinnvoll, um Nervenscheiden und andere geschädigte Nervenstrukturen zu regenerieren.

Andere MMP-9-Inhibitoren sind *Cordyceps,* EGCG, NAC, *Olea europaea, Punica granatum, Salvia miltiorrhiza* und *Scutellaria baicalensis. Cordyceps* hemmt darüber hinaus MMP-3, und *Punica granatum* außerdem sowohl MMP-1 als auch MMP-3.

Die Hemmung der MMP-Produktion stoppt den Abbau der Kollagenstrukturen, hemmt GAG-Freisetzung und unterbindet häufig die weitere Entwicklung der Erkrankung. Wenn die Bakterien kein Kollagen abbauen können, können sie sich nicht ernähren. Wenn sie sich nicht ernähren können, können sie sich nicht reproduzieren und ausbreiten.

Ein kurzer Blick auf Th1 und Th2

Zu den primären Strategien der mit Lyme-Borreliose assoziierten Mikroben zählt deren Fähigkeit, die humane Immunantwort von einer Th1-Dynamik hin zu einer Th2-Dynamik zu verschieben. T-Helferzellen (Th) sind eine spezifische Form von T-Zellen (sie heißen so, weil sie im Thymus und in den Tonsillien reifen … Sie haben Ihre Mandeln noch, oder?). T-Zellen sind weiße Blutkörperchen (Leukozyten), die bei bestimmten Infektionen aktiv werden. Es gibt verschiedene Typen, darunter auch die T-Helferzellen. Th-Zellen unterstützen andere weißen Blutkörperchen dabei, ihre Aufgaben zu erfüllen. – Weil sie ein CD4-Glykoprotein auf ihrer Oberfläche haben, werden sie auch CD+4-Zellen genannt. CD steht hierbei für engl. *cluster differentiation*. – Sobald T-Zellen stimuliert werden, reproduzieren sie sich rasch und generieren eine Reihe von Zytokinen, um damit die Infektion zu bekämpfen. Th1-Zellen stimulieren in der Regel hoch entzündliche, sehr aktive Zytokine. Natürlich gibt es nicht nur Th1- und Th2-Zellen, sondern mehrere unterschiedliche Typen von T-Zellen – Th3, Th9, Th17 usw. Jede Subgruppe hat sich auf unterschiedliche Infektionen spezialisiert. Th17-Zellen werden offensichtlich als zwischengeschalteter Prozess aufreguliert, der die Verschiebung der Abwehraktion von Th1 auf Th2 erleichtert – Bakterien modulieren solche Immunreaktionen ebenfalls bis zu einem gewissen Maß. Th1-Zellen sind spezifisch für intrazelluläre Infektionen, d. h. für Infektionen, die durch Mikroben verursacht werden, die sich in anderen Zellen verstecken – dies trifft auf die meisten mit Lyme-Borreliose assoziierten Bakterien zu. Es überrascht nicht, dass die meisten Bakterien dieser Gruppe vor langer Zeit gelernt haben, Th1-Antworten zu unterlaufen und sie in Richtung einer Th2-Dynamik zu verschieben. Th2-Dynamiken zielen im Normalfall darauf ab, Darmparasiten wie Würmer (Nematoden) abzuwehren. Darüber hinaus sind sie spezifisch für die Reduktion aufregulierter und überaktiver Th1-Antworten zuständig. Die Verschiebung von Th1 auf Th2 erleichtert Lyme-Borreliose-assoziierten Pathogenen die Infektion und hemmt eine wirksame Immunantwort. Eine polarisierte Th2-Antwort tritt auch häufig bei Autoimmunerkrankungen wie Lupus oder systemischer Sklerose auf. Aus diesem Grund vermitteln so Infektionen aus der Lyme-Borreliose-Gruppe den Anschein einer Autoimmunstörung. Generell handelt es sich bei Infektionen dieser Gruppe nicht um eine „auto"immune Störung – vielmehr wird sie spezifisch von Bakterien kreiert und moduliert … und sie kann beseitigt werden. Es überrascht kaum, dass jede Th-Gruppe unterschiedliche Zytokinprofile aktiviert. Th1-Zellen generieren tendenziell IFN-γ, IL-12 und TNF-α;

Th2-Zellen produzieren hingegen überwiegend IL-4, IL-5, IL-10 und IL-13. Eine Hemmung von IL-10 kann die Verschiebung der Th2-Dynamik zurück in eine Th1-Dynamik erzwingen. Dies ist von Bedeutung, damit das Immunsystem die Infektion beseitigen kann.

Warnhinweis: Bei chronischen Lyme-Borreliose-Infektionen entwickelt sich die Th1-/Th2-/Th17-Dynamik auf sehr eigentümliche Weise. Th17 wird zur Modulierung einer Kombination sehr starker Th1- und Th2-Reaktionen gebraucht. Deshalb können sich sehr hohe IFN-γ-Werte ergeben. In Frühstadien würde dies die Infektion aufhalten, bewirkt aber bei chronischen Zuständen nichts. Aus diesem Grund kann IFN-γ-stimulierender Astragalus chronische Infektionen verschärfen!

IL-10-, Th1- und Th2-Funktion bei Lyme-Borreliose

IL-10 ist für viele clevere Pathogene der Lyme-Gruppe ein wichtiges Zytokin. Im Normalfall ist IL-10 Teil der Th2-Antwort auf die Infektion. In der Regel wird es aufreguliert, nachdem die Infektion durch Th1-Zytokine unter Kontrolle gebracht wurde. IL-10 ist auch als Hemmfaktor der Synthese humaner Zytokine bekannt und somit primär ein antiinflammatorisches Zytokin. Seine Hauptaufgabe besteht in der Abregulation der Th1-Entzündung, die bei der Bekämpfung der Infektion zu beobachten ist. Allerdings modulieren manche cleveren Pathogene (wie Borrelien) penibel das gesamte Zytokinprofil und die Th1/Th2-Dynamik. Das macht die Immunantwort unwirksam und ermöglicht den ungestörten Fortgang von Nahrungsaufnahme und Reproduktion der Spirochäten. Die Stimulation der IL-10-Produktion durch Borrelien ist ein wichtiger Teil der bakteriellen Strategie.

Proteine im Zeckenspeichel setzen den Prozess in Gang und verschieben die humane Immunantwort hin zur Th2-Dynamik. Bei der Infektion modulieren die Borrelien das System, um diesen Zustand aufrechtzuerhalten – primär durch ERK1/2- und p38-Signalwege. Jarefors et al. (2006) bemerken: „Wir haben herausgefunden, dass die spontane Zytokinsekretion bei Patienten mit chronischer LB-Vorgeschichte von Th2 dominiert wird."

Manche mit Lyme-Borreliose assoziierten Zustände wie kutane marginale B-Zellen-Lymphome kommen nur im anhaltenden Th2-Umfeld vor, das durch Borrelien stimuliert wird. Eine Supprimierung der Th2-Dynamiken verringert die Spirochätenlast. Eine Suppriminierung anderer Th2-Zytokine (IL-4 und -5) vor dem Zeckenbefall führt zur signifikant verringerten Spirochätenbelastung in Gelenken, Harnblase, Herz, ZNS und Haut. *Astragalus* (Tragant) und *Glycyrrhiza* (Süßholz) senken die IL-4- und -5-Werte ab. *Tanacetum parthenium* verringert die IL-4-Werte.

In sehr frühen Stadien der Lyme-Borreliose-Infektion reguliert der Körper das hoch potente Zytokin IFN-γ auf. Aber in vielen Fällen haben die Bakterien das Zytokin sehr schnell unter Kontrolle. So bemerken Binder et al. (2012):

> Die erste Immunantwort beseitigt die Infektion nahezu. Jedoch erholen sich die Bakterienpopulationen etwa eine Woche nach der Infektion und wachsen zu einer noch größeren Zahl heran, bevor die Infektion in die chronische Phase übergeht. [...] Das mathematische Modell prognostiziert, dass *Borrelia* die starke initiale Immunantwort durch eine nachwachsende immunresistente Subpopulation der Bakterien kompensiert. Die chronische Phase präsentiert sich als ein Gleichgewichtszustand von bakteriellem Wachstums und adaptiver Immunität.

IL-10-Aufregulation ist an der Abregulation von IFN-γ und an anderen Th1-Reaktionen beteiligt. Da die Bakterien die IL-10-Konzentration hoch halten, sorgen sie für eine nachhaltig chronische Infektion.

IL-10-defizitäre Mäuse (die das Interleukin nicht produzieren können) sind viel weniger von einer Infektion betroffen und können die Erkrankung viel schneller bewältigen als IL-10-funktionale Mäuse. Zwischen persistentierenden Symptomen und der verminderten Expression von Th1-Immunantworten gibt es eine nachweisbare Assoziation. Chung et al. (2013) betonen:

> Unsere früheren Studien weisen darauf hin, dass virulente *Bb* die IL-10-Produktion der Makrophagen potenziell verstärken können. Außerdem fördert die Hemmung der IL-10-Produktion die Beseitigung der Bakterien signifikant. [...] Haut-assoziierte APC-Typen wie Makrophagen und dendritische Zellen sind in Reaktion auf *Bb* potente Produzenten von IL-10, was durch autokrine Wirkung die APC-Antwort supprimieren [und] die wirksame Beseitigung von *Bb* gefährden könnte. [...] APCs produzieren IL-10 bei Exposition mit Bb sehr rasch [und] diese Level korrelieren gegenläufig mit der Produktion einiger Lyme-relevanter proinflammatorischer Zytokine und Chemokine.

Die Remodulation (oder Verringerung) der IL-10- und Th2-Reaktion reduziert einige mit Lyme-Borreliose assoziierten Symptome und unterstützt die Eliminierung der Organismen im Körper. Manche Kräuter eignen sich hervorragend für diesen Zweck, unter anderem *Glycyrrhiza* (reguliert IL-10 ab, agiert primär als Immunmodulator und Tonikum), standardisierte *Silybum marianum* (Mariendistel), *Silybum marianum*-Samen (Silymarin *hemmt IL-10-Überexpression und unterstützt die endotheliale Gesundheit), Cannabis sativa* (Hanf), *Scutellaria baicalensis* (reguliert IL-10 und Treg ab), Pflanzen mit der Komponente Scopoletin (ein IL-10/Th2-Abregulator) wie *Noni, Brunfelsia uniflora* (engl. *manaca*), *Passiflora spp.* (Passionsblume), *Stevia, Artemisia spp.* (insbesondere *A. scopria* und *A. capillaris*), *Urtica dioica* (Große Brennnessel) und *Viburnum prunifolium* (Pflaumenblättriger Schneeball). Allerdings eignet sich *Withania somnifera* (Ashwagandha) für diesen Zweck am besten, da sie spezifisch die IL-10-Expression *moduliert*.

Anbei eine kleine Anmerkung: Im Spätstadium einer Langzeitinfektion mit Lyme-Borreliose (manchmal als „chronische Lyme-Borreliose" bezeichnet) verändert sich das Zytokinprofil. Th1-Zytokine können beispielsweise im Bereich von Läsionen im Synovialgewebe und im ZNS aktiviert werden. Verschärfte Th-1-Reaktionen können im Spätstadium den Zustand verschlimmern. Wenn Sie in einem endemischen Gebiet leben und *Astragalus* langfristig einnehmen, bleibt Ihre Th1-Immunfunktion extrem stark. Dies kann die Wahrscheinlichkeit einer Infektion mit Lyme-Borreliose verringern. Kommt es doch zur Infektion, verläuft sie häufig nur leicht. Dennoch kann die Anwedung von *Astragalus* oder eines anderen Immunkrauts, das die Th1-Aktivität anregt, den Zustand verschlechtern. Wie aber kann man einen langfristigen (meistens) Th1-semidominanten, autoimmun-ähnlichen Prozess bei chronischer Lyme-Borreliose vom Spätstadium einer Th2-dominanten Lyme-Borreliose unterscheiden? Wenn Sie *Astragalus* anwenden und sich danach schlechter fühlen, befinden Sie sich in einem Spätstadium – das ist häufig die einzige Möglichkeit, es herauszufinden. *Astragalus kann* bei manchen Patienten Th1-/Th2-Dynamiken modulieren – bei anderen Patienten hemmt es hingegen die Th1-Spätstadium-Dynamiken.

Andere Zytokine

Borrelien stimulieren viele andere Zytokine, aber die Mehrheit von ihnen ist nachgeschaltet. Wir haben herausgefunden, dass eine Modulationsblockade der bereits erwähnten Zytokine die Symptome einer Lyme-Borreliose am besten reduzieren oder eliminieren kann. Unsere Erfahrung zeigt, dass die konstante Supprimierung der durch Lyme-Borreliose aktivierten Zytokinkaskade in fast allen Situationen zu einem der nachfolgenden Ergebnisse führen kann: 1. Remission der Erkrankung, 2. vollständiges Verschwinden der Symptome oder 3. zumindest eine deutliche Linderung der Symptome.

Die nachfolgend gelisteten nachgeschalteten Zytokine sind bei Lyme-Borreliose nachweislich präsent: IL-7, IL-9, IL-12, IL-17, IL-18, IL-22, IL-23, CCL2, CCL3, CCL4, CCL5, CCL20, CXCL1, CXCL2, CXCL5, CXCL9, CXCL10, CXCL13, G-CSF, COX-2, PGE2, PGD(2), TGF-β und MCP-1.

Immunevasion: Formen und Biofilme

Ich habe bereits im Vorfeld über die Fähigkeit der Spirochäten gesprochen, geschützte Nischen zu finden, wo sie sich vor dem Immunsystem verstecken können. Borrelien verfügen über eine Fülle solcher Reaktionsmöglichkeiten, die meist von feindlichen (oder nachteiligen) Ereignissen in ihrem Umfeld provoziert werden. Berndtson (2013) hebt diesbezüglich hervor, dass Bakterien „in defensiveren Bereichen innerhalb einer Geweberegion Schutz suchen, wenn sie mit bestimmten gewebespezifischen Antikörpern konfrontiert sind. Während dieses Prozesses verschwindet die Entzündung zumindest temporär.“ Ist das Immunsystem stark, verziehen sich die Bakterien in schwer zugängliche Nischen und reduzieren ihre Aktivität – in der Folge scheint sich der infektiöse Zustand aufzulösen. Sobald die feindlichen Umweltfaktoren (in diesem Fall die humane Antikörperantwort) geringer wirksam sind, tauchen die Bakterien wieder auf und werden erneut aktiv.

Antibiotika sind ein weiterer Faktor, der den Bakterien zusetzt. Die Langzeitanwendung von Antibiotika kann in manchen Fällen Lyme-Borreliose lindern, weil die Bakterien durch konstante Präsenz von Antibiotika an die Nischen gebunden bleiben und folglich ihre Aktivität einschränken. Darüber hinaus reduzieren einige Antibiotika (z. B. Doxycyclin und Minocyclin) direkt die Konzentration einiger freigesetzter Zytokine. Sobald die Antibiotika abgesetzt werden, werden die Bakterien wieder aktiv und die Zytokinwerte steigen erneut an.

Dennoch verfügen Spirochäten über noch viel mehr Fähigkeiten. Sie können ihre Form markant verändern und sind dann widerstandsfähiger gegenüber Antikörpern und Immunreaktionen. Zysten (Verkapselung) und Biofilme sind zwei effektive Strategien hierfür.

Verkapselte und atypische Formen

Eine Reihe von bildgebenden Verfahren offenbarte, dass Spirochäten (darunter auch Borrelien) eine Vielzahl von Formen annehmen können, wenn sie mit nachteiligen Bedingungen konfrontiert sind. Trotzdem sind negative Bedingungen hierfür nicht essenziell. Borrelien erzeugen *immer einige* enzystierte (verkapselte) Formen bei einer Infektion. Dies ist eine der Techniken, die eine nachhaltig verbleibende Infektion im neuen Wirt sicherstellen soll. Zu den nachteiligen Ereignissen gehören die natürliche Immunantwort und/oder die Anwendung von Antibiotika. Doxycyclin reduziert beispielsweise die Anzahl der Spirochäten in ihrer typischen Form um 90 Prozent, aber *verdoppelt unmittelbar* die Anzahl von Zysten. Der Verwandlung in die enzystierte Form benötigt übrigens kaum metabolische Aktivität. Es handelt sich offenbar um eine autonom genomische Reaktion auf ungünstige Umweltereignisse.

Bislang wurden folgende atypische Formen beobachtet: zystisch, gerollt, knaufförmig, gewunden, ringförmig, kugelförmig, abgerundet und körnig. Häufig heißt es, diese Formen hätten keine Zellwand, aber das ist nicht korrekt. Sie besitzen sehr wohl Zellwände. Die Bezeichnung L-Form wird ebenfalls oft missverstanden. Sie beschreibt nicht die atypische Form des Bakteriums, sondern bezieht sich auf das Lister-Institut, wo die atypischen Formen erstmals entdeckt wurden – L-Form ist also nur eine Abkürzung für Lister-Form. Im Englischen werden die atypischen Formen unter der Bezeichnung *round bodies* zusammengefasst. Laut Brorson et al. (2009) umfasst der Begriff nachfolgende Erscheinungsformen: „Kokkoide, kugelförmige, abgerundete, körnige Körper, Zysten, L-Formen, Sphäroplasten oder Vesikel." Merilainen et al. (2015) beschreiben die abnormen Formen wie folgt:

> Bislang wurden die Rundkörper (RBs) von *B. burgdorferi* zweideutig auf verschiedene Weise umschrieben. Diese Bezeichnungen beinhalten Zellwand-defizitäre (CWD) und L-Formen. Sphäroplasten, Protoplasten, *Propagule* und sogar Zysten. Nichtsdestotrotz beziehen sich all diese Merkmale auf dieselben abgerundeten Strukturen. Diese Terminologie ist irreführend und beschwört Vermutungen über biochemische und morphologische Charakteristika von *B. burgdorferi*-RBs herauf wie etwa das Fehlen einer Zellwand (CWD, Sphäroplasten und Protoplasten), oder dass diese Formen innerhalb einer verkapselten äußeren Membran (Zyste) enzystiert sind.

Es macht deshalb Sinn, in Bezug auf Borrelien von drei primären Formen auszugehen: 1. normale Spirochätenform, 2. atypische Formen und 3. Bläschen (Körner) – Biofilm-Gemeinschaften mögen oder sollten noch eine vierte Form in Erwägung ziehen. Es ist wichtig, im Hinterkopf zu behalten, dass es sich bei vielen der atypischen Formen um einzigartige Erscheinungsbilder der Bakterien handelt. Jede von ihnen wurde dazu geschaffen, feindlichen Angriffen zu widerstehen. Alle Formen sind in der Lage, neue, bewegliche Spirochäten zu generieren, sobald der feindliche Angriff beendet ist. Obwohl viele dieser Formen in kompetenten Studien mit Lyme-Borreliose-infiziertem Gewebe untersucht wurden, ist über ihre Funktionen meistens nichts bekannt. Viele diesbezügliche Entdeckungen stellen das „alte Lyme-Denken“ über Bakterien in Frage (siehe hierzu die nachfolgende Diskussion über körnige Formen).

Die physische Umwandlung von einer normalen Spirochätenform zu einer atypischen geht sehr schnell. So schreibt Berndtson (2013): „Atypische Formen wurden innerhalb einer Stunde nach der Belastung mit umweltbedingtem Stress beobachtet. Bei diesen Infektionen, so fährt er fort, …

> formten sich große kolonieähnliche Aggregate, die anti-*Bb*-positiv waren. Extrazelluläre und intrazelluläre ringförmige runde Formen zeigten eine für OspA-Antikörper positiv assoziierte Färbung an. Körner tauchten aus aufgewickelten und gerollten Spirochätenformen auf. Wenn atypische Formen von gestressten neuronalen Strukturen in ein günstiges BSK2-Medium transferiert wurden, entstanden wieder typische spiralförmige *Bb*.

Je länger die ungünstigen Umfeldbedingungen anhalten, umso mehr atypische Formen kommen zum Vorschein. Sie nehmen stündlich zu. Nach einer Woche zeigt die Mehrheit der Spirochäten bei einer medikamentös behandelten Lyme-Borreliose eine atypische Morphologie.

Körner sind übrigens Erhebungen oder Wülste der Membran einer Zellextrusion durch eine Schwachstelle der Zellwand – eine Art „zelluläre Hernie“. Körner werden häufig durch einen sogenannten „Knospungsprozess“ erzeugt: Sie wölben sich aus Zellen, separieren sich schließlich und nehmen ein wenig Zellplasma oder andere Zellkomponenten mit. Borreliale Körner enthalten Oberflächenproteine von Spirochäten und sowohl lineare als auch ringförmige DNA. Merilainen et al. behaupten, dass borreliale „Körner ein Zwischenstadium zwischen Spirochäte und atypischer Form darstellen.“ Miklossy et al. (2008) beschreiben die von den Spirochäten angenommene Form wie folgt:

> Winzige Körner werden von der periplasmatischen Hülle durch Knospung und Extrusion losgelöst. [...] Diese sporenartigen winzigen Körner können einen 0,2-µm-„China"-Filter durchdringen [sie sind also beinahe submikroskopisch] und zu jungen Spirochäten auswachsen. Die neu geformten Spirochäten sind feine L- oder metazyklische Formen [z. B. atypische Formen].

Anders formuliert: Wie Pflanzen, die sich aus winzig kleinen Wurzelstücken entwickeln können, die abbrechen und in der Erde verbleiben, extrudieren Spirochäten bei der Körnung winzige Teile von sich, die bei günstigen Umweltbedingungen neue Spirochäten produzieren. Miklossy et al. fahren fort:

> Diese verschiedenen atypischen Formen sind wahrscheinlich Teil eines komplexen Entwicklungszyklus, eine Form von Resistenz bei ungünstigen Bedingungen und eine Reproduktionsquelle bei günstigen Bedingungen.

Das Konzept des „komplexen Entwicklungszyklus" ist an dieser Stelle von großer Bedeutung. „Altes Lyme-Denken" neigte dazu, Borrelien als „normale" Bakterien zu betrachten, aber das sind sie nicht. Es ist wahrscheinlich zutreffender, diese Formen als atypische Elemente der Evasion („Verlassen") der Spirochäten sowie als Überlebensstrategie und auch als besondere Form der Spirochätenreproduktion zu verstehen, die bei widrigen Umweltbedingungen benutzt wird.

Hinweis: Atypische Formen und enzystierte Formen werden auch als *Persister* bezeichnet. Persister sind metabolisch inaktiv und sind antibiotikatolerant. Bei einer Infektion sind etwa 1 Prozent aller bakteriellen Zellen Persister. In den Biofilmen sind mehr von ihnen vertreten. Je länger der Biofilm existiert, umso mehr von ihnen sind vorhanden. Umweltbedingter Stress oder Gefährdung stimulieren die Persisterbildung signifikant. Sobald die Gefährdung vorüber ist, nehmen sie wieder ihre normale Form an und setzen ihre Reproduktion fort.

Eine Analyse der Enzystierung zeigte, dass die Spirochäte unter widrigen Umweltbedingungen ihr korkenzieherartiges Verhalten aufgibt und sich im Inneren der äußeren Membranhülle kugelförmig zusammenrollt. Die Hülle schrumpft dann „hauteng" um die aufgerollte Spirochäte zusammen. Borrelien haben, wie Merilainen et al. es beschreiben, „eine elastische äußere Wand, die sich ausdehnt und das Zusammenfalten des protoplasmatischen Zylinders innerhalb der Zelle erlaubt. Dies führt zur Transformation von einer korkenzieherartigen Morphologie hin zur runden Form."

In dieser Form sind die Bakterien fast komplett metabolisch inaktiv und befinden sich im Grunde im Ruhezustand – ähnlich wie Pflanzensamen, die auf den Moment warten, in dem die Umweltbedingungen für sie wieder günstig sind. Bei günstigen Bedingungen, geben sie ihre zystische Form auf und verteilen sich wieder im gesamten Körper.

Verschiedene Spirochätengattungen und -arten können in zystischer Form bis zu drei Jahre überleben. Sie kehren dann wieder zur spiralförmigen „normalen" Form zurück, sobald sich die Bedingungen gebessert haben. Brorson et al. (2009) bemerken hierzu: „*Borrelia vincentii*-RBs, die 31 Monate lang in ihrer körnigen Form verharrten, wandelten sich in spiralförmige bewegliche Spirochäten um, als sie in ein frisches Medium überführt wurden, das günstige Wachstumsbedingungen bot." Ärzte, die noch immer dem „alten Lyme-Denken" zugetan sind, insistieren gewöhnlich darauf, dass diese Borrelienformen keine klinische Relevanz besitzen (... *Wo habe ich das nur bereits gehört?*). Trotzdem behaupten Brorson et al. (und auch Lynn Margulis) Folgendes:

> Anglophone medizinische Diskussionen über Spirochäten [...] schweigen über „*round bodies*" [atypische Formen von Spirochäten] oder behaupten, sie hätten keine klinische Relevanz. Dennoch wimmelt es vor Belegen, dass RBs nicht nur lebensfähig sind, sondern sich auch fortbewegen, wachsen und reproduzieren.

Anders formuliert: Die große Vielfalt an Formen, die die Bakterieen annehmen können, persistiert und ist lebensfähig. Sie sind *keineswegs* irrelevant! Antibiotika haben unterschiedliche Wirkungen auf RB-Formen. Doxcyclin reduziert, wie zuvor erwähnt, die Spirochätenbelastung um etwa 90 Prozent. Allerdings verdoppelt sich durch das Antibiotikum die Anzahl der RBs. Darüber hinaus bleibt Doxycyclin gegen RBs unwirksam – es kann sie nicht abtöten. Amoxicillin reduziert die Spirochätenbelastung um etwa 85 bis 90 Prozent sowie RB-Formen um etwa 68 Prozent. Metronidazol senkt die RB-Konzentration um etwa 80 Prozent und die Anzahl der spiralförmigen Spirochäten um etwa 90 Prozent. Tigecyclin und Tinidazol verringern sowohl die Anzahl der spiralförmigen Spirochäten als auch die der RBs um etwa 80 bis 90 Prozent. Somit könnte eine Kombination von Doxycyclin und Tinidazol recht gut wirksam sein.

In Bezug auf Bedenken hinsichtlich atypischer Formen inklusive Zysten – die auf Internetseiten manchmal eskalieren und hysterische Formen annehmen – gilt es zu bemerken, dass sich neben Spirochäten auch andere Bakterien verkapseln oder sporenartige Formen annehmen – dies gilt auch für Protozoen und andere Mikroorganismen. Merilainen et al. (2015) bemerken hierzu:

> *B. burgdorferi sensu lato* ist pleomorphisch und kann seine Morphologie als Antwort auf Umweltbedingungen ändern. [...] Heute ist allseits bekannt, dass einige gramnegative und grampositive Bakterien spontan oder durch Stimulation ihre Morphologie sowohl *in vitro* als auch *in vivo* verändern können.

Entscheidend ist, dass atypische Formen seit langer Zeit existieren. Sie sind nicht plötzlich bei Lyme-Borreliose-assoziierten Bakterien zum Vorschein gekommen – wir wurden schon vor sehr langer Zeit mit ihnen konfrontiert. Aus diesem Grund kann das menschliche Immunsystem, sofern es gesund ist, diese enzystierten Formen hervorragend abtöten. *Neutrophil extracellular traps* (NETs), die von Neutrophilen als Teil einer raffinierten Immunstrategie gebildet werden (nachfolgend werden sie genauer erklärt), fangen atypische Formen ein und töten sie sehr wirksam ab. Die Stärkung der gesunden Immunfunktion ist bei einer Belastung durch clevere Pathogene essenziell!

Pflanzen werden seit Jahrmillionen von atypischen Formen infiziert. Im Gegensatz zum Menschen können sie keinen Arzt zu Hilfe rufen oder sich in ein Krankenhaus begeben. Sie müssen selbst eine Lösung für das Problem finden – und ihre Medizin selbst herstellen. Darin sind sie sogar ziemlich gut. Pflanzen haben Infektionen durch enzystierte Formen schon lange bevor der Mensch existierte wirksam behandeln konnen. „Hysterie" und hochschießende Emotionen in Bezug auf enzystierte Formen (und Biofilme) sind *überflüssig*.

Fallensteller: NETs

Neutrophile zirkulieren frei in den Blutgefäßen und werden bei bakteriellen Infektionen zu den Entzündungsherden gerufen. Lange Zeit wurden Neutrophile auf sehr vereinfachte (… *sehr dumme*) Weise betrachtet, als tumbe Kamikazekiller von Pathogenen. Man ging davon aus, dass sie die Pathogene einfach umschließen (fressen) und töten. Allerdings wurde diese Ansicht in den letzten zehn Jahren zunehmend in Frage gestellt – und sie ist tatsächlich nicht ganz korrekt. Neutrophile inszenieren eine extrem komplexe Reaktion auf mikrobielle Pathogene. Dazu zählt auch die kürzlich entdeckte Fähigkeit der Neutrophilen, extrazelluläre „Fallen" (NETs) aufzustellen, die für Mikroben tödlich sind.

NETs werden von Neutrophilen bei Kontakt mit manchen Mikroben (darunter eine Vielzahl von Protozoen), bei aktivierten Blutplättchen und zahlreichen Entzündungssignalen gebildet. Sobald sie stimuliert werden, verändern sich neutrophile Zellen. Die Zellen wickeln ihre DNA ab und extrudieren sie mitsamt den Histonen (und einige andere Substanzen), um damit eine Art Netz oder Käfig zu bilden, wo Pathogene hängen bleiben. Im Grunde wird die DNA aufgewickelt. Zusammen mit den Histonen bildet sich ein Netz, das als Falle für Pathogene dient. NETs können beinahe alle Typen von Pathogenen einfangen, darunter auch solche, die für die Phagozytose zu groß sind – unter anderem sind dies gramnegative und -positive Bakterien, Viren, Protozoen und Hefepilze.

Um die NET-Bildung zu generieren, werden beim unmittelbaren Kontakt mit dem Pathogen zahlreiche Enzyme freigesetzt, die sich in speziellen zellulären Granula in Neutrophilen befinden. Dazu zählen die neutrophile Elastase (NE) und die Myeloperoxidase (MPO), die die DNA-Histon-Formation aufbrechen und die Extrusion in den extrazellulären Raum in Gang setzen. Sobald sich NET formt, werden zudem bestimmte Komponenten in den extrazellulären Raum freigesetzt – darunter NE, MPO, Cathepsin G, Proteinase 3, Lactoferrin, Calprotectin und weitere antimikrobielle Peptide. Sie töten die im NET gefangenen Pathogene ab. Die im NET integrierten Histone zersetzen die Zellwandmembran der Pathogene und machen sie anfälliger für die tödlichen Stoffe.

Ein starkes Immunsystem unterstützt die Fähigkeit von Neutrophilen, NETs zu formen, was den Organismus von Borrelien jedweder Form befreien kann.

Biofilme

Frühe Studien des 20. Jahrhunderts über Bakterien waren aus vielen Gründen schrecklich mangelhaft. Ein simpler Fehler ist etwa, dass sich die Forscher mit akuten bakteriellen Infektionen beschäftigt haben und nicht mit chronischen – hierüber wissen sie bis heute nur wenig. Zur akuten bakteriellen Infektion bemerkt Berndtson (2013): „Die hierfür verantwortlichen Mikroben umfassen nur eine einzige Spezies, die sich wie Plankton frei fließend verbreitet hat. Bei chronischen Infektionen wurden infektiöse Mikroben in Biofilmen gefunden – komplexe polymikrobielle Gemeinschaften in einer exopolymeren Substanz."

Demnach „bauen" Bakterien Städte – dies ist insbesondere bei mund- und zahnspezifischen Pathogenen der Fall. Hierüber erschienen die meisten Studien. So ist beispielsweise ein Zahnbelag (Plaque) ein Biofilm. Manche Biofilmgemeinschaften verlegen sogar isolierte Leitungen und leiten Elektrizität durch, um ihre „Städte" zu heizen – ja, das ist tatsächlich wahr. Biofilme am Meeresgrund sind ein Beispiel hierfür. Bakterien unterscheiden sich von dem, was uns weisgemacht wird. So erläutert James Shapiro (2006) von der Universität:

> Meine 40-jährige Erfahrung als Bakteriengenetiker hat mich gelehrt, dass Bakterien kognitive, rechnerische und evolutionäre Fähigkeiten besitzen, die in den ersten sechs Dekaden des 20. Jahrhunderts unvorstellbar waren. Analysen der zellulären Prozesse wie Stoffwechsel, Regulation der Proteinsynthese und die DNA-Reparatur zeigten, dass Bakterien ständig ihre externe und interne Umwelt auskundschaften und funktionelle, auf Informationen ihres Wahrnehmungsapparats basierende Ergebnisse berechnen. [...] Meine eigene Arbeit über veränderliche Elemente offenbarte mehrfach verzweigte, bakterielle Systeme zur Mobilisierung und Konstruktion von DNA-Molekülen. Die Untersuchung der Kolonieentwicklung und -organisation machte mir begreiflich, wie umfangreich multizelluläre Kollaboration unter der Mehrheit der Bakterien ist. [Studien] zeigen, dass Bakterien raffinierte Mechanismen für die intrazelluläre Kommunikation benutzen, und dass sie sogar die Fähigkeit besitzen, die grundlegende Zellbiologie der „höheren" Pflanzen und Tiere zu manipulieren, um ihre Grundbedürfnisse zu stillen. Diese bemerkenswerten Beobachtungen machen es erforderlich, Grundwissen über biologische Informationsverarbeitung zu überprüfen, und zwingen uns, zu erkennen, dass selbst die kleinsten Zellen empfindsame Wesen sind.

„Empfindsame Wesen". Eine revolutionäre Erkenntnis, die fast allem widerspricht, was die meisten Menschen und Wissenschaftler derzeit über Bakterien zu wissen glauben. Shapiro schließt seinen Bericht mit dieser erstaunlichen Stellungnahme:

> Die Lektion, die uns über ein halbes Jahrhundert die molekulare Mikrobiologie erteilt hat, ist die Erkenntnis, dass bakterielle Informationsverarbeitung viel leistungsfähiger als menschliche Technologie ist. [...] Diese kleinen Zellen sind unglaublich raffiniert in Bezug auf die Koordination von Millionen von individuellen Ereignissen, beteiligten Prozessen sowie deren Präzisierung und Optimierung in Sachen Verlässlichkeit. Zusätzlich zeigen Bakterien eine erstaunliche Flexibilität und Meisterschaft, was die Steuerung der geochemischen und thermodynamischen Transformationen der Biosphäre betrifft. Dies zeigt, dass wir noch viel über Chemie, Physik und die Evolution unserer kleinen, aber sehr intelligenten prokaryotischen Verwandten zu lernen haben.

Biofilme sind eng miteinander verknüpfte Bakteriengemeinschaften, deren Natur und Struktur unseren Städten ähneln, um sich vor feindlichen äußeren Einflüssen zu schützen. Aus diesem Grund sind Bakterien *in* Biofilmen viel weniger anfällig für Antibiotika als Bakterien *außerhalb* von Biofilmen. Trotz Antibiotikabehandlung (z. B. mit Doxycyclin, Amoxicillin, Metronidazol oder Tigecyclin) sind Borrelien in 70 bis 85 Prozent der Fälle noch in Biofilmen nachweisbar. So bemerken Sapi et al. (2011): „Nur Tinizadol reduzierte lebensfähige Mikroorganismen um etwa 90 Prozent." McAuliffe et al. (2006) führen diesen Gedanken weiter und betonen, dass …

> freie Bakterien durch Antibiotika und Phagozyten beseitigt werden können und in der Regel anfällig für Antibiotika sind. Jedoch sind adhärente Bakterien in Biofilmen resistent gegen Antibiotika, Antikörper und Phagozyten. Zudem können Biofilme Schäden beim Wirt hervorrufen, da Phagozyten angelockt werden, die Phagozytose misslingt und phagozytische Enzyme freigesetzt werden, die umliegendes Gewebe schädigen und eine Infektion verschärfen. Biofilme können sowohl eine chronische Infektion im Wirt ermöglichen als auch Ausbrüche akuter Infektionen verursachen, wenn planktonische Zellen regelmäßig vom Biofilm freigesetzt werden.

Im Anfangsstadium einer Borrelieninfektion bildet ein kleiner Prozentsatz der Bakterien (etwa 2 Prozent) sofort Biofilmaggregate – so wie sich auch ein bestimmter Anteil enzystiert, multiple Stämme bildet, sich in schwer zugänglichen Nischen oder intrazellulär etabliert.

Borrelien-Biofilme enthalten eine komplexe Mischung von Mikroben (darunter auch andere Bakterien), die kontinuierlich ihre Koloniestruktur verändern – wie auch wir unsere Städte im Lauf der Zeit umgestalten. Die extrazelluläre Matrix des Biofilms (die eigentliche „Stadt“) besteht aus schwefelhaltigen und nicht-schwefelhaltigen Polysacchariden – darunter auch Alginat. Es handelt sich um viskose Schmiere, die die Bakterien mit Nährstoffen versorgt. Häufig wird Calcium mit Alginat vermischt, um eine dichte äußere Schale zu bilden – wie bei Krabben, Hummer oder Zahnbelag. Häufig brechen Biofilmfragmente vom Kern ab und verteilen sich in anderen Körperteilen – ähnlich wie Krebsmetastasen.

> Es gilt zu beachten, dass das aggressive Aufbrechen von genetischen Biofilmen zur Freisetzung der Bakterien, Bakterienfragmenten und Biofilmfragmenten führt – teilweise in großer Zahl. Dies kann eine massive Verschlimmerung der Symptome verursachen.

Behalten Sie im Hinterkopf, dass es auch *gesunde* Biofilme in unserem Körper gibt, die für unsere Gesundheit sehr wichtig sind. Xing et al. (2005) kommentieren:

> *Lactobacillus* und *Bifidobacterium* sind wesentliche Komponenten des anaeroben bakteriellen Biofilms im Darmtrakt, der als wichtiger Teil der Darmschleimhautbarriere die Adhäsion von transienten Pathogenen auf der Epithelzelloberfläche verhindern kann, im Verbund mit Darmwand-assoziiertem Muzin, sowie die Überwucherung mit aeroben gramnegativen Enterobazillen (hauptsächlich *Enterobacter*) im Darmtrakt reduzieren kann. Strukturelle und funktionelle Schäden der Darmschleimhautbarriere können dessen Permeabilität für Makromoleküle und Bakterien erhöhen, was zum Anstieg der Plasmaendotoxinkonzentraion und zu [bakterieller Umsiedlung] in vielen Organen führen kann.

Ein übermäßig ungestümer Versuch, „Biofilme aufzubrechen“, im Sinne einer wirksamen Behandlung der Lyme-Borreliose, wird auch die „guten“ Biofilmtypen aufbrechen, was nicht zur besseren Gesundheit, sondern zu noch mehr Problemen führt – insbesondere in Bezug auf die Durchlässigkeit der Darmschleimhaut. Dabei muss man sich immer wieder vor Augen führen, dass Pflanzen seit Millionen von Jahren mit Biofilmen zurechtkommen müssen (sie können es sehr gut). Einige Kräuter zur Behandlung von Biofilmen sind bereits in den empfohlenen Lyme-Borreliose-Protokollen enthalten. Sie brechen den Biofilm *langsam* auf und helfen dabei, ihn zu beseitigen.

Ein Hauptfaktor der Biofilmbildung ist *Quorum sensing*. Wenn in unmittelbarer Nähe genug Bakterien leben, können sie eine „Quorum“-Information verschicken, die mitteilt, dass ausreichend Mikroben für eine Kolonie vorhanden sind. So bemerkt Berndtson (2013): „*Quorum sensing* bezieht sich auf die Fähigkeit taxonomisch unterschiedlicher Mikroben, Schwellenwerte der Zelldichte zu entdecken und diffuse Signale auszusenden, die Veränderungen der Genexpression induzieren und andere Arten in der Umgebung betreffen." Wenn Bakterien die Präsenz eines Quorums wahrnehmen, senden sie *Autoinducer*-Signalmoleküle aus (insbesondere Pheromone), die die Biofilmbildung in Gang setzen.

Zu den Primärstrategien von Borrelien in Bezug auf langfristige chronische Zustände zählt die Fähigkeit, Biofilme zu erzeugen. Pflanzen können mit dieser speziellen bakteriellen Strategie seit mehreren hundert Millionen Jahren gut umgehen. Es gibt einige Kräuter (und Supplemente), die Biofilme wirksam aufbrechen oder *Quorum sensing* hemmen. Hauptsächlich empfehlen sich meiner Meinung nach bei Lyme-Borreliose *Andrographis paniculata, Houttuynia cordata, Polygonum cuspidatum, Rhodiola spp., Scutellaria baicalensis*, Apigenin und die Supplemente N-Acetylcystein (NAC) und Resveratrol.

Weitere Kräuter sind *Achillea millefolium, Achyranthes aspera, Aegle marmelos, Boesenbergia rotunda, Capparis spinosa, Cassia siamea, Chelidonium majus, Coccina grandis, Dendrophtheoe falcata, Dolichos lablab, Embelia ribes, Emblica officinalis, Epimedium brevicornum, Glycyrrhiza spp., Juniperus spp., Lonicera spp., Malus pumila, Melaleuca alternifolia, Mentha piperita, Nigella sativa, Paeonia lactiflora, Piper sarmentosum, Plectranthus barbatus, P. ecklonii, Rhodomyrtus tomentosa, Rosmarinus officinalis, Salvadora persica, Scerocarya birrea* (Borkendekokt), *Zingiber,* die Komponente aus der Chinarezeptur *Baifuqing*, berberinhaltige Pflanzen, die Chinarezeptur *TanReQing* und die Supplemente Piperin, Gelée Royale, und Curcumin … es gibt so viele.

Biofilme sind *nicht* das Problem, das aus ihnen gemacht wird … außer man setzt *ausschließlich* auf eine antiinfektiöse Behandlung mit Antibiotika.

Die Gruppe der Bakterienarten, die sich als Erreger der Lyme-Borreliose präsentiert, weist eine der komplexesten und variabelsten Genomarchitekturen unter den Prokaryoten auf. [Die Bakterien zeigen] häufige Rekombination innerhalb von und einen limitierten Genfluss unter geographischen Populationen. [...] Die Koexistenz zahlloser Genomgruppen innerhalb der lokalen B. burgdorferi s.l.*-Populationen wird möglicherweise durch eine immunvermittelte diversifizierende Selektion angetrieben, die auf ein wesentliches Antigen loci sowie auf eine Anpassung an multiple Wirtsarten abzielt.*

Qiu und Martin, 2014

Borrelia burgdorferi *können bei chronischer Neuroborreliose im Gehirn persistieren und analog zu* Treponema pallidum *möglicherweise Demenz, kortikale Atrophie und Amyloidablagerungen verursachen.*

Miklossy et al., 2008

Fokus Neuroborreliose

Wie bereits erwähnt, gehören neurologische Störungen unserer Erfahrung nach zu den wichtigsten Problemen in Bezug auf Lyme-Borreliose-Infektionen. Die subtilen Manipulationen, die Bakterien im Gehirn und im Zentralnervensystem (ZNS) vornehmen, sprechen selten auf Medikamente an. Das Wissen über die komplexen Dynamiken im Gehirn, die bei einer Neuroborreliose auftreten, sollte ein nachvollziehbares Bild häufiger Symptome ergeben – und ist zur Erstellung wirksamer Behandlungsprotokolle hilfreich.

Was die Dynamiken der Lyme-Borreliose in Bezug auf die Haut und Arthritis betrifft, werde ich nicht allzu sehr in die Tiefe gehen, wenngleich ich im Abschnitt zur Behandlung und den entsprechenden Therapieprotokollen für Lyme-Arthritis und einige Hautprobleme manches genauer erklären werde. In den letzten Jahren haben wir herausgefunden, dass Dermatoborreliose und Lyme-Arthritis relativ gut auf recht einfache Behandlungsprotokolle ansprechen – nicht immer, aber in der Regel schon. Bei Neuroborreliose ist die Sache nicht so einfach. Die meisten Patienten, die uns in den letzten Jahren kontaktiert haben, hatten mit verschiedenen chronischen neurologischen Störungen zu kämpfen. Die genauere Betrachtung der Neuroborreliose wird auch erhellend in Bezug auf Dermatoborreliose und Lyme-Arthritis sein, da die Strategien der Spirochäten bei allen drei Krankheitszuständen vergleichbar sind – dies gilt auch für alle anderen Körperregionen.

Hirnhäute

Bevor sich die Spirochäten den Weg in das Gehirn bahnen, müssen sie die Hirnhaut passieren. Das sind drei Membrane, die das Gehirn und das Rückenmark umgeben und schützen: die Dura mater, die Arachnoidea mater und die Pia mater. Meningitis (Hirnhautentzündung) ist meist das erste Problem, wenn die Bakterien in die Hirnhaut eindringen.

Bei Meningitis sind entweder eine oder alle Hirnhäute entzündet. Symptome der Meningitis sind unter anderem Meningismus (Nackensteife) und Kopfschmerzen. Lymphozytäre Meningitis ist ein weiterer Aspekt der Lyme-Borreliose im ZNS. Sie entsteht durch Ansammlungen von Lymphozyten in der Hirnhaut, um die Infektion zu bekämpfen – dies ist auch im Gehirn möglich. Die Dura mater ist eine dicke, harte Membran, die am Schädel anhaftet. Im Rückenmark verläuft sie vom Knochen durch den Epiduralraum getrennt, der Fett und Blutgefäße enthält. Sie enthält größere Blutgefäße, die sich in der Pia Mater in Kapillaren verzweigen und das Gehirn versorgen. Die Arachnoidea mater („spinnenartig") haftet an der Dura mater und liegt zwischen der Pia und der Dura.

> Der Subarachnoidalraum liegt zwischen der Arachnoidea und der Pia mater. Er ist mit Rückenmarksflüssigkeit (CSF) angefüllt – die manchmal entnommen und auf Spirochäten untersucht wird. In den meisten Fällen sind dort nicht viele Bakterien, und sie sind schwer auffindbar – solche Tests sind meist keine nützliche diagnostische Maßnahme. Es gibt eine Blut-Liquor-Schranke, die der Blut-Hirn-Schranke ähnlich ist. Die Spirochäten können sie überwinden. Neunzig Prozent der Neuroborreliose-Patienten haben eine gestörte Blut-CSF-Barriere-Funktion.

Die Arachnoidea ist die Hirnhautschicht, die dem Gehirn am nächsten ist. Anders als die Pia mater folgt sie nicht den Furchungen des Gehirns. Sie sieht wie eine Art loser Sack aus. Eine große Zahl sehr feiner Fäden flechten sich von der Arachnoidea über den arachnoidalen Raum in das Gewebe der Pia ein. Deshalb werden die Arachnoidea und die Pia häufig als Einheit beschrieben: als Leptomeninx, von griech. *leptos* = dünn, *meninx* = Haut. Diese dünnen Fäden (Trabeculae) enthalten Kollagengewebe, das häufig von Spirochäten bei Borreliose infiziert und abgebaut wird. Es ist bei Meningitis die am häufigsten infizierte Hirnhautregion.

Die Pia mater (von lat. *pia* = milde; *mater* = Mutter) ist sehr dünn und schmiegt sich eng an das Gehirn und das Rückenmark an. Blutgefäße durchziehen die Pia mater. In der Regel können Spirochäten die Endothelverbindungen in allen Blutgefäßen abbauen und in die darunterliegenden Strukturen eindringen – in diesem Fall ist das Gehirn betroffen.

Überwindung der Blut-Hirn-Schranke

Kurz nach dem Zeckenstich dringen die Spirochäten in den neuen Wirt ein – häufig betrifft es uns. Bei diesem Vorgang bleiben die Bakterien durch Protein Salp15 (aus dem Zeckenspeichel), mit dem sie ihren Körper bedeckt haben, vor einer Immunantwort verborgen. Durch den Biss gelangen sie in Blut und Lymphe und zirkulieren dann im ganzen Körper.

Das Lymphsystem transportiert sie schnell zu den nächstgelegenen Lymphknoten – und schließlich in weitere Organsysteme: Milz, Leber, Herz und Knochenmark. Die Spirochäten sammeln sich unmittelbar in den kortikalen Regionen der Lymphknoten an. Dort stimulieren sie, wie Hastley et al. (2014) beobachtet haben, „eine schnelle und starke Gewebevergrößerung, den Verlust der Abgrenzung von B-Zellen-Follikeln und T-Zellen-Zonen sowie eine meist große Ansammlung von B-Zellen." Anders formuliert: Sie verändern die normale Lymphknotenzellstruktur und aktivieren gleichzeitig die Migration von naiven B-Zellen vom Knochenmark in die Knoten.

In dieser Anfangsphase stimulieren die Bakterien noch immer eine Th1-Antwort, somit die Zunahme von Th1-Zytokinen (wie IFN-γ) und der B-Zellen-Produktion, deren Migration sowie Lokalisation in Lymphknoten.

Die Lymphknoten vergrößern sich möglicherweise (aber nicht immer) während dieses Vorgangs – manchmal aber merklich, etwa golfballgroß und größer.

Die durch Borrelien induzierten Veränderungen der Lymphknotenarchitektur und die Veränderung der Zytokinproduktion (wie CCR7, CXCL13 und der B-Zellen-Überlebensfaktor BAFF) hemmen die Fähigkeit körpereigener B-Zellen, die Infektion zu bekämpfen.

Wenn die Immunantworten in den Knoten verändert sind, nutzen die Bakterien den Blutkreislauf, um weiter in den Körper vorzudringen. In diesem Frühstadium sind sie in der Regel nur in vier anderen Regionen zufinden: Haut, Gelenke, Herz und in peripherem und zentralem Nervengewebe. Sie können aber jeden anderen Bereich des Körpers befallen, der kollagenes Gewebe aufweist. In allen Regionen können schwere Störungen verursacht werden (z. B. im Herzen). Das Nervensystem ist häufig am schlimmsten von Schäden betroffen.

Da das Blut sehr schnell im Körper zirkuliert, benötigen die mit dem Blut übertragenen Spirochäten nur kurze Zeit, um in die Nähe des Gehirns zu gelangen. Dort überwinden sie die Blut-Hirn-Schranke (BBB).

Die zelluläre Struktur der Blutgefäße, die das Gehirn versorgen, unterschieden sich von den meisten übrigen Blutgefäßen. Die kleinen Blutgefäße des Gehirns (zerebrale Mikrogefäße) sind mit Endothelzellen ausgekleidet (mikrovaskuläre Endothelzellen). Die Verbindungen zwischen mikrovaskulären Zellen sind möglicherweise tausendfach stärker gebaut als Endothelzellen der übrigen Gefäße. An den Zellverbindungszonen herrscht ein extrem hoher transendothelialer elektrischer Widerstand vor:

TEER-Wert = bis zu 2000 Ω cm^2, eine Maßeinheit für die Stärke der Verbindung zwischen den Zellen. Der Widerstand in normalen Endothelzellverbindungen ist viel geringer und beträgt 3 bis 33 Ω cm^2. Daher rührt auch das „Schranken"-Konzept. Diese viel stärkeren Verbindungen lassen sich unglaublich schwer überwinden.

Die Endothelialstruktur der mikrovaskulären Blutgefäße unfasst Perizyten (kontraktile Zellen des Bindegewebes, die zusammen mit Endothelzellen die Kapillaren bilden), Astrozyten (Gliazellen des ZNS) und die Basalmembran. Alle zusammen konstituieren die Blut-Hirn-Schranke (BBB) und kooperieren, um die mikrovaskulären Endothelzellen des Gehirns so stark und undurchdringlich wie möglich für externe Pathogene zu machen.

Damit Nährstoffe die BBB durchdringen und Stoffwechselprodukte entsorgt werden können, besitzen die Endothelzellen eine Reihe von Efflux-/Influx-Transportmechanismen – Efflux transportiert Dinge heraus, Influx schafft Dinge hinein. Sie können sie sich als kleine Portale der Zellen vorstellen, die sich durch ein physiologisches Signal öffnen und schließen lassen. Manche Efflux-Transporteure sind spezifisch für die Entfernung von Xenobiotika (körperfremde Moleküle und Pathogene) zuständig. Sie stoßen Fremdkörper, die versuchen, die Endothelzellen zu passieren, sehr schnell aus.

Pathogene setzen eine Reihe von Mechanismen ein, um die Barriere zu überwinden und in das Gehirn vorzudringen. Sie verstecken sich beispielsweise in Zellen, die die Schranke passieren können, etwa Phagozyten. Im metaphorischen Sinne spielen Borrelien die Rolle der Griechen, die sich im Bauch des Trojanischen Pferds versteckten, um in die Stadt Troja zu gelangen und dort Chaos und Verwüstung anzurichten. Die Nervenzellen des Gehirns verkörpern die Trojaner, die eigentlich nur ein glückliches und sicheres Leben führen wollten.

Die Bakterien infizieren zudem direkt die Endothelzellen der BBB und zwingen diese Zellen, eine mit Spirochäten angefüllte Vakuole passieren zu lassen. In erster Linie schädigen die Bakterien Endothelverbindungen der Blutgefäße, um sie zu penetrieren. Wegen der andersartigen Architektur von Endothelzellenverbindungen im Bereich der BBB benutzen Bakterien hier andere Verfahren als im Rest des Körpers.

Man darf niemals die Tatsache aus dem Blick verlieren, dass die äußere Membranhülle aller Borrelien sehr komplex ist. Sie ist gespickt mit sehr vielen Molekülen, die jederzeit aus der äußeren Membran freigesetzt und deren Zusammensetzung verändert werden kann – und zwar ständig. Manche Veränderungen haben den Zweck, so viele Nischen wie möglich rasch besetzen zu können – inklusive Gehirn. Pulzova et al. (2011) bemerken: „Borrelien regulieren die Expresssion ihrer Oberflächenproteine während verschiedener Stadien der Ausbreitung im Wirt. Deshalb unterscheidet sich das Proteinarsenal der Borrelien zur Überwindung der BBB von Proteinkonfigurationen früher Disseminationsstadien, die das periphere Gefäßsystem betrifft.“

Innerhalb von zwölf Stunden bis einem Monat nach dem Zeckenstich überwinden Spirochäten die BBB und gelangen in das Nervensystem – in der Regel innerhalb von 7 bis 14 Tagen. Die benötigte Zeit hängt von vielen Faktoren ab. Hier spielt unter anderem die jeweilige Bakterienvarietät, die Gesundheit des Immunsystem des Wirts oder auch eine bereits vorliegende Beeinträchtigung der BBB des Wirts eine Rolle – bei älteren Patienten ist dies häufig der Fall. Die das Gehirn infizierenden Spirochäten haben fast immer ihre äußere Membran remoduliert und präsentieren auf deren Oberfläche eher OspA- als OspC-Proteine. So können sie sich an bestimmte Strukturproteine (insbesondere CD40) heften, die sich an mikrovaskulären Endothelzellen des Gehirns (BMEC) befinden.

BMEC setzen bestimmte Oberflächenglykoproteine frei: unter anderem ein zerebrales Zelladhäsionsmolekül, den BBB-spezifischen Anionen-Transporter-1, mehrere CXC-Chemokine. Ein besonderes BMEC-Protein ist CD40 (*cluster of differentiation* 40). Das Spirochäten-OspA-Membran-Protein hat eine spezifische Vorliebe für dieses besondere Molekül. Sobald die Spirochäten CD40 auf der BMEC-Oberfläche orten, heften sie sich dort fest und kriechen dann entlang der Endotheloberfläche zu den Zellverbindungsstellen.

Wenn CD40-Proteine die Pathogene kontaktieren, produzieren sie eine Reihe von Zytokinen (Teil der angeborenen Immunität). Diese Zytokine spielen eine wichtige Rolle für die Entwicklung von Neuroborreliose. Die zuerst aktivierten Zytokine sind TNF-α, IL-1, VCAM-1, PECAM, ICAM-1, MMP-3 und -9.

Die chronische Aktivierung von CD40-Protein-Rezeptoren ist stark an der Amyloid-beta-induzierten Aktivierung der Mikroglia im Gehirn beteiligt. Dies gilt als Schlüsselereignis der Alzheimer-Pathogenese. Der Umstand, dass Borrelien bei einer chronischen Infektion des Gehirns ständig dieses Protein stimulieren, macht die Spirochäten zu Verdächtigen, was die Entstehung der Alzheimer-Demenz betrifft.

Die CD40-Zytokin-Aktivierung ist sehr ausgeprägt: IL-1 erhöht sich 130-fach, TNF-α 100-fach, VCAM-1 155-fach, PECAM 106-fach, ICAM-1 100-fach, MMP-3 und -9 160-fach. Obwohl die Zytokine selbst gehemmt werden können, hemmt die Blockade der CD40-Expression die Aufregulation dieser Zytokine und schützt so die Gehirnstrukturen vor Entzündungsschäden. Die Hemmung von CD40 und der aufregulierten Zytokinkaskade ist wirksamer – Therapiehinweis: *Polygonum cuspidatum.*

Wenn die Zytokine stimuliert werden, können die Bakterien die TEER-Werte um das Drei- oder Vierfache erhöhen, via Veränderung der Kalziumsignalwege in BMECs. Dies schwächt die Bindung der Endothelzellen an Verbindungsstellen. Somit können die inflammatorischen Zytokine die Verbindungen zwischen BMECs leichter abbauen, was den Spirochäten den Weg in die darunterliegende extrazelluläre Matrix ebnet.

Mittels chemotaktischer Komponenten locken die Spirochäten Plasminogen zu den OspA-Proteinen an der Oberfläche, verwandeln es in Plasmin und binden es an ihrer Oberfläche. Das Plasmin reguliert große Mengen MMP auf, insbesondere MMP-9. Die CD40-aktivierten Zytokine und größeren MMP-9-Mengen zersetzen Basiselemente der extrazellulären Matrix, was eine verstärkte Penetration über verschiedene endotheliale Matrixmoleküle (wie Kollagen I, Laminin und Kollagen IV) hinweg ermöglicht.

Die Entzündung in der EC-Matrix bricht die Matrixmoleküle in ihre Bestandteile auf. Auf diese Weise gelangen die Bakterien an essenzielle Nährstoffe. Während sich die Matrix zersetzt, bekommen die Bakterien Zugang zum Gehirn. Sobald sie im Gehirn angekommen sind, bindet sich das OspA-Protein der Spirochäten-Oberfläche an Nervenstrukturen des Gehirns. Die Neuroborreliose beginnt – mit zahlreichen Symptomen durch Entzündungsprozesse im Nervengewebe.

Hinweis: Bakterien benutzen für ihre Infektionsaktivität mehrere Mechanismen. Die Hemmung der OspA-Expression kann die Invasion der Bakterien in das Gehirn nicht verhindern, sondern nur um etwa 70 Prozent reduzieren. Hier sind andere Mechanismen im Spiel. Das mit OspC assoziierte Protein vsp1 (*variable small protein 1*) ist auch spezifisch für BMEC-Adhäsion. Spirochäten setzen dieses Protein im Blut frei, und es gelangt dann zu den BMECs. Die Proteine heften sich an die Oberfläche der BMECs, wo sie als intrazelluläre Pathogenfragmente internalisiert werden. Diese Fragmente zerstören mikrovaskuläre Endothelzellen im Gehirn durch Aktivierung von inflammatorischen Zytokinen, was die BBB noch durchlässiger macht – wie einen Schweizer Käse. Manche Spirochäten, die vsp1 an ihrer Oberfläche freisetzen, werden gleichfalls internalisiert und in BMECs aufgenommen. Dies verursacht die langfristige Infektion von BMECs – eine geschützte Nischenposition für die Bakterien, die Zugang zum Gehirn verschafft.

Ganz gleich, welche Infektionsstrategie benutzt wird, die Zytokinkaskade bleibt identisch. Aus diesem Grund ist *Polygonum cuspidatum* immer hilfreich. Das Kraut schützt Endothelstrukturen (und -verbindungen) wirksam gegen Schäden, auch im Gehirn.

Polygonum cuspidatum und viele Einzelkomponenten der Pflanze (z. B. Resveratrol) sind nicht nur Adaptogene, die die Angiogenese beeinflussen, sondern auch Calciumkanal-Adaptogene. Das heißt, sie modulieren den Calcium-Kanal-Signalweg, erhöhen oder senken den Calciumeinstrom. Dies stärkt den BBB-Widerstand (TEER) und behindert das Zerstörungswerk der Spirochäten. Das Kraut hemmt zudem alle aufregulierten Zytokine: VCAM-1, PECAM, ICAM-1 und MMP-3 sowie MMP-9. Darüber hinaus reguliert es die Expression von CD40 in Endothelzellen stark ab. Es überrascht nicht, dass die Anwendung des Krauts Endothelverbindungen festigt und vor Endothelabbau schützt. In einigen Studien (und in unserer eigenen Praxis) erwies sich das Kraut als spezifisch wirksam zur Stärkung der BBB. Es erhöhte den TEER-Widerstand deutlich und schützte Gehirnstrukturen vor bakteriellen Attacken.

Infektionsdynamiken im Gehirn

Sobald die Spirochäten die Endothelverbindungen der BBB destabilisiert haben, wandern sie in das Gehirn ein, wo sie vielfältige Nervenstrukturen ausfindig machen und sie befallen. Gleichzeitig breiten sie sich auch im peripheren Nervenssystem aus. Garcia-Moco und Benach (2013) beschreiben dies wie folgt:

> *B. burgdorferi* disseminieren im Gehirn, Hirnstamm, Kleinhirn, Rückenmark und in der Hirnhaut. Periphere Neuroborreliose wurde durch Nervenleitungs-Studien nachgewiesen. [...] Nervenleitungsgeschwindigkeiten der motorischen Nerven wurden in verschiedenen Infektionsstadien aufgezeichnet. Axonale multifokale Neuropathien der Arme und Beine wurden bestätigt sowie Nachweise für Denervierung gefunden. *B. burgdorferi* wurde in den Geweben des peripheren Nervensystems nachgewiesen. [...] Die histopathologischen und immunohistochemischen

Merkmale von Neuroborreliose im peripheren Nervensystem im frühen und im späten Stadium zeigten, dass Neuritis bei mehreren Nerven die am häufigsten nachweisbare Manifestation der Immunzelleninfiltration ist.

Bei einer Neuritis handelt es sich um eine Nervenentzündung. Diese Entzündung wird primär durch Zytokine verursacht, die von den Bakterien bei der Infektion aufreguliert werden.

Die Autoren bemerken, dass die Gehirnentzündung (Mikrogliose) bei immundefizienten Patienten ausgeprägter ist. So schreiben sie: „Diese Erkenntnis bestätigt die Rolle der Immunantwort für die Entwicklung und den Schweregrad" der Erkrankung – die Unterstützung der Immunfunktion ist essenziell! In Bezug auf den Grad und die Form des Nervenschadens spielen außerdem nachfolgende Faktoren eine wichtige Rolle: Borrelienart, Dauer einer nicht diagnostizierten Infektion, Behandlung mit ungeeigneten Medikamenten.

Je länger die Spirochäten vor der Behandlung im Körper sind, umso mehr haben sie sich der spezifischen Immunsituation im Wirt angepasst, und desto mehr Antigenvarianten haben sie bei ihren Nachkommen eingebaut. Studien zeigen durchgängig, dass eine ungeeignete Antibiotikabehandlung (z. B. falsches Antibiotikum, zu kurze Anwendung) sowohl Antigenvarianten als auch die Entwicklung von persistierenden Formen der Bakterien stimuliert. Einige Studien haben herausgefunden, dass eine Behandlung, die später als 7 Tage nach der Infektion begonnen wird, mehr Rückfälle und mehr bakterielle Resistenz gegenüber der Therapie mit sich bringt als eine Behandlung, die innerhalb der ersten Woche nach der Infektion erfolgt – eine Behandlung innerhalb der ersten Woche erfolgt so gut wie nie!

Mikro- und Makrogliose

Gliazellen sind strukturell unterschiedliche und funktionell von den Nervenzellen abgrenzbare Zellen im Nervengewebe. Die bei einer Neuroborreliose am häufigsten aktivierten (oder geschädigten) Gliazellen sind meist Mikrogliazellen, Astrozyten und Oligodendrozyten. Der Begriff „Gliose" bezieht sich auf die Aktivierung der Gliazellen, wenn sie auf Schäden im ZNS oder eingedrungene Pathogene reagieren.

Gliazellen umgeben Neuronen, halten sie am rechten Platz und sind ein integrales Strukturelement des Gehirns. Sie sind auch an der Regulation des inneren Milieus des Gehirns beteiligt, insbesondere was die Flüssigkeit betrifft, die die Neuronen und Synapsen umgeben. Diese Hirnzellen beeinflussen die Migration von Neuronen im Gehirn und versorgen das Nervengewebe mit Nährstoffen und Sauerstoff. Oligodendrozyten isolieren Neuronen voneinander, indem sie Myelin bilden. Gliazellen unterstützen Neuronen bei der Bildung von synaptischen Verbindungen. Sie spielen hier eine wichtige Rolle. Gliazellen sind besonders im Hippocampus und im Kleinhirn sehr aktiv. Diese beiden Regionen werden am häufigsten bei einer Neuroborreliose geschädigt. Darüber hinaus agieren Gliazellen wie weiße Blutkörperchen, was Angriff, Zerstörung und die Abwehr von Pathogenen im Gehirn betrifft. Sie sind wichtige Partner der zentralnervösen Nervenzellen. Manche Probleme, die durch eine Borrelieninfektion im zentralen Nervensystem entstehen, beruhen auf der Aktivierung von Gliazellen als Immunreaktion.

Die erste Reaktion auf eine Infektion im Gehirn ist meist die Wanderung von Mikroglia an den Ort, wo sich Spirochäten an Nervenstrukturen angeheftet haben. Dies passiert gewöhnlich innerhalb weniger Stunden nach der bakteriellen Invasion. Anschließend werden Oligodendrozyten-Vorläuferzellen (nach drei bis vier Tagen) und Astrozyten (nach etwa fünf Tagen) aktiviert. Anhaltende Gliose (jedweder Ursache) hemmt die normale Regenerierung geschädigter Neuronen, was zu chronischen Krankheitszuständen wie unter anderem Multiple Sklerose, ALS, Parkinson beitragen kann.

Mikroglia sind spezialisierte Makrophagen, die bis zu 10 oder 15 Prozent der Zellen im Gehirn ausmachen. Sie verteilen sich über das gesamte Gehirn und das Rückenmark. Mikroglia sind viel kleiner als normale Gliazellen (deshalb auch *Mikro*glia), äußerst mobil und sammeln sich bevorzugt im Infektionsherd oder in geschädigten Regionen an. Sie sind bei Lyme-Borreliose am Entzündungsgeschehen im ZNS beteiligt.

Sobald Fremdkörper (oder der dadurch verursachte Schaden) aufgespürt sind, werden sie aktiviert, um diese zu bekämpfen. Sie kontrollieren das Gehirn laufend in Bezug auf Plaquebildung, Pathogene und geschädigte Nervenzellen. Mikroglia reagieren selbst auf kleinste pathologische Veränderungen im ZNS äußerst empfindlich. Sie sind sehr reaktiv in Bezug auf Nervenschäden und werden dann stark aktiviert. Außer den gängigen Mikroglia gibt es noch spezialisierte Zelltypen, die im perivaskulären Raum des Gehirns lokalisiert sind (z. B. perivaskuläre Mikroglia). Sowohl MRT-Bildgebung als auch autoptische Befunde von Langzeit-Lyme-Borreliose-Patienten zeigen regelmäßig durch Spirochäten verursachte Läsionen im perivaskulären Räumen. Die Ursache ist häufig anhaltende Mikroglia-Aktivierung.

Diese anhaltende Aktivierung der Mikroglia verursacht die Aufregulation zahlreicher Zytokine: IL-1, IL-6, IL-8, TGF-β, TNF-α, PGE1, IFN-γ, MCP-1, -2, -3 und -9. Solche Zytokine stimulieren die Entzündung im Gehirn und verursachen mit der Zeit Nervenschäden und das Absterben von Nervenzellen. Darüber hinaus aktivieren Zytokine Astrozyten, die die Entzündung im Gehirn verschlimmern.

Mikroglia synthetisieren Amyloid-Precursor-Protein. Dies kann zur Bildung von Amyloid-Plaques im Gehirn beitragen, ein Kennzeichen der Alzheimer-Erkrankung. Die chronische Aktivierung von Mikrogliazellen ist bei zahlreichen pathologischen Zuständen von großer Bedeutung: Schizophrenie, Alzheimer-Demenz, Parkinson und vor allem kardiovaskuläre Erkrankungen inklusive Herzinfarkt bei Borreliose.

Makrogliazellen sind im Vergleich zur Mikroglia viel größer. Dazu gehören am häufigsten Astrozyten, sternförmige Zellen. Sie sind im Vergleich zu Neuronen um ein Vielfaches häufiger im Gehirn vorhanden, für die Aufrechterhaltung der BBB wichtig und eng mit Endothel und Fibroblasten assoziiert. Makroglia interagiert mit dem Stoffwechsel von Nervenzellen. Sie ist ein Faktor für die Aufrechterhaltung der BBB im Verbund mit EC- und Endothelzellen sowie für verschiedene endotheliale BBB-Transporter.

Übermäßige Aktivität von Astrozyten hemmt die axonale Regeneration nach (und während) einer Infektion, stimuliert und sondert eine Reihe von neurotoxischen Zytokinen ab und setzt exitotoxisches Glutamat frei. All das hat schwere Auswirkungen auf Nervenfunktionen. Anhaltende Astrozyten-Aktivierung ist eine Hauptursache für Amyotrophe Lateralsklerose (ALS).

Wenn Spirochäten weiter in Gehirngewebe vordringen, werden die Astrozyten stark aktiviert, um die Infektion zu bekämpfen. Als Gegenmaßnahme beginnen sie damit, Zytokine zu produzieren: IL-6, IL-8, IL-10, TNF-α, CCL2, CCL3, CCL4, CXCL1 und MMP-9. IL-8 wird häufig bei Patienten mit Neuroborreliose in der Rückenmarksflüssigkeit (CSF) gefunden – und manchmal auch als Infektionsmarker benutzt. CXCL1 und IL-8 können zusätzlich als chemische Lockstoffe für Neutrophile fungieren – neutrophile Granulozyten gehören zu den Leukozyten, weißen Blutkörperchen. Sobald diese Zytokine freigesetzt sind, fluten körpereigene Neutrophile die Blutbahn, um auf diesem Weg ins Gehirn zu gelangen. Dann überqueren sie die BBB und gelangen so in das Gehirn, wo sie die Infektion bekämpfen.

Bei Borreliose nehmen Neutrophile leider (während sie die Endothelschicht durchdringen) einen neurotoxischen Phänotyp an – dies ist keine Seltenheit. Ein bestimmter zytolytischer Phänotyp des Th1-Zytokins IFN-γ wird im Spätstadium der Neuroborreliose produziert. *Hinweis:* Das Kraut *Capparis spinosa* (Wurzeln, Blätter oder Früchte) kann dieses neurotoxische Zytokin neutralisieren.

Neurotoxische Neutrophile beschleunigen die Freisetzung von Proteasen (MMP), inflammatorischen Zytokinen, Chemokinen und NET (*neutrophil extracellular traps*). Wenn diese aktivierten Immunzellen das Gehirngewebe erreicht haben, induzieren sie das Absterben von Nervenzellen (Apoptose). Deshalb kommt es in Hirmregionen mit Spirochätenansammlung durch eine Vielzahl von Mechanismen zum Nervenzellverlust – dies betrifft auch den Hippocampus.

Schädigungen des Hippocampus sind besonders schwerwiegend, da dann die Verarbeitungsfähigkeit von Wahrnehmungsinformationen beeinträchtigt wird. Die Hemmung von MMP, insbesondere MMP-9, kann Entzündungen im Gehirn häufig signifikant reduzieren. Gute MMP-Inhibitoren sind unter anderem *Cordyceps, Olea europaea, Polygonum cuspidatum, Punica granatum, Salvia miltiorrhiza, Scutellaria baicalensis* und die Supplemente EGCG sowie NAC.

Oligodendrozyten sind die drittwichtigsten Gliazellen, die bei einer Borrelieninfektion im Gehirn beeinträchtigt werden (hierzu später mehr).

Anhaltende Aktivierung dieser Zellen verursacht sogenannte „Glianarben“ im Gehirn. Wie alle Narben können sie selbst nach einer Abheilung Funktionsstörungen induzieren. Die Hemmung von TGF-β reduziert übrigens nachweislich Gliavernarbung. Nützliche Inhibitoren sind *Artemisia spp., Astragalus spp., Cordyceps, Ginkgo biloba, Magnolia officinalis, Paeonia lactiflora, Schisandra chinensis, Salvia miltiorrhiza, Scutellaria baicalensis* und *S. barbata*.

Generell erzeugen die bakterielle Invasion im Gehirn und die dadurch stimulierte Gliose ein Spektrum von häufigen Symptomen, das bei fortschreitender Erkrankung lagespezifisch differenziert wird: kraniale Neuritis (Entzündung von Hirnneuronen), Meningitis (Hirnhautentzündung, häufig mit schweren dauerhaften Kopfschmerzen) und Radikuloneuritis (Entzündung einer Nervenwurzel am Rückenmark) zählen zu den häufigsten Frühsymptomen. Später entstehen chronische Zustände. Meist kommt es zur Radikuloneuropathie (chronische Nervenwurzelentzündung, mit Schmerzen und Funktionsverlusten verschiedener Ausprägung je nach betroffenem Nerv und der Körperregion), Enzephalopathie (Hirnentzündung) mit kognitiven Störungen (z. B. Gedächtnisstörungen) und Leukoenzephalitis, eine durch die Migration neurotoxischer Leukozyten ins Gehirn verursachte Hirnentzündung. Infizierte Hirnregionen werden allmählich zerstört, was je nach Region unterschiedliche Funktionsstörungen auslöst.

Bei etwa 11 Prozent der Lyme-Borreliose-Patienten kommt es zur partiellen Gesichtslähmung (Bell-Lähmung) – es trifft vor allem Kinder. Zwei Drittel der Betroffenen haben eine halbseitige Gesichtslähmung. Taubheitsgefühl oder Kribbeln in den Gliedmaßen und ausstrahlende Nervenschmerzen treten ebenfalls häufig auf.

Enzephalopathie tritt häufig in Begleitung von Vergesslichkeit und Depression auf. Schläfrigkeit während des Tages und Wachzustände in der Nacht sind nicht ungewöhnlich. Extreme Reizbarkeit, Fatigue, Kopfschmerzen, Desorientiertheit und Verwirrtheit kommen vor, ebenso Nervenschmerzen.

Medizinische Tests ergeben meist messbare Defizite in folgenden Kategorien: Lang- und Kurzzeitgedächtnis, Lernfähigkeit, Aufmerksamkeit und Konzentration, perzeptiv-motorische Fähigkeiten und Problemlösung. Mit anderen Worten: Wenn die Infektion im Kopf abläuft, ist dort nicht alles in Bestform.

Die Bemühungen der Betroffenen zur Überwindung solcher Defizite schlagen dennoch fehl. Die durch Spirochäten bedingte Infektion des ZNS hat einfach zu viele Auswirkungen auf die kognitive Leistungsfähigkeit. Kinder haben meist geringere kognitive Probleme (z. B. Gedächtnis und Denken) als Erwachsene – vermutlich werden mit zunehmendem Alter Nerven- und Immunfunktionen schwächer. Bei Erwachsenen können das Denkvermögen und die Fähigkeit zur Problemlösung schwer beeinträchtigt sein. Diese Störung muss bei der Behandlung von Lyme-Borreliose berücksichtigt werden. Patienten könnten eventuell nicht in der Lage sein, einem Behandlungsprotokoll ohne Hilfe zu folgen.

In der Frühphase der Infektion wissen die Infizierten, dass irgendetwas nicht mit ihnen stimmt. Dennoch wird nur sehr selten die richtige Diagnose gestellt: „Möchten Sie vielleicht ein Antidepressivum?“ Hirnscans sind anfangs meist nutzlos. Sie zeigen selten einen auffälligen Nervenschaden.

Bemerkungen wie die von Binalsheikh et al. (2012) über einen Jungen mit Alice-im-Wunderland-Syndrom sind üblich: „Kraniale Bildgebung (MRT) produzierte normale Resultate." Der Glaube an die Macht der Maschine trübt den ärztlichen Blick.

Veränderungen von Hirnzellen

Obwohl sie alle Areale der Meningen (Hirnhäute) infizieren können, dringen die Spirochäten in der Regel in den Subarachnoidalraum ein. Grund hierfür sind die Kollagenfilamente, die die Arachnoidea mater und die Pia mater verbinden. Die Entzündung dieser Filamente ist die häufigste Ursache für Kopfschmerzen und Nackensteife. Beides sind typische Begleiterscheinungen der Infektion. Die Spirochäten bilden bei einer Neuroborreliose in den Leptomeningen, den Nervenwurzeln und dorsalen Wurzelganglien die stärksten Cluster aus. Im peripheren Nervensystem sind sie im Endoneurium und im Bindegewebe des peripheren Nervensystems zu finden.

Einer der Gründe, weshalb Bell-Lähmung so häufig bei Lyme-Borreliose – insbesondere bei Kindern – auftritt, ist der, dass die Spirochäten beim Stich in den Nacken in der Nähe des langen Gesichtsnervs injiziert werden. Die Spirochäten wandern schnell zum Bindegewebe in diesem Nerv, verursachen eine Entzündung, die den Nerv anschwellen lässt. Der Nerv wird eingeklemmt und es kommt zur Gesichtslähmung.

Im ZNS vorkommende Spirochäten unterscheiden sich antigenetisch von Spirochäten, die den Rest des Körpers infizieren. Spirochäten im ZNS sind tendenziell neurotropisch, das heißt, sie haben eine Vorliebe für Nervenzellen.

Sobald sich die Spirochäten in der Hirnhaut etabliert haben, penetrieren sie häufig das Gehirn und befallen eine Reihe von Hirnzellen – insbesondere an Endothelzellen, Neuronen und verschiedene Gliazellen (Neuroglia).

Im Inneren des Gehirns nutzen die Spirochäten ihre chemotaktischen Fähigkeiten, um spezielle Glykosphingolipide ausfindig zu machen. Die Bakterien interessieren sich primär für eine Form dieser Lipidgruppe: Galaktozerebroside (auch Galaktosylceramide). Dieses Molekül kommt häufig in Nervenzellen des Gehirns vor, inklusive Astrozyt und Mikroglia, und es ist vor allem auf der Plasmamembran von Neuronen, Oligodendrozyten und Myelinscheiden verfügbar.

Sobald sich die Spirochäten an die Nervenstrukturen angeheftet haben, spalten sie diese in ihre Bestandteile auf, um die Nährstoffe (mit komplexerer

Molekülstruktur) zu erreichen. Während des Zerstörungsprozesses generiert jede infizierte Gehirnregion unterschiedliche und spezifische neurologische Störungen, die sich durch verschiedene Symptome bemerkbar machen. Bis zu einem gewissen Grad kann die Diagnose der betroffenen Regionen bereits durch die Analyse der Symptome gestellt werden. Beispielsweise weist eine extreme emotionale Labilität auf eine Infektion der Amygdala hin.

Die Myelinscheiden im Gehirn hüllen die Axone der Nervenzellen ein – ähnlich wie Elektrokabel mit Isolierkabeln ummantelt sind. Axone sind weiß, weshalb auch von einer „weißen Substanz" des Gehirns die Rede ist. Myelinscheiden ermöglichen die Beschleunigung von Nervenimpulsen, die durch die Axone geschickt werden. dadurch werden die Informationen rascher übermittelt. Als Ranvier-Schnürring werden freiliegende Abschnitte des Axons bezeichnet. Dort sind die Oligodendrozyten lokalisiert. Sie hüllen das Axon ein und bilden die Myelinscheide, die die Axone ummantelt.

Sobald die Spirochäten in das Gehirn eingedrungen sind, spüren sie unmittelbar Galaktozerebrosid-Moleküle auf der Oberfläche der Plasmamembran von Oligodendrozyten auf und befallen sie – ein bevorzugter Ort für Nährstoffe. Dann kommen die Zytokinprozesse in Gang – die Spirochäten zerlegen Oligodendrozyten und Myelinscheiden, was die axonale Signalübermittlung schwer beeinträchtigt. Die Gehirnfunktionen verschlechtern sich und die Frühsymptome der Borreliose treten auf. Wenn Myelin abgebaut ist, gelangen manche zellulären Komponenten in den extrazellulären Raum im Gehirn, wo sie definitiv nichts zu suchen haben.

Die von den Spirochäten aktivierten Zytokine und die freigesetzten Zellfragmente provozieren Immunreaktionen. Mit der Zeit kann sich ein autoimmunartiger Zustand einstellen, da aus Myelinscheiden (und Oligodendrozyten) abbaubedingt basisches Myelinprotein (*myelin basic protein*, MBP) freigesetzt wird. Die konstante Präsenz von freiem MBP stimuliert das Immunsystem zur Bildung von Antikörpern gegen MBP, was die basischen Myelinproteine aus der jeweiligen Region entfernen soll. Leider ist MBP nicht nur eine Membrankomponente der Myelinscheiden, sondern kommt auch in der Membran von Oligodendrozyten vor. Die Antikörper attackieren demnach bedauerlicherweise sowohl MBP in den Myelinscheiden als auch in Oligodendrozyten, wodurch die Zerstörung von Myelinscheiden beschleunigt. Ramesh et al. (2012) bemerken: „Astrogliale und neuronale Proteine, Anti-Myelin-Antikörper und Antikörper gegen basisches Myelinprotein absondernde Zellen wurden in der zerebrospinalen Flüssigkeit (CSF) von Patienten mit LNB entdeckt."

Die durch die Spirochäten aktivierten Zytokine, Immunzytokine und MBP-Antikörper verursachen mit der Zeit massive Schäden bei Hirnzellen. Bei Neuroborreliose führt dies zu verschiedenen Problemen. Mit steigender Zahl der demyelinisierten Nerven treten ähnliche Symptome wie bei Multipler Sklerose, Zerebralparese, ALS und Parkinson auf.

Studien ergaben, dass Spirochäten unmittelbar nach Befall der Oligodendrozyten die Produktion von CCL2 (auch MCP-1), IL-6, IL-8, IL-10 und Caspase-3 in diesen Zellen induzieren. Ich wiederhole: IL-10 ist ein antiinflammatorisches Zytokin, das zur Reduzierung der Th1-Antworten zuständig ist. Aus diesem Grund halten die Spirochäten die Konzentrationen dieses Zytokins in der Regel hoch. Aufgrund ihrer Lage sind Oligodendrozyten im Hirngewebe, das dem Subarachnoidalraum benachbart ist, besonders anfällig für Schäden.

Die Spirochäten-induzierte Expression von IL-8 aktiviert die Expression der Matrix-Metalloproteinasen MMP-2 und -9 sowie das proapoptotische Protein Bim. Dies führt innerhalb von 24 Stunden zum Nervenzelltod. Antiapoptotische Bcl-2-Moleküle werden stark abreguliert und die Anzahl proapoptotischer Moleküle wie Bim, Bax und NOXA-1 steigt stark an. Durch Modulation der Bcl-/Bax-Expression kann die Symptomatik enorm gelindert werden. In diesem Fall wird dies durch die Aufregulation von Bcl-2 und die Abregulation von Bax erreicht (bei *Mycoplasma*-Infektion ist es umgekehrt). Zur Modulation eignen sich Kräuter wie *Scutellaria baicalensis, Olea europaea* und *Rhodiola spp.*

Wenn Oligodendrozyten durch Borrelien stimuliert werden, ist die zelluläre Produktion von CCL2 besonders hoch. CCL2 selbst ruft während einer akuten Neuroinflammation Monozyten, T-Zellen und Mikroglia zu den betroffenen Arealen des ZNS, was die Problematik häufig noch verschärft. Erhöhte CCL2-Werte sind Marker für neurodegenerative Zustände – inklusive LNB. Ramesh et al. (2012) kommentieren:

> CCL2 spielt indirekt eine Rolle bei der Vermittlung von Schädigungen der Oligodendrozyten/weißen Substanz, indem es den Influx von Immunzellen wie T-Zellen und Makrophagen vermittelt, was zu zytotoxischen Schäden der Myelinscheiden der Axone führt, gefolgt von einer Phagozytose der Myelinfragmente, was mit Demyelinisierung sowie axonalem Schaden kulminiert.

Studien haben gezeigt, dass durch Reduzierung der Konzentration dieser inflammatorischen Zytokine Oligodendrozytentod vermieden wird und so

Nervenstrukturen im Gehirn geschützt werden. Zum Beispiel kann Dexamethason hier hilfreich sein. Während einer Infektion schützt es nachweislich Nervenzellen, indem es spezifisch CCL2-Werte senkt – allerdings kann eine zu hohe Dosierung das Absterben von Zellen begünstigen, weshalb eine moderate Dosierung empfohlen wird. Dexamethason kann wie andere Substanzen (z. B. *Polygonum cuspidatum*) die CCL2-Werte und weitere infektionsbedingt im Gehirn vorkommende Zytokine reduzieren. Nachfolgende Kräuter können CCL2 (MCP-1)-Werte senken: *Coptis chinensis, Lonicera japonica, Polygonum cuspidatum, Salvia miltiorrhiza* (stark wirksam), *Scutellaria baicalensis, Sophora flavescens* und *Tanacetum parthenium.*

Borrelien stimulieren die Produktion von CCL2 via Erk-/JNK-/p38-/NF-κB-Signalweg. Die Hemmung dieses Signalweges kann die CCL2-Präsenz und diesbezügliche Schäden mindern. Parthasarathy und Philipp (2014) kommentieren: „Bei Präsenz von *B. burgdorferi* reduzierte die Hemmung des Erk-Signalwegs deutlich die Entzündung, Gleiches gilt für die Hemmung des JNK-, p38- und NF-κB-Signalwegs." Erk-Signalweg-Hemmung reduziert zudem die Caspase-3- und p53-Werte. *Polygonum cuspidatum* hemmt diese Signalwege am besten. Folgende Kräuter und Supplemente zeigen hier ebenfalls eine spezifische Wirkung: *Chelidonium majus, Cordyceps spp., Pueraria lobata, Scutellaria baicalensis* und EGCG.

Studien belegen, dass Zellfragmente von abgetöteten Borrelien dieselben inflammatorischen Zytokine induzieren wie lebende Spirochäten. Eine erfolgreiche Antibiotikabehandlung tötet die Spirochäten, produziert aber auch solche Fragmente, die dann weiterhin Schaden in Gehirnstrukturen verursachen – bis sie (wenn überhaupt) vom Immunsystem beseitigt werden. Aus diesem Grund können sich während und nach einer Antibiotikabehandlung die Symptome verschlimmern. Die Anwendung von wirksamen antiinflammatorischen Mitteln ist während und nach einer Antibiotikabehandlung von großer Bedeutung.

Zellfragmente sind nicht das einzige Problem: Bläschen, Biofilme und verkapselte Formen von Spirochäten kommen bei einer Infektion sehr häufig im zentralen Nervensystem vor. Miklossy et al. (2008) schreiben:

> Atypische zystische, körnige Formen und kolonieähnliche Anhäufungen von Spirochäten zu großen Massen von enzystierten Formen wurden auch nach der ersten Woche der Infektion mit Borrelien beobachtet, die primär Neuronen und Astrozyten betraf. [...] Nach einer einwöchigen Exposition der Zellen mit *Borrelia burgdorferi* ist es schwer, Spiro-

> chäten zu finden, die die typische Spiralform beibehalten haben. [...] Atypische Formen, darunter ringförmige, einzelne oder multiple Zysten sowie körnige Formen traten ebenfalls frei fließend im Medium der primären Neuronen- und Gliazell-Kulturen auf.

Es zeigte sich, dass all diese Formen problemlos die typische Spirochätenform wieder annehmen können, wenn sich die widrigen Umstände verändert haben.

Diese Studie ist insofern besonders überzeugend, weil hier vieles mit Hilfe von *in vitro*-Studien untersucht wurde. Außerdem wurden *post mortem* Gehirnproben von drei Menschen (sie waren über 80 Jahre) mit der Diagnose Neuroborreliose untersucht. Die Autoren der Studie betonen:

> Identische atypische und enzystierte Formen wurden in der Großhirnrinde von drei Patienten mit pathologisch bestätigter chronischer Lyme-Neuroborreliose beobachtet. [...] Tafel A zeigt OspA-immunreaktive kolonieähnliche Agglomerationen von Spirochäten. In solchen „Kolonien" oder Agglomeraten von Spirochäten sind atypische, gestreckte faserartige Formen ebenso wie zahlreiche ringförmige Formen und Kügelchen häufig präsent. [...] Gerollte Spirochäten bilden, wie die Tafeln G und H demonstrieren, in der Hirnrinde und im Zytoplasma einer Epithelzelle des Plexus choroideus große Ringe. [...] Die atypischen und enzystierten Spirochäten, die bei dem Patienten beobachtet wurden, von dem ein ADB1-Stamm kultiviert wurde, waren mit jenen identisch, die induziert wurden, als die Spirochäten dieses Stamms unter verschiedenen für sie ungünstigen Konditionen kultiviert wurden oder als primär Astrozyten und Neuronen durch diese Spirochäten infiziert wurden.

Die Autoren ergänzen:

> Die intrazelluläre Lokalisierung der faserartigen, ringförmigen, enzystierten und körnigen Formen legt nahe, dass solche intrazellulären Borrelien durch das Immunsystem geschützt werden können. [Die intrazelluläre Präsenz dieser Formen in den Gehirnen der Patienten] wies darauf hin, dass *Borrelia burgdorferi* resistente Formen ausbilden können, die möglicherweise im Gehirn persistieren. [...] Die Resultate zeigten außerdem, dass atypische Borrelienformen bei Abwesenheit von typischen gewickelten Formen präsent sein können. Dies deutet darauf hin, dass der Nachweis von atypischen Formen in infizierten Geweben von

> diagnostischer Bedeutung sein kann. [...] Dass *Borrelia burgdorferi* aus den Gehirnen der drei Patienten mit Lyme-Neuroborreliose erfolgreich in einem BSK-II-Medium kultiviert wurde, in dem pleomorphe und zystische Formen im Gehirn beobachtet wurden, lässt zumindest auf den lebendigen Zustand eines Teils der persistierenden Spirochäten schließen. [...] Die Ansammlung von immunkompetenten HLA-DR-positiven Mikroglia und reaktiven Astrozyten in der Hirnrinde dieser Patienten ist ein klares Indiz für die Präsenz einer chronischen Entzündung. [...] Die durch die wichtigsten Membranlipoproteine von *Treponema pallidum* und *Borrelia burgdorferi* ausgelöste Reaktion war analog zu jener, die bei ganzen Bakterien beobachtet wurde. Die vegetativen und enzystierten Formen sowie die vesikulären Bläschen und die freien vesikulären Strukturen von *Borrelia burgdorferi* enthalten allesamt die biologisch aktiven Oberflächenproteine der Spirochäten, was bedeutet, dass sie alle inflammatorische Reaktionen auslösen, einschließlich Komplementaktivierung.

Im Spätstadium einer Neuroborreliose offenbaren MRT-Aufnahmen umfassende Hirnschäden. Matera et al. (2014) beobachteten bei der Analyse von MRT-Aufnahmen eines 26-jährigen männlichen Borreliose-Patienten mit Epilepsie:

> Die MRT-Aufnahmen des Gehirns zeigen hyperintense Läsionen in T2- und FLAIR-Sequenzen mit einem hellen Erscheinungsbild in diffusionsgewichteten Aufnahmen, die sich nach Gadolinium-Gabe nicht verstärkten, und den rechten temporalen Kortex, den linken Temporallappen und den Hippocampus ebenso wie die periventrikuläre weiße Substanz und das Centrum semiovale sowie das Corpus callosum betrafen. [...] Ischämische Läsionen wurden im Gefäßgebiet der mittleren Zerebralarterie entdeckt.

Farshad-Amacker et al. (2013) fanden mittels der Scans einer mit Borrelien infizierten 28-jährigen Frau Folgendes heraus:

> Leichte hyperintense T2w-Läsionen. TSE-Abbildungen waren im Pons sichtbar. Darüber hinaus fielen starke bilaterale T2w-hyperintense Signalalterationen und eine Postkontrastverbesserung der vestibulären Nerven innerhalb des Hörkanals auf.

Die Autoren fahren fort:

> Eine retrospektive Studie mit 66 Patienten ergab, dass positive Neuroimaging-Ergebnisse bei MRTs von Patienten mit Neuroborreliose relativ selten sind und die Autoren schlussfolgerten, dass die Untersuchungsergebnisse in der Regel fokale Läsionen in der weißen Substanz des Gehirns oder den Nervenwurzeln oder Hirnhauterweiterungen finden.

Langzeitinfektionen werden, wie Miklossy (2012) bemerkt, in der Regel von „diffuser kortikaler Atrophie von frontotemporaler Prädominanz, schwerem Neuronenverlust und mikroglialer sowie astrozytischer Proliferation begleitet". Gehirnbiopsien zeigen regelmäßig unspezifische perivaskuläre oder vaskulitische lymphozytäre Entzündungsprozesse. Die *post-mortem*-Analyse stößt gewöhnlich auf lymphozytäre Perineuritis mit multisegmentaler axonaler Schädigung der Nervenwurzeln, der Spinalganglien und distalen Nervensegmenten.

Ramesh et al. (2009) merken an, dass „sich der Influx der Immunzellen von der Peripherie in das ZNS in der zellulären Komposition der inflammatorischen Läsionen widerspiegelt, die in Gehirn, Rückenmark, dorsalen Wurzelnerven und im DRG von infizierten Tieren identifiziert wurden". Hildebrand et al. (2009) heben hervor, dass „etwa die Hälfte der Patienten mit LNB unspezifische abnorme Bildbefunde aufweisen, die überwiegend von den bogenförmigen Nervenfasern der weißen Substanz der Frontalkortex stammen. Trotz erfolgreicher klinischer Ausheilung durch Antibiotikagaben ist der Befall der weißen Substanz häufig auf MRT-Bildern weiterhin sichtbar."

Hypoperfusion (verminderter Blutfluss) mit begleitender Hirnatrophie der frontalen subkortikalen und kortikalen Strukturen ist obligat. Durch Antibiotikatherapie wird dies teilweise aufgehoben, ist allerdings bei Patienten mit Post-Lyme-Syndrom oder solchen, die erfolgreich mit Antibiotika behandelt wurden, weiterhin vorhanden – allerdings in geringerem Ausmaß.

Die meisten Schäden im Nervensystem lassen sich selbst bei einer erfolgreichen Antibiotikatherapie, besonders bei älteren Patienten, nur schwer beheben. So schreiben Tan et al. (2010): „Patienten im fortgeschrittenen Stadium mit Schäden im ZNS erfuhren [durch Antibiotika] keine Besserung." Generell sind spezifische Maßnahmen für die Regeneration der Nerven- und Gehirnfunktion erforderlich – z. B. *Ginkgo biloba* bei Hypoperfusion oder

Hericium erinaceus zur Anregung neuralen Wachstums bzw. der neuralen Regeneration.

Eine Koinfektion mit anderen cleveren Pathogenen kann die Problematik verschärfen. So betonen Grab et al. (2007): „Eine Koinfektion mit *Anaplasma phagocytophilum* und *Borrelia burgdorferi* verstärkt die Expression von Chemokinen, Zytokinen und Matrix-Metalloproteasen bei mikrovaskulären Endothelzellen des menschlichen Gehirns."

Bei einer Koinfektion mit dem Malaria-Parasiten *Plasmodium berghei* (seine Wirkungen ähneln jenen von *Babesia*) und Borrelien verschlimmern sich die Probleme gleichfalls. Normark et al. (2014) bemerken: „Koinfizierte Mäuse zeigten eine erhöhte inflammatorische Reaktion durch IL-1β und TNF-α sowie die Unfähigkeit, dies durch IL-10 abzuregulieren."
Nervenstrukturen können massiv geschädigt werden. Dennoch sind diese Schäden reversibel. Die wichtigsten Behandlungsmaßnahmen: Schutz endothelialer Strukturen, Schutz von Nervenstrukturen (primär durch Reduzierung der Entzündungsdynamiken) und Regeneration von Nervenstrukturen. Es gibt viele Pflanzen, die sich für diese Zwecke eignen. Sie werden en détail im Kapitel zum erweiterten Protokoll-Repertorium angeführt (S. 252). Je nach Schaden kann die Regeneration des ZNS sechs Monate bis drei Jahre in Anspruch nehmen.

Anmerkungen: Rückfallfieber-Infektionen

Mit Rückfallfieber (RF) assoziierte Borrelien haben Endothelzellen weitaus stärker im Visier als Lyme-Borreliose-assoziierte Bakterien. Endothelzellen sind ihre primäre Nische, von wo aus sie etwa alle 7 Tage die Blutbahn fluten. Ihr erhöhtes Aufkommen und der anhaltende Nachschub in die Blutbahn führt dazu, dass Auswirkungen auf Milz und Leber meist viel ausgeprägter sind als bei Lyme-Borreliose-assoziierten Borrelien. Gleiches gilt für ihren Einfluss auf das Endothel, das tendenziell stärker befallen wird als Hirnzellen.

Mit Rückfallfieber assoziierte Spirochäten sind eng mit roten Blutkörperchen (RBC) assoziiert. Manche RF-Arten (*B. hispanica, B. duttonii* und *B. coriaceae*, aber nicht *B. crocidurae, B. hermsii, B. recurrentis*) verursachen sogenannte Erythrozyten-Rosetten (RBC-Aggregate). Je mehr davon entstehen, desto mehr verschlimmern sich die Symptomatik, Organinvasivität und Blutungen. Je mehr Mikroembolien entstehen, und schwächer fällt die

Immunantwort aus.

RF-Bakterien binden eine spezifische Substanz namens Neolactotetraosylceramid auf der RBC-Oberfläche, die zu den Glykosphingolipiden (GSL) zählt – *B. burgdorferi* kann hingegen GSL nicht binden. Neolactotetraosylceramid kommt im gesamten Körper vor, in Neutrophilen, im Gehirn, Magen, Samen und im Magen-Darm-Trakt.

Wegen solcher Wirkungen muss die Integrität des Endothels (mit *Polygonum cuspidatum*), der roten Blutkörperchen (mit *Sida acuta*), der Milz (mit *Salvia miltiorrhiza*) und der Leber (mit *Silybum marianum*) geschützt werden, wenn Rückfallfieber-Infektionen behandelt werden.

Die Enthüllung der Geheimnisse eines Pathogens, das seine Fähigkeiten seit Äonen der Evolution verfeinert hat, erfordert Methoden mit Fingerspitzengefühl, um subtile und manchmal verborgene Mechanismen zu offenbaren. Die Oberfläche der Borrelien wurde im übertragenen Sinn mit einem „Regenwald" verglichen, wo Lipoproteine die verschiedenen Schichten des Baumkronendaches formen.

Wolfram Zuckert, 2013

Es gibt einige hartnäckige Irrtümer in der Allgemeinmedizin. Dazu gehören unter anderem der Glaube an die Zuverlässigkeit verfügbarer Diagnosewerkzeuge, die Anzeichen und Symptome für eine Beteiligung des Nervensystems, die Bedeutung der Koinfektionen, die passende Wahl und Dauer einer antimikrobiellen Therapie, die Bedeutung der Jarisch-Herxheimer-Reaktion nach Beginn der Antibiotikatherapie, die Heilbarkeit der Infektion und die Ursache von Symptomen, die bei einigen Patienten nach der Behandlung anhalten. In Bezug auf Lyme-Borreliose belesene Hausärzte sind selten.

Borgermans et al., 2014

Die Vorteile von natürlichen Komponenten sind weniger Nebenwirkungen im Vergleich zu orthodoxen medizinischen Medikamenten sowie Synergieeffekte, die zu einem besseren Behandlungsergebnis führen.

Kaio Kitazato et al., 2007

Die natürliche Heilung der Borreliose

Wenn Sie die erste englischsprachige Ausgabe dieses Buches kennen, werden Sie einige Veränderungen im Behandlungsprotokoll entdecken, das im nachfolgenden Kapitel vorgestellt wird. In den letzten zehn Jahren haben wir sehr viel über Borrelien und die Feinheiten solcher Therapien gelernt, die am wirksamsten heilen. Unser Verständnis hat sich vertieft.

Erstens: Nach einem Jahrzehnt Erfahrung stellen wir fest, dass *Smilax spp.* keine wirkliche Hilfe bei Herxheimer-Reaktionen ist. Das Kraut eignet sich unserer Erfahrung nach entgegen seinem Ruf als Antispirochätenkraut nicht als antibakterielles Mittel gegen Borrelien. Im Grunde war die damals zugrunde liegende Theorie nicht schlecht – aber wie so oft, die Götter haben uns ausgelacht. Deshalb wurde das Kraut aus dem Protokoll gestrichen.

Zweitens: In Bezug auf *Andrographis* war ich im Lauf der Jahre immer wieder hin und her gerissen. Bereits zu Zeiten der ersten Ausgabe vermutete ich, dass die antibakterielle Wirkung des Krauts bei Lyme-Borreliose-assoziierten Bakterien nicht so spezifisch ist, wie ich es gewünscht hätte. Es wirkt aber spezifisch gegen die verwandten Spirochäten *Leptospira*. Zudem wird es in der traditionellen afrikanischen Heilkunde zur Behandlung von Borrelien-induziertem Rückfallfieber eingesetzt. Unserer Erfahrung nach ist es in etwa 60 Prozent der Fälle gegen Bakterien wirksam. Darüber hinaus besitzt das Kraut einige andere, sehr nützliche Wirkeigenschaften – ein hilfreiches Kraut zur Behandlung von Borrelieninfektionen. Insbesondere reduziert es einige wichtige Zytokine, die bei einer Infektion aktiviert sind. Außerdem kann es Biofilme behutsam aufbrechen und *Quorum Sensing* hemmen. Außerdem ist das Kraut sehr wirksam gegen intrazelluläre Bakterien wie z. B. Chlamydien. Wir haben sehr gute vorbeugende Wirkungen in Bezug auf Lyme-Borreliose beobachtet, wenn *Andrographis*-Tinktur unmittelbar nach Entfernung der Zecke auf der Zeckenstichstelle aufgetragen wird.

Aus diesen und weiteren Gründen betrachten wir das Kraut als nützlich (manchmal sogar als sehr hilfreich) bei Borreliose. Allerdings hat es eine unerwünschte Nebenwirkung, die bei etwa einem Prozent der Anwender auftritt: Es kann eine sehr belastende Nesselsucht auslösen. *Informieren Sie sich unbedingt über die Nebenwirkungen und Kontraindikationen dieses Krauts, bevor sie es einsetzen.*

Drittens: Was *Astragalus* betrifft, ändere ich meine Haltung *ein wenig* – wirklich nur *ein wenig*. Er kann *manchmal* bei chronischer Lyme-Borreliose hilfreich sein. Die Erfahrung hat aber gezeigt, dass das Kraut bei manchen Patienten den Zustand verschlimmert. Es kann in einigen Fällen genau jene Zytokine aktivieren, die für chronische Neuroborreliose typisch sind. Eine immunmodulierende Wirkung ist nicht sehr häufig zu beobachten. Wenn es in kleinen Mengen in Kräutermischungen enthalten ist, ist das nicht besorgniserregend. Es lohnt sich, das jeweilige Protokoll mit diesem Kraut zu ergänzen, um zu sehen, ob es hilft. Es sollte aber abgesetzt werden, sobald sich dadurch die Symptome verschlimmern.

Viertens: Bitte beachten! Als die erste Ausgabe verfasst wurde, war *Polygonum cuspidatum* in den USA kaum verfügbar. Aus diesem Grund habe ich damals statt des Krauts bevorzugt die Komponente Resveratrol empfohlen. Resveratrol wird gewöhnlich aus Trauben gewonnen. Die Wurzel von *Polygonum cuspidatum* (Japanischer Staudenknöterich) enthält die höchste Konzentration dieses Stoffs. Bei manchen Resveratrol-Rezepturen handelt es sich in den USA um standardisierte Tabletten auf Staudenknöterich-Wurzel-Basis, die nur eine bestimmte Resveratrolkonzentration aufweisen. Da das Kraut inzwischen leicht verfügbar ist (es gibt einige sehr gute Bio-Erzeuger), empfehle ich nun die Anwendung. Das Kraut selbst zeigt meiner Meinung nach eine viel bessere Wirkung als Resveratrol-Tabletten. Sollten Sie dennoch die auf Staudenknöterichbasis hergestellten Resveratrol-Tabletten bevorzugen, sind diese auch wirksam.

Anmerkungen – vielmehr ein Zwischenruf

Im Folgenden wiederhole ich mich. Aber ich bin dazu gezwungen, da ich immer wieder dieselben Fragen gestellt bekomme.

Außer den in diesem Buch vorgestellten Kräutern und Supplementen gibt es noch andere hilfreiche natürliche Mittel! In den letzten zehn Jahre habe ich via E-Mail oder Facebook hunderte Nachfragen bekommen, weshalb ich nicht dieses oder jenes Kraut empfehle – oder ob dieses oder jenes Kraut zum Protokoll hinzugefügt werden oder aus diesem entfernt werden sollte. Ich betone an dieser Stelle nochmals: Die sind nicht die einzigen hilfreichen Kräuter! Sie sind ein Ausgangspunkt und Wegweiser für die Heilung.

Wie im vorliegenden Buch immer wieder betont wird, beseitigt das Protokoll bei einigen Patienten die Infektion sowie die damit verbundenen Symptome vollständig. Bei anderen Patienten muss das Protokoll hingegen angepasst werden, um den individuellen Bedürfnissen gerecht zu werden. Ich wiederhole: Aufgrund des Feedbacks der letzten zehn Jahre haben wir herausgefunden, dass etwa 75 Prozent der Patienten durch das Protokoll eine sogenannte „Heilung" erlebt haben, weitere 15 Prozent mussten die Behandlung mit einer reduzierten Form des Protokolls fortsetzen – in der Regel geringe Dosierungen von Staudenknöterich und Katzenkralle, um einen symptomatischen Rückfall zu vermeiden. Bei 5 Prozent kam es zu einer Besserung, und bei den restlichen 5 Prozent blieb das Protokoll wirkungslos. Unserer Kenntnis nach hat fast jeder, der das Protokoll benutzte, die Behandlung modifiziert und zusätzliche Kräuter eingesetzt.

Bitte betrachten Sie die Protokolle nur als Richtlinie. Ergänzen Sie sie mit allem, was Ihnen hilfreich erscheint, und streichen Sie Komponenten, die für Sie keinen Sinn ergeben. Wenn Bakterien in den Organismus ihres Wirts eindringen, finden sie stets ein einzigartiges Ökosystem vor. Aus diesem Grund tritt die Erkrankung bei jedem Individuum in leicht unterschiedlicher Ausprägung in Erscheinung. Dies bedeutet, dass ein Heilmittel bei einem Patienten eine gute Wirkung zeigen und bei einem anderen Patienten wirkungslos bleiben kann. Es gibt keine universelle Therapie, die bei allen Patienten zu jeder Zeit und an jedem Ort wirksam ist.

Außerdem gibt es nichts, was stets zu Beginn gemacht oder behandelt werden muss oder das man immer oder niemals tun sollte, um gesund zu werden. Es gibt nicht *das eine Kraut*, das immer und bei jedem wirkt! Es gibt auch nicht *das eine Protokoll*, das die Lösung aller Probleme ist, was infektiöse Mikroorganismen oder verschiedene Infektionsformen betrifft, die durch Lyme-Borreliose-assoziierte Pathogene verursacht werden.

Es gibt keine universelle Behandlung, die bei allen Patienten zu jeder Zeit und an jedem Ort wirksam ist.

Jeder, der das Gegenteil behauptet, versucht Ihnen entweder etwas zu verkaufen oder versteht die infektiösen Mikroorganismen aus der Gruppe der Borrelien nicht. *Es gibt nicht einen einzigen Weg zur Gesundheit, der bei allen Menschen, zu allen Zeiten und an allen Orten funktioniert – und es hat ihn niemals gegeben.* Leben und Krankheit sowie der Weg zu Wohlbefinden und Gesundheit sind sehr komplex und eine große Herausforderung. Jede

Intervention wird mit fortschreitender Therapie bei jeder Person immer individueller werden – das muss so sein, damit es zur Heilung kommen kann.

Sie sollten die in diesem Buch beschriebenen Protokolle nur als Grundlage betrachten. Den meisten Patienten werden sie wirklich helfen, und bei manchen werden sie die Infektion vollständig beseitigen. Fast jeder (Mediziner und auch Infizierte) wird feststellen, dass das Hinzufügen oder das Weglassen der einen oder anderen Komponente nötig ist. *Ich fordere Sie dazu auf, dies auch zu tun.* Vertrauen Sie Ihrem Gefühl und achten Sie darauf, was Ihnen Ihr Körper mitteilen möchte. *Sie* können am besten beurteilen, ob etwas wirksam ist oder nicht, ob Sie etwas zur Rezeptur hinzufügen müssen oder nicht, ob sich Ihr Zustand bessert … oder nicht.

Dosierung – gleichfalls ein Zwischenruf

Ich werde häufig eine Dosierung oder einen Dosisbereich für die Kräuter und Supplemente vorschlagen. Bei einem sehr gesunden Immunsystem oder in leichten Fällen reicht wahrscheinlich eine geringere Dosierung aus als die vorgeschlagene. Wenn Sie sehr empfindlich auf körperfremde Substanzen reagieren, was häufig bei Patienten mit Lyme-Borreliose oder ihren Koinfektionen vorkommt, sollten Sie nur sehr geringe Dosierungen anwenden – etwa ein oder zwei Tropfen der Tinktur als Einzeldosis. Dies betrifft etwa 1 Prozent der an dieser Infektion erkrankten Patienten. Ich habe 1,96 m große Männer mit einem Gewicht von 140 kg erlebt, die nicht mehr als 5 Tropfen der Tinktur als Einzeldosis einnehmen konnten, während eine kleine zarte Frau mit noch nicht einmal 50 kg Körpergewicht eine Einzeldosis von einem ganzen Teelöffel benötigte. *Dosierungen müssen an die individuelle Ökologie jedes einzelnen Patienten angepasst werden.*

Dosierungen müssen an die individuelle Ökologie jedes einzelnen Patienten angepasst werden.

Darüber hinaus habe ich mehrere hundert Anfragen bezüglich der Anwendung von Kräuterpulvern versus Kapseln versus Tinkturen bekommen. Viele wünschen sich eine Äquivalenztabelle – die habe ich nicht. Die häufigste Frage lautet: Wie viel Milligramm Kräuterpulver entsprechen der Resveratroldosis in Tabletten? Ich habe hierfür keine Antwort *(… und senden Sie mir bitte auch keine, weil …).*

Man muss hier verstehen, dass die Dosierungen „aus dem Blauen heraus“ kreiert wurden und auf Dosierungen basieren, die seit Jahrtausenden in der klinischen Praxis in verschiedenen Kulturen weltweit benutzt werden. *Darüber hinaus beruhen sie auch auf einem intuitiven Gespür für das Kraut und für die geeignete Dosierung bei einem bestimmten Zustand.* In der Regel gibt es für die meisten Kräuter einen Dosisbereich. Es gibt nicht „die eine Dosis", die in jedem Fall richtig ist.

Ich ordne Kräuter generell drei Kategorien zu: Nahrungsmittel, medizinische und giftige Kräuter. Als Nahrungsmittel fungierende Kräuter (z. B. Weißdorn, Staudenknöterichwurzel, Tragant) können wie Äpfel, Spargel oder Kartoffeln grammweise eingenommen werden. Medizinische Kräuter sind stärker und verursachen selten schwere Nebenwirkungen. Sie können in Milligramm- bis Grammdosierungen angewendet werden. Toxische Kräuter sind in hoher Dosierung meist giftig. Hiervon gibt es nicht viele, aber in den Medien wird darüber viel Getöse gemacht. Sie sind in winzigen homöopathischen Dosierungen extrem nützlich für innere Anwendungen – ein bis drei Tropfen Tinktur (z. B. Arnika, gefleckter Schierling) oder ätherisches Öl (z. B. Pfefferminz, Eukalyptus).

Die meisten Kräuter, die gegen Lyme-Borreliose eingesetzt werden, gehören zur Kategorie Nahrungsmittel. Manch andere sind wiederum rein medizinische Kräuter. Somit ergibt sich ein sehr breiter Dosisbereich. Obwohl bekannt ist, dass die Dosierung einzelner Pflanzen stark variieren kann, scheint dies in der heilkundlichen – und medizinischen – Praxis als ungewöhnlich betrachtet zu werden.

Heutige amerikanische Phytotherapeuten benutzen meist kleine und unregelmäßige Dosierungen – im 19. Jahrhundert war das anders. Der Hauptgrund hierfür ist die Angst davor, dass ihnen ärztliche Kunstfehler vorgeworfen werden – vom medizinischen Establishment, das in der Regel kaum etwas oder gar nichts über Pflanzenmedizin weiß. Es wurde niemals für die Kräutermedizin ausgebildet. Weshalb sollten wir also von ihm erwarten, dass es etwas darüber weiß? In Großbritannien setzen Phytotherapeuten viel höhere Dosierungen ein. Seit Heinrich VIII. ist Pflanzenmedizin fest in das nationale Gesundheitssystem integriert. Chinesische Phytotherapeuten wenden sehr hohe Dosierungen an – manchmal mehrere Gramm über den Tag verteilt (bis zu 14 Gramm). Die Chinesen wissen, dass Kräuter wirken. Sie haben keine Angst vor ihnen. Sie wollen nur herausfinden, was am besten wirkt.

Das fehlende Verständnis über die Variabilität der Dosisbereiche wird in den USA durch (das zutiefst unzutreffende) Paradigma der pharmazeutischen Dosierungen verschärft, die amerikanische Ärzte benutzen. Es herrscht der allgemeine Glaube vor, dass es eine einzige angemessene Dosierung für jedes Medikament gibt *(entdeckt durch reduktive, analytische Wissenschaft)*. Das stimmt nicht und hat noch nie gestimmt. Dosierungen müssen an Alter, Gewicht, Gesundheit, Geschlecht und in Bezug auf Nebenwirkungen angepasst werden. Die Tatsache, dass sich nur wenige Ärzte daran halten, ist der Grund dafür, weshalb ordnungsgemäß verschriebene Medikamente – das heißt gemäß dem von den Pharmafirmen verfassten Beipackzettel – mindestens Platz vier bei den führenden Todesursachen in den USA belegen, und weshalb etwa drei Millionen Menschen jährlich in Kliniken eingeliefert werden – oder dauerhaft behindert bleiben. Im Gegensatz dazu sind Kräuter sehr sicher. Sie führen nicht zu solchen Ergebnissen.

Haben Sie deshalb bitte Verständnis dafür, dass die angegebenen Dosierungen nur ein Richtwert sind. Entweder Sie brauchen keine hohen Dosierungen oder doch. *(Bitte schreiben Sie mir nicht mehr, dass ein Teelöffel Staudenknöterichwurzel nicht vier Tabletten Resveratrol entspricht.)* Aus diesem Grund empfehle ich generell, mit einer kleineren Dosierung zu beginnen und diese allmählich zu erhöhen. Auf diese Weise können Sie herausfinden, ob Nebenwirkungen bei einem bestimmten Kraut auftreten. Wenn Sie behutsam vorgehen, wird Ihnen Ihr Körper sagen, welche Dosierung die richtige ist: die Dosis, die *er* braucht.

Einige andere Punkte

Nachfolgend Antworten auf die am häufigsten gestellten Fragen zu Behandlungen:

1. Ja, Sie können alle Kräuter miteinander in der Flüssigkeit Ihrer Wahl kombinieren. Sie müssen sie nicht separat einnehmen.
2. Ja, die genannten Kräuter können in Kombination mit Antibiotika eingenommen werden.
3. Nein, die Bakterien entwickeln keine Resistenz gegen die Kräuter. Aufgrund der Komplexität von Pflanzen und den zahlreichen Inhaltsstoffen entwickeln Bakterien in der Regel keine Resistenz. Sollte dies doch einmal der Fall sein, erfinden Pflanzen, die ja lebendige Wesen sind, Gegenmaßnahmen. Die Gelbwurz, die Sie dieses Jahr heranziehen, ist nicht dieselbe Pflanze, die Sie letztes Jahr kultiviert haben.

4. Ja, Sie können diese Kräuter parallel zu den Protokollen anderer Theraepeuten einnehmen.

5. Nein, mit Ausnahme weniger Kräuter gibt es keinen Grund für eine pflanzliche Stoßtherapie (wie etwa die 1:1-Form einer *Eleutherococcus*-Tinktur). In der Tat habe ich laufend von Lyme-Borreliose-Patienten gehört, die auf dem Weg der Besserung waren, dass sie aufgrund der Empfehlung ihres behandelnden Arztes/Heilpraktikers die Behandlung forcierten und sogleich einen Rückfall erlitten. Die Notwendigkeit der Stoßtherapie ist ein Mythos der Pflanzenheilkunde, eine „zombieartige" Idee, der immer wieder ausgegraben wird, egal wie oft er beerdigt wurde. Ja, Sie müssen möglicherweise die Dosierung sowie die Kräuterkombination anpassen, dieses und jenes hinzufügen oder streichen, aber eine Stoßtherapie brauchen Sie in Regel keine.

6. Ja, häufig ist etwa die Hälfte der Patienten, die Kräuterprotokolle einsetzen, so begeistert von ihren gesundheitlichen Fortschritten – und davon, wieder sie selbst zu sein, dass sie sich überfordern und einen Rückfall bekommen. Das kommt sehr häufig vor – und ist auch absolut nachvollziehbar, da es erschöpfend ist, so lange Zeit krank zu sein. Seien Sie also geduldig und übertreiben Sie es nicht, wenn Kraft und Freude langsam zurückkehren. Es mag den Anschein haben, dass Sie sich wieder so belasten können wie früher, aber Ihr Körper hat unter Langzeitstress gelitten und Ihre Leistungsreserven sind gering. Sie brauchen mindestens ein Jahr, bis Sie wieder über Ihre frühere Belastbarkeit verfügen, wenn Sie lange krank waren – ich sollte mich auch an diesen Rat halten! Chronische Erkrankungen schärfen die Selbstwahrnehmung und Selbstbewusstheit – ich kenne das aus eigener Erfahrung. Es gibt das Leben, das man vor der Lyme-Borreliose geführt hat, und das Leben danach. Es ist kaum möglich, wieder in den Zustand der Unbewusstheit zurückzufallen, was etwa die Auswirkungen von Stress auf das eigene System und die Fürsorge für den eigenen Körper (und die Seele) sowie die Erfüllung der eigenen Bedürfnisse oder die Gefahren einer Überforderung betrifft. Ignoranz mag ein Segen sein (allerdings ein Segen von kurzer Dauer), aber Wissen und Selbstewusstheit machen stark … und gesund.

7. Und achten Sie bitte darauf, wie Sie auf die eingenommene Medizin reagieren. Wenn Sie ein komisches Gefühl haben und es Ihnen seltsam

vorkommt, wie Sie auf die Medizin reagieren, **sollten Sie diese absetzen**. Vergessen Sie nicht: Sie können das immer besser beurteilen als jeder Arzt.

Antibakterielle Mittel bei Lyme-Borreliose

Seit der ersten Ausgabe dieses Buches in englischer Sprache sind zehn Jahre vergangen. Trotzdem gibt es nur sehr wenige oder vielmehr fast gar keine Studien über Pflanzen, die direkt antibakteriell gegen Borrelien wirksam sind. Die wenigen vorliegenden Studien sind in der Regel nicht sehr hilfreich. Bevor ich darauf einen genaueren Blick werfe, möchte ich Ihnen wichtige Informationen mitgeben, die bei der Behandlung von Borrelieninfektionen mit Pflanzenmedizin oder Medikamenten zu berücksichtigen sind.

Erstens: In den meisten Fällen benutzen Betroffene dann Heilkräuter zur Behandlung der Lyme-Borreliose, wenn die Antibiotikatherapie versagt hatte. Dies bedeutet, die Spirochäten waren aus einem oder mehreren Gründen antibiotikaresistent – sie hatten etwa eine atypische Form angenommen oder befanden sich in geschützten Nischen, die für Antibiotika nicht erreichbar waren.

Wenn uns solche Betroffene aufsuchen und wir mit ihnen arbeiten, haben sie bereits erfolglose antibakterielle Therapien hinter sich. Aus diesem Grund und wegen fehlender stark und spezifisch wirksamer, pflanzlicher Antibiotika gegen Lyme-Borreliose-Infektionen haben wir uns nie auf antibakterielle Kräuter allein als Basistherapie zur Heilung von Lyme-Borreliose verlassen. Wir mussten andere Wege finden, um die Gesundheit wiederherzustellen.

Ein hoher Prozentsatz der Lyme-Borreliose-Patienten, mit welchen wir in Kontakt waren (etwa 25 000 in den letzten zehn Jahren), hat *Andrographis* als antibakterielles Mittel benutzt. Einige setzten medikamentöse Antibiotika ein (das ist überhaupt kein Problem). Trotzdem haben wir beobachtet, dass Symptome auch ohne Anwendung von antibakteriellen Substanzen verschwanden und eine Genesung zu beobachten war. Antibiotika sind im Kampf gegen Lyme-Borreliose nicht zwingend nötig, aber sie können helfen – etwa nur die Hälfte aller Patienten, die Antibiotika einnehmen, können ihre Infektion stoppen.

Zweitens: Pflanzliche (oder andere natürliche) Antibiotika müssen sich im gesamten Körper verteilen, um eine systemische bakterielle Erkrankung zu bekämpfen. Die Wurzel von *Polygonum cuspidatum* ist unter anderem deshalb so wirksam bei Lyme-Borreliose, weil sie systemisch wirkt. Das Kraut überwindet die Blut-Hirn-Schranke genauso wie die Darmbarriere – das können nicht alle Kräuter, beispielsweise überwindet nur wenig Gelbwurz die Darmwand und Staudenknöterich gelangt auch in schwer erreichbare Körperregionen – beispielsweise in die Gelenke.

Antibakterielle Kräuter müssen das können, um wirksam zu sein. Dies ist einer der Gründe, weshalb sich *Cryptolepis* hervorragend zur Behandlung von MRSA und Babesiose eignet. Es gibt keine Körperregionen, die die Wirkstoffe des Krauts nicht erreichen. Somit haben wir es bei der Behandlung von Lyme-Borreliose mit einer doppelten antibakteriellen Herausforderung zu tun. Zum einen gilt es, Kräuter (oder Supplemente) zu finden, die eine spezifisch antibakterielle Wirkung bei Borrelien (*inklusive jeder Varietät* der erfindungsreichen Bakterien) aufweisen, und die extrem systemisch sind. Das ist keine einfache Aufgabe! Hunderte Kräuter müssten für diesen Zweck getestet werden, um jene zu finden, die in diese Gruppe passen. Bisher ist das Interesse hierfür nicht groß (bzw. es wird nicht genug investiert). – *Andrographis* ist übrigens ein sehr gutes systemisches Kraut. Es überwindet die BBB und erreicht viele Nischen, wo sich Bakterien verstecken.

Drittens: Sie sollten wissen, dass die Ergebnisse von *in vitro* (Reagenzglas)-Studien in der Regel nicht auf eine Anwendung bei lebenden Organismen übertragbar sind – etwa auf uns. In Petri-Schalen bekommt das Kraut sehr einfach direkten Kontakt mit dem Pathogen – *in vivo* (im Körper) ist dies nur selten der Fall. *In vitro*-Studien sind zwar ein guter Startpunkt, aber der nächste wesentliche Schritt besteht darin, herauszufinden, ob das Kraut auch im menschlichen Körper wirksam ist – meistens ist das nicht der Fall. Deshalb ist es nicht legitim, sich nur auf *in vitro*-Studien zu beziehen. Wenn die Pflanze eine lange Anwendungsgeschichte (Jahrtausende) hat, kann man manchmal die Ergebnisse von *in vitro*-Studien darauf beziehen. Dabei ergeben sich Anwendungsmuster, die tatsächlich etwas mit der wirklichen Welt zu tun haben.

Wegen des Mangels an Studien über die antibakterielle Wirkung von Pflanzen auf Borrelien hielten Lyme-Borreliose-Betroffene auf der Suche nach Antispirochäten-Pflanzen Ausschau nach Pflanzen, die wirksam gegen *Leptospira* sind – entfernte Verwandte der Borrelien. Dazu gibt es einige gute Studien. Wenn diese Studien mit den historischen Anwendungen in Beziehung gesetzt werden, kommen wirklich nützliche Pflanzen zum Vorschein – z. B. *Andrographis*.

Obwohl manchmal auch auf Kräuter gesetzt wird, die in der Vergangenheit bei Syphilis geholfen haben, hat sich dieser Ansatz in der Praxis als nicht erfolgreich erwiesen. Eine bessere Idee war, sich auf Laborstudien mit oralen Pathogenen derselben Syphiliserreger-Gattung (und die Anwendungsgeschichte gegen diese Pathogene) zu stützen – z. B. *Treponema denticola* und *T. vincenti*. Weltweit haben Forscher einige gute Studien über die antibakteriellen Wirkungen traditioneller Kaustäbchen, die von lokalen Pflanzen stammen, auf orale Pathogene durchgeführt.

Zu den Kräutern, die gemäß traditioneller Nutzung und Laboranalyse nützlich gegen Bakterien der Gattung *Leptospira* sind, zählen unter anderem *Andrographis paniculata, Bupleurum chinensis, Eclipta alba, Garcinia mangostana, Justica adhatoda (Adhatoda vasica), Phyllanthus amarus, Plantago asiatica, Pogostemon cablin, Polygonum cuspidatum* (schwache Wirkung), *Salvia miltiorrhiza, Scorzonera hispanica, Senecio scandens* und *Taraxacum officinalis*. Die einzige Pflanze aus dieser Liste, mit der wir klinische Erfahrung haben, ist *Andrographis*. Das bedeutet nicht, dass die anderen unwirksam sind.

Hinweis: Justica adhatoda (*in vitro*, Blattextrakte, Ethanol-Extrakte) wirkt bei *Leptospira* direkt gegen Spirochäten und schädigt wirksam die Zellstruktur der Bakterien. *Eclipta alba* (*in vitro*, Blätter, Wasser- und Ethanolauszüge) wirkt aktiv gegen vier Serogruppen von *Leptospira* und hat ein breites Wirkspektrum gegen diese Gattung. *Garcinia mangostana* weist vermutlich eine hohe Aktivität gegen multiple Spirochätengattungen auf und sollte für den Einsatz gegen Borrelien in Betracht gezogen werden, da das Kraut wirksam gegen *Treponema* (siehe unten) ist. Da *Salvia miltiorrhiza* und *Salvia officinalis* ähnliche (aber trotzdem unterschiedliche) Komponenten enthalten und jede Art gegen einen anderen Spirochätentyp aktiv ist, könnte die Pflanzengattung *Salvia* ein wirksames Mittel zur Behandlung von Borrelieninfektionen sein.

Gemäß traditioneller Anwendung und Laboranalyse (*in vitro*) sind unter anderem nachfolgende Kräuter wirksam gegen Spirochäten der Gattung *Treponema*: *Cinnamum verum* (weshalb Zimtöl als nützliches antibakterielles Mittel bei Lyme-Borreliose gilt), Eukalyptus, *Garcinia mangostana, Gingko biloba, Mentha arvensis, Ocimum spp.*, (inklusive *O. sanctum*), *Polygonum cuspidatum* (schwach wirksam), *Salvia miltiorrhiza, Salvia officinalis, Syzygium aromaticum* und *Thymus vulgaris.*

Bezüglich Borrelien: Es gibt nur eine Studie (die ich finden kann), die sich mit der Behandlung von Borrelieninfektionen mit Pflanzenmedizin bei Menschen beschäftigt. Es überrascht nicht, dass sie aus China stammt.

- *Bai-Hu-Tang*: Hang et al. (2005) benutzen zur Behandlung von Lyme-Borreliose-Infektionen eine Kombination aus Antibiotika und TCM. 21 Patienten bekamen eine Antibiotika-Monotherapie, 18 eine Kombinationstherapie. Die Forscher fanden heraus, dass die 28-tägige Anwendung der TCM-Kräuterrezeptur *Bai-Hu-Tang* kombiniert mit Antibiotika eine wirksame Lyme-Borreliose-Therapie ist. Sie bemerken, dass „die Heilungs- und die vollständige Wirksamkeitsrate in der TCM-Antibiotika-Gruppe signifikant höher war als in der Gruppe, die nur mit westlicher Medizin behandelt wurde. Darüber hinaus war der Verlauf der Erkrankung in der Kombinations-Gruppe erkennbar kürzer als in der Gruppe, die ausschließlich mit westlichen Therapieprotokollen behandelt wurden."

  Bai-Hu-Tang enthält Gips (manchmal wird alternativ *Dendrobium moniliforme* verwendet), *Anemarrhena asphodeliodes, Glycyrrhiza* und *Oryza sativa. Bai-Hu-Tang* wird in China seit mehreren Tausend Jahren bei Infektionen benutzt, die mit systemischer Entzündung assoziiert sind. Studien zeigten, dass die Rezeptur auch zur Behandlung einer Sepsis geeignet ist, da sie einige an Spesis beteiligten Zytokine beeinflusst.

  Die Studie untersuchte direkte antibakterielle Wirkungen des Krauts gegen mit Lyme-Borreliose assoziierte Bakterien nicht. Trotzdem habe ich sie an dieser Stelle erwähnt, da sie eine der sehr seltenen Humanstudien ist, die die Wirksamkeit des Krauts aufzeigt.

- Antistaminika: Wie bereits im zweiten Kapitel angesprochen wurde, vermittelt das Antihistaminikum Desloratadin (auch Clarinex) starke bakterizide Aktivitäten (*in vitro*) gegen Borrelien. Wir haben bei unserer Arbeit herausgefunden, dass die Histaminwerte (durch Mastzellaktivierung) bei vielen Lyme-Borreliose-Patienten extrem hoch sind. Die Absenkung dieser Werte hat eine signifikant günstige Wirkung auf die Symptomatik und den Krankheitsverlauf.

  Es gibt eine große Anzahl von Kräutern, die spezifisch die Histaminspiegel senken. Leider gibt es keine Studien bezüglich jener Kräuter, die BmtA und den Mangantransport hemmen. Zu den antihistaminischen Kräutern (es gibt Unmengen davon) zählen unter anderem *Agaricus bla-*

zei, Ailanthus altissima, Angelica sinensis, Camellia sinensis, Cichorium intybus, Cinnamum verum, Cordyceps militaris, Eleutherococcus senticosus, Forsythia koreana, Ganoderma lucidum, Houttuynia cordata, Ginkgo biloba, Glycyrrhiza glabra, Isodon japonicus, Lycopus lucidus, Magnolia officinalis, Mentha arvensis, Morus alba, Olea europaea, Oryza sativa, Paeonia suffruticos, Perilla frutescens, Plumbago zeylanica, Polygonum cuspidatum, Polygonum tinctorium, Prunella vulgaris, Rehmannia glutinosa, Rhodiola sacra, Salvia miltiorrhiza, Salvia plebeia, Schizonepeta tenifolia, Silybum marianum, Sinomenium acutum, Solanum lyratum, Sophora flavescens, Syzygium aromaticum und *Chaga* (Pilz), Chlorella, ätherisches Lavendelöl, Propolis, Pycnogenol und Spirulina.

Möglicherweise ist *Bai-Hu-Tang* deshalb so effektiv, weil die Rezeptur *Oryza sativa* und *Glycyrrhiza* enthält. Beide Kräuter reduzieren die Histaminwerte. Zusätzlich ist *Glycyrrhiza* ein hoch potenter Synergist und erhöht kombiniert mit Medikamenten oder Heilkräutern deren Wirkung.

Die nachfolgenden *in vitro* (Reagenzglas/Petrischale)-Studien untersuchten die antibakterielle Wirkung von natürlichen Substanzen gegen mit Lyme-Borreliose assoziierte Borrelien:

- Grapefruitsamenextrakt (GSE): Für die Studien wurde ausschließlich das Bioprodukt *Citrosept* eines deutschen Herstellers verwendet. Es enthält keine nicht-pflanzlichen Chemikalien – bitte beachten Sie hierzu meinen Kommentar in *Pflanzliche Antibiotika* (Herba Press 2015). Manche GSE-Produkte enthalten künstliche chemische Komponenten, die ich nicht zur innerlichen Anwendung empfehle. Allerdings ist *Citrosept* ein biologisches Produkt und wirkt *in vitro* gegen atypische und bewegliche Formen von Borrelien. Das Problem ist, dass GSE keine ausgeprägte systemische Wirkung hat. Der Extrakt überwindet die Darmbarriere nicht sehr gut. Es gelangen auch keine großen Mengen davon in die Blutbahn. Dennoch hat sich GSE als sehr nützlich zur Behandlung von Borrelieninfektionen im Darmtrakt erwiesen.
- *Cistus creticus*-Blätter (auch Kretische Zistrose/Cistrose oder Graubehaarte Zistrose/Cistrose): Sowohl das ätherische Öl als auch der Ethanolextrakt der Blätter dieser Pflanze wirken bei Borrelien antimikrobiell. *Hinweis:* Trotz gegenteiliger Behauptungen im Internet ist der Tee aus dieser Pflanze gegen die Bakterien unwirksam. Die Anti-*Bor-*

relia-Komponenten lösen sich nur schwer in Wasser. Dennoch berichten viele Patienten, die diesen Heiltee benutzt haben, von einer ausgeprägten Schmerzlinderung.

Leider sind sowohl die Blätter als auch das ätherische Öl dieser Pflanze im Handel nur schwer zu bekommen – Samen werden häufig angeboten und lassen sich problemlos zu Pflanzen heranziehen. Im Internet ist das ätherische Öl von *C. ladanifer, C. labdanum* und *C. icanus* verfügbar. Bezüglich der Substituierbarkeit von *C. creticus* durch die genannten Arten gibt es keine Studien. Ich habe auch keine Daten zur systemischen Aktivität bzw. Pharmakokinetik des Krauts. Ich weise erneut darauf hin, dass es sich bei der genannten Studie um eine *in vitro*-, keine *in vivo*-Studie handelt.

- *Dipsacus sylvestris*-Wurzel (Wilde Karde): Diese *in vitro*-Studie ist hochproblematisch. Hierzu zitiere ich Liebold et al. (2011): „Der Hydro-Ethanolextrakt zeigte *keine* Wachstumshemmung [gegen Bbss-Spirochäten]." – Bei einem Hydro-Ethanolextrakt handelt es sich um eine handelsübliche Tinktur aus Wasser und Alkohol. – Die Studie ergab, dass ein Ethylazetatextrakt einer polaren Fraktion das Wachstum signifikant hemmt. Allerdings kann niemand einen solchen Extrakt selbst herstellen oder derzeit irgendwo kaufen. Die Komponenten in der Ethylazetatextrakt-Fraktion der Pflanze wären eher zugänglich, wenn das Wurzelpulver innerlich und nicht eine pflanzliche Tinktur benutzt würde. Somit ist möglicherweise die ganze Wurzel in Pulverform eine nützliche Ergänzung zur Behandlung einer Lyme-Borreliose-Infektion.
- Lactoferrin (genauer Lactotransferrin): Dylan Haenel berichtet in einer schlechten Studie aus New Haven über eine etwa 15-prozentige Hemmung von Borrelien-Biofilmen durch Lactoferrin. Im Gegnsatz dazu fanden Lusitani et al. (2002) bei einer qualitativ hochwertigeren Studie Folgendes heraus: „*B. burgdorferi* weisen eine begrenzte Anfälligkeit für die Abtötung durch Lysozym auf und wurden nicht durch Azurocidin, Proteinase-3 oder Lactoferrin eliminiert."
- *Stevia Rebaudiana*: Eine andere Studie von Lyme-Forschern aus New Haven: Theophilus et al.: *Effectiveness of Stevia Rebausiana whole leaf extract against the various morphological forms of Borrelia burgdorferi in vitro*, in: *European Journal of Microbiology and Immunology*, 2015 (Titel der Studie im Deutschen: *Die Effektivität von Stevia-Rebausia-*

na-Blatt-Extrakt gegen verschiedene morphologische Formen von Borrelia burgdorferi in vitro). Standardisierte Alkoholauszüge von *Stevia*-Blättern wurden *in vitro* auf ihre antimikrobielle Aktivität gegen Borrelien bei einer Vielzahl morphologischer Formen (Spirochäten, atypische Formen und Biofilme) getestet und mit den Wirkungen von Doxycyclin, Cefoperazon und Daptomycin verglichen. Man beobachtete, dass der Kräuterextrakt gegen alle Formen des Pathogens wirksam ist und die Biofilmbildung deutlich hemmt bzw. aufbricht. Einige Kommentare hierzu: Die meisten Kräuter brechen Biofilme auf. Diese Erkenntnis ist nicht neu. Die meisten machen das besser als Antibiotika, auch das ist nichts Neues. Da die Studie *in vitro* durchgeführt wurde, galten während des Versuchs andere Bedingungen als in der wirklichen Welt. Somit sind die so gewonnenen Ergebnisse nur bedingt brauchbar, bis sie durch umfassendere, experimentelle Erkenntnisse bestätigt werden. Wir haben *Stevia* viele Jahre lang aus den verschiedensten Gründen (Blutzuckerprobleme usw.) bei der Behandlung von Lyme-Borreliose eingesetzt. Das Kraut besitzt eine hervorragende Pharmakokinetik und verteilt sich gut im Körper. Allerdings haben wir in der klinischen Praxis keine antimikrobiellen Effekte beobachtet – gar keine.

- *Samento* und *Banderol*: In einer Abhandlung der Lyme-Borreliose-Forschungsgruppe von New Haven wird der Effekt dieser Kräuter auf Borrelien einzeln und kombinitiert untersucht. Auch hier schien es sich um einen wissenschaftlichen Fachartikel zu handeln – das ist er aber nicht. Der Beitrag ist im *Townsend Letter* (Juli 2010) erschienen und primär auf der Website von *Nutrimedix* (Hersteller von Samento und Banderol) sowie auf der Website von New Haven einsehbar. *Dieser Beitrag dient als Rechtfertigung für die Annahme, dass Samento und Banderol Anti-Borrelia-Antibiotika sind. Aus diesem Grund werde ich umfassend auf die dort vorgestellten Ergebnisse eingehen.*
  Die Abhandlung thematisiert eine *in vitro*-Studie über Samento und Banderol. Dabei wird die Wirkung der Extrakte kombiniert und als Einzelanwendung untersucht. Die Autoren bemerken, dass die Extrakte „bewegliche Spirochäten und atypische Formen eliminierten". Außerdem wird darauf hingewiesen, dass mit Samento behandelte Borrelien-Biofilme „signifikant kleiner" waren, während mit Banderol behandelte Kolonien gleich groß blieben. Trotzdem waren über 90 Pro-

zent der mit Banderol behandelten Bakterien des Biofilms tot.

Die Studie an sich ist sehr problematisch – es tauchen auch zahlreiche andere Probleme in Bezug auf die Studie auf, die ich in Kürze erörtern werde.

1. Die verwendete Spezies der Gattung *Otoba* (Banderol) wird nicht erwähnt.

2. Der Beitrag wurde niemals in seriösen Zeitschriften publiziert – aber er präsentiert sich in Sachen Form und Struktur wie eine Abhandlung aus einem Fachjournal.

3. Nirgendwo wurden Follow-Up-Studien veröffentlicht – nicht einmal im Internet (Stand: Sommer 2015).

4. Zum Vergleich wurde Doxycyclin verwendet. Zahlreiche Studien haben bereits gezeigt, dass Doxycyclin ein sehr starkes Stimulans für die Bildung von atypischen Formen ist. Es gibt andere Medikamente, die eine viel stärkere Hemmwirkung haben. Aufgrund der bekannten Eigenschaften von Doxycyclin wird die Effektivität der Kräuter in Bezug auf die Bildung von atypischen Formen aufgeblasen.

5. Die Kräuter haben weder die Spirochäten noch die atypischen Formen oder Biofilme beseitigt. Was die Abtötung beweglicher Formen betrifft, ist ihre Aktivität vergleichbar mit Doxycyclin. Allerdings ist die Abhandlung meiner Meinung nach nicht gründlich genug, um die jeweiligen Ergebnisse zu diesem Zeitpunkt akzeptieren zu können. Der einzige Unterschied zwischen Doxycyclin und den Kräutern besteht darin, dass letztere die Bildung von atypischen Formen nicht stimulieren. Das ist bei Kräutern häufig der Fall. Sie provozieren im Gegensatz zu Medikamenten die Bakterien nicht dazu, ihre Form zu verändern.

6. Wissenschaftlich gesehen ist der Beitrag sehr ungenau. Er entspricht nicht dem Standard von Fachzeitschriften (aus vielen Gründen).

Ich behaupte nicht, dass Banderol und Samento wirkungslos sind. Meine Bedenken beziehen sich auf etwas anderes. – Die Forschung selbst *mag tatsächlich präzise sein.* – Nach 45 Jahren auf dem Gebiet der Pflanzenheilkunde stelle ich hinsichtlich der Wirksamkeit von Pflanzenmedizin deutlich gründlichere Nachforschungen an als ein Unternehmen, das Kräuter bewirbt, die nirgendwo sonst auftauchen.

Ich habe kein Problem damit, Kräuter zu benutzen und zu bewerben, über deren Gebrauch kaum wissenschaftliche Studien vorliegen – *Lomatium* ist ein treffendes Beispiel. Aber in diesem Fall berufe ich mich auf die historische Anwendung des Krauts und dessen Nutzung durch zeitgenössische Therapeuten. Ich habe ein Problem damit, wenn Kräuter extrem selten und schwer auffindbar sind, keine Anwendungsvorgeschichte haben, keine oder nur sehr wenig wissenschaftliche Studien über sie vorliegen – und wenn deren Anwendung von einem einzigen Unternehmen beim breiten Publikum angepriesen wird, das sie zu teuren Preisen kaufen soll.

Hier einige wichtige Gesichtspunkte: Samento ist eine TOA-freie Katzenkralle. Ich habe mit diesem Konzept einige Probleme (auf die ich umfassend in der Monographie zu Katzenkralle eingehen werde). Kurz: Es gibt keinen vernünftigen Grund, TOA aus der Katzenkralle zu entfernen. Tatsächlich beruhen einige wesentliche, medizinische Wirkungen der Pflanze auf den TOA-Komponenten. In Südamerika wird die gesamte Pflanze seit Tausenden von Jahren eingesetzt und hat offensichtlich zu jeder Zeit eine günstige Wirkung gezeigt. Durch Entfernung von TOA wurde eine einzigartige Varietät der Pflanze kreiert. Die Aussage, dass die Substanz TOA Nebenwirkungen verursacht, hat eine Marktnische geschaffen, die besorgte Menschen dazu bringt, das Produkt zu bevorzugen.

Banderol stammt (vermutlich) aus einer von acht Arten des südamerikanischen Baumes der Gattung *Otoba* – höchstwahrscheinlich wird der Ex-trakt aus der Rinde von *Otoba parvifolia* gewonnen (oder vielleicht aus *O. novogranatensis*). Für diese Pflanzen gibt es kaum reproduzierbare Forschungsergebnisse. In allen Fällen handelt es sich um *in vitro*-Studien. Es gibt einige (nicht viele) Beiträge, die die Pflanze neben anderen in Bezug auf indigene Medizin erwähnen. Bezeichnenderweise spielten die Pflanzen bis heute nie eine wesentliche Rolle innerhalb dieser Pflanzengruppen – ansonsten würden sie im ethnobotanischen Verzeichnis erscheinen – das habe ich geprüft. Ich wiederhole: Dies Pflanze hat möglicherweise eine sehr gute Anti-Spirochäten-Wirkung. Dennoch habe ich ernsthafte Bedenken, was das Kraut betrifft:

1. Das Kraut ist, soweit ich das beurteilen kann, für die allgemeine Bevölkerung nicht verfügbar, außer für Nutrimedix.
2. Über die verwendete Spezies liegen keine Informationen vor – die Kennzeichnung der exakten Spezies ist bei seriösen wissenschaftlichen

Forschungen üblich, insbesondere wenn ein Kraut beworben wird, das sonst niemand hat.

3. Die Kräutertinktur ist sehr teuer. Das ist leider die Regel, wenn Kräuter, die sonst niemand benutzt, explizit in einem Protokoll empfohlen werden.
4. Das PR-Getöse auf der Website stört mich: „Nutramedix verwendet einen urheberrechtlich geschützten Extrahierungs- und Verbesserungsprozess, der das Produkt wirksamer macht als andere verfügbare *Otoba spp.*-Produkte.“ Soweit ich das beurteilen kann, gibt es derzeit keine anderen *Otoba*-Produkte.
5. Die Pflanze ist in der wissenschaftlichen oder ethnobiologischen Welt kaum präsent. Es gibt praktisch keine Beiträge in Fachzeitschriften darüber und selten eine Erwähnung in Studien über den traditionellen indigenen Gebrauch in der Region.
6. Aus der Website geht nicht hervor, wer die Hauptaktionäre von Nutrimedix sind. Bei mir tut sich ein deutliches Problem auf, wenn diejenigen, die das Produkt empfehlen, auch die Besitzer des Herstellers sind. Interessenkonflikte sollten klar dargelegt werden. Ich weiß nicht, ob es welche gibt, aber ich kann auch nichts Gegenteiliges beweisen.

Ich möchte darauf hinweisen, dass sich *Uncaria tomentosa* (Katzenkralle) als ganze Pflanze wunderbar zur Behandlung von Lyme-Borreliose eignet. Die Rinde von *Otoba parvifolia* (oder der Harz, den indigene Völker verwenden) empfiehlt sich möglicherweise auch für diesen Zweck. Aus den aktuell vorliegenden Daten lässt sich das aber nicht erschließen. Darüber hinaus bereiten mir die Marketingaktivität und der Hype um die Kräuter extremes Unbehagen. – Ich bin sehr empfindlich, was die gehandicapten Patienten der Lyme-Borreliose-Community betrifft, an der sich das medizinische System *oder* Phytotherapeuten bereichern. Das ist ethisch als auch moralisch falsch. Früher oder später werden Forscher damit anfangen, antibakterielle Pflanzen auf ihre Wirksamkeit gegen Borrelien zu erforschen. Bis dahin sind die bisher gegen *Treponema* und *Leptospira* bekannten Kräuter ein guter Anfang.

Sofern ein antibakterielles Konzept erwünscht ist, empfehlen wir immer noch *Andrographis*, da das Kraut bei Lyme-Borreliose-assoziierten Spirochäten antibakteriell wirksam ist – wenn auch nur bei 60 Prozent der Patienten.

Darüber hinaus scheint *Bai-Hu-Tang* eine möglicherweise nützliche, ergänzende Rezeptur zur Behandlung der Lyme-Borreliose zu sein – China-Kräuter-Händler und amazon.com haben die Rezeptur im Angebot.

Anmerkungen zu „Muskeltests"

Aufgrund des restriktiven Dogmas der reduktionistischen Medizin im frühen 20. Jahrhundert verlor die traditionelle Kräuterheilkunde des Westens ihre Verbindung zu jahrhundertealten empirisch-diagnostischen Methodologie (ein guter Überblick hierzu bei Barbara Griggs: *Green Pharmacy*, Healing Arts Press 1991). Wesentliche Elemente dieser Methodologie überlebten das Ende des Zweiten Weltkriegs in der allopathischen Medizin. Alsdann wurde die Allopathie Schritt für Schritt durch Maschinen- und Labordiagnostik abgelöst. Die Ausbildung junger Ärzte in humanmedizinischer Diagnostik durch ärztliche Mentoren gibt es inzwischen mehr oder weniger nicht mehr – selbst in der allopathischen Medizin. (Siehe hierzu Lara Goitein: *Training Young Doctors*, in: *London Review of Books*, 4. Juni 2015.) Später wandten sich einige westliche Herbalisten anlässlich der Renaissance der Kräuterkunde der chinesischen und ayurvedischen Diagnostik zu. Meine eigene Arbeit zur umfassenden Diagnostik sowie jene von Kathleen Maier aus Virginia über die Entwicklung von Diagnoseverfahren der Kräuterheilkunde, die sich nur teilweise auf allopathische Konzepte beziehen, sind Versuche, das Problem konstruktiv anzugehen.

Zu den gängigen diagnostischen Verfahren, die westliche Phytotherapeuten in den letzten Jahrzehnten benutzt haben, zählen „Muskeltests", die auch unter den Bezeichnungen „Kinesiologie" oder ART (*autonomic reflex testing*) bekannt sind. Nachdem ich mit diesem Verfahren mehr als 40 Jahre lang immer wieder in Berührung kam, ist dies meine Einschätzung: Sie können zwar sinnvoll sein, bringen aber häufig mehr Schaden mit sich als (minimalen) Nutzen – möglicherweise eine für die Phytotherapeuten-Community häretische Aussage. Ich bitte um Milde!

„Muskeltests" funktionieren etwa so: Der Therapeut bittet Sie, dem Zug standzuhalten, den er auf Ihren Arm ausübt. Dadurch verschafft er sich einen Eindruck über den Widerstand seines Klienten, wenn an dessen Arm gezogen wird. Dann wird eine medizinische Substanz in die Hand des Klienten gegeben und es wird erneut am Arm gezogen, um festzustellen, ob sich der Widerstand verändert hat. Sofern er schwächer geworden ist, ist das Kraut kontraindiziert. Bleibt der Widerstand gleich oder wird er sogar höher, eignet sich das Kraut zur Behandlung des Zustands. Je größer der Widerstand, umso günstiger ist die Wirkung des Krauts für den Klienten.

Wir haben unzählige Male erlebt, dass sich der Zustand von Patienten durch pflanzliche Therapieprotokolle (nicht nur jene in diesem Buch) deutlich verbessert hat. Aus einem nicht nachvollziehbaren Grund wenden sich manche Patienten an einen Kinesiologen, der einen „Muskeltest" bei ihnen durchführt. Der Therapeut erklärt dann aufgrund der Ergebnisse der kinesiologischen Sitzung, dass einige Kräuter aus dem Protokoll nutzlos sind und deshalb abgesetzt werden sollten. In der Folge bekommt der betreffende Patient dann einen Rückfall, der manchmal sehr schwer sein kann. In anderen Fällen wird den Patienten auch unfassbar häufig erklärt, dass sie von „Parasiten" befallen sind, die vernichtet werden müssen, bevor eine Heilung von [*hier bitte irgendeinen Zustand einfügen*] möglich ist. Der Begriff „Parasiten" wird selten näher definiert. Stattdessen werden üblicherweise Walnuss und Wermut verordnet. Der lebenswichtigen Erkenntnis, dass wir alle in Symbiose mit nützlichen Parasiten leben, die sich in uns oder auf uns befinden, wird keine Beachtung geschenkt.

Unsere Langzeit-Analyse in Bezug auf „Muskeltests als definitives Diagnoseverfahren" offenbarte zwei grundsätzliche Probleme. Das erste Problem ist, dass …

ein Hilfsmittel nur so gut wie derjenige ist, der es anwendet
– sei es ein diagnostisches oder irgendein anderes Verfahren.

Aus unbekannten Gründen ist diese fundamentale Einsicht verloren gegangen. Es macht keinen Unterschied, ob es sich bei dem Therapeuten um einen medizinischen Doktor oder einen Phytotherapeuten mit 20-jähriger Ausbildung handelt. – Man hat uns im Westen eingetrichtert, dass ein Diplom oder eine Lizenz ein verlässlicher Beleg für bestmögliche Professionalität ist. – Wir haben zu unserem Entsetzen häufig festgestellt, dass für Heilung und Diagnostik Scharfsinn, Wahrnehmungsvermögen und die Sensibilität des Therapeuten auschlaggebend sind. Kein Wissenschaftler, Arzt, Phytotherapeut oder Naturheilkundler kann sich hier aus seiner Verantwortung stehlen.

In Bezug auf „Muskeltests" gibt es viele Faktoren, die die Ergebnisse beeinflussen können – nur wenige hiervon werden von den Befürwortern des Verfahrens berücksichtigt. Hier eine Auswahl solcher Faktoren:

1. Bezieht sich die Muskelreaktion auf das Kraut oder den Hersteller oder die Person, die es produziert hat? Die Herstellung von Kräutermedizin ist mangelhaft. Das heißt, die Erzeuger haben die Pflanzen während des Herstellungsprozesses nicht mit dem nötigen Respekt behandelt. Manche Kräuter strotzen vor Gesundheit, bei anderen trifft das Gegenteil zu. Ästhetische Dimensionen werden zwar von Reduktionisten nicht beachtet, dennoch spielen sie hinsichtlich einer „lebendigen Medizin" eine bedeutende Rolle.
2. Bezieht sich die Reaktion auf die Hauptkomponenten des Supplements oder auf andere Inhaltsstoffe des Supplements?
3. Bezieht sich die Reaktion auf das Kraut oder auf die Person, die den Test mit dem Klienten durchführt? Manche Therapeuten sind nicht gerade sympathisch oder sie besitzen womöglich (aktive unbewusste) Persönlichkeitsaspekte, die das heilende Umfeld negativ beeinflussen.
4. Bezieht sich die Reaktion auf das Kraut oder den Raum, in dem der Test durchgeführt wird? Die ästhetischen Dimensionen des heilenden Umfelds spielen bei der Heilung und für das Wohlbefinden eine wichtige Rolle.
5. Lässt die Reaktion auf eine „sekundäre Zielvorstellung" schließen oder möchte die Person wirklich gesund werden? Der Mangel an Verständnis von Phytotherapeuten und Naturheilkundlern für sekundäre Zielvorstellungen bei komplexen Erkrankungen ist ungeheuerlich. Manche Menschen leiden an Krankheiten, weil sie dadurch mehr Aufmerksamkeit bekommen. Sie wollen nicht gesund werden und werden jeden Versuch, der sie wirklich heilen könnte, zurückweisen.
6. Menschen sind komplexe Konglomerate einer Vielzahl von Bewusstseinsmodulen (ausführlich diskutiert in meinem Buch *Plant Intelligence and the Imaginal Realm*, Inner Traditions 2013). Jedes Bewusstseinsmodul hat seine eigene Agenda. Anders gesagt: Welcher Teil der Persönlichkeit, die getestet wird, kontrolliert die physiologische Antwort?

Das zweite Problem in Bezug auf „Muskeltests" ist noch komplexer. Es hat mit dem präzisen Verständnis von Bakterien und deren Aktionen im Körper zu tun. Mit den Worten von Lynn Margulis (Margulis et al., 2009):

> Spirochäten müssen neu bewertet werden. Trifft die Beschreibung einer obligatorischen und uralten Symbiose nicht besser auf die Situation zu, in der Bionten (Spirochäten und Menschen) auf der Verhaltensebene sowie auf metabolischer und genetischer Ebene integriert werden?

Bakterien sind hochintelligent insbesondere Spirochäten. Spirochäten be ginnen mit der Manipulation größerer Bereiche der Körperphysiologie, um ihr Habitat zu kontrollieren und um es ihren Zwecken anzupassen, wenn sie eine anhaltende Infektion auslösen. Margulis weist darauf hin, dass sie das Verhalten des menschlichen Organismus auf sehr tiefgreifender und subtiler Ebene modulieren. Daraus ergibt sich nachfolgende Fragestellung:

Wer kontrolliert die Widerstandsreaktion des Muskeltests?
Die Person oder das Bakterium?

Es ist nicht vollkommen undenkbar, dass ein Kraut, das definitiv antibakteriell gegen Spirochäten wirkt, eine Reaktion der Bakterien provoziert: In diesem Fall *schwächen* die Bakterien die „Muskeltest"-Reaktion, weil sie das Kraut nicht mögen. Ist das schwerer zu verstehen als die subtile Remodulation des Immunsystems durch Bakterien?

„Muskeltests" können genauso nützlich sein wie ELISA-Tests. Aber wie bei ELISA sind die Ergebnisse des „Muskeltests" für eine Diagnose nicht maßgeblich. Wie immer hängt alles von der scharfen Wahrnehmung des Therapeuten und nicht von der Technik an sich ab. Ich möchte anmerken, dass manche Therapeuten den „Muskeltest" hervorragend durchführen – aber eben nur manche.

Natürliche Behandlung von Borrelioseinfektionen

Ich habe bereits erklärt, dass wir ein kombiniertes Therapiekonzept bei der Mehrheit der Anwender als extrem wirksam betrachten. Dies sind die Behandlungsziele:

1. Schutz endothelialer Strukturen.
2. Anwendung von Zytokin-Remodulatoren.
3. Schutz von Kollagenstrukturen.
4. Anwendung immunmodulierender Kräuter, um die Immunantwort zu restrukturieren.
5. Anwendung von Kräutern/Supplementen zum Schutz und zur Wiederherstellung geschädigter physiologischer Strukturen.
6. Anwendung von Kräutern/Supplementen zur Reduzierung spezifischer Symptome.
7. Gegen Spirochäten wirksame Mittel.

Diese natürlichen aktiven Komponenten weisen mehr chemische Vielfalt und biochemische Spezifität auf als die gängige Kombinationschemie und sie bieten große Chancen für die Entdeckung neuartiger Leitstrukturen, die gegen viele Proben-Targets wirksam sind. Zusätzlich handelt es sich bei natürlichen und in Proben biologisch aktiven Produkten gemeinhin um kleine Moleküle mit wirkstoffartigen Eigenschaften. Sie können vom Körper absorbiert und verstoffwechselt werden.

Kaio Kitazato et al., 2007

Kernprotokoll und erweitertes Repertorium

Seit mehr als zehn Jahren behandeln wir Patienten mit Borrelieninfektionen mit dem in diesem Kapitel vorgestellten Konzept. Bisher haben wir damit selbst bei Patienten mit stark ausgeprägter Neuroborreliose sehr gute Erfolge erzielt.

Das Behandlungsprinzip

Das Grundprinzip des natürlichen Protokolls zur Behandlung von Infektionen, die durch mit Lyme-Borreliose oder Rückfallfieber-assoziierte Borrelien verursacht wurden, umfasst nachfolgende Maßnahmen: 1. Schutz endothelialer Strukturen, 2. Anwendung von Zytokin-Remodulatoren, 3. Schutz von Kollagenstrukturen, 4. Anwendung von immunmodulierenden Kräutern zur Restrukturierung der Immunantwort, 5. Anwendung von Kräutern/Supplementen zum Schutz und zur Wiederherstellung geschädigter physiologischer Strukturen, 6. Anwendung von Kräutern/Supplementen zur Reduzierung spezifischer Symptome und 7. Anwendung von Mitteln, die gegen Spirochäten wirksam sind (primär *Andrographis*).

- *Schutz endothelialer Strukturen*: Da Borrelien den überwiegenden Teil ihrer Infektiosität durch Penetration von Endothelzellen und ihrer Verbindungen erzielen, gilt es, diese Zellen zu schützen. Der bakterielle Angriff auf endotheliale Strukturen verursacht besonders im Gehirn und im Herzen hoch belastende Symptome. Somit werden durch den Schutz von Endothelzellen/-verbindungen sowohl Schäden im Gehirn als auch im Herzen vermieden. Diese Strategie ist die Grundlage der erfolgreichen Behandlung von Lyme-Borreliose. Dafür eignet sich die Wurzel von *Polygonum cuspidatum* am besten – EGCG schützt endothelialeStrukturen gleichfalls sehr wirksam. Sind Endothelzellen vor Schädigungen durch Borrelien geschützt, verhindert dies die Invasion der Bakterien in tiefere Körperschichten. Im Laufe der Zeit ist den Bakterien so der Zugang zu Nährstoffen verwehrt, die sie zum Überleben und zur Fortpflanzung brauchen.

Diese Maßnahme ist von großer Bedeutung, wenn die Infektion beseitigt werden soll. Mindestens werden hierdurch Symptome signifikant gelindert und Schäden, die Mikroorganismen im Körper verursachen können, erheblich reduziert.

- *Zytokin-Remodulatoren*: Kräuter, die spezifisch die von den Mikroorganismen ausgelösten Zytokinkaskaden beeinflussen, stoppen den Großteil der Entzündungen und hemmen die Fähigkeit der Pathogene, neue Zielzellen aufzuspüren und in sie einzudringen. Außerdem hemmen sie die Nährstoffaufnahme und die Reproduktion der Bakterien. Das ist eine spezifische Wirkung gegen Spirochäten. Bakterien können nicht überleben, wenn Nährstoffe fehlen und ihre Fortpflanzung unterbunden wird. Obwohl es für diesen Zweck mehrere empfehlenswerte Kräuter gibt (siehe erweitertes Protokoll/Repertorium), sind *Scutellaria baicalensis* und *Salvia miltiorrhiza* die besten Zytokin-Remodulatoren, die man bei Lyme-Borreliose einsetzen kann.
- *Wiederherstellung von Kollagenstrukturen:* Um an Nährstoffe zu gelangen, bauen die Bakterien kollagene Strukturen ab. Dies verursacht die größten Schäden bei einer Infektion. Je mehr sie davon abbauen, desto schlimmer sind die Symptome. Die Wiederherstellung der Kollagenstrukturen hemmt die von Bakterien hervorgerufenen Effekte oder beseitigt sie ganz. Hierzu eignen sich unter anderem Gelatine-Supplemente, Selen oder Knochenbrühe. Darüber hinaus erweist sich die Einnahme von Kudzu (*Pueraria lobata*) als sehr hilfreich.
- *Immunmodulation und -stärkung:* Zahlreiche Forscher betonen: Je gesünder das Immunsystem ist, desto weniger Schäden und Lyme-Borreliose-spezifische Symptome treten auf. So auch Cadavid (2006). Er bemerkt, dass „bei immunokompetenten Tieren – wenn überhaupt – nur geringe Gewebeschäden auftreten. [...] Im Gegenzug führt die Störung der spezifischen Antikörperproduktion zu signifikantem Gewebeschaden." Deshalb ist die Sträkung und Erhaltung einer vitalen Immunfunktion für Bewohner einer Lyme-endemischen Region von größter Bedeutung. Zur erfolgreichen Behandlung einer Lyme-Borreliose gehört die Stärkung einer geschwächten Immunfunktion.

  Borrelien verändern zudem die Architektur und die Reaktionen des Immunsystems zum eigenen Vorteil. Maßnahmen gegen die pathogene bakterielle Immunmodulation stellen die Immunintegrität wieder her und beschleunigen die Eliminierung der Mikroorganismen.

Unserer Erfahrung nach ist *Astragalus* ein hervorragendes Kraut zur Aufrechterhaltung eines vitalen Immunsystems. Kräuter wie *Cordyceps, Eleutherococcus, Rhodiola, Scutellaria baicalensis, Uncaria tomentosa* (Katzenkralle) und *Withania somnifera* (Ashwagandha) remodulieren die Immunfunktion ausgezeichnet.

- *Kräuter/Supplemente zum Schutz und zur Wiederherstellung geschädigter physiologischer Strukturen*: Borrelien können zahlreiche Organe massiv schädigen – darunter das Gehirn, Teile des Lymphsystems, die Gelenke und das Herz. Wenn diese Systeme unterstützt und gestärkt werden sowie gleichzeitig die Regeneration von Gewebeschäden (z. B. Nerven) stimuliert wird, lindert dies Symptome und fördert die Genesung. *Uncaria rhynchophylla* (Schnabelblättrige Katzenkralle) und *Hericium erinaceus* (Igel-Stachelbart) schützen und regenerieren beispielsweise Nervenstrukturen im Gehirn.
- *Behandlung von spezifischen Symptomen*: Die Bakterien können ein recht breites Spektrum von Symptomen hervorrufen. Mit jedem Symptom, das gebessert wird, erhöhen sich die Lebensqualität und Selbstheilungskraft. Zu Beginn der Behandlung ist es am wichtigsten, die belastendsten Symptome rasch zu lindern. Dies bringt Lebensqualität und Lebensfreude zurück – und beinflusst den Heilungsprozess günstig. Darüber hinaus verstärken sich der Glaube an die Wirksamkeit und das Vertrauen auf die Medikamente/Heilmittel sowie auf die Chance zur tatsächlichen Genesung. *Allgemein gilt*: Tryptophan-Supplementierung ist ein guter Anfang.
- *Spezifische Mittel gegen Spirochäten*: Sie tragen häufig zur Senkung der Spirochätenlast bei und unterstützen die Heilung. Derzeit ist *Andrographis* unserer Erfahrung nach das wirksamste Kraut gegen Spirochäten.
- *Sonstiges*: Antizeckenmittel können die Prävalenz von Infektionen verringern. Ein Rezept für ein natürliches Antizeckenmittel, das zu 99 Prozent gegen Zecken wirkt, die Borrelien in sich tragen, finden Sie im Rezeptteil am Ende dieses Kapitels.

Ich betone nochmals, dass es Tausende Pflanzen gibt, die sich zur Behandlung dieser Erkrankung eignen. In diesem Buch weise ich immer wieder auf Heilkräuter hin, die aktiv vor Schäden schützen, die Borrelien verursachen. Die nachfolgende Liste enthält die meiner Meinung nach wirksamsten

Kräuter (anwendungsorientiert) bei Lyme-Borreliose, basierend auf wissenschaftlichen Untersuchungen der Mikroorganismen und Kräuter sowie auf den Erfahrungen von Infizierten und Therapeuten. Darunter finden sich nur wenige *möglicherweise* sehr wirksame Kräuter, die wir bisher nicht eingesetzt haben, die aber meiner Meinung nach vielversprechend sind. Das bedeutet nicht, dass Kräuter, die nicht in dieser Liste auftauchen, weniger wirksam sind.

Das Kernprotokoll

Bitte beachten Sie vor der Anwendung der Kräuter die jeweils möglichen Nebenwirkungen (siehe Kapitel zur *Materia Medica*).
Antworten auf übliche Fragen:

1. Ja – nehmen Sie alle genannten Kräuter ein.
2. Ja – sie sind kombinierbar.
3. Verändern Sie bei Bedarf das Protokoll
4. Die Dosisangaben sind nur Richtwerte, die nach Bedarf verändert werden sollten.
5. Nein – Sie müssen Kräutertherapie nicht unterbrechen (Therapiepausen).
6. Wenden Sie das erweiterte Protokoll/Repertorium an, um das Protokoll an ihr spezielles Symptombild anzupassen.
7. Ja – das Protokoll ist wirksam.

Hinweis: Bei Kindern muss die Dosierung an das Alter und das Gewicht angepasst werden. Hierfür teilen Sie das Gewicht des Kindes durch den Faktor 160 (wenn das Kind 20 kg wiegt, geben Sie ihm ein Viertel der jeweiligen Erwachsenendosis). Darüber hinaus muss das Protokoll wie bei Erwachsenen an die spezifischen Umstände, die jeweils vorliegenden Symptome sowie die Reaktionen auf die Kräuter angepasst werden.

Zytokin-Remodulatoren

Nachfolgend eine Liste der wirksamsten Zytokin-Remodulatoren für jene Zytokine, die bevorzugt von Borrelien aktiviert werden. Wie Sie erkennen werden, werden *Scutellaria baicalensis* und *Salvia miltiorrhiza* sowie *Polygonum cuspidatum* und *Cordyceps* häufiger genannt.

• IL-6-Inhibitoren: *Andrographis paniculata, Isatis spp., Pueraria lobata, Salvia miltiorrhiza, Scutellaria baicalensis* und Melatonin.

• IL-8-Inhibitoren: *Cordyceps*, EGCG, *Isatis spp.*, NAC, *Polygonum cuspidatum* und *Punica granatum.*

• CCL2-Inhibitoren: *Coptis chinensis, Lonicera japonica, Polygonum cuspidatum, Salvia miltiorrhiza* (starke Wirkung), *Scutellaria baicalensis, Sophora flavescens* und *Tanacetum parthenium.*

• ERK-/JNK-/p38-/NF-κB-Signalweg-Inhibitoren: *Chelidonium majus, Cordyceps, Polygonum cuspidatum, Pueraria lobata, Scutellaria baicalensis*-Wurzel und EGCG.

• ERK-Inhibitoren: *Chelidonium majus, Cordyceps, EGCG* (Grüner Tee), *Olea europaea, Polygonum cuspidatum, Pueraria lobata* und *Scutellaria baicalensis.*

• JNK-Inhibitoren: *Cordyceps, Polygonum cuspidatum* und *Scutellaria baicalensis.*

• p38 MAPK-Inhibitoren: *Cordyceps, EGCG, Olea europaea, Polygonum cuspidatum* und *Scutellaria baicalensis.*

• CD40-Expression-Inhibitor: *Polygonum cuspidatum.*

• TGF-β-Inhibitoren: *Artemisia spp., Astragalus spp., Cordyceps, Ginkgo biloba, Magnolia officinalis, Paeonia lactiflora, Schisandra chinensis, Salvia miltiorrhiza, Scutellaria baicalensis* und *S. barbata.*

• TNF-α-Inhibitoren: *Andrographis paniculata, Cannabis spp., Capparis spinosa, Cordyceps, Eupatorium perfoliatum, Glycyrrhiza, Houttuynia cordata, Panax ginseng, Polygala tenuifolia, Pueraria lobata, Sambucus spp., Scutellaria baicalensis, Tanacetum parthenium, Salvia miltiorrhiza, Zingiber officinalis* und Melatonin.

• IL-1β-Inhibitoren: *Cordyceps, Eupatorium perfoliatum, Polygala tenuifolia, Polygonum cuspidatum, Pueraria lobata, Salvia miltiorrhiza, Scutellaria baicalensis* und Melatonin.

• IDO-Inhibitoren: *Isatis, Polygonum cuspidatum, Scutellaria baicalensis* und insbesondere *Crinum latifolium.*

- IFN-α-Inhibitoren: *Polygonum cuspidatum, Salvia miltiorrhiza* und Curcumin.

- NF-κB-Inhibitoren: *Astragalus, Bidens spp., Chelidonium majus, Cordyceps, EGCG* (Grüner Tee), *Eupatorium perfoliatum, Forsythia suspensa, Glycyrrhiza, Houttuynia cordata*, Luteolin, *Olea europaea, Paeonia lactiflora, Polygonum cuspidatum, Polygala tenuifolia, Pueraria lobata, Punica granatum, Salvia miltiorrhiza, Schisandra chinensis, Scutellaria baicalensis, Withania somnifera* und *Zingiber officinalis.*

- MMP-9-inhibitoren: *Cordyceps, Olea europaea, Polygonum cuspidatum, Punica granatum, Salvia miltiorrhiza, Scutellaria baicalensis* und die Supplemente EGCG und NAC.

- Hyaluronidase-Inhibitoren (reduzieren/hemmen den Abbau von Knorpel-/Kollagengewebe): *Echinacea angustifolia* (hohe kontinuierliche Dosierungen), *Areca catechu, Lycopus spp., Scutellaria baicalensis, Withania somnifera,* die Kräutermischung *Triphala guggulu*, jedwede Pflanzen, die Rosmarinsäure enthalten (z. B. Zitronenmelisse und Rosmarin) sowie die Supplemente Quercetin, Curcumin und Gerbsäure.

- Aggrekanase-Inhibitoren (schützen Kollagengewebe vor Abbau): *Aralia cordata, Camellia sinensis* (EGCG), *Cimicifuga heracleifolia*, eine Mischung aus *Clematis mandshurica, Polygonum cuspidatum, Prunella vulgaris* und *Tricosanthes kirilowii*, die TCM-Rezeptur *SiMiaoFang*, die sich aus folgenden Kräutern zusammensetzt: *Pellodendri Chinese cortex, Atractylodis*-Rhizom, *Coicis*-Samen und *Achyranthis bidentatae radix* sowie die Supplemente Curcumin, EGCG, Luteolin, Chondroitinsulfat und Glukosamin.

Endothelschutz

Polygonum cuspidatum-Wurzel als Pulver, Tinktur oder Tabletten.

• Pulver: 1 TL bis 1 EL Wurzelpulver, drei Mal täglich. Mit einer niedrigen Dosis beginnen und diese schrittweise erhöhen, oder …

• Tinktur: ¼ bis 1 TL, drei bis sechs Mal täglich, oder …

• Tabletten: In der Regel trägt das Behältnis die Aufschrift „Resveratrol". Es handelt sich dabei um Staudenknöterichwurzel-Präparate, deren Resveratrol-Konzentration standardisiert ist. *Hinweis:* Benutzen Sie kein Resveratrol, das aus Trauben gewonnen wurde, da es kaum wirksam ist. Hier einige Anmerkungen bezüglich der Dosierung von Tabletten:

Als ich die erste Ausgabe dieses Buches verfasst habe, war die einzige Quelle, die ich für standardisierte Staudenknöterichtabletten ausfindig machen konnte, die Marke *Source Naturals*. Diese Tabletten enthalten 500 Milligramm pro Tablette. Allerdings waren die Angaben auf der Pillenbox irreführend – ich bekam deshalb Hunderte E-Mails. Hier werden als Darreichungseinheit 2 Tabletten angegeben – daher steht auf dem Etikett 1 Gramm (1000 Milligramm) – diese Grammangabe ergibt sich durch Multiplikation von 500 Milligramm mit dem Faktor 2. Jede Einheit enthält insgesamt 8 Prozent Resveratrole (es gibt mehrere davon), davon 20 Milligramm Resveratrol. Außerdem sind 5 Milligramm Rotweinextrakt enthalten (*… machen Sie sich darüber keine Sorgen*). Diese Dosierung zeigt eine gute Wirkung. Bei Anwendung von Resveratrol eines anderen Herstellers sollte die Resveratrol-Konzentration in diesem Bereich liegen. Das Produkt von *Source Naturals* zeigte bei den meisten Patienten eine gute Wirkung, aber … einige Patienten bemerkten eine Reihe von unangenehmen Nebenwirkungen dieses Produkts. Nachdem sie auf Resveratrol eines anderen Herstellers umgestellt hatten (z. B. *Paradise Herbs*), verschwanden die Nebenwirkungen.

Zytokin-Remodulation

Kombination aus *Salvia miltiorrhiza*-Tinktur und *Scutellaria baicalensis*-Tinktur (1:1): 1 TL, drei Mal täglich.

Kollagenschutz

• *Great Lakes Gelatin Powder* (Gelatinepulver). Ich bevorzuge Gelatine, die aus Schweinen produziert wurde, allerdings ist jede Gelatineart wirksam: 1 EL, einmal täglich.

- Vitamin C: 1000 bis 3000 Milligramm täglich. Ich benutze hauptsächlich ein Brausepulver.
- Selen: 200 Mikrogramm täglich.
- Andere Supplemente können ebenfalls enorm hilfreich sein: Siehe hierfür das nachfolgende erweiterte Protokoll/Repertorium. Knochenbrühe, die *Echinacea angustifolia*-Tinktur sowie die Kräuteraufguss-Kombination sind vermutlich am stärksten wirksam.

Immunremodulation

Hinweis: Alle Tinkturen können zu einer einzigen Rezeptur kombiniert werden. Dabei muss nur die Dosis der Kombination entsprechend angepasst werden.

Withania wird am besten als Pulver eingenommen – homöopathisches „Bio-Salz" (z. B. *Bioplasma)* kann hilfreich sein (Dosierung siehe Beipackzettel).

1. *Uncaria tomentosa*-Borke

- Pulver: 1 TL, drei Mal täglich, oder …
- Tinktur: ¼ bis ½ TL, drei Mal täglich, oder …
- Tabletten/Kapseln: 1 bis 4 500 Milligramm Tabletten/Kapseln, drei Mal täglich.

2. *Cordyceps*-Myzel

- Pulver: 1 TL bis 1 EL, drei Mal täglich, oder …
- Tinktur: ½ bis 1 TL, drei Mal täglich.

3 *Withania somnifera*

- Pulver: ½ TL am Morgen, 1 TL am Abend vor dem Zubettgehen.

4. *Eleutherococcus senticosus* (1:5-Rezeptur, nicht die 1:1-Rezeptur)

- Tinktur: ½ TL, drei Mal täglich.

5. *Glycyrrhiza*

- Tinktur: ¼ TL, drei Mal täglich.

Mittel gegen Spirochäten

Andrographis-Kapseln: Mit einer niedrigen Dosis beginnen und diese schrittweise erhöhen. Ich empfehle zu Beginn 600 Milligramm (z. B. 1 Kapscl cincr 1200 Milligramm Rezeptur), drei Mal täglich, für eine Woche. Sind bis dahin keine Nebenwirkungen aufgetreten, wird die Dosis auf 2 Kapseln, drei Mal täglich erhöht. *Bitte beachten Sie die Nebenwirkungen des Krauts:* Unangenehme allergische Reaktionen können auftreten.

Neuroborreliose

Bei Neuroborreliose sollten unbedingt nachfolgende Kräuter dem Protokoll hinzugefügt werden:

Uncaria rhynchophylla

• Tinktur: ½ bis 1 TL, drei- bis sechs Mal täglich, je nach Schwere der Gehirninfektion.

Beispiel eines wirksamen Neuroborreliose-Protokolls

(Das nachfolgende Protokoll kann nach Bedarf modifiziert werden. Bitte lesen Sie hierzu den Abschnitt zum Kernprotokoll.)

• *Polygonum cuspidatum*-Tinktur: ½ TL, drei bis sechs Mal täglich.

• *Salvia miltiorrhiza/Scutellaria baicalensis*, Tinkturkombination: 1 TL, drei Mal täglich.

• *Cordyceps/Eleutherococcus/Uncaria tomentosa*, Tinkturkombination (1:1:1): 1,5 TL, drei Mal täglich.

• *Glycyrrhiza*-Tinktur: ¼ TL, drei Mal täglich.

• *Uncaria rhynchophylla*-Tinktur: ½ bis 1 TL, drei bis sechs Mal täglich.

• *Withania somnifera*-Pulver: ½ TL am Morgen; 1 TL am Abend vor dem Zubettgehen.

• *Andrographis*: 1 bis 2 600-Milligramm-Kapseln, drei bis sechs Mal täglich.

• Tryptophan: 1500 Milligramm, drei Mal täglich.

• *Great Lakes Gelatin Powder*: 1 EL am Morgen, aufgelöst in Saft oder Wasser.

• Vitamin C: 1000 bis 3000 Milligramm täglich.

• Selen: 200 Mikrogramm täglich.

Das erweiterte Repertorium

Ein Kräuter-Repertorium ist eine Möglichkeit, ein Protokoll für spezifische Erkrankungskomplexe weiter zu verfeinern. Jede Abteilung des Repertoriums dient dazu, eine bestimmte Symptomdynamik bekämpfen. Wenn Sie zum Beispiel eine Lyme-Borreliose mit schweren Angstzuständen haben, wenden Sie das Kernprotokoll an und ergänzen es durch Eisenkraut (*Verbena officinalis*).

Infektionsprävention

• In endemischen Gebieten: 1000 Milligramm *Astragalus* täglich, das ganze Jahr hindurch.

• Während der Zeckensaison: 3000 Milligramm *Astragalus* täglich.

• Großzügige Anwendung von natürlichen Antizeckenmitteln zur Vorbeugung von Zeckenbefall im Freien.

• Bei Zeckenstich: Die Zecke entfernen, die Tinktur großzügig auf die Stichstelle auftragen, einen Klecks feuchten Bentonit daraufgeben, mit einem leichten Baumwollverband bedecken, den Verband zwölf oder 24 Stunden belassen – erfahrungsgemäß scheint diese Maßnahme fast immer eine Infektion zu verhindern.

• Bei Zeckenstich: Homöopathische Ledum-1M-Globuli, drei Mal täglich, drei Tage lang – erfahrungsgemäß profitieren manche Betroffene von einer günstigen Wirkung.

• Bei Hautausschlag: Homöopathische Apis-30C-Globuli, drei Mal täglich, drei Tage lang – und das Kernprotokoll anwenden.

Erweitertes Kollagenschutz-Protokoll

Sie können das Kollagenschutz-Protokoll nach Belieben wie beschrieben ergänzen. Das schafft wirksame Abhilfe. Je stärker Ihre Kollagenstrukturen geschädigt sind, umso mehr benötigen Sie von den nachfolgend gelisteten Rezepturen/Supplementen. Nehmen Sie so viel davon ein, wie Sie vertragen.

• Vitamin-B-Komplex: täglich, der Komplex sollte Vitamin B5, B6, B12 und Folsäure enthalten.

• Vitamin E: 400 bis 800 IE täglich.

- Zink: 25 bis 50 Milligramm, einmal täglich.
- Kupfer: 2 bis 3 Milligramm täglich (bei bekannter Kupfertoxizität kontraindiziert!).
- Hyaluronsäure: 1 EL täglich (das kann wirklich sehr gut helfen!).
- Knochenbrühe: Knochen vom Rind eignen sich am besten, allerdings riechen sie unangenehm. Huhn, Schwein, Elch und Bison können alternativ verwendet werden – Rezepte finden Sie im Internet.
- Starker Auszug (Infusion) aus Nessel, Schachtelhalm, Saat-Hafer, Petersilie: Geben Sie jeweils 1 EL in 1 Liter heißes Wasser, vier Stunden köcheln lassen, täglich 1 Liter davon trinken.
- *Echinacea angustifolia*-Tinktur (**nicht** *E. purpurea*): 1 TL, drei bis sechs Mal täglich.
- Propolis, Gelée Royale, Bienenbrot: jeweils 1 TL, einmal täglich
- Kiefernpollen-Tinktur: ¼ TL, zwei Mal täglich.
- Lebertran (oder in fermentierter Form, wenn Sie den Geschmack ertragen): 1 TL, zwei Mal täglich.
- *Pueraria lobata*-Tinktur: ½ TL, drei Mal täglich.

Bei Neuroborreliose

Kernprotokoll plus...

A – spezifisch:

1. *Uncaria rhynchophylla*-Tinktur: ½ bis 1 TL, drei bis sechs Mal täglich, je nach Schwere der Hirninfektion. *Hinweis:* absolut notwendig bei einer Neuroborreliose!

2. Tryptophan: 1500 Milligramm, drei Mal täglich. *Hinweis:* Lindert die Gehirnentzündung und zahlreiche psychische/physiologische Symptome.

B – bei schwerem Befall des ZNS:

1. *Scutellaria baicalensis*-Tinktur: Erhöhung der aktuellen Dosierung möglich, plus ...

2. *Chelidonium majus* (Schöllkraut)-Tinktur: ¼ TL, drei Mal täglich, plus ...

3. *Pueraria lobata* (Kudzu)-Wurzel-Tinktur: ¼ TL, drei bis vier Mal täglich.

4. NAC kann auch helfen: 2000 Milligramm, zwei Mal täglich, ebenso …

5. *Leonurus cardiaca* (Echtes Herzgespann)-Tinktur aus der frischen Pflanze: ¼ bis ½ TL, bis zu sechs Mal täglich.

C – bei Gesichtslähmung:

1. Spezifisch: *Stephania*-Tinktur (alle Arten): ½ TL, drei Mal täglich.

2. Spezifisch: *Pueraria lobata* (Kudzu)-Tinktur: ½ TL, drei Mal täglich.

3. Falls hartnäckig: Akupunktur.

4. Unterstützend: Vitamin B12: 1000 Mikrogramm täglich – auf 500 Mikrogramm reduzieren, wenn die Symptome abklingen.

D – zur Verringerung von Borrelien-assoziierten Neurotoxinen (z. B. Chinolinsäure):

1. *Sida cordifolia*-Tinktur: 5 bis 40 Tropfen, bis zu drei Mal täglich und/oder …

2. *Angelica sinensis*-Tinktur: ¼ bis ½ TL, drei Mal täglich und/oder …

3. Melatonin: 3 bis 9 Milligramm täglich.

4. Das bereits im Kollagenprotokoll enthaltene Selen senkt die Belastung mit Neurotoxinen.

E – wenn sich das Gehirn „toxisch anfühlt":

1. *Centella asiatica:* 500 Milligramm, zwei Mal täglich oder ¼ TL Tinktur, zwei Mal täglich. *Hinweis:* Kann Kopfschmerzen verursachen.

F – bei Energiemangel im Gehirn:

1. Acteyl-L-Carnitin: 500 Milligramm, zwei Mal täglich. *Hinweis:* Kontraindiziert bei Krämpfen.

G – bei „Gehirndruck":

1. *Pueraria lobata* (Kudzu)-Tinktur: ¼ bis ½ TL, drei Mal täglich.

H – zur Remyelinisierung von Nerven:

1. *Salvia miltiorrhiza:* Erhöhung der Dosierung auf das Zwei- bis Dreifache möglich und/oder …

2. *Uncaria rhynchophylla*: Erhöhung der aktuellen Dosierung möglich und/oder …

3. *Withania somnifera:* Erhöhung der aktuellen Dosierung möglich und/oder …

4. *Eupatorium perfoliatum* (Durchwachsener Wasserdost): heißer Tee, drei bis vier Mal täglich.

I – bei Tremor (Zittern):

1. *Sida acuta* (oder äquivalente Spezies): 5 bis 40 Tropfen, drei Mal täglich und/oder …

2. *Scutellaria baicalensis:* Erhöhung der aktuellen Dosierung möglich und/oder …

3. *Mucuna pruriens* (L-Dopa-Vorstufe): 500 Milligramm, einmal täglich morgens und/oder …

4. Gabapentin (rezeptpflichtig): siehe Beipackzettel.

J – Gedächtnis-/kognitive Störung, Wortfindungsstörung, Benommenheit:

1. Phosphatidylserin: 100 Milligramm, drei Mal täglich und/oder …

2. *Ginkgo biloba*, standardisiert: 150 Milligramm, zwei Mal täglich und/oder …

3. *Centella asiatica* (Indischer Wassernabel, *Gotu Kola*): 500 Milligramm, zwei Mal täglich, oder Tinktur: ¼ TL, zwei Mal täglich (kann Kopfschmerzen verursachen) und/oder …

4. Taurin: 125 Milligramm, drei Mal täglich.

5. Einige der nachfolgenden Kräuter/Supplemente können hilfreich sein:

• Phosphatidylcholin: 500 Milligramm, drei Mal täglich.

• *Cordyceps*-Pulver: 1 TL bis 1 EL, drei Mal täglich.

• *Pueraria lobata* (Kudzu-Wurzel): 500 bis 1000 Milligramm, drei Mal täglich oder ¼ bis ½ TL Tinktur, drei Mal täglich.

• *Polygala senega* (Klapperschlangenwurzel)-Tinktur: 30 Tropfen, drei Mal täglich.

• *Hericium erinaceus* (Igel-Stachelbart): 1 TL Pulver, drei Mal täglich.

• Pycnogenol (nur Extrakt von der Borke der französischen Seekiefer): 100 Milligramm, einmal täglich.

- Vitamin D3: 5000 bis 10 000 IE täglich.
- *Bacopa monnieri* (insbesondere zur Unterstützung des Kurzzeitgedächtnisses): 500 Milligramm, zwei Mal täglich …
- Homöopathische Kalium phosphoricum 30C-Globuli: 4 Globuli täglich.

K – bei Hypoperfusion (Minderdurchblutung) des Gehirns:

1. *Ginkgo biloba*-Tinktur, standardisiert: ¼ TL, drei Mal täglich, oder standardisierte Kapseln: 125 Milligramm, drei Mal täglich.

L – bei Nervenschmerzen:

1. *Chelidonium majus* (Schöllkraut)-Tinktur: ¼ TL, drei Mal täglich und/oder …
2. *Pueraria lobata* (Kudzu)-Wurzel-Tinktur: ½ TL, drei bis vier Mal täglich und/oder …
3. *Melissa officinalis* (Zitronenmelisse)-Tinktur: ½ TL, drei bis vier Mal täglich und/oder …
4. Homöopathische Kalium phosphoricum 30C Globuli: 4 Globuli täglich.

M – bei „surrendem" oder „elektrischem Gefühl" in den Nerven:

1. *Sida acuta* (oder äquivalente Spezies)-Tinktur: 5 bis 40 Tropfen, drei Mal täglich.

N – bei Epilepsie/Krämpfen:

1. *Uncaria rhynchophylla:* Erhöhung der Dosierung auf bis zu 1 EL, sechs Mal täglich, je nach Schwere der Krämpfe und zusätzlich …
2. *Gastrodia elata*-Tinktur: ¼ bis ½ TL, drei bis sechs Mal täglich.
3. *Salvia miltiorrhiza* kann auch Abhilfe schaffen: Erhöhung der Dosierung auf 1 EL, je nach Schwere der Krämpfe, drei bis sechs Mal täglich und/oder …
4. Cannabisöl oder ein äquivalentes Öl, variable Dosierung und/oder …
5. *Cryptolepis sanguinolenta*-Tinktur kann auch helfen: ½ TL, drei bis sechs Mal täglich und/oder …
6. Taurin hilft manchmal: 125 Milligramm, drei Mal täglich.
7. Weihrauch, ätherisches Öl: topische Anwendung an den Schläfen und der Schädelbasis, täglich, kann die Schwere der Krämpfe lindern.

O – bei temporären Schlaganfällen auf der linken Seite:

1. *Salvia miltiorrhiza*: Dosierung auf bis zu 1 TL sechs Mal täglich erhöhen und/oder …

2. *Uncaria rhynchophylla*: Dosierung auf bis zu 1 TL sechs Mal täglich erhöhen und/oder …

3. *Ginkgo biloba*-Tinktur (standardisiert): 1 TL, drei bis sechs Mal täglich, oder standardisierte Kapseln: 600 Milligramm, drei Mal täglich.

P – bei Subarachnoidalblutung:

1. Melatonin: 3 bis 9 Milligramm täglich.

Q – hemmungslose Wutanfälle:

1. *Uncaria rhynchophylla*: Dosierung auf bis zu 1 TL sechs Mal täglich erhöhen und/oder …

2. *Cryptolepis sanguinolenta*-Tinktur: ½ TL, drei bis sechs Mal täglich und/oder …

3. Tryptophan: 1000 bis 1500 Milligramm, drei Mal täglich.

R – Verhaltensauffälligkeiten bei Kindern:

1. Dimethylglycin: 125 bis 375 Milligramm, zwei Mal täglich und/oder …

2. *Uncaria rhynchophylla*: ¼ bis ½ TL, drei Mal täglich.

3. Tryptophan: 1000 bis 1500 Milligramm, drei Mal täglich.

S – bei dem Gefühl, „das Gehirn würde in Flammen stehen“:

1. Homöopathische Gelsenium 30C-Globuli, 4 Globuli, vier Mal täglich.

T – bei OCD (Zwangsstörungen):

1. Inositol: 600 Milligramm, zwei Mal täglich und/oder …

2. Vitamin D3: 5000 bis 10 000 IE täglich und/oder …

3. Lebertranöl: 1 TL, zwei Mal und/oder …

4. Dimethylglycin: 125 bis 375 Milligramm, zwei Mal täglich und/oder …

5. Zeolith, flüssig: 15 Tropfen, drei bis vier Mal täglich, oder Pulver: 2 gehäufte TL täglich oder 3 Kapseln, drei Mal täglich.

U – zur Wiederherstellung der Nervenstrukturen fügen Sie nervenwachstumsstimulierende Kräuter hinzu:

1. *Polygala senega* (Klapperschlangenwurzel)-Tinktur: 30 Tropfen, drei Mal täglich und/oder …

2. *Hericium erinaceus* (Igel-Stachelbart)-Pulver: 3 bis 8 Gramm täglich oder 1 TL Tinktur, drei bis vier Mal täglich.

V – bei Schweregefühl in den Gliedmaßen:

1. *Centella asiatica* (Indischer Wassernabel, *Gotu Kola*): 500 Milligramm oder ¼ TL Tinktur, zwei Mal täglich.

W – bei Schluckbeschwerden:

1. *Ailanthus altissima*-Tinktur: 5 bis 10 Tropfen, vier Mal täglich.

Bei Angstzuständen, Panik und extremer Angst

A – Allgemein:

1. *Pulsatilla* (Kuhschellen)-Tinktur: 10 Tropfen, stündlich, so lange wie nötig und/oder …

2. *Leonurus cardiaca* (Echtes Herzgespann)-Frischpflanzentinktur: ¼ bis ½ TL, sechs Mal täglich und/oder …

3. *Corallorhiza maculata* oder äquivalente Spezies: 30 Tropfen (ganze Pipette), sechs Mal täglich und/oder …

4. *Scutellaria baicalensis*-Tinktur: ¼ bis ½ TL, drei Mal täglich und/oder …

5. *Verbena officinalis* (Echtes Eisenkraut)-Tinktur: 30 Tropfen, sechs Mal täglich und/oder …

6. *Uncaria rhynchophylla*-Tinktur: 30 Tropfen, sechs Mal täglich und/oder …

7. Tryptophan: 1000 bis 1500 Milligramm, drei Mal täglich.

8. *Sambucus* (Holunder)-Blütentee über den Tag verteilt kann hilfreich sein.

Bei hartnäckiger Ängstlichkeit

A – Allgemein:

1. Homöopathische Aconitum 30C-Globuli: 4 Globuli aufgelöst in einer halben Tasse Wasser, über den Tag verteilt trinken.

Bei Schlafstörungen

A – Allgemein:

1. Melatonintropfen: gemäß den Angaben des Herstellers, eine Stunde vor dem Zubettgehen und/oder …

2. *Withania somnifera* (Ashwagandha)-Tinktur: ½ TL, eine Stunde vor dem Zubettgehen, oder Pulver oder Kapseln: 1 Gramm, vor dem Zubettgehen und/oder …

3. *Scutellaria baicalensis*-Tinktur: ½ bis 1 TL, drei Mal täglich und/oder …

4. *Leonurus cardiaca* (Echtes Herzgespann)-Frischpflanzentinktur: 8 Milliliter (…ja, das ist korrekt so!) mit etwas Flüssigkeit kurz vor dem Zubettgehen einnehmen (falls Melatonin nicht hilft) und/oder …

5. *Suan Zao Rhen Tang,* Tabletten der Marke *Plum Flower*: 5 Tabletten kurz vor dem Zubettgehen und/oder …

6. *Te Xiao Zao Ren An Mian Pian* (*Sleepeace*)-Tabletten: 5 Tabletten kurz vor dem Zubettgehen und/oder …

7. Glycin: 125 bis 375 Milligramm täglich und/oder …

8. Tryptophan: 1000 Milligramm, Tabletten kurz vor dem Zubettgehen und/oder …

9. Gabapentin (rezeptpflichtig), nach ärztlicher Verordnung.

B – bei Durchschlafstörungen, nächtlichem Erwachen:

1. Phosphatidylserin: 100 Milligramm, drei Mal täglich und/oder …

2. *Withania somnifera* (Ashwagandha): ½ TL Tinktur, eine Stunde vor dem Zubettgehen, oder Pulver oder Kapseln: 1 Gramm, eine Stunde vor dem Zubettgehen und/oder …

3. *Schisandra chinensis*-Tinktur: ½ TL kurz vor dem Zubettgehen.

4. *Cannabis* (ärztliche Verordnung), verschiedene Rezepturen.

Bei Depression

A – Allgemein:

1. Kernprotokoll, plus …

2. *Eleutherococcus*, 1:1-Rezeptur: ¼ bis ½ TL, drei Mal und/oder …

3. Melatonin: 3 bis 9 Milligramm täglich und/oder …

4. *Mucuna pruriens*: 500 Milligramm, einmal täglich am Morgen und/oder …

5. *Leonurus cardiaca* (Echtes Herzgespann)-Frischpflanzentinktur: ¼ bis 1 TL, nach Bedarf und/oder …

6. *Corallorhiza maculata* (oder Äquivalent): ½ bis 1 TL, sechs Mal täglich und/oder …

7. SAME: 200 Milligramm, ein bis zwei Mal täglich und/oder …

8. Tryptophan: 1000 bis 1500 Milligramm, drei Mal täglich.

9. *Mitragyna speciosa* (Kratombaum)-Pulver: ½ TL, aufgelöst in warmem Wasser, ein bis drei Mal täglich (kann Nervosität verursachen).

Bei Rückfallfieber

A – Schutz der roten Blutkörperchen:
1. *Sida acuta* (oder äquivalente Spezies)-Tinktur: 5 bis 40 Tropfen, drei Mal täglich.

B – Milz- und/oder Lymphknotenschutz:
1. *Salvia miltiorrhiza* (wenn Sie das Kraut nicht bereits einnehmen): ½ TL, drei Mal täglich. *Hinweis:* Dosierung kann bei schweren Milzschäden auf bis zu 1 TL, sechs Mal täglich erhöht werden.

C – Leberschutz:
1. *Silybum marianum* (Mariendistelsamen), standardisiert: 1200 Milligramm, drei Mal täglich.

D – für zusätzlichen Endothelschutz, falls nötig:
1. EGCG (Katechine aus Grüntee)-Kapseln: Versuchen Sie ein Supplement mit mindestens 80 Prozent Polyphenolen und etwa 50 Prozent EGCG zu bekommen. Ein Supplement mit natürlichen Flavonoiden aus grünem Tee wäre noch besser. Der Dosisbereich liegt bei 400 bis 800 Milligramm täglich. Bei der Behandlung von *Rickettsiae*-bedingten Endothelzellschäden können

Sie die Wirksamkeit des Präparats erhöhen, wenn zusätzlich täglich 1200 Milligramm Quercetin eingenommen werden – beides gleichzeitig morgens.

Hinweis: In einer Tasse Grüntee stecken etwa 100 Milligramm EGCG. Ich kann mir vorstellen, dass das Trinken von grünem Tee über den Tag verteilt empfehlenswert ist und eine bessere Bioverfügbarkeit ermöglicht.

E – bei Herxheimer-Reaktionen:

Hinweis: Diese können bei Rückfallfieber-Episoden schwerwiegend sein. Siehe hierzu die Empfehlungen bei Herxheimer-Reaktionen auf S. 273.

F – bei septischem Schock:

1. Sie finden eine umfassende Beschreibung der Dynamiken bei Sepsis und des septischen Schocks in meinem Buch *Borreliose Koinfektionen: Babesia, Ehrlichia und Anaplasma, Mycoplasma, Bartonella* (Herba Press, 2020). Beim Sepsis-Protokoll sind hohe Dosierungen nötig, um den Zustand beherrschbar zu machen. Das nachfolgende Protokoll sollte eingehalten werden, bis sich der Zytokinsturm gelegt hat. Das Kernprotokoll sollte bis auf den Japanischen Staudenknöterich unterbrochen werden – stattdessen sollten die nachfolgenden Maßnahmen benutzt werden.

2. Tinkturkombination aus *Angelica sinensis* und *Astragalus spp.:* 1:1, 1 EL pro Stunde.

3. *Salvia miltiorrhiza*-Tinktur: 1 EL pro Stunde.

4. Tinkturkombination aus *Pueraria lobata* (Kudzu) und *Cordyceps spp.*: 1:1, 1 EL pro Stunde.

5. Tinkturkombination aus *Glycyrrhiza spp.* (Süßholz) und *Scutellaria baicalensis*: 1:1, 1 EL pro Stunde.

Bei verminderter Libido

A – Allgemein:

1. *Pinus* (Kiefernpollen)-Tinktur: ¼ bis ½ TL, drei Mal täglich (eine Minute im Mund behalten, dann schlucken, nicht in Wasser geben!) und/oder …

2. *Withania somnifera* (Ashwagandha)-Pulver: ½ TL am Morgen, 1 TL vor dem Zubettgehen und/oder …

3. Maca (*Lepidium meyenii*)-Pulver: 1 TL, zwei bis drei Mal täglich.

Bei Fieber

A – Allgemein:

1. *Eupatorium perfoliatum* (Durchwachsener Wasserdost): Heißer Tee nach Bedarf.

2. *Sambucus* (Holunder)-Blüten: Heißer Tee nach Bedarf.

3. *Mentha piperata* (Pfefferminze): Heißer Tee nach Bedarf.

4. *Corallorhiza maculata* oder äquivalente Spezies: 30 Tropfen (eine volle Pipette) pro Stunde, je nach Schweregrad und/oder …

5. *Achillea millefolium* (Gemeine Schafgarbe, *yarrow*): Heißer Tee nach Bedarf oder Tinktur: 10 bis 30 Tropfen nach Bedarf.

6. *Cryptolepis sanguinolenta*-Tinktur: ½ bis 1 TL, drei bis vier Mal täglich.

Bei Augenbefall

A – Spezifisch:

1. *Stephania*-Tinktur (alle Arten): ½ TL, drei Mal täglich.

2. *Stephania*-Augenwaschlösung kann auch Abhilfe schaffen; Zubereitung siehe *Materia Medica.*

B – Unterstützend:

1. Vitamin C: 1000 Milligramm, drei Mal täglich (Brausetabletten) und …

2. Zink: 25 bis 50 Milligramm täglich und …

3. Lutein: 50 Milligramm, drei Mal täglich und …

5. Heidelbeere: 500 Milligramm, zwei Mal täglich und/oder …

6. *Schisandra chinensis*-Tinktur: ¼ bis ½ TL, drei Mal täglich.

C – bei Mouches Volantes:

1. *Stephania*-Tinktur (alle Arten): ½ TL, drei Mal täglich und/oder …

2. Chlorella: 1 EL, drei Mal täglich und/oder …

3. Zeolith, flüssig: 15 Tropfen, drei bis vier Mal täglich, oder Pulver; 2 gehäufte TL täglich oder 3 Kapseln, drei Mal täglich.

D – bei Lichtempfindlichkeit:

1. Melatonin: 3 bis 9 Milligramm täglich und…

2. *Leonurus cardiaca*: ½ TL, drei bis sechs Mal täglich und/oder …

3. *Hericium erinaceus*-Tinktur: ¼ bis ½ TL, drei Mal täglich und/oder …

4. Litschifrüchte: über den Tag verteilt essen.

Bei Schmerzen

A – Allgemein:

1. Homöopathische Bryonia 30C-Globuli: 4 Globuli, vier Mal täglich und/oder …

2. Homöopathische Arnica-Globuli: 4 Globuli, vier Mal täglich und/oder …

3. Homöopathische Hypericum-Globuli: 4 Globuli, vier Mal täglich und/oder …

4. *Corydalis*-Tinktur: ⅛ bis ¼ TL, drei bis vier Mal täglich (kontraindiziert bei Lebererkrankungen) und/oder …

5. *Monotropa uniflora*-Tinktur: ¼ bis ½ alle Stunde oder nach Bedarf und/oder …

6. *Corallorhiza maculata* oder äquivalente Spezies: ½ bis 1 TL, sechs Mal täglich und/oder …

7. *Verbena officinalis* (Echtes Eisenkraut)-Tinktur: ¼ bis 1 TL nach Bedarf und/oder …

8. *Leonurus cardiaca* (Echtes Herzgespann)-Frischpflanzentinktur: 1 TL bis 15 Milliliter (… *ja, wirklich*) mit Wasser, nach Bedarf und/oder …

9. *Pedicularis* (Läusekraut)-Tinktur: 1 TL bis 15 Milliliter (… *ja, wirklich*) mit Wasser, nach Bedarf und/oder …

10. Gabapentin (rezeptpflichtig): wie ärztlich verordnet.

B – bei schweren Schmerzen:

1. *Angelica*-Tinktur ist nützlich bei Schmerzen, insbesondere in Kombination mit *Salvia miltiorrhiza*-Tinktur: 1:1, 1 EL alle 15 Minuten; sobald die Schmerzen nachlassen, wird die Dosis und die Anwendungshäufigkeit reduziert.

Zur Histaminsenkung

A – Allgemein:
(dies hilft, die Entzündung zu lindern, verringert allergische Reaktionen und fördert die Wirksamkeit des Protokolls):

1. *Petasites hybridus* (Gewöhnliche Pestwurz): 50 Milligramm, drei Mal täglich und/oder …

2. Inositol: 600 Milligramm, zwei Mal täglich und/oder …

3. Nachfolgende Kräuter und Supplemente können hilfreich sein: *Agaricus blazei, Ailanthus altissima, Angelica sinensis, Camellia sinensis, Cichorium intybus, Cinnamum verum, Cordyceps militaris, Eleutherococcus senticosus, Forsythia koreana, Ganoderma lucidum, Houttuynia cordata, Ginkgo biloba, Glycyrrhiza glabra, Isodon japonicus, Lycopus lucidus, Magnolia officinalis, Mentha arvensis, Morus alba, Olea europaea, Oryza sativa, Paeonia suffruticosa, Perilla frutescens, Plumbago zeylanica, Polygonum cuspidatum, Polygonum tinctorium, Prunella vulgaris, Rehmannia glutinosa, Rhodiola sacra, Salvia miltiorrhiza, Salvia plebeia, Schizonepeta tenifolia, Silybum marianum, Sinomenium acutum, Solanum lyratum, Sophora flavescens, Syzygium aromaticum* und *Chaga*, Chlorella, ätherisches Lavendelöl, Propolis, Pycnogenol und Spirulina.

Bei Lyme-Arthritis

A – Allgemein:

1. Das gesamte kollagenschützende Protokoll und …

2. *Boswellia serrata*: ¼ bis ½ TL, zwei Mal täglich, oder 500 Milligramm, zwei Mal täglich und …

3. *Apium graveolens* (Sellerie-Samen)-Tinktur: ¼ bis ½ TL, drei Mal täglich (sehr wirksam) und/oder …

4. Arthritis-Tee: täglich (er wirkt wirklich sehr gut, Rezept siehe Ende des Kapitels) und/oder …

5. Lebertranöl: 1 TL, zwei Mal täglich (hilft wirklich sehr gut) und/oder …

6. Cannabinoidöl: topisch und innerlich, variable Dosierung und/oder …

7. *Dipsacus sylvestris* (Wilde Karde)-Wurzel: 10 Tropfen bis 1 TL, drei Mal täglich und/oder …

8. *Harpagophytum procumbens* (Afrikanische Teufelskralle): 1000 bis 2000 Milligramm, drei Mal täglich.

B – bei Schmerzen

1. Curcumin-Bromelain-Kombination: 400 bis 500 Milligramm, drei Mal täglich und/oder …

2. Capsaicin (in Zitronenwassergetränk, Rezept siehe Kapitelende) und/oder …

3. Kurkumapulver: ½ bis 1 TL, drei Mal täglich und/oder …

4. *Salix alba* (Silber Weide)-Rinden-Tinktur (zeigt manchmal eine hervorragende Wirkung): ½ TL, drei Mal täglich und/oder …

5. Cannaboidöl: topisch oder innerlich, variable Dosierung und/oder …

6. Tinkturkombination aus *Valeriana officinalis* (Baldrian), *Passiflora incarnata* (winterharte Passionsblume), *Piscidia spp.* (Schlafwurzel): 1:1:1, ¼ bis ½ TL, drei bis sechs Mal täglich und/oder …

7. *Monotropa uniflora* (Fichtenspargel)-Tinktur: ¼ bis ½ TL, pro Stunde oder nach Bedarf und/oder …

8. *Corallorhiza maculata* oder Äquivalent: ½ bis 1 TL, sechs Mal täglich und/oder …

9. Homöopathische Chamomilla 30C-Globuli: 4 Globuli, vier bis fünf Mal täglich und/oder …

10. Homöopathische Hypericum-Globuli: 4 Globuli, vier bis fünf Mal täglich und/oder …

11. Homöopathische Arnica-Globuli: 4 Globuli, vier bis fünf Mal täglich und/oder …

12. Homöopathische Arsenicum-Globuli: 4 Globuli, vier bis fünf Mal täglich und/oder …

13. Homöopathische Rhus-toxicodendron-Globuli: 4 Globuli, vier bis fünf Mal täglich und/oder …

Bei Hautbeteiligung

A – Allgemein:

1. Kernprotokoll

B – bei trockener Haut:

1. Hyaluronsäure: 1 EL täglich und/oder …

2. *Arctium lappa* (Große Klette)-Wurzelpulver: 1 TL, drei Mal täglich und/oder …

3. Kokosnussöl: topisch, nach Belieben und…

4. Kokosnussöl: innerlich, 1 TL bis 1 EL, drei Mal täglich und/oder …

5. Lebertranöl: 1 TL, zwei Mal täglich.

C – bei Elastizitätsverlust:

1. Starker Auszug (Infusion) aus Nessel, Schachtelhalm, Saat-Hafer, Petersilie: Geben Sie jeweils 1 EL in 1 Liter heißes Wasser, vier Stunden köcheln lassen, täglich 1 Liter davon trinken.

2. *Great Lakes Gelatin Powder* (Gelatinepulver). Ich bevorzuge Gelatine, die aus Schweinen produziert wurde, allerdings ist jede andere Gelatineart genauso wirksam: 1 TL, einmal täglich.

3. Salz-Vitamin C: Dosierung an Magentoleranz anpassen.

D – bei Psoriasis (Schuppenflechte):

1. Homöopathische Rhus-toxicodendron-Globuli: 4 Globuli, sechs Mal täglich für zwei Wochen, bei Bedarf wiederholen.

E – bei übermäßigem Schwitzen:

1. *Sambucus* (Holunder)-Blatt-Tinktur: 1 bis 5 Tropfen, drei Mal täglich.

Bei Morgellons

A – Allgemein:

1. Kernprotokoll (hilft), plus …

2. *Sida acuta* (oder äquivalente Spezies)-Tinktur: 5 bis 40 Tropfen, drei bis vier Mal täglich und/oder …

3. *Cryptolepis sanguinolenta*-Tinktur: ½ bis 1 TL, drei bis vier Mal täglich und/oder …

4. Artemisinin: 100 Milligramm, drei bis vier Mal täglich plus …

5. Borax (*20 Mule Team*): innerlich und topisch (auf der Haut). Innerliche Anwendung: 2 TL mit 1 Liter Wasser mischen, 1 TL bis 1 EL, drei Mal täglich (alternativ: ⅛ TL in 600 Milliliter Wasser geben, mischen, einmal täglich). Topische Anwendung: Geben Sie die Mischung in eine Sprühflasche und besprühen Sie die betroffenen Stellen damit. Benutzen Sie Borax auch für Ihre Wäsche und geben Sie es gemeinsam mit dem Waschmittel in die Waschmaschine – das hilft vielen Betroffenen.

6. Topische Anwendung von *Andrographis*-Tinktur auf Läsionen/Stellen mit Faser-Extrusionen: Geben Sie die Tinktur in eine Schale und tragen Sie diese mit Watte direkt auf die betroffenen Stellen auf.

Bei Muskelzucken und Kribbeln, Empfindungsstörungen oder Taubheit in den Gliedmaßen

A – Allgemein:

1. Vitamin B12: 1000 Mikrogramm täglich (sobald die Symptome ausklingen wird die Dosierung auf 500 Mikrogramm reduziert) und/oder …

2. Vitamin B6: 50 Milligramm, zwei Mal täglich (sobald die Symptome ausklingen wird die Dosierung auf 25 Milligramm reduziert; bitte beachten Sie die Dosierungsempfehlungen auf dem Beipackzettel sowie die Informationen zur Toxizität, S. 509) und/oder …

3. Folsäure: 400 Mikrogramm täglich und/oder …

4. Magnesium: 200 bis 400 Milligramm, drei Mal täglich und/oder …

5. *Sida acuta*-Tinktur: 5 bis 40 Tropfen, drei Mal täglich und/oder …

6. Gabapentin (rezeptpflichtig): wie ärztlich verordnet.

B – bei Taubheitsgefühl (Empfindungsstörung)

1. *Polygonum cuspidatum* (Japanischer Staudenknöterich-Wurzel)-Tinktur: ½ TL, sechs bis zehn Mal täglich. *Hinweis:* die Tinktur ist insbesondere bei Karpaltunnel-Syndrom (Sehnenscheiden) sowie bei Epicondylitis humeri radialis (Tennisarm) hilfreich.

2. *Ginkgo biloba*-Tinktur (standardisiert): 1 TL, drei bis sechs Mal täglich, oder standardisierte Kapseln: 600 Milligramm, drei Mal täglich.

3. *Zingiber officinalis* (Kücheningwer)-Wurzel: 60 Milliliter frischer Saft vermischt mit einem Spritzer Zitrone, einer Prise Cayennepfeffer und Honig für den Geschmack, in 250 bis 300 Milliliter heißes Wasser geben, drei bis vier Tassen täglich davon trinken.

Bei Lyme-Karditis

A – bei Angina pectoris:

1. *Polygonum cuspidatum* (Japanischer Staudenknöterich-Wurzel)-Tinktur: ½ TL, drei bis sechs Mal täglich und/oder …

2. *Salvia miltiorrhiza*-Tinktur: ½ TL, drei bis sechs Mal täglich und/oder …

3. *Astragalus*: 1000 bis 4000 Milligramm, drei bis vier Mal täglich und/oder …

3. *Stephania*-Tinktur (alle Arten): ½ TL, drei Mal täglich und/oder …

4. *Crataegus oxyacantha* (Weißdorn): 120 bis 900 Milligramm, drei Mal täglich und/oder …

5. *Amni visnaga* (Bischofskraut): 250 bis 300 Milligramm, täglich und/oder …

6. L-Carnitin: 500 Milligramm, drei Mal täglich.

B – bei Herzrhythmusstörungen:

1. *Stephania*-Tinktur (alle Arten): ½ TL, drei Mal täglich und/oder …

2. *Crataegus oxyacantha* (Weißdorn): 120 bis 900 Milligramm, drei Mal täglich und/oder …

3. Taurin: 125 bis 375 Milligramm, drei Mal täglich und/oder …

4. *Leonurus cardiaca* (Echtes Herzgespann)-Frischpflanzentinktur: ¼ TL, vier Mal täglich.

C – bei Palpitationen („Herzklopfen“):

1. *Polygonum cuspidatum* (Japanischer Staudenknöterich-Wurzel)-Tinktur: ½ TL, drei bis sechs Mal täglich und/oder …

2. *Astragalus*: 1000 bis 4000 Milligramm, drei bis vier Mal täglich und/oder …

3. Flüssiges Chlorophyll: 1 EL in 600 Milliliter Wasser geben, einmal täglich trinken und/oder …

4. Cataplex E (Standard Process): Dosierung siehe Beipackzettel.

5. *Urtica dioca* (Große Brennnessel)-Blätter: Starker Auszug (Tee), 30 Gramm Kraut in 1 Liter heißes Wasser geben, über Nacht stehen lassen, über den Tag verteilt trinken.

6. Kalium- und Elektrolytwerte im Labor prüfen lassen.

D – bei Kurzatmigkeit:

1. *Polygonum cuspidatum* (Japanischer Staudenknöterich-Wurzel)-Tinktur: ½ TL, drei bis sechs Mal täglich und/oder …

2. *Astragalus*: 1000 bis 4000 Milligramm, drei bis vier Mal täglich und/oder …

3. Flüssiges Chlorophyll: 1 EL in 600 Milliliter Wasser geben, einmal täglich trinken und/oder …

4. *Cordyceps*-Pulver: 1 TL bis 1 EL, drei Mal täglich und/oder …

5. *Ailanthus altissima*-Tinktur: 10 Tropfen bis ½ TL, vier Mal täglich.

E – bei Hypotension (niedriger Blutdruck):

1. *Glycyrrhiza* (Süßholz)-Tinktur: 1 TL, sechs Mal täglich, je nach Schwere des Zustands (*Hinweis:* Nehmen Sie das Kraut in dieser Form nicht länger als 60 Tage ein) und/oder …

2. Koffein: variable Dosierung und/oder …

3. Wenn dadurch keine Wirkung erfolgt, benutzen Sie das Supplement Yohimbin: Beginnen Sie mit der auf dem Beipackzettel empfohlenen Dosierung und erhöhen Sie diese bei Bedarf schrittweise. – Bitte beachten Sie die Hinweise auf der Verpackung bzw. dem Beipackzettel!

F – bei Hypertension (Bluthochdruck):

1. Spezifisch: *Uncaria rhynchophylla*-Tinktur: ½ TL, sechs Mal täglich.

2. *Crataegus oxyacantha* (Weißdorn): 120 bis 900 Milligramm, drei Mal täglich und/oder …

3. *Leonurus cardiaca* (Echtes Herzgespann): 30 Tropfen bis 1 TL, sechs Mal täglich und/oder …

4. *Mimosa pudica*-Tinktur: 20 bis 60 Tropfen täglich. *Hinweis:* Das Kraut kann auch bei Depression, Angst, Kopfschmerzen und Nervenschäden helfen.

G. Bei Durchblutungsstörungen (kalte Gliedmaßen):

1. *Zingiber officinalis* (Ingwer)-Wurzel: 60 Milliliter frischer Saft vermischt mit einem Spritzer Zitrone, einer Prise Cayennepfeffer und Honig für den Geschmack, in 250 bis 300 Milliliter heißes Wasser geben, drei bis vier Tassen täglich davon trinken.

Bei Kopfschmerzen

A – Allgemein:

1. Das Kernprotokoll sollte enorm helfen – trotzdem nachfolgend weitere Empfehlungen.

B – bei migräneartigen Kopfschmerzen:

1. *Verbena officinalis* (Echtes Eisenkraut)-Tinktur: ¼ bis 1 TL nach Bedarf und/oder …

2. *Cannabis* oder CBD: variable Dosierung und/oder …

3. *Pueraria lobata* (Kudzu): ½ TL, drei bis vier Mal täglich, (wirkt auch präventiv) und/oder …

4. *Scutellaria baicalensis*-Tinktur: ½ bis 1 TL, drei Mal täglich, zusätzlich zur Dosierung des Kernprotokolls und/oder …

5. Lithium-Orotat: 5 bis 20 Milligramm täglich.

C – bei Kopfschmerzen am Hinterkopf:

1. *Verbena officinalis* (Echtes Eisenkraut)-Tinktur: ¼ bis 1 TL nach Bedarf und/oder …

D – bei Kopfschmerzen am Vorderkopf:

1. *Silybum marianum* (Mariendistel-Samen), standardisiert: 1200 Milligramm alle drei Stunden und/oder …

2. *Rumex crispus* (Krauser Ampfer)-Wurzeltinktur: 1 TL vor dem Zubettgehen mit etwas Wasser einnehmen und/oder …

3. Riniznusöl-Packungen/Wickel: topische Anwendung im Bereich der Leber.

Bei Fatigue

A – Allgemein:

1. Das Kernprotokoll sollte enorm helfen – trotzdem nachfolgend weitere Empfehlungen.

B – bei chronischer Fatigue (Schwäche):

1. *Eleutherococcus*-Tinktur: 1:5-Rezeptur als Tonikum, ½ TL, drei bis sechs Mal täglich. *Hinweis:* Bei schwerer Fatigue oder im Akutzustand benutzen Sie die 1:1- oder 2:1-Rezeptur, pausieren Sie alle zehn Tage. Wenn die Fatigue abklingt, auf die 1:5-Rezeptur umsteigen.

2. Chronische Fatigue-Rezeptur: siehe Rezept am Kapitelende, 30 Gramm Pulver, in Saft oder Wasser aufgelöst am Morgen und vor dem Zubettgehen einnehmen.

C – bei Nebennierenschwäche:

1. *Pinus* (Kiefernpollen)-Tinktur: ¼ bis ½ TL, drei Mal täglich (eine Minute im Mund behalten, dann schlucken, nicht in Wasser geben) und/oder …

2. *Glycyrrhiza* (Süßholz)-Tinktur: ¼ bis 1/2 TL, drei Mal täglich – *Hinweis:* Nehmen Sie die Tinktur nicht länger als 30 Tage ein – und/oder …

3. Vitamin C-Brausepulver: Dosierung an Magentoleranz anpassen und/oder …

4. Maca (*Lepidium meyenii*)-Pulver: 1 TL, zwei bis drei Mal täglich und/oder …

5. *Rhodiola*-Tinktur: 10 bis 40 Tropfen, zwei bis vier Mal täglich und/oder …

6. *Codonopsis pilosula*-Tinktur: ¼ TL, vier Mal täglich.

D – bei Schilddrüsenschwäche:

1. *Juglans nigra* (Schwarznuss)-Tinktur: 5 bis 10 Tropfen, zwei Mal täglich und/oder …

2. Selen: 200 Mikrogramm täglich und/oder …

3. Kelp (Seetang): 500 Milligramm, alle zwei Tage und/oder …

4. *Rhodiola*-Tinktur: 10 bis 40 Tropfen, zwei bis vier Mal täglich.

E – bei Mitochondrienschwäche (Energiemangel):

1. *Leonurus cardiaca* (Echtes Herzgespann)-Frischpflanzentinktur: ½ bis 1 TL, drei Mal täglich und/oder …

2. NADH: 10 bis 20 Milligramn, zwei Mal täglich.

3. D-Ribose: 1 Löffel, zwei Mal täglich, am besten in Kombination mit Apfelessig oder Magnesium-Brausepulver.

4. L-Arginin: 1000 Milligramm, drei Mal täglich.

5. Sonstiges: L-Carnitin (500 Milligramm, drei Mal täglich), Alphaliponsäure (200 bis 600 Milligramm täglich), Coenzym Q10 (60 bis 150 Milligramm täglich).

Bei Muskelschwäche

A – Allgemein:

1. Tinkturkombination aus *Pinus* (Kiefernpollen), *Aralia naudicalis, Panax quinquefolius* (Amerikanischer Ginseng): 1:1:1, ganze Pipette der Tinktur, drei Mal täglich sechs Monate (oral einnehmen, nicht mit Wasser verdünnen) und/oder …

2. L-Carnitin: 1000 Milligramm, drei Mal täglich und/oder …

3. Taurin: 500 bis 1000 Milligramm, drei Mal täglich und/oder …

4. Homöopathische Lycopodium 30C-Globuli: 4 Globuli vier Mal täglich.

Bei geschwollenen Lymphknoten

A – Allgemein:

1. *Ceanothus* (Säckelblume)-Tinktur: ¼ bis 1 TL, drei Mal täglich und/oder …

2. *Salvia miltiorrhiza*-Tinktur: 1 TL, drei Mal täglich und/oder …

3. *Phytolacca* (Kermesbeere)-Wurzeltinktur: 5 bis 10 Tropfen, zwei Mal täglich und/oder …

4. *Galium aparine* (Kletten-Labkraut)-Tinktur:, ½ TL, drei Mal täglich (insbesondere bei Knötchen und Zysten).

Bei Herxheimer-Reaktionen

A – Allgemein:

1. Flüssiges Zeolith: 15 Tropfen, drei bis vier Mal täglich, oder Pulver: 2 gehäufte TL täglich oder 3 Kapseln, drei Mal täglich – *Hinweis:* Nicht versehentlich einatmen! – und/oder …

2. Aktivkohle: 2 Kapseln, ein bis zwei Mal täglich und/oder …

3. Chlorella: 1 EL, drei Mal täglich und/oder …

4. Grüne Tonerde (innerlich): 1 EL in einem Glass Wasser aufgelöst, vor dem Zubettgehen trinken und/oder …

5. Fruchtpektin: 1 TL in Wasser aufgelöst vor dem Zubettgehen trinken und/oder …

6. Erhöhen Sie die *Ceanothus* (Säckelblume)- und *Salvia* (Salbei)-Dosierungen und/oder …

7. Epsom-Salz-Bäder: täglich und/oder …

8. Castor Oil-Packungen/Wickel: topische Anwendung im Bereich der Leber und/oder …

B – bei Herxheimer-Reaktionen im Magen-Darmtrakt:

1. Flüssiges Zeolith: 15 Tropfen, drei bis vier Mal täglich, oder Pulver: 2 gehäufte TL täglich oder 3 Kapseln, drei Mal täglich – *Hinweis:* Nicht versehentlich einatmen! – und/oder …

2. Aktivkohle: 2 Kapseln, ein bis zwei Mal täglich und/oder …

3. Chlorella: 1 EL, drei Mal täglich und/oder …

4. Zum Verzehr geeignete Kieselerde (nicht einatmen): 1 EL in einer halben Tasse Wasser auflösen, vor dem Zubettgehen trinken.

Bei multipler Chemikalienüberempfindlichkeit

A – Allgemein:

1. *Hericium erinaceus* (Igel-Stachelbart)-Tinktur: ¼ bis ½ TL, drei Mal täglich und/oder …

2. Homöopathische Nux vomica 30C-Globuli: 4 Globuli, vier Mal täglich oder nach Bedarf und/oder …

3. Melatonin: 3 bis 9 Milligramm täglich.

Verdauung

A – Allgemein:

1. Magenbitter: 5 Tropfen 15 Minuten vor den Mahlzeiten und/oder …

2. Rohe fermentierte Nahrungsmittel: als täglicher Bestandteil der Ernährung.

3. Verdauungsenzyme in Nahrungsmitteln, d. h. regelmäßiger Verzehr von Papaya, Ananas etc.

4. Betain HCL (mit oder ohne Pepsin): 500 bis 1000 Milligramm, kurz vor den Mahlzeiten.

B – bei Verstopfung:

1. Vitamin C: an Magentoleranz anpassen.

2. Magnesium: an Magentoleranz anpassen.

3. Pulvermischung aus *Rumex crispus* (Krauser Ampfer), *Arctium lappa* (Große Klette), *Althaea* (Eibisch): 1:1:1, 1 gehäufter TL in Wasser aufgelöst, vor dem Zubettgehen.

C – bei Durchfall:

1. Starker Brombeerwurzel-Auszug: 30 Gramm Kräuterdroge in 1 Liter heißes Wasser geben, zudecken und über Nacht ziehen lassen, abseihen und über den Tag verteilt trinken.

D – bei Übelkeit und Erbrechen (Nausea):

1. Homöopathische Nux vomica 30C-Globuli: 4 Globuli, pro Stunde und/oder …

2. *Mentha piperita* (Pfefferminze), ätherisches Öl: **NUR EINEN TROPFEN** auf die Zunge geben und 200 Milliliter Wasser nachtrinken.

3. *Moringa oleifera*-Pulver: 1 TL in etwas Wasser aufgelöst, drei Mal täglich.

E – bei „löcherigem Darm" (Leaky-Gut-Syndrom):

1. *Salvia miltiorrhiza*-Tinktur: 1 TL, drei Mal täglich.

2. *Althaea officinalis* (Echter Eibisch)-Wurzel: 1 TL bis 1 EL Pulver mit etwas Flüssigkeit, drei Mal täglich.

3. Kurkuma-Milch: drei Mal täglich, Rezept siehe Kapitelende.

4. Glutamin: 500 Milligramm, zwei Mal täglich.

F – bei Reizdarmsyndrom (IBS) oder Morbus Crohn
1. Frischer Saft aus Grünkohl (etwa die Größe einer durchschnittlichen Möhre), 4 frischen Breitwegerich-Blättern – wenn Sie sie nicht auf dem Markt oder bei Ihrem Gemüsehändler bekommen, suchen Sie im Garten danach. Die Pflanze heilt die Schleimhaut und verringert die Entzündung –, einer mittelgroßen Rübe, vier Stangen Sellerie, drei Möhren. Der Saft wird täglich am Morgen und nochmals vor dem Zubettgehen getrunken.

Bei Leberschmerzen, unterhalb des Brustkorbs

A – Allgemein:
1. *Salvia miltiorrhiza*-Tinktur: 1 TL, drei Mal täglich und/oder …

2. *Ceanothus* (Säckelblume)-Tinktur: ¼ bis 1 TL täglich und/oder …

3. *Schisandra chinensis*-Tinktur: ¼ bis ½ TL täglich und/oder …

B –Spezifisch:
1. *Silybum marianum* (Mariendistel-Samen), standardisiert: 1200 Milligramm alle vier Stunden.

Bei Candida-Überwucherung durch Antibiotika

A – Allgemein:
1. Caprylsäure: etwa 2163 Milligramm, 2 Kapseln, drei Mal täglich.

2. Undecansäure (Empfehlung: *Thorne Research Formula* SF722): 50 Milligramm, 2 Kapseln, drei Mal täglich.

3. Tinkturkombination aus *Chapparo amargosa* und *Chilopsis linearis*: 1:1, ½ TL, vier Mal täglich 30 Tage, Anwendung kann bei Bedarf wiederholt werden.

4. *Phellodendron* (oder eine andere Berberinpflanze)-Tinktur: ½ TL, vier Mal täglich 30 Tage, Anwendung kann bei Bedarf wiederholt werden.

B – zur Regeneration der Darmflora:
1. PB8, probiotische Acidophilus-Kapseln: 2 Kapseln täglich.

Zum Schutz der Darmgesundheit bei einer Antibiotikatherapie

A – Allgemein:

1. PB8 oder Äquivalent: 2 Kapseln täglich.

Zur Auflösung von Biofilmen

A – Allgemein:

1. Das Kernprotokoll schafft das allein – trotzdem nachfolgend einige Anwendungen:

2. Diese Kräuter und Supplemente eignen sich für diesen Zweck: *Andrographis paniculata, Houttuynia cordata, Polygonum cuspidatum, Rhodiola spp., Scutellaria baicalensis,* Apigenin sowie die Supplemente N-Acetylcystein (NAC) und Resveratrol.

3. Ebenso wirksam sind *Achillea millefolium, Achyranthes aspera, Aegle marmelos, Boesenbergia rotunda, Capparis spinosa, Cassia siamea, Chelidonium majus, Coccina grandis, Dendrophtheoe falcata, Dolichos lablab, Embelia ribes, Emblica officinalis, Epimedium brevicornum, Glycyrrhiza spp., Juniperus spp., Lonicera spp., Malus pumila, Melaleuca alternifolia, Mentha piperata, Nigella sativa, Paeonia lactiflora, Piper sarmentosum, Plectranthus barbatus, P. ecklonii, Rhodomyrtus tomentosa, Rosmarinus officinalis, Salvadora persica, Sclerocarya birrea* (Rinden-Dekokt), *Zingiber,* die Komponente der China-Rezeptur *Baifuqing*, berberinhaltige Pflanzen, die China-Rezeptur *TanReQing* und die Supplemente Piperin, Gelée Royal sowie Curcumin.

Rezepte

Die nachfolgenden Rezepturen werden im erweiterten Protokoll genannt und müssen selbst hergestellt werden.

Natürliches Antizeckenmittel

Die Mischung ist in 99 Prozent der Fälle gegen Zecken wirksam, die Borrelien in sich tragen (… wirklich!).

Zutaten: Jeweils ½ TL der ätherischen Öle von *Rhododendron tomentosum* (bitte nicht alternativ *Rhododendron anthopogon* benutzen. Das Kraut wirkt nicht!), *Tagetes minuta, Chmaecyparis nootkatensis, Artemisia absinthium, Myrica gale* (Gagalestrauch), *Juniperus virginia, Eucalyptus citriodora* (Zitroneneukalyptus) und *Origanum majorana* (Majoran). *Hinweis: Origanum vulgare*, der im Volksmund Oregano genannt wird, ist auch, aber etwas schwächer wirksam.

Zubereitung: Die ätherischen Öle (insgesamt 4 TL) in 240 Milliliter reinen Kornalkohol (95 Prozent Alkohol) oder einen ähnlich starken Alkohol geben. Manche lokale Regierungen in den USA sind der Meinung, die Bevölkerung sollte aufgrund ihrer schlechten Manieren zu Collegezeiten keinen Zugang zu so hochprozentigem Alkohol haben *(… nacktes Tanzen auf dem Dach eines Polizeiwagens ist indiskutabel. Sohn, ich bin enttäuscht!)* Mischen Sie alles gut und gießen Sie das Ganze in eine gut verschließbare braune Glasflasche, die sie lichtgeschützt aufbewahren.

Die einzelnen Öle wehren Zecken mit einer Effektivität von 50 bis 95 Prozent ab (sie wirken auch sehr gut gegen Kriebelmücken). Kombiniert sind sie zu 99 Prozent effektiv.

Anwendung: Ich benutze ein braunes Glasfläschchen, das etwa 30 Milliliter fasst, und schraube einen passenden Sprühaufsatz darauf. Das Mittel wird auf die Haut gesprüht, dabei können Sie es so häufig wie nötig und nach Belieben während der Zeckensaison anwenden – vor allem wenn Sie das Haus verlassen.

Verfügbarkeit und Kosten der Öle: Alle angeführten Öle sind problemlos via Internet erhältlich. Sie sind nahezu alle bezahlbar und man kann sehr viele Chargen Antizeckenmittel damit herstellen. Allerdings ist *Ledum palustre* eine Ausnahme, da es sehr teuer ist. Trotzdem ist es wichtig für die Wirkung des Sprays, da es die höchste Abwehrrate aufweist (95 Prozent). Seien Sie nicht zu sparsam! *(Epitaph auf einem Grabmal: Ich habe das teure Öl von der Liste gestrichen.)* Pro Saison kostet Sie das Abwehrspray etwa 120 Euro, wenn Sie es für sich und Ihre Familie verwenden – manchmal hält der Vorrat sogar doppelt so lange. So teuer ist die Sache am Ende dann doch nicht.

Arthritis-Tee

Diese Teemischung hilft sehr wirksam gegen Entzündungen und Schmerzen. Obendrein schmeckt der Tee recht gut.

Zutaten: 500 Gramm getrocknete, zerkleinerte und gesiebte (d. h. nicht im Ganzen oder pulverisiert) Kräuter: Brennnessel, Schachtelhalm, Löwenzahnblätter, Pfefferminzblätter, Selleriesamen, Kurkuma, Teufelskralle und Echtes Mädesüß.

Zubereitung und Anwendung: Alle Zutaten gut vermischen. 120 Gramm Kräutermischung in 3,5 Liter fast kochendes Wasser geben, zugedeckt über Nacht ziehen lassen. Drei bis vier Tassen täglich davon trinken.

Nebenwirkungen: Vermehrter Harndrang … trinken Sie den Tee nicht kurz vor dem Zubettgehen.

Capsaicin-Zitronen-Tee

Zutaten: Saft von ½ bis 1 Zitrone, 1 Prise Cayennepfeffer.

Zubereitung und Anwendung: Zitronensaft und Cayennepfeffer in 180 bis 240 Milliliter heißes Wasser geben, so oft wie nötig trinken.

Kurkuma-Milch

Die Mischung kann häufig bei Leaky-Gut-Syndrom Abhilfe schaffen, wenn sie über einen längeren Zeitraum regelmäßig getrunken wird.

Zutaten: 1 Dose Kokosnussmilch mit 120 Milliliter Wasser (manche benutzen einfach Bio-Milch), 1 bis 2 TL Kurkumapulver, 1 TL Zimtpulver, Wildblütenhonig in Bio-Qualität oder Ahornsirup (für den Geschmack), ⅛ TL schwarzer Pfeffer (unterstützt die Aufnahme von Kurkuma im Darm), 1 Prise Cayennepfeffer.

Zubereitung: Alles in einen Mixer geben und zu einer homogenen Masse verarbeiten, dann auf dem Herd wärmen (nicht kochen lassen).

Anwendung: Sobald die Milchmischung warm ist, sofort trinken, einmal täglich 30 Tage.

Rezeptur bei chronischer Fatigue

Diese Rezeptur hilft spezifisch bei chronischer Fatigue – insbesondere bei chronischer Erschöpfung.

Zutaten und Zubereitung der Pulvermischung:
Alle Kräuter werden in Pulverform verwendet.

1. Jeweils zwei Teile Spirulina, Mariendistel-Samen, Süßholz, *Astragalus*, Löwenzahnwurzel, Brennnesselblätter.
2. Jeweils ein Teil Chlorella, Große Klette-Wurzel, Ashwagandha, *Eleutherococcus*, Blasentang, getrockneter Weizengrassaft.
3. Die Pulver in eine große Schale geben und gut vermischen.

Anwendung und Dosierung:
Ich nehme morgens und am späten Nachmittag meist 30 Gramm Pulvermischung, gebe sie mit Wasser oder Saft in den Mixer und verarbeite so das Ganze zu einem cremigen Getränk. Die Dosierung kann je nach Bedarf angehoben oder verringert werden.

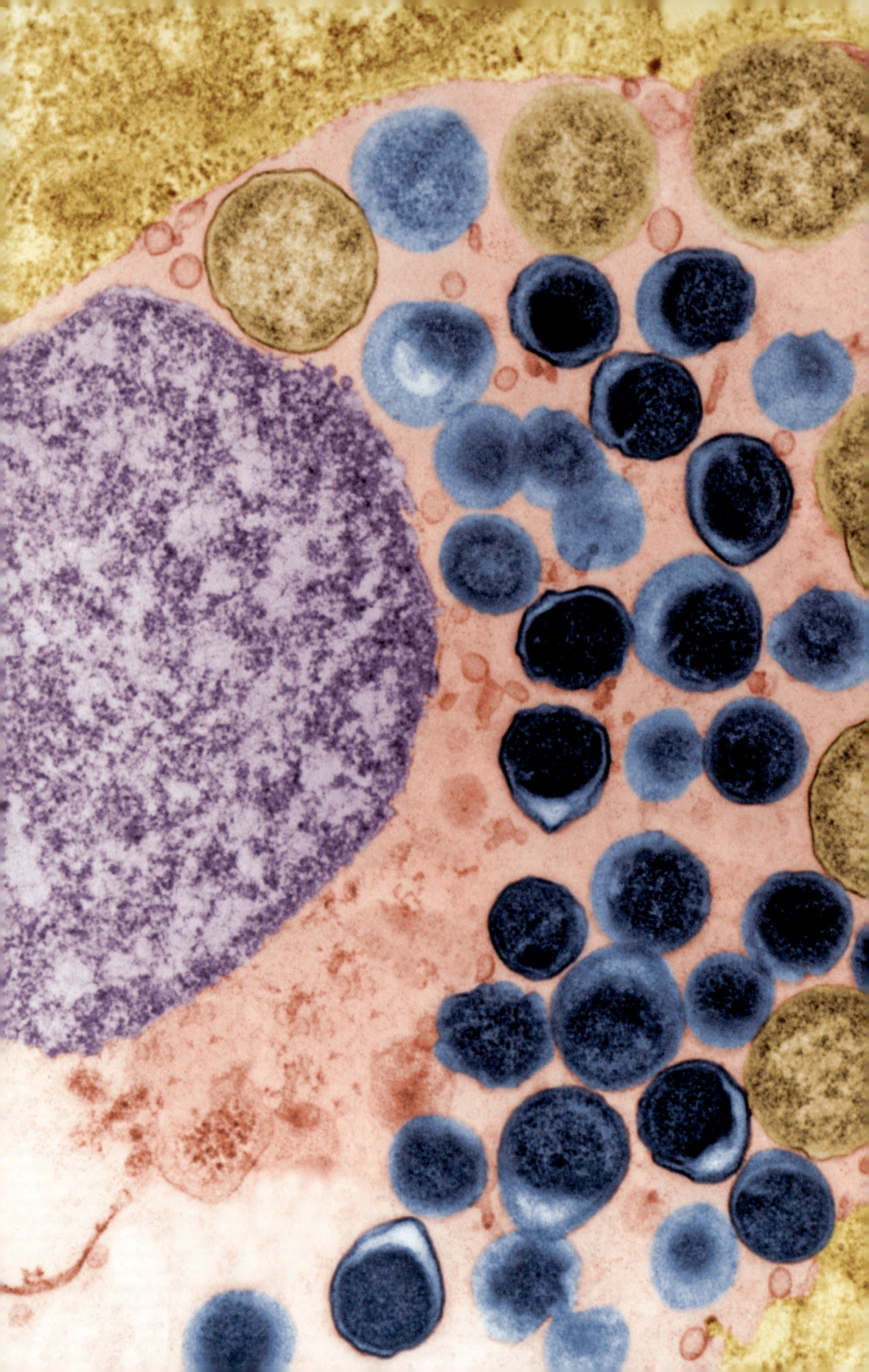

Chlamydien

Die Infektion mit C. trachomatis *zählt zu den häufigsten Ursachen sexuell übertragbarer Krankheiten (STD). Infektionen der oberen Augenlider, die letztendlich zur narbenbedingten Blindheit (Trachom) führen, zählen mit jährlich 140 Millionen Neuinfektionen und einer Risikogruppe von 500 Millionen Betroffenen zu den weltweit häufigsten Augeninfektionen.* C. pneumoniae *ist ein weit verbreiteter Erreger von Atemwegserkrankungen. In Verbindung mit chronischen Erkrankungen wie Arteriosklerose oder Lungenkrebs ist eine Seropositivität bei 30 bis 45 Prozent der erwachsenen Patienten zu beobachten.*

Mehlitz und Rudel, 2013

Die meisten Chlamydieninfektionen verlaufen asymptomatisch und bleiben daher undiagnostiziert und unbehandelt. Dies kann zur chronischen Entzündung und zu irreversiblen Gewebe- und Organschäden führen.

Daniel Rockey, 2011

Trotz offensiver Kontrollmaßnahmen stellen C. trachomatis-*Infektionen nach wie vor ein ernsthaftes öffentliches Gesundheitsrisiko dar.*

Frohlich et al., 2014

Obwohl Chlamydien zu den Erregern von Koinfektioen der Lyme-Borreliose zählen, bleibt dieser Aspekt häufig unbeachtet. Sie haben viel mit Lyme-Borreliose-assoziierten Mikroorganismen gemeinsam.

Manche Lyme-Borreliose-Patienten sind auch mit Chlamydien infiziert. Den meisten Ärzten ist nicht bekannt, dass Chlamydien bei verschiedenen Zeckenarten endemisch sind, die zudem Lyme-Borreliose-assoziierte Bakterien in sich tragen. Die Bakterien wurden außerdem in Stubenfliegen, Flöhen, Läusen und Milben (ähnlich wie andere Mitglieder der „Lyme-Gruppe") nachgewiesen. Chlamydien werden nicht nur über Sex, orale Aufnahme oder Inhalation übertragen.

Wie die meisten mit Lyme-Borreliose assoziierten Bakterien sind Chlamydien für die medizinische Wissenschaft relativ neu – wenngleich die Erkrankungen, die sie verursachen, altbekannt sind. Darüber hinaus gibt es relativ wenige Studien über diese besonderen Bakterien.

Winzige Elementarkörperchen (blau) des Bakteriums *Chlamydia trachomatis* haben sich in der Nähe des Zellkerns eingefunden, nutzen dessen Mechanismen zur eigenen Reproduktion und verursachen dadurch den Untergang der Zelle.

Chlamydien sind bemerkenswerte Mikroorganismen. Anfangs stufte man sie als Viren ein, bis sie schließlich reklassifiziert wurden. Inzwischen zählen sie zu den gramnegativen Bakterien – sie haben offenbar sowohl Attribute von Bakterien als auch von Viren. Ihre äußere Zellwand ist für gramnegative Bakterien atypisch. Sie ist viel härter als bei anderen Bakterien dieser Kategorie. Bei Chlamydien handelt es sich wie bei anderen Erregern der Koinfektionen von Lyme-Borreliose um obligatorische intrazelluläre Bakterien. Das heisst, sie können nicht frei in der Wildnis existieren, sondern überleben nur innerhalb anderer Organismen. Sie bevorzugen das Leben in Wirtszellen und extrahieren hier die Nährstoffe, die sie zum Leben und zur Reproduktion benötigen. Chlamydien können sich hervorragend vor dem Immunsystem verstecken. Die Symptome, die sie verursachen, sind wie bei Lyme-Borreliose davon abhängig, welche Körperregionen betroffen sind.

Aktuell sind neun Arten der Gattung *Chlamydiae* bekannt. Allerdings werden jährlich neue Arten entdeckt. Es gibt außerdem drei Gattungen, die eng mit ihnen verwandt sind und jeweils zahlreiche Arten enthalten. DNA-Analysen von Mikrobentaxonomen *(… ja, leider gibt es so etwas)* haben den Familienstammbaum über den Haufen geworfen. Mittlerweile wird die Gattung deshalb neu geordnet.

Derzeit sind die neun primäre Chlamydienarten bekannt: *Chlamydia trachomatis, C. pneumoniae, C. muridarum, C. suis, C. abortus, C. pecorum, C. psittaci, C. felis* und *C. caviae. C. psittaci* und *C. felis* infizieren (nur selten) Menschen. Neue Studien werden hierüber genauere Informationen liefern. Die häufigsten infektiösen Arten sind *C. trachomatis* und *C. pneumoniae.* Beide sind ein massives Gesundheitsproblem für die breite Öffentlichkeit. Manche Haustiere wie Katzen oder Hunde sind häufig mit Chlamydien (wie *C. felis)* infiziert und übertragen die Bakterien auf uns.

Wie andere clevere Pathogene erzeugt jede Chlamydienart zahlreiche Unterarten von sich (Serovare, Serotypen). *Chlamydia trachomatis* verzeichnet aktuell 19 (und mehr) solche Unterarten. Jeder Serotyp verursacht leichte oder sehr unterschiedliche Krankheitssymptome. Alle Chlamydienstämme teilen genetisches Material. Ein das Auge betreffender *C. trachomatis*-Stamm enthält beispielsweise einen genetischen Code von *C. abortus*. Diese cleveren Mikroorganismen sind schwerer zu fassen, als es einigen Ärzten lieb ist.

Historische Wechselbeziehungen

Chlamydien sind alte Mikroorganismen und haben eine wichtige Rolle für die Evolution anderer Lebensformen gespielt. Die infektiösen Mikroorganismen tauchten häufig in frühen Pflanzenformen (z. B. Algen) auf und sie unterstützten die Entwicklung der frühen Landpflanzen. In Pflanzengattungen wurden weltweit mehr als 55 Chlamydiengene nachgewiesen – darunter auch ADP-/ATP-Translokase-Gene – ATP ist Adenosintriphosphat und ADP Adenosindiphosphat. Die Präfixe *tri-* und *di-* beziehen sich jeweils auf die Anzahl der Phosphatmoleküle; bzw. griech. *tris* = drei Mal, dreifach griech. *dis* = zwei Mal, zweifach.

Chlamydien bedienen sich wie einige andere parasitäre Mikroben am ATP der Wirtszellen, um Energie zu gewinnen. In der Folge können bei einer Infektion die ATP-Werte sehr niedrig ausfallen. Dies führt häufig zu extremer Erschöpfung. ATP ist ein Molekül, das Energie speichert, mit der die meisten Organismen ihre Zellen versorgen. Es ist also eine Art Batterie bzw. ein Speichermolekül für *potenzielle* Energie. Durch das Aufbrechen eines ATP-Phosphatmoleküls wird Energie generiert (und ADP gebildet). ADP wird dann in Mitochondrien wieder in ATP zurückverwandelt. Mitochondrien waren vor Urzeiten freie Bakterien, die inzwischen in den meisten Zellen enthalten sind. Sie benutzen Glukose und Fett aus unserer Nahrung als Energiequelle für diesen Prozess. Im Gegensatz zu uns benutzen Pflanzen Sonnenlicht als Energiequelle für den Konvertierungsprozess von ADP zu ATP.

Translokase-Gene sind für diesen Prozess von zentraler Bedeutung. Sie ermöglichen den Transport von Adenosintriphophat (ATP) über die Membran der Mitochondrien hinweg im Austausch gegen Adenosindiphosphat (ADP). Diese Translokase-Gene stammen von Chlamydien und wurden erstmals bei einer Infektion (häufig durch Viren) in frühe Pflanzenformen übertragen. So konnten sich die ersten Landpflanzen entwickeln. Schließlich wurden die Gene in größere Lebensformen wie unsereins integriert.

Manche intrazellulären Bakterien wie die Erreger des Rocky-Mountain-Fleckfieber und andere Rickettsien verwenden dieses Gen gleichfalls. Sie können dann Energie (ATP) von Wirtszellen gewinnen. *Anaplasma phagocytophilum* ist eine Bakterienart, die mit Koinfektionen der Lyme-Borreliose assoziiert ist. Es benutzt vormalige Chlamydien-Proteine, die gleichfalls via genetischen Transfer erworben wurden, um Vakuolen zu bilden, die vom Bakterium benutzt werden, um Neutrophile zu infizieren.

Genetische Analysen ergaben, dass Amöben-infizierende Chlamydien die ältesten ihrer Gattung sind, gefolgt von pflanzen- und schließlich tierinfizierenden Bakterien. Am jüngsten sind die den Menschen infizierenden Spezies. Chlamydien sind schon vor langer Zeit von einem häuslichen Lebenspartner (beispielsweise Katzen) auf den Menschen übertragen worden und haben dabei ihr Genom verändert. Haustiere ermöglichten es den Bakterien, den Menschen als primäres Reservoir einzusetzen. Im Grunde haben die Bakterien ihr Genom erfolgreich verändert, um eine Infektion nachfolgender, neuer evolutionärer Lebensformen möglich zu machen. Sie zählen zu den erfolgreichsten Bakterien der Erde.

Lebenszyklus

Sobald sich die Mikroorganismen in einen neuen Wirt eingeschlichen haben, liegen sie dort in drei Formen vor: minimal metabolisch aktive infektiöse extrazelluläre Elementarkörperchen (engl. *elementary bodies* = EBs), metabolisch hochaktive Retikularkörperchen (engl. *reticulate bodys* = RBs) und minimal metabolische aberrante Körperchen (engl. *aberrant bodies* = AKs).

Durch EBs wird in der Regel die Infektion des neuen Wirts eingeleitet. Es sind extrem widerstandsfähige Sporenformen der Mikroorganismen. Wie Samen suchen sie nach dem besten Boden, der üppiges Wachstum garantiert. Sie bevorzugen Epithelzellen, die an Schleimhautoberflächen liegen (z. B. Vagina/Zervix, Dickdarm/Rektum, Lungen/Bronchien, Augenlid/Auge). Sie können auch Epithelzellen, Monozyten, Makrophagen und glatte Muskelzellen infizieren – und wahrscheinlich auch noch andere Zellen. Sowohl EBs als auch ABs sind unempfindlich gegenüber medikamentösen Antibiotika. Aus diesem Grund muss eine Antibiotikatherapie lange genug durchgeführt werden, um den gesamten Reproduktionszyklus der Mikroorganismen einzubeziehen.

Einmal im Körper, wandern die EBs zu ihrem zellulären Zielort, heften sich an die empfängliche Wirtszelle und verändern die Zellfunktion, um die bakterielle Replikation zu aktivieren. Um die Replikation zu beschleunigen, erzeugen EBs Vakuolen oder Einschlüsse (Inklusionen), womit die Bakterien in das Innere der Wirtszelle aufgenommen werden. Die Bildung von Vakuolen sind ein gängiger Prozess, den Zellen verwenden, um bakterielle Eindringlinge zu eliminieren. Die cleveren Pathogene der „Lyme-Gruppe" nutzen diesen Prozess zu ihrem eigenen Vorteil und gelangen somit an zelluläre Nährstoffe. Wie andere Mitglieder der „Lyme-Gruppe" sind auch Chlamydien Parasiten.

Sobald die Zelle infiziert ist (bzw. EBs in sie eingedrungen sind), legen die EBs jene Mechanismen der Wirtszelle lahm, die eindringende Bakterien abtöten sollen. Dies bedeutet, dass die Zelle dann abstirbt (Apoptose). Die Bakterien bewegen die Vakuole dann dicht in die Nähe des Zellkerns und modulieren die inneren Mechanismen der Wirtszelle. So zwingen sie die Wirtszelle dazu, Nährstoffe abzugeben, die sie für ihre Reproduktion benötigen. Dabei werden die EBs 8 bis 12 Stunden nach der Infektion in metabolisch aktivere RBs verwandelt. Dann beginnen sie, sich durch Zweiteilung (binäre Teilung) zu vermehren. Sobald die Vakuole (Einschluss) mit RBs angefüllt ist (nach 18 bis 30 Stunden), wandeln sich die Bakterien wieder in EBs um. Sie verlassen die Zelle (nach 48 bis 72 Stunden), indem sie die Wirtszelle zerstören (Lyse) oder indem sie eine Extrusion der Vakuole aus der Zellmembran provozieren. Sobald sie freigesetzt sind, benutzen die neu gebildeten EBs chemotaktische Komponenten, um neue Zellen zu finden, wo sie ihren Zyklus fortsetzen. Im Verlauf dieses Vorgangs modulieren Chlamydien die Immunabwehr sowie die Immunreaktionen des Wirts stark, um eine Eliminierung zu verhindern. Sie bringen außerdem die Immunabwehr unter ihre Kontrolle, um an Nährstoffe zu gelangen.

Während die Infektion bei manchen Patienten durch Selbstheilungskräfte neutralisiert wird, bleiben extrem viele (in den USA mindestens 100 Millionen) Betroffene asymptomatisch infiziert. Die asymptomatisch infizierten Patienten gliedern sich in drei Gruppen: 1. Patienten mit einer Infektion, die den Körper niemals schädigt und auch keine Symptome erzeugt, 2. Patienten mit einer Infektion, die kontinuierlich den Körper schädigt und erst Jahre oder Jahrzehnte später Symptome verursacht, und 3. Patienten mit einer Infektion, bei der die Mikroorganismen ihre Struktur verändert haben und die aberrante AB-Form angenommen haben. ABs weisen eine minimale Stoffwechselaktivität auf und schädigen den Körper des Wirts durch kontinuierliche, geringfügig entzündliche Prozesse.

Bei der AB-Form handelt es sich um eine einzigartige Form des Entwicklungszyklus, die es den Bakterien erlaubt, unter widrigen Verhältnissen – die ansonsten lebensbedrohlich für sie sind – lange Zeit zu überleben. *(Das kommt Ihnen bestimmt bekannt vor.)* Zu den Stressoren, die ABs induzieren, gehören nachweislich Antibiotika, die Produktion von Interferon (IFN)-γ durch das Immunsystem des Wirts, virale Infektion der Bakterien, Hitzeschock, Tryptophanmangel in Wirtszellen, Eisenmangel, Zigarettenrauch, extrazelluläres Adenosin und Koinfektion mit Herpes simplex oder porcinen epidemische Durchfall-Viren.

Im AB-Stadium sind die Bakterien lebensfähig, aber nicht infektiös, der Bakterienstoffwechsel ist verlangsamt und die RB-Teilung und Redifferenzierung in EB findet nicht statt. Die Bakterien befinden sich in einer Art Ruhezustand, der sie vor tödlichen Umgebungseinflüssen schützt. Dieser Zustand ähnelt dem verkapselten Zustand der Lyme-Borreliose-assoziierten Spirochäten, den diese bei Stress einnehmen. Dies ist Teil der Überlebensstrategie vieler Mikroorganismen. ABs prüfen ihre Umgebung kontinuierlich in Bezug auf die Präsenz von Stressoren und verharren so lange in ihrem Zustand, bis die Umstände wieder günstig sind. Sobald die Stressoren beseitigt sind, wandeln sich ABs wieder in ihre infektiöse EB-Form um. Dies ist selbst nach Jahrzehnten noch möglich. So bemerken Bonner et al. (2014):

> RBs sind replikative Körperchen, die eine hohe Stoffwechselaktivität haben und mit akuten Erkrankungen assoziiert sind: sie erschöpfen parasitär die zellulären Ressourcen und verursachen schließlich mit der Bildung von EBs die Lyse der Wirtszelle. Die freigesetzten EBs sind infektiöse Einheiten, die neue Wirtszellen auffinden und infizieren. Im persistentierenden [AB] Modus wird die Stoffwechselaktivität des Pathogens stark verändert. [...] Persistenz ist ein raffinierter Überlebensmodus, bei dem ein reversibler Ruhezustand implementiert wird.

Ein weniger bekannter Persistenzmechanismus ist die Infektion des Darmtrakts durch Chlamydien. Jede Spezies dieser Gattung infiziert den Darmtrakt unmittelbar nach der Inokulation. Obwohl die Bakterien überall in diesem Organ nachgewiesen wurden, bevorzugen sie das Zökum (Blinddarm). Interessanterweise verursachen sie hier nur selten eine Erkrankung. Sie infizieren die äußere Darmschleimhaut auf eine recht tolerante, „menschenfreundliche" Art und Weise. Dies schirmt sie von den Wirkungen der Antibiotika ab und bietet ihnen eine sichere Nische, wo sie sich reproduzieren. Hier produzieren sie einen Pool von verwandten, aber unterschiedlichen Serotypen, die anschließend wieder systemisch freigesetzt werden – häufig nach einer „erfolgreichen" Antibiotikatherapie oder „wirksamen" Immunreaktion. (*... Nein, ihre Reinfektion haben Sie nicht Ihrem Partner zu verdanken. Es war Ihr Blinddarm.*)

Die Chlamydieninfektion des Zökums (oder des Darmtrakts) ist eine erfolgreiche Komponente der Disseminationstrategie. EB-Formen dieser Bakterien werden kontinuierlich mit den Fäkalien infizierter Tiere *(dazu zählen auch Sie)* ausgeschieden. Auf diese Weise verbreitet sich die Infektion weiter und befällt andere Organismen. Die Präsenz von EBs in Fäkalien ist ein bedeutender Faktor bei der Autoinokulation (Selbstinfektion) der Vagina und der Augen: EBs geraten auf Ihre Finger – auch wenn Sie sie mit dem bloßen Auge nicht sehen können – und dann kommt eines zum anderen. *C. trachomatis*-Infektionen kommen aufgrund der Nähe des Afterschließmuskels zur Vagina häufiger bei Frauen vor.

Um persistierende Infektionen zu produzieren, verfolgen die Bakterien zwei Strategien: die Erzeugung von ABs und die Freisetzung von Serotypen über den Darmtrakt. Da ABs minimal biologisch aktiv sind, stimulieren sie anhaltend leichte Entzündungen via Immunsystemaktivierung. Dies kann häufig zur Entwicklung immunvermittelter Pathologien (wie z. B. Narbenbildung) in betroffenen Geweben führen.

Die meisten Tiere – von Amöben bis hin zu Säugern – eignen sich als Wirte für die verschiedensten unterschiedlichen Chlamydienstämme. Die Bakterien infizieren beispielsweise nachweislich häufig Amöben in Wasseraufbereitungsanlagen und kommen oft bei Nutz- und Haustieren vor. Sie alle dienen als Reservoir für die Infektion des Menschen.

Infektiöse Arten

Im Jahr 2012 wurden den *Centers for Disease Control and Prevention* (CDC) in den USA insgesamt 1 422 976 Fälle von Chlamydieninfektionen in 50 Staaten plus Washington, DC, gemeldet. Von allen Erkrankungen ist die größte Zahl von Neuinfektionen, die *jemals* den CDC gemeldet wurde. Die meisten Infektionen wurden durch *Chlamydia trachomatis* und *C. pneumoniae* verursacht. Die übrigen (primär) human-infektiösen Arten *C. abortus* und *C. psittaci* führen seltener zu Infektionen.

Die Gesamtrate der Infektionen beträgt 643,3 pro 100 000 Frauen und ist demnach doppelt so hoch wie bei Männern (262,2 pro 100 000). Allerdings erhöhte sich die Infektionshäufigkeit bei den Männern 2008 bis 2012 um 25 Prozent – und sie steigt weiter an. Bis zu 90 Prozent der Zervixinfektionen bei Frauen und 60 Prozent der Harnröhreninfektionen bei Männern verlaufen asymptomatisch. Aus diesem Grund ist die tatsächliche Inzidenz der Infektionen bei beiden Geschlechtern sicher weitaus höher. Forscher vermuten, dass es jährlich mindestens 3 bis 5 Millionen Neuinfektionen gibt.

Allgemein können und werden alle Chlamydien die gleichen Gewebe infizieren und ähnliche Zustände verursachen. Während *C. trachomatis* primär im Genitalbereich und *C. pneumoniae* primär in den Atemwegen auftritt, müssen sie sich nicht auf diese Bereiche beschränken. Herz- und Gefäßerkrankungen, Arthritis, Lymphome und neurologische Erkrankungen werden häufig von beiden Bakterienarten hervorgerufen. Beide können sowohl die Genitalien als auch die Atemwege infizieren.

Chlamydien könnten die hauptsächliche Quelle für neurologische Störungen sein. Beispielsweise wurden bei 67 Prozent von 180 Patienten mit akuter Neuroinfektion *C. pneumoniae* in Läsionen des Nervensystem gefunden. Bei 24 Prozent der Patienten wurden *C. trachomatis* und bei 9 Prozent *C. psittaci* nachgewiesen.

Darüber hinaus sind Chlamydien die häufigsten Pathogene bei reaktiver Arthritis (ReA). Lebensfähige *C. trachomatis* sind bei ReA-Patienten regelmäßig in Synovialgeweben zu finden. Bei vielen Frauen mit diesem Zustand gibt es häufig keine Anzeichen einer Infektion des Urogenitaltrakts. Chlamydien und Borrelien wurden ebenfalls bei 30 Prozent der Patienten mit einer frühen undifferenzierten Oligoarthritis beobachtet.

Chlamydia trachomatis

Chlamydia trachomatis hat gegenwärtig 19 bekannte Serovaren oder Bakterienstämme. Die verschiedenen Chlamydienarten und ihre Stämme tauschen regelmäßig ihre DNA untereinander aus und schaffen neue Varietäten oder Stämme, die Immunanattacken überleben können. Sie tun das, indem sie die Proteine ihrer äußeren Membran durch die Neuanordnung von DNA verändern. Wenn sich die Proteine der Membran verändern, wird das Immunsystem irrtiert und kann die Bakterien nicht mehr so leicht entdecken. Die derzeitigen Stämme oder Serovare werden mit den Buchstaben A bis L gekennzeichnet. Jeder Stamm verursacht leicht oder stark unterschiedliche Infektionsarten.

Die Serovaren A, B, Ba und C verursachen ein Trachom im Auge. Die Bakterien infizieren die dünne Membran, die die innere Oberfläche des Augenlids umgibt und die Konjunktiva. Dies verursacht eine Entzündung, die mit der Zeit schwere Vernarbungen hervorrufen kann, die schließlich zur Erblindung führen können. Die Weltgesundheitsorganisation (WHO) geht weltweit von 40 Millionen aktiven Infektionen aus und schätzt die Anzahl der durch diese Infektion erblindeten Menschen auf 1,3 Millionen. Der hauptsächlichen Infektionswege sollen die Autoinokulation (Selbstinfektion) durch Reiben der Augen, nach Berührung der Genitalien oder des Rektums sein. Die gewöhnliche Stubenfliege spielt besonders in Afrika eine größere Rolle hinsichtlich der Verbreitung der Erkrankung. (… *Warum mögen Fliegen überhaupt Fäkalie*n?)

Die Serotypen L1, L2, L2', L2a, L2B und L3 verursachen Lymphogranuloma venereum (LGV). Bei dieser Erkrankung handelt es sich um eine Infektion der Lymphknoten und des Lymphsystems. Die Bakterien gelangen in Lymphkanäle, wandern zu den Lymphknoten und infizieren deren Immunzellen, Monozyten und Makrophagen. Die Lymphknoten in der Leistengegend können sich dabei deutlich vergrößern. Gleiches gilt für die Lymphknoten im Bereich des Rektums. Werden die Schwellungen nicht behandelt, können sie vereitern und aufbrechen. Weitere Symptome sind unter anderem Störungen des Lymphabflusses, erschwerter Stuhlgang, Schwellungen der Geschlechtsorgane, schmerzlose Bläschen an den Genitalien, Blut und Eiter am Rektum. (… *Es verschlägt mir die Sprache!)*

Die Serovaren D, Da, E, F, G, H, I Ia, J, Ja und K infizieren den Reproduktionstrakt von Mann und Frau. Schätzungen zufolge verläuft die Infektion bei etwa 75% der Frauen und bei 50 Prozent der Männer asymptomatisch. Diese Stämme sind weltweit die häufigste Form von Geschlechtskrankheiten (STD).

Bei Frauen führt die Infektion der Genitalien zu zahlreichen klinischen Manifestationen: akutes Harnröhrensyndrom, Urethritis, Bartholinitis, Zervizitis, Endometriose, Salpingo-Oophoritis, entzündliche Beckenerkrankung, Perihepatitis, reaktive Arthritis, Unfruchtbarkeit, ektope Schwangerschaft, chronische Beckenschmerzen und Fehlgeburt. Zwei Drittel der Fälle einer Eileiterschwangerschaft und ein Drittel der ektopen Schwangerschaften lassen sich auf eine Chlamydieninfektion zurückführen. Die Bakterien infizieren Flimmerepithel- und andere Epithelzellen in den Eileitern, schädigen und blockieren die Eileiter. Eine Infektion in der Schwangerschaft kann vorzeitige Wehen, frühzeitiges Reißen der Fruchtblase, geringes Geburtsgewicht, neonatalen Tod und Endometriose in der Postpartumphase hervorrufen. Bei der Geburt kann die Infektion auf das Kind übertragen werden. Eine durch die Geburt erworbene Infektion kann bei Babys Chlamydien-Konjunktivitis, Nasopharynx-Infektion und Chlamydien-Pneumonie verursachen.

Bei Männern kann *C. trachomatis* unter anderem Urethritis, Epididymitis, Epididymo-Orchitis, Prostatitis und Zeugungsunfähigkeit verursachen. Es kommt zur reduzierten Spermienmotilität, einer verringerten Spermienzahl und zu geringerer Samendichte, vermehrt abnorm geformten Spermien sowie vermehrt Spermazellen mit fragmentierter DNA. Bei Epididymitis können die Samenkanälchen teilweise oder vollständig blockiert werden.

Prostatasekret enthält häufig Chlamydien. So bemerken Redgrove und McLaughlin (2014): „Winzige *C. trachomatis*-Formen wurden in Ejakulat und im Prostatasekret bei Patienten mit chronischer Chlamydien-Prostatitis beobachtet." Eine Koinfektion mit Mykoplasmen verschärft das Problem: Die Anzahl von Spermazellen mit fragmentierter DNA erhöht sich bei einer einzigen Infektion um den Faktor drei. Es gibt unter der männlichen Bevölkerung der USA (150 Millionen) jedes Jahr etwa 600 000 neue Fälle einer Epididymitis. Typische Symptome sind unter anderem Schmerzen, Knötchen, Ödeme. Schwierigkeiten beim Wasserlassen, Fieber und Ausfluss aus der Harnröhre.

C. trachomatis können mobile Monozyten infizieren und in Gelenkgewebe transportiert werden, wo sie als ABs fortbestehen und Gelenkentzündungen auslösen. Studien belegen, dass Patienten mit reaktiver Arthritis in 50 bis 80 Prozent der Fälle von einer *C. trachomatis*-Infektion betroffen sind. Die Bakterien können außerdem das Nervensystem infizieren und ein breites Spektrum leichter bis schwerer neurologischen Probleme verursachen. Meningoenzephalitis kommt am häufigsten vor, allerdings können auch Multiple Sklerose, Alzheimer-Demenz, Schizophrenie, Autismus, vegetative Zustände und eine Reihe von psychiatrischen Störungen auftreten.

Bei jungen Frauen ist die Chlamydien-Prävalenz im Alter von 15 bis 24 Jahren am höchsten (bei Männern im Alter von 20 bis 24 Jahren). Wiederkehrende oder persistierende Infektionen sind bei 10 bis 15 Prozent der Patienten zu beobachten, deren Infektion mit Antibiotika behandelt wurde. Atypische RBs wurden bei Patienten mit reaktiver Arthritis (Reiter-Syndrom), chronischer Prostatitis nach einer Antibiotikatherapie und im Reproduktionstrakt von Patientinnen nachgewiesen. Forscher (Frolich et al., 2014) weisen darauf hin, dass aberrante und gemischte Chlamydien-Formen bei einer Infektion nicht unüblich sind …

TEM-Studien haben atypische pleomorphe RBs und aberrante *C. trachomatis*-Formen bei Individuen mit chronischen Infektionen in den Eileitern und von Patienten mit reaktiver Arthritis im Synovium visualisiert.

[...] Eine Chlamydieninfektion in der Endozervix kann vielfältige Inklusionstypen erzeugen, die normale Formen, eine Mischung aus relativ „normalen" Formen enthalten, von Patient zu Patient unterschiedlich.

Chlamydia pneumoniae

C. pneumoniae sind primär Erreger von Atemwegserkrankungen. Sie infizieren das Lungengewebe und die Bronchien. Sie können aber auch via infizierte Makrophagen tiefer in Lungen-, Arterien- und Gelenkgewebe vordringen. Die Bakterien wurden erstmals im Jahr 1985 in Finnland von Forschern entdeckt, wo sie in Kasernen Pneumonieepidemien verursacht hatten. Wie die meisten mit Lyme-Borreliose assoziierten Bakterien sind auch *C. pneumoniae* relativ neuartig für die Wissenschaft.

Zehn Prozent der ambulant erworbenen Pneumonien werden diesen Mikroorganismen zugeschrieben. Gleiches gilt für fünf Prozent der Bronchitisfälle. 50 bis 80 Prozent der Erwachsenen weisen Antikörper gegen das Bakterium auf. So bemerken Huston et al. (2014): „Von neun Arten der Gattung ist *C. pneumoniae* wohl das erfolgreichste Pathogen. Serologische Humanstudien zeigen, dass fast die gesamte Weltbevölkerung mit *C. pneumoniae* infiziert ist oder war." Atemwegsinfektionen kommen am häufigsten vor. Die Infektionen können sowohl endemisch als auch epidemisch auftreten. Es gibt zwar auch akute Infektionen, dennoch sind die meisten Infektionen chronische Zustände.

In der Regel verlaufen Infektionen asymptomatisch und treten allenfalls als leichte Erkrankung der oberen Atemwege in Erscheinung, die von selbst wieder verschwindet. Allerdings können unterschwellige, asymptomatische Infektionen im Lauf von Jahren und Jahrzehnten zu schweren Funktionsstörungen der Lungen führen – chronische Infektionen mit AB-Formen produzieren dieselben Ergebnisse.

Manche Infektionen sind eher akut und verursachen sehr unterschiedliche Atemwegsprobleme: Pharyngitis, Sinusitis und Otitis bis hin zur akuten Bronchitis, Exazerbation einer chronischen Bronchitis, Asthma, Pneumonie und chronisch obstruktive Lungenerkrankung (engl. *chronic obstructive pulmonary disease*, COPD). Die Mikroorganismen können monatelang nach der Erstinfektion persistieren. Darüber hinaus wurde über anhaltende Lungeninfektionen trotz antimikrobieller Therapie berichtet. Eine leichtgradige

Langzeitinfektion mit dem Bakterium wurde mit der Entwicklung von Lungenkrebs in Verbindung gebracht.

Die meisten Bakterien aus der Gruppe dieser cleveren Pathogene verhindern den Zelltod (Apoptose) und halten Wirtszellen in abnormen Formen manchmal jahrzehntelang am Leben,. Dies begünstigt das Auftreten bestimmter Krebsarten (am häufigsten Lymphome), die im Prinzip aus „unsterblichen" Zellen bestehen.

Außer Atemwegsbeschwerden können *C. pneumoniae* zahlreiche Erkrankungen verursachen, wenn sie in tiefere Körperstrukturen gelangen. Die Bakterien infizieren nicht nur die Lungen, sondern auch Leber, Herz, Gehirn, Augen und Gefäßzellen. Primär treten Erkrankungen des Gefäßsystems auf, inklusive akuter Herzinfarkt, koronare Herzerkrankung, Schlaganfall, Atherosklerose, akute Koronalreignisse und eine erhöhte Intima-Media-Dicke bei Kindern. Alle Formen des Bakteriums *C. pneumoniae* wurden in atherosklerotischen Plaques nachgewiesen. Sowohl Atherome als auch Aneurysmen der Bauchaorta sind häufig mit den Bakterien infiziert. Bei Patienten mit einer Infektion des Herzmuskels und chronischer Herzerkrankung waren häufiger (68 Prozent) Anti-*C. pneumoniae*-Antikörper nachweisbar im Vergleich zur Kontrollgruppe (17 Prozent).

Atherome sind eine Ansammlung von degeneriertem Material in der inneren Schicht der Arterienwand. Die Ablagerungen (Plaque) bestehen meistens aus weißen lebendigen und abgestorbenen Blutkörperchen (Makrophagen), verschiedenen Fetten, Calcium und faserigem Bindegewebe. Arteriosklerose mit Plaquebildung wird Atherosklerose genannt. Sie wird durch eine schwelende Entzündung in den Arterienwänden hervorgerufen, die die Bewegung von weißen Blutkörperchen an solchen Stellen jahrelang stimuliert. Mit zunehmenden Ablagerungen verformen sich die Arterienwände (zwiebel- oder wurstartig) – ein Grund für viele infektionsbedingten Gefäßprobleme.

*C. pneumonia*e wird auch mit der Entstehung von Arthritis und Diabetes in Verbindung gebracht. Wie *C. trachomatis* kann *C. pneumoniae* das Nervensystem infizieren. Hier verursachen die Bakterien vergleichbar mittelschwere bis schwere neurologische Probleme: Meningoenzephalitis, Multiple Sklerose, Alzheimer-Demenz, Schizophrenie, Autismus, vegetative Zustände und eine Reihe von psychiatrischen Störungen. Dabei handelt es sich meist um chronische Zustände, die sich aufgrund einer jahrelangen Infektion entwickeln.

Manchen Lyme-Borreliose assoziierten Koinfektionen wird inzwischen eine Beteiligung an Erkrankungen wie Alzheimer-Demenz, ALS, Riesenzellarteriitis und Multiple Sklerose (MS) nachgesagt. Bei all diesen Erkrankungen hat man bisher keine überzeugenden Ursachen gefunden. Vaskulitis tritt zum Beispiel häufig im Gehirn bei MS auf. Es kommt zum plötzlichen Tod von Oligodendrozyten, gefolgt von einer entzündungsbedingten Zerstörung von Myelinscheiden, die die Nerven ummanteln. *Chlamydia pneumoniae* und weitere mit Lyme-Borreliose assoziierten Bakterien wurden in MS-Hirnläsionen gefunden. Dies deutet darauf hin, dass clevere Pathogene die ernstzunehmende Ursache dieses Zustands sind: Mykoplasmen werden am häufigsten beobachtet, gefolgt von Chlamydien und Borrelien.

Chlamydia abortus

C. abortus infiziert hauptsächlich Wiederkäuer, obwohl alle Säugetiere empfänglich für das Bakterium sind. Sie sind in Zoos und auf Bauernhöfen, die Pferde, Hasen, Ziegen und Schafe halten, ein bekanntes Problem.

C. abortus wird auf den Menschen durch Aufnahme infizierter tierischer Nahrungsprodukte oder durch engen Kontakt mit Tieren, deren Fäkalien, Urin oder andere Sekrete kontaminiert sind. Bei der Stallreinigung können die Bakterien auch mit den flüchtigen Teilchen (Aerosolen) der Fäkalien, des Urins oder der anderen Sekrete aufgenommen werden. Darüber hinaus wird die Infektion auch durch Kontakt mit abgegangenen Föten, mit Plazentagewebe und vaginalen Absonderungen verbreitet.

Die Infektion macht sich in der Regel durch Unwohlsein, grippeähnliche Zustände, leichten trockenen Husten oder Atemnot bemerkbar – was sich zu einer ausgeprägten Atemwegserkrankung weiterentwickeln kann. Bei schwangeren Frauen kann es zur Fehlgeburt kommen – deshalb *abortus* –, manchmal begleitet von schweren, tödlichen Komplikationen. Wie andere Chlamydien können Bakterien dieser Spezies Arthritis, Pneumonite, Konjunktivitis, Vesikulitis und Epididymitis hervorrufen.

Bei Frauen, die mit Nutztieren arbeiten, kommen Genitalinfektionen mit *C. abortus* häufig vor. In Ländern, die stark von der Tierhaltung abhängig sind, können die Erkrankungsraten bis zu 40 Prozent betragen. Die Bakterien infizieren zudem das Nervensystem und verursachen dieselben Probleme wie andere Chlamydienarten.

Chlamydia psittaci

C. psittaci infizieren primär Vögel. Personen, die mit Federvieh (dies impliziert auch Haustier-Vögel) arbeiten, infizieren sich häufig mit den Bakterien. Die Infektionsraten betragen bei Personal von Vogelparks, Arbeitern von Geflügelfarmen, Pflegern von Papageien, Tauben und anderen domestizierten Vögeln in Tierhandlungen, Zoos und Vogelvereinen 30 bis 96 Prozent. EBs werden mit den Fäkalien der Vögel ausgeschieden. Diese werden auch nach dem Händewaschen entweder oral aufgenommen oder mit den Aerosolen von Fäkalien, Urin oder anderen Sekreten bei der Gehegereinigung eingeatmet – das heißt, sie kehren, atmen den Staub ein und werden krank. Wie andere Bakterien dieser Gruppe haben diese Mikroorganismen auch eine Reihe von Serovaren entwickelt, die jeweils leicht unterschiedliche Wirkungen nach einer Infektion verursachen.

Die Bakterien infizieren in der Regel die Lungen. Sie können schwere Atemnot mit systemischer Organbeteiligung auslösen, was schwere Erkrankungen und Tod zur Folge haben kann. Sie verursachen außerdem häufig nicht-gastrointestinale extranodale MALT (Abkürzung für engl. *mucosa associated lymphoid tissue* = mit Schleimhaut verbundenes lymphatisches Gewebe)-Marginalzonen-B-Zell-Lymphome, spezifisch in den Lungen, der Schilddrüse, Speicheldrüse, den okulären Adnexen (OAL) und der Haut. Autoimmune Gewebeschäden (z. B. Hashimoto-Thyreoiditis und Sjögren-Syndrom) enthalten *C. psittaci*-DNA. Die Bakterien sind außerdem als ursächlicher Faktor für eine myoepitheliale Sialadenitis (MESA) zu betrachten.

In einer Studie erzielte die dreiwöchige Behandlung von OAL mit Docycyclin (Dosis: 100 Milligram) eine Genesungsrate von 61 Prozent (bei Bedarf wiederholt). Die Antibiotikaversager wurden erfolgreich mit Chemotherapie und Bestrahlung behandelt.

C. psittaci gilt auch als Ursache für Genitalinfektionen, mit ähnlichen Auswirkungen wie bei *C. trachomatis*-Infektionen. In Ländern, die überwiegend Geflügelwirtschaft betreiben, kann die Infektionsrate bis zu 50 Prozent betragen. Darüber hinaus können die Bakterien das Nervensystem infizieren und exakt dieselben Symptome wie andere Arten dieser Gattung produzieren.

Chlamydia pecorum

C. pecorum wird wie *C. abortus* und *C. psittaci* von Nutztieren wie Rindern, Schafen, Ziegen und Schweinen auf den Menschen übertragen. Als gängiger Infektionsweg gilt die Inhalation von Staub beim Ausmisten von Stallungen. Dieser Staub ist mit Fäkalien und Urin infizierter Tiere kontaminiert. In Bezug auf diese Bakterienart sind Atemwegsinfektionen das größte Problem. Allerdings kann das Bakterium auch Fehlgeburten, Konjunktivitis, Enzephalomyelitis, Enteritis, Pneumonie und Polyarthritis verursachen – also fast dieselben Erkrankungen wie andere Arten dieser Gattung. Diese besonderen Bakterien sind selten die Ursache von Infektionen beim Menschen. Die häufigsten Fälle dieser Art treten Berichten zufolge derzeit in Polen auf.

Diagnose

Aufgrund der Natur der Bakterien ist eine erfolgreiche Diagnose bei Chlamydieninfektionen häufig schwierig. Puolakkainen (2013) schreibt hierzu: „Trotz erheblicher Anstrengungen sind persistierende Infektionen schwer diagnostizierbar und es gibt derzeit kein weithin anerkanntes serologisches Kriterium für persistierende Infektionen."

Die genauesten Tests für diese vier Organismen sind Nukleinsäure-Amplifikationstests (NAAT). Ein Beispiel hierfür ist der PCR (*polymerase chain reactions* = Polymerasekettenreaktions)-Tests. Wegen der Empfindlichkeit des Tests gibt es hier weniger falsch-negative Ergebnisse. Leider haben Forscher beobachtet, dass manche klinischen Isolate die Zielsequenz hervorragend löschen können, die von den Diagnose-Kits verwendet wird. Der Forscher Daniel Rockey (2011) kommentiert:

> Dies kann zu falsch-negativen Ergebnissen führen. Studien haben über eine offensichtlich klonale Expansion von *C. trachomatis*-Isolaten berichtet, die diese Löschung in sich tragen. Es ist möglich, dass die Unfähigkeit, solche Infektionen zu entdecken, die durch Stämme verursacht werden, die das gelöschte Plasmid enthalten, zur schnellen Expansion von Stammvarianten bei Patientenpopulationen beigetragen hat.

Der Schnelltest ELISA (*Enzyme-linked Immunosorbent Assay)* ist nicht so empfindlich oder zuverlässig wie NAAT und kann deutlich mehr falsch-negative Ergebnisse produzieren.

DFA (*Direct fluorescent Antibody Test)* ist hinsichtlich seiner Zuverlässigkeit ELISA sehr ähnlich. Bei Zellkulturtests wird das Bakterium im Labor in einem Nährmedium kultiviert, angefärbt und bei fluoreszierendem Licht unter dem Mikroskop untersucht. Dieser Test ist kostspielig und die Durchführung nimmt mindestens 48 Stunden in Anspruch. Trotz ihrer Effektivität bei vielen Infektionen ist die Zellkultur bei Chlamydieninfektionen problematisch. Forscher beobachten häufig, dass es hierbei nach der Infektion Zeiten gibt, „in welchen aus der Lunge entnommene Mikroorganismen nicht mehr kultiviert werden können (aber die Pathologie hält an und der Mikroorganismus kann mittels PCR nachgewiesen werden)."

Es gibt häufig, je nach Labor, große Unterschiede bezüglich der Testergebnisse. Es gibt keine verpflichtenden Standards für Labortest.

Hinweis: Invasive Diagnoseverfahren und Tests am Reproduktionstrakt verschlimmern nachweislich die *C. trachomatis*-Infektion.

Medizinische Behandlung

Es gibt einige wichtige Dinge, die man bei der Anwendung von Antibiotika zur Behandlung von Chlamydieninfektionen beachten sollte. Antibiotikatherapien erfordern laut Marazzo und Suchland (2014) „besondere Beachtung":

> Die infektiöse Form des Mikroorganismus, das extrazelluläre Elementarkörperchen, ist metabolisch träge und lässt sich nicht abtöten. Somit müssen Antibiotika die abgelegenen intrazellulären und intravakuolären Phasen des Lebenszyklus dieses Pathogens ins Visier nehmen. Aus diesem Grund müssen Antibiotika mit einer guten intrazellulären Penetrationsfähigkeit benutzt werden. Wirksame Antibiotikakonzentrationen müssen während des gesamten 36- bis 48-stündigen Lebenszyklus der Mikroorganismen präsent sein.

Zur Behandlung von Chlamydieninfektionen eignen sich vor allem die Antibiotika Tetracyclin und Azithromycin. Letzteres wird meist als Standardmedikament für Chlamydieninfektionen betrachtet und in der Regel als Einfachdosis-Therapie gegeben (1 Gramm oral). Neuere Studien, die NAAT zur Analyse der Ergebnisse benutzt haben, fanden heraus, dass Doxycyclin wirksamer ist: 94,8 Prozent bei Doxycyclin versus 77,4 Prozent bei Azithromycin. Rifalazil (ebenfalls als Einfachdosis) erzielte gleichfalls gute Ergebnisse in der klinischen Praxis.

Eine umfassende Betrachtung von Doxycyclin und Azithromycin ergab, dass diese Antibiotika in der sauerstoffarmen Umgebung des weiblichen Genitaltrakts nicht besonders gut wirksam sind. Darüber hinaus sinken bei entzündlichen Prozessen die Sauerstoffwerte noch weiter ab. Forscher (Shima et al., 2011) beobachteten, dass *C. trachomatis* bei einer Infektion im weiblichen Genitaltrakt noch resistenter gegen diese beiden Antibiotika war als gegen Moxifloxacin und Rifampicin. Die Anwendung von MDR-1 (*Multidrug-Resistance-Proteins 1*) machte Doxycyclin wieder wirksam. Die Autoren schreiben: „Wir schlagen eine sorgfältige Beachtung der gewebespezifischen Charakteristika inklusive der Sauerstoffverfügbarkeit vor, wenn die antimikrobielle Aktivität von Antibiotika gegen intrazelluläre Bakterien geprüft wird."

Bedenken hinsichtlich der Resistenzentwicklung bei diesen Mikroorganismen wurden in der klinischen Praxis bislang nicht bestätigt. Eine Reihe von Studien zeigte, dass die Bakterien Resistenz gegen Fluorochinolone und Rifampicin entwickeln. Vier klinische Isolate erwiesen sich nachweislich als resistent gegen Makrolidantibiotika.

Da die Mikroorganismen eine resistente AB-Form entwickeln können, wenn sie mit Antibiotika konfrontiert werden, sind Bedenken in Bezug auf einen zu frühen Einsatz von Antibiotika bei einer Infektion berechtigt – insbesondere deshalb, weil die Hälfte aller *C. trachomatis*-Infektionen innerhalb eines Jahres durch das Immunsystem beseitigt werden. Marazzo und Suchland bemerken:

> Einige Forscher haben die Hypothese aufgestellt, dass hohe Reinfektionsraten teilweise auf Antibiotikatherapien zurückzuführen sind, die im Mittel früher durchgeführt wurden, im Vergleich dazu, wenn man die Screeningprogramme unterlassen hätte. Diese „arretierte Immunitäts-Hypothese" suggeriert, dass eine frühe Antibiotikabehandlung die optimale Entwicklung einer schützenden Immunität schwächt und die Individuen deshalb so anfällig wie zuvor für eine Reinfektion mit demselben oder einem neuen Serovar bleiben. Bevölkerungsbasierte Studiendaten bestätigen die hohen Reinfektionsraten. Die überzeugendsten Studiendaten stammen von einem Maus-Modell und zeigen, dass die Tiere nach der Genesung von einer primären Chlamydieninfektion ohne Antibiotikatherapie nachweislich gegen nachfolgende infektiöse Attacken immun sind. Geisler und Kollegen prüften, ob das

> spontane Verschwinden einer Chlamydieninfektion bei Menschen mit einer reduzierten Infektion assoziiert ist. [...] Bei den Frauen, die ein spontanes Verschwinden der Infektion erlebten, war die Häufigkeit von Reinfektionen im Vergleich zu jenen, bei welchen eine persistierende Infektion entdeckt wurde, während der Nachbeobachtung geringer (19,5 Prozent versus 4,5 Prozent).

Manche Mediziner schlagen zur Vermeidung von Reinfektionen vor, dem Körper ausreichend Zeit zur Entwicklung einer Immunantwort zu lassen, bevor Antibiotika zum Einsatz kommen.

Chlamydien treten häufig in Begleitung anderer mikrobieller Pathogene auf. Bis zu 60 Prozent der Individuen mit Gonorrhoe haben eine Koinfektion mit Chlamydien. In der Regel wird Gonorrhoe mit Beta-Lactam-Antibiotika behandelt. Die Anwendung aktiviert allerdings AB-Formen von Chlamydien und kann die Erkrankung im Genitaltrakt verschlimmern. Vor einer Behandlung von Chlamydieninfektionen sollte in jedem Fall untersucht werden, welche Koinfektionen präsent sind, um der Entwicklung persistierender Formen vorzubeugen.

Kortikosteroid-Behandlungen können bei Patienten, die aufgrund einer *C. pneumoniae*-Infektion an Asthma oder einer chronisch obstruktiven Lungenerkrankung (COPD) erkrankt sind, unter Umständen AB-Formen der Bakterien reaktivieren, die sich dann erneut in infektiösere EB-Formen verwandeln.

Persistenz scheint ein Mechanismus zu sein, der es Chlamydien erlaubt, widrige Bedingungen zu überstehen und eine langfristige Infektion in einer Wirtszelle aufrechtzuerhalten.

Schoborg, 2011

Nicht vollständig beseitigte Genital-, Augen- und Atemwegsinfektionen, die nicht auf Antibiotika ansprechen, sind reichlich dokumentiert.

Sandoz und Rockey, 2010

Chlamydiose

Dieses Kapitel hat im Vergleich zum vorigen Kapitel eher technischen Charakter. Es ist für Ärzte und Therapeuten sowie jene Leser gedacht, die sich ein umfassenderes Bild über den „Nährstoffraub" der Bakterien und die dadurch verursachten Zytokinkaskaden machen möchten. Das Verständnis dafür, was die Bakterien während einer Infektion anrichten, ist bei Erstellung eines Protokolls nützlich, um dem Werk der Mikroorganismen gezielt entgegenzuwirken und um Gewebe und Organe zu schützen.

Erstinfektionsstrategien

Chlamydien besitzen ein Enzym namens Sphingomyelinase (SMase). Es befindet sich auf der Zelloberfläche und spielt bei der Infektion der Wirtszelle eine Rolle. Haben die Bakterien einmal das Äußere der Wirtszelle kontaktiert, katalysiert (oder spaltet) diese Komponente das Lipid Sphingomyelin (SM, Sphingophospholipid), das sich in der Oberfläche der Wirtszellmembran befindet. – Sphingomyelinasen schädigen auch die Endothelzellen der Herzkranzgefäße und sind an der Bildung von Atheromen aufgrund der Aktivität von Chlamydien beteiligt. – Anschließend spaltet sich Sphingomyelin in seine Komponenten Ceramid und Phosphorylcholin auf.

Da Ceramid in den interzellulären Räumen (zwischen den Zellen) stark bioaktiv ist, kontrollieren die Bakterien die Produktion dieses Stoffs sorgfältig. Ein Übermaß an freiem Ceramid verursacht Zelltod, ruft Makrophagen an den Ort des Geschehens und stimuliert sie dazu, die infizierte Zelle zu fressen. Die bakterielle SMase löst die Bildung von Vesikeln aus (bzw. Invasomen), die das Bakterium vor dem Immunsystem verbergen. Gleichzeitig stimuliert Ceramid die Bildung von mikroskopischen Invaginationen oder Zugangsöffnungen in der Wirtszellmembran. Dies ermöglicht den Invasomen, in die Wirtszelle einzudringen.

In der Anfangsphase einer Infektion bleiben die Ceramidwerte niedrig, um den Zelltod zu verzögern. Erst nach der Replikation der Bakterien steigen diese Werte an und die Zelle stirbt ab. So gelangen die neu gebildeten EBs aus der Zelle und können neue Wirtszellen infizieren.

Ceramid kann eine Vielzahl von Problemen verursachen, wenn es in den extrazellulären Raum freigesetzt wird – dies ist dann der Fall, wenn Chlamydien die Zelle verlassen. Ceramid ist stark an der Zellfunktion beteiligt. Außer der Apoptose beeinflusst es auch das Wachstum, den Ruhezustand, die Differenzierung, Seneszenz, Migration und Adhäsion von Zellen. Ceramid-Fehlfunktionen oder überschüssiges extrazelluläres Ceramid wurde mit einer Reihe von chronischen Problemen in Verbindung gebracht: Krebs, neurodegenerative Erkrankungen, Diabetes und entzündliche Zustände. Überschüssiges Ceramid kann zum Beispiel im Laufe der Zeit eine Insulinresistenz verursachen. Es reguliert die SOCS-3-Expression auf, die die Insulin-Signaltransduktion hemmt und diabetische Zustände begünstigt. Tuula et al. (2014) bemerken: „Durch erhöhte Ceramidwerte in den Zellen betroffenen Wirtsgewebes kann die Präsenz von *C. pneumoniae* die Stoffwechsellage der Zellen und Gewebe stören und zur Pathophysiologie sekundärer, mit Chlamydieninfektion assoziierten Störungen beitragen."

Sobald die Bakterien ein Invasom gebildet haben und ins Zellinnere vorgedrungen sind, wandert das Invasom in die Nähe des Zellkerns, des endoplasmatischen Retikulums (ER) und des Golgi-Apparats. Chlamydien beginnen dann damit, die Zellfunktion zu verändern, um an die nötigen Nährstoffe zu kommen, die sie für ihre Reproduktion und Verbreitung brauchen. Dies schließt zusätzliches SM ein, da es für die Reproduktion wichtig ist. Guangming Zhon kommentiert wie folgt:

> Nachdem ein EB den eigenen Zutritt in eine nicht-phagozytische Epithelzelle induziert hat, weicht die EB-haltige Vakuole vom typischen endozytischen Weg ab (der zur Zerstörung der Mikrobe führen würde) und unterbricht den ER/Golgi-Sekretionsweg.

Unsere Zellen nutzen den typischen endozytischen Weg, um Bakterien zu fressen und zu zerstören, von denen sie attackiert werden. Das Faszinierende daran ist (*… für mich zumindest*), dass die Bakterien die Zelle *nur* davon abhalten, das Chlamydien-Invasom zu zerstören. Sie hindern sie nicht daran, andere mikrobielle Pathogene zu vernichten – darunter auch freigesetzte tote Chlamydien und Chlamydienfragmente, wenn EBs in der Nähe von infizierten Zellen aufbrechen.

Golgi-Apparate (auch Golgi-Körper) spielen eine wichtige Rolle, was das Überleben von Chlamydien bei einer Infektion betrifft. In Zellen von Säugetieren befinden sie sich in der Regel nahe am Zellkern, in der Nähe des endoplasmatischen Retikulums (ER). Golgi-Apparate bekommen vom ER verschiedene Proteine angeliefert und bereiten sie (und weitere Lipide) für den Transport in verschiedene Zellstrukturen der Zelle vor – oder für die Expression in den extrazellulären Raum.

Golgi-Apparate sind ein Zellorganell bestehend aus einer Reihe von übereinandergestapelten flachen „Platten“, die durch Mikrotubuli miteinander verbunden sind. Man kann sie sich als eine Art offenes, mehrschichtiges Parkhaus vorstellen, in dem jedes Stockwerk eine andere Funktion hat. – Die Mikrotubuli sind dann die Betonpfeiler, die die Strukturen des Parkhauses stützen. – Jeder Stapel in einer „Golgi-Schicht“ enthält verschiedene Enzyme, die zur Modifizierung von Proteinen benutzt werden, um die Zellfunktionen zu erfüllen. Die Trennung dieser Platten erlaubt im weiteren Schritt die Weiterverarbeitung von Komponenten durch verschiedenen Gruppen von Enzymen, die in jeder Platte stecken. Veränderte Komponenten werden dann via Mikrotubuli an die nächste Platte weitergereicht. Sind die Mikrotubuli depolymerisiert (etwa durch Bakterien), fragmentieren die Golgi-Strukturen und verwandeln sich in individuelle „Stapel“. Durch die Fragmentierung, zu der es gegen Ende der Infektion kommt, wird die Golgi-Funktion verschlechtert und die Zellgesundheit signifikant beeinträchtigt.

Bei der Infektion benutzen die Chlamydien Transportprozesse der Zelle, leiten Golgi-Produkte zum eigenen Vorteil zum Invasom um (inklusive SM). Dies verursacht einen eskalierenden Prozess von Wirtszellenfehlfunktionen. Zhong (2009) beobachtet Folgendes:

> Die Verfügbarkeit von zahlreichen Metaboliten des Zytoplasmas von Säugetierzellen, die normal nicht in der externen Umgebung auffindbar sind, hat den Chlamydien einen selektiven Druck beschert, eine einzigartige Fähigkeit zu entwickeln, die ihnen die Stoffwechselzwischenprodukte des Wirts verfügbar macht. [...] Die Expansion der Inklusion im Zytoplasma und die Veränderung der Signalwege des Wirts während der parasitären Nährstoffgewinnung haben unweigerlich eine zerstörerische Auswirkung auf die infizierten Zellen. Tatsächlich zeigen infizierte Zellen häufig veränderte metabolische, immunologische und zellbiologische Charakteristika.

In frühen Infektionsstadien behalten die Golgi-Apparate ihre Integrität. Die Bakterienvakuolen manipulieren nur die Zieladressen der Golgi-Proteine und -Lipide. ich möchte hier den nachfolgenden Prozess folgendermaßen kurz zusammenfassen: Die Chlamydien kooptieren GBF1, um mehr SM zu gewinnen. Dies erhöht die *Größe* und *Stabilität* des bakteriellen Invasoms. Die Bakterien benutzen CERT, um an SM für ihre *Replikation* zu kommen. – Der Schutz dieser Mechanismen hemmt die SM-Nutzung und reduziert oder eliminiert die Bakterien. Derzeit sind mir keine Kräuter bekannt, die dies bewerkstelligen könnten. – Die Bakterien verwenden zudem den Rab14-vermittelten Transport, um SM abzufangen. 50 Prozent des von den Golgi-Apparten produzierten SMs wird von Bakterien beschlagnahmt. Leider erhöht sich die Fragmentierung der Golgi-Apparate mit fortschreitender Infektion.

Es gilt zwei wichtige Punkte zu beachten: 1. Die Bakterien kapern die Golgi-Apparate, um SM (und andere Produkte) zu gewinnen, und 2. Die Chlamydien erzwingen eine Fragmentierung der Golgi-Apparate. *Die Hemmung bzw. die Beeinträchtigung des einen oder anderen bzw. beider Prozesse hemmt die SM-Aufnahme und reduziert oder eliminiert die bakterielle Infektion*. Ohne SM können sich die Bakterien nicht vermehren.

Das primär zu Hemmung der SM-Aufnahme geeignete Kraut ist (bisher) *Mallotus philippinensis* (Frucht). Es wird häufig in der Ayurveda-Medizin eingesetzt. Es gibt einige Kräuter, die die Integrität des Golgi-Apparats und deren Funktion schützen, während sie gleichzeitig deren Fragmentierung und Schädigung hemmen. Zu ihnen zählen berberinhaltige Pflanzen, *Scutellaria baicalensis, Salvia miltiorrhiza, Terminalia chebula* und HCMO5, ein Wasserextrakt aus den nachfolgenden acht Kräutern: *Atractylodes macrocephala, Gastrodia elata, Citrus unshiu, Poria cocos, Crataegus pinnatifida, Siegesbeckia pubescens* und *Coptidis japonica.*

Immunantworten und -funktionen

Ähnlich wie die mit Lyme-Borreliose assoziierten intrazelluläre Pathogene initiieren Chlamydien bei der Infektion eine Zytokinkaskade. Sie kapern die Immunreaktionen und Immunfunktionen. Zytokine sind kleine zelluläre Botenstoffe, die eine Bakterieninfektion und die Aufnahme von Nährstoffen aus den Wirtszellen unterstützen. Eine der wesentlichen Auswirkungen ist die Verschiebung der Immunantwort von Th1 auf dominant-Th2 durch Bakterien – auch das ist eine übliche Strategie von Lyme-Borreliose-assoziierten Bakterien (siehe hierzu die kurze Erörterung auf S. 182).

Th1-Immunantworten sind dazu gedacht, mit intrazellulären Bakterien fertig zu werden – Th2-Immunantworten sind das allerdings nicht. Durch die Th-Zellen-Verschiebung wird die gesunde Immunantwort umgangen und wie Forscher hervorheben, „können Wirte trotz Chemotherapie chronisch infiziert bleiben“. Wizel et al. (2008) bemerken:

> Zahlreiche Studien haben gezeigt, dass Typ-I Zytokin-sekretierende CD4+-T (Th1)-Zellen die Chlamydienreplikation meist via IFN-γ [gamma] und durch Stimulation der protektiven Funktion anderer Immun- und Entzündungszellen hemmen.

Indem die Immunantwort auf Th2 verschoben wird, stoppen die Bakterien die wirksameren Th1-Interventionen. Ein integrales Element dieser Verschiebung ist, wie bei anderen Mikroorganismen der Lyme-Gruppe, die Stimulation von Interleukin-10 (IL-10). IL-10 wird im Normalfall *nach* einer gesunden Th1-Antwort aktiviert. Die antibakteriellen Th1-Aktivitäten stimulieren eine erwünschte Kaskade von entzündlichen Zytokinen, die Bakterien abtöten. Sobald die Infektion erfolgreich aufgehalten wurde, unterbricht IL-10 diesen Prozess. Die adaptive Strategie der meisten cleveren Pathogene besteht darin, diese Zytokine im frühen Infektionsstadium zu aktivieren, um Th1-Antworten zu unterbinden.

IL-10 supprimiert zudem wirksam den Zelltod (Apoptose). Apoptose ist eine wichtige Th-1-Strategie, bei der infizierte Zellen abgetötet werden. Die Bakterien halten infizierte Zellen am Leben, indem sie Apoptose verhindern. Dies wiederum sichert die Nährstoffaufnahme und Reproduktion der Bakterien. Durch abgesenkte IL-10-Werte wird die erwünschte Apoptose in geschädigten Zellen gefördert und somit die Infektion eingedämmt. Es gibt eine Reihe von Kräutern, die die IL-10-Spiegel sehr gut absenken können. Dazu gehören *Glycyrrhiza* (reguliert IL-10 ab, wirkt primär immunmodulierend und -tonisierend), standardisiertes *Silybum marianum* (Silymarin hemmt die IL-10-Überexpression und unterstützt die Endothelzellgesundheit), *Cannabis sativa* (desgleichen), *Scutellaria baicalensis* (reguliert IL-10 und Treg ab) und *Andrographis paniculata*, das die IL-10-Expression reduziert. Gleichermaßen wirksam sind scopoletinhaltige Pflanzen (Scopoletin ist ein IL-10/Th2-Abregulator) wie der Noni-Baum, *Brunfelsia uniflora* (engl. *manaca*), Passionsblume (*Passiflora spp.),* Stevia, *Artemisia spp.* (insbesondere *A. scopria* und *A. capillaris*), die Große Brennnessel (*Urtica dioca*) und Pflaumenblättriger Schneeball (*Viburnum prunifolium*). Bei Weitem am besten wirkt *Withania somnifera* (Ashwagandha). Das Kraut moduliert auf besondere Weise die IL-10-Expression (es reguliert sie nicht nur ab). Darüber hinaus schützt *Withania somnifera* auch die Golgi-Apparate.

Die Modulation von Interferon-gamma (IFN-γ) ist eine wesentliche Strategie der Chlamydien. Aus diesem Grund macht es Sinn, dies nachfolgend ein wenig zu erklären. So wird dessen Rolle bei der Eliminierung von Chlamydien und deren Beitrag zu Problemen bei chronischen Langzeitinfektionen klar.

IFN-γ spielt bei der Eliminierung der Bakterien bei der Infektion eine bedeutende Rolle. Es ist, wie einige Forscher hervorheben, ein „kritischer Immunitätsvermittler gegen Chlamydien". Individuen mit schwacher Immunfunktion, die keine starke IFN-γ-Antwort produzieren können, sind anfälliger für Chlamydieninfektionen, haben größere Probleme bei der Behandlung und leiden an schweren Beeinträchtigungen in chronischen Erkrankungsstadien. Eine starke und gesunde IFN-γ-Reaktion schützt lebende Organismen nachweislich vor einer Chlamydieninfektion. *Ich wiederhole: Ein gesundes Immunsystem ist essenziell für die Prävention, Behandlung und Beseitigung einer Infektion durch Mikroorganismen, die mit Lyme-Borreliose assoziiert sind.*

IFN-γ hemmt die Bakterien mittels einer Reihe von Mechanismen: 1. Es vermittelt die Aktivierung von induzierbaren NO-Synthasen (iNOS), die die Produktion von Stickstoffmonoxid stimulieren, das Bakterienwachstum hemmt (eine seiner hauptsächlichen Funktionen). 2. Es fördert Mechanismen, die MHC-I (Haupthistokompatibilitätskomplex-1) und die MHC-II-abhängige Präsentation bakterieller Antigene gegen T-Zellen verbessern, damit das Immunsystem sie erkennen und eliminieren kann. 3. IFN–γ aktiviert IDO (Indolamin-2,3-Dioxygenase), das die Konzentrationen von für Chlamydien lebenswichtigem Tryptophan in den Zellen reduziert – eine der primär antibakteriellen Aktivitäten des Immunsystems –, und 4. IFN–γ-Aktivierung verbraucht intrazelluläres Eisen, das die Bakterien für ihre Reproduktion benötigen. Deshalb haben Chlamydien spezifische Strategien erfunden, um die Produktion und Aktivierung von IFN-γ, IDO und MHC zu hemmen.

Die meisten Chlamydienarten können Tryptophan nicht synthetisieren. Allerdings benötigen Sie den Nährstoff für ihre Reproduktion. Aus diesem Grund kann die Verringerung der Tryptophankonzentration in der Zelle durch IFN–γ die Infektion eindämmen. Manche *C. trachomatis*-Serovaren kodieren allerdings Gene zur Tryptophanproduktion – diese Serovaren können IDO vom vaginalen Mikrobiom beziehen, das sie zur Tryptophansynthese benutzen. Anders formuliert: Mikroorganismen des weiblichen Genitaltrakts agieren synergistisch mit Chlamydien und versorgen sie mit IDO, das die Pathogene für die Progression der Infektion brauchen. Dies trifft vor allem dann zu, wenn das Mikrobiom des Reproduktionstrakts gestört ist – in der Regel durch Anwendung von Antibiotika oder durch Aktivitäten anderer infektiöser Mikroorganismen. *Lactobacillus*-Arten überwiegen in der Regel im vaginalen Mikrobiom. Sie synthetisieren IDO nicht. Darüber hinaus produzieren sie ein sehr saures, H_2O_2-reiches Milieu, das von Natur aus Chlamydienwachstum und deren Entwicklung hemmt.

Leider ist IFN-γ auch mit einigen negativen Effekten bei chronischer Infektion assoziiert. Eine latente Entzündung, die jahrzehntelang wegen der kontinuierlichen Präsenz von IFN-γ vorliegen kann, ist ein Faktor für Vernarbung und physiologische Schäden durch eine Chlamydieninfektion. Die bloße Stimulation von IFN-γ, mit dem Ziel der *Vernichtung der Bakterien,* lindert den Schaden nicht, sondern kann ihn sogar verschärfen. Die Aktivierung von IFN-γ und der nachfolgende massive Verbrauch von Tryptophan und Eisen regen die Bakterien dazu an, ihre aberrante AB-Form anzunehmen, in der sie solange verharren, bis die IFN-γ-, Eisen- und Tryptophan-Bedingungen wieder besser sind. Sie wandeln sich dann wieder in ihre infektiösere EB-Form um. Das Mittel der Wahl ist die Anwendung von Kräutern, die die IFN-γ-Produktion modulieren – entweder direkte IFN-γ-Modulatoren oder pflanzliche Adaptogene. Am besten eignen sich hierfür unter anderem *Withania somnifera, Rhodiola, Glycyrrhiza* und *Scutellaria baicalensis*.

Die Hemmung der IFN-γ-induzierten MHC-II-Expression ist eine weitere Strategie der Chlamydien. Dies führt zu Problemen der Erkennung von Bakterien durch das Immunsystem und intrazellulär infizierten Zellen. MHC-II wird im endoplasmatischen Retikulum produziert und dann zur weiteren Verwendung zu den Golgi-Apparaten gebracht. Das MHC-II-System nimmt dann Teile der bakteriellen Zellen (Antigene) auf und exprimiert diese auf antigenpräsentierende Zellen: dendritische Zellen, mononukleäre Phagozyten, B-Zellen und Endothel- und Epithelzellen. Dies programmiert diese Immunzellen darauf, nach Bakterien Ausschau zu halten und diese abzutöten. Durch Hemmung der MHC-II-Expression wird der Antigenerkennungsprozess gelegentlich signifikant gestört und die Infektion kann sich weiter ausbreiten. Dies betrifft primär CD4+-T-Helferzellen.

MHC-I, das in fast jeder kernhaltigen Zelle vorhanden ist, wird gleichfalls gehemmt. MHC-I nimmt Fragmente abgetöteter Mikroben auf und präsentiert diese Antigene auf der Oberfläche der infizierten Zelle. Dies ruft CD8+-Zellen auf den Plan, die zur Antigenerkennung ausgebildet sind und die infizierte Zelle eliminieren. Durch Hemmung von MHC-I und -II gehen die Chlamydien einem primären Mechanismus des Immunsystems aus dem Weg, der pathogene Bakterien vernichten soll. Durch Sekretion der Serin-Protease CPAF (*Chlamydia protease-like activity factor*) hemmen die Bakterien nicht nur IFN–γ, sondern auch die MHC-Produktion. CPAF baut die Wirtstranskriptionsfaktoren RFX5 und USF-1 ab, die für die MHC-Aktivierung benötigt werden. Die Hemmung von RFX5 ist in der Tat grundlegend für die bakterielle Infektion. Die Aufregulation des DNA-bindenden Proteins RFX5 stimuliert die MHC-II-Expression und kann zur Bekämpfung der Infektion beitragen. Zwei Kräuter, die diese bakterielle Infektionsstrategie blockieren, sind *Scutellaria baicalensis* und *Cordyceps spp.* Folgende Kräuter regulieren MHC-II auf: *Achyranthes bidentata, Astragalus mongholicus, A. membranaceus, Mori fructus* (Maulbeeren), *Panax ginseng, Phellinus linteus* und *Plantago asiatica.*

CD8+-Zellen werden in der Milz produziert und durch MHC-I-Expression aktiviert. Sie töten spezifisch Chlamydien-infizierte Fibroblasten ab. Zur Unterstützung der Produktion von T- und B-Zellen ist die Milz sehr wichtig. Am besten eignen sich für diesen Zweck *Salvia miltiorrhiza* und *Ceanothus* (Säckelblume).

Bei aktiver Infektion ist eine leichte bis mäßige epitheliale Hyperplasie mit gemischten entzündlichen Infiltraten von (meist) Makrophagen mit einigen T-Zellen und polymorphnukleären Leukozyten nicht ungewöhnlich. Dendritische Zellen sitzen häufig tiefer im Epithel und darunter liegenden Stroma. Dort findet eine erhöhte Expression von reaktiven Sauerstoffspezies (ROS) in infizierten Zellen durch Aufregulation der NADPH-Oxidase (NOX-1 und -4) und Abregulation von Superoxiddismutase-1 (SOD-1) sowie Thioredoxin-1 (TRX-1) statt. Die ROS-Produktion wird von den Wirtszellen genutzt, um die bakterielle Reproduktion zu hemmen. Allerdings verschlimmert sich die Gefäßentzündung bei einer chronischen Infektion durch persistierende Bakterienformen, was (langfristig) zur Endothelzellnekrose führt – Curcumin und Resveratrol (*Polygonum cuspidatum*) helfen dabei, gegenzusteuern.

Zytokinkaskaden

Chlamydien hemmen die Produktion einiger Immunantworten (z. B. IFN-γ) und stimulieren die Produktion von anderen. Wie die meisten intrazellulären Bakterien sind sie extrem raffiniert, was die Manipulation des Immunsystems des Wirts betrifft.

In Epithelzellen der Zervix und des Dickdarms regulieren die Bakterien die Expression von IL-1α, IL-6, IL-8, GROa und GM-CSF auf. Die IL-8-Produktion wird signifikant erhöht (um das 1,5- bis 3,4-fache) und erreicht ihr Maximum 72 Stunden nach der Infektion. IL-6, GROa und GM-CSF sind innerhalb dieses Zeitraums ebenfalls vermehrt vorhanden. Rasmussen et al. (1997) kommentieren:

> Viele dieser Zytokine sind potente Chemoattraktanten und Aktivatoren von Neutrophilen, Monozyten und T-Lymphozyten, während andere pleiotrope Effekte auf die Zellfunktionen haben, die mit einer akuten Entzündung assoziiert sind – darunter die Induktor- und Adhäsionsmoleküle auf Endothelzellen, die Sekretion von zusätzlichen proinflammatorischen Zytokinen durch Makrophagen und anderen Zellen, und die Induktion von Akut-Phase-Proteinen in Epithelzellen und Makrophagen.

Bei einer Infektion erhöhen sich die IL-1α-Spiegel um das Drei- bis Vierfache. Es ist ein wichtiges Zytokin, das die IL-8-Produktion initiiert und die Entzündungsreaktion verstärkt sowie eine zusätzliche Zytokinproduktion durch benachbarte Zellen auslöst. Die Hemmung von IL-1α verringert die Produktion von IL-8 (um bis zu 85 Prozent) und IL-6 (um bis zu 95 Prozent), von GROa und GM-CSF signifikant. Zu den IL-1α-Inhibitoren zählen unter anderem *Polygonum cuspidatum, Zingiber officinalis, Pueraria lobata, Salvia miltiorrhiza, Carthamus tinctorius* und Genistein.

Bei einer *C. pneumoniae*-Infektion in den Lungen kommen fast die gleichen Zytokinkaskaden vor. Zusätzlich wurden unter anderem nachfolgende Zytokine beobachtet: MCP-1 (Monozytenattraktions-Protein-1), MCP-1α *(macrophage inflammatory protein 1 alpha)*, IL-12, TGF-β (Tumorwachstumsfaktor beta), TNF-α und MMP (Matrix-Metalloproteasen) – insbesondere MMP-9. MMP-9 ist stark mit einer erhöhten Vernarbung assoziiert, die bei der Infektion auftritt. MMP-9-Inhibitoren sind unter anderem *Cordyceps, Olea europaea, Polygonum cuspidatum, Punica granatum, Salvia miltiorrhiza, Scutellaria baicalensis* und die Supplemente EGCG und NAC.

Eine *C. pneumoniae*-Infektion der Endothelzellen produziert eine sehr ähnliche Kaskade: IL-1α gefolgt von IL-8 und MCP-1 mit gleichzeitiger Expression von ELAM-1/Endothel-Selektin (*endothelial leukocyte adhesion molecule*-1,), interzelluläre ICAM-1/Adhäsionsmoleküle-1 (*intercellular adhesion molecules*-1) und VCAM-1 (*vascular cell adhesion molecule*-1). Die endotheliale iNOS- und nachfolgende NO-Produktion sind in chronischen Stadien sehr ausgeprägt – bei einer akuten Infektion aber niedrig.

Eine Infektion der Eileiter induziert IL-1β. Die Hemmung von IL-1β kann eine Erkrankung der Eileiter beim Menschen verhindern. IL-1β-Inhibitoren sind unter anderem *Cordyceps spp., Eupatorium perfoliatum, Polygala tenuifolia* (Wurzel), *Polygonum cuspidatum, Pueraria lobata, Salvia miltiorrhiza, Scutellaria baicalensis* und Melatonin.

TNF-α und IL-10 sind ebenfalls in hoher Konzentration in den Eileitern präsent. Während die NO-Produktion eine starke antibakterielle Wirkung hat und eine primäre Immunantwort auf die Infektion ist, kann eine langfristige NO-Überproduktion in den Eileitern zu Vernarbungen und bleibenden Schäden führen. Eine chronische und intensive Entzündung trägt zur Gewebeveränderung und zur Narbenbildung bei. Darüber hinaus sind die iNOS-Konzentrationen, die die NO-Produktion stimulieren, bei einer chronischen Infektion in der Regel hoch. Das Gegenteil ist bei akuter, replikativer Infektion der Fall. In den meisten Fällen einer chronischen Infektion schwanken die NO-Werte. Dies löst meist Zytotoxizität und Transkriptionsstörungen in Geweben aus. Die Bakterien benutzen bei akuter Infektion bestimmte Mechanismen, um die Arginin-Spiegel zu senken (für die NO-Produktion erforderlich), was sie vor NO-Schäden schützt. NO hemmt darüber hinaus direkt die IDO-Expression – was zur Absenkung der Tryptophan-Konzentrationen im Zellgewebe beiträgt.

Eine primäre, allgemeine Entzündungsstrategie ist der MAP-Kinase/ERK-1/2-cPLA2-Weg, den Bakterien absichtlich aktivieren. Die Hemmung dieses Weges blockiert nachweislich das Chlamydienwachstum, hemmt den Verbrauch von Phospholipiden, reduziert die cPLA2-Aktivität im Wirt und supprimiert die Bakterien-induzierte Zytokinproduktion. Nachfolgende Kräuter sind zur Hemmung dieses Wegs hilfreich: *Andrographis paniculata, Bidens pilosa, Cordyceps, Houttuynia, Salvia miltiorrhiza, Scutellaria baicalensis* und *Silybum marianum.*

Die Aktivierung dieses Wegs trägt durch mehrere Mechanismen zur chronischen Entzündung bei: 1. cPLA2-Aktivierung erhöht die Arachidonsäure (AA) Produktion in infizierten Zellen. AA wird in Prostaglandine umgewandelt – darunter Prostaglandin E2 (PGE2). COX-2 wird gleichfalls aufreguliert. AA und COX-2 sind inflammatorische Komponenten – antientzündlich wirksame, nicht frei verkäufliche Mittel reduzieren diese Werte häufig. PGE2 kann die Entzündung verstärken, indem es die Produktion verschiedener anderer, inflammatorischer Zytokine verstärkt und die IFN-γ-Produktion blockiert. Pflanzliche PGE2-Hemmer sind unter anderem einige Bidensarten (sehr stark), *Houttuynia, Polygala tenuifolia, Pueraria lobata* (Kudzu), *Salvia miltiorrhiza* und *Scutellaria baicalensis.*

Der MAPK/ERK-1/2-Weg reguliert IL-8 (Interleukin-8) auf, ein hoch wirksames inflammatorisches Zytokin. IL-8 ist ein integraler früher Aspekt der Zytokinkaskade und wird stark mit der Chlamydien-induzierten Aufregulation von intrazellulärem IL-1 (IL-1α und IL-1β) in Verbindung gebracht. IL-1 ist an sich ein potentes immunstimulierendes Zytokin. Es induziert die Reifung und Proliferation von B-Zellen, die Freisetzung von IL-2, IL-3 und zahlreichen Interferonen, triggert Fieber und beeinflusst die Chemotaxis von Neutrophilen, Lymphozyten und Monozyten. Von besonderer Bedeutung bei Chlamydieninfektionen ist die Bildung von Narbengewebe und Fibrosen. IL-1α ist in den meisten infizierten Körperbereichen präsent und intensiviert die Zytokin-initiierte Entzündung signifikant.

Die Hemmung von IL-8 kann diese Zytokinkaskade deutlich abschwächen, dies betrifft auch die IL-1-Produktion. So bemerken Darville und Hiltke (2010), dass die Hemmung von IL-8 „die durch die Infektion induzierte Gewebezerstörung vollständig eliminiert“. Zu den IL-8-Hemmern zählen unter anderem *Cordyceps spp., Isatis spp.* und *Polygonum cuspidatum.*

Die Bakterien stimulieren außerdem die Produktion von IL-6, TNF-α und Caspase-1. Im Normalfall ist NF-κB dominant in Bezug auf die Generierung von IL-1, IL-6, IL-8 und TNF-α. Bei einer Chlamydieninfektion wird NF-kB gewöhnlich moduliert. In einigen Fällen wird NF-κB aufreguliert, in anderen gehemmt – und ein alternativer Entzündungsweg benutzt: Bakterien wählen stattdessen einen MAP-Kinase-Weg. Die Blockade von IL-6 und TNF-α kann dabei helfen, die Entzündung in betroffenen Zellen und Organen einzuschränken. IL-6-Hemmer sind unter anderem *Andrographis paniculata, Isatis spp., Pueraria lobata, Salvia miltiorrhiza* und *Scutellaria baicalensis.* Zu den TNF-α-Inhibitoren zählen unter anderem *Andrographis paniculata, Cannabis spp., Cordyceps spp., Eupatorium perfoliatum* (Durchwachsener Wasserdost), *Glycyrrhiza spp.* (Süßholz), *Houttuynia spp.,*

Panax ginseng, Polygala tenuifolia (Senegawurzel), *Pueraria lobata* (Kudzu), *Sambucus spp.* (Holunder), *Scutellaria baicalensis, Tanacetum parthenium* (Mutterkraut), *Salvia miltiorrhiza* und *Zingiber officinalis* (Ingwer).

Die Hemmung von Caspase-1 produziert signifikant weniger schwere Erkrankungen bei einer Chlamydieninfektion. *Scutellaria baicalensis* ist besonders gut für diesen Zweck geeignet.

Chlamydien hemmen darüber hinaus die Apoptose und halten so infizierte Zellen am Leben. Zhong (2009) bemerkt:

> Diese obligaten intrazellulären Parasiten halten eine feine Balance zwischen Instrumentalisierung und Schutz des Wirts aufrecht: sie besetzen den intrazellulären Raum und nehmen Nährstoffe aus infizierten Zellen auf. Gleichzeitig müssen sie jedoch die Integrität der Wirtszellen zur Vervollständigung ihres intrazellulären Wachstums erhalten. Für diesen Zweck kapern Chlamydien bestimmte Signalwege, die die Wirtszellen vor Apoptose schützen, die durch intrazellulären Stress hervorgerufen wird. Sie beschützen die infizierten Wirtszellen vor der Erkennung und dem Angriff der Abwehr des Wirts.

Hierfür verwenden sie eine Vielzahl von Mechanismen. Dazu zählen die Hemmung der Capase-3-Aktivierung, die Blockierung der mitochondrialen Cytochrom-c-Freisetzung, die Modulation von NF-κB-Mechanismen, die Störung der Bax/Bcl-Balance und die Hemmung der Bax/Bak-Aktivierung. Intrazelluläre BH3-*only*-Proteine sind Stressmoleküle (z. B. Puma und Bim), die zu den Mitochondrien wandern, wenn Zellen gestresst sind. Sie aktivieren pro-apopoptische Bax und Bak, die anti-apopoptische Wirkungen von Bcl-2 ignorieren. Die Bakterien reduzieren Bax und Bak und erhöhen BCL-2. Die Umkehrung solcher Mechanismen durch Anwendung von Kräutern beeinflusst den infektiösen Prozess stark und bekämpft die Infektion. Tatsächlich kann die Anregung einer normalen Apoptose die Entwicklung der Chlamydien vollständig hemmen. Bax/Bcl-Apoptose-Weg-Remodulatoren (die spezifisch Bax erhöhen und BCL-2 verringern) sind unter anderem *Artemisia spp., Glycyrrhiza spp., Goniothalamus cheliensis, Gynostemma pentaphyllum, Houttuynia spp., Leonurus cardiaca* (Echtes Herzgespann), *Rhodiola spp., Scutellaria baicalensis* und die isolierten Komponenten Arctigenin, Beta-Sitosterol und Curcumin. *Salvia miltiorrhiza* eignet sich besonders gut für diesen Zweck. Das Kraut ist ein Apoptose-*Modulator*. Es moduliert die Wirkung von Bax/Bcl, verringert oder erhöht das Verhältnis je nach Bedarf bei Entzündungsepisoden. So erhöht es beispielsweise die Apoptose von Krebszellen, verringert aber die Apoptose von hypoxiegeschädigten Zellen.

Eine Klasse von Heilkräutern, die als Immunmodulatoren bekannt ist, verändert die Aktivität der Immunfunktion durch eine dynamische Regulierung von Botenstoffen wie Zytokinen.

Spelman et al., 2006

Die Wirkungen von pflanzenbasierten Mitteln können auf einer aktiven Komponente mit einem einzigen Wirkmechanismus beruhen, auf Komponenten, die multiple Wirkprinzipien besitzen, auf der Wirkkombination von mehr als einem aktiven Inhaltsstoff in einer einzigen Spezies oder den synergistischen Wechselwirkungen unterschiedlich wirksamer Inhaltsstoffe aus mehreren Pflanzenarten in Form einer medizinischen Rezeptur.

Elaine Elisabetsky, 2007

Die natürliche Heilung der Chlamydiose

Die raffinierte Modulation des Immunsystems durch Bakterien kann rückgängig gemacht werden. Heilkräuter eignen sich in der Tat weitaus besser zur fein abgestimmten Remodulation der Immunfunktion als Medikamente. Heilkräuter reduzieren hervorragend die Zytokinbelastung, die entzündliche Schäden verursacht. Gleichzeitig regulieren sie immunfördernde Zytokine auf, die von den Bakterien gehemmt wurden. Darüber hinaus schützt Pflanzenmedizin Organ- und Zellsysteme sehr effektiv. Sie unterstützt die Heilung und stimuliert eine verbesserte Organfunktion. Schließlich lindern oder beseitigen Kräuter viele infektionsbedingte Symptome.

Alle beim Menschen durch *Chlamydia spp.* verursachten Infektionskrankheiten werden identisch behandelt: 1. Anwendung antibakterieller Kräuter, die gegen die jeweiligen Bakterien spezifisch wirksam sind. 2. Anwendung von Kräutern zur Modulation der Zytokinproduktion, um die bakteriell bedingte Zytokinkaskade zu kompensieren. 3. Schutz der von Chlamydien besonders betroffenen Organe oder Zellen durch Anwendung spezifischer Kräuter. 4. Anwendung immunstärkender Kräuter zur Unterstützung einer gesunden Immunfunktion. 5. Anwendung von Kräutern gegen spezifische Symptome.

Hinweis: Wenn Ihr Immunsystem problemlos IFN-γ produzieren kann, wird die Chlamydieninfektion signifikant gehemmt. Das beste Kraut für diesen Zweck ist *Astragalus,* 1000 Milligramm täglich, durchgehend – es ist auch ein hervorragendes Mittel zur Vorbeugung von Lyme-Borreliose.

Die Behandlung von Chlamydieninfektionen

Bitte lesen Sie das Kapitel *Die natürliche Heilung der Borreliose* (S. 221). Es ist wirklich von großer Bedeutung. Besonders die Seiten 241 bis 242 enthalten wesentliche Informationen für eine erfolgreiche Therapie.

Antibakterielle Kräuter gegen Chlamydien

Es gibt eine Reihe von Kräutern und Kräuterkombinationen, die spezifisch antibakteriell gegen alle Chlamydienarten wirksam sind (siehe Kasten S. 320). Die beiden wichtigsten Kräuterklassen sind: 1. berberinhaltige Pflanzen und 2. *Scutellaria baicalensis* (Baikal-Helmkraut).

Wichtiger Hinweis: Retinsäure ist ein Metabolit von Vitamin A (Retinol). Die Substanz hat antibakterielle Wirkung und hemmt die Fähigkeit der Chlamydien, die Endothel- und Epithelzellen zu infizieren. Die Komponente hemmt außerdem die Entstehung von Atheromen in der Aorta. Dieses Stoffwechselprodukt entsteht auf natürliche Weise immer dann, wenn wir Vitamin A aufnehmen. Aus diesem Grund sollte jedes Protokoll stets durch Vitamin A ergänzt werden.

Berberinhaltige Pflanzen

Berberin und berberinhaltige Pflanzen erwiesen sich *in vitro* und *in vivo* gegen Chlamydien wirksam – auch in klinischen Studien. Berberinhaltige Pflanzen sind unter anderem die Kanadische Orangenwurzel, Phellodendron und *Coptis chinensis*. Berberinpflanzen haben noch andere wichtige Wirkeigenschaften, die bei einer Chlamydieninfektion hilfreich sind: Sie schützen die Golgi-Apparate vor Fragmentierung (die Chlamydien grundsätzlich verursachen), indem sie Rho-Kinase (ROCK) hemmen. Darüber hinaus hemmen sie die durch die Bakterien induzierte Entzündungsreaktion in Makrophagen und die MAPK-Aktivierung. Die Pflanzen hemmen außerdem iNOS, COX-2, IL-1β, IL-6, TNF und modulieren die Apoptose infizierter Zellen. Berberinpflanzen fördern die Apoptose in infizierten Makrophagen (viele intrazelluläre Bakterien wirken Apoptose-hemmend) durch Caspase-Aktivierung. Gleichzeitig verringern sie die zelluläre Apoptose, die manchmal ebenfalls von intrazellulären Bakterien verursacht wird.

Da der Körper Berberin als Toxin betrachtet, wirkt es nicht sehr systemisch. Die Substanz überwindet die Darmbarriere nur sehr schwer. Deshalb zirkulieren nur winzige Mengen davon im Blut – wenn das Kraut länger eingenommen wird. Dennoch ist dies kein großes Hindernis für die Anwendung dieser Kräuter zur Behandlung von Chlamydieninfektionen. Die winzigen Berberinmengen, die systemisch zirkulieren, tonisieren Milz, Leber, Lunge und Herz – und unterstützen die Organe bei der Abwehr von bakteriellen Schadwirkungen.

Damit Berberinpflanzen ihre Wirkung entfalten können, müssen sie mit den betroffenen Geweben in Berührung kommen. Dann sind diese Kräuter am stärksten antibakteriell wirksam – was sie zum perfekten Mittel bei Chlamydieninfektionen macht, weil …

Erstens: Die Bakterien befallen zunächst den Magen-Darm-Trakt – in der Regel das Zökum (Blinddarm), insbesondere die Epithelzellschicht. Die Chlamydien dringen von dort meist nicht weiter in tieferliegende Körperzonen vor – die systemische Infektion anderer Körperregionen erfolgt durch andere Mechanismen.

Bei innerlicher Anwendung beeinflusst Berberin nur diese Zellpopulation günstig und normalisiert deren Funktion, wobei es gleichzeitig antibakterielle Wirkungen entfaltet. Da Berberinpflanzen-Tinkturen gegen Chlamydien stark antibakteriell wirksam sind, senken sie das Risiko einer Reinfektion im Darm. Berberin normalisiert in der Regel die Darmflora und stellt eine gesunde Mikrobiomfunktion wieder her.

Zweitens: Bei Chlamydien-bedingten Geschlechtskrankheiten (STD) zeigen Berberinpflanzen bei intravaginaler Anwendung in Form von Zäpfchen dieselben schützenden und antimikrobiellen Wirkungen. Da sich die Bakterien auf der Oberfläche von Vaginalzellen niederlassen, kann Berberin hier eine direkte antibakterielle Wirkung entfalten. Das Kraut ist sehr effektiv in Bezug auf die Eliminierung von Bakterien in der Scheide.

Drittens: Diese Pflanzen zeigen identische Wirkungen, wenn sie als wässriges Dekokt, Auszug (Infusion) oder in Form von Augentropfen zur Behandlung eines Chlamydien-bedingten Trachoms eingesetzt werden. Ein Beispiel hierfür: Eine klinische Studie mit 51 Patienten mit Trachom (verursacht durch *C. trachomatis*) verglich die Wirkung von wasserhaltigen Berberin-Augentropfen mit Sulfacetamid. Die Patienten der Sulfacetamid-Gruppe wurden weiterhin positiv auf Chlamydien getestet. Die Berberin-Gruppe war hingegen vollständig geheilt – auch ein Jahr später. Es gab keine Rückfälle. – Die Autoren der Studie behaupten seltsamerweise, dass Berberin keine antibakterielle Wirkung bei *C. trachomatis* hat. Zahlreiche Studien aus China und anderen Ländern (sowie meine eigene Erfahrung) widerlegen diese Behauptung. – Die systemischen Wirkungen von Berberin unterstützen die Regeneration von Tonus und Funktion bei Schleimhäuten, z. B. in den Lungen oder im Urogenitaltrakt.

Hinweis: Aufgrund ihrer zahlreichen Komponenten und komplexen Natur stimulieren berberinhaltige Pflanzen die Umwandlung der Bakterien in die

AB-Form *nicht*. Die Anwendung der Pflanze *in vivo* und beim Menschen zeigt, dass das Kraut die Mikroorganismen eher beseitigt anstatt ihre Transformation zu begünstigen.

Scutellaria Baicalensis (Baikal-Helmkraut)

Baikal-Helmkraut-Wurzel ist ein extrem nützliches Kraut zur Behandlung von Infektionen durch Lyme-Borreliose-assoziierte Pathogene. Es wirkt stark antiviral und leicht antibakteriell, ist ein Synergist und moduliert intrazellulär infektionsbedingte Zytokinstörungen sehr effektiv. Das Kraut zeigt eine umfassend systemische Wirkung und erreicht alle Körpergewebe. Vor allem aber hemmt es die Fragmentierung von Golgi-Apparaten (via ROCK-Hemmung), was an sich bereits die Replikation der Chlamydien stark hemmt. Baikal-Helmkraut blockiert spezifisch die zytokinvermittelte Entzündung und zelluläre Infektionsprozesse durch Chlamydien. Dies gelingt durch Hemmung der Serin-Protease CPAF (*Chlamydia protease-like activity factor*) und die Aufregulation von RFX5 (ein Abbauprodukt von CPAF). Die Hemmung der Chlamydien durch RFX5 ist für den bakteriellen Infektionsprozess von Bedeutung. Die Aufregulation des DNA-bindenden Proteins RFX5 ist ein entscheidender Faktor für die MHC-II-Expression während der Immunantwort und hilft bei der Eliminierung der Bakterien.

Baikal-Helmkraut blockiert zudem den TLR2-Signalweg sowie iNOS und COX-2, wobei die NF-κB-Expression moduliert wird. *In vivo* stoppt das Kraut Chlamydieninfektionen im Genitaltrakt von Mäusen. Darüber hinaus schützt Baikal-Helmkraut sehr gut vor Endothel- und Epithelzellschäden durch intrazelluläre Zytokine (insbesondere durch TNF-α), indem es deren Funktion normalisiert.

Scutellaria baicalensis ist im engeren Sinne kein *echtes* antibakterielles Kraut, da es die Bakterien nicht direkt abtötet. Vielmehr ist es ein indirekt antibakteriell wirksames Mittel. Es sabotiert die von den Bakterien für die Infektion, Fragmentierung und Nährstoffgewinnung aus Wirtszellen benutzen Mechanismen. Die Bakterien sterben schließlich ab, da sie nicht mehr an lebenswichtigen Nährstoffe kommen. (*… cleveres antibakterielles Kraut!*)

Zytokinmodulierende Kräuter

Kräuter, die die körpereigene Zytokinproduktion remodulieren, können den Schweregrad der Infektion verringern, die Zell- und Organgesundheit schützen und das Bakterienwachstum hemmen, indem sie den Bakterien die Nährstoffe entziehen. Baikal-Helmkraut ist das stärkste zytokinmodulierende Kraut. Tatsächlich ist es so stark wirksam, dass es fast Antibiotika-Niveau hat. Es gibt aber noch weitere hervorragende Kräuter für diesen Zweck. Am aktivsten ist hier Rotwurzel-Salbei – botanischer Name *Salvia miltiorrhiza*. Die nachfolgende Liste enthält jene Kräuter, die gegen die am häufigsten von Bakterien stimulierten Zytokine wirksam sind:

- **TNF-α-Inhibitoren:** *Andrographis paniculata, Cannabis spp., Cordyceps spp., Eupatorium perfoliatum* (Durchwachsener Wasserdost), *Glycyrrhiza spp.* (Süßholz), *Houttuynia spp., Panax ginseng, Polygala tenuifolia* (Senegawurzel), *Pueraria lobata* (Kudzu), *Sambucus spp.* (Holunder), *Scutellaria baicalensis, Tanacetum parthenium* (Mutterkraut), *Salvia miltiorrhiza und Zingiber officinalis* (Ingwer).
- **MMP-9-Inhibitoren:** *Polygonum cuspidatum* (Japanischer Staudenknöterich) und *Salvia miltiorrhiza.*
- **IL-1α-Inhibitoren:** *Carthamus tinctorius, Polygonum cuspidatum, Pueraria lobata, Salvia miltiorrhiza, Zingiber officinalis* und Genistein.
- **IL-1β-Inhibitoren:** *Cordyceps spp., Eupatorium perfoliatum, Polygala tenuifolia* (Wurzel), *Polygonum cuspidatum, Pueraria lobata, Salvia miltiorrhiza* und *Scutellaria baicalensis.*
- **IL-6-Inhibitoren:** *Andrographis paniculata, Isatis spp., Pueraria lobata, Salvia miltiorrhiza* und *Scutellaria baicalensis.*
- **IL-8-Inhibitoren:** *Cordyceps spp., Isatis spp.* und *Polygonum cuspidatum.*

Um die stärksten Pflanzen zur Behandlung solcher Zustände zu bestimmen, liste ich jene auf, die am häufigsten in den meisten Kategorien auftauchen, wo Bakterien aktiv sind. Wie Sie sehen, sind das in diesem Fall *Andrographis, Cordyceps, Glycyrrhiza spp., Houttuynia spp., Polygala tenuifolia* (Senegawurzel), *Pueraria lobata* (Kudzu), *Scutellaria baicalensis, Salvia miltiorrhiza* und *Zingiber officinalis*. Aus diesem Grund konzentriere ich mich in den Protokollen auf diese Kräuter.

Salvia miltiorrhiza (Rotwurzel-Salbei)

Salvia miltiorrhiza (Rotwurzel-Salbei) ist ein bemerkenswertes chinesisches Kraut, das seit Tausenden Jahren angewendet wird. Es hat eine Zytokinnormalisierende Wirkung – Zytokin-Adaptogen ist wahrscheinlich die treffendere Bezeichnung. Das heißt, das Kraut moduliert die Zytokin-Expression bei krankhaften Zuständen. Ist die Zytokinaktivität unangemessen hoch, wirkt das Kraut aktivitätshemmend, ist sie unangemessen niedrig, erhöht es die Aktivität. Studien beobachteten sowohl eine Absenkung als auch Erhöhung der Stickstoffmonoxid-Produktion. Unter bestimmten Bedingungen hemmt es die Caspase-Aktivität – in anderen Fällen erhöht es diese. Manchmal stimuliert es Apoptose, kann sie aber auch hemmen.

Salvia miltiorrhiza scheint ein Immun-Adaptogen zu sein, das sich spezifisch für die Anwendung bei abnormen oder schädlichen Zytokinreaktionen auf Infektionen eignet. Der Vergleich von pharmakokinetischen Wirkungen bei Gesunden und Kranken ergab, dass Komponenten der Pflanze bei einer Erkrankung geschädigte Bereiche lokalisieren und die dortigen spezifischen

Weitere Kräuter und Kräuterkombinationen

Artemisia capillaris (yin chin), Arum maculatum (Wurzel), *Chaga* (primär die Komponente Betulin), *Dianthus superbus (qu mai), Gardenia jasminoides* (Samen, *zhi-zi*), *Glanthus nivalis* (Kleines Schneeglöckchen), *Houttuynia cordata, Kochia scoparia* (Frucht, *di fu-zi), Medicago truncatula,* (Zedrachbaum), *Mentha arvensis* (Ackerminze), *Mentha suaveolens* (Rundblättrige Minze, ätherisches Öl), *Paeonia suffruticosa* (Wurzelrinde, *mu-dan-pi*), *Plantago asiatica (*Samen, *che-qian-zi*), *Polyporus umbellatus (zhu ling), Poria cocos (fu ling), Rheum palmatum (*Wurzel, *da-huang*), *Sophorae flavescens, Praneem/*Vaginalzäpfchen (Kombination: *Emblica officinalis,* Curcumin, Aloe Vera und Rosenwasserextrakt), *chuan-xin-lian* (Kombination: *Andrographis, Taraxacum officinale*-Wurzel, *Isatis*) und flüssiges *niao-lu-qing* (auch sehr wirksam gegen Mykoplasmen und einige resistente Mikroorganismen). *Niao-lu-qing* enthält *Andrographis, Houttuynia, Heteropogon contortus, Pyrrosia sheareri, Zea mays, Poria cocos, Atractylodes macrocephalae* und *Glycyrrhiza spp.* Es lohnt sich bei allen, sie auszuprobieren.

Bei bestimmten Kräutern hat man den Eindruck, dass sie spezifisch besonders gut gegen Chlamydien wirksam sind: *Andrographis, Glycyrrhiza* und *Houttuynia.*

Typen von Entzündungen modulieren. Bei Gesunden sind scheinbar überhaupt keine zytokinmodulierenden Wirkungen zu sehen.

Studien mit Mäusen belegen beispielsweise, dass das Zytokinprofil gesunder Mäuse nach der oralen Gabe (verschiedene Mengen des Krauts wurden dem Futter beigegeben) unverändert blieb. Bei Listerien-infizierten Mäusen modulierte das Kraut genau die Zytokine, die von Mikroorganismen imitiert wurden. Das Kraut agiert scheinbar als zytokinspezifisches Adaptogen, das die pathologische Zytokinreaktion (z. B. eine Mikrobeninfektion) moduliert.

Rotwurzel-Salbei ist ein starker Modulator von abnormer NF-κB-Aktivität, die ein primäres strategisches Ziel von Bakterien ist. Das Kraut moduliert die NF-κB -Expression und die NF-κB-bindende Aktivität, da (es falls nötig) die NF-κB-induzierte Kinase, die Phosphorylierung von IκBa sowie mitogenaktivierte Proteinkinasen (MAPKs) dosisabhängig hemmt – das heißt, Sie müssen lange genug eine ausreichend hohe Dosierung einnehmen.

Hinweis: IκBa fungiert als NF-κB-Inhibitor, indem es Signale ausblendet, die dessen Expression aufregulieren. Wenn IκBa über längere Zyklen aufreguliert wird, wird NF-κB chronisch aktiviert. Jahrzehnte später entwickeln sich dann aufgrund der latenten Chlamydieninfektion Lymphome.

Organ- und zellprotektive Kräuter

Von den Bakterien befallene Organe profitieren von der Anwendung verschiedener Kräuter. Die spezifischste Wirkung zeigen *Salvia miltiorrhiza* (Rotwurzel-Salbei) und *Cordyceps*. Anbei ein Hinweis bezüglich Weißdorn-Beeren: Aufgrund der Wirkung der Bakterien auf die Gefäßfunktion kann Weißdorn hilfreich sein – aber die primär ursächlichen Dynamiken werden meiner Meinung nach besser mit Rotwurzel-Salbei angegangen.

Salvia miltiorrhiza zum Organschutz

Das Kraut schützt die Golgi-Apparate der Zelle sehr wirksam (besser als Helmkraut-Wurzeln) und verhindert deren Fragmentierung – dies allein vermindert die bakterielle Belastung signifikant. Es reguliert TGF-β1 (*transforming growth factor-beta-1*) auf, ein multifunktionales Zytokin, das in Golgi-Apparaten vorkommt und diese vor Fragmentierung schützt. Chlamydien hemmen dieses Zytokin, was ihnen die Golgi-Fragmentierung erleichtert. Das Kraut schützt außerdem das wichtige Matrix-Protein GM130, das auf der Oberfläche der Golgi-Apparate sitzt. Somit wird deren Struktur stabilisiert und Fragmentierung gehemmt. Das Protein ist an zellulären Prozessen und Modifikationen, am Vesikeltransport, der Zellmigration, dem Stoffaustausch, der Mitose, der Mikrotubuli-Produktion und der Aufrechterhaltung der strukturellen Integrität beteiligt. Bei einer Fragmentierung verschwindet die GM130-Expression. Wie Forscher betonten, sichert das Kraut die morphologische Stabilität und Struktur der Golgi-Apparate spezifisch ab.

Die Wirkungen des Krauts auf die Golgi-Apparate von Nervenzellen sind gleichfalls beachtlich. Es eignet sich somit für den Einsatz bei neurologischen Problemen durch Lyme-Borreliose-assoziierte Koinfektionen. Bei neurologischen Erkrankungen wie ALS, Alzheimer-Demenz und Parkinson sind die Golgi-Apparate ebenfalls defekt. Schädigung der Golgi-Apparate bei neurologischer Lyme-Borreliose, Chlamydien- und RMSF-Infektionen tragen zu Entstehung von ALS-/Alzheimer-ähnlichen Erkrankungen bei. Das Kraut hemmt auch Rho-Kinase (ROCK), was zum Schutz der Golgi-Apparate beiträgt. Es schützt Herz- und Arteriengewebe vergleichbar gut wie Nerven- und die Zellstrukturen allgemein. Auch das prädestiniert das Kraut ganz besonders für die Anwendung bei Chlamydieninfektionen.

Hinweis: Die Wirkung des Krauts erreicht nach sieben Tagen Anwendung ihr Maximum und bleibt auf diesem Niveau stabil erhalten. Es sollte bei Chlamydieninfektionen langfristig eingenommen werden, um sicherzugehen, dass es auch die maximale Wirkung erreicht hat – und während der mehrfachen Entwicklungszyklen der Bakterien aktiv bleibt.

Salvia miltiorrhiza (Rotwurzel-Salbei) schützt speziell auch die Milz, lindert Entzündungen und stärkt die Immunaktivität der Milz.

Das Kraut regeneriert die Integrität infizierter Schleimhautzellen (auf die sich die Bakterien spezialisiert haben), verbessert die Besiedelung mit gesunder Darmflora (und die Funktion ihrer physiologischen Biofilme), verhindert die ungesunde Überwucherung mit Darmbakterien und erhöht die Anzahl gesunder Bakterien im gesamten Darm.

Diese spezielle Salbeiart wirkt im Reproduktionstrakt hoch protektiv. Die Anwendung des Krauts bei *C. trachomatis*-Infektionen hemmt die Fibrosierung im Urogenitalsystem bei einer bakteriellen Infektion nachweislich signifikant. Es wirkt spezifisch bei Salpingitis (Eileiterentzündung), schützt vor Tubenverschluss und vor Hydrosalpinx. *Hinweis:* Dieses Kraut ist zur Behandlung von Chlamydieninfektionen im Reproduktionstrakt äußerst hilfreich.

Salpingitis ist eine Infektion und Entzündung der Eileiter. Sie wird häufig durch Chlamydien verursacht. Hydrosalpinx ist eine Flüssigkeitsansammlung in einem oder beiden Eileitern. Die Eileiter dehnen sich aufgrund von Verschlüssen häufig wulstartig aus – ähnlich wie eine Wurst. Dies ist ein Hauptgrund für Unfruchtbarkeit bei einer *C. trachomatis*-Infektion. Dieselbe Dynamik ist bei einer Chlamydieninfektion in Herzkranzgefäßen zu beobachten. *Salvia miltiorrhiza* ist hier spezifisch präventiv wirksam. Eine Studie (mit Ratten) über Endometriose fand heraus, dass das Kraut die mit der Erkrankung assoziierten Zytokinmarker reduziert und Symptome lindert.

Es gibt (mindestens) 100 klinische Studien, die sich mit der Wirkung des Krauts (oder dessen Komponenten) bei einer Vielzahl von Zuständen befasst haben. Der nachfolgende kurze Überblick zeigt, wie nützlich *Salvia miltiorrhiza* bei vielen Zuständen sein kann, die durch Chlamydieninfektion verursacht werden. Das Kraut hilft besonders bei Pankreatitis, oraler submuköser Fibrose, Fettleber, polyzystischem Ovar-Syndrom, Hyperandrogenämie, Herzmuskelschäden, bei schweren Verbrennungen, chronischer Arteriosklerose bei Diabetespatienten, Koronararterien-Bypass, Bluthochdruck, bei Hämodialyse, Herzerkrankungen, Hypercholesterinämie, Hyperlipidämie, Gefäßerkrankungen, chronischer Hepatitis B, Leberzirrhose, Purpura Schönlein-Henoch, bei primärem nephrotischen Syndrom, portaler Hypertension, mittelschwerer infantiler hypoxisch-ischämischer Enzephalopathie, hochdruckbedingter Hirnblutung, bei chronischem Asthma, Zervixerosion, chronischer Hepatitis, Keuchhusten, mit Schistosomiasis assoziierter Hepatomegalie, Schock, Sklerodermie, allergischer Rhinitis, Glaukom, vergrößerter Milz, Schlafstörungen und Angina pectoris.

Cordyceps

Cordyceps schützt die Lungen, Sphingomyelin, das Gehirn, Mitochondrien und die Nieren. Das Kraut verfügt über einen hoch wirksamen Sphingomyelinase-Inhibitor, der den Abbau von Sphingomyelin hemmt. Das macht *Cordyceps* zu einem spezifischen Kraut für diese Infektion. Es hemmt stark die gegen Zellen gerichtete Wasserstoffperoxid-Oxidation/-Aktivitäten und schützt aktiv Mitochondrien (reduziert oxidativen Stress und mitochondriale Depolarisation). Es agiert als intrazelluläres Antioxidans und ist ein starker Hydroxylgruppen- und Radikalfänger. Die genannten Wirkungen sind allesamt dosisabhängig.

Cordyceps stimuliert die ATP-Produktion von Mitochondrien, antioxidative Aktivitäten und moduliert Immunantworten intrazellulär. Es schützt Mitochondrien vor ROS und stärkt die antioxidative Abwehrkraft der Mitochondrien.

Cordycepin hemmt in Mikrogliazellen LPS-aktivierte Entzündungen, die NO-Produktion, PGE2 sowie proinflammatorische Zytokine signifikant. Es supprimiert die NF-κB-Translokation durch Blockade des IκBa-Abbaus und hemmt die Phosphorylierung von Akt, ERK-1 und -2, JNK und der p38-Kinase.

Eine Kombination aus *Cordyceps, Coptidis*-Rhizom (eine Berberinpflanze) und *Scutellaria baicalensis* (*... das war zu erwarten*) vermittelte in klinischen Studien starke neuroprotektive Effekte bei bakteriell aktivierten Mikrogliazellen, hemmte NO, iNOS, COX-2, PGE2, gp91(phox), iROS, TNF-α, IL-1β und den IκBa-Abbau. Sie reguliert HO-1 auf und erhöht die Zellviabilität sowie das mitochondriale Membranpotenzial. Diese Drei-Kräuter-Kombination schützt nachweislich Nervenzellen vor toxischen Einwirkungen.

Cordyceps entfaltet auch Schutzwirkungen in den Lungen. Das Kraut normalisiert die Zellfunktion in den Epithelzellen der Atemwege via Normalisierung des Ionentransports. Es hemmt Atemwegsentzündungen, da die Zytokinproduktion in Epithelzellen der Atemwege blockiert werden. Das Kraut hemmt signifikant die durch den epidermalen Wachstumsfaktor stimulierte Hypersekretion in Schleimhautzellen der Lungen – durch Abregulation von COX-2, MMP-9 und der MUC5AC-Genexpression, aufgrund von Blockaden der relevanten Zytokinkaskaden. Das Kraut beeinflusst die Entzündung, die bei einer Infektion der Bronchien auftritt, und die bronchoalveolären Flüssigkeiten günstig. Es zeigt eine stark zilienschützende Wirkung in den Lungen.

Cordyceps wirkt auf Nierenepithelien vergleichbar günstig, aufgrund zytokinregulierender Vorgänge. Es unterdrückt zudem die Expression von Diabetes-regulierenden Genen.

Bidens pilosa

Obwohl *B. pilosa* die stärkste Bidensart zu sein scheint, vermitteln die meisten anderen Bidensspezies auch gute Schutzwirkungen in Bezug auf Strukturen der Schleimhautmembran, was den schädlichen Einfluss einer Mikrobeninfektion betrifft – dies gilt insbesondere für Schäden durch chronische Infektionen. Zusätzlich vermittelt das Kraut einige ausgezeichnete zytokinmodulierenden Effekte, insbesondere in Bezug auf PGE2.

Immunstärkende Kräuter

Die besten Immunkräuter bei einer Infektion durch Chlamydien sind meiner Ansicht nach *Astragalus spp., Cordyceps spp., Glycyrrhiza spp., Houttuynia spp., Rhodiola spp., Salvia miltiorrhiza, Scutellaria baicalensis* und *Withania somnifera*. Das wichtigste Kraut ist *Withania somnifera*.

Withania somnifera

Dieses Kraut ist auch als Ashwaghanda oder Schlafbeere bekannt. Es vermittelt eine ansehnliche Bandbreite an Wirkungen – insbesondere was Koinfektionen betrifft. *Withania somnifera* wirkt immuntonisierend und -modulierend (es beeinflusst die IL-10-Überproduktion hervorragend), ist ein stressprotektives, alteratives und anxiolytisches und beruhigendes Mittel, ein Nervenprotektor, Chondroprotektor, Kollagenase-Inhibitor und ein zuverlässiges tonisierendes Sedativum bei Schlafstörungen – insbesondere bei durch Stress oder Erkrankung verursachter „Schlaflosigkeit". Darüber hinaus wirkt das Kraut belebend, amphoter, antioxidativ, antientzündlich, hämatopoetisch, antibakteriell, diuretisch, antipyretisch, tumorhemmend und adstringierend.

Die Blätter und Stängel wirken nervenberuhigend, antipyretisch (fiebersenkend), fieberhemmend, diuretisch, antibakteriell, antimikrobiell, adstringierend und tumorhemmend. Die Samen wirken diuretisch, hypnotisch und gerinnungsfördernd.

Ashwagandha gehört seit mindestens 3000 Jahren in Indien zu den wichtigsten Heilpflanzen. Dort werden ihr tonisierende, alterative, adstringierende und aphrodisierende Wirkungen zugeschrieben. Die Inder betrachten das Kraut auch als nervenstärkendes Sedativum. Es wird bei Tuberkulose,

Abmagerung von Kindern, seniler Debilität, nervöser Erschöpfung, Benommenheit, Vergesslichkeit, Muskelschwäche und Spermatorrhoe angewendet. Primär verwendet man es zur Regeneration von Kraft und Energie, die im fortgeschrittenen Lebensalter oder bei lang anhaltender Erkrankung geschwächt sind.

Hinweis: Das Kraut kann Schläfrigkeit hervorrufen, weshalb es zunächst nur abends eingenommen werden sollte. Finden Sie heraus, wie stark diese Nebenwirkung bei Ihnen ausgeprägt ist.

Das Kernprotokoll

Ich betrachte die *Berberinpflanzen, Scutellaria baicalensis* und *Salvia miltiorrhiza* als die primären Kräuter des Kernprotokolls bei allen Chlamydieninfektionen. Sie bilden das Herzstück, auf dem die Behandlung beruht.

Hinweis: Nehmen Sie alle vorgeschlagenen Tinkturen und Tinkturkombinationen ein – es sei denn, sie sind als optional gekennzeichnet. Bei Chlamydien kann man es sich nicht leisten, wählerisch zu sein, wenn man die Infektion eliminieren möchte. Das nachfolgende Protokoll ist für *alle* Chlamydieninfektionen bestimmt – unabhängig davon, welche Körperregion betroffen ist. In der Regel lassen sich die meisten Chlamydieninfektionen damit innerhalb von 30 Tagen ausmerzen. Bei Bedarf kann das Protokoll wiederholt benutzt werden.

1. Berberinpflanzen-Tinktur z. B. Gelbwurz: ½ TL Tinktur, drei bis sechs Mal täglich, je nach Schwere der Infektion.

2. Tinkturkombination aus *Scutellaria baicalensis* und *Salvia miltiorrhiza*: 1 TL, drei bis sechs Mal täglich, je nach Schwere der Infektion.

3. Tinkturkombination aus *Cordyceps, Withania somnifera* und *Glycyrriza:* 1:1:½ (z. B. 30 Milliliter *Cordyceps*, 30 Milliliter *Withania somnifera* und 15 Milliliter *Glycyrrhiza*), 1 TL, drei bis sechs Mal täglich, je nach Schwere der Infektion. Bei Bedarf kann die Dosis kurzfristig erhöht werden, z. B. 2 TL, drei bis sechs Mal täglich, bis zu 30 Tage lang.

4. *Bidens pilosa* oder andere Bidensart: ½ TL, drei bis sechs Mal täglich.

5. Vitamin A: 2000 IE bis 9000 IE täglich, je nach Schwere der Infektion. Vitamin A wird am besten absorbiert, wenn es zusammen mit Vitamin E und

Zink eingenommen wird. *Hinweis:* Vitamin A kann toxisch wirken, wenn sich über mäßig viel anhäuft – insbesondere dann, wenn in Ihrer Nahrung davon reichlich enthalten ist. Beschränken Sie die Supplement-Anwendung auf die Dauer der Behandlung der Infektion.

6. Optional – Tinkturkombination aus *Andrographis* und *Houttuynia*: ½ TL, drei bis sechs Mal täglich, je nach Schwere der Infektion. Bei Bedarf kann die Dosis auf 1 TL angehoben werden. *Hinweis*: Bitte beachten Sie die Nebenwirkungen von *Andrographis* im Kapitel *Materia Medica* (siehe S. 441).

Das erweiterte Repertorium

Die nachfolgenden Ergänzungen des Kernprotokolls sollten zusätzlich angewendet werden, falls eine Infektion der genannten Körperregionen vorliegt. Alle Protokolle können bei Bedarf wiederholt werden.

Chlamydieninfektion des weiblichen Genitaltrakts

1. Kernprotokoll …

2. Tägliche Anwendung von Vaginalzäpfchen, 14 Tage. Die Zäpfchen sollten folgendermaßen hergestellt werden:

Jeweils 30 Gramm *Hydrastis canadensis* (Gelbwurz)-Pulver (oder Äquivalent), *Echinacea angustifolia*-Pulver (*Hinweis:* kein *E. purpurea!*) sowie *Scutellaria baicalensis*-Pulver mit ausreichend Glyzerin mischen, sodass sich die Mischung zu 14 Vaginalzäpfchen formen lässt. Die Mixtur wird sehr klebrig sein. Deshalb müssen Sie ausreichend Mehl in die Mischung geben, um die Masse geschmeidiger zu machen. Dann legen Sie die Zäpfchen auf einem Tablett in den Gefrierschrank.

Am Abend des nächsten Tages nehmen Sie ein Zäpfchen, wenn Sie bettfertig sind, legen Sie sich hin und führen das Zäpfchen bis zum Gebärmutterhals ein. (*Das Zäpfchen wird noch kalt sein, also nicht erschrecken … Manche mögen es allerdings ganz gerne.*) Am nächsten Morgen bereiten Sie eine Spülung aus jeweils 15 Millilitern Gelbwurz- und *Bidens*-Tinktur sowie ausreichend Wasser. Führen Sie die Intimspülung 14 Tage lang täglich durch. Bei Bedarf können Sie das 14-Tage-Protokoll zur Behandlung der vaginalen Chlamydieninfektion so oft wie nötig wiederholen.

Chlamydien-induzierte schlechte Samenqualität

1. Kernprotokoll plus …
2. L-Arginin: 400 bis 6000 Milligramm täglich plus …
3. L-Carnitin: 500 bis 2000 Milligramm täglich plus …
4. Acetyl-L-Carnitin: 600 bis 2500 Milligramm täglich plus …
5. *Panax ginseng*-Tinktur: ½ TL, drei Mal täglich.

Alle Mittel werden mindestens zwei Monate lang eingenommen.

Trachom

1. Kernprotokoll plus …
2. Berberinpflanzen-Augentropfen (Zubereitung siehe Kasten): 1 bis 3 Tropfen den ganzen Tag über ins Auge geben.

Zubereitung von Berberinpflanzen-Augentropfen

30 Gramm sehr fein gehackte Berberinpflanze (z. B. Gelbwurz) in ein hitzetolerantes Glasgefäß mit Deckel geben, 150 Milliliter heißes Wasser hinzufügen. Das Gefäß gut verschließen und die Mischung über Nacht stehen lassen. Am nächsten Morgen wird die Mischung abgeseiht. Dann filtern Sie die Flüssigkeit durch einen Kaffeefilter *(Sie möchten ja sicher keine Pflanzenstückchen in Ihren Augen)*. Gießen Sie 15 Milliliter der Flüssigkeit in ein Tinkturfläschchen mit Pipette am Schraubverschluss. Den Rest geben Sie in einen gut verschließbaren Behälter und bewahren ihn im Kühlschrank auf. Verwenden Sie die Tropfen den ganzen Tag über 14 Tage lang an. Bei Bedarf können Sie die Anwendung wiederholen.

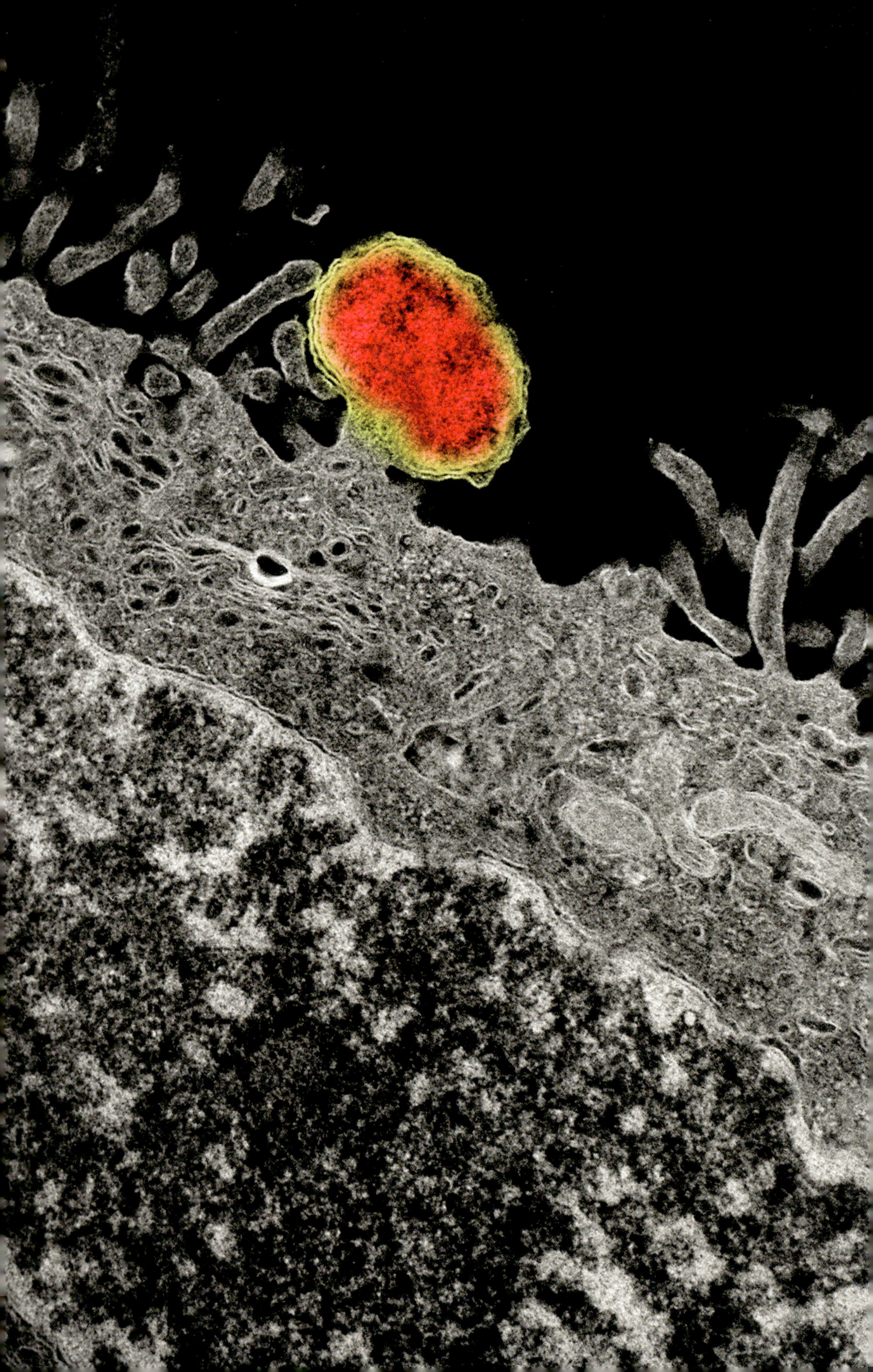

Fleckfieber-Rickettsien

Das Auftreten und die Verbreitung von RMSF und anderen von Zecken übertragenen Erkrankungen ist häufig auf bestimmte Aktivitäten und Verhaltensweisen von Menschen zurückzuführen, die Ökosysteme stören und für die wachsende Anzahl anfälliger Wirte in der Umwelt verantwortlich sind.

Parola et al., 2013

Rocky-Mountain-Fleckfieber zählt zu den bedrohlichsten infektiösen Erkrankungen des Menschen und muss mit geeigneten Antibiotika behandelt werden, ansonsten ist mit einer Mortalitätsrate von 20 bis 25 Prozent zu rechnen. [...] Obwohl die Erkrankung theoretisch immer durch eine frühe und passende Therapie geheilt werden kann, beträgt die Sterblichkeitsrate dennoch 4 Prozent.

D. H. Walker, 1996

Rickettsien sind intrazelluläre Bakterien und im weiteren Sinne Symbionten, da sie eine enge (aber nicht unbedingt günstige) Beziehung mit ihren Wirten haben. Rickettsienarten sind kausale Erreger zahlreicher Erkrankungen des Menschen, darunter epidemischer Typhus, der vermutlich nur in Russland 1917 bis 1923 für 3 Millionen Todesfälle gesorgt hat.

Perlman et al., 2006

Clevere Rickettsien zählen zu den Erregern der ältesten bekannten, vektorübertragenen Erkrankungen. Manche Rickettsien wurden bereits im ausgehenden 19. Jahrhundert als spezifische Pathogene identifiziert. Seltsamerweise gibt es über diese Gattung weniger Studien als über die mit Lyme-Borreliose-assoziierten Bakterien. Die differenzierte Forschung über diese Bakterien setzte erst in den letzten 25 Jahren ein – es gibt nur ganz wenige derartige Studien. Der Rickettsien-Experte David Walker schreibt:

> In den USA haben sich die Spezialisten für Infektionskrankheiten auf die investigative Beobachtung der Rickettsiosen fokussiert. Die Rickettsien-Isolierung bei Patienten und prospektive klinische Studien werden nur selten durchgeführt. Erkrankungen, die durch Pathogene wie die hochprävalenten *R. felis* und *R. parkeri* verursacht werden, bleiben

Rickettsia rickettsii ist ein intrazellulär parasitierendes Bakterium, das von Schildzecken übertragen wird.

> weitgehend unerforscht. Vor mehr als zehn Jahren wurde gezeigt, dass *R. felis* Erkrankungen beim Menschen hervorruft, und *R. parkeri* wurde bereits vor über 60 Jahren entdeckt.

Die bekanntesten Mitglieder dieser Gattung sind *Rickettsia rickettsii*, die Erreger des Rocky-Mountain-Fleckfiebers und die beiden Typhus-Mikroorganismen *R. typhi* und *R. prowazekii.* Alle wurden bereits im 19. Jahrhundert identifiziert. Beinahe ein Jahrhundert lang dachte man, sie wären primär für den Menschen infektiös. Allerdings weiß man seit etwa 25 Jahren, dass die Gattung viel größer und weiter verbreitet ist, als man geglaubt hatte – das war bei allen mit Lyme-Borreliose assoziierten Mikroorganismen auch so. Darüber hinaus betrachten mittlerweile Forscher – wenn auch nicht Ärzte – bestimmte Rickettsien als häufige Quelle für Infektionen beim Menschen. Parola et al. (2013) bemerken:

> Mehrere Arten von zeckenübertragbaren Rickettsien, die jahrzehntelang als nicht-pathogen eingestuft wurden, sind nun mit Infektionen beim Menschen assoziiert, und neuartige Rickettsienarten mit unbestimmter Pathogenität werden andauernd weltweit in Zecken entdeckt oder von ihnen isoliert. [...] Schließlich entdeckte man kürzlich einige gut charakterisierte SFG-Rickettsienarten oder unvollständig beschriebene Rickettsien, die man vormals als auf einen spezifischen Wirt oder einen geographischen Ort beschränkt glaubte, auf verschiedenen Kontinenten und in verschiedenen Zeckenwirten.

Obwohl die Mikroorganismen häufig in wilden Arthropoden gefunden werden, die Wald- oder Weidetiere befallen, haben sie eine Schwäche für Arthropoden, die unsere Haustiere infizieren: Hunde, Katzen und jede Menge Nutztiere. Leider übertragen die Flöhe und Zecken, die unsere tierischen Freunde infizieren, Rickettsieninfektionen auch auf uns. Hinzu kommt, dass immer mehr Menschen weiter aufs Land ziehen, da die Städte voll sind, und die Bevölkerung zunehmend wächst. Dort kommen sie mit Waldarthropoden in Kontakt, die mit Bakterien infiziert sind.

Ein Teil der Probleme mit welchen die Bakterienforscher zu kämpfen haben, kommt daher, dass die Mikroorganismen offenbar Virulenzstadien durchlaufen – manchmal verursachen sie leichte oder gar keine, in anderen Fällen schwere Infektionen. Nachdem die Bakterien durch die Vögel geschleust wurden (die sie auf der ganzen Welt verbreiten), *oder was noch problematischer ist, nachdem sie in ihren Zeckenwirten überwintert haben,* sind sie noch virulenter. Eremeeva et al. (2001) kommentieren:

> Die Isolate von *R. rickettsia*, die eine unterschiedliche Virulenz bei Meerschweinchen zeigen, differenzieren sich primär, da sie in verschiedenen Phasen eines normalen Adaptionszyklus von ihren Wirbeltierwirten und wirbellosen Wirten isoliert wurden. Das ist ein Charakteristikum der Spezies. *R. sibirica* hat ebenfalls einen komplexen Lebenszyklus in der Natur sowie verschiedene Biotypen, die sich in ihrer Virulenz bei Meerschweinchen unterscheiden.

Als Forscher wilde Zecken einfingen und die in ihnen vorhandenen Rickettsien studierten, übersahen sie jahrzehntelang den entscheidenden Faktor, dass die Bakterien Virulenzzyklen durchlaufen. Was sie untersucht und worüber sie geschrieben haben, war nicht das, was sie dachten, dass es wäre. Dies trägt möglicherweise zu vielen gängigen Missverständnissen über Rickettsieninfektionen bei.

Rickettsien

Rickettsien sind gramnegative Bakterien. Aufgrund einiger ungewöhnlicher Eigenschaften ging man lange Zeit davon aus, es handle sich bei ihnen um Viren oder gar um eine dazwischenliegende Lebensform (zwischen Viren und Bakterien) – diese Unsicherheit bestand bei vielen Pathogenen, die mit Lyme-Borreliose in Verbindung gebracht werden.

Sie sind eng verwandt mit zwei anderen Erregern von Koinfektionen der Lyme-Borreliose (*Ehrlichia* und *Anaplasma*) und sind ebenso winzig wie Mykoplasmen. Wie die meisten intrazellulären Bakterien reduzierten sie die Größe ihres Genoms, während sie lernten, in anderen Zellen zu leben. Sie haben nur die wichtigsten Gensequenzen beibehalten und damit begonnen, die Maschinerie der Wirtszellen zu nutzen, um damit ihre Bedürfnisse zu erfüllen. Im Lauf der Zeit haben sie jene Teile ihres Genoms aufgegeben, die für sie nutzlos wurden. Wie die übrigen Pathogene der „Lyme-Gruppe" sind Rickettsien obligate intrazelluläre Bakterien-Parasiten – obligat, da sie in anderen Organismen leben, und intrazellulär, weil sie innerhalb von Zellen dieser Organismen leben müssen.

Diese Bakterien sind die Nachfahren einer uralten Mikrobenfamilie. Fast ein Viertel aller Bakterien aus dem Meerwasser sind prähistorische, frei lebende bakterielle Vorfahren der *Rickettsiae*. Rickettsien sind auch eng mit Mitochondrien verwandt, den für die Energieversorgung zuständigen

Zellorganellen – schockierenderweise *(Familienverrat!)* lösen sie sogar manchmal Infektionen aus. Vor 1 Milliarde bis 800 Millionen Jahren haben sich einige Vorfahren der Rickettsien abgespalten und gelernt, im Inneren anderer Organismen zu leben. Später, also vor 425 bis 525 Millionen Jahren, haben sich einige der Bakterien in Folge rascher evolutionärer Diversifizierung auf die Infektion von Arthropoden wie Zecken oder Flöhe spezialisiert.

Die Arthropoden infizierenden Rickettsien und ihre Abstammungsgruppe hatten viel Zeit, sich mit ihren Wirten auseinanderzusetzen. Wie viele Bakterien aus der „Lyme-Gruppe" werden sie von weiblichen Zecken in deren Eier und somit auf den Nachwuchs übertragen. Dieser Prozess ist unter der Bezeichnung vertikale Übertragung bekannt. Manche Bakterien haben diesbezüglich (im Gegensatz zu anderen Bakterien der „Lyme-Gruppe") eine einzigartige Strategie entwickelt: Sie reduzieren die männliche Population während der Infektion stark, stimulieren die Umwandlung von männlichen Zecken in weibliche und erhöhen so die Anzahl der Weibchen und Eier sowie der infektiösen Nachkommen signifikant. Einige Arthropodenarten (z. B. die Staublaus) können ohne Unterstützung durch Bakterien sogar überhaupt keine Nachkommen produzieren. Pornwiroon et al. (2007) bemerken:

> Eine Störung des Geschlechterverhältnisses (SRD) zugunsten der weiblichen Nachkommenschaft als obligates Mittel zur vertikalen Übertragung von Mikroorganismen ist durch eine Vielzahl von Mechanismen möglich, darunter die Abtötung von Männchen, Feminisierung und Parthenogenese. Zusätzlich ist zytoplasmatische Inkompatibilität (CI) eine alternative Methode zur Reproduktionsmanipulation, die der vertikalen Übertragung von Mikroorganismen nutzt.

Über eine lange entwicklungsgeschichtliche Zeit, als neue Lebensformen im ökologischen Gefüge des Planeten entstanden, erfanden sich die Bakterien permanent neu und passten sich an das Leben im Inneren neu auftauchender Arten an. Seit Urzeiten haben sie gelernt, wie geschickt sie mit den Immunsystemen dieser Lebensformen umgehen können. Die Bakteriengruppe, die wir nun Rickettsien nennen, hat sich vor etwa 150 Millionen Jahren von ihrer unmittelbarsten Vorfahrengruppe abgespalten. Das Urmitglied dieser Gruppe ist wahrscheinlich *Rickettsia bellii (R. bellii)*. Diese Bakterienart besitzt das größte Genom aller Rickettsien. Vor etwa 50 Millionen Jahren trat etwas ein, was als „rasche Diversifizierung" (*rapid radiation*) bezeichnet wird: Die explosionsartige (evolutionäre) Entstehung zahlreicher neuer Subgruppen, darunter auch die sogenannten *Rickettsiae*, der Erreger des Fleckfiebers.

Millionen Jahre Lehrzeit ergaben infektiöse Mikroorganismen, deren Fähigkeiten, das Immunsystems ihrer Wirte aufzufinden, zu infizieren und zu sabotieren, ungeheuer komplex sind. So schreiben Azad und Beard (1998): „Die Assoziation von Rickettsien mit obligaten blutsaugenden Arthropoden entspricht einem hochgradig abgestimmten Endprodukt uralter biologischer Evolution." Wir Menschen, die wir uns erst seit etwa einer Millionen Jahre auf der Erde tummeln, sind wie immer spät dran. Bei Bakterien haben wir es mit Mikroorganismen zu tun, die unvorstellbar älter sind als wir und unsere knapp 100 Jahre alte Arzneiwissenschaft.

Die Rickettsien-Gruppen

Die bescheidene Forschung über Rickettsien hat sich traditionell lediglich auf einige Mitglieder der Bakteriengattung konzentriert, die offensichtlich Erkrankungen beim Menschen verursachen. Die Verbreitung der Bakterien in der Natur blieb bis vor Kurzem dem wissenschaftlichen Auge verborgen. Die umfassendere Forschung der letzten Jahrzehnte fand heraus, dass Rickettsien ein breites Spektrum von Lebensformen infizieren: Pflanzen, Amöben, Fliegen, Käfer, Rüsselkäfer, Motten, Springschwänze, Florfliegen, Läuse, Sandflöhe, Milben und Zecken (Schild- und Lederzecken) ebenso wie eine breites Sortiment von Wirbeltieren.

Es überrascht nicht, dass selbst das begrenzte Wissen von Forschern (und Ärzten) über human-infektiöse Rickettsien entweder falsch oder erschreckend vereinfacht war. Einst ging man davon aus, dass sich infektiöse Rickettsien grob in drei Gruppen gliedern: 1. Die Fleckfieber-Gruppe, 2. Die Typhus-Gruppe (die Hautflecken verursacht), und 3. Die Tsutsugamushi-Fieber-Gruppe (die unerklärlicherweise nur einen Mikroorganismus enthält). Aber das Auftreten des *Homo taxonomicus* (*... ich mag diese Subgruppe des Homo sapiens sapiens am allerwenigsten*) im mittleren bis späten 20. Jahrhundert hat den Familienstammbaum der Rickettsien und den aller anderen Lebensformen dieses Planeten durcheinandergebracht. Vitoria et al. (2007) bemerken: „Eine beständige und akkurate Phylogenie dieser Gattung ist bisher nicht zustandegekommen und es gibt weiterhin Unklarheiten hinsichtlich der phylogenetischen Position einiger Arten."

Tsutsugamushi-Fieber-Typus *Rickettsia tsutsugamushi* findet sich primär in Asien und wird über Milben übertragen. Er wurde nun reklassifiziert und heißt *Orientia tsutsugamushi*. Das Bakterium wurde also aus der Rickettsien-Familie entlassen.

Seit dem Jahr 2013 gibt es nun (bis auf Weiteres) vier Gruppen innerhalb der Gattung: 1. Fleckfieber-Gruppe (SFG), 2. Typhus-Gruppe (TG), 3. die *Rickettsia belli*-Gruppe, und 4. die *Rickettsia canadensis*-Gruppe. Die SFG-Gruppe ist die umfangreichste. *(...und natürlich gibt es einige Mitglieder der Homines taxonomisii, die gerne noch eine zusätzliche Gruppe kreieren möchten, um das Ganze noch verzwickter zu machen: die vorläufige Rickettsien-Gruppe TSG. Diese Gruppe würde sich aus Rickettsien zusammensetzen, die „Phänotyp-Merkwürdigkeiten" aufweisen – ähnlich wie es bei den Homines taxonomisii selbst der Fall ist.)*

Die Typhus-Gruppe setzt sich nach Mehrheitsmeinung aus den beiden Arten *Rickettsia prowazekii* und *R. typhi* zusammen – „Typhus" ist aus dem Altgriechischen abgeleitet und bedeutet „rauchig" oder „diffus". (*Das bezieht sich wahrscheinlich auf die Taxonomen und nicht unbedingt auf den Geisteszustand, der sich bei den mit diesem Mikroorganismus infizierten Individuen entwickelt.)* Manche bestehen auf Einbeziehung von *R. felis* in die Typhus-Gruppe *(...warum soll man es sich denn einfach machen, wenn es immer noch ein bisschen komplizierter geht?)*, andere (mit dem gleichen Bildungsgrad) sehen das wiederum nicht so. Um das Ganze noch schlimmer zu machen, haben einige Rickettsien aus der Fleckfieber-Gruppe Trivialnamen wie zum Beispiel *Indian tick typhus* (auch *Rickettsia conorii*). Dabei taucht stets das Wort „typhus" in der Trivialbezeichnung auf. Noch irritierender ist, dass Typhus-Mikroorganismen häufig Flecken verursachen, die identisch mit jenen des Fleckfiebers sind. (*...Warum gibt es überhaupt unterschiedliche Gruppenbezeichnungen?*)

Und natürlich rufen einige Mikroorganismen aus der Fleckfieber-Gruppe niemals Flecken hervor. (... so langsam möchte ich gerne ein Taxonomizid z. B. ein Taxonomenvernichtungsmittel zur Hand haben.) Dies hat in der Taxonomen-Subgruppe der Homines taxonomisii var. pleasegoawayii das Begehren geweckt, die Rickettsien-Gruppe abermals zu erweitern und eine fleckenlose Fieber-Gruppe hinzuzufügen. (... Taxonomen sind die Art von Leuten, die unter keinen Umständen bis zehn zählen können.)

Der angesehene Rickettsien-Forscher David Walker, dessen Arbeit erfrischend intelligent ist, hat die seltene Gabe, die Wahrheit über Taxonomie auszusprechen. Er kommentiert (2007):

> [D]ie Motivation für das Vorantreiben von „genomischen Abspaltungen" scheint eher auf der befriedigenden Erfahrung des Taufens von noch mehr Mikroorganismen mit kreativen Namensschöpfungen zu beruhen, als mit dem Ziel, einen wissenschaftlichen Nutzwert zu schaffen und taxonomische Kriterien anzuwenden, die einheitlich mit ähnlichen Mikroorganismen umgehen. Jedwede Kriterien zur Bestimmung einer prokaryotischen Spezies sind willkürlich.

Wie auch immer …

Rickettsia prowazekii lebt in Läusen, die den Menschen befallen, und verbreitet sich meist via Läuseexkremente dort, wo große Menschenansammlungen unter erbärmlichen Bedingungen anzutreffen sind – in Slums, Gefängnissen, Flüchtlingscamps u. a. Das ist der Ursprung von epidemischem Typhus.

R. typhi lebt in Flöhen und wird meistens von Ratten und Mäusen über die Flöhe auf den Menschen übertragen. Die Flöhe beißen Menschen, hinterlassen ihr Geschäft, am Biss wird herumgekratzt, und die Bakterien gelangen in den Körper. Diese Strategie haben sie von ihren engen Verwandten, den *Bartonellae* übernommen. Die endemische Form des Typhus kommt in der Regel bei der armen Bevölkerung in kühlen Drittwelt-Ländern vor. *(Manchmal wird die Erkrankung im Englischen unter anderem auch* jail fever *genannt. Das sagt viel über die Bedingungen aus, unter welchen es sich ausbreitet.)*

Aber es gibt auch eine Form der *R. typhi*-Infektion, die als Ratten-Fleckfieber bezeichnet wird (murines Fleckfieber, *murine typhus*). Die Infektion tritt am häufigsten im Süden und Südwesten der USA auf – generell in Kalifornien und Texas. Die Infizierten kommen meist mit Ratten- oder Mäusefäkalien in Berührung (beim Kehren oder Reinigen – *darum mache ich das nie*). Mit diesen Mikroorganismen infizierte Flöhe machen auch Katzenliebhabern zu schaffen, da sie nicht nur Flöhe oder Mäuse, sondern durchaus häufig auch Hauskatzen befallen.

Rickettsien, die Floh- und Läusefäkalien infektiös machen, produzieren enzystierte Formen, die jahrelang lebensfähig bleiben können. Bis jetzt ist nicht bekannt, ob dies auf zeckenübertragene Spezies auch zutrifft – ich gehe davon aus, dass es zutrifft.

Die Symptome von Typhusinfektionen sind unabhängig von der Bakterienart einheitlich: Bauchschmerzen, Rückenschmerzen, hohes Fieber, trockener Husten, Kopfschmerzen, Schüttelfrost, Benommenheit, Delirium, niedriger Blutdruck, Gelenk- und Muskelschmerzen, Schwindel, Erbrechen, fleckiger Hautausschlag und Lichtempfindlichkeit.

Rickettsia bellii und *Rickettsia canadensis* sind derzeit die einzigen Mitglieder ihrer Gruppe. *R. bellii* kommt in Zecken weit verbreitet in ganz Nord-, Zentral- und Südamerika vor. Bislang ist nicht bekannt, ob sie Infektionen beim Menschen verursachen – wahrscheinlich tun sie das. *R. canadensis* finden sich primär in *Haemaphysalis leporispalustris*-Zecken in Nord- und Zentralamerika. Vermutlich verursachen sie Infektionen beim Menschen, allerdings wurde dies noch nicht bestätigt.

Die Fleckfieber-Gruppe (SFG)

Diese Gruppe ist riesig und wird, während ich dies schreibe, noch größer. Allein im Jahr 2009 wurden 20 neue Stämme entdeckt. Derzeit gibt es 26 offiziell bestätigte Arten, 6 Subarten, 30 oder mehr Stämme, 16 kürzlich identifizierte *Rickettsiae,* die Kandidaten (*candidatus*) für eine Aufnahme in die Gattung sind, und weitere 14 (in Zecken gefundene), die noch nicht benannt wurden und nur hinsichtlich ihrer genetischen Struktur als gattungszugehörig eingestuft wurden. Die meisten von ihnen wurden erst in den letzten zehn Jahren entdeckt.

Einst dachte man, und leider tun das einige Ärzte bis heute, dass nur sehr wenige Bakterien der SFG-Gruppe den Menschen infizieren. (*„Nein, Sie können nicht mit Fleckfieber infiziert sein, das kommt hier nicht vor … ich werde Sie nicht darauf testen.“*) Bedauerlicherweise tauchen die Infektionserreger tatsächlich häufiger beim Menschen auf, als man zuvor geglaubt hatte. Aus diesem Grund haben die CDC schließlich ihre Meldekriterien geändert. Parole et al. (2013) betonen: „Da einige Meldungen als EMSF deklariert wurden und es sich dabei eigentlich um Erkrankungen gehandelt haben könnte, die durch andere SFG-Rickettsien verursacht worden sind, wurde die Meldepflicht-Definition für RMSF in den USA im Jahr 2010 modifiziert, um eine erweiterte Kategorie von Fleckenfiber-Rickettsiose zu bekommen.“

Bis vor Kurzem haben nur wenige Ärzte die beträchtliche Anzahl pathogener Bakterien innerhalb dieser Gattung bemerkt – die meisten wissen davon nichts. Manche SFG-Infektionen verlaufen leicht und wurden als „schwere Grippe“ abgetan – das sind sie aber nicht!

Anmerkung: 1991 bis 2012 wurde davon ausgegangen, dass die meisten Rickettsien *niemals* Infektionen beim Menschen verursachen. Sie wurden von der Feldforschung nur in der Wildnis in Zecken gefunden. Wie bei den meisten Bakterien der „Lyme-Gruppe" sind die Gattung und einige ihrer Mitglieder weitaus häufiger infektiös für den Menschen als vermutet. Darüber hinaus dachte man, dass sich einige Arten auf bestimmte geographische Regionen beschränken. Studien belegen aber, dass das Verbreitungsgebiet sehr groß ist – für die meisten Arten ist es der gesamte Planet (exklusive Antarktis). Nicht alle, aber die meisten Rickettsien werden durch Zecken verbreitet. Im Grunde ist jede Schildzeckenart mit mindestens einer Rickettsienspezies infiziert.

In Nord- und Zentralamerika sind die Zecken, die das virulenteste Mitglied der SFG-Gruppe verbreiten (der Erreger des Rocky-Mountain-Fleckfiebers (RMSF), unter anderem *Dermacentor andersoni* (*Rocky Mountain wood tick*), *Dermacentor variabilis* (*American dog tick*), *Amblyomma cajenense (Cayenne tick), Rhipicephalus sanguineus (Braune Hundezecke, brown dog tick), Amblyomma americanum (Lone Star tick*) und weitere, darunter *Amblyomma imitator* (Mexiko), *Dermacentor nitens* (Panama) und *Haemaphysalis leporispalustris* (Costa Rica).

Diese Zecken befallen häufig Hunde – das ist der Hauptübertragungsweg in Bezug auf Menschen. Die Infektion tritt besonders häufig in Gegenden mit wilden oder ausgesetzten Hunden auf.

Glücklicherweise sind Rocky-Mountain-Fleckfieber-Mikroorganismen nur in geringer Anzahl in den Zecken vertreten, die sie infizieren. Teilweise ist das der Grund, weshalb die Inzidenz von RMSF-Infektionen bei Menschen relativ niedrig ist. Allerdings infizieren andere Rickettsien in der Regel bis zu 100 Prozent der getesteten Zecken – je mehr infizierte Zecken, desto infektiöser und umgekehrt.

Übrigens befallen Schildzecken ein unglaublich breites Spektrum von Tieren, darunter auch Zugvögel (dies impliziert auch Teilzieher und Strichvögel) auf ihren Winter- und Sommer-„Reisen". Somit finden sich diese Bakterien wie die cleveren Pathogene aus der „Lyme-Gruppe" *überall.*

Ich vermute, dass Fortschritte der Forschung manche Rickettsienarten, die bisher nur in Zecken vermutet wurden, auch in anderen Arthropoden zu Tage fördern werden. Niemand hat sich bis jetzt umfassend mit der Thematik beschäftigt. In seltenen Fällen, wo dies doch geschehen ist, wurden die Bakterien in vielen Arthropodenarten nachgewiesen.

Nachfolgend ein Überblick über die 28 Arten, Subspezies und jene Kandidaten, die seit Kurzem bekanntermaßen Erkrankungen beim Menschen verursachen.

- ***Rickettsia aeschlimannii*** ist nachweislich in 18 unterschiedlichen Zeckenarten präsent (bisher). Es verursacht eine Form von Fleckfieber in Subsahararegionen Afrikas, in Nordafrika und Europa. Darüber hinaus wurde es in Zecken in Israel und Teilen Asiens beobachtet. Das Bakterium wird häufig durch Vogelzug verbreitet.

- ***Rickettsia africae*** wurde in 13 unterschiedlichen Zeckenarten drei verschiedener Gattungen gefunden. Es verursacht Afrikanisches Zeckenstichfieber in Subsahararegionen Afrikas, in Asien, Nord- und Zentralamerika, der Karibik und den Pazifischen Inseln. Die Pathogenkonzentration in den Zecken ist in der Regel sehr hoch.

- ***Rickettsia akari*** wird über den Biss von Milben übertragen, die auf Hausmäusen leben. Es verursacht Rickettsien-Pocken, deren Name daher rührt, dass ihr Erscheinungsbild stark an Windpocken erinnert.

- ***Rickettsia australis*** ist eine australische Form, die Q-Fieber (Australisches Zeckenstichfieber, *Queensland tick typhus*) hervorruft. Es findet sich (bisher) in drei Ixodes-Zeckenarten.

- ***Rickettsia conorii caspia*** kommt in vier *Rhicephalus*-Zeckenarten vor und verursacht Astrakhan-Fieber in Europa und in Subsahararegionen Afrikas.

- ***Rickettsia conorii conorii*** findet sich in acht Zeckenarten zweier Gattungen und ruft Mediterranes Fleckfieber in Europa, Nordafrika, Asien und in Subsahararegionen Afrikas hervor. Die braune Hundezecke ist der primäre Arthropod, der es verbreitet. Aber Hunde, insbesondere wilde oder ausgesetzte Hunde, sind offensichtlich die primären Vektoren der Erkrankung. Bis zu 72 Prozent der getesteten Hunde waren infiziert (… *komplett unschuldige Opfer*).

- ***Rickettsia conorii indica*** wurde in einer Zeckenart (*Rhipicephalus sanguineus*) in Europa und Asien entdeckt. Es löst Indisches Zeckenstich-Fleckfieber aus.

- ***Rickettsia conorii israelensis*** kommt in derselben Zeckenart vor. Es verursacht *Israeli-tick-typhus* in Europa, Asien und Nordafrika. Leider sind Hunde kompetente Vektoren für die Übertragung dieser Spezies (via Zecken) auf den Menschen.

- ***Rickettsia felis*** wird wie *Bartonella* primär durch Flohfäkalien verbreitet. Es wurde in einer Vielzahl von Floharten gefunden, darunter auch in einigen, die sich auf Hunden niederlassen (*... der Horror*). Trotzdem lässt der Katzen-besiedelnde Floh namens *Ctenocephalides felis* die im Internet kursierende Behauptung, „Katzen seien das Böse", glaubwürdig erscheinen, Sie sind nämlich sein häufigster Wirt – der Floh lebt auch auf Oppossums. (*... Jeder weiß inzwischen, dass sie „das Böse" sind. Schauen Sie sich nur einmal ein Foto von diesen Tieren an.*) Die Infektionsraten bei Flöhen liegen bei 43 bis 93 Prozent in den untersuchten Populationen. Zu unserem Leidwesen wurde der Mikroorganismus auch in 24 unterschiedlichen Zecken-, Läuse- und Milbenarten nachgewiesen. Langsam wird klar, dass Infektionen mit dem Mikroorganismus weiter verbreitet sind als gedacht.

- ***Rickettsia heilongjiangensis*** wurde in vier Zeckenarten zweier Gattungen beobachtet und ruft Fernöstliches Fleckfieber hervor, das in Asien, primär in Russland, China, Südkorea und Japan vorkommt.

- ***Rickettsia helvetica*** findet sich in *Ixodes*-Zecken und verursacht Fleckfieberinfektionen (ohne einen spezifischen Namen) in Asien (bisher nur in Laos und Thailand) und Europa. Es wurde in Zecken aus Nordafrika, Japan und der Türkei beobachtet.

- ***Rickettsia honei*** kommt sowohl in *Ixodes*- als auch in *Bothriocroton*-Zecken vor und löst in Asien, Australien und auf den Pazifischen Inseln *Flinders-Island*-Zeckenstichfieber aus.

- ***Rickettsia honei marmionii*** wird von *Haemaphysalis novagyneae*-Zecken verbreitet und verursacht Australisches Fleckfieber in Australien.

- ***Rickettsia japonica*** findet sich soweit bekannt in sieben Zecken dreier Gattungen. Das Bakterium verursacht Östliches Zeckenstichfieber in Asien, primär in Japan und Südkorea.

- ***Rickettsia kellyi* (candidatus)** wurde als Ursache für einen einzigen Fall von Fleckfieber in Indien nachgewiesen.

- ***Rickettsia massiliae*** ist eine sehr häufige zeckenübertragene Rickettsienart. Sie ist weit verbreitet in der Zeckengattung *Rhipicephalus* in Nord-, Zentral- und Südamerika sowie Europa, Asien, Nordafrika und im subsaharischen Afrika. Das Bakterium verursacht eine bisher unbenannte Rickettsiose.

• ***Rickettsia monacensis*** wurde primär in *Ixodes*-Zecken in Europa und Nordafrika gefunden.

• ***Rickettsia montanensis*** kommt häufig in zwei Zeckengattungen in den USA und in Kanada vor.

• ***Rickettsia parkeri*** wird primär in Zecken der Gattungen *Amblyomma* und *Dermacentor* in Nord-, Zentral- und Südamerika beobachtet. Es gilt zunehmend als Ursache der *R. parkeri*-Rickettsiose dar – primär im Südosten der USA, Argentinien und Uruguay.

• ***Rickettsia philipii*** wurde in *Dermacentor occidentalis* in Nord- und Zentralamerika (primär in Kalifornien) nachgewiesen. Diese Zecken treten häufig auf Nutztieren auf (Schafe, Ziegen, Rinder) und beißen diejenigen, die mit den Tieren arbeiten.

• ***Rickettsia raoultii*** ist eine asiatische Spezies, die in *Dermacentor*-Zecken in Nordasien vorkommt, sowie in *Haemaphysalis*- and *Amblyomma*-Zecken in Südasien. Diese Zecken sind häufig bei Haus- und Nutztieren (Schafe, Ziegen, Rinder) anzutreffen und befallen meist Menschen, die mit diesen Tieren zu tun haben.

• ***Rickettsia rickettsii*** ist das bekannteste Bakterium aus der Gruppe der Fleckfieberbakterien und der Grund für das falsch benannte und immer potenziell schwere Rocky-Mountain-Fleckfieber. Das Bakterium kommt bei zahlreichen Arten von Schildzecken in Nord-, Zentral- und Südamerika vor – am häufigsten in Kanada, USA, Mexiko, Costa Rica, Panama, Argentinien, Brasilien und Kolumbien. Hunde, insbesondere streunende, wilde oder ausgesetzte Hunde sind besonders gute Vektoren dieses Pathogens.

• ***Rickettsia sibirica mongolotimonae*** findet sich primär in *Hyalomma*-Zecken in Europa, Asien, Nordafrika und in Subsahararegionen Afrikas. Es verursacht eine Lymphangitis-assoziierte Rickettsiose. Der Mikroorganismus wurde erstmals 1991 in China entdeckt. Die meisten Humaninfektionen wurden seit 2005 diagnostiziert – Spitzenreiter war hier Europa, in Afrika waren es nur zwei. Der Mikroorganismus infiziert auch Kamele.

• ***Rickettsia sibirica sibirica*** löst Sibirisches Zeckenstichfieber in Asien, primär in Russland, China und der Mongolei aus. Das Bakterium wurde in einer Vielzahl von Schildzecken nachgewiesen.

• ***Rickettsia slovaca*** kommt primär in *Dermacentor*-Zecken in Europa, Asien und Nordafrika vor. Es verursacht eine zeckenübertragene Lymphknotenentzündung. Diese Zecken finden sich üblicherweise auf Nutztieren (Schafe, Ziegen, Rinder) und sie befallen Menschen, die mit den Tieren arbeiten.

• ***Rickettsia-Spezies, Stamm Atlantic rainforest/Stamm Bahia,*** sind normalerweise ein südamerikanischer Stamm, der zahlreiche *Amblyomma*-Zecken infiziert.

• ***Rickettsia tamurae*** wurde in *Amblyomma testudinarium*-Zecken in Laos und Japan entdeckt. Typische Wirte sind Wildschweine sowie Zuchtschweine – die Zecken wurden auch bei Wild, Rind, Vieh und natürlich Menschen gefunden.

• ***Rickettsia tarasevichiae* (candidatus)** wurde 2012 als kausaler Faktor einer Reihe von Infektionen im Nordosten Chinas entdeckt. Die Übertragungsvektoren sind *Ixodes persulcatus*-Zecken.

Bisher nicht humanpathogene Arten

Nachfolgend finden Sie eine Auswahl der zahlreichen Rickettsienarten, die weltweit in Zecken nachgewiesen wurden und von denen bisher nicht bekannt ist, ob sie Infektionen beim Menschen verursachen. Es gilt, darauf hinzuweisen, dass die Mehrheit der humaninfektiösen Mikroorganismen in der Liste einst zuvor zu dieser Kategorie zählten. Derzeit wird angenommen, dass einige Fälle von Rocky-Mountain-Fleckfieber und/oder Fieber unbekannten Ursprungs durch einige der nachfolgenden Mikroorganismen verursacht wurden. Diese ergänzende Liste gibt Ihnen eine Vorstellung von der weltweiten, gewaltigen Prävalenz dieser Gattung in Zeckenarten. Sie ist nicht vollständig. Es gibt sehr viel mehr Arten und manche wurden bislang noch nicht benannt.

• ***Rickettsia amblyommii*** ist in großer Zahl in *Amblyomma americanum*-Zecken (und in einer Vielzahl anderer Gattungen und Spezies) in Nord-, Zentral- und Südamerika zu finden – insbesondere in den USA, in Costa Rica, Panama, Brasilien, Argentinien und Französisch-Guyana.

• ***Rickettsia andeanae* (candidatus)** kommt in *Amblyomma maculatum*-Zecken in Nord- und Zentralamerika, primär im Südosten der USA vor. Das Bakterium ist bei zahlreichen anderen Zeckenarten in Südamerika endemisch – primär in Peru, Chile und Argentinien.

- ***Rickettsia antechini*** wurde in *Ixodes antechini*-Zecken in Australien nachgewiesen.
- ***Rickettsia argasii*** ist eine australische Spezies, die in *Argas antechini*-Zecken vorkommt.
- ***Rickettsia cooleyi* (candidatus)** taucht häufig in *Ixodes scapularis*-Zecken im Osten, dem oberen mittleren Westen und im Süden der USA auf.
- ***Rickettsia derrickii*** findet sich in *Bothriocroton hydrosauri*-Zecken in Australien.
- ***Rickettsia* unbenannte Spezies, Stämme G021 und G022** kommen in Nordkalifornien und Oregon vor. Sie befallen *Ixodes pacificus*-Zecken.
- ***Rickettsia guntherii*** wurde in *Haemaphysalis humeriosa*-Zecken in Australien entdeckt.
- ***Rickettsia hoogstraalii*** kommt in einer Vielzahl von Zecken in Japan, Asien, Europa und im subsaharischen Afrika vor.
- ***Rickettsia monteiroi*** wurde in *Amblyomma incisum*-Zecken in Brasilien beobachtet und ist wahrscheinlich ein Mitglied der *R. bellii*- oder *R. canadensis*-Gruppe.
- ***Rickettsia rhipicephali*** findet sich in einer Vielzahl von Schildzecken und wurde in Taiwan, Nord-, Zentral- und Südamerika gefunden.
- ***Rickettsia sauri*** wurde in *Amblyomma hydrosauri*-Zecken in Australien nachgewiesen.
- ***Rickettsia tasmanensis*** kommt in *Ixodes persulcatus*-Zecken in Australien vor.

Symptome

Die Symptome einer Infektion mit SFG-Pathogenen reichen von einer minimalen febrilen (fieberhaften) Erkrankung, ähnlich einer leichten Grippe, bis hin zum septischem Schock und Tod. Nicht alle, aber einige SFG-Pathogene verursachen eine heilungsresistente schorfige, nekrotische Wunde an der Zeckenstichstelle. Dies ist ein primäres Zeichen für eine SFG-Infektion. Einige der infektiösen Mikroorganismen aus dieser Gruppe sind so neuartig und die nicht identifizierten Infektionen sind (derzeit) so ungewöhnlich, dass bisher nur wenig über ihre Symptomatik berichtet wurde. Nachfolgend bekommen Sie einen Überblick über die Hauptsymptome, die humanpathogene Rickettsien verursachen.

Hinweis: Trotz der Benennung Fleckfieber-Gruppe kommt es bei einer Infektion mit diesen Pathogenen nicht immer zum fleckigen Hautausschlag. Fehlender Hauausschlag wird häufig mit schlechteren Behandlungsergebnissen assoziiert.

• ***Rickettsia aeschlimannii,*** *R. aeschlimannii*-Zeckenstichfieber. Nur ein Fall liegt bisher vor, der die gleichen Symptome hervorgerufen hat wie bei einer Infektion mit *Rickettsia conorii conorii.*

• ***Rickettsia africae,*** Afrikanisches Zeckenstichfieber. Eine schorfassoziierte febrile Erkrankung, erstmals 1998 in Westindien identifiziert. Nordamerikanische Touristen, Jäger und Militärs, die die Karibik besuchen, kommen häufig mit einer Infektion durch den Mikroorganismus nach Hause zurück. Die Erkrankung beginnt 5 bis 7 Tage nach dem Zeckenstich und macht sich mit plötzlichem Fieber, Fatigue, Kopf- und Muskelschmerz bemerkbar. Inokulations-Schorf ist nicht immer vorhanden. Wenn dies aber der Fall ist, ist Mehrfachverschorfung ein häufiger Befund. Die Lymphknoten nahe der Inokulationsstelle sind oft stark angeschwollen und es treten die üblichen Flecken auf – ein allgemein makulopapulöser oder papulovesikulärer Hautausschlag tritt auf (und gelegentlich Aphthen). Es handelt sich generell um eine gutartige Erkrankung, die sehr selten tödlich ist, obwohl schwere Komplikationen auftreten können. Dies betrifft vor allem ältere Menschen (und alle Patienten mit schwacher Immunfunktion), wobei Symptome wie subakute kraniale oder periphere Neuropathie, chronische Fatigue, internukleäre Ophthalmoplegie, Myokarditis und Phlegmone auftreten können.

Seit 2005 ist die Erkrankung bekanntermaßen endemisch in Subsahararegionen Afrikas – insbesondere bei indigenen Kulturen, die Rinder halten (die infektiöse Zecken verbreiten). Etwa 50 Prozent der indigenen Bevölkerung haben offenbar Antikörper gegen die Mikroorganismen. Die dortigen Zecken sind extrem aggressiv, tauchen aus ihren Wiesenverstecken auf und krabbeln potenziellen Wirten entgegen, wenn diese in der Nähe sind – sie klettern nicht nur auf Grashalme, strecken dort ihre Beinchen aus und warten, bis jemand vorbeikommt! Eine unangenehme Vorstellung – aber eine Japanerin hatte 100 infizierte Zecken auf ihrem Rumpf und an den Extremitäten.

- ***Rickettsia akari,*** Rickettsien-Pocken. Eine meist leichte, grippeähnliche Erkrankung, die typischerweise mit Schorf, Fieber und Windpocken-ähnlichem Ausschlag einhergeht. Sie tritt primär in urbanen Regionen mit großen Mäusepopulationen auf, deren Milben die Erkrankung übertragen. Diese Spezies infiziert wie ihre engen Verwandten *Ehrlichiae* primär Makrophagen/Monozyten statt Endothelzellen.

- ***Rickettsia australis,*** Australisches Zeckenstichfieber oder Q-Fieber. Die ersten Fälle wurden 1946 identifiziert. Die Spezies beschränkt sich meist auf Australien. Typische Symptome sind Kopfschmerzen, Schüttelfrost, Unwohlsein, Fieber, makulopapulöser Hautausschlag und Schorf. Die Erkrankung deckt das Spektrum von leichten bis lebensbedrohlichen Verläufen ab. Todesfälle sind selten.

- ***Rickettsia conorii caspia,*** Astrakhan-Fieber. Der Name wurde von der Region Astrakhan und den benachbarten Gebieten in der Nähe des Kaspischen Meers abgeleitet, wo die Erkrankung häufig auftritt. Die Symptome sind die gleichen wie bei MSF (siehe nächste Liste), aber der Inokulations-Schorf ist nur bei einem Viertel der Infizierten vorhanden. Ein makulopapulöser Hautausschlag ist häufig zu beobachten (91 Prozent). Petechien (Hauteinblutung) kommen in 20 Prozent der Fälle vor. Außerdem kommt es zu Fieber, das manchmal mit Nasenbluten und Blutungen bei der medizinischen Behandlung verbunden sein kann. Verminderte Thrombozytenaggregation und Thrombozytopenie werden beobachtet (üblich bei hohem Fieber). Ich habe einige Studien gelesen, die darauf hinweisen, dass das Pathogen durch Aerosol-Inhalation verbreitet werden kann.

- ***Rickettsia conorii conorii,*** Mediterranes Fleckfieber (MSF). Es ist eine der ältesten bekannten vektorübertragenen Infektionen. Sie ist im Südosten Europas endemisch, hat sich aber auch in nördliche, zentrale und vor allem östliche Regionen ausgebreitet. Die Inkubationszeit beträgt etwa 6 Tage, gefolgt von einem plötzlichen Krankheitsausbruch. Die Erkrankung verursacht Fieber, grippeähnliche Symptome, Erschöpfung, Schorf an der Inokulation, Hautausschlag – auch an den Fußsohlen und Handflächen – sowie übliche makulopapulöse oder petechiale Fleckfieber-Hautausschläge. Fieber, Hautausschlag und Schorf sind die häufigsten Symptome. Die Spezies besitzt mehrere Stämme. Manche von ihnen produzieren keinen Hautausschlag – je nach geographischer Region. Bei 40 Prozent der Infektionen ist kein Ausschlag vorhanden.

Studien belegen die wachsende Aggresivität der braunen Hundezecke (*Rhipicephalus sanguineus*), die Bakterien in sich trägt. Man führt das auf die zunehmende regionale Erwärmung zurück. In der Folge werden mehr Infektionen und Mehrfachverschorfungen wohl zur Norm werden. Gleichzeitig scheinen schwere atypische und lebensbedrohliche Symptome mit größerer Häufigkeit vorzukommen: Kardiomyopathie (Tachykardie, Myokarditis, Vorhofflimmern), Augenbeschwerden (Uveitis, Retinopathie, retinale Vaskulitis), neurologische Symptome (Hirninfarkt, Meningoenzephalitis, sensorineurale Schwerhörigkeit, Tremor, Gliederschwäche, Stupor, geistige Verwirrung, sekundäre akute Quadriplegie bei axonaler Polyneuropathie und Polyneuritis), Pankreasbeschwerden, Milzriss, akutes Nierenversagen und Hämophagozytose-Syndrom.

Risikofaktoren für eine schwere Infektion sind fortgeschrittenes Alter, Immunschwäche, chronischer Alkoholismus, Glukose-6-Phosphat-Dehydrogenase-Mangel, Diabetes, Behandlung mit Sulfonamiden, Anwendung ungeeigneter Antibiotika und Verzögerung einer wirksamen Behandlung. *Die Behandlung mit Fluorochinolonen ist mit einer stärkeren Infektion und längerer Hospitalisierung assoziiert.* Die Mortalitätsrate hat in Portugal selbst bei Behandlung 13 Prozent erreicht. Tödliche Folgen sind mit Symptomen wie Verwirrtheit, Bewusstseinstörungen, Hyperbilirubinämie, akutem Nierenversagen und *fehlendem* Hautausschlag assoziiert.

• ***Rickettsia conorii indica,*** Indisches Zeckenstich-Fleckfieber. Es war hoch prävalent in Indien, wurde aber in Europa 2012 bei einem nicht-reisenden Patienten durch einen Mikroorganismus verursacht. Die Erkrankung verläuft MSF-ähnlich (siehe *Rickettsia conorii conorii*). Es kam zu Komplikationen wie Hepatitis und Gangrän. Im Gegensatz zu MSF ist der Hautausschlag meist purpurfarben. Inokulations-Schorf ist selten.

• ***Rickettsia conorii israelensis,*** *Israeli-tick-typhus*. Die Erkrankung ist MSF-ähnlich (siehe *Rickettsia conorii conorii*). Inokulations-Schorf ist nur bei 38 Prozent der Fälle präsent. Gastrointestinale Symptome (Übelkeit und Erbrechen) sind üblich. In Portugal beträgt die Mortalitätsrate 29 Prozent.

• ***Rickettsia felis,*** *R. felis*-Fleckfieber, Floh-Fleckfieber. Dieser Mikroorganismus wurde erst vor 20 Jahren identifiziert und inzwischen als endemisch auf allen Kontinenten außer der Antarktis bestätigt. Tests auf das Bakterium werden derzeit selten durchgeführt. Die hohe Präsenz in Katzenflöhen weist darauf hin, dass Infektionen mit diesem Mikroorganismus sehr häufig sein könnten.

Symptome sind meist leicht (bisher), inklusive Fieber, Fatigue, Kopfschmerzen, makulopapulösem Hautausschlag und Schorf. Forscher glauben, dass die Erkrankung in der Regel fehldiagnostiziert wird – entweder als ein anderes Fleckfieber oder als „Grippe".

- ***Rickettsia heilongjiangensis,*** Fernöstliches Fleckfieber. Bisher sind nur wenige Fälle in Russland, China, Japan und Thailand bekannt. Dies beruht primär auf der Neuartigkeit (für die Wissenschaft) des Pathogens. Die Erkrankung betrifft gewöhnlich Individuen über 50 Jahre und verursacht meist einen leichten Ausschlag mit Fieber und Schorf. Allerdings kam ein Fall mit septischem Schock in Thailand vor.

- ***Rickettsia helvetica,*** unbenanntes Fleckfieber. In der Regel eine leichte, selbstlimitierende Infektion, die in Begleitung von Kopf- und Muskelschmerzen auftritt. Hautausschlag und Schorf kommen nur gelegentlich vor. Diese Spezies verursachte (bei einer Reihe von Patienten) idiopathische chronische Perimyokarditis, die zum plötzlichen Herztod führte. 2005 fand eine Studie bei 84 Patienten mit sklerotischen Herzklappen (und nachfolgendem Aortenklappen-Ersatz) heraus, dass 17 Herzklappen mit *R. helvetica,* 22 mit *Chlamydia pneumoniae* und 6 mit beiden Mikroorganismen infiziert waren.

- ***Rickettsia honei,*** *Flinders-Island*-Zeckenstichfieber. Diese Spezies wurde 1998 in Zecken identifiziert. Die erste Infektion beim Menschen wurde 1991 in Australien diagnostiziert. Seitdem gab es Berichte über die Infektion aus Australien, Tasmanien, Thailand und Nepal. Das Symptombild ist meist leicht und besteht aus Fieber, Muskel- und Kopfschmerzen, Husten und Hautausschlag. Schwerere Symptome können auftreten, unter anderem Enzephalitis, Pneumoniae, Tinnitus und Taubheit.

- ***Rickettsia honei marmionii,*** Australisches Fleckfieber. Zum Symptombild zählen Fieber, Kopfschmerzen, Athralgie, Myalgie, Husten, makulopapulöser oder petechialer Hautausschlag, Schwindel, Pharyngitis, Lymphadenopathie und Schorf.

- ***Rickettsia japonica,*** Östliches Zeckenstichfieber. Bisher in Japan und Südkorea aufgetaucht, präsentiert sich gewöhnlich mit Fieber, Kopfschmerzen, Schorf und Hautausschlag. Schwere Komplikationen kommen vor, darunter schwere neurologische Schäden, mentale Dysfunktion, Krämpfe und multiples Organversagen.

• ***Rickettsia kellyi* (candidatus),** unbenanntes Fleckfieber. Bisher gab es nur einen Fall bei einem einjährigen Kind in Indien.

• ***Rickettsia massilae,*** *R. massilae*-Fleckfieber. Der erste bekannte Fall ereignete sich 2006 in Spanien. Nur wenige Fälle wurden in Europa verifiziert. Allerdings fand eine kürzlich erschienene Studie aus Polen heraus, dass 15 Prozent der Forstarbeiter Antikörper gegen den Mikroorganismus haben. Die Infektionsrate ist im Westen Sibiriens, Russland, der Mongolei und Kasachstan höher. Einige Fälle wurden in Südkorea beobachtet.

Die Spezies verursacht in der Regel eine leichte bis mäßige febrile Erkrankung, „Grippe". Generell dauert es vier Tage bis zum Ausbruch. Die Erkrankung kommt plötzlich und akut, mit hohem Fieber, Hautausschlag an den oberen und unteren Extremitäten, Inokulations-Schorf und üblicherweise extrem angeschwollenen und schmerzhaften Lymphknoten in Schorfnähe. Schwere Komplikationen sind beobachtet worden, in einem Fall akute Sehminderung und bilaterale Chorioretinitis.

• ***Rickettsia monacensis,*** unbenannte Rickettsiose. Bisher gibt es zwei identifizierte Fälle. Typisch sind Fieber, grippeähnliche Symptome, generalisierter Hautausschlag am Körper, inklusive Fußsohlen und Handflächen.

• ***Rickettsia montanensis,*** unbenannte Rickettsiose. Bisher gibt es nur einen bekannten Fall. Es verursacht eine leichte fleckfieberähnliche Krankheit, „Grippe".

• ***Rickettsia philipii,*** unbenannte Rickettsiose. Der erste identifizierte Fall ereignete sich 2008 in Nordkalifornien. Eine relativ leichte, schorfassoziierte Infektion, die in Begleitung von Fieber, Kopfschmerzen, Myalgie und Fatigue auftritt. Man nimmt an, dass es sich bei einigen RMSF-Fällen in dieser Region um Infektionen mit dieser Spezies handelt.

• ***Rickettsia raoultii,*** unbenannte Fleckfieberinfektion. Die Bezeichnung SENLAT wurde sowohl für diese Infektion als auch für die Infektion durch *Rickettsia slovaca* vorgeschlagen. SENLAT ist ein Akronym (*syndrome accompanied by scalp eschars and neck lymphadenopathy*) für ein Syndrom mit Kopfhautschorf und Lymphadenopathie im Nacken. Es ist das dritte Akronym für diesen Zustand, die anderen sind TIBOLA (*tick-borne lymphadenopathy* = zeckenübertragene Lymphadenopathie) und DEBONEL (*Dermacentor-borne necrotic erythema and lymphadenpathy* – Dermacentor-übertragenes nekrotisches Erythem und Lymphadenopathie).

Die Inkubationszeit beträgt 5 Tage, der Ausbruch der Erkrankung ist von Asthenie, Kopfschmerzen, schmerzhaften Adenopathien, geschwollenen Lymphknoten nahe des Inokulationspunktes, schmerzhaftem Kopfhautschorf (umgeben von einem periläsionalen erythematösen Hof, auch geröteten Bereich), Fieber (manchmal), Hautausschlag (nur bei 5 Prozent der Infektionen) und Gesichtsödem verbunden. Alopezie (Haarverlust) um den Schorf herum kann monatelang anhalten. Prolongierte oder chronische Asthenie (Erschöpfung) nach erfolgreicher Behandlung ist üblich. Mehrfachverschorfung wurde nur in einem Fall beobachtet.

- ***Rickettsia rickettsii,*** Rocky-Mountain-Fleckfieber. Dies ist die schwerwiegendste Rickettsiose. Nähere Informationen siehe unten.

- ***Rickettsia sibirica mongolotimonae,*** leichte, Lymphangitis-assoziierte (extrem geschwollene Lymphknoten) Rickettsiose (LAR). Bisher wurden nur 25 Fälle gemeldet. Die meisten davon stammen aus den Jahren seit 2005. Die Infektion wird begleitet von Fieber, Asthenie, Kopfschmerzen, generalisierter Myalgie, Arthromyalgie, Hautausschlag, schmerzhaft vergrößerten Lymphknoten und Einzel- oder Mehrfachschorf.

- ***Rickettsia sibirica sibirica,*** Sibirisches Zeckenstichfieber. Die typische Inkubationszeit beträgt vier Tage. Das klinische Bild besteht aus hohem Fieber, Inokulations-Schorf, extrem geschwollenen und schmerzhaften Lymphknoten in der Nähe der Inokulationsstelle, makulopapulösem Hautausschlag. Die Erkrankung ist generell mild und weist nur selten schwere Komplikationen auf.

- ***Rickettsia slovaca,*** unbenannte zeckenübertragene Lymphadenitis. Sie präsentiert sich mit extrem geschwollenen Lymphknoten. Symptombild siehe *Rickettsia raoultii.*

- ***Rickettsiae tamurae,*** unbenannte Rickettsienerkrankung. Die erste Infektion eines Menschen wurde 2011 in Japan bekannt. Bisher gibt es keine Berichte zur Symptomatik.

- ***Rickettsia tarasevichiae* (candidatus),** unbenannte Rickettsienerkrankung. Erste Infektionsfälle von Menschen ereigneten sich 2012 im Nordosten Chinas. Der Erreger ist eng mit *R. canadensis* verwandt. Hohes Fieber, Asthenie, Anorexie, Übelkeit, Kopfschmerzen, Schorf und Lymphadenopathie sind die häufigsten Symptome. Ein Infizierter erlebte schwere Komplikationen: Meningitis, Erbrechen, Nackensteife, Nierendysfunktion, Koma, respiratorische Azidose und schließlich Tod.

• ***Rickettsia*-Spezies, Stamm Atlantic rainforest/Stamm Bahia,** unbenannte Rickettsiose. Eine leichte bis mäßige febrile Erkrankung der Fleckfiebergruppe. Bisher wurden nur zwei Fälle identifiziert.

Anmerkungen zur Rickettsieninfektion

Die nachfolgenden Informationen über RMSF sind allgemeiner Überblick über die Gruppe der Fleckfiebererkrankungen. Anders formuliert: Sie können die ausführliche Erörterung (Symptombild, Zytokinkaskade, betroffene Organe, medikamentöse und wirksame natürliche Behandlung, Diagnose und so weiter) als Ergänzung betrachten. Sie müssen nur die Behandlung an die Schwere der Symptome anpassen.

Alle Spezies der Gattung *Rickettsia* benutzen ähnliche Infektionsstrategien, sobald sie in den Körper eingedrungen sind. Bei Betrachtung von Rickettsien in ihrer Gesamtheit kommen symptomatisch leichte grippeähnliche Infektionen ebenso vor wie schwere Schädigungen der Organsysteme, septischer Schock und Tod. Manche Rickettsien wie RMSF verursachen überwiegend schwere Symptome – dennoch kommt es bei manchen Individuen mit RMSF-Infektion nur zur „ Grippe“. In anderen Fällen, die üblicherweise mit leichten, grippeähnlichen Symptomen auftreten, kann es im Verlauf zu schweren Erkrankungen, zum septischen Schock oder Tod kommen. Die Fleckfiebergruppe ist als breit gefächertes Spektrum infektiöser Erreger zu betrachten – nicht als Gruppierung mehrerer Spezies, die jeweils ein spezifisches Symptombild verursachen.

Rickettsia rickettsii

Diese Spezies verursacht Rocky-Mountain-Fleckfieber (RMSF) und ist in sehr verschiedenen Zeckenarten verbreitet, die in Nord-, Zentral- und Südamerika vorkommen. In infizierten Zecken sind die Bakterien in nur relativ niedriger Anzahl vorhanden. *Das ist der einzige Grund, weshalb RMSF-Infektionen nicht ganz so häufig auftreten.* Die CDC berichten von einer Infektionsrate von nur etwa 2000 Neuinfektionen pro Jahr in den USA – wahrscheinlich sind es mehr. Diese Zahlen sind parallel zu den erhöhten Infektionsraten der anderen Mitglieder der „Lyme-Gruppe“ seit 2001 konstant angestiegen.

Wie bei den anderen Mitgliedern der „Lyme-Gruppe“ gibt es bei dieser Spezies eine Reihe von genetischen Typen. Es wurden fünf unterschiedliche phylogenetische Kladen entdeckt. Jede von ihnen ist in einer anderen geographischen Region lokalisiert. Einige unterscheiden sich genetisch so sehr, dass Forscher der Meinung sind, sie sollten als Subspezies, Variante oder eigenständige Spezies betrachtet werden.

Die primär der Zeckenübertragung auf den Menschen dienenden Wirtstiere sind Hunde – insbesondere freilaufende, wilde oder ausgesetzte Hunde. *Dermacentor variabilis* (*American dog tick*) als auch *Rhipicephalus sanguineus* (Braune Hundezecke) sind in den USA gängige Träger der Bakterien. Letztere Zecken sind in Mexiko die Hauptüberträger der Bakterien. *Amblyomma cajennense* (*cayenne tick*) ist in Zentral- und Südamerika heimisch und dort für die Ausbreitung der Infektion verantwortlich. Das Ausbreitungsgebiet dieser Zeckenart erstreckt sich über Mexiko und die USA – insbesondere Texas ist ein Schwerpunkt. Die Zecken sind in der Regel mit mehreren Rickettsienarten infiziert und verbreiten nicht nur eine.

Wichtiger Hinweis: Die meisten dieser Zecken setzen leicht von Hunden auf Menschen über. Das heißt, dass die Zecken in vielen Fällen bereits mit ihrer Blutmahlzeit begonnen haben. Studien über *R. rickettsii*-Übertragung haben gezeigt, dass *ungefütterte* Zecken 10 Stunden oder länger benötigen, um die Erkrankung zu übertragen. *Angefütterte* Zecken benötigen für eine Infektion aber lediglich etwa 10 Minuten.

Rickettsia rickettsii-Infektionen sind in den meisten zusammenhängenden Staaten der US aufgetreten, aber fünf dieser Staaten (North Carolina, Oklahoma, Arkansas, Tennessee und Missouri) machen über 60 Prozent der Gesamtanzahl von Infektionen aus.

In der ersten Dekade des 21. Jahrhunderts beobachtete man bei mit einem Hautausschlag assoziierten Infektionen im Osten Arizonas eine viel höhere Infektionsrate – 10 Prozent aller Infizierten verstarben. Andere Staaten, die häufig Infektionen melden, sind Idaho, Montana, Wyoming, Nebraska, Iowa, Illinois, Indiana, Mississippi, Alabama, Georgia, South Carolina, Maryland, New Jersey, Rhode Island, New York, Maine und Washington, DC. Parola et al. (2013) bemerken:

> Hyperendemische Schwerpunkte wurden wiederholt in Kommunen im Südwesten Amerikas und im Norden Mexikos beschrieben, die direkt mit einer großen Anzahl von *R. rickettsii*-infizierten *Rhipicephalus sangui-*

> *neus*-Zecken in Verbindung gebracht wurden, die auf unkontrollierte Populationen von streunenden und freilaufenden Hunden zurückzuführen sind. [...] Die Todesfallrate [ist] unter indigenen Gruppen etwa vier Mal höher als bei Mitgliedern anderer ethnischer Gruppen. Dies steht zumindest teilweise in Beziehung mit den ökologischen Dynamiken, die durch eine Vielzahl von *Rhipicephalus sanguineus* und freilaufende Hunden in haushaltsnaher Umgebung geschaffen werden.

Am häufigsten werden in den USA nachfolgende Gruppen infiziert: Männer, Indigene (Indianer) sowie Individuen ab 40 Jahren, die Kontakt mit freilaufenden Hunden haben oder in der Nähe von Waldgebieten oder Hochgrasflächen leben. Todesfälle kommen bevorzugt bei Kindern unter 10 Jahren, Indianern, Individuen mit schwacher Immunfunktion und verspätet behandelten Patienten vor.

RMSF (Brasilianisches Fleckfieber) ist die primäre und schwerste zeckenübertragene Infektionskrankheit in Südamerika.

Die Erkrankung wird dort, ebenso wie nicht verwandte hämorrhagische Fieber, häufig fehldiagnostiziert, da RMSF erst im Spätstadium genau das wird: ein hämorrhagisches Fieber.

Symptome

Man sollte auf jeden Fall wissen, dass sich RMSF (wie andere Rickettsiosen) in späteren Stadien zum hämorrhagischen Fieber entwickelt – ähnlich wie Ebola. *Rickettsia rickettsii* ist ein Mikroorganismus der biologischen Schutzstufe 3 (BSL-3), Ebola wird eine Stufe höher eingestuft und rangiert auf BSL-4. Forscher, die mit RMSF-Bakterien arbeiten, tragen typischerweise bakterienresistente, abgedichtete Anzüge und atmen durch ein eigenständiges Sauerstoffsystem. Vier Arten der Gattung *Rickettsia* können sich via Aerosol verbreiten, inklusive *Rickettsia rickettsii*. Aus diesem Grund haben manche Regierungen Rickettsien zu biologischen Waffen weiterentwickelt.

2 bis 14 Tage nach dem Zeckenstich setzen die ersten Symptome ein. Über die Hälfte der RMSF-Patienten kann sich nicht daran erinnern, von einer Zecke gestochen worden zu sein. Zu den primären Anfangssymptomen zählt plötzlicher Fieberausbruch in Begleitung von Kopfschmerzen. Die meisten Betroffenen, die zu diesem Zeitpunkt medizinische Hilfe suchen, bekommen eine Fehldiagnose *und* werden infolgedessen einer ungeeigneten Behandlung unterzogen. Das ist in der Regel der Grund für die Entwicklung einer schweren Infektion, die tödlich sein kann.

Eine exakte Diagnose wird normalerweise nur dann gestellt, wenn die Infektion fortgeschritten oder der typische fleckige Hautausschlag zu sehen ist – dies trifft tendenziell auf alle Rickettsiosen zu. Bei RMSF haben die Ärzte (und die Infizierten) Glück, da der typische fleckige Hautausschlag in 90 Prozent der Fälle vorhanden ist – dennoch gibt es regelmäßig Fehldiagnosen. Der Hautausschlag tritt gewöhnlich 2 bis 5 Tage nach Ausbruch des Fiebers und der Kopfschmerzen auf. *Wichtig ist: Je länger die Behandlung nach Erscheinen des Hautausschlags verzögert wird, umso schlechter sind die Ergebnisse*!

Bei den 10 Prozent der Patienten ohne Hautausschlag wird die Diagnose mit einer signifikanten Zeitverzögerung gestellt. Aus diesem Grund sind die Behandlungsergebnisse innerhalb dieser Gruppe so schlecht. Die meisten Betroffenen bekommen Breitspektrum-Antibiotika, die in manchen Fällen die Infektion verschärfen.

Problematisch ist, dass nicht alle Fleckfiebererreger der Rickettsiengattung einen Hautausschlag produzieren. In manchen Fällen ist der Hautausschlag so leicht ausgeprägt, dass er fast nicht sichtbar ist. Bei Patienten mit dunkler Haut lässt er sich meistens nur schwer erkennen. Bei hellhäutigen Individuen erinnert der Ausschlag bei RMSF-Infektion ein wenig an eine Mischung aus Windpocken und Masern. Er tritt häufig auch an den Fußsohlen und Handflächen auf. Dies ist ein wesentliches Merkmal, das eine differenzierte Diagnose fast sichern kann.

Dies sind die häufigsten Symptome:

- Fieber (fast immer)
- Kopfschmerzen (fast immer – Kinder haben seltener Kopfschmerzen)
- Schwindel
- Erbrechen
- Bauchschmerzen
- Generalisierte Muskelschmerzen
- Appetitmangel
- Gerötete Augen (Konjunktivitis)
- *Hinweis:* Schorf ist extrem ungewöhnlich bei RMSF-Infektionen.
- *Hinweis:* Vergrößerte schmerzhafte Lymphknoten kommen bei RMSF-Infektionen selten vor.

Husten, Halsschmerzen und Durchfall können insbesondere bei Kindern auftreten. Aufgrund dieser Symptome wird die Infektion häufig als „Grippe“ fehldiagnostiziert.

Ein Hautauschlag erscheint bei RMSF typischerweise wenige Tage (2 oder 5) nach der Infektion. Zu Anfang bilden sich kleine, flache, blassrosa, nicht juckende Flecken (Makulae) an den Handgelenken, Unterarmen und Fußgelenken. Sie breiten sich dann bis zum Rumpf und schließlich auf die Fußsohlen und Handflächen aus. Nach 6 Tagen wird der Ausschlag rot bis violett (Petechien), was ein Anzeichen für die zunehmende Schwere der Erkrankung ist.

Der mit Rickettsien assoziierte Hautausschlag entsteht durch Infektion der Endothelzellen, die sich dicht unter der Hautoberfläche befinden.

Zellen, die normal eng aneinander haften, entzünden sich und verlieren ihren Zellverbund und Flüssigkeiten – inklusive Blut, das in umliegende Gewebe fließt. Der Begriff „Vaskulitis“ beschreibt die Entzündung der Blutgefäße. Mit fortschreitender Schwere der Krankheit ereignet sich derselbe Entzündungsprozess im gesamten Körper, dies betrifft auch die Organe. Wird dieser Prozess nicht angehalten, kann es zu Organversagen, septischem Schock und Tod kommen.

Die Bandbreite möglicher Auswirkungen ist groß. Unter anderem können folgende Komplikationen auftreten: Arthritis, Fazialisparese, schwere Schwindelattacken, plötzlicher Gehörverlust, Lungenödem und -blutung, Myokarditis, Perikarditis, Herztamponade, Atemwegssyndrom (*Adult Respiratory Distress Syndrome*, ARDS), Hirnödem und daraus resultierende Neuropathie, Hypotension, Nierenversagen, disseminierte intravasale Koagulopathien, Gangrän, Krämpfe, septischer Schock, multiples Organversagen, Koma und Tod.

Bildgebung zeigte fokale Arterieninfarkte in den Basalganglien und der linksfrontalen Region, diffuse Ödeme, diffuse Hirnhautverstärkung und auffällige perivaskuläre Räume in der Region der Basalganglien bei einer bakteriellen Infektion des Gehirns. Es gibt perivaskuläre Ansammlungen mononukleärer Zellen, Mikroinfarkte der weißen Substanz, Hemiplegie sowie mononukleär-dominierte Leptomeningitis. Nekrosen im Hippocampus kommen mit Gliose und Demyelinisierung assoziiert vor. Auch das Rückenmark kann in Mitleidenschaft gezogen werden. Abnorme CT-Befunde ergeben diffuse Veränderungen der weißen Substanz, fehlende Sichtbarkeit des Sulkus und Infarktgewebe – das unterscheidet sich nicht sehr von Neuroborreliose.

Ungeachtet der Tatsache, dass die CDC-Statistiken auf einer Letalität von weniger als 1 Prozent bestehen, nahmen Parola et al. (2005) die Datensätze unter die Lupe und bemerken, dass „trotz der gegenwärtigen Verfügbarkeit einer effektiven Behandlung und Fortschritten der medizinischen Versorgung etwa 5 bis 10 Prozent der US-amerikanischen Patienten an den Folgen einer *R. rickettsii*-Infektion sterben". In Zentralamerika sind die Todesfallraten noch viel höher. Allein in Mexiko sterben 38 Prozent der Patienten an der Infektion. In Panama betrug die Todesfallrate 2004 bis 2007 beinahe 100 Prozent.

In Südamerika wird tendenziell häufiger über schwere Symptombilder berichtet: unter anderem Gelbsucht, Schäden und Beeinträchtigung des ZNS, Atemnot und akute Niereninsuffizienz. Die Sterblichkeitsrate beträgt in Südamerika 20 bis 40 Prozent und bis zu 80 Prozent in abgelegenen Gebieten.

Zu den Risikofaktoren schwerer Infektionen zählen fortgeschrittenes Alter, Immunschwäche, chronischer Alkoholismus, Glukose-6-Phosphat-Dehydrogenase-Mangel, Diabetes, Behandlung mit Sulfonamiden, Anwendung ungeeigneter Antibiotika und falsche Diagnosen bzw. Behandlungen.

Diagnose

Obwohl es einige neue Testverfahren gibt (die hoffentlich die nachfolgende Äußerung obsolet machen), ist die Diagnose von RMSF und anderer durch SFG-Pathogene verursachten Infektionen wegen des engen Zeitfensters, das beachtet werden muss, um schwere Verläufe zu vermeiden, sehr problematisch und schwierig. So heben die CDC nachfolgendes hervor (CDC-Website, RMSF, Stand: 2015):

> Es gibt mehrere RMSF-Aspekte, die die Diagnose und Behandlung der Infektion zu einer Herausforderung für Gesundheitsdienstleister machen. Die RMSF-Symptome variieren von Patient zu Patient und können anderen Allgemeinerkrankungen häufig gleichen. Sofern in den ersten fünf Tagen nach Auftreten der Symptome mit der Behandlung der Infektion begonnen wird, kann sie den Tod am effektivsten verhindern. In den ersten sieben bis zehn Tagen sind Diagnosetests negativ – insbesondere Antikörper-basierte Tests. Aufgrund der Komplexität dieser Erkrankung und der derzeit eingeschränkten Verfügbarkeit von Diagnosetests gibt es zum jetzigen Zeitpunkt keinen Test, der ein aussagekräftiges Ergebnis liefert, um wichtige Behandlungsfragen zu klären.

In fetten Lettern heißt es auf der CDC-Website:

> **Die Diagnose von RMSF muss auf Basis der klinischen Anzeichen und Symptome erfolgen und kann danach mithilfe von spezifischen Labortests bestätigt werden. Die Behandlung sollte niemals in Erwartung auf die Laborergebnisse verzögert, oder auf Basis eines anfänglich negativen *R. rickettsii*-Befunds unterlassen werden.**

Da sich die Mikroorganismen auf die Infektion der endothelialen Auskleidung der Blutgefäße spezialisiert haben, zirkulieren sie nicht in ausreichender Konzentration im Blut, um problemlos nachgewiesen werden zu können – sehr schwere Infektionen sind hier die Ausnahme. Blutproben sind meist für die Diagnose unbrauchbar, wenn PCR oder Kulturen benutzt werden. Mit den in Krankenhäusern routinemäßig durchgeführte Blutkulturen können *R. rickettsii* nicht entdeckt werden, wie die CDC betonen. *Hinweis*: Im Fall von *R. africae*-Infektionen kommt es zur Serokonversion nur 20 bis 28 Tage nach Auftreten der Symptome, was die Diagnose der Spezies noch erschwert.

Das größte Problem in Bezug auf die Diagnose liegt bei Rickettsiosen ohne fleckigen Hautausschlag. Dies ist zusammen mit zwei weiteren Faktoren der Grund für die schweren Komplikationen, die durch diese Bakterien ausgelöst werden: 1. Die mangelnde Kenntnis der Ärzte über Rickettsien, und 2. die dem Arzt pro Patient zur Verfügung stehende Zeit beträgt durchschnittlich nur 10 bis 15 Minuten – dies ist generell zu wenig Zeit, um eine sinnvolle Diagnose stellen zu können. Siehe hierzu „Diagnose- und Behandlungsfehler“, S. 359.

Indirekter Immunfluoreszenztest (IFA)

Dieser Test wird am häufigsten bei RMSF-Infektionen sowie bei Infektionen durch andere Mitglieder der SFG-Gruppe verwendet. Er ist aber einigermaßen problematisch und ist eigentlich eine sehr schlechte Wahl zur Diagnoseverfahren der Rickettsiose.

Bei einem IFA-Test werden Antikörper gegen die Infektion gesucht. *Leider treten diese während einer Rickettsiose erst sieben bis zehn Tage nach Ausbruch der Symptome in nachweisbarer Konzentration auf.* Wie die CDC bemerken, ergeben sich optimale Ergebnisse, wenn spätestens *fünf Tage nach dem ersten Auftreten der Symptome* mit der Behandlung begonnen wird.

Bei 85 Prozent der Infizierten sind Antikörper in den ersten 5 bis 7 Tagen der Erkrankung nicht nachweisbar. Allerdings werden die Tests üblicherweise genau in diesem Zeitraum durchgeführt. Um das Ganze noch schlimmer zu machen, sind mindestens zwei IFA-Tests nötig. Der erste wird beim ersten Arztbesuch des Patienten durchgeführt – meist innerhalb der ersten Woche mit Symptomen. Der zweite Test erfolgt *zwei bis vier Wochen* später. Zu diesem Zeitpunkt sollte eine wirksame Behandlung schon längst stattfinden. Da hier aber der Zeitrahmen für eine korrekte Diagnose bereits überschritten ist, ist der Test relativ nutzlos.

Zudem verkompliziert die nachfolgende Tatsache den IFA-Test: Hohe Antikörperspiegel sind in zuvor infizierten Patienten Monate oder Jahre nach der Infektion präsent. Bis zu 10 Prozent der gesunden Individuen in endemischen Regionen zeigen Antikörper gegen den Mikroorganismus. Anders gesagt: Tests bei Menschen ohne Rickettsiose können positive Ergebnisse zeigen, die zu einer RMSF-Fehldiagnose führen, obwohl sie gesund sind.

Während der aktiven Infektion steigen die Antikörper-Titer normalerweise zwischen dem ersten und dem zweiten Test auf das VierfachE an. Dies ist das primäre Diagnosekriterium für eine RMSF-Infektion – das, wie bereits erwähnt, generell nutzlos für die rechtzeitige Behandlung ist.

Hautbiopsie

Hautbiopsie ist ein besseres Konzept als IFA. Paola et al. (2013) beobachteten: „Hautbiopsieproben (vom Ausschlag und/oder Schorf), die in einem Referenzzentrum kultiviert werden, können selbst dann positiv sein, wenn Molekulartests negativ sind.“ Weiter schreiben sie: „Hautbiopsieproben sollten *vor* der Behandlung und im frühen Verlauf der Erkrankung entnommen werden und so früh wie möglich inokuliert werden.“ Dies ist der beste Test für RMSF – insbesondere wenn die Biopsie mit PCR untersucht wird.

Leider können Allgemeinärzte die Biopsie nicht immer in ihrer Praxis oder bei dem Patienten zuhause vornehmen. Sie benötigen hierfür eine High-Tech-Umgebung, die mit großer Wahrscheinlichkeit nicht in Entwicklungsländern oder im Urwald vorzufinden ist. Dies ist einer der Gründe für die hohe Sterblichkeitsrate in Zentral- und Südamerika. Ein wesentlich einfacherer, günstigerer und zuverlässigerer Rickettsiose-Test ist qPCR. Leider kann er nur an Schorfproben durchgeführt werden, die bei RMSF sehr selten zur Verfügung stehen.

Quantitative Echtzeit-PCR (qPCR)

Dieses Konzept gilt für die schnelle Diagnose verschiedener Fleckfieberpathogene als außerordentlich gut. Obwohl Hautproben für qPCR verwendet werden können, zeigte sich, dass kutane *Abstriche von Schorf* genauso geeignet, weniger invasiv und weniger schmerzhaft sind. Neueste Studien ergaben, dass die Schorfkruste entfernt und zur Diagnose verwendet werden kann. Leider kann dieser Test nur erfolgen, wenn Schorf vorhanden ist – was bei RMSF-Infektionen häufig nicht Fall ist (Gleiches gilt für einige andere Rickettsiosen). Wenn kein Schorf vorhanden ist, sind die Hautbiopsie und die Symptomanalyse derzeit die besten Diagnosestrategien.

Es besteht Hoffnung, dass in Zukunft bessere Diagnoseverfahren für Rickettsiosen ohne Schorf zur Verfügung stehen. Leider existieren sie zu diesem Zeitpunkt noch nicht.

Diagnose- und Behandlungsfehler

Nur wenige Ärzte verstehen die Komplexität der mit Lyme-Borreliose assoziierten Pathogene. Diese Sachlage ist in Bezug auf die Erreger der Fleckfieber-Rickettsiose noch schlimmer und trifft insbesondere dann zu, wenn sich Symptome ohne fleckigen Hautausschlag zeigen. Dennoch kommt es selbst bei vorhandenem Ausschlag zu Fehldiagnosen.

Das wahrscheinlich beste Beispiel hierfür steuerte der Arzt Mark DiNubile (1996) bei. Er verfehlte die korrekte Diagnose in einem RMSF-Fall, was tödliche Folgen für den Patienten hatte. In diesem speziellen Fall kam es schließlich zum Hautausschlag am Rumpf und an den Handflächen (nicht an den Fußsohlen). Der HIV-positive Patient suchte den Arzt erstmals nach viertägigem Fieber und Schüttelfrost auf. Er konsultierte ihn primär wegen seiner HIV-Erkrankung, da er dachte, dies sei die Ursache seines Zustands. Bedauerlicherweise ergaben Labortests nichts – wie so oft bei Fleckfieberinfektionen. Während des anschließenden Klinikaufenthalts traten der typische Hautausschlag und Kopfschmerzen auf. Das einzig weitere Symptom, das der Patient beschrieb, war „ein Völlegefühl im Kopf". Am sechsten Tag in der Klinik war der Mann beinahe komatös. Die Ärzte gaben ihm schließlich Doxycyclin, aber es war zu spät. Kurz darauf verstarb der Patient.

Am eindrucksvollsten bei diesem Vorfall sind die Kommentare des Arztes Mark DiNubile. Er nahm sich die Zeit, den Fall umfassend zu untersuchen, und zu prüfen, weshalb die Diagnose so eklatant verfehlt wurde. Bemerkenswert: Trotz IFA-Anfärbung blieben die *post-mortem*-Hautproben negativ. Ein verzweifelter Kollege setzte selbst nach dem Tod des Patienten die Tests fort. Letztlich konnten sie RMSF-Rickettsien nachweisen. DiNubile erklärt mit Bedauern, „glücklicherweise erholen sich die meisten Patienten mit (oder trotz) mittelmäßiger Betreuung“ und fährt wie folgt fort:

> Warum haben wir die Diagnose Rocky-Mountain-Fleckfieber bei einem Patienten mit Fieber, Kopfschmerzen und Hautausschlag an den Handflächen verfehlt? Diese Frage verfolgt und quält uns weiterhin, während wir uns damit abmühen, die wirklichen Antworten von den Entschuldigungen, Rationalisierungen und *post-hoc*-Rechtfertigungen zu separieren. Als ich das erste Mal den Ausschlag an den Handflächen bemerkte, habe ich ausdrücklich die Diagnose RMSF bedacht. Aber die Abwesenheit einer Vorgeschichte mit Myalgien, schwerem Kopfschmerz und Exposition mit Zecken verdrängten die Diagnose aus meinem Kopf. [...] [U]nd während ich die zunehmend unhaltbare [Syphilis]-Diagnose weiterverfolgte, die nur wenig Dringlichkeit hinsichtlich ihrer Versorgung mit sich brachte, habe ich versäumt, die restlichen differenzialdiagnostischen Möglichkeiten systematisch neu zu bewerten.

DiNubiles umfassende und tiefgreifende Selbstbetrachtung verschaffte ihm die Erkenntnis, dass das zugrundeliegende Problem die eigene Arroganz und der Tunnelblick der Kollegen war. Ein weiterer Teil des Problems war die Art und Weise, wie Medizin in den USA betrieben wird.

> Bei dem Bemühen, eine große Zahl von Patienten zu betreuen, von denen manche vermutlich die Expertise eines auf Infektionskrankheiten spezialisierten Fachmanns brauchten, haben wir uns nicht genügend Zeit für unsere schwierigen Diagnose- und Versorgungsprobleme genommen. Diese traurige Konsequenz ist Teil des Preises, den wir für beliebige ärztliche Konsultationen zahlen, da das Einkommen durch quantitative, nicht qualitative Dienstleistung erzielt wird.

DiNubile bekennt, dass er an allen Fehlern des Behandlungsteams beteiligt war – was viele Ärzte verweigern. Er schreibt: „In der Hoffnung, dass durch

Arroganz und Tunnelblick verursachte Fehler künftig vermieden werden mögen: Gesegnet seien die demütigen Ärzte, auf dass sie die ultimative Diagnose besser erkennen."

Diese Fallstudie kann als gutes Beispiel für die vielen Behandlungs- und Diagnosefehler in Bezug auf Lyme-Borreliose-assoziierte Infektionen betrachtet werden. Leider sind nur sehr wenige Ärzte gewillt, sich so verantwortungsvoll zu hinterfragen, wie es DiNubile getan hat – und noch weniger würden ihre Selbstprüfung in einer Fachzeitschrift veröffentlichen.

Medizinische Behandlung

Zur Erinnerung: Die Behandlung ist am wirksamsten, wenn sie innerhalb der ersten Tage begonnen wird. Je länger die Infektion unbehandelt bleibt, desto schlechter ist das Ergebnis – und umso schwerer ist der Krankheitsverlauf.

Doxycyclin gilt als das wirksamste Antibiotikum bei Erwachsenen und Kindern, vor allem wenn es innerhalb der ersten fünf Tage der Infektion gegeben wird. Behandlungsfehler oder der Ausfall einer Behandlung bis zum achten Tag nach dem ersten Auftreten der Symptome können bei einer schweren Infektion tödliche Folgen haben. Schwere Infektionen erfordern die intravenöse Gabe von Antibiotika, einen längeren Krankenhausaufenthalt und intensive Betreuung.

Die normale Dosierung für nicht-intravenöses Doxycyclin beträgt 100 Milligramm alle 12 Stunden bei Erwachsenen. Bei Kindern unter 45 kg werden 2,2 mg/Körpergewicht zwei Mal täglich empfohlen. – *Hinweis:* Bei Hunden kam es zu einem Rückfall nach der Behandlung mit Doxycyclin. –

Chloramphenicol wird gelegentlich eingesetzt, da einige Fleckfieber-Mikroorganismen anfällig dafür sind. Allerdings kann das Medikament schwere Nebenwirkungen auslösen. Darüber hinaus ist es nicht so wirksam wie Doxycyclin – insbesondere bei RMSF. Ausbleibendes Ansprechen auf das Medikament und Rückfälle nach der Behandlung sind vorgekommen. Chloramphenicol birgt ein höheres Risiko für einen tödlichen Verlauf.

Die Anwendung von Fluorchinolonen wurde als Alternative für Doxycyclin vorgeschlagen. Man bemerkte aber kürzlich, dass sie extrem schlechte Behandlungsergebnisse bei *R. conorii*-Infektionen produzieren können – aufgrund einer bakteriell bedingten Aufregulation einiger Toxine.

Breitspektrumantibiotika eignen sich nicht zur Behandlung von Rickettsiosen. Sulfonamide verschärfen die Infektion.

Mediterranes Fleckfieber ist die einzige SFG-Infektion, die gut auf Ciprofloxacin und ähnliche Antibiotika anspricht.

Kortikosteroide lindern Rickettsien-induzierte Vaskulitis nicht und sollten vermieden werden.

Leichte verbliebene neurologische Defekte (Polyneuropathien) können selbst nach erfolgreicher Behandlung mit Antibiotika weiter bestehen. Dies kommt bei Patienten mit abnormen Bildgebungsbefunden des ZNS häufiger vor.

Persistierende Infektionen

Es gibt einige recht gute Studien, die darlegen, dass persistierende Infektionen selbst nach einer angemessenen Doxycyclin-Behandlung auftreten. Eine wichtige Studie, die dies untersuchte, stammt von Radulovic et al. (2002):

> Die Immunreaktionen des Wirts auf die Rickettsieninfektion führen entweder zur Beseitigung der Pathogene oder zur Persistenz einer subklinischen Infektion. Nachfolgend ein Beispiel für Letzteres: *Rickettsia prowazekii*, der Erreger des läuseübertragenen Flecktyphus, kann Jahre nach der Erstinfektion und/oder nach sachgemäßer Antibiotikatherapie persistieren. Die Persistenz der Rickettsien in ansonsten gesunden Personen mit nachfolgendem Wiederauftreten der klinischen Symptome (Brill-Krankheit) ist ein Mechanismus, bei dem die Rickettsien erhalten bleiben, bei Abwesenheit eines Tierreservoirs.

In dieser Studie untersuchten die Forscher *R. akari*- und *R. typhi*-Infektionen von Makrophagen. *R. akari* wurde ausgewählt, da es primär die Makrophagen/Monozyten infiziert und die Forscher die direkte Immunantwort auf die Infektion untersuchen wollten. Zum Vergleich entschied man sich für *R. typhi,* weil dieses Bakterium im Gegensatz zu anderen Rickettsienarten eine geringe Zahl von Makrophagen/Monozyten im Krankheitsverlauf infiziert oder infizieren kann.

Sie fanden heraus, dass nicht-aktivierte Makrophagen die Quelle für eine persistierende Rickettsiose sind. Nur wenige Makrophagen starben entweder durch Lyse oder durch Nekrose ab. Die Absterberaten der nicht-aktivierten Makrophagen betrugen nie mehr als 9 Prozent der infizierten Zellen. Wenn

Makrophagen durch Zugabe von *E. coli*-LPS aktiviert wurden, nahm die Apoptose deutlich zu. Die Autoren machen einige wesentliche Beobachtungen:

> Die Apoptosehemmung auf zwei Ebenen konnte sowohl bei primärer Infektion als auch nach der Induktion von proapoptotischen immunologischen Prozessen der erworbenen Immunität die Bedingungen für eine persistierende Rickettsiose festlegen. Überlebende Rickettsien konnten sich dann innerhalb der verbliebenen Makrophagen im rickettsieninfizierten Endothel vermehren.

Sie fahren fort:

> Eine in der vorliegenden Studie beobachtete niedrige Zytotoxizität gegenüber Wirtszellen bietet nicht nur reichlich Gelegenheit für die Verbreitung der Rickettsien in benachbarten Zellen, sondern kann auch zur Persistenz der Rickettsien führen. Wir haben erfolgreich *R. typhi* aus Milz und Nieren von in freier Wildbahn gefangenen Ratten isoliert, die reichlich Antirickettsien-Antikörper aufwiesen, was ein weiterer Beleg für die Persistenz von Rickettsien ist.

Wie bei den meisten Mikroorganismen der „Lyme-Gruppe" ist viel von dem, was die Allgemeinheit als zutreffend in Bezug auf Rickettsien ansieht, entweder lückenhaft, falsch oder übermäßig simplifiziert. Persistenz könnte wie bei anderen Mikroorganismen der „Lyme-Gruppe" gang und gäbe sein.

Die klinische Bedeutung des Rocky-Mountain-Fleckfiebers beruht auf den schweren Blutgefäßschäden durch R. rickettsii. *Diese Mikroorganismen sind hinsichtlich ihrer Fähigkeit zur Ausbreitung in und Invasion von glatten Gefäßmuskelzellen und Endothel eine ungewöhnliche Rickettsienart.*

D. H. Walker, 1996

Aus ökologischer und epidemiologischer Perspektive sind Populationen der Vektor-Milben und der Nagetierwirte [von R. akari*] für die gesamte USA dokumentiert. Verschiedene Studien weisen darauf hin, dass es bedenkliche Infektionsraten unter Bewohnern anderer urbaner Regionen gibt.*

Paddock et al., 2006

Auch Menschen sind stark anfällig für eine Aerosol-Übertragung von R. rickettsii. [...] [Der Mikroorganismus] ist 1000 Mal infektiöser als Bacillus anthracis*-Sporen. [...] Sowohl* R. prowazekii *als auch* R. typhi *besitzen stabile extrazelluläre Formen, die jeweils in Fäkalien von Läusen und Flöhen präsent sind. Diese Rickettsien scheinen sehr lange infektiös zu bleiben.*

D. H. Walker, 2009

Fleckfieber-Rickettsiose

Im Vergleich zu den meisten anderen Mikroorganismen der „Lyme-Gruppe“ existieren nur sehr wenige Studien über die Einzelheiten von Rickettsiosen. So bemerken Sahni et al. (2013): „Trotz mehr als 100 Jahren Forschung sind die Mechanismen, die es *Rickettsia* erlauben, dem Phagosom zu entkommen und erfolgreich eine intrazelluläre Infektion auszulösen, weiterhin nicht vollständig klar.“ Das durch wenige Studien vermittelte Bild ist, dass diese Gruppe von Mikroorganismen wegen der Art und Weise, wie sie Immunreaktionen und Zytokindynamiken modulieren, zu den subtilsten und raffiniertesten Lyme-Borreliose-assoziierten Pathogenen zählen.

Rickettsien werden auf den Menschen via Zeckenstich oder Milben sowie Fäkalien von Läusen und Flöhen übertragen. Einmal im Körper, verbreiten sie sich über die drainierenden Lymphknoten und den Blutkreislauf und infizieren Endothelzellen, die die Blutgefäße auskleiden. RMSF kann auch die glatten Gefäßmuskelzellen infizieren. Darüber hinaus infizieren alle Rickettsien in geringem Umfang die Makrophagen/Monozyten und Stammzellen im Rückenmark. – *R. akari* infiziert spezifisch Makrophagen/Monozyten, die die primären Wirtszellen des Bakteriums sind. – Allerdings sind Endothelzellen das primäre Ziel der Bakterien. Sobald sie diese Zellen ausfindig gemacht haben, dringen sie in sie ein, vervielfachen und verlassen sie wieder, um benachbarte Zellen zu infizieren. Manchmal werden hierdurch nur leichte Symptome verursacht, manchmal sind sie aber auch lebensbedrohlich. In allen Fällen kommt es zu denselben Dynamiken, mit einem Spektrum von Symptomen. David Walker (2007) betont:

> Die klinischen Manifestationen der meisten Rickettsiosen bilden ein kontinuierliches Spektrum. Selbst wenn der Anteil der Patienten mit Schorf als klinisches Charakteristikum betrachtet wird, variiert die Inzidenz [des Schorfs] bei mit demselben Stamm infizierten Patienten in unterschiedlichen geographischen Regionen (z. B. wird bei Infektionen durch einen *R. conorii*-Stamm in Portugal häufig Schorf gefunden, während er in Israel nur selten Schorf produziert). Letzteres Beispiel weist darauf hin, dass weder geographische noch uneinheitliche klinische Manifestationen die Taxonomie des mikrobiellen Erregers definieren. Der *R. sibirica mongolotimonae*-Stamm, der auf drei Kontinenten nachgewie-

sen wurde, verkörpert ein weiteres Beispiel hierfür. Die Bezeichnung „Lymphangitis-assoziierte Rickettsiose" wurde trotz der Tatsache, dass Lymphangitis nur in 40 Prozent der Fälle beobachtet wird, für die durch diesen Stamm verursachte Erkrankung vorgeschlagen.

Intrazelluläre Infektion

Wie bei allen Bakterien der „Lyme-Gruppe" profitieren auch diese Bakterien von Komponenten des Zeckenspeichels (und der Fäkalien von Flöhen und Läusen) in Bezug auf ihre Verbreitung. Diese Komponenten legen einige Abwehrmechanismen des Wirtskörpers gegen die Infektion lahm. Dieser Mikroorganismus schwächt die normalen Th1-Reaktionen ab, reduziert und moduliert die körpereigene natürliche Produktion von Interferon-gamma (IFN-γ) und Tumornekrosefaktor-alpha (TNF-α), die normalerweise die Infektion abwehren.

Das primäre Ziel der Bakterien sind Endothelzellen der kleinen und mittelgroßen Blutgefäße (mit Ausnahme von *R. akari*). – Aber jene Arten, die Schorfbildung an der Inokulationsstelle (Zeckenstich) verursachen, infizieren anfangs vor allem mononukleäre Phagozyten. Die Bakterien können auch eine kleinere Anzahl dieser Zellen während der disseminierten Infektion befallen. Gleiches gilt für die Infektion der aus dem Knochenmark stammenden dendritischen Zellen. Dies ermöglicht den Bakterien das tiefere Vordringen in den Körper über die Lymphe und den Blutkreislauf, wo sie Gefäßendothelzellen ausfindig machen. Diese Zellen, so Sahni et al. (2013), haben …

> [s]ich nun als immunreaktive Schlüsselzellen entpuppt, die an der Abwehr und Entzündung des Wirts beteiligt sind – zum Teil aufgrund ihrer Fähigkeit zur Synthese und Absonderung von Wachstumsfaktoren, Zytokinen, Chemokinen, Adhäsionsmolekülen und vasoaktiven Sub. stanzen, die signifikante autokrine und/oder parakrine Effekte sowohl auf mikrovaskuläre als auch auf andere Funktionen der Zielzelle haben können.

Wie alle intrazellulären Pathogene der „Lyme-Gruppe" modulieren Rickettsien die zellulären Aktionen ihrer Wirte auf raffinierte Weise, in dem sie diese im Grunde für eigene Zwecke nutzen.

Die Bakterien verwenden chemotaktische Komponenten, um ihre Zielzellen ausfindig zu machen, und anschließend Adhäsionen, um sich an die Zelloberfläche zu heften. Die Internalisierung der Bakterien erfolgt innerhalb von Minuten nachdem sie ihre bevorzugte Wirtszelle aufgespürt haben. Rickettsien stimulieren die Bildung eines Phagosoms (ein Kompartiment, in welchem sie sich abschotten) sowie die darauffolgende Internalisierung durch die Zelle. Sie dringen in das Zytosol ein, wo Nährstoffe wie Adenosintriphosphat (ATP), Aminosäuren und Nukleotide für sie verfügbar sind. Einmal in der Zelle, stören sie normale Prozesse, die die Zelle nutzt, um bakteriell infizierte Phagosome zu verdauen.

Die Bakterien setzen Phospholipase D und Hämolysin C frei. Dies zerstört die phagosomale Membran und ermöglicht dem Bakterium, in das Innere der infizierten Zelle zu entkommen. Dort finden sie Nährstoffe, die sie für ihr Überleben und ihre Reproduktion benötigen. Sobald sie sich reproduzieren, verlagern sie sich auf die Unterseite der Zellmembran der Wirtszelle und erzwingen dadurch eine nach außen gerichtete Verformung der Membran, die sich dann in die angrenzende Zelle wölbt. Die Bakterien wiederholen dort ihren infektiösen Prozess.

Während der Infektion bleiben die meisten Rickettsien abgeschottet im Inneren der Zellen und sind dem extrazellulären Umfeld oder den Immunreaktionen, die dort ablaufen, niemals ausgesetzt. Einige wenige Bakterien gelangen in die Blutbahn und nutzen sie, um zu anderen Körperregionen zu gelangen. Wieder andere infizieren nicht-aktivierte Makrophagen, um eine persistierende infektiöse Nische zu erzeugen. Und wiederum andere infizieren Stammzellen aus dem Rückenmark. Dieser Prozess läuft bei fast allen SFG-Rickettsien gleich ab.

Bei Typhus-assoziierten Rickettsien verhält es sich ein wenig anders. Sie reproduzieren sich in der Regel, bis die Zelle platzt und sich so öffnet. Dann gelangen sie in die Blutbahn und infizieren neue Endothelzellen in anderen Körperregionen.

Pathogenität

Die Pathogenität der SFG-Mikroorganismen beruht in erster Linie auf der erhöhten vaskulären Permeabilität, die durch die Bakterien erzeugt wird. Bei einer Behandlung der Rickettsiose sollte dieser Umstand im Hinterkopf behalten werden, da dies die Ursache fast aller bakteriell induzierten Symptome ist. Allein der Schutz endothelialer Strukturen vor bakteriellen Schäden reduziert oder eliminiert sowohl die Symptome *als auch* die Infektion. Dies hindert die Bakterien daran, an die für die Reproduktion und Verbreitung nötigen Nährstoffe zu kommen.

Sobald sich die Bakterien an die Endothelzellen angeheftet haben und in diese eingedrungen sind, setzen sie entweder eine Vielzahl von Zytokinen und Chemokinen frei, die die Zellstrukturen und die Zusammenhänge verändern oder sie bringen das Immunsystem dazu, diese zu erzeugen. Die verschiedenen erzeugten Komponenten verursachen die Entzündung von Gefäßgewebe und Vaskulitis. Einer der schädlicheren Effekte ist die Zerstörung der Adhärenzverbindungen zwischen den Zellen – dies ist auch eine Teilstrategie von Borrelien. Diese Verbindungen bilden im Normalfall eine dichte Barriere, die den Austritt von Blut aus Gefäßen in den Körper verhindert. Die Adhärenzverbindungen werden durch eine Reihe von Mechanismen geschädigt – darunter die Einwanderung von Immunzellen in die entzündeten Bereiche (z. B. Monozyten und Neutrophile). Die Verbindungen werden poröser, was den Austritt von Flüssigkeiten durch die Gefäßwände (Ödeme) ermöglicht. Dies kennzeichnet den Infektionsprozess von Rickettsien. Viele Regionen können davon betroffen sein, etwa das Gehirn (Hirnödem) oder die Lungen (Lungenödem).

Wenn die Endothelverbindungen poröser werden, tritt Blut aus und gelangt tiefer in den Körper. Dies stellt sich etwa 8 Tage nach Auftreten der ersten Symptome ein. Mit zunehmendem Infektionsverlauf verschlimmert sich die Symptomatik. Sobald Blut aus Körperöffnungen austritt, verwandelt sich die Infektion in eine hämorrhagische Infektion – wie Ebola.

Die Symptome treten dort auf, wo Endothelverbindungen geschädigt sind: im Gehirn (Enzephalopathie), im Herzen (Kardiomyopathie) oder in den Lungen (Dyspnoe).

Der wirksamste Heilansatz der Rickettsiose erfordert zwei gleichzeitige Maßnahmen (außer der Anwendung von Doxycyclin): 1. Anwendung von Substanzen, die die endotheliale Integrität schützen, und 2. Remodulation der Zytokinkaskade, die die Bakterien nutzen, um die Endothelzellverbände zu schädigen.

Zytokine und Endothelstörungen

Die bakterielle Infektion der Gefäßendothelzellen löst eine sehr spezifische Zytokinkaskade aus. Dies ist die Ursache für die Entzündung im Gefäßsystem. Damit sind zwei Elemente eng verknüpft: 1. die von den Bakterien freigesetzten Zytokine, und 2. die Modulation der Zytokinantwort des Immunsystems durch die Bakterien, was zu einem bakteriell bedingten autoimmunartigen Prozess führt.

Man sollte nie vergessen, dass diese Gruppe von Bakterien außerordentlich raffiniert in Bezug auf die Modulation des Immunsystems vorgeht. Manche Mikroorganismen der „Lyme-Gruppe" regulieren bestimmte Zytokine stark auf und andere ab – Rickettsien verhalten sich viel subtiler. Obwohl es Unterschiede zwischen den verschiedenen Arten gibt, modulieren sie in der Regel die Zytokinspiegel so, dass sie penibel innerhalb eines bestimmten Bereichs gehalten werden.

Die Kaskadeninduktoren sind NF-κB, TNF-α und p38-MAP-Kinase. Von diesen Hauptfaktoren sind die Bakterien hinsichtlich des infektiösen Entzündungsprozesses abhängig. Diese Komponenten vermitteln eine Reihe von Wirkungen: Apoptose-Hemmung (um die Zellen am leben zu halten, während ihre Nährstoffe geplündert werden), Schutz der mitochondrialen Integrität (deren Verlust ein Faktor für Apoptose ist) und die Stimulation der Produktion von anderen nachgelagerten proinflammatorischen Zytokinen – zum Beispiel IL-6, IL-8, MCP-1 (Monozytenattraktions-Protein-1, auch CCL2) und E-Selektin. Das wichtigste Ergebnis ist die Dysregulation des Endothelzellverbunds.

Obwohl mehrere Dynamiken an der Dysregulation beteiligt sind, ist die Phosphorylierung von VE-Cadherin die Hauptdynamik. Phosphorylierung bezieht sich auf einen Prozess, bei dem die Aktivität bestimmter Proteine an- oder abgeschaltet wird. In diesem Fall hemmen die Bakterien die normale Funktion von VE-Cadherin, indem sie es abschalten.

VE-Cadherin ist die Abkürzung für vaskulär-endotheliales Cadherin. Das Wort Cadherin ist eine Art Akronym für *calcium-dependent adhesion proteins*. Cadherine haben mehrere Funktionen, darunter die Bildung von Adhärenzverbindungen von Zellen, die für einen festen Zellverbund sorgen. VE-Cadherin wird von Gefäßzellen eingesetzt, um die Permeabilität der Blutgefäßwände zu regulieren, damit die Endothelbarriere verbleibt oder sich öffnet, wenn bestimmte Substanzen gebraucht werden. VE-Cadherin ist auch an der gesunden Gefäßentwicklung beteiligt – ein Prozess, der Angiogenese genannt wird (Wachstum neuer Blutgefäße). Wird die VE-Cadherin-Funktion abgeschaltet, löst sich der Verbund von Endothelzellen (Adhärenzverbindungen) und die Gefäße werden durchlässiger. Im Extremfall führt dies zur Hämorrhagie.

Die Bakterien verschärfen die Auswirkungen der Dysregulation der VE-Cadherin-Phosphorylierung, indem sie die Aufregulation und Freisetzung von Angiogenin (ANG) vor allem in der Leber anregen. Die Bakterien gelangen über das Blut in die Leber, die Hauptquelle von Angiogenin, und infizieren dann Endothelzellen der Leber. Befinden sie sich erst in der Leber, stimulieren sich die Angiogenin-Produktion der dortigen Hepatozyten – dies ist die Ursache von Hepatitis (Leberentzündung), die Rickettsien gelegentlich verursachen. Die meisten Leberzellen sind Hepatozyten. Sie sind aktiv an der Synthese verschiedener Proteine beteiligt – darunter ANG. Das durch die Bakterien stimulierte ANG wird dann freigesetzt und zirkuliert im Organismus. Silymarin-Komponenten in Mariendistelsamen (*Silybum marianum*) können diesen Vorgang hemmen und eignen sich auch zur Vorbeugung. Die ANG-Stimulation (in der Leber sowie im gesamten Körper) erreicht etwa 72 Stunden nach der Infektion (p.i.) ihr Maximum. Forscher sprechen vom Auftreten eines „intensiven" ANG-Signals in Endothelgewebe infizierter Regionen (Gehirn, Leber und Lungen).

Das zirkulierende ANG wird von den mit Rickettsien infizierten Endothelzellen angelockt und in die infizierten Zellen gezogen (Endozytose).

ANG ist auch im Kern einiger Zellen enthalten. Folglich setzen die Bakterien andere Prozesse in Gang, um ANG von dort zu beziehen. Der Vorgang beginnt 24 Stunden p.i., 48 Stunden p.i. wandert ANG in das Zytoplasma der Zelle und 72 Stunden p.i. dominiert ANG im Zytoplasma.

Die Bakterien nutzen ANG, um die Dysregulation von VE-Cadherin synergistisch zu verstärken. Gong et al. (2013) bemerken: „Rickettsiose stößt eine aufgegliederte Verlagerung von exogenem ANG in konfluenten humanen Primärendothelzellen an. [D]ie Infektion triggert die zytoplasmische Verlagerung von ANG, verstärkt die Phosphorylierung von VE-Cadherin, reduziert die VE-Cadherin-Stabilität und schwächt die Endothelbarriere-Funktion."

VE-Cadherine befinden sich normalerweise auf der Endothelzelloberfläche. Das VE-Cadherin-Molekül einer Zelle bindet sich eng an ein identisches Molekül der Nachbarzelle. Dies setzt sich im gesamten Gefäßendothel fort. Die VE-Cadherine bilden entlang der zellulären Grenze eine „reißverschlussartige" Struktur und halten den Zellverbund so an seinem Platz. Der Abbau der Zellverbände beginnt etwa zur selben Zeit wie die ANG-Produktion und -Verlagerung. 24 Stunden p.i. setzt der Abbau ein, 48 Stunden p.i. ist er weiter fortgeschritten und 72 Stunden p.i. sind die Folgen des Abbaus „dramatisch".

ANG ist ebenfalls stark am Abbau der Basalmembran in Gefäßzellen beteiligt, durch Zersetzung von Laminin- und Fibronektinschichten. Im Normalfall ermöglicht dies das tiefere Vordringen von Endothelzellen in perivaskuläres Gewebe, damit sich neue Blutgefäße bilden können. Die Generierung, Verlagerung und Aktivierung der ANG durch die Bakterien verschärft diesen Prozess – *Asparagus officinalis*-Wurzel kann dabei helfen, die negativen Wirkungen von ANG zu bekämpfen.

Durch die Dysregulation der VE-Cadherine brechen ihre Verbindungen untereinander auf – der Endothel-„Reißverschluss“ öffnet sich. Sobald die VE-Cadherine aus der äußeren Zellmembran herausgebrochen sind, stimulieren die Bakterien deren Bewegung in das Zellinnere, wo die Proteinkomponenten genutzt werden können. Das exogene ANG, das an die Stelle der bakteriellen Infektion verlagert wurde, erhöht sowohl die Dysregulation (Phosphorylierung) der VE-Cadherine als auch deren zelluläre Internalisierung. Nützliche Kräuter zur Hemmung dieser Vorgänge sind Japanischer Staudenknöterich (*Polygonum cuspidatum*, Wurzel), EGCG, *Crataegus* (Weißdorn), *Pueraria lobata* (Kudzu) und *Salvia miltiorrhiza.*

Auch COX-2 wird bei Rickettsieninfektionen aufreguliert. COX-2 erhöht die Produktion der vasoaktiven Prostaglandine PG12 und Prostacyclin PGE2. PGE2 ist an der erhöhten Gefäßpermeabilität während der Infektion beteiligt. Die Hemmung von PGE2 hilft bei der Stabilisierung der endothelialen Zellstruktur. Hervorragende PGE2-Inhibitoren sind unter anderem *Salvia miltiorrhiza, Bidens pilosa, Houttuynia cordata, Polygala tenuifolia, Pueraria lobata* und *Scutellaria baicalensis.*

Sobald sich die Rickettsien in den Zellen abgeschottet haben, wird auch E-Selektin aufreguliert. Dies stimuliert die Wanderung von Neutrophilen zu den infizierten Zellen, was zu den pathologischen Veränderungen beiträgt, die bei einer Infektion beobachtet werden. Die Abschwächung der E-Selektin-Aufregulation kann die infektionsbedingte zelluläre Entzündung lindern. Gute E-Selektin-Inhibitoren sind unter anderem *Polygonum cuspidatum* (Japanischer Staudenknöterich, Wurzel), *Pueraria lobata, Andrographis paniculata, Withania somnifera, Olea europaea* (Blätter und Öl), Quercetin und Piperin.

Der Zytokinweg, der die bei Rickettsieninfektion übliche Gefäßdurchlässigkeit produziert, ist NF-κB, TNF-α, p38-MAP-Kinase und die VE-Cadherin-Dysregulation. *Die Hemmung von p38 allein kann dies bereits aufhalten.* Zu den guten p38-Inhibitoren zählen unter anderem *Cordyceps, Olea euro-*

paea (Blätter und Öl), *Polygonum cuspidatum, Schisandra, Scutellaria baicalensis,* N-Acetylcystein, EGCG, Luteolin und Olivenöl/-blätter. Aus einer Vielzahl von Gründen, die in Kürze erörtert werden, wird die Hemmung von NF-κB und TNF-α **auf keinen Fall empfohlen**.

Der vaskuläre Dysregulationsprozess eskaliert im Lauf der Zeit, weshalb die Behandlung einer Rickettsiose innerhalb von 5 Tagen nach Auftreten erster Symptome so wichtig ist. *Hinweis:* Jede Rickettsienspezies, Subspezies und jeder Stamm produziert einen unterschiedlichen Grad von Dysregulation.

Ein weiterer Faktor, der die Schwere der Symptome beeinflusst, ist die individuelle Immungesundheit der infizierten Person. Da das Immunsystem älterer Menschen nicht so leistungsfähig ist wie das junger Patienten – verläuft die Erkrankung in der Regel schwerer. Eine Remodulation und Stärkung der Immunfunktion wird dringend empfohlen, um die Bakterien zu bekämpfen.

Die Bakterien nutzen einige Prozesse, um den Zelltod aufzuhalten. ANG hat antiapoptotische Funktionen, aber die bakterielle Modulation von NF-κB spielt hier die wichtigste Rolle. Sobald NF-κB aufreguliert wird, hemmt es die Expression der Apoptose-Proteine Caspase-8 und Caspase-9 sowie das Effektorenzym Caspase-3. Baltadzhiev und Delchev (2013) kommentieren: „Die Hemmung der Apoptose durch Aktivierung von NF-κB ist für die frühe Phase der Erkrankung erforderlich, wenn Rickettsien mit ihrer Vermehrung in mikrovaskulären Endothelzellen beginnen." Sie fahren wie folgt fort: „Später, wenn die adaptive Immunität vollständig zum Einsatz kommt, wird die Apoptose bei infizierten Endothelzellen verstärkt."

Die Bakterien modulieren auch hier wieder behutsam die Konzentrationen und Aktionen von NF-κB und TNF-α während der Infektion, erhöhen bzw. verringern sie nach Bedarf. Im späteren Verlauf der Infektion verstärken die Bakterien die Apoptose hauptsächlich durch Modulation der Bcl/Bax-Expression durch Mitochondrien. Im frühen Infektionsstadium werden die Bcl-2-Spiegel angehoben, um die Apoptose zu hemmen – später wird Bax aufreguliert, was die Apoptose fördert. Die Remodulation der Bcl/Bax-Balance mit geeigneten Kräutern kann Rickettsien-bedingte Veränderungen aufhalten und die Infektion bekämpfen.

Grundsätzlich wird die Bcl-2-Gruppe aufreguliert und Bax im frühen Infektionsstadium abreguliert. Dies verzögert die Apoptose der Mitochondrien und stört einen wesentlichen Mechanismus der Wirtszellapoptose –

Mitochondrien in infizierten Zellen sind für den Zelltod hoch motiviert, der ein Abwehrmechanismus gegen die Infektion ist. Die Remodulation von Bax/Bcl-2, d. h. die Aufregulation von Bax und die Abregulation von Bcl-2 kehrt den Prozess nachweislich um und erhöht die Apoptose von befallenen Zellen. Zu diesem Zweck eignen sich unter anderem folgende Kräuter und Supplemente: *Artemisia spp., Glycyrrhiza spp., Goniothalamus cheliensis, Gynostemma pentaphyllum, Houttuynia cordata, Leonurus cardiaca* (Echtes Herzgespann), *Rhodiola spp., Scutellaria spp.* und die isolierten Komponenten Arctigenin, Beta-Sitosterol und Curcumin.

Die genauen Auswirkungen anderer nachgeschalteter Zytokine bei einer Infektion sind noch unklar. Alle spielen eine Rolle für den Entzündungsprozess, der durch die Bakterien verursacht wird. Allerdings hat bisher niemand die Einzelheiten untersucht. Nachfolgende Zytokine werden ebenfalls aufreguliert: IFN-γ, IL-1β, IL-2, IL-6, IL-8, IL-10, IL-12, MCP-1, MIP-1, VCAM-1, ICAM-1, CCL2, CCL3, CCL4, CCL12, CXCL9 und CXCL10. Erhöhte Konzentrationen von CXCL9 und -10 sind in der Regel im Gehirn von Patienten mit tödlichen RMSF-Infektionen nachweisbar. Offenbar hat deren Hemmung keine Auswirkung auf das Überleben oder den Grad der Gewebeschädigung.

Milz, Leber und Nieren sind bei Rickettsienerkrankungen infiziert. Die Immunaktivität (natürliche Killerzellen) der Milz erhöht sich bei einer Infektion signifikant – insbesondere in der ersten Woche. Bakteriell bedingte Schäden an diesen Organen müssen unbedingt verhindert werden.

Rickettsien-Zytokine

Rickettsiosen unterscheiden sich stark von anderen mit Lyme-Borreliose assoziierten Infektionen. Die Bakterien induzieren hier niedrige NF-κB-, TNF-α- und IFN-γ-Spiegel und halten diese aufrecht, da diese Stoffe explizit Rickettsien-hemmend wirken. Wenn diese Komponenten von NK-Zellen und T-Lymphozyten der Makrophagen generiert werden, stimulieren sie die Produktion von Stickoxid durch Endothelzellen, worauf die Bakterien sehr empfindlich reagieren. Somit wird die TNF-α-Dynamik von den Bakterien frühzeitig aufreguliert und präzise moduliert.

TNF-α ist ein wichtiges Zytokin zur Bekämpfung der Infektion. Bei TNF-α- und IFN-γ-Mangel kommt es bei Mäusen zur ungehemmten Ausbreitung der Bakterien und zur tödlichen fulminanten Infektion. *Bei*

Menschen kann eine unterschwellige, undiagnostizierte RMSF-Infektion durch Anwendung von TNF-α-Inhibitoren (manchmal werden sie zur Behandlung von rheumatoider Arthritis eingesetzt) nachweislich eine hoch akute Form annehmen.

Zu viel TNF-α tötet die Bakterien, zu wenig bringt den Wirt um. Aus diesem Grund halten die Bakterien die Konzentrationen niedrig genug, um zu überleben, und hoch genug, um den Wirt am Leben zu erhalten. Sie benutzen das Zytokin außerdem, um die Bakterien-induzierte Gefäßpermeabilität zu erhöhen. Woods und Olano (2008) beobachteten, dass „die Anwendung von TNF-α allein (ohne IL-1β oder IFN-γ) ausreicht, um die Rickettsien-induzierte mikrovaskuläre Permeabilität dosisabhängig zu erhöhen."

Die beste Strategie in Bezug auf diese Zytokine ist die Anwendung von Zytokin-Adaptogenen. Das sind Kräuter, die die infektiöse Zytokin-Dynamik modulieren. Die besten Kräuter für diesen Zweck sind *Salvia miltiorrhiza, Scutellaria baicalensis, Rhodiola, Eleutherococcus senticosus* und *Cordyceps*. *Salvia miltiorrhiza* ist ein sehr spezifisches Zytokin-Adaptogen. Das Kraut ist zur Behandlung der Rickettsiose essenziell.

Studien haben gezeigt, dass intrazelluläre Rickettsien durch zwei Mechanismen abgetötet werden, wenn humane Endothelzellen durch IFN-γ, TNF-α, IL-1β und RANTES aktiviert sind: Stickstoffmonoxid (NO) und Wasserstoffperoxid (H_2O_2). Die Bakterien reagieren außerordentlich empfindlich auf beide Stoffe. Um dies zu vermeiden, benutzen Rickettsien mehrere Strategien. Sie hemmen diese Zytokin-Dynamik nicht, sondern *schwächen* sie ab.

Erstens wandeln die Bakterien L-Arginin in andere Komponenten um, die zur NO-Produktion benutzt werden. Geschickt setzen sie L-Arginin ein, um Polyamine zu erzeugen, die sie dann für ihre Reproduktion und die Infektion nutzen.

Zweitens induzieren Rickettsien unterschiedlich stark (abhängig vom jeweiligen Mikroorganismus) die signifikante Reduzierung einiger Schlüsselenzyme in Endothelzellen. Sie verringern spezifisch G6PD (Glukose-6-Phosphat-Dehydrogenase), Katalase und Glutathion. Wie bei NF-κB, TNF-α und IFN-γ eliminieren die Bakterien diese Stoffe nicht vollständig, sondern halten die Konzentrationen in einem bestimmten Bereich, der für sie erträglich ist. Zirkulieren vermehrt reaktive Sauerstoffspezies (ROS, inklusive NO und H_2O_2) im Blut, kapern die Bakterien diese Reaktion und nutzen den ROS-Anstieg zusätzlich für ihren Prozess der Dysregulation von Adhärenzverbindungen.

G6PD ist ein Enzym, das die Aufrechterhaltung der NADPH (Nicotinamid-Adenin-Dinukleotid-Phosphat)-Konzentration sichert. NADPH wiederum sichert die Gluthation-Konzentrationen, die die Aufrechterhaltung reduzierender Bedingungen in Körperzellen ermöglicht – und sie maßgeblich vor oxidativen Schäden schützt (insbesondere die roten Blutkörperchen).

Weltweit haben etwa 500 Millionen Menschen (1 von 14) bevorzugt mediterraner oder afrikanischer Herkunft einen genetisch bedingten G6PD-Mangel. Grundsätzlich handelt es sich dabei um eine Anpassung, die vor Malariainfektion schützen soll. Je ausgeprägter der G6PD-Mangel, desto resistenter ist die Person gegen Malaria. Die Kehrseite des Mangels ist, dass die Betroffenen für Hämolyse (spontaner Zerfall von roten Blutkörperchen) besonders anfällig sind. Genetisch bedingter G6PD-Mangel ist für die Betroffenen mit einem sehr hohen Risiko verbeunden, wenn sie an einer Fleckfieberinfektion (SFG) erkranken.

Eine SFG-Infektion verringert in der Regel die G6PD-Werte innerhalb eines bestimmten Bereiches. Bei Patienten mit G6PD-Mangel sind die Auswirkungen extrem. Welches Ausmaß sie haben, hängt von der jeweiligen G6PD-Mangel-Klasse ab – es gibt fünf Klassen (I–V). Je ausgeprägter der Mangel ist, umso schwerer verläuft die Infektion. Infektionen mit SFG-Bakterien können bei Patienten mit einem schweren G6PD-Mangel innerhalb sehr kurzer Zeit Gelbsucht, hämolytische Krisen, diabetische Ketoazidose, akutes Nierenversagen, Organversagen, Koma und Tod verursachen. Bei schweren Verläufen werden die geschädigten roten Blutkörperchen über die Nieren aus dem Körper entfernt. Dies führt zu akutem Nierenversagen. Von G6PD-Mangel sind fast nur Männer betroffen.

Glutathion ist ein wichtiges Antioxidans, dessen Konzentration bei einer SFG-Infektion reduziert wird. Es wird von den Aminosäuren L-Cystein, L-Glutaminsäure und Glycin synthetisiert. Sobald die G6PD-Spiegel im Körper fallen, wird weniger Glutathion produziert.

Glutathion ist vor allem ein Antioxidans, das in Körperzellen produziert wird, freie Radikale (ROS) neutralisiert und die Präsenz von aktiviertem Vitamin E und C stimuliert. Glutathion ist stark an der Regulation der NO-Dynamik beteiligt und lebenwichtig für metabolische und biochemische Vorgänge: Proteinsynthese, DNA-Synthese/-Reparatur, Prostaglandinsynthese, Aminosäurentransport und Enzymaktivierung. Glutathion wirkt zudem gewebeschützend, was aktiv an der Biosynthese von Fettsäuren beteiligte

Körpersysteme betrifft: Leber, Brustdrüsen, Nebennieren, Bauchfett. Unzureichende Glutathion-Werte können zu schweren Schäden im Immunsystem, Nervensystem, am Magen-Darmtrakt und in den Lungen beitragen.

Glutathion ist ein wichtiger „Entgifter" des Körpers. Es neutralisiert Komponenten, die oxidative Schäden anrichten können und beseitigt Toxine aus allen Geweben – insbesondere der Leber. Manche Schadwirkungen von SFG-Infektionen beruhen auf der Verringerung von G6PD, Katalase und Glutathion. Ausreichend hohe Glutathion-Konzentrationen sind bei einer SFG-Infektion von grundlegender Bedeutung für die Therapie.

Signifikante Immunmarker

Zwei körpereigene Immunstoffe, die von Rickettsien moduliert werden, sind von besonderer Bedeutung: IFN-β und IL-17 (Interleukin-17). Ersteres wird bei der Infektion abreguliert und das zweite aufreguliert.

Die Abschwächung der IFN-β-Aufregulation durch Rickettsien ist eine wichtige Infektions- und Reproduktionsstrategie der Bakterien. Sind die IFN-β-Konzentrationen ausreichend hoch, wird die Vervielfältigung der Rickettsien in infizierten Zellen gehemmt, was die Konzentration der infektiösen Mikroorganismen verringert. Zu den empfehlenswerten unterstützenden Maßnahmen bei Rickettsiose zählt die Anhebung der IFN-β-Spiegel. Spezifische Kräuter für diesen Zweck sind unter anderem *Polygonum cuspidatum, Astragalus* und *Sambucus.*

Forscher, die infektionsbedingte Zytokin-Dynamiken bei Menschen untersucht haben, fanden etwas, was sie als „Zytokinkern" *und* „Zytokinperipherie" einstuften. Die *Zytokinperipherie* ist die Aufregulation und anschließende Modulation von NF-κB und TNF-α. Der *Zytokinkern* entspricht Interleukin-17 (IL-17), das von den Bakterien stark aufreguliert wird. Dieses Zytokin ist wie IFN-γ ein hoch wirksamer Mediator, der die Zytokinpräsenz/-wirkung in Geweben erhöht. Es ist ein proinflammatorisches Zytokin und agiert hoch synergistisch mit anderen Zytokinen wie TNF-α und IL-1. IL-17 induziert die Produktion von einigen anderen Zytokinen, darunter MIP-1β (*Macrophage Inflammatory Protein-1*β, CCL4), PDGF *(Platelet-derived Growth Factor)*, G-CSF *(Granulocyte Colony Stimulating Factor)* und GM-CSF *(Granulocyte Macrophage Stimulating Factor)*. Diese Zytokine sind gleichfalls Teil der *Zytokinkern*-Gruppe.

IL-17 aktiviert außerdem die Produktion weiterer Zytokine wie IL-6, IL-8 und TNF-α sowie Protaglandin PGE2. Die Hemmung von IL-17 kann die Symptome einer Rickettsiose signifikant lindern. Zu den wirksamen Inhibitoren zählen *Angelica sinensis, Hyssopus officinalis, Paeonia lactiflora, Salvia miltiorrhiza, Scutellaria baicalensis, Sophora flavescens* und Curcumin.

Intravaskuläre Koagulation?

Manche Quellen behaupteten hartnäckig, dass Rickettsiose eine disseminierte intravaskuläre Koagulation bei der Mehrheit der Infizierten verursacht. Die sorgfältige Analyse ergibt, dass dies nur selten zutrifft. Sahni et al. (2013) bemerken, dass Komplikationen einer Rickettsieninfektion …

> zu einer beeinträchtigten vaskulären Integrität führen und zum Verlust der Barrierefunktion, die sich als nicht-kardiogenes Lungenödem, akute Atemnot, Komplikationen des ZNS und Versagen multipler Organsysteme präsentieren. Dennoch sind abnorme Phänomene wie disseminierte intravaskuläre Koagulation sehr selten bei schweren, komplizierten Infektionsfällen zu beobachten.

David Walker (2007) betont, dass „eine penible Analyse solcher Daten zeigt, dass die disseminierte intravaskuläre Koagulation nur selten bei Patienten mit Rickettsieninfektion vorkommt“. Dies ist eine wichtige Erkenntnis, da sie die Therapie beeinflusst. In der Regel ist Koagulation bei Rickettsiosen ein vernachlässigbares Problem.

Septischer Schock

Eine fulminante Rickettsieninfektion kann zu Organversagen und Tod führen – vor allem die RMSF-Infektion. Im Spätstadium der Infektion kann es zum Rückfall mit extrem entzündlichen Zytokinwerten kommen. Die Entzündung ist so schwer, dass Organe stark geschädigt werden. Mit septischem Schock, Koma und Tod ist dann zu rechnen. Clark et al. (2004) bemerken:

> Es ist ein Punkt erreicht, an dem die Schwere der Erkrankung zunimmt. […] Leider tritt dieser kritische Punkt nicht so unmittelbar in Erscheinung, dass man ihn beim individuellen Patienten definieren könnte. […]

> Diese Veränderungen [im Zytokinprofil] zeigen die Eigenschaften eines selbsterhaltenden und sich verstärkenden Systems funktioneller Störungen.

In meinem Buch *Borreliose Koinfektionen* (Herba Press 2020) gehe ich umfassend auf den septischen Schock ein. Im nächsten Kapitel finden Sie auch Informationen zur Therapie des septischen Schocks.

Traditionelle Arzneien, etwa der chinesischen Medizin, wurden seit langem als Mehrfachkombinationen von Komponenten in Form weiter verarbeiteter Naturprodukte angewendet. Medizinische Kräuter lindern die Symptome von vielen unterschiedlichen Krankheiten des Menschen, einschließlich Infektionskrankheiten, und haben sich seit Jahrtausenden bewährt.

Kaio Kitazato et al., 2007

Die natürliche Heilung der Rickettsiose

Doxycyclin ist zur Behandlung von Rickettsiosen bislang extrem gut wirksam. Allerdings habe ich gelegentlich von Patienten gehört, die nicht vollständig auf Antibiotika angesprochen haben – und die nach wie vor mit einer unterschwelligen, rezidivierenden Infektion zu kämpfen haben. In der Fachliteratur finden sich Hinweise darauf, dass Doxycyclinversagen häufiger vorkommt, als allgemein vermutet wird. Auf jeden Fall benötigen Patienten mit septischem Schock ein breiteres Spektrum an Optionen zur wirksamen Behandlung.

Außer Doxycyclin sind folgende Aspekte für die Behandlung von Infektionen mit Bakterien aus dieser Gruppe von Bedeutung: 1. Schutz der Endothelzellen und ihrer Adhärenzverbindungen. 2. Remodulation des Zytokinprofils durch Anwendung von Immun- oder Zytokin-Adaptogenen. 3. Hemmung der Produktion von p38-MAP-Kinase und IL-17. 4. Aufregulation von IFN-β. 5. Erhöhung der Gluthation-Konzentration.

Weitere hilfreiche Maßnahmen sind die Hemmung von E-Selektin, die Modulation der Apoptose-Dysregulation und die Hemmung von PGE2.

Je mehr Wirkung ein Kraut in Bezug auf mehrere Parameter einer Infektion zeigt, desto besser eignet es sich zur Anwendung.

- Die Hauptkräuter zum Schutz der Endothelzellen sind *Polygonum cuspidatum, Crataegus, Salvia miltiorrhiza, Pueraria lobata* und die Grüntee-Komponente EGCG. Alle Kräuter hemmen die Phosphorylierung von VE-Cadherin, die von den Bakterien aktiviert wird.

- Die Hauptkräuter für die Remodulation des Immunsystems und/oder des Zytokinprofils sind *Cordyceps, Scutellaria baicalensis, Salvia miltiorrhiza, Rhodiola, Eleutherococcus senticosus* und *Withania somnifera. Salvia miltiorrhiza* ist das spezifischste Kraut dar. Es ist ein Zytokin-Adaptogen. *Scutellaria baicalensis* ist fast ebenso gut wirksam und ein potenter Synergist, der die Wirkung der anderen Kräuter und Supplemente verstärkt.

- Die Hauptkräuter und Supplemente zur Hemmung der p38-MAP-Kinase sind *Cordyceps, Scutellaria baicalensis, Polygonum cuspidatum, Schisandra, Olea europaea* (Blätter und Öl), N-Acetylcystein (NAC), Luteolin und EGCG.

- Die Hauptkräuter zur Abregulation von IL-17 sind *Scutellaria baicalensis, Paeonia lactiflora, Hyssopus officinalis, Salvia miltiorrhiza, Angelica sinensis, Echinacea angustifolia, Astragalus, Sambucus* und Curcumin.

- Die Hauptkräuter zur Aufregulation von IFN-β sind *Polygonum cuspidatum, Astragalus* und *Sambucus.*

- Die Hauptkräuter und Supplemente zur Erhöhung der Glutathion-Konzentration sind *Silybum marianum*, N-Acetylcystein (NAC), Vitamin D3, Vitamin B6 und B12 sowie Selen – ergänzend werden Vitamin C und Vitamin E empfohlen.

- Die Hauptkräuter und Supplemente zur Modulation der Apoptose-Dysfunktion durch Modulation von Bcl/Bax sind *Artemisia spp., Glycyrrhiza spp., Goniothalamus cheliensis, Gynostemma pentaphyllum, Houttuynia cordata, Leonurus cardiaca* (Echtes Herzgespann), *Rhodiola spp., Scutellaria baicalensis* sowie Arctigenin, Beta-Sitosterol und Curcumin.

- Ausgezeichnete PGE2-Inhibitoren sind unter anderem *Salvia miltiorrhiza, Bidens pilosa, Houttuynia cordata, Polygala tenuifolia, Pueraria lobata* und *Scutellaria baicalensis.*

- Ausgezeichnete E-Selektin-Inhibitoren sind unter anderem *Polygonum cuspidatum, Pueraria lobata* und *Andrographis paniculata, Withania somnifera, Olea europaea (*Blätter und Öl), Quercetin und Piperin.

Das Kernprotokoll

Nachfolgend finden Sie ein Basisprotokoll zur Behandlung von RMSF und Infektionen durch die meisten anderen Rickettsienarten. *Hinweis*: Sollten Sie eine Infektion mit *Rickettsia akari* behandeln, sollten Sie das Protokoll für Ehrlichiose verwenden, das in *Natural Treatments for Lyme Coinfections: Anaplasma, Babesia, and Ehrlichia* (Healing Arts Press, 2015) beschrieben ist.

Bitte beachten Sie die Hinweise auf Nebenwirkungen und Kontraindikationen für die gelisteten Kräuter und Supplemente im nächsten Kapitel!

- *Polygonum cuspidatum* (Japanischer Staudenknöterich)-Wurzel: 1 EL Wurzelpulver, drei Mal täglich (meine Empfehlung), oder 2000 Milligramm Resveratrol, drei Mal täglich (von *Polygonum cuspidatum!* – **nicht** aus Traubenkernen), oder 1 EL Tinktur, drei Mal täglich.
- *Salvia miltiorrhiza* (Rotwurzel-Salbei)-Wurzel: 1 TL Tinktur, drei Mal täglich.
- *Scutellaria baicalensis* (Baikal-Helmkraut)-Wurzel: 1 TL Tinktur, drei Mal täglich.
- *Cordyceps*: 1 TL, drei Mal täglich.
- *Silybum marianum* (Mariendistel)-Samen, standardisiert: 1200 Milligramm, jeweils nach dem Aufstehen und vor dem Zubettgehen.
- N-Acetylcystein (NAC): 650–800 Milligramm, drei Mal täglich.
- Vitamin D3: 8000 IE täglich.
- Vitamin B6: 25–50 Milligramm täglich.
- Vitamin B12: 1000 Mikrogramm täglich.
- Selen: 60 Mikrogramm, zwei Mal täglich.

Das erweiterte Repertorium

Falls die nachfolgenden Zustände auftreten, erweitern Sie das Kernprotokoll entsprechend.

Bei chronischer Fatigue

1. 30 Gramm der Kräuterrezeptur für chronische Fatigue auf S. 279 in Saft oder Wasser aufgelöst einnehmen.

Bei schweren Endothelschäden

1. EGCG (Grüntee-Katechine): Versuchen Sie, ein Supplement zu bekommen, das mindestens 80 % Polyphenole und etwa 50 % EGCG enthält. Ein Supplement mit natürlichen Grüntee-Flavonoiden wäre noch besser. Die Dosierung beträgt 400–800 Milligramm täglich. Zur besseren Wirksamkeit der Behandlung von Rickettsien-bedingten Endothelschäden nehmen Sie täglich 1200 Milligramm Quercetin ein – beides gleichzeitig am Morgen. *Hinweis:* In einer Tasse Grüntee stecken etwa 100 Milligramm EGCG. Ich

kann mir vorstellen, dass das über den Tag verteilte Trinken von Grüntee bereits einen guten Ansatz darstellt und eine bessere Bioverfügbarkeit produziert.

Bei Fieber

1. *Corallorhiza maculata* (oder eine ähnliche Spezies wie Korallenwurz, auch *Corallorhiza trifida*): 30 Tropfen pro Stunde, oder …

2. *Eupatorium perfoliatum* (Wasserdost): Starker Auszug (Infusion), 250 Milliliter alle ein bis zwei Stunden, oder …

3. *Mentha piperita* (Pfefferminze)-Tee: 250 Milliliter alle ein bis zwei Stunden, nach Bedarf.

Bei neurologischen Störungen

1. Die Dosierung von *Salvia*- und Baikal-Helmkraut-Wurzel kann auf bis zu 1 TL, sechs Mal täglich erhöht werden. Dies hilft dabei, die Entzündung im Nervensystem zu lindern und bekämpft die Störungen. Sie können bei Bedarf zusätzlich einnehmen …

2. *Pueraria lobata* (Kudzu)-Wurzeltinktur: 1 TL, drei Mal täglich und/oder …

3. *Hericium erinaceus* (Igel-Stachelbart)-Tinktur: ¼ bis ½ TL, drei bis sechs Mal täglich und/oder …

4. *Polygala tenuifolia* (Senegawurzel)-Tinktur: 30 Tropfen, drei Mal täglich, 30 Tage.

Bei Störungen der Milzfunktion (insbesondere bei Milzriss-Risiko)

1. Erhöhen Sie die *Salvia*-Tinktur-Dosierung auf bis zu 1 EL, drei bis sechs Mal täglich.

2. *Ceanothus* (Säckelblume)-Tinktur: ½ TL, drei bis sechs Mal täglich.

Bei Malaria-artigem Schwitzen/Fieber/Schüttelfrost

1. *Eupatorium perfoliatum* (Wasserdost)-Tee: drei bis sechs Mal täglich. Zubereitung: 3 EL getrocknetes Kraut in 250 Milliliter heißem Wasser 15 Minuten lang zugedeckt ziehen lassen. *Hinweis:* Dies stimuliert hilfreiche Immunreaktionen auf die Infektion.

Bei Sepsis/septischem Schock

Wie bereits erwähnt können Sie eine ausführliche Beschreibung der Behandlung in meinem Buch *Natural Treatments for Lyme Coinfections: Anaplasma, Babesia, and Ehrlichia* (Healing Arts Press, 2015) nachlesen. Es handelt sich hierbei um ein hoch wirksames Protokoll. Hohe Dosierungen sind notwendig, um den Zustand beherrschbar zu machen. Das Protokoll sollte so lange benutzt werden, bis der Zytokinsturm abgeklungen ist. Das Kernprotokoll sollte bis auf den Japanischen Staudenknöterich unterbrochen werden – stattdessen werden die nachfolgenden Maßnahmen empfohlen:

1. Tinkturkombination aus *Angelica sinensis* und *Astragalus spp.:* 1:1, 1 EL pro Stunde.

2. *Salvia miltiorrhiza*-Tinktur: ein EL pro Stunde.

3. Tinkturkombination aus *Pueraria lobata* und *Cordyceps spp.:* 1:1, 1 EL pro Stunde.

4. Tinkturkombination aus *Glycyrrhiza spp.* und *Scutellaria baicalensis:* 1:1, 1 EL pro Stunde.

5. *Salvia miltiorrhiza* schützt die Milz und bis zu einem gewissen Maß auch die Leber (Letzteres trifft auch auf Süßholz zu). Die Anwendung hoher Dosierungen von standardisierten Silymarin-Komponenten wird dringend empfohlen, um die Kupfer-Zellen vor Apoptose zu schützen. Dosierung: *Silybum marianum* (Mariendistel)-Tinktur, standardisiert: 1 EL, sechs Mal täglich.

Die Tinkturen können in jeder Flüssigkeit miteinander vermischt werden (Granatapfelsaft wird empfohlen) und sollten so lange eingenommen werden, bis die Sepsis abgeklungen ist. *Hinweis:* Derart hohe Süßholz (*Glycyrrhiza spp.*)-Dosierungen sind für die Langzeitanwendung nicht geeignet!! Es handelt sich nur um eine Kurzzeitanwendung bei Akutzuständen!

Fortlaufend entdeckte und neu entwickelte Heilpflanzenrezepturen, die kombinierte Mehrfachkomponenten enthalten, die synergistisch agieren sowie wirksam und selektiv die [mikrobielle] Vermehrung in verschiedenen Phasen hemmen und das Immunsystem stärken können, sollten in Zukunft als Therapieoption zur Verfügung stehen.

Kaio Kitazato et al., 2007

Patienten mit schwachem Immunsystem haben ein höheres Risiko für einen längeren und schwereren Krankheitsverlauf – insbesondere bei multiplen infektiösen Ätiologien, die hier mit Lyme-Borreliose und Babesiose veranschaulicht werden. Bei diesen Patienten mag die Schlussfolgerung einer einzigen wahrscheinlichsten Ursache nicht der beste Ansatz für die Diagnose und empirische Behandlung sein. Die Kenntnis von zeckenübertragenen Erkrankungen ist von Bedeutung und wird zunehmend wichtiger, da sich die Habitats von Mensch und Zecke immer mehr überschneiden.

Ya'aqov Abrams, 2008

Materia Medica

Ich habe ausführliche Monographien über viele der in diesem Buch vorgeschlagenen Kräuter verfasst, die in anderen Büchern enthalten sind. Aus Platz- und Zeitmangel werden diese Heilkräuter hier nicht erneut beschrieben. Sie finden aber in diesem Buch umfangreiche Heilpflanzen-Monographien über *Polygonum cuspidatum* (Japanischer Staudenknöterich), *Uncaria tomentosa/Uncaria rhynchophylla* (Katzenkralle) und *Andrographis paniculata*. Obwohl *Stephania* bei manchen Zuständen sehr nützlich ist, kann ich sie aufgrund von Platzmangel hier gleichfalls nicht ausführlich beschreiben (wie in der ersten englischsprachigen Ausgabe dieses Buches).

Sie bekommen stattdessen modifizierte und gekürzte Monographien über *Stephania* und *Leonurus cardiaca* (Echtes Herzgespann). Anschließend stelle ich einen kurzen Überblick über die Nebenwirkungen, Kontraindikationen und Dosierungen der anderen in diesem Buch erwähnten Kräuter vor.

Umfassende, sehr ausführliche Monographien der für die Behandlung dieser Zustände wirklich wichtigen Kräuter finden sich in den deutschprachigen Ausgaben *Pflanzliche Antibiotika,* (Herba Press 2020) und in *Pflanzliche Virenkiller,* (Herba Press 2020).

- In *Pflanzliche Antibiotika* (Herba Press 2020): *Bidens, Berberin, Cryptolepis sanguinolenta, Eleutherococcus senticosus, Eupatorium perfoliatum* (Wasserdost), *Ganoderma lucidum* (Reishi), *Glycyrrhiza spp.* (Süßholz), *Rhodiola spp., Sida acuta* und verwandte Spezies, *Astragalus, Withania somnifera* und *Ceanothus spp.*

- In *Pflanzliche Virenkiller* (Herba Press 2016): *Houttuynia spp.*, *Scutellaria baicalensis* (Baikal-Helmkraut), *Cordyceps.*

- In *Borreliose Koinfektionen. Babesia, Ehrlichia und Anaplasma, Mycoplasma, Bartonella* (Herba Press, 2020): *Salvia miltiorrhiza, Olea europaea* (Olivenblätter/-öl) sowie deren Inhaltsstoffe Oleinsäure und Oleanolsäure.

Zwischenruf: GMP!

Die übliche und häufig wiederholte Begründung für GMP ist, dass durch diese Richtlinien das Produkt sicherer für die Öffentlichkeit wird. Das ist so aber nicht richtig. Die wesentichen Sicherheitsprobleme natürlicher Produkte haben und hatten auch in Vergangenheit stets mit zwei Aspekten zu tun: 1. Herstellungsfehler großer Produzenten (in der Regel Kontaminierung von Produkten – immer versehentlich), und 2. skrupellose Produkt-Erfindungen (insbesondere pflanzliche „Energiepillen“, „Diätpillen“ und „Muskelaufbaupillen“) des einen oder anderen Unternehmens. Kleine Betriebe von Kräuterkundigen haben niemals mit solchen Problemen zu kämpfen gehabt. Ihre Produkte sind meistens besser als die der großen Hersteller. Sie haben häufig auch mehr Produkte anzubieten als die Kräuter-Riesen. Darüber hinaus sind die Produkte meistens günstiger und basierend auf Anwendererfahrungen viel sicherer.

GMP wurde von den großen Erzeugern entwickelt und gefördert (dies gilt auch für Pharmaunternehmen ebenso wie für Coca-Cola), um den Markt kontrollieren zu können … sowie als Reaktion auf die misstrauisch auf die beiden zuvor erwähnten Probleme blickende FDA. Es war komplett überflüssig, großen und kleinen Produzenten dieselben Herstellungsrichtlinien aufzuerlegen. Es handelt sich hierbei um zwei völlig unterschiedliche Unternehmensarten, die jeweils ganz anders funktionieren und unterschiedliches Marktverhalten zeigen. Leider werden die unnötig strengen Richtlinien dazu führen, dass die Existenz kleiner Kräuterhändler bedroht ist. Die FDA übt bereits jetzt Druck auf die kleinen Betriebe aus. Am Ende werden viel weniger Kräuterrezepturen verfügbar sein und die verbliebenen werden zu höheren Preisen angeboten. Trotzdem gibt es derzeit noch immer einige gute kleine Unternehmen – es wird Jahre dauern, bis die GMP ihre volle Wirkung zeigen.

Weder die GMP oder irgendetwas anderes kann Sie davon abhalten, Ihre eigene Kräutermedizin herzustellen – das wird sich auch in Zukunft nicht ändern. Es wird für Sie nicht nur viel kostengünstiger sein, sondern Sie arbeiten direkt mit den Pflanzen, die Sie heilen sollen. Es ist eine außerordentlich wundervolle Erfahrung – egal ob Sie das Heilkraut in der Natur finden, im Garten anbauen (wahrscheinlich ist es schon da, schauen Sie sich um) oder einfach bei einem Erzeuger kaufen. *Wenn Ihr Leben von einer Pflanze gerettet wird, ist nichts mehr so, wie es vorher einmal war.* Dies trifft am meisten dann zu, wenn Sie eine persönliche Beziehung zur Pflanze aufgebaut haben, während Sie Ihre eigene Medizin herstellen.

Es gibt eine Reihe von guten Büchern über die Herstellung von Pflanzenmedizin. Ich empfehle in der Regel meine eigene ausführliche Beschreibung zu diesem Thema. Sie ist in *Pflanzliche Antibiotika* (Herba Press 2015) zu finden. Darin ist auch eine umfangreiche Liste mit mehr als 200 Kräutern enthalten. Ansonsten kann ich Ihnen *Richo Cech: Making Plant Medicines* (Horizon Herbs, 3. Auflage) oder James Green: *Herbal Medicine Maker's Handbook* (Crossing Press) ans Herz legen. All diese Bücher sind wirklich ausgezeichnet.

Wenn Sie eine Verkaufslizenz von Ihrem Staat besitzen (bekommt man recht leicht und ist nicht teuer) und sich einen Unternehmensnahmen geben (z. B. *The Get Rich Very Slowly Herb Company* oder *The Make Tens of Dollars in Your Spare Time Herb Company*), können Sie fast überall im Großhandel Kräuter kaufen. So zahlen Sie 90 bis 50 Prozent des normalen Preises und können jede Menge Geld sparen.

Herstellung von Pflanzenmedizin

Ich lege es Ihnen sehr ans Herz, Ihre Pflanzenmedizin selbst herzustellen. Einige Gründe sprechen dafür. Der offensichtlichste bezieht sich auf die Kosten. Wenn Sie Ihre Kräuterrezepturen selbst produzieren, sparen Sie jede Menge Geld.

Obwohl Kräutermedizin im Vergleich zu Medikamenten überhaupt nicht teuer (und häufig auch wirksamer) ist, kann die Behandlung einer chronischen Langzeiterkrankung beachtliche Kosten mit sich bringen – insbesondere wenn Sie die Rezepturen bereits gebrauchsfertig kaufen. Die Preise von Pflanzenarznei sind massiv angestiegen, seitdem die FDA (US-Arzneimittelbehörde) damit begonnen hat, Kräutermedizin via GMP-Richtlinien (*Good Manufacturing Practice,* „Gute Herstellungspraxis") strikter zu kontrollieren. GMP ist nicht unbedingt eine gute Sache. Dies nutzten größere Heilkräuter-Produzenten dazu, ihre Position auf dem Markt zu stärken (auch überhaupt keine gute Sache).

Heilkräuter-Monographien

Die Materia Medica beginnt mit drei umfassenden Monographien. Dabei entspricht die Anordnung der Rangfolge. Dann folgen zwei kürzere Monographien über *Stephania* und Echtes Herzgespann. Und im Anschluss daran finden Sie einen kurzen Überblick über Nebenwirkungen, Kontraindikationen, Wechselwirkungen und Dosierungen von einigen anderen in diesem Buch diskutierten Kräutern.

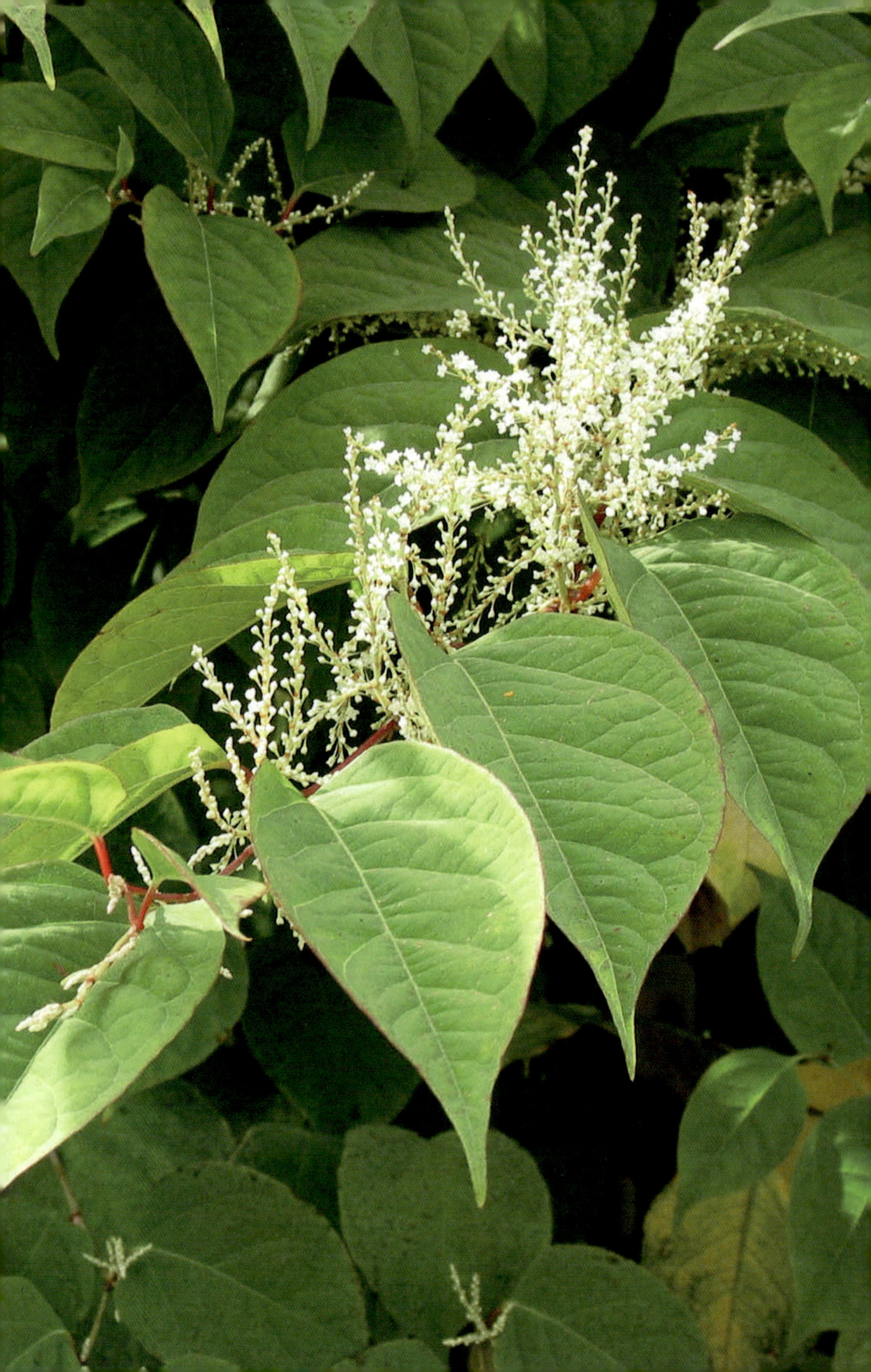

Polygonum cuspidatum (Japanischer Staudenknöterich)

Familie *Polygonaceae*

Gebräuchliche Namen Japanischer Staudenknöterich, Kamtschatka-Knöterich, Japanknöterich. Im Englischen wird die Pflanze häufig *Japanese knotweed* (oder *bushy*) und manchmal *Mexican bamboo* oder *Chinese knotweed* genannt. Bei den Chinesen ist das Kraut unter dem Namen *hu zhang* bekannt („Tigerstäbchen" – niemand weiß, weshalb die Pflanze dort diesen seltsamen Namen trägt). Andere Bezeichnungen sind *kojo* und *itadori* (japanisch*), jojang* (koreanisch), *Hancock's curse* (der Name bezieht sich sicherlich auf den Mann, der das Kraut erstmals in Großbritannien angepflanzt hat.

Benutzte Arten Es gibt 65 bis 300 Arten der Gattung. Wie üblich machen es die Taxonomen allen mal wieder schwer. Emotionale Beschimpfungen von Mitgliedern dieser Gattung (die Taxonomisten, auch „*Taxonomisii irritatious*" – nicht die Pflanzen) sind garantiert. In der Regel verursacht die Suche der Taxonomen nach persönlicher Unsterblichkeit (und Doktortiteln) eine hemmungslose Neubenennung aller Organismen der Erde – „Hey, diese Pflanze dort drüben sieht anders aus!" Einige Mitglieder der Spezies „*Taxonomisii irritatious*" waren so gelangweilt von den alten Pflanzennamen und dem mangelnden Interesse, was ihre Notizen über irdische Organismen betrifft, dass sie einfach neue Gattungen erfunden haben: *Fagopyrum, Fallopia* und *Persicaria* sind nur einige davon. Leider ist mein alter Freund *Polygonum cuspidatum* inzwischen manchmal unter der Bezeichnung *Fallopia japonica* bekannt. Manche Taxonomen behaupten, dass es sich dabei um den korrekten wissenschaftlichen Namen für die Pflanze handelt.

Andere (ältere) Synonyme für die Pflanze sind *Polygonum japonicum, Polygonum reynoutria* und *Reynoutria japonica*.

Zahlreiche unterschiedliche *Polygonum*-Arten wurden jahrtausendelang für medizinische Zwecke benutzt. Da sie so eng miteinander verwandt sind, haben viele von ihnen ähnliche medizinische Eigenschaften. Dennoch bevorzuge ich zur Behandlung von Lyme-Borreliose-Infektionen *P. cuspidatum*. Das Kraut scheint am spezifischsten für die Zytokin-Dynamiken zu sein, die diese Bakterien erzeugen. Nach zehnjähriger Erfahrung mit der Pflanze kann ich sagen, dass sie bei den meisten Patienten, die das Kraut benutzen, die Symptome sehr zuverlässig bekämpft.

Benutzte Pflanzenteile

Wurzel (Rhizom). Die jungen Triebe sind essbar. Wenn Sie sie im Frühling ernten, sollten Sie sie nicht wegwerfen.

Zubereitung und Dosierung

Wir haben bei Lyme-Borreliose drei Darreichungsformen empfohlen: standardisierte Tabletten, Pulver und Tinktur. Die standardisierten Tabletten sind problemlos verfügbar und zeigen eine gute Wirkung. Dennoch bevorzuge ich Pulver – vor allem deshalb, weil die Säuren des Verdauungstraktes die besten Komponenten zur Extrahierung von Pflanzenwirkstoffen sind, die es gibt. Sie sind viel besser als Alkohol oder Wasser. Dadurch profitieren Sie maximal vom Spektrum der Inhaltsstoffe, wenn Sie die Pflanze in Pulverform einnehmen – der Körper nimmt sich dann, was er braucht. Außerdem ist das Pulver viel preiswerter als Tabletten oder Tinkturen.

In allen genannten Darreichungsformen entfaltet das Kraut eine ausgezeichnete Wirkung.

Wurzelpulver

Das ganze Kraut kann direkt mit Wasser oder Saft eingenommen werden – achten Sie darauf, dass Sie ein Pulver bekommen und keinen gesiebten Feinschnitt. Die Pflanzenstücke lassen sich nur schwer schlucken. Sollten Sie kein Pulver bekommen, können Sie das Pulver auch selbst mit einem Vitamix-Mixer und einer Nussmühle selbst herstellen. Vergessen Sie nicht, es am Ende durchzusieben!

Meine bevorzugte Dosierung ist 1 EL Pflanzenpulver mit etwas Flüssigkeit, drei Mal täglich. Sie können das Pulver auch in Kapseln abfüllen. Allerdings ist es viel einfacher und praktischer, nur die Pulver-Flüssigkeit-Mischung zu trinken. *Die Dosierung kann je nach individueller Reaktion auf das Kraut und gemäß Symptombild erhöht oder reduziert werden.* Beginnen Sie mit einem EL, drei Mal täglich, und erhöhen Sie dann die Dosierung langsam über mehrere Wochen. Bei schweren Lyme-Borreliose-Symptomen dauert es gewöhnlich 8 bis 12 Monate, bis der Krankheitszustand vollständig beseitigt ist. Patienten fühlen sich häufig bereits nach einem Monat gebessert. Manchmal kann es relativ schnell gehen, in anderen Fällen kann es aber auch längere Zeit in Anspruch nehmen, bis das Wohlbefinden wieder zurückkehrt.

In der Traditionellen Chinesischen Medizin wird das Kraut wie üblich viel höher dosiert: 9 bis 30 Gramm Wurzelpulver, täglich innerlich angewendet, oder als Dekokt.

Hinweis: Die toxische Dosierung (wenn die Einnahme Probleme im Verdauungstrakt verursacht) ist sehr hoch. Bei einem Individuum mit 75 Kilogramm Körpergewicht beträgt die toxische Dosierung etwa 75 Gramm (Einzeldosierung).

Standardisierte Tabletten

In der Regel werden standardisierte Tabletten „Resveratrol" genannt. Kontrollieren Sie das Etikett, um sicherzugehen, dass es sich um ein auf Basis von Japanischem Staudenknöterich hergestelltes Produkt handelt – und nicht um eines aus Traubenkernen, das bei Lyme-Borreliose unwirksam ist (glauben Sie mir!). Resveratrol-Tabletten aus Staudenknöterich sind nichts anderes als eine Staudenknöterich-Rezeptur mit standardisiertem Resveratrol-Anteil. Sie enthalten *alle* Pflanzenkomponenten. Als Dosierung werden 1 bis 4 Tabletten, drei bis vier Mal täglich empfohlen, je nach Schwere der Symptome.

Beginnen Sie mit der niedrigsten Dosierung und erhöhen Sie diese schrittweise alle 7 Tage. Das heißt: Sie nehmen zu Anfang 1 Tablette ein, dann 3, dann 4, jeweils drei Mal täglich, und irgendwann 4 Tabletten vier Mal täglich.

Wenn die Schwere der Symptome abnimmt, kann die Dosierung schrittweise bis zur Erhaltungsdosierung reduziert werden. Wenn es Ihnen bei der Dosisreduzierung schlecht geht, sollten Sie die Dosierung wieder erhöhen. Nehmen Sie das Kraut regelmäßig 8 bis 12 Monate ein – oder bis die Symptome oder die Infektion beseitigt sind.

Bitte beachten!

Dies ist nur ein Vorschlag. Manche Patienten benötigen die hohe Dosierung, andere brauchen nie mehr als drei Mal täglich 1 Tablette. Wenn Sie sich nach der Gabe einer erhöhten Dosierung schlecht fühlen und ein seltsames Körpergefühl haben, verringern Sie die Dosierung wieder.

Tinktur

Dosierung: ½ bis 1 TL, drei bis sechs Mal täglich (1:5, 60 Prozent Alkohol). Die Dosierung kann je nach individueller Reaktion und Symptombild entweder gesenkt oder erhöht werden.

Dekokt

Einige Patienten haben das Kraut als Teezubereitung angewendet – es scheint gewirkt zu haben. Zubereitung: 7 Gramm Tee in 1 Liter Wasser geben, 20 Minuten köcheln lassen, abseihen, abkühlen lassen und über den

Anmerkung: Bezugsquellen

Als ich die erste Ausgabe dieses Buches verfasst habe, war die einzige Quelle, die ich für standardisierte Staudenknöterich-Tabletten ausfindig machen konnte, die Marke *Source Naturals*. Diese Tabletten enthalten 500 Milligramm pro Tablette. Allerdings waren die Angaben zur Anwendung auf dem Behältnis irreführend – ich bekam deshalb Hunderte E-Mails. Hier werden als Darreichungseinheit 2 Tabletten angegeben – daher steht auf dem Etikett 1 Gramm (1000 Milligramm). Diese Grammangabe ergibt sich durch die Multiplikation von 500 Milligramm mit dem Faktor 2. Jede Einheit enthält insgesamt 8 Prozent Resveratrole (es gibt mehrere davon), davon 20 Milligramm Resveratrol. Außerdem sind 5 Milligramm Rotweinextrakt enthalten (*… machen Sie sich darüber keine Sorgen*). Diese Dosierung zeigt eine gute Wirkung. Bei Anwendung von Resveratrol eines anderen Herstellers sollte die Resveratrol-Konzentration in diesem Bereich liegen. Das Produkt von *Source Naturals* zeigte bei den meisten Patienten eine gute Wirkung, aber …

Einige Patienten bemerkten bei diesem Produkt eine Reihe unangenehmer Nebenwirkungen. Nachdem sie auf Resveratrol eines anderen Herstellers umgestiegen waren (z. B. *Paradise Herbs*), verschwanden die Nebenwirkungen.

Andere Anwender berichteten, dass Staudenknöterichwurzel Probleme verursachte, die bei Resveratrol-Tabletten nicht aufgetreten waren. Wahrscheinlich lässt sich dieser Umstand auf den Unterschied zwischen Wildpflanzen und Kulturpflanzen, die für die Herstellung von Supplementen verwendet werden, zurückführen.

Achten Sie einfach nur auf die Reaktion Ihres Körpers, um die Behandlung entsprechend anzupassen.

Tag verteilt 4 gleich große Portionen davon trinken.

Nebenwirkungen und Kontraindikationen

Japanischer Staudenknöterich ist ein sehr sicheres Kraut. Trotzdem ist es nicht frei von Nebenwirkungen.

- Die primär bedenkliche Nebenwirkung ist der Verlust des Geschmackssinns, was etwa 1 Prozent der Anwender betrifft – das kann auch passieren, wenn das frische Kraut als Nahrungsmittel gegessen wird. Allerdings kehrt der Geschmacksinn innerhalb weniger Tage (bis zu eine Woche) wieder zurück, sobald das Kraut abgesetzt wird.
- Andere gelegentliche (und seltene) Nebenwirkungen sind vor allem gastrointestinaler Natur: Mundtrockenheit, bitterer Geschmack im Mund, Schwindel/Übelkeit, Erbrechen, Bauchschmerzen und Diarrhoe (Durchfall).
- Das Kraut ist während der Schwangerschaft kontraindiziert.

Arzneimittel-Interaktionen

Das Kraut sollte nicht zusammen mit Blutverdünnern eingenommen werden und muss 10 Tage vor einem chirurgischen Eingriff abgesetzt werden.

Habitat und Erscheinungsbild

Die Pflanze ist sehr blattreich und hat ähnlich wie Bambus einen mehrgliedrigen Stängel. Sie sieht generell ein wenig wie Bambus aus.

Das Kraut ist heimisch in Japan, Nordchina, Taiwan und Korea. Es ist eine invasive Pflanze, die sich nur sehr schwer ausmerzen lässt. Selbst aus kleinsten Wurzelstücken entwickeln sich neue Pflanzen. – Sie erinnert diesbezüglich irgendwie an die mit Lyme-Borreliose assoziierten Spirochäten. – 1825 wurde sie in Britannien und im ausgehenden 19. Jahrhundert in den USA als Dekorpflanze eingeführt. Inzwischen hat sie sich auf natürlichem Wege auf dem gesamten Festland Europas, den Britischen Inseln, in mindestens 39 Staaten der USA ebenso wie in Kanada, Neuseeland (wo sie als „unerwünschter" Organismus eingestuft wird), der Russischen Föderation und Australien ausgebreitet. Sie gilt als eine der invasivsten Spezies der Erde.

Und um fair zu sein, muss man zugeben, dass die Pflanzenwurzel eine ungeheure Kraft entwickelt, die bisher noch kein Objekt unbewegt gelassen hat. Die Pflanze kann sich offensichtlich ihren Weg durch vom Menschen geschaffene, die Landschaft verändernde Objekte bahnen: Betonfundamente, Gehwege, Gebäude, Straßen, Pflasterwege, Staumauern und Kanalbauten. *(Die offensichtlichen Gaia-Dynamiken hierbei bekommen Anti-invasive Puristen wahrscheinlich überhaupt nicht mit.)* Das Kraut liebt am Ufer gelegene Ökosysteme und bestimmte Nebenprodukte menschlicher Technologie wie Straßenränder und Mülldeponien.

Sie kann in jeder Art von Boden gedeihen, ist belastbar, was das Schneiden betrifft und sprießt selbst aus den kleinsten Wurzelstückchen wieder aufs Neue. Die Pflanze lebt gerne am Rande von Bächen. Die Wurzel kann dann bei Überschwemmungen davongetragen werden und das Kraut verbreitet sich schließlich voller Freude unendlich weiter.

In Großbritannien ist es verboten, die Pflanze zu kultivieren oder sie nicht auszumerzen, falls sie auf dem Grundstück wächst. Entfernt man sie nicht, blüht einem eine ASBO (*anti-social behavior order*) durch Verwaltungsautoritäten. Sobald man drei solcher Verwarnungen bekommen hat, kann es passieren, dass man gezwungen wird, das Wohnviertel zu verlassen. (*... und ja, Zeichen mit Kreisen auf der Straße von Kindern gemalt oder Kinder, die beim Spielen zu laut lachen, sind ebenfalls Gründe für das Erteilen einer solchen Verwarnung. An lauten Sex sollten Sie gar nicht erst denken.*) Hypothekengläubiger weigern sich regelmäßig, Grundstücke mit dieser Pflanze zu akzeptieren. In Schottland ist es illegal, die Pflanze absichtlich oder *unabsichtlich* zu verbreiten. *(... „Der Samen haftete an meinem Schuh, das war keine Absicht." Und die Gefängniszellentür schließt sich.)*

Scheinbar handelt es sich bei allen in Europa wachsenden Pflanzen dieser Spezies um Klone einer einzigen weiblichen Pflanze. Dies macht sie, wie die Japanische-Staudenknöterich-Allianz hervorhebt „in Sachen Biomasse zu einer der größten Frauen der Welt".

Anbau und Ernte

Sie lässt sich kinderleicht anbauen, insbesondere aus (häufig winzigen) Rhizom-/Wurzelstückchen. Das Ziehen aus Samen ist (angeblich) schwieriger, da es außerhalb Fernost kaum männliche Pflanzen mit fruchtbaren Pollen gibt. *Aber seien Sie vorsichtig ...*

Da die Spezies als invasiv gilt, wird die Pflanze – und jene, die sie anbauen – mit voller Inbrunst von geborenen Puristen attackiert, die häufig ohne

Einladung vorbeischauen, um Ihnen ihre Weisheit über das Ausmerzen der Pflanze kundzutun. Die Pflanze kultiviert innere Stärke bei jenen, die sie absichtlich kultivieren. Sie ergänzt die westliche botanische Pharmakopoe ganz wunderbar.

Die Wurzeln (Rhizome) werden im Frühling oder Herbst gesammelt. Achten Sie darauf, dass Sie das Kraut nicht von mit Schwermetall kontaminierten Böden ernten. Die Wurzelmasse kann sehr voluminös sein. Die Wurzeln werden grob zerkleinert und sonnengeschützt an einem kühlen Ort getrocknet. Das Kraut wird in Plastikbeuteln in einer Plastikröhre an einem kühlen Ort aufbewahrt und hält sich bei optimaler Lagerung mehrere Jahre.

Hinweis: Die Komponenten der Wurzel reagieren sehr empfindlich auf Sonne oder Hitze.

Inhaltstoffe

Im Jahr 2013 waren etwa 16 Komponenten identifiziert: 1-(3-O-B-D-Glucopyranosyl-4,5-Dihydroxyphenyl)-Ethanon, 2,6-Dihydroxybenzoesäure, 2-Methoxy-6-Acetyl-7-Methyljuglon, Aloe-Emodin, Astringin, Catechin, Catechin-5-O-B-D-Glucopyranosid, Chrysophanol, Citreorosein, Dimethylhydroxychromon, Emodin, Emodin-Monomethyl-Äther, Emodin-8-O-B-D-Glukopyranosid, Emodin-1-O-Glucoside, Emoin-8-O-Glucoside, Fallacinol, Gallussäure, Glucofrangulin, Methylcoumarin, Naphochinon, Polygonin, Physcion, Physcion-8-O-Glucosid, Physcion-8-O-(6'-acetyl)glucosid, Piceatannolglucosid, Piceid, Polydatin, Polyflavanostilbene A, Polygonin A und B, Protocatechusäure, Quercetin, Questin, Questinol, Resveratrol, Resveratrolosid, Rheinsäure, Rhein, Tachiosid, Torachryson-8-Glukosid, Torachryson-8-O-(6'-Acetyl)Glukosid, Transresveratrol, Tryptophan und zahlreiche Flavonoide, Polysaccharide, Dicaffeoylchinasäuren (DCQA) und kondensierte Tannine.

Eigenschaften von Japanischem Staudenknöterich

Wirkungen

adstringierend
analgetisch
antibakteriell
angiogenesemodulierend
antientzündlich
antioxidativ
antiatherosklerotisch
antihyperlipidämisch
antiinflammatorisch
antischistosomal
antispirochätal
antiviral
antimutagen
antikarzinogen
antineoplastisch
antithrombotisch
antipyretisch
antiulzerativ
antiviral
Calciumkanal-Adaptogen
Eikosanoid-Synthese-Hemmer
hämostatisch
immunstimulierend
kardioprotektiv
Onkogen-Inhibitor
pilzhemmend
Tyrosinkinase-Inhibitor
vsaodilatierend
Blutplättchen-Aggregations-Hemmer
ZNS-Protektor
ZNS-Relaxans

Antimikrobielle Aktivität

Polygonum cuspidatum ist leicht aktiv gegen die Spirochäten *Leptospira* und *Treponema denticola* – und noch wirksamer gegen *Staphylococcus aureus, S. albus, Neisseria catarrhalis, N. gonorrhoeae, N. meningitidis,* A und B, *Streptococci* (20 verschiedenen Stämme, z. B. *Streptococcus mutans* und *S. sobrinus*. Das Kraut wirkt direkt antibakteriell bei dieser Gattung. Es hemmt die bakterielle Produktion von Glykolsäure und die Glucosyltransferase-Aktivität der Bakterien), *E. coli, Propionibacterium acnes, Proteus vulgaris, Pseudomonas aeruginosa, Salmonella typhi* und *Shigella flexneri*. Ein Teil der allgemeinen antibakteriellen Wirkung ist auf die Hemmung der bakteriellen DNA-Primase zurückzuführen.

Der Ethanolextrakt des Krauts (Tinktur) vermittelt, wie die Forscher Zhang et al. (2013) bemerken, „signifikante protektive Effekte gegen *Vibrio vulnificus*-Zytotoxizität/-Infektion." *V. vulnificus* ist mit dem Erreger der Cholera verwandt und zählt zu den „fleischfressenden" Mikroorganismen, die so häufig in den Medien auftauchen. Das Bakterium lebt wie der Choleraerreger in Meerwasser und die Menschen infizieren sich häufig mit dem Keim beim Schwimmen. Der Keim verursacht nicht selten Gliedmaßenverlust. Forscher fanden heraus, dass der Pflanzenextrakt das Wachstum und Überleben des Mikroorganismus im Meerwasser hemmt – eine Vorbehandlung schützte sechs Wochen alte Mäuse vor einer bakteriellen Infektion. Die Wurzel (und auch deren Komponente Emodin) zeigt bei dem Keim eine stark antibakterielle Wirkung.

Das Kraut wirkt auch pilzhemmend – eine Eigenschaft der Substanz Resveratrol in der Pflanze selbst. Es hemmt zum Beispiel das Wachstum von *Candida albicans* signifikant. Aber ich konnte nichts Brauchbares finden in Bezug auf andere Pilze, gegen die es aktiv ist.

In vitro-Studien haben eine stark antivirale Wirkung gegen eine Reihe von Viren nachgewiesen, darunter RSV (*Respiratory Syncytial Virus*, Respiratorisches Synzytial-Virus), verschiedene Influenzaviren, z. B. H1N1 (blockiert die Replikation via Hämagglutinin- und Neuraminidase-Hemmung sowie durch Aufregulation von IFN-β, das synergistisch mit Pflanzenkomponenten wirkt), Enterovirus 71, Epstein-Barr-Virus, *Vaccinia*-Virus, vesikuläres Stomatitis-Virus, Herpes simplex und ECHO 11. Letzteres Virus wird durch ein 10-Prozent-Wasserdekokt aus dem ganzen Kraut gehemmt.

ECHO-Viren wurden früher als gutartig eingestuft. Heute weiß man, dass sie eine Reihe von Erkrankungen verursachen: Hautausschläge, Durchfall, Atemwegsinfektionen (Erkältung, Halsschmerzen, Bronchitis, Bronchiolitis), Muskelentzündung, Meningitis, Enzephalitis und Perikarditis (Herzentzündung).

In anderen Studien hemmte ein 2-Prozent-Wasserauszug (Dekokt) Adenovirus Typ III, Poliomyelitisvirus Typ II, Coxsackieviren A und B, Enzephalitis B, HIV (stark) und Viren aus der ECHO11-Gruppe sehr wirksam. Zahlreiche Tests belegen die spezifisch antivirale Wirksamkeit des Kraut bei Hepatitis-B-Viren (dosisabhängig).

Biofilme: Chinesische Studien belegen den Nutzen des Krauts für das behutsame, langsame, zielgerichtete und wirksame Aufbrechen von Biofilmen – ähnlich wie die Wurzeln der Pflanze Betonfundamente durchbrechen. Wenn das Kraut längere Zeit benutzt wird, reduziert es die Anzahl der Bakterien in den Biofilmen und hemmt die Bildung von Biofilmen (beides dosisabhängig). Das Kraut ist bakteriostatisch und bakterizid. Es hilft dabei, die Bildung von dentalen Biofilmen (Plaque) zu hemmen, weshalb es in Korea in der traditionellen Medizin seit Jahrtausenden zur Mund- und Zahnpflege verwendet wurde. Kombiniert mit anderen Substanzen, die ebenfalls Biofilme aufbrechen (z. B. Fluoride) ergeben sich synergistische Wirkungen. Zahnplaque wird durch regelmäßige morgendliche Mundspülungen mit einem Pflanzendekokt, das anschließend etwa 10 Minuten im Mund behalten wird, aufgesprengt – außerdem bekommt das Zahnfleisch wieder eine gesunde Farbe. Bei Tests fand man in Biofilmen weniger Biomasseansammlungen, wasserunlösliche Polysaccharid- und intrazelluläre Polysaccharid-Konzentrationen.

Wirkungen bei Lyme-Borreliose

Japanischer Staudenknöterich wirkt stark systemisch, moduliert und stärkt die Immunfunktion, ist gegen einige gramnegative und grampositive Bakterien aktiv, ist antientzündlich hoch wirksam, hat eine stark protektive Wirkung auf Endothelzellen – insbesondere im Gehirn ist es ein ausgezeichneter Zytokinmodulator –, reduziert einige der schädlichsten, von den Bakterien aktivierten Zytokine, schließt exakt die Signalwege, die von den Bakterien benutzt werden, um die schädlichen Zytokine zu generieren, hilft dabei, den Körper vor Endotoxin-Schäden zu schützen, schützt vor Herxheimer-Reaktionen und ist ein recht guter Kardioprotektor.

Die Pharmakokinetik der Pflanze ist sehr gut. Wenn das Kraut oral angewendet wird, verteilt es sich problemlos und sehr gut im gesamten Organismus. Es zeigt zwei Spitzenkonzentrationen im Blutplasma: die erste Spitze nach der ersten Stunde, die zweite nach fünf Stunden. Die Pflanzenkomponenten überwinden die Magenschleimhaut hervorragend. Die Anwendung von Piperin verstärkt dies und erhöht die medizinischen Wirkungen der Pflanze (beispielsweise antidepressive Wirkungen.) Die Pflanzenkomponenten sind im ganzen Körper präsent und konzentrieren sich meist im Blut, Magen, Duodenum, Leber, Nieren, Gehirn, Lungen und Herz. Wenn das Kraut zusammen mit anderen Kräutern oder Medikamenten angewendet wird, verbessert sich die Verteilung der Komponenten im ganzen Körper signifikant.

Die Komponenten von *Polygonum cuspidatum* überwinden die Blut-Hirn-Schranke und entfalten dann ihre Wirkung im Zentralnervensystem: beruhigend, antimikrobiell, antientzündlich, Schutz vor oxidativen und mikrobiellen

Schäden. Das Kraut schützt das Gehirn spezifisch vor entzündlichen Schäden, mikrobiellen Endotoxinen und bakteriellen Infektionen.

Knöterich verbessert vor allem den Blutfluss in Augen, Herz, Haut und Gelenken. Aus diesem Grund eignet sich das Kraut vor allem zur Behandlung von Lyme-Borreliose, da es durch den Blutkreislauf in jene Regionen gelangt, die in Bezug auf die Abtötung der Spirochäten schwer erreichbar sind. Es ist eine Kräuterdroge und ein pflanzlicher Synergist, der es anderen Substanzen ermöglicht, in diese schwer erreichbaren Regionen zu gelangen, wenn sie gemeinsam mit dem Kraut eingenommen werden.

Das Kraut zeigt bei der Behandlung von Lyme-Borreliose eine Reihe von spezifischen Wirkungen: 1. Stimulation der Mikrozirkulation, insbesondere in den Augen, Knien, im Herz, Gehirn und in der Haut, was dabei hilft, Pflanzenwirkstoffe in diese Bereiche zu bringen, um die Präsenz der Spirochäten zu verringern. 2. Verringerung der Entzündung in Geweben, was die symptomatischen Auswirkungen der Spirochäten auf die Gelenke (Arthritis) und die Haut lindert. 3. Schutz und Stabilisierung der Herzfunktion und Bekämpfung von Entzündungen im Herzgewebe – insbesondere hilft es bei mit Lyme-Karditis assoziierten Symptomen: Schwindel, Kurzatmigkeit, Palpitationen und Brustschmerz. 4. Reduzierung von Autoimmunreaktionen auf Lyme-Borreliose. 5. Förderung der antiviralen/antibakteriellen Wirkung von Breitspektrum-Antibiotika, inklusive einer leichten Wirkung gegen Spirochäten. 6. Förderung der gesunden Immunfunktion. 7. Synergistische Wirkung mit anderen zur Lyme-Borreliose-Behandlung eingesetzten Medikamenten/Kräutern. 8. Schutz der endothelialen Integrität vor Lyme-Borreliose-assoziierten Spirochäten und Erregern von Koinfektionen wie zum Beispiel Bartonella. 9. Ist als sehr sanftes Antibiofilm-Mittel wirksam. 10. Das ist am wichtigsten: Reduziert Entzündungen im Gehirn und im Zentralnervensystem und hilft bei der Heilung einer Neuroborreliose.

Andere Anwendungen

Die Pflanze ist eine ausgezeichnete Vitamin-C-Quelle (wirkt somit gegen Skorbut) – im Frühling isst man die jungen Triebe (Nahrung für Menschen und vielleicht auch Pandas).

In Japan werden die Pflanzen in bäuerlichen Regionen im Frühling geerntet und die jungen Triebe gesammelt (sie sehen ein wenig wie Spargel aus). Sie werden in der Regel einen halben Tag lang in Wasser eingeweicht oder vorgekocht. Anschließend wird die harte äußere Schale abgezogen und der innere Schaft wird gekocht und gegessen. Sie sollen extrem sauer schmecken. *(Ich hatte bisher noch nicht das Vergnügen.)* Japaner wecken die wilden Triebe häufig auch ein. Im Südosten Asiens werden die Blätter manchmal wie Tabak geraucht.

Die Pflanze enthält Oxalsäure – deshalb der saure Geschmack. In den meisten Quellen wird empfohlen, den diätetischen Konsum von Oxalsäure-haltigen Pflanzen einzuschränken. Zu viel davon begünstigt Arthritis, Gallen- und Nierensteine.

Zwar werden die Stiele und Blätter der Pflanze gewöhnlich nicht verwendet, allerdings enthalten sie einige derselben Komponenten wie die Wurzeln (nicht in derselben Konzentration). Sie entfalten dieselbe Wirkung und eignen sich deshalb auch für medizinische Zwecke. Studien belegen, dass die antioxidativen Wirkungen sowie die Konzentration von Flavonoiden in Stielen und Blättern „signifikant" höher ist als in Zwiebel, Brokkoli, Orange, Möhre oder Ingwer.

Polygonum cuspidatum bildet ein dichtes Dickicht und eignet sich hervorragend zur Erosionskontrolle bei Landschaftsschäden. Es ist ebenfalls eine sehr gute Pflanze zur Phytosanierung von industriell-geschädigten Ökosystemen, da Schwermetalle wie Arsen oder Kupfer toleriert und aus kontaminierten Böden beseitigt werden. Hierbei konzentrieren sich die Metalle in den Wurzeln – ernten Sie also niemals Pflanzen von solchen Orten.

Traditionelle Anwendung

Die Pflanze wurde in Asien seit 2000 Jahren (insbesondere in China, Japan und Korea) sowohl als Speisepflanze als auch für medizinische Zwecke genutzt. In Korea wird die Wurzel traditionell bei Zahnerkrankungen angewendet. Forschungen zeigen, dass sie die Biofilmbildung (Plaque) im Mund stark hemmt. Die Blätter werden manchmal als Räuchermischung in Indien und im Südosten Asiens benutzt. Trotzdem wurde die Pflanze bis vor Kurzem in der westlichen Welt kaum eingesetzt – außer zur Erosionskontrolle sowie als Gartenzierpflanze. Die Forschung darüber und über die Anwendung der Pflanze als Phytomedizin bezieht sich primär auf den hohen Resveratrolgehalt – sowie seit den letzten zehn Jahren auf deren Wirksamkeit zur Behandlung von Lyme-Borreliose.

Resveratrol ist als Konzept relativ neu und entwickelte sich im Umfeld des „französischen Paradoxons“: Da die Franzosen jede Menge Käse essen, haben sie sehr niedrige Cholesterinwerte und vergleichsweise wenig Todesfälle durch Herzerkrankungen – in den USA hingegen sterben Menschen wie die Fliegen an Übergewicht. Eine Analyse ergab, dass die Vorliebe der Franzosen für reichlichen Rotweingenuss den Unterschied ausmacht. Rotweintrauben enthalten relativ viel Resveratrol. *(Wenn hierüber in den USA berichtet wird, machen die Forscher einen Affentanz und warnen davor, dass dies nicht bedeutet, man solle Rotwein trinken. In Frankreich lächeln sie und nippen weiter an ihrem Glas Wein.)*

Für das „französische Paradoxon“ spielen Resveratrol und Transresveratrol die Hauptrollen. Rotwein enthält signifikante Mengen Resveratrole. Die Komponenten überwinden die Darmbarriere problemlos und zirkulieren im Blutkreislauf. Sie überwinden auch die Blut-Hirn-Schranke.

Man sollte darauf hinweisen, dass Resveratrol zwar aufregende Wirkungen erzielt, aber bei alleiniger Gabe nicht wirksam genug zur Behandlung von Lyme-Borreliose ist. *Hierfür ist das ganze Kraut erforderlich.* Einige andere Pflanzenkomponenten (z. B. Emodin, Polydatin und Transresveratrol) haben starke biologische Wirkeigenschaften. Studien zeigen, dass die Pflanzenkomponenten stark synergistisch wirksam sind und ein breites Wirkspektrum haben – im Gegensatz zu Monosubstanzen. Als Ganzes ist das Kraut sehr viel wirksamer als die isolierten Inhaltsstoffe.

Ayurveda

Diese bestimmte Spezies ist nicht Teil der Ayurvedamedizin, obwohl 11 andere *Polygonum*-Arten (von denen einige *P. cuspidatum* recht ähnlich sind) ähnlich wie in der TCM eingesetzt werden.

Traditionelle Chinesische Medizin

In der Traditionellen Chinesischen Medizin (TCM) werden etwa 80 verschiedene *Polygonum*-Arten verwendet. Das Kraut wird zur Behandlung von spezifischen Zuständen eingesetzt und findet zudem Anwendung als Tonikum. Es soll das allgemeine Wohlbefinden und die Gesundheit steigern.

Hauptsächlich wird es zur Kräftigung und Reinigung des Blutes sowie zum Entzug von Hitze (z. B. Entzündung) verordnet. Man sagt ihm antipyretische (fieberhemmende), entgiftende, entzündungshemmende, antirheumatische, diuretische, schleimlösende Wirkungen nach. Darüber hinaus ist das Kraut ein Antitussivum (Hustenmittel), eliminiert es Stasen und hemmt Blockaden in den Meridianen. Er wird primär zur Behandlung von Gelbsucht, Rheumaschmerzen, Strangurie mit trübem Urin, Leukorrhoe, Dysmenorrhoe, blutenden Hämorrhoiden, Analfissur, Wunden, verschiedenen Verletzungen, Verbrühungen und Verbrennungen eingesetzt.

Weitere Indikationen sind unter anderem: Atemwegsinfektionen, Hautschäden (Verbrennungen, Karbunkel, Hautinfektionen, Schlangenbiss – in der Regel als Wickel/Umschlag), bakterielle Ruhr, akute infektiöse Hepatitis mit Gelbfieber, Hepatitis-B-Oberflächenantigen-positive chronisch aktive Hepatitis, neonatales Gelbfieber, Cholelithiasis, Cholezystitis (mit feuchter Hitze oder schwerem Hitze-Syndrom), Trichomonas, bakterielle Vaginitis, Hyperlipidämie, eitrige Dermatitis, Gonorrhoe, Fußpilz, Diarrhoe und Psoriasis. Grundsätzlich wird das Kraut für die Behandlung von pathogener Hitze im Blut, Husten durch ein Übermaß an Hitze in den Lungen, Verstopfung durch angesammelte Hitze im Verdauungstrakt, Gelbsucht und Leberentzündung durch feuchte Hitze und Hitzeansammlung in der Haut genutzt.

Westliche Pflanzenheilkunde

Dieses besondere Kraut war den westlichen Kräuterheilern bis vor Kurzem nicht bekannt – und die meisten amerikanischen und europäischen Phytotherapeuten kennen es noch immer nicht. Amerikanische Phytotherapeuten in früheren Zeiten wussten das Kraut allerdings zu schätzen und verwendeten neun unterschiedliche *Polygonum*-Spezies – bevorzugt *Polygonum hydropiper* (Wasserpfeffer). Manche Spezies besitzen ähnliche Wirkeigenschaften wie Japanischer Staudenknöterich, trotzdem kann man sie nicht einfach alternativ verwenden. Japanischer Staudenknöterich ist aufgrund einer Reihe von Eigenschaften einzigartig.

Kommentar: Invasive Pflanzen

In der westlichen Welt – vor allem bei den erwachsenen Nachkommen des Britischen Weltreichs – ist die antiinvasive Stimmung besonders ausgeprägt. Großbritannien, Kanada, USA, Neuseeland und Australien sind unerbittliche Verfechter der Ausmerzung von nichtheimischen Arten (ein perfektes Beispiel für Ironie). Die EU geht dieser Gesinnung auch nach, wenngleich sie hier nicht ganz so stark ausgelebt wird.

Komischerweise bemerke ich häufig, dass die konservativsten Bürger dieser Nationen von menschlichen illegalen Immigranten am meisten schockiert sind – demgegenüber lässt sich meine liberale Sippe durch illegale pflanzliche Immigranten in Aufruhr versetzen. Beide Gruppen wollen, dass die Fremden verschwinden (zum Schutz des eigenen Lebensstils) und häufig setzen sie alles daran, dass dies auch geschieht. Bedauerlicherweise macht diese Attitüde auch nicht vor Wissenschaftlern halt, die es besser wissen sollten. Natürlich stellt das Problem auch hier wieder eine begrenzte Sicht der Dinge dar – eine im Wesentlichen humanzentrierte.

Allgemein gesprochen existierten Pflanzen schon 100 Millionen Jahre vor unserer Zeit. Außer auf unsere Niederkunft zu warten, die sie mit Regeln und Verhaltensweisen konfrontiert hat, die sie im Grunde überhaupt nicht interessieren, müssen sie während dieser Zeitspanne irgendwie aktiv gewesen sein. Natürlich waren sie das. Sie erfüllen einige äußerst wichtige ökologische Funktionen. Tatsächlich sind sie die zweitwichtigsten Organismen dieses Planeten – Platz eins belegen die Bakterien. Beide erhalten aktiv den für den Menschen lebenswerten Status des Planeten aufrecht.

Kaum jemand weiß oder will es überhaupt wissen, dass die Evolution nie aufgehört hat oder dass wir eine relativ unbedeutende Rolle im Weltgefüge spielen. Die Erde ist ein selbstorganisiertes eigenständiges Ökosystem, das sich in einem bemerkenswerten Gleichgewicht befindet. Diese Homöostase wird durch alle Organismen aufrechterhalten, die ausbalanciert agieren. Die wichtigsten Akteure dieses Balanceakts sind Pflanzen und Bakterien. Die Störung der Homöostase des Ökosystems durch den Menschen verursacht gewaltige Veränderungen in Hinblick auf die Funktionsfähigkeit des Planeten und seiner regionalen Ökosysteme.

Die Massenwanderung von „nichtheimischen" Pflanzenarten, die meistens als invasiver Prozess bezeichnet wird, ist eine Antwort auf diese Störungen.

Nur um eines klar zu machen: Die von den Pflanzen generierten Chemikalien werden in das umliegende Ökosystem abgegeben, um Systemantworten auf jedwede Störung der Homöostase zu modulieren. Auf diese Weise bleiben die jeweiligen Ökosysteme gesund und funktionieren so, wie sie sollen.

Selbst wenn Landschaften (an Orten wie Vermont) auf den ersten Blick einen gesunden Eindruck machen, heißt das nicht, dass sie es sind. Bevölkerungswachstum, Neubaugebiete, massive Waldrodungen im 19. und frühen 20. Jahrhundert, Landwirtschaft, Industrialisierung und zahlreiche andere Faktoren haben den Verlust einer erheblichen Anzahl von Pflanzenarten herbeigeführt – lange bevor sich Menschen Sorgen um den invasiven Japanischen Staudenknöterich gemacht haben. Die ausgerotteten Pflanzenarten haben eine wichtige Funktion in Hinblick auf die Gesunderhaltung des Ökosystems erfüllt – dies schließt unter anderem die Bodengesundheit ein. Die vielen durch menschliche Faktoren gestörten und geschädigten Ökosysteme funktionieren nicht mehr optimal. Infolgedessen kommt es zu immer drastischeren Klimaveränderungen. Pflanzen migrieren in solche Regionen, um die Homöostase des jeweiligen Ökosystems wiederherzustellen.

„Invasive" Pflanzen erfüllen ein breites Spektrum von Funktionen. Nachfolgend eine exemplarische Auswahl dieser Funktionen: 1. Sie stellen die Bodenstruktur und -gesundheit wieder her, die durch den Verlust von komplexen Pflanzenpopulationen geschädigt wurden. 2. Sie sanieren Böden, indem sie industrielle Abfallprodukte beseitigen. 3. Sie destabilisieren vom Menschen geschaffene Strukturen und bauen diese ab – darunter industrielle Produktionsanlagen, um deren Auswirkungen auf die Ökosysteme zu reduzieren. 4. Sie sind wirksame medizinische Mittel gegen aufkommende Krankheiten – „invasive" Pflanzen agieren in mikroökologischen und makroökologischen Systemen. 5. Die meisten invasiven Pflanzen sind sehr schmackhafte (kostenlose) Nahrungsmittel. Glauben Sie mir … wir alle werden mit der Zeit hungriger werden.

Einige der wichtigsten gegen aufkommende Erkrankungen wirkenden Pflanzen sind invasiv: Flatterulme, *Isatis, Houttuynia*, Phellodendron (berberinhaltiger Baum; inzwischen in Regionen invasiv, wo zuvor Gelbwurz dominant war), Japanischer Staudenknöterich, Kudzu und so weiter. Bevor wir uns dazu entschließen, eine Pflanze auszumerzen, sollten wir uns fragen, was sie hier überhaupt macht.

Japanischer Staudenknöterich hat eine Reihe von spezifischen Wirkeigenschaften, die sich als günstig für die Wiederherstellung geschädigter Landschaften erweisen. Das Kraut konzentriert Schwermetalle wie Arsen oder Kupfer. Japanischer Staudenknöterich kann in salzhaltigen Böden gedeihen. Aus diesem Grund findet man die Pflanze auch häufig am Straßenrand. Im Winter wird reichlich Salz gestreut, das sich schließlich in den Böden nahe der Straße ansammelt und diese schädigt. Japanischer Staudenknöterich zählt zu den Pflanzen, die solche Böden wieder regenerieren können – Tamariske erfüllt diese Aufgabe ebenfalls hervorragend. Die Pflanze verändert sich epigenetisch, um sich den Bedürfnissen der jeweiligen Landschaft anzupassen. Während ihr Genom relativ stabil bleibt, deaktiviert die umgebende Landschaft bestimmte Gene der Pflanze. Dies beeinflusst die Art und Weise, wie Zellen Gene ablesen. Die so entstehenden epigenetischen Veränderungen sind erblich und werden an die nächsten Generationen weitergegeben. Im Grunde nehmen die Pflanzen eine Veränderung bei sich selbst vor, um noch präziser mit der jeweiligen Dysfunktion des Ökosystems interagieren zu können.

Es überrascht nicht, dass die chemische Zusammensetzung der Wurzeln (und der restlichen Pflanze) von Region zu Region variiert. Mitunter ist es auch deshalb sinnvoll, Pflanzen aus der Umgebung zu sammeln. Die Pflanze enthält dann die optimalen Wirkstoffe gegen Mikroorganismen aus dem lokalen Ökosystem.

Die Konzentration der chemischen Bestandteile ist in Wildpflanzen meist höher als in Kulturpflanzen. Forscher (z. B. Kirino et al., 2012) berichten, dass der Resveratrolgehalt der Staudenknöterichwurzeln je nach Varietät und Ursprungsland hinsichtlich der biologischen Funktionen variierte. Eine faszinierende Erkenntnis, die, falls sie zutrifft, erhebliche Auswirkungen auf Reduktionisten hat: Chemische Stoffe sind nicht gleich chemische Stoffe.

Und ein letzter Hinweis: *P. cuspidatum* kreuzt sich mit heimischen *Polygonum*-Arten, wenn sie in neue Ökoregionen vorstößt. Auf diese Weise entstehen neuartige und einzigartige Hybride, die wiederum einzigartige ökologische Funktionen erfüllen. Noch etwas: Wenn Staudenknöterich in neue Regionen migriert, ergibt sich dort meistens sechs Monate später eine Lyme-Borreliose-Endemie. Diese Pflanzen reagieren nicht nur auf die Makroökologie einer Region, sondern auch auf die dort lebenden Mikroorganismen.

Jacob Malcomb (2010?) schrieb während seiner Zeit am *Cary Institute* eine interessante, mit diesem Thema verwandte Arbeit über die „invasive" Pflanze Bärlauch (auch *Alliaria petiolata*). Er betont in diesem Zuge: „Allgemein lässt das Zeckensterben darauf schließen, dass Bärlauchexsudate eine direkte Rolle bei der Reduzierung der Transformation der Zecke (durch Häutung) von der Nymphe in das adulte Stadium spielen. [...] [Die Forschung weist darauf hin], dass Bärlauch die *Ixodes scapularius*-Populationen reduziert."

Diese Effekte beschränken sich nicht auf die Pflanzenwelt. Wandermuscheln (auch Zebra-Muscheln) sind ein weiteres Beispiel für die komplexen ökologischen Funktionen von „invasiven" Organismen. Wandermuscheln stammen ursprünglich von Seen im Süden Russlands. Inzwischen zählen sie in Nordamerika, Großbritannien und in Teilen Europas zu den potenten „invasiven" Arten. Ihre Größe variiert stark. So können die Muscheln die Größe eines Fingernagels oder auch bis zu 5 Zentimeter im Durchesser erreichen. Es gibt Millionen dieser Muscheln. Diskussionen über diese Spezies basieren stets auf einem Mensch-zentrierten ökologischen Referenzrahmen – das sollte sich ändern. Was man unbedingt begreifen sollte, ist die Tatsache, dass diese Muscheln insbesondere in verschmutzten Seen invasiv sind (z. B. in den *Great Lakes* in den USA). Wie die meisten Schalentiere sind Wandermuscheln Filterfresser und sieben Partikelmassen aus dem Wasser. Das Verhalten des Menschen während der letzten drei Jahrhunderte ist für die negativen ökologischen Auswirkungen auf die meisten Seen der *Great Lakes* (und der großen Flüsse wie etwa den Mississippi) verantwortlich. Die *Great Lakes* waren lange Zeit sehr verschmutzt. Nachdem sich die Wandermuscheln in diesen Seen niedergelassen hatten, wurde das Wasser zunehmend sauberer. Jede einzelne Wandermuschel filtert durchschnittlich pro Tag etwa einen Liter Wasser (je nach Größe).

Die Muscheln ernähren sich vom Großteil der herausgefilterten Partikelmassen. Der Rest wird mit Schleim und Fäkalien kombiniert und auf dem Grund des Sees abgelagert. So werden die Partikelmassen dauerhaft aus dem Wasser entfernt. Da sich damit die Anzahl der auf dem Grund befindlichen Lebensmittelvorräte erheblich erhöht, wachsen die Fischpopulationen an. Der *Lake Erie* wies im Seengebiet der *Great Lakes* die größte Verschmutzung auf. Seit der dortigen Ansiedlung von Wandermuscheln hat sich die Wasserqualität des Sees maßgeblich verbessert – und wird zunehmend optimaler.

Die Muscheln haben auch die Angewohnheit, in Seen installierte Ansaug- und Ausleitungsrohre von Fabriken zu verstopfen. Darüber hinaus heften sie sich auch an Schiffsrümpfe, Docks und jedwede andere Struktur aus Menschenhand. Mit der Zeit nimmt deren Population dermaßen zu, dass sie die Wasserstraßen schädigenden Technologien des Menschen stilllegen – sie schmecken auch hervorragend. Oder – wie Henry David Thoreau einmal sagte: „Man muss verstehen, dass nichts so ist, wie es scheint."

Wissenschaftliche Studien

Obwohl das Kraut erst seit Kurzem in der westlichen Welt angekommen ist, listet PubMed aktuell 1224 Studien (Stand: 2017) über die Wirkungen von *Polygonum* und 9405 Studien über dessen Komponente Resveratrol auf (Stand: 2017) – in der chinesischen Datenbank *cnki* werden viel mehr angezeigt. Im Westen durchgeführte Studien fokussierten primär auf die Wirkungen von Resveratrol, sekundär auf die ganze Pflanze und tertiär auf individuelle Komponenten (in absteigender Reihenfolge): Transresveratrol, Emodin und Polydatin. Klinische Studien und Laborstudien aus China beschäftigen sich bevorzugt mit der ganzen Pflanze und deren isolierter Komponente Polydatin.

Die Pflanze hat zwar eine Vielzahl bedeutender Wirkeigenschaften (Schutz der Endothelzellen, Calcium-Kanal-Modulation usw.), dennoch betrachte ich die Zytokinmodulation sowie die neuroprotektiven und -regenerativen Wirkungen als die wichtigsten Faktoren für die Behandlung von Lyme-Borreliose.

Es folgt zunächst eine Auswahl von Erkenntnissen, die seit 2005 gewonnen wurden.

Neurologische Wirkungen

Die Wurzel ist nachweislich ein spezifischer CD40-Inhibitor bei Endothelzellen, da sie primär die TNF-α-Aktivierung hemmt. Dies schützt die Endothelverbindungen vor Zerstörung und verstärkt die TEER-Stabilität signifikant.

Das Kraut hemmt außerdem die Seneszenz endothelialer Progenitorzellen (EPC), im Prinzip durch Erhöhung der Telomeraseaktivität. EPCs sind von großer Bedeutung für die Endothelgesundheit, da sie eine wichtige Rolle bei der Reparatur von Endothelläsionen spielen. *In vivo*-Studien zeigen, dass Resveratrol und das Kraut im Gehirn eine stabilisierende und regenerierende Wirkung auf die Endothelzellen haben und das Gehirn vor rezidivierenden Schlaganfällen schützen. Die Widerstandsfähigkeit der Blut-Hirn-Schranke (BBB) wird durch Anwendung des Krauts signifikant gestärkt.

In anderen *in vivo*-Studien (mit Mäusen) schützte die Komponente Polydatin mehrere Versuchstiere (Nager) mit Parkinson vor motorischer Nervendegeneration. Im Wesentlichen reduzierte das Kraut die dopaminerge Neurodegeneration in der Substantia nigra. Darüber hinaus stimuliert es die Regeneration von Neuronen. Andere *in vivo*-Studien fanden heraus, dass die Komponente Emodin eine starke neuroprotektive Wirkung gegen Beta-Amyoloid-Toxizität in kortikalen Nervenzellen vermittelt. Die in der Wurzel enthaltenen Stilbene und Anthrachinone wirkten bei Ratten stark neuroprotektiv in Bezug vorübergehende Okklusionen der mittleren Hirnarterie.

Wurzelextrakt schützt die Mitochondrien vor oxidativen Schäden und verbessert die motorische Funktionen in einem *Drosophilia*-Parkinson-Modell.

Die Pflanzenkomponente Emodin-8-O-b-D-Glukosid vermittelt neuroprotektive Effek-

te bei fokalem Hirnschaden (durch Ischämie) bei Ratten. Zahlreiche Studien zeigen, dass Polydatin dieselben Wirkeigenschaften hat, neurologische Defizite bessert und das Volumen des Hirninfarkts verringert. Andere Studien mit dieser Komponente fanden heraus, dass sie den Wachstumsfaktor BDNF upreguliert und Lern- sowie Gedächtnisstörungen bei neonatalen Ratten mit hypoxisch-ischämischen Gehirnverletzungen lindert. Wenn die Substanz vor der Verletzung appliziert wurde, wurde der Schaden verhindert.
Andere Komponenten (z. B. Naphthalene und Flavan-Derivate) zeigen ebenfalls neuroprotektive Effekte. Resveratrol (und das Kraut) beugt durch chronischen, unvorhersehbaren Stress induzierte Kognitionsstörungen bei Ratten vor.

Transresveratrol reduziert die Auswirkungen von Stress auf das Nervensystem. Eine Analyse der Gehirnfunktion zeigt, dass es die Serotonin-Spiegel und die Funktion in drei unterschiedlichen Gehirnarealen verbessert: Frontalhirn, Hippocampus und Hypothalamus (diese Areale zählen zu jenen, die bei einer Neuroborreliose am stärksten betroffen sind). Die Noradrenalin- und Dopaminwerte steigen im Frontalkortex und Striatum an. MOA-A wurde in vier Gehirnregionen gehemmt, insbesondere im Frontalkortex und Hippocampus. Das Kraut und seine Komponenten zeigen eine eindeutige antidepressive Wirkung. Durch gleichzeitige Anwendung von Piperin wird diese Wirkung potenziert.

Resveratrol lindert außerdem oxidativen Schaden und bessert kognitive Störungen im Gehirn von Mäusen mit beschleunigter Alterung. Lernen und Gedächtnis werden ebenso wie die neuromuskuläre Koordination und die sensomotorische Kapazität „signifikant" verbessert. Polydatin schützt in einem Rattenmodell mit vaskulärer Demenz vor Lern- und Gedächtnisstörungen. Es lindert Verletzungen von Nervenzellen, reduziert die Produktion von Malondialdehyd und erhöht SOD und Katalase. Polydatin verbessert neurologische Defizite und reduziert das Volumen von Gehirninfarkten bei Ratten. Die ICAM-1-, VCAM-1-, E-Selektin-, L-Selektin- und Integrin-Werte werden abgesenkt.

Zahlreiche *in vivo*-Studien fanden heraus, dass das Kraut (und Resveratrol sowie Polydatin) die Stabilität der BBB erheblich erhöht und bei Bedarf wiederherstellt.

Die Anzahl degenerativer Neuronen verringert sich „maßgeblich", wenn die Pflanze bei Infektionen oder infektiösen Attacken eingesetzt wird, und das Überleben der Nervenzellen verbessert sich.

Resveratrol schützt Endothelverbindungen, die Stabilität des transendothelialen Widerstands (TEER), F-Aktin und Mikrotubuli des Zytoskeletts sowie Occludin und Zona-Occludens-1-Verbindungen im Gehirn. Niedrige mitochondriale Membranpotenziale und die intrazellulären ATP-Spiegel (wichtig für Energie) wurden durch die

Komponente normalisiert, Veränderungen der Bcl-2/Bax-Balance in einer Reihe von Studien vollständig normalisiert.

Klinische Studien

Es gibt nur wenige Humanstudien mit dem Kraut, allerdings etwa 150 mit dessen Komponenten – primär Resveratrol. Allerdings sind in China Studien über die Wirkungen des Krauts bei klinischer Anwendung durchaus üblich – nur sind sie nicht leicht zugänglich.

Eine Studie mit 21 männlichen, gesunden Profibasketballspielern fand heraus, dass die standardisierte Rezeptur der Wurzel (20 Prozent Transresveratrol) die Plasmaspiegel von TNF-α und IL-6 bei den Anwendern signifikant reduzierte. Ein ähnliches Ergebnis zeigte sich bei brasilianischen Feuerwehrmännern. Eine weitere Studie mit standardisierter Wurzelrezeptur (40 Milligramm Resveratrol) mit normalgewichtigen Individuen ergab, dass eine sechswöchige Anwendung reaktive Sauerstoffspezies, die p47-(phox)-Expression, NF-κB, JNK-1, Phosphotyrosin-Phosphatase-1B und SOCS-3 in mononukleären Zellen „signifikant" verringert. TNF-α-, IL-6- und CRP-Werte nahmen ebenfalls ab.

Eine andere Studie, in der Staudenknöterichwurzel mit Weißdornbeeren zur Behandlung von Herzerkrankungen kombiniert wurden, zeigt, dass sich nach sechs Monaten die Intima-Media-Dicke (*Intima media thickness*, IMT) der Karotisarterie und arterieller Plaques „signifikant verringerte". Die MMP-Spiegel waren ebenfalls reduziert.

Es gibt eine Reihe von Resveratrol-Studien, die sich mit der Kognition von Individuen auseinandersetzen. Das Supplement verbessert die Hirndurchblutung und im Gehirn den Sauerstoffgehalt des Blutes. Eine andere Studie mit Transresveratrol fand heraus, dass die zusätzliche Einnahme von Piperin diese Effekte verstärkt.

Eine weitere Studie mit 46 Teilnehmern zeigt, dass Resveratrol die Worterkennung bei gesunden älteren Erwachsenen „signifikant steigert". Neuroimaging belegte „signifikante Erhöhungen" der hippocampalen funktionellen Konnektivität (FC). FC erhöhte sich ebenfalls zwischen dem linken hinteren Bereich des Hippocampus und dem medialen präfrontalen Kortex. Dies war direkt mit der erhöhten Worterkennungsrate assoziiert.

„Die Verbesserung der Widerstandsfähigkeit" der Netzhautstruktur und -funktion zeigte sich bei der Anwendung von Resveratrol zur Behandlung von Makuladegeneration.

Resveratrol verstärkte bei gesunden Individuen die endotheliale Genexpression und stabilisierte deren Struktur. Es wurde eine „signifikant geringere" mRNA-Expression von VCAM, ICAM und IL-8 beobachtet. Eine andere Resveratrol-Studie demonstriert, dass die Substanz die Endothelfunktion bei Erwachsenen mit Metabolischem Syndrom verbessert. Das Metabolische Syndrom ist durch Adipositas, Bluthochdruck, hohe Nüchternblutzucker- und Blutfettwerte sowie niedrige HDL-Cholesterinwerte definiert.

Es gibt zahlreiche Studien über die Wirkung von Resveratrol bei Typ-2-Diabetes, die alle belegen, dass die Substanz Diabetesparameter verbessert. Insulinresistenz nimmt „signifikant" ab, wodurch die Glukoseverwertung gebessert wird. Außerdem wird die glykämische Kontrolle verbessert. SIRT1-Expression und das Verhältnis der p-AMPK-Expression zur AMPK-Expression erhöht sich „signifikant". Der Ruhestoffwechsel verbessert sich. Eine Metaanalyse von 11 Studien (Liu et al., 2014) mit insgesamt 388 Teilnehmern legte dar, dass „Resveratrol die Glukosekontrolle und die Insulinempfindlichkeit bei Diabtespatienten signifikant verbessert".

Es gibt eine Reihe von Humanstudien zur Behandlung von Krebs mit dieser Komponente. Die Komponenten gelangen zu den Krebszellen und stimulieren dort Apoptose. In einer Studie reduzierte das Supplement die Proliferation von kolorektalen Tumoren um 5 Prozent. Resveratrol schafft scheinbar Abhilfe, obwohl die Studien unterschiedliche Ergebnisse zeigen.

Darüber hinaus gibt es Studien über die Wirkung des Krauts auf das Herz. Eine Studie belegt, dass sich die diastolische Funktion des linken Ventrikels ebenso wie die Endothelfunktion „signifikant" besserten. Thrombozytenaggregation verringerte sich, LDL-Cholesterin nahm ab und ungünstige hämorheologische Veränderungen wurden reduziert. Eine andere Studie fand heraus, das die einjährige Einnahme von Resveratrol den inflammatorischen und fibrinolytischen Status der Anwender günstig beeinflusst. C-reaktives Protein nahm ebenso „signifikant" ab wie PAI-1, IL-6 und TNF-α. Eine andere Studie zeigt, das Resveratrol (kombiniert mit Calciumfructoborat) Angina pectoris lindert. Auch die CRP-Spiegel verringerten sich.

Es wurden auch Studien über die Behandlung von Adipositas mit dem Supplement durchgeführt. Verbesserungen des Gesundheitszustands waren ein häufiger Befund.

In vivo-Studien demonstrieren die signifikant analgetische und entzündungshemmende Wirkung des Krauts bei Ratten. Resveratrol zeigte gute Effekte bei der Behandlung von Nucleus-pulposus-vermitteltem Schmerz. Transresveratrol beugt Knochenschwund bei ovarektomierten Ratten vor (im Grunde postmenopausaler Knochenschwund). Mehrere Studien zeigen, dass Polydatin die ernährungsbedingte Entwicklung von Insulinresistenz und Lebersteatose (Fettleber) hemmt. Dies geschieht primär durch die Hemmung von THF-a und SREBP-1c. Die Wurzeltinktur der Pflanze stärkt die angeborenen Immunreaktionen bei Ratten. Wundheilung bessert sich durch topische Anwendung der Wurzelsalbe bei Ratten signifikant. *Hinweis*: In den letzten zehn Jahre haben wir die bemerkenswerte Heilkraft der Wurzelsalbe beobachtet. Analfissuren, die schwer heilbar sind, heilen unglaublich schnell mit dieser Salbe. Dies gilt ebenfalls für alle Fissuren und Schnitte in Fingern, Füßen und anderen Hautregionen.

Es gibt zahlreiche *in vitro*-Studien, weshalb nachfolgend nur eine exemplarische Auswahl vorgestellt wird. Resveratrol hemmt die Aggrekanase-Genexpression in Chrondozyten (hilft bei der Behandlung von arthritischen Zuständen). Es hemmt MMP außerordentlich gut. Die Wirkungen von Resveratrol auf Gelenkentzündungen sind sehr ausgeprägt. IL-1β und TNF-α stimulieren durch Aktivierung von NF-κB Matrix-abbauende Enzyme wie MMP und COX-2, was eine wesentliche Ursache für die Zerstörung von Knorpelgewebe bei Gelenkentzündung (rheumatoide Arthritis/RA und Arthrose/OA).

Resveratrol supprimiert nur jene Zytokine, die Chondrozyten signifikant schützen. Es blockiert die Aktivierung von Caspase-3, PARP-Spaltung, Apoptose und Akkumulation von p53 und induziert dessen Abbau. Es supprimiert die NF-κB-Induktion und den IκB-a-Abbau.

In vitro-Sudien fanden heraus, dass Resveratrol die Zerstörung von Knorpelgewebe hemmt und vor der Entwicklung von OA schützt. Es kann die Bandscheiben vor Rupturen schützen und nach einem Schaden eine gesunde Funktion regenerieren.

Resveratrol ist ein relativ langsam agierender Radikalenfänger. Einige andere Komponenten der Pflanze (Dicaffeoyl-Chinasäure, DCQA) haben eine 20-fach schnellere Wirkung. Dies zeigt erneut die synergistische Wirkung der ganzen Wurzel bei medizinischer Anwendung auf.

Das Kraut ist auch ein Calcium-Kanal-Adaptogen. Das heißt, es moduliert Calcium-Kanal-Signale, erhöht oder senkt sie je nach Bedarf. Dies ist ein wesentlicher Mechanismus zum Schutz von Endothelzellen vor Schädigungen. Die Modulation der Calcium-Kanal-Funktionen stärkt TEER in Endothelverbänden und macht die Zellverbindungen widerstandsfähiger gegenüber Attacken.

Frühe Studien

Das Kraut wurde lange Zeit in China zur Behandlung von Verbrennungen verwendet. Klinische Studien belegen dessen Fähigkeit, Schorfbildung zu fördern und bakterielle Infektionen in geschadigter Haut zu verhindern. Das Kraut reduziert Exsudation, schützt vor Wasser- und Elektrolytverlust und beschleunigt die Wundheilung. In einer Studie wurden 60 Individuen mit Verbrennungen zweiten und dritten Grades mit dem Kraut behandelt. Dabei waren 10 bis 71 Prozent der Körperoberfläche verbrannt, 15 Patienten litten unter Hautinfektionen.

Die Verbrennungen zweiten Grades verheilten innerhalb von vier bis sechs Tagen und Verbrennungen dritten Grades verheilten innerhalb von 20 bis 40/42 Tagen. Andere Studien zeigten ähnliche Ergebnisse. Eine verringerte Narbenbildung und weniger Gewebetod sind bei der Anwendung des Krauts die Regel. Der Grund hierfür ist vor allem dessen starke Angiogenese-modulierende Wirkung.

Bei verbrannter Haut führen Blutgerinnsel (Thromben) innerhalb der Kapillaren zur Nekrose darunterliegender Gewebe. Gefäßverengung (Vasokonstriktion), verlangsamter Blutfluss und Schädigungen der oberflächennahen Blutgefäße sind Schlüsselbedingungen für die Entstehung einer Thrombose in verbrannter Haut. Klinische Studien in China mit Verwendung spezieller Mikroskope fanden heraus, dass Japanischer Staudenknöterich als Mikrozirkulationsstimulans agiert. Das Kraut stimuliert den Blutfluss in verbrannte Hautareale, dehnt die Blutgefäße, stimuliert die Abheilung der Blutgefäße und initiiert in verbrannter Haut die Regeneration.

Japanischer Staudenknöterich ist ein Angiogenese-Modulator und stimuliert die Bildung von neuen sowie die Heilung von geschädigten Blutgefäßen. Darüber hinaus verhindert das Kraut die Entwicklung von neuen Gefäßen und den Blutfluss in problematischen Bereichen – insbesondere bei maligner und benigner Tumorbildung. Es ist ein klassisches tonisierendes Kraut und das einzige, das meiner Kenntnis nach die Blutgefäße selbst günstig beeinflusst. Es schützt und moduliert unter anderem die Endothelzellen der Blutgefäße.

Polygonum agiert bei Verbrennungen, chronischen Entzündungen wie rheumatoider Arthritis, Augenerkrankungen wie diabetischer Retinopathie und bei Makuladegeneration sowie bei Durchblutungsstörungen wie Schlaganfall, und verschiedenen Herzerkrankungen wie koronarer Herzkrankheit oder Angina pectoris als Angiogenese-Stimulans. Das Kraut ist ein potenter Angiogeneseinhibitor bei malignen und bei benignen Tumoren. Möglicherweise wird das Kraut bald eine wichtige Rolle bei der Behandlung einer bestimmten Form der Makuladegeneration (MD) spielen, der sogenannten feuchten Makuladegeneration (Wachstum abnorm veränderter Blutgefäße aus der Aderhaut in die Makula).

In Studien über Herzerkrankungen beobachteten Forscher, dass Resveratrol, das kardiovaskuläre System vor unspezifischer Schädigung durch IR schützt, vasorelaxierend wirkt, intakte endotheliale Strukturen schützt, antiatherosklerotisch wirkt, LDL-Cholesterin absenkt, ein Antioxidans ist und die Thrombozytenaggregation reduziert. Chinesische Forscher fanden heraus, dass die Komponente Polydatin eine breite Wirkung im kardiovaskulären System vermittelt. Sie merkten an, dass es die Gefäßentspannung im gesamten Körper fördert, unter anderem auch in den Kapillaren der Lunge.

Polydatin erweist sich als besonders effektiv zur Behandlung von Verbrennungsschock. Es stärkt die Herzfunktion und mikrozirkulatorische Funktionen. Es bessert die geschwächte Herzfunktion: Output, Index und Schlaganfall-Volumen-Index. Es normalisiert den Pulsdruck, mindert die Anzahl von adhäsiven weißen Blutkörperchen, und die Anzahl der geöffneten Kapillaren wird wieder normalisiert. Polydatin wirkt schadensbegrenzend in verbrannten Lungengeweben. Polydatin hemmt multiples Organversagen bei Verbrennungsschock.

In vivo-Studien über die Wirkung von Polydatin und des ganzen Krauts auf das kardiovaskuläre System belegen, dass Staudenknöterich die Amplitudenwerte der Kontraktion selbst bei Senkung des Blutdrucks anhebt. Der koronare Fluss verbessert sich, während der koronare Widerstand signifikant verringert wird. Polydatin und das ganze Kraut stärken die Herzfunktion sowie mikrozirkulatorische Funktionen und bessern schlechte Herzfunktionsparameter: Output, Index und Schlaganfall-Volumen-Index. Resveratrol hat ähnliche Wirkungen. Es hemmt die Gewebefaktorexpression in Gefäßzellen als Antwort auf pathophysiologische Stimuli – inklusive bakterieller Stimuli. Somit reduziert es Entzündung in Herz- und Gefäßgewebe. Es normalisiert Endothelfunktionen.

Das gesamte Kraut wie seine Komponente Resveratrol sind potente Antioxidanzien. Interessanterweise ist Resveratrol offenbar ein antioxidativer Modulator, der seine antioxidative Wirkung bei Bedarf erhöht (meistens der Fall), diese aber reduziert, falls die Umstände keine erhöhte antioxidative Wirkung erfordern (z. B. in Leukämiezellen).

Resveratrol ist ein hoch wirksamer Hemmer der Dioxygenase-Aktivität von Lipoxygenase. Lipoxygenase ist an der Synthese von Mediatoren entzündlicher, atherosklerotischer und karzinogener Prozesse beteiligt. Durch die wirksame Hemmung der Dioxygenase-Aktivität der Lipoxygenase entfalten das Kraut und seine Komponenten ausgeprägte Wirkungen auf entzündliche Prozesse wie Arthritis, die Cholesterinwerte im Blut und Krebs.

Teilweise beruht dies darauf, dass Resveratrol die Eicosanoid-Produktion blockiert. Eicosanoide sind wirkungsvolle kurzlebige Substanzen – wenn Sie so wollen Hormone –, die von drei unterschiedlichen Fettsäuren generiert werden: Dihomogammalinolensäure, Arachidonsäure und Eicosapentaensäure (EPA, kommt in Fisch und Fischölen vor). Arachidonsäure ist in Zellmembranen enthalten. Durch Zyklooxygenase (COX)-Enzyme wird Arachidonsäure in potente proinflammatorische und Thrombozyten-aggregierende Thromboxane und inflammatorische Prostaglandine transformiert. Durch Lipoxygenase (LOX)-Enzyme verwandeln sich Eicosanoide in hoch wirksame inflammatorische und Leukozyten-stimulierende Leukotrienen, Hepoxiline und Lipoxine. Das Kraut hemmt sowohl LOX- als auch COX-Signalweg-Entzündungen.

Resveratrol hemmt spezifisch die Produktion von Arachidonsäure-Metaboliten. Diese Metaboliten sind an einer Reihe von Autoimmun- und allergischen Reaktionen, an der Entwicklung von Tumoren und Psoriasis-artigen Zuständen der Haut beteiligt. Resveratrol vermittelt eine dosisabhängige Hemmung der Biosynthese von Prostaglandin-E-immunreaktivem Material.

Jüngste Forschungen zeigten, dass die Pflanze und ihre Komponente Resveratrol bevorzugt die Wirkungen von NF-κB beeinflussen. Das Kraut moduliert vielmehr die Wirkungen von NF-κB, anstatt als Hemmstoff zu agieren. Resveratrol moduliert zudem die Interferon-γ-induzierte Neopterin-Produktion und den Tryptophan-Abbau. Es agiert als Immunmodulator und erhöht oder reduziert diesbezügliche Werte bei Bedarf.

Staudenknöterich erhöht die Anzahl der weißen Blutkörperchen bei einer Bestrahlungs- oder Chemotherapie. Bei 67 Tumorpatienten, die sich einer solchen Therapie unterzogen, konnten Leukopenie oder eine reduzierte Anzahl von weißen Blutkörperchen (WBC) effektiv mit dem Kraut behandelt werden. Von den 59 Patienten, die ohne Pause bestrahlt wurden, wurde bei 40 ein Anstieg der WBC auf $100/mm^3$ beobachtet. Die 8 Patienten, bei welchen die Strahlentherapie unterbrochen wurde, zeigten denselben Anstieg der WBC.

Das Kraut stimuliert die Bildung von Fibroblasten. Diese undifferenzierten Zellen migrieren zum Ort der Verletzung, insbesondere (in diesem Fall) zu Haut- und Kollagengeweben, wo die Bildung neuer Zellen für die Heilung induziert wird. Bei Arthritis und Psorasis reduziert das Kraut die Entzündung und stimuliert die Produktion von Fibroblasten und deren Verlagerung in geschädigte Regionen.

Gute therapeutische Ergebnisse wurden mit dem Kraut in klinischen Studien in China bei 100 Patienten mit rheumatoider Arthritis, lumbaler Hypertrophie und Arthrose erzielt. Das Kraut wirkt besonders effektiv bei akuten Entzündungskrankheiten wie Appendizitis, Appendixabszess, Tonsillitis und Pneumonie. Bei 45 Pneumoniepatienten, die mit dem Kraut behandelt wurden, normalisierte sich die Körpertemperatur innerhalb von 1 bis 1,5 Tagen. 26 Fälle einer akuten Appendizitis, 14 Fälle eines Appendixabszess und 4 Fälle von perforiertem Appendix mit Peritonitiskomplikation, wurden allesamt mithilfe eines Dekokts des ganzen Krauts geheilt. Klinische Studien zeigten zudem, dass das Kraut bei akuter ikterischer Virushepatitis, Entzündung der Knochen und des Knochenmarks, Psoriasis,

Herpes und Zervixerosion wirksam ist.

In Krebsstudien wurden Pflanzenkomponenten von Staudenknöterich, primär Emodin und dessen Derivate verwendet: Citreorosein, Emodinsäure, Parietin, Fallacinol, Chrysophansäure und Rhein. Die Substanzen wurden als potente Onkogen-Signaltransduktions-Inhibitoren eingestuft, da sie Protein-Tyrosin-Kinase und Protein-Kinase C hemmen. Resveratrol hemmt Tumorwachstum, Metastasierung von Tumoren, und Angiogenese bei Krebs. Resveratrol hemmt die DNA-Synthese in Krebszellen (insbesondere beim Lewis-Lungenkarzinom) und die Bindung von VEGF (*vascular endothelial growth factor*) an humane Endothelzellen aus der Nabelschnurvene. Die Pflanzenkomponente reduziert die von kanzerösen Clustern gebildeten neuen Blutgefäße, indem sie deren Blutversorgung unterbindet. Resveratrol ist *in vitro* ein signifikanter Inhibitor der Krebsbildung, *in vivo* hemmt es bei Mäusen Brustdrüsen- und Hautkrebs. Resveratrol verhindert je nach Dosierung bis zu 98 Prozent der Hauttumore bei Mäusen. Der Prozentsatz der Mäuse mit Tumoren wurde im höchsten Dosisbereich um 88 Prozent verringert.

Resveratrol stört drei Phasen der Krebsentstehung: Initiation, Promotion und Progression. Es hemmt Metastasierung, unterbindet die Blutversorgung des Tumors und hilft bei der Normalisierung der Zelldifferenzierung. Resveratrol wirkt stark antimutagen.

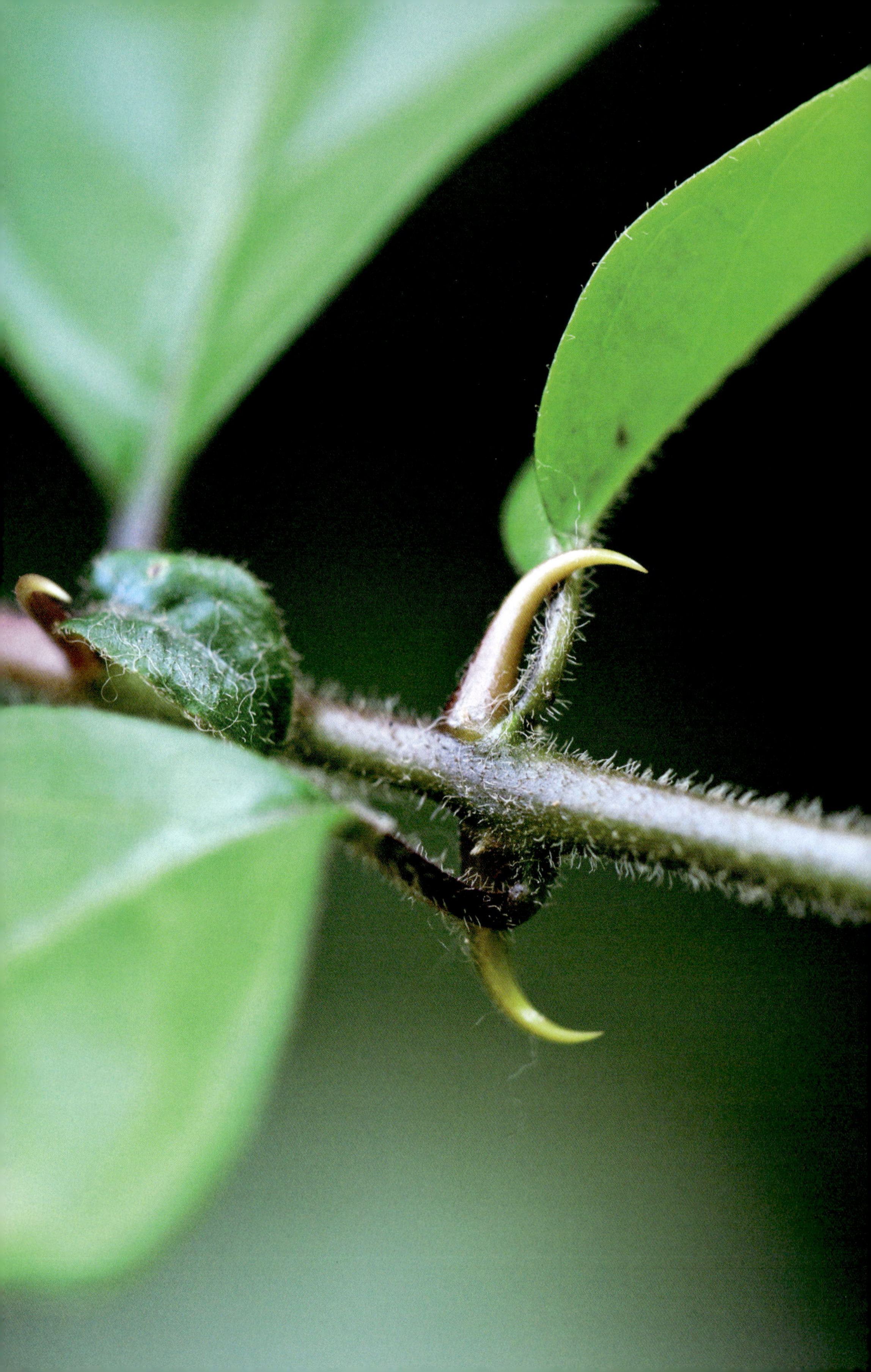

Uncaria tomentosa, U. rhynchophylla (Katzenkralle)

Familie *Rubiaceae*

Gebräuchliche Namen Katzenkralle, *cat's claw* (engl.), *uña de gato* (span.), Samento (Extrakt), Saventaro (Extrakt).

Benutzte Arten Es gibt weltweit 157 verschiedene *Uncaria*-Arten. Möglicherweise handelt es sich bei einigen davon um ein und dieselbe Spezies, die lediglich mehrere Namen trägt. Es kann aber auch sein, dass die Zahl auch Subspezies, Varianten oder ähnliches aufweist. Das Ganze ist sehr verwirrend. (*... Taxonomen waren hier wieder am Werk.)*

Einige Quellen behaupten, es gäbe nur 34, oder vielleicht 40, oder möglicherweise 52 Arten innerhalb dieser Gattung. Eine andere seriöse Quelle (in der eine einzigartige ergänzende taxonomische Methode angewendet wird) spricht von mindestens 29 Arten im tropischen Asien und Australien, zwei Arten in Afrika und Madagaskar, zwei Spezies in Südamerika und 12 in China. Insgesamt ergibt dies 46 Arten.

Unabhängig von ihrer tatsächlichen Zahl, werden alle verschiedenen Spezies scheinbar in den jeweiligen Gebieten für die gleichen medizinischen Zwecke genutzt. In China verwendet man alle dort heimischen Arten (sie werden häufig von lokalen Kräuterkundigen wild geerntet, die einfach das nehmen, was in der Nähe wächst). Der Schwerpunkt der TCM bezieht sich seit Jahrtausenden auf die folgenden Arten (in der Reihenfolge ihrer Bedeutung): *Uncaria rhynchophylla, U. macrophylla, U. hirsuta, U. sinensis* und *U. sessilifructus. U. rhynchophylla* hat gemäß schriftlicher Überlieferungen die längste Anwendungsgeschichte. Diese Art wurde auch am umfassendsten erforscht.

Uncaria tomentosa und *U. guianensis* sind (offensichtlich) die einzigen in Südamerika heimischen Katzenkrallenarten. Beide werden dort in der

Taxonom: altgriech. „taxis" = „Ordnung", „Ausrichtung" (und: altdeutsches Wort für „Nebel" = „Schleier oder Film, der die Sicht verdeckt oder die Wahrnehmung verschwimmen lässt". Daraus ergibt sich: „Menschen, die schwammige oder verschleierte Ordnung schaffen, die unsere Wahrnehmung verschwimmen lassen").

traditionellen Volksheilkunde eingesetzt. *Uncaria tomentosa* wurde durch ihren Gebrauch bei Lyme-Borreliose bekannt. (Mehr hierüber im *POA/TOA-Zwischenruf.*)

Wir haben uns im Laufe der letzten Dekade auf die Anwendung von (nicht-TOA-freier) *U. tomentosa* fokussiert. Das Kraut schafft Abhilfe bei Lyme-Borreliose. Jedoch stufen wir derzeit *U. rhynchophylla* als bedeutungsvoll zur Behandlung von Neuroborreliose ein. Beide Arten sollten bei Lyme-Borreliose unbedingt eingesetzt werden. Deshalb …

Benutzte Arten *Uncaria tomentosa* **und** *Uncaria rhynchophylla.*

Benutzte Pflanzenteile

In China und in anderen asiatischen Ländern werden häufig die Blätter für verschiedenste Zwecke gebraucht, aber überwiegend wird die innere Borke der Liane verwendet. Die Chinesen haben herausgefunden, dass die Halteorgane (auch Krallen) einiger Arten medizinisch außerordentlich wirksam sind. Wenn Sie *Uncaria rhynchophylla* kaufen, bekommen Sie häufig genau diesen Teil der Pflanze.

Zubereitung und Dosierung

Das Kraut wurde weltweit traditionell als Pulver oder Auszug (Infusion) eingesetzt. Tinkturen sind inzwischen auch üblich, finden sich aber hauptsächlich in der westlichen Welt.

Bitte beachten Sie, dass die nachfolgenden Dosisangaben nur Richtwerte sind. Erhöhen und reduzieren Sie die empfohlenen Dosierungen je nach individueller Reaktion und Schwere der Infektion. Falls extreme neurologische Symptome (z. B. Krampfanfälle) vorliegen, kann unter Umständen eine hohe Dosierung der *U. rhynchophylla*-Tinktur (oder Auszug) nötig sein. Sobald sich der Zustand bessert, kann die Dosierung reduziert werden.

Hinweis: Manche Patienten benötigen bei der Therapie nur 1 bis 10 Tropfen der Tinktur. Bitte achten Sie auf Ihre Reaktion und passen Sie die Dosierung entsprechend an!

Chinesische Dosierungen sind sehr hoch, 10 bis 15 Gramm als Einzelgabe, drei Mal täglich. In China wird häufig ein einfaches Dekokt (sehr kurze Kochzeit) aus dem Kraut hergestellt. Hierfür das Wasser mit der Kräuterdroge zum Kochen bringen, und sogleich von der Flamme nehmen. Dann das Dekokt zugedeckt ziehen lassen. *Bei zu langer Kochzeit werden manche Komponenten deaktiviert.*

Pulver

Beide Arten: 1 TL, drei bis sechs Mal täglich in Wasser oder Saft aufgelöst. Beginnen Sie mit niedriger Dosierung und erhöhen Sie diese dann schrittweise (s. u.). Die Dosierung kann bei Bedarf erhöht oder verringert werden.

Kapseln

Beide Arten: 1 bis 4 Kapseln à 500 Milligramm, drei bis vier Mal täglich, 8 bis 12 Monate. Beginnen Sie mit der niedrigsten Dosierung und erhöhen Sie diese schrittweise alle 7 Tage – das heißt: nach 7 Tagen nehmen Sie drei Mal täglich 2 Kapseln ein, dann drei Mal täglich 3 Kapseln, anschließend drei Mal täglich 4 Kapseln und schließlich vier Mal täglich 4 Kapseln. Behalten Sie diese Dosierung mindestens 60 Tage lang bei. Falls gewünscht, kann die Dosis langsam gesenkt werden, sobald die Lyme-Borreliose-Symptome abklingen. Sollten sich die Symptome bei niedrigen Dosierungen wieder verschlimmern, erhöhen Sie die Dosierung erneut. Diese Dosierungsanpassung minimiert das Risiko für Magen-Darm-Beschwerden bei initialer Gabe des Krauts (siehe hierzu *Nebenwirkungen*).

Hinweis: Manche Patienten benötigen nicht mehr als 1 Kapsel, drei Mal täglich.

Tinktur

(1:5, 60 Prozent Alkohol)

U. tomentosa: ½ bis 1 TL, drei bis sechs Mal täglich.

U. rhynchophylla: ½ TL bis 1 EL, drei bis sechs Mal täglich.

Hinweis: Die Alkaliode in der Pflanze lassen sich leichter extrahieren, wenn das zur Herstellung verwendete Wasser eher sauer als basisch ist. Sie können 1 TL Apfelessig in das Wasser geben. Damit gehen Sie sicher, dass das es tendenziell sauer ist. Lassen Sie die Mischung einige Wochen mazerieren, bevor Sie sie dekantieren.

Auszug (Infusion/Dekokt)

7 Gramm Kräuterdroge in 1 Liter Wasser geben, zum Kochen bringen, sogleich vom Herd nehmen, zudecken und etwa eine Stunde (oder über Nacht) ziehen lassen. Abseihen und in drei Dosierungen aufgeteilt über den Tag verteilt trinken.

Hinweis: Die Dosierung kann bei Bedarf erhöht oder reduziert werden.

Nebenwirkungen und Kontraindikationen

Uncaria-Pflanzen sind sehr sicher, aber …

- Einzeldosierungen von 3 bis 4 Gramm haben manchmal Beschwerden des Verdauungsapparats wie weicher Stuhl, Diarrhoe (Durchfall) und/oder Bauchschmerzen verursacht. Diese Nebenwirkungen klingen während der Anwendung des Krauts ab. Falls die Nebenwirkungen auftreten, wird die Reduzierung der Dosierung empfohlen. Sofern der Durchfall länger als drei Tage anhält, sollte das Kraut abgesetzt werden.

- Aufgrund der immunstimulierenden Wirkungen sollte das Kraut nach Organtransplantationen oder bei Anwendung von Immunsuppressiva nicht eingenommen werden. Gleiches gilt bei Anwendung von Blutverdünnern oder vor einem geplanten chirurgischen Eingriff. Das Kraut muss 10 Tage vor einem chirurgischen Eingriff abgesetzt werden.

- Wenn Sie vorhaben schwanger zu werden, oder bereits schwanger sind, wird von der Anwendung des Krauts abgeraten.

- Manche Quellen behaupten, dass *Uncaria tomentosa* Nierenschäden mit anschließendem akutem Nierenversagen verursachen kann. Dieser Hinweis basiert auf einem einzigen Bericht aus Südamerika (Patientin mit Lupus). Hierbei wurde lediglich vermutet, dass das Kraut die für den Zustand verantwortlich sein könnte, die definitive Ursache wurde nicht geklärt.

- Weltweit haben in den letzten beiden Jahrzehnten Hunderttausende Patienten das Kraut benutzt, in Südamerika wird es seit mehreren tausend Jahren verwendet. Es gibt keine Berichte über derartige Reaktionen durch eine Langzeitanwendung. Vattimo und da Silva (2011) bemerken: „Die vorgestellten Ergebnisse heben die protektive Wirkung der Pflanze *Uncaria tomentosa* auf die Nierenfunktion bei Studien am Ratten-Modell mit Nierenischämie hervor. [...] Diese Daten bestätigen, dass in Situationen mit drohenden Nierenschäden [...] ebenfalls die Phytotherapie als Möglichkeit in Betracht gezogen werden kann.“ Das Kraut wird also häufig zur *Heilung* von Nieren eingesetzt.

- Da *Uncaria rhynchophylla* hypotensive Wirkung hat, ist bei niedrigem Blutdruck *Vorsicht* geboten.

Arzneimittel-Interaktionen

In Bezug auf *Uncaria tomentosa* gibt es kaum Kräuter-Arzneimittel-Interaktionen.

- Verwenden Sie das Kraut nicht kombiniert mit immunsuppressiven Kräutern wie Ciclosporin.
- Das Kraut kann die Wirkung von Cumarin und anderen Blutverdünnern potenzieren.
- Manche Quellen vermuten, dass die Komponenten von *Uncaria* durch Magensäureblocker oder säurebindende Mittel deaktiviert werden. Ich habe darauf in der ersten englischsprachigen Ausgabe dieses Buches hingewiesen. Ich bin nicht mehr der Meinung, dass diese Daten zuverlässig sind. Das Kraut interagiert oder interagiert möglicherweise nicht mit Säuereblockern.
- Nehmen Sie *Uncaria rhynchophylla* nicht ein, wenn Sie blutdrucksenkende Medikamente benutzen. In Kombination mit Antihypertensiva-Medikamenten kann es den Blutdruck zu stark senken.

Habitat und Erscheinungsbild

Katzenkralle mag das Dickicht. Es handelt sich um ein verholzendes Klettergewächs (oder Liane), das manchmal eine beachtliche Größe und Länge erreicht und sich um Bäume herumschlingt. Dort klettert es auf der Suche nach Sonnenlicht bis unter die Baumkrone. Sie verdankt ihren Namen den prominenten hakenähnlichen, meist paarweise angeordneten, gekrümmten Dornen an den Ranken, die sie benutzt, um auf Bäume zu klettern.

U. guianensis ist eine der beiden südamerikanischen Spezies und wächst in Peru, Bolivien, Brasilien, Guyana, Paraguay, Trinidad und Venezuela. *U. tomentosa* ist weiter verbreitet: Kolumbien, Ecuador, Trinidad, Guyana, Venezuela, Panama, Surinam, Guatemala und Costa Rica.

Anbau und Ernte

In einigen Regionen Chinas werden die Pflanzen wild geerntet, aber auch zu medizinischen Zwecken kultiviert. Allerdings liegen mir keine Informationen darüber vor, wie man die Pflanze anbaut (alle scheinen Wildwuchs zu ernten und niemand beschäftigt sich offenbar tatsächlich mit der Kultivierung der Pflanze).

Eigenschaften von *Uncaria*-Pflanzen

Die chemischen Inhaltsstoffe der verschiedenen Spezies unterscheiden sich manchmal erheblich. In Folge dessen variiert auch das Wirkspektrum von Spezies zu Spezies. Die amerikanischen Arten sind geographisch von den asiatischen Stämmen seit Jahrtausenden separiert und haben ein dementsprechend sehr unterschiedliches Wirkspektrum – sie sind tendenziell stärker immunaktivierend als die asiatischen Varianten.

Wirkungen *Uncaria tomentosa*

abortiv
analgetisch
antidepressiv
antidysenterisch
antileukämisch
antimutagen
antioxidativ
antitumoral
antiulzerös
antiviral
diuretisch
entzündungshemmend
gerinnungshemmend
hypocholesterinämisch
immunstimulierend
wundheilungsfördernd

Hinweis: Diese Spezies wirkt primär entzündungshemmend bei arthritischen Zuständen, immunstimulierend und antineoplastisch bei der Behandlung von Krebs.

Wirkungen *Uncaria rhynchophylla*

antibakteriell
antikonvulsiv (antiepileptisch, krampflösend)
entzündungshemmend
hypotensiv
neuroprotektiv
relaxierend (glatte Muskeln)
sedativ
systemisch tonisierend

Hinweis: Diese Spezies wirkt primär hypotensiv (hoher Blutdruck), entzündungshemmend (neurologisch) und schützt neurologische Strukturen (antiepileptisch, krampflösend).

Antimikrobielle Aktivität

Uncaria-Arten sind keine potenten antimikrobiellen Kräuter. Sie wurden auch nur selten daraufhin getestet. Dennoch sind verschiedene Spezies gegen einige Bakterien wirksam. Nachfolgend werden auch diese Bakterien angeführt: *Bacillus cereus, B. subtilis, Candida albicans, Enterococcus faecalis, Escherichia coli, Klebsiella pneumoniae, Staphylococcus aureus* und *S. epidermina. Uncaria tomentosa* ist gegen das Dengue-Fieber-Virus, VSV (vesikuläres Stomatitis-Virus) und Rhinoviren wirksam. Alle Studien hierzu wurden *in vitro* durchgeführt.

Indikationen

Borreliose

Arthritis

Immunschwäche

Neurologische Störungen

Krämpfe

Bluthochdruck

In Süd- und Zentralamerika wird in der Regel die innere Borke benutzt und bei Bedarf geerntet. Die Chinesen verwenden ebenfalls die innere Borke sowie Halteorgane und Blätter – jeweils für verschiedene Zustände in Form unterschiedlicher Rezepturen.

Inhaltsstoffe

Die Inhaltsstoffe der einzelnen Spezies überlappen sich größtenteils. Dies ist vor allem bei asiatischen Arten der Fall, die lange Zeit engen Kontakt miteinander hatten. Die südamerikanischen Spezies wurden schon zu Urzeiten von ihren Verwandten getrennt. Dennoch haben sie einige Komponenten, die auch in asiatischen Arten vorkommt – andere kommen wiederum überhaupt nicht vor. Dennoch unterscheiden sich die Inhaltsstoffe der beiden Gruppen genauso wie ihre synergistische Dynamik. Weltweit variieren die Komponenten aller Spezies je nach Art, Standort und Jahreszeit.

- *Uncaria tomentosa:* 17 Alkaloide, Chinovinsäureglykoside, Flavonoide, Sterole und zahlreiche andere Komponenten wie Oxindol-Alkaloide (pentazyklische und tetrazyklische), Beta-Sistosterol, Katechine, Tannine, Procyanidine, Stigmasterol, Campesterol, Carboxyalkylester, Ajmalicin, Akuammigin, Chlorogensäure, Cinchonein, Coryanthein, Corynoxein, Daucosterol, Epicatechin, Harman, Hirsutein, Isopteropodin, Pteropodin, Logansäure, Lyalosid, Mitraphyllin, Isomitraphyllin, Oleanolsäure, Palmitoleinsäure, Pteropodin, Rhynchophyllin, Isorhynchophyllin (und dessen N-Oxide), Rutin, Corynoxein, Isocorynoxein, Rotundifolin und Isorotundifolin, Speciophyllin, Strictosidin, Uncarin A–F und Vaccensäure.

- *Uncaria rhynchophylla* (absteigende Konzentration): 22-O-B-D-Glucopyranosul-Isocorynoxininsäure, dessen Isomer, 18,19-Dehydrocorynoxininsäure, Hyperosid, Mitraphyllinsäure-22-B-D-Glycopyranosylester, 18,19-Dehydrocorynoxininsäure B, Cadambin, 3a-Dihydrocadambin, 3B-Isodihydrocadambin, 11-Hydroxy-2-O-D-Glucopyranosyl-Vincosid-lactam, Isocorynoxein, Strictosidin, Isorhynchophyllin, Corynoxein, Corynoxin, Corynoxein-NO, Corynoxin B, Corynoxin B, Isocorynoxin B, Isocorynoxein-NO, Mitragynin, Rhynchophyllin, Rhynchophyllin-NO, Isorhynchophyllin-NO, Isomer von Rhynchophylin, Dihydrocorynanthein, Raubasin, Strictosamid, Yohimbin, Geissoschizin-Methyläther, Hirsutein, Vincosid-Lactam, Hirsutin.

Hinweis: Obwohl *Uncaria tomentosa* einige Alkaloide enthält, die auch in *U. rhynchophylla* vorkommen – insbesondere Hirsutin, Rhynchophyllin und Isorhynchophillin – variieren die Konzentrationen erheblich im Vergleich zu *U. rhynchophylla.* Und genau diese Komponenten sind die potentesten neurologischen Wirkstoffe.

Traditionelle Anwendung

Obwohl verwandte *Uncaria*-Arten sowohl in Indien als auch in China seit Jahrtausenden eingesetzt werden, haben die südamerikanischen Arten, insbesondere *Uncaria tomentosa,* spezifischere und potentere Wirkungen auf das Immunsystem, entzündliche Zustände – und wirken stärker und spezifischer bei Krebs. Primär werden südamerikanische Arten zur Behandlung von Lyme-Borreliose-Infektionen bevorzugt.

Beide südamerikanischen *Uncaria*-Arten sind bei indigenen Völkern des Amazonas seit Jahrtausenden bekannt. Die Stämme der Aguaruna, Ashaninka, Casibo, Conibo und Shipibo haben das Kraut intensiv zur Behandlung von Asthma, Entzündungen im Harntrakt, Arthritis, Rheuma, Knochenschmerzen, Entzündungen, Magengeschwüren, Diabetes, Fieber, Zirrhose, Ruhr, Krankheitsvorbeugung, Prostatitis, Gürtelrose, Hautstörungen,

Die Chinovinsäure-Kontroverse

Es geht das Gerücht um, das die Chinovinsäuren der Katzenkralle im Grunde mit Chinolonantibiotika gleichzusetzen sind. Den Gerüchten zufolge ist das der Grund, weshalb Katzenkralle wirksam gegen Spirochäten ist. Dies führte zu Bedenken, da Chinolonantibiotika in manchen Fällen schwere Sehnenentzündungen auslösen können. Das würde bedeuten, dass Katzenkralle Tendinitis (Sehnenentzündung) verursachen kann, die zur Gewebezerstörung führen kann. Dies entspricht überhaupt nicht der Wahrheit! Die Chinovinsäuren der Katzenkralle unterscheiden sich hinsichtlich ihrer Struktur von Chinolonantibiotika. Molekularbiologisch sind sie verschieden und wirken auch nicht vergleichbar.

Krebs, zur Nierendurchspülung sowie zur Erholung nach der Geburt, zur Heilung tiefer Wunden und bei Tumoren sowie in hochkonzentrierter Form als Kontrazeptivum benutzt.

Ayurveda

In der traditionellen ayurvedischen Praxis wird die verwandte Art *Uncaria gambier* als adstringierendes Kraut verwendet.

Traditionelle Chinesische Medizin

Fünf verwandte Arten (in der Regel *Uncaria rhynchopylla*) wurden in der TCM seit Jahrtauenden angewendet. Andere ähnliche Spezies werden von traditionellen Heilern in China benutzt – zehn dieser chinesischen Arten sind dort im Handel erhältlich. Sie werden primär zur Heilung von ZNS-Schäden und zur Behandlung von Symptomen (Epilepsie, Krämpfe, Tremor, Zuckungen) sowie gegen Benommenheit, Schwindel, zur Blutdrucksenkung, bei Eklampsie, Fieber und Kopfschmerzen verordnet.

Westliche Pflanzenheilkunde

Die Gattung wurde erst kürzlich in die westliche Pflanzenheilkunde eingeführt. Sie war den Pionieren, den großartigen amerikanischen Phytotherapeuten des späten 19. Jahrhunderts unbekannt. Die ersten Berichte über die Pflanze und ihre medizinische Wirkung, die nicht aus der indigenen Kultur stammen, tauchten seit den 1930er-Jahren auf und sind einem jungen bayerischen Einwanderer in Peru zu verdanken, Arturo Brell. Er behandelte in den frühen 1960er-Jahren Hunderte Krebspatienten mit dem Kraut und teilte sein Wissen mit dem amerikanischen Professor Eugene Whitworth. Nach Brells Tod im Jahr 1974 fand das Wissen über die Pflanze Eingang in die westliche Pflanzenheilkunde. Dies ist vor allem der Arbeit des Österreichers Klaus Keplinger zu verdanken. Seit den 1990er-Jahren wurde die Pflanze zunehmend zur Behandlung von Lyme-Borreliose, Krebs, AIDS, Immunstörungen und Arthritis eingesetzt.

Wissenschaftliche Studien

Nachfolgend ein kurzer Überblick über die Dynamiken von *Uncaria*-Arten, die sich zur Behandlung von Lyme-Borreliose eignen.

- *Uncaria rhynchophylla:* Das Kraut wurde in China seit Jahrtausenden ausgiebig klinisch eingesetzt. Zahlreiche *in vitro*- und *in vivo*-Studien berichten über die Wirkungen des Krauts. Klinische Studien gibt es aber nur wenige. In der chinesischen

Datenbank *cnki* konnte ich nur drei klinische Studien finden. Alle beschäftigten sich mit der Behandlung von Bluthochdruck (Hypertonie). Das Kraut wurde entweder als Monotherapie oder kombiniert mit anderen Kräutern verabreicht. Die Ergebnisse waren sehr gut.

Es gibt einige Abhandlungen, die sich mit der Anwendung des Krauts bei neurologischen Problemen in der traditionellen Japanischen Medizin auseinandersetzen (z. B. Tanaka und Sakiyama, 2013, Matsumoto et al., 2013). Man benutzt es meist erfolgreich zur Behandlung von Demenz (Matsumoto). Tanaka untersuchte drei klinische Fälle von affektiven und Verhaltensstörungen bei 11-jährigen Kindern. Das Kraut zeigte eine gute Wirkung.

Mein primäres Interesse gilt den Wirkungen des Krauts bei neurologischen Störungen. Nachfolgend die Übersicht einer Auswahl aus zahlreichen relevanten Studien zu diesem Thema.

In vivo-Studien: Der Krautextrakt wirkt sehr gut bei N-Methyl-D-Aspartat-induzierter Exzitotoxizität im Hippocampus von Ratten. Die Komponente Rhynchophyllin wirkt hoch neuroprotektiv bei ischämischer Hirnverletzung bei Ratten. Die Behandlung linderte neurologische Defizite, Infarktgröße und Gehirnödem. Sowohl das Kraut als auch Isorhynchophyllin verbessern bei Mäusen „signifikant" D-Galaktose-induzierte Lern- und Gedächtnisstörungen (regeneriert die Lernfähigkeit und das Gedächtnis). Prostaglandin E2-Werte, Stickoxid, COX-2 und NF-κB sind in Rattengehirnen allesamt durch Anwendung des Krauts zurückgegangen. Das ganze Kraut erhöhte die Actetylcholin- und Gluthation-Konzentrationen in Rattenhirnen „signifikant" und schützte Neuronen wirksam vor Schäden.

Das Kraut reduziert die Mikroglia-Aktivierung, nNOS, iNOS und Apoptose von Neuronen. Isorhynchophillin hat bei Ratten und Meerschweinchen auch eine stark protektive Wirkung bei Herzrhythmusstörungen. Sowohl Isorhynchophillin als auch Rhynchophillin reduzieren inflammatorische Zytokine (z. B. TNF-α und IL-1β), die bei Gehirnentzündung aufreguliert sind. Darüber hinaus verringern sie übermäßig aktive Mikrogliazellen. Das Kraut verändert ERK und p38-MAPK-Signalwege und hemmt den Abbau von IκB-α.

Das ganze Kraut und die Komponente Rhynchophillin verbesserten Kainsäure-induzierte epileptische Krampfanfälle bei Ratten durch die Abregulation von absichtlich erhöhten IL-1β- und BDNF Werten. Die Hauptwirkungen des Krauts wurden in der Hirnrinde und im Hippocampus beobachtet. Das Kraut milderte die Gliazellenproliferation, reduzierte neuronalen Tod und hemmte Krampfanfälle. Die Komponente Geissoschizin-Methylester (GM) verbessert die Remyelinisierung nach chemisch-induzierter Demyelinisierung im medialen präfrontalen Kortex adulter Mäuse. Die Komponente erhöhte die Anzahl von reifen Oligodendrozyten (wichtig bei Neuroborreliose) und gesunder Mikroglia „signifikant". Es reduzierte die Immunreaktivität von basischem Myelinprotein im Gehirn (auch das ist bei Neuroborreliose von Bedeutung). Japanische Forscher fanden heraus, dass das Kraut bei neurologisch stressgeschädigten Mäusen Aggression lindert und die Kontaktfreudigkeit erhöht. (Diese Wirkungen scheinen sich in der Amygdala zu manifestieren. Sie ist ein Teil des Gehirns, an den sich die Pflanzenkomponenten spezifisch binden.) Die Komponente aktiviert Serotonin (5-HT)-Rezeptoren im Gehirn hoch wirksam.

Eine Reihe anderer, kürzlich entdeckter Komponenten (sie finden sich nicht in der zuvor angeführten Liste) linderten *in vivo* Scopolamin-induzierte Gedächtnisstörungen. Die gekrümmten Halteorgane der Pflanze reduzierten bei Ratten Parkinson-ähnliche Effekte „signifikant" bei 6-OHDA-induzierter Neurotoxizität. Caspase-3-Werte wurden reduziert, Nervenzellverlust wurde verringert. Das ganze Kraut hemmt die Entwicklung von atopische Dermatitis-artigen Hautläsionen bei Mäusen.

In vitro-Studien: Sie zeigten, dass Rhynchophyllin eine stark protektive Wirkung bei Nervenzellen des Hippocampus von Ratten hat. Eine Kombination aus den Halteorganen der Pflanze und Süßholzwurzel schützte Neuronen vor toxischen Effekten von B-Amyloidproteinen.

Die Pflanzenkomponente Hirsutin hemmt entzündungsvermittelte Neurotoxizität und Mikrogliaaktivierung im Gehirn von Ratten und schützt die Nervenzellen des Hippocampus stark vor Schäden. Zahlreiche inflammatorische Zytokine werden abreguliert. Hirsutin wirkt auch stark protektiv bei Kardiomyozyten mit Sauerstoffmangel (Hypoxie).

Rhynchophillin schützt kultivierte Neuronen von Ratten gegen Methamphetamin-Zytotoxität. Es lindert außerdem LPS-induzierte proinflammatorische Antworten in Mikrogliazellen durch die Abregulation von MAPK-/NF-κB-Signalwegen.

Kurz: Das Kraut und seine Komponenten haben eine Schutzwirkung auf Neuronen der Hirnrinde und des Hippocampus (und agieren stark in anderen Teilen des Gehirns, siehe unten), regulieren inflammatorische Zytokine ab, die schädlich wirken, reduzieren Überaktivierung der Mikrogliazellen, hemmen inflammatorische Signalwege, fördern die Remyelinisierung von Neuronen, stimulieren das Wachstum von Oligodendrozyten und schützen das Herz. Das Kraut wird zur Behandlung von Krampfanfällen und anderen neurologischen Symptomen häufig mit *Gastrodia elata* kombiniert. Die Kräuter wirken synergistisch. *Gastrodia* entfaltet bei solchen Zuständen ähnliche Wirkungen wie *Uncaria.* Die Kräuterkombination ist hervorragend. Das Kraut und seine Komponenten weisen eine sehr gute Pharmakokinetik auf.

Rhynchophyllin ist im Gehirn und Plasma 15 Minuten bis 6 Stunden nach der Einnahme nachweisbar. Es überwindet die BBB problemlos. Andere Studien zeigen, dass Corynoxein, Isocorynoxein, Isorhnychophillin, Hirsutin, Hirsutein und GM sowohl im Plasma als auch im Gehirn stark präsent sind. Die Inhaltsstoffe (z. B. GM) besitzen spezifische Bindungsstellen im Kortex, in der präfrontalen kortikalen Gehirnregion, im Hippocampus, Caudate Putamen, in der Amygdala, dem zentralen medialen Thalamuskern, dem dorsalen Raphe-Kern und im Kleinhirn. Das Kraut und die Komponenten schützen diese Regionen vor Entzündungen. Es gibt kein spezifisch wirksameres Kraut zur Behandlung von neurologischen Schäden, die bei Neuroborreliose auftreten.

- *Uncaria tomentosa:* Diese Katzenkrallen-Spezies wird zur Behandlung von Lyme-Borreliose aufgrund einer einzigen klinischen Studie eingesetzt. Hier linderte das Kraut die mit der Krankheit assoziierten Symptome. Bei späteren erneuten Untersuchungen wurden 85 Prozent der Patienten negativ auf Lyme-Borreliose getestet. (Cowden et al.: *Pilot study of pentacyclic alkaloid-chemotype of Uncaria tomentosa for the treatment of Lyme disease,* Dec 28, 2002 – March 22, 2003. Die Studie wurde am 29. März beim *International Symposium for Natural Treatment of Intracellular Organisms* in München, Deutschland, präsentiert.)

Die Studie wird häufig zitiert. Allerdings ist sie mangelhaft – bis auf die Tatsache, dass diese *Uncaria*-Art unserer Erfahrung nach zur Behandlung von Lyme-Borreliose wirklich von Nutzen ist.

Hier die Einzelheiten: 28 Patienten mit fortgeschrittener chronischer Lyme-Borreliose (alle wurden zuvor mit Antibiotika behandelt) wurden in die Studie aufgenommen. Alle Patienten wurden mithilfe von Western Blot positiv auf Lyme-Borreliose getestet. Die Hälfte der Patienten wurde der Kontrollgruppe zugeteilt, die konventionell mit Antibiotika behandelt wurde. Bei drei von ihnen besserte sich der Zustand und bei weiteren drei Patienten verschlechterte er sich. Bei acht Patienten blieb der Zustand unverändert. Die übrigen 14 Patienten bekamen eine alternative Behandlung, einer von ihnen verließ die Studie. Von den 13 Patienten der Katzenkrallen-Gruppe wurden 85 Prozent nach sechs Monaten negativ auf Borrelien getestet. Drei Viertel aller Patienten berichteten von Verbesserungen in Bezug auf neun Parameter: Fatigue, Bauchschmerzen, Gelenkschmerzen, Gedächtnisprobleme, Muskelschmerzen, Sehstörungen, emotionale Erregbarkeit, periphere Neuropathie und Schlaflosigkeit. Das Ganze hört sich zwar wunderbar an, aber manches ist hinsichtlich der Durchführung der Studie problematisch.

Hier die Einschätzung: Die Patienten aus der alternativ behandelten Gruppe wendeten eine Vielzahl von Maßnahmen an und beschränkten sich nicht nur auf die Einnahme des (TOA-freien) Krauts. Zu diesen Maßnahmen zählten unter anderem eine Blutgruppen-Diät, Enzyme zu und zwischen den Mahlzeiten, Vitamin- und Mineralstoffsupplementierung, Laser-Entgiftung, Lichtstrahlerzeuger, Hautbürsten, Entgiftungsbäder, Lachen, Beten und Entspannungstraining. Typ und Dosierung der Diäten, Enzyme, Vitamin- und Mineralstoff-Supplemente werden nicht benannt. Gleiches gilt für die restlichen Anwendungen wie z. B. Laser- und Heilbadentgiftung. Die Dosierung des Krauts bleibt im Dunkeln. Die Studie wurde sechs Monate lang durchgeführt. Beim Münchner *International Symposium for Natural Treatment of Intracellular Organisms* wurde nach dreimonatiger Studiendauer nur ein vorläufiger Bericht vorgestellt. Trotz sorgfältiger Literaturrecherche und E-Mails an die Studienautoren (im Jahre 2004), auf die ich niemals eine Reaktion erhielt, war es mir weder möglich, einen abschließenden Studienbericht oder Antworten auf meine Fragen (z. B. die Dosierung) zu bekommen. 2015 stieß ich bei meiner erneuten Suche auf eine Kopie der „Studie", die mir bereits vor 11 Jahren vorlag. Sie erfüllt die üblichen analytischen Kriterien nicht und ist weniger eine richtige Studie, sondern mehr ein Erfahrungsbericht sowie eine Auflistung der Ergebnisse bei drei (vielleicht vier) Patienten vor, die das Kraut benutzt haben. Die Phytotherapie gerät aufgrund solcher „Studien" in falsches Licht – und hat deshalb einen dementsprechend schlechten Ruf.

• *Andere klinische Studien*: Der Hälfte der männlichen Teilnehmer (Anzahl unbekannt) wurde zusätzlich zur Pneumokokken-Impfung zwei Monate lang zwei Mal täglich eine 350 mg Kapsel C-MEd-100 verabreicht. C-MEd-100 ist ein wasserlöslicher Extrakt aus *Uncaria tomentosa*, der auf mindestens 8 Prozent Carboxy-Alkylester standardisiert ist. Fünf Monate nach Studienbeginn wurden die Teilnehmer erneut getestet. Bei den Teilnehmern aus der *Uncaria*-Gruppe wurde eine statistisch signifikante Verbesserung des Immunsystems festgestellt: Erhöhung des Lymphozyten/Neutrophilen-Verhältnisses in peripheren Blut und reduzierte 12-Serotyp-Antikörper-Titer-Tests auf Pneumokokken-Impfung.

12 Freiwillige wurden in drei vergleichbare Gruppen aufgeteilt. Eine Gruppe nahm 8 Wochen lang täglich eine 250-Milligramm-C-MEd-100-Tablette ein, in der zweiten Gruppe wurde genauso lang jeden Tag eine 350-Milligramm-Tablette verabreicht. Die dritte Gruppe diente der Kontrolle, ohne Medikation. Nach einem mit einer Einzeldosis Wasserstoffperoxid induzierten DNA-Schaden wurde die DNA-Reparatur getestet. In den Supplement-Gruppen wurde eine statistisch relevante Verringerung der DNA-Schäden sowie eine gleichzeitig verbesserte DNA-Reparatur beobachtet. Außerdem gab es in beiden Therapiegruppen einen Anstieg der PHA-induzierten Lymphozytenproliferation.

13 HIV-Patienten, die konventionelle Medikamente ablehnten, wurden fünf Monate lang täglich mit 20 Milligramm Katzenkralle behandelt. Die Anzahl der weißen Blutkörperchen nahm signifikant zu.

In einer anderen Studie mit Katzenkralle und Azidothymidin (AZT) zeigte sich, dass die Ergebnisse bei der Behandlung besser waren als bei alleiniger Gabe der Substanzen. Durch die Kombination von AZT und Kraut konnten die Symptome der AIDS-Patienten gelindert werden.

Von 45 Patienten mit Kniearthrose wurden 30 vier Wochen lang mit gefriergetrockneter *Uncaria guianensis* behandelt, die übrigen 15 bekamen Placebo. Schmerzen, medizinische Bewertungen von Teilnehmer und Ärzten sowie Nebenwirkungen wurden in der ersten, zweiten und vierten Woche dokumentiert. Sowohl die antioxidative als auch die ROS-hemmende Wirkung der Pflanze wurden ebenso kontrolliert wie die Hemmung der TNF-α- und PGE2-Produktion. Subjektive oder physiologische Nebenwirkungen wurden nicht beobachtet. In Bezug auf körperliche Aktivität und Schmerzen wurde die Behandlung als signifikant wirksam beurteilt. Die TNF-α- und PGE2-Werte sanken – TNF-α am deutlichsten.

Eine randomisierte, placebokontrollierte 52-wöchige, zweiphasige Doppelblindstudie mit einem *Uncaria*-Extrakt (POA-Chemotyp) und 40 Teilnehmern untersuchte die Auswirkungen des Extrakts auf die Behandlung von rheumatoider Arthritis. In der ersten Phase wurden die Patienten entweder mit dem Extrakt oder mit Placebo behandelt. In den letzten 28 Wochen bekamen alle Teilnehmer den Pflanzenextrakt. Im Vergleich zu Placebo erzielte das Kraut eine signifikante Linderung der Schmerzen. Die Anzahl der geschwollenen und schmerzhaften Gelenke ging zurück.

Uncaria tomentosa-Extrakte wurden zur Behandlung von 273 Patienten mit unterschiedlichen Immunstörungen benutzt, darunter sekundäre Immunschwäche nach niedrig dosierter Strahlenbelastung (84), Immunschwäche wegen chronischer Bakterien- oder Vireninfektion (92), allergische Reaktionen (55) und akute lymphoide oder lymphatische Leukämie (10). Bei den Patienten mit niedrig dosierter Strahlenbelastung verbesserten sich sowohl die CD4/CD8-Werte als auch die supprimierte NK-Zellenaktivität sowie CD3-CD16+-Werte. Die TCR/CD3-, HLA-DR-, und CD4-Expression waren nach Anwendung von *Uncaria* erhöht. Monozyten zeigten eine Expression der Integrine ICAM-1 und LFA3 sowie der CD4+ Zellen-LFA1.

Die Behandlung von Patienten mit Immunschwäche aufgrund von chronischen bakteriellen oder viralen Infektionen zeigte, dass die Pflanze eine Normalisierung der Immunantwort stimuliert. Eine Umverteilung der Zellen in die CD8+-Cluster, Zunahme der antigen-abhängigen zytotoxischen Effektorzellen und eine erhöhte Expression von CD56 und CD57 bei NK-Killerzellen. In Bezug auf humorale Immunität zeigte sich eine Verringerung von zuvor vermehrten B-Zellen (CD+19 sIgM+). Die Menge von differenzierten Zellen, die Oberflächen-Immunoglobulin G exprimierten, und die IgG-Serumkonzentrationen nahmen zu. Die Il-2-Rezeptor-, Transferrin- und HLA-DR-Expression nahm ab. Die Phagozytose wurde verbessert.

In vivo-Studien: Wasserauszüge von *Uncaria tomentosa* (C-Med-100) wurden zur Behandlung von Ratten mit Chemotherapie-induzierter Leukopenie benutzt. Mit Neupogen (Granulozyten-Kolonien stimulierender Faktor) behandelte sowie unbehandelte Ratten wurden für die Studie verwendet und jeweils einer Vergleichs- bzw. Kontrollgruppe zugeordnet. Die mit Kräutern behandelten Ratten bekamen 16 Tage lang *Uncaria*. Neupogen wurde 10 Tage verabreicht. Sowohl die C-Med-100- als auch die Neupogen-Gruppe erholte sich signifikant schneller als die Kontrollgruppe.

Mit dem ganzen Kraut behandelte Kälber (4200 Milligramm pro Tag, 8 Tage) wurden auf Veränderungen der Zellimmunität untersucht (im Vergleich zu Tieren der Kontrollgruppe, die Placebo bekamen). Bei den behandelten Tieren waren der Prozentsatz der Phagozyten im peripheren Blut, deren phagozytischer Index und die Werte der willkürlichen Migration von Neutrophilen signifikant höher als in der Kontrollgruppe. Ein signifikanter Anstieg der gesamten CD2-T-Lymphozyten und CD4+-T-Helferzellen sowie eine Verringerung der WC4+-B-Lymphozyten und der PMNL- sowie MID-Zellen waren zu beobachten.

Eine andere Studie untersuchte die Effekte von *U. tomentosa* auf experimentell induzierte Pneumonie bei Kälbern. Die Kälber wurden zwei Gruppen zugeordnet. Eine Gruppe bekam Placebo, die andere 17 Tage lang täglich 3600 Milligramm *Uncaria*-Extrakt verabreicht. In der behandelten Gruppe wurde ein signifikanter Anstieg der Anzahl und des Prozentsatzes der CD2+- und CD4+-Zellen festgestellt. Die behandelten Tiere hatten niedrigeres Fieber. Die Forscher bemerkten eine „eindeutige Hemmung" der Synthese und Freisetzung von proinflammatorischen Eicosanoiden und befanden das Kraut als effektiven Modulator inflammatorischer Lugenprozesse bei Kälbern.

Sowohl Wasserextrakt aus gefriergetrocknetem Kraut als auch Wasser-Alkohol-Extrakt aus *U. tomentosa* wurden auf ihre entzündungshemmenden Wirkungen bei bei Ratten mit induzierter Entzündung getestet. Die Wasser-Alkohol-Extrakte erwies als noch potenter. NF-κB wurde gehemmt.

U. tomentosa reduziert nachweislich signifikant Ödeme bei arthritischen Ratten. Die antiinflammatorische Wirksamkeit ist etwas besser als des Arzneimittels Indomethacin. Das ganze Kraut hat eine stärkere entzündungshemmende Wirkung als seine isolierten Komponenten. Wie gewöhnlich vermitteln die Komponenten eine synergistische Wirkung.

In Studien mit spontan hypertensiven Ratten wurden die Tiere mit *Uncaria*-Extrakten behandelt. Sie zeigten einen „protektiven Effekt auf das Endothel unter dem Einfluss von Hypertonie". Endothelabhängige Vasokonstriktion (Gefäßverengung) verringerte sich im Vergleich zur Kontrollgruppe in der Gruppe mit den behandelten Tieren signifikant.

In vitro-Studien: Eine relevante Anzahl von Studien hat herausgefunden, dass *Uncaria*-Extrakte die Proliferation von humanen Krebszellen hemmen und Apoptose induzieren. Dies ergab die jahrzehntelange erfolgreiche Anwendung des Krauts in der klinischen Praxis bei der Behandlung verschiedener Krebsarten.

Die Pflanze vermittelt nachweislich immunmodulatorische Aktivität. Sie moduliert die durch IFN-γ induzierten immunochemischen Signalwege, ist ein beachtlicher Inhibitor der TNF-α-Produktion, ist ein effektives Antioxidans, stimuliert die Interleukin-1,- und IL-6-Produktion in Alveolarmakrophagen und die Phagozytose. Bestimmte Alkaloide der Pflanze zeigen antivirale Wirkung und breite antiinflammatorische Effekte.

Die TOA/PTOA-Kontroverse

Wenn Sie sich mit der Behandlung von Lyme-Borreliose und mit *Uncaria tomentosa* beschäftigen, werden Sie früher oder später auf „TOA-freie Katzenkralle“ stoßen. Selbst zehn Jahre später wird das Produkt noch propagandaartig beworben: „Nur TOA-freie Katzenkralle zeigt eine günstige Wirkung“ oder „TOA ist schlecht für Sie“, oder „Benutzen Sie nichts anderes“. Leider entsprechen Äußerungen wie diese nicht der Wahrheit.

Eine Prüfung der Literatur ergibt, dass eine Serie von *in vitro*-Studien herausgefunden hat, dass TOAs (tetrazyklische Oxindolalkaloide) in einer auf bestimmte Weise zubereiteten Lösung eines isolierten *Uncaria tomentosa*-Inhaltsstoffes unter bestimmten Umständen die POA (pentazyklische Oxindolalkaloid)-Aktivität negativ beeinflusst.

Konkret: Eine Mischung aus pentazyklischen Oxindolalkaloiden (POAs: 18 % Pteropodin, 57 % Isopteropodin, 4 % Speciophyllin, 6 % Uncarin F, 2 % Mitraphyllin und 3 % Isomitraphyllin) wurde aus dem Kraut extrahiert und zusammen mit menschlichen Endothelzellen in ein RPMI-1640 Medium gegeben. Dieses Medium enthielt fetales Kälberserum, Glutamin, Penicillin und Streptomycin. Die Lösung wurde 7 Tage lang stehen gelassen, damit sie Überstände entwickeln konnte, die dann gefiltert und für Tests aufbewahrt wurde. Diese Flüssigkeit wurde dann zur Bestimmung der POA-Aktivität in Endothelzellen oder normalen B- und T-Lymphozyten verwendet. Einer dieser Tests ergab, dass es „einen bisher nicht identifizierten Faktor“ geben musste, der von Endothelzellen produziert wird und den Anstieg der „normalen ruhenden oder schwach aktivierten humanen B- und T-Lymphozyten hervorruft. Demgegenüber wird die Proliferation von B- und T-Lymphozyten sowie Raji- und Jurkat-Zelllinien signifikant gehemmt.“

Ein Überstand von TOAs wurde analog zu den POAs zubereitet und enthielt 67 % Rhynchophyllin und 33 % Isorhynchophyllin (das sind übrigens sehr hohe Konzentrationen!). Dieser Überstand agierte „antagonistisch“ auf die Freisetzung des „noch zu bestimmenden Faktors“ und reduzierte dosisabhängig die Wirkung des POA-Überstands bei Raji- und Jurkatzellen.

Raji-Zellen sind menschliche B-Lymphozyten (Burkitt-Lymphom-Zellen). Jurkat-Zellen sind leukämische Zellen. An dieser Stelle gilt es zu betonen, dass Rhynchophyllin und Isorhynchophyllin die am stärksten das Gehirn und das ZNS schützenden Komponenten der Pflanze *Uncaria rhynchophylla* sind. Diese Komponenten aus der Pflanze zu entfernen, ist demnach völlig idiotisch – es macht die TOA-freien Formen einfach nur wertlos für die Behandlung von Neuroborreliose.

Nur zwei andere veröffentlichte Studien wiederholten dieselbe Versuchsreihe. Beide wurden von den nahezu gleichen Autoren verfasst (siehe Wurm, Kacani, Laus, Keplinger und Dierich 1998, und Teppner 1999). Die Tests an sich wurden in drei weiteren Publikationen zitiert (z. B. Reinhard 1999). Diese insgesamt fünf Abhandlungen werden immer wieder als Rechtfertigung für die Behauptung verwendet, dass TOAs POAs deaktivieren.

Kein anderer Forscher kam jemals zu solchen Ergebnissen. Die Tests wurden niemals von einem anderen Labor reproduziert. Somit gibt es keine überzeugend ausreichende Berechtigung für die erwähnte Behauptung. Der TOA-Überstand hemmte die Freisetzung eines unbekannten Lymphozytenproliferationsfaktors und reduzierte die POA-Überstands-Hemmung von zwei Krebszelllinien. Mehr zeigen die Studien nicht. Das ist weit entfernt davon, ein zutreffender Beleg für die POA-Hemmung durch TOA zu sein.

Darüber hinaus wurden nur zwei TOAs der Pflanze benutzt: Rhynchphyllin und Isorhynchophyllin. Die Pflanze enthält zudem deren N-Oxide, Corynoxein, Isocorynoxein, Rotundifolin und Isorotundifolin. Zahlreiche weitere Studien aus insgesamt fünf Ländern belegen (darunter auch Studien mit fünf Patienten), dass das ganze Kraut (es enthält natürlicherweise TOA-Alkaloide) die Immunantwort stimuliert. Das TOA-Alkaloid Isorhynchophayllin, das natürlich in der Pflanze vorkommt, war eines der Alkaloide, dessen Überstand geprüft wurde. Andere Studien zeigen, dass genau dieses TOA-Alkaloid die Immunfunktion stimuliert – insbesondere die Phagozytose.

Kein anderer von den Forschern, die sich in den letzten 25 Jahren in zahlreichen Studien mit der Pflanze befasst haben, hat jemals beobachtet, dass die natürlich in der Pflanze enthaltenen TOA-Alkaloide natürlich vorkommende POAs deaktivieren. In den meisten Studien wurden das ganze Kraut oder andere proprietäre TOA- und POA-haltige-Alkaloide in den Rezepturen verwendet.

So haben Forscher beispielsweise einen Wasserauszug der Pflanze benutzt, der sowohl TOA- als auch POA-Alkaloide enthält. Hiermit wurden die wachstumshemmenden Effekte der *Uncaria tomentosa*-Zubereitung C-Med-100 bei einer humanen EBV-transformierten B-Lymphom-Zelllinie (Raji-Zellen) getestet (die im Vorfeld bereits diskutierte Zelllinie). Sheng et al. (1998) fanden heraus, dass die „Raji-Zellen durch die Präsenz von C-Med-100 stark supprimiert wurden".

Eine andere Studie (Winkler et al., 2003) untersuchte die Wirkungen von TOA sowie POA und verwendete TOA- und POA-Rezepturkombinationen ebenso wie das ganze Kraut. Die Autoren bemerken: „In unserer Studie beeinflussten die TOA-POA-Mischungen die Neopterin-Produktion und den Tryptophan-Abbau gleichermaßen. Diese Erkenntnis steht im Gegensatz zu früheren Daten, die einen Unterschied zwischen POA- und TOA-[Aktivität] darlegen."

Ein weiterer Grund zur Besorgnis ist für mich, dass die beiden Autoren der TOA-/POA-Studien (die zur Erfindung TOA-freier Extrakte führte) ein Patent für die TOA/POA-Entfernung besitzen und (soweit ich das beurteilen kann) Gesellschafter des Unternehmens sind, das TOA-freie Kratzenkralle herstellt. Ich habe das Unternehmen vor einigen Jahren angeschrieben und diesbezüglich nachgefragt, aber keine Antwort erhalten.

Ohne umfassende *in vivo*-Studien und extern reproduzierbare Studienergebnisse ist es falsch zu behaupten, dass TOAs die POAs aus Katzenkralle deaktivieren. Die Ergebnisse anderer Studien sowie die jahrtausendelange Erfahrung mit der Pflanze weisen darauf hin, dass die oben angeführte Behauptung unzutreffend ist.

Das Kraut an sich wirkt außerordentlich gut – insbesondere bei Lyme-Borreliose. Man muss nicht daran „herumdoktern". Teilweise beruht die potente Wirkung des Krauts auf den beiden Oxindolalkaloiden, da sie Lyme-Symptome doppelt beeinflussen: 1. Die POAs stärken die Immunfunktion, hauptsächlich Abwehrzellen, insbesondere jene, die für unspezifische und zelluläre Immunität zuständig sind. 2. Die TOAs wirken hauptsächlich auf das zentrale und periphere Nervensystem ein und lindern neurologische Störungen bei Lyme-Borreliose.

Sowohl TOAs als auch POAs spielen eine wichtige Rolle bei Lyme-Borreliose. Es gibt keinen Grund dafür, einen im Vergleich zum ganzen Kraut teuren und nutzlosen TOA-freien Extrakt zu kaufen.

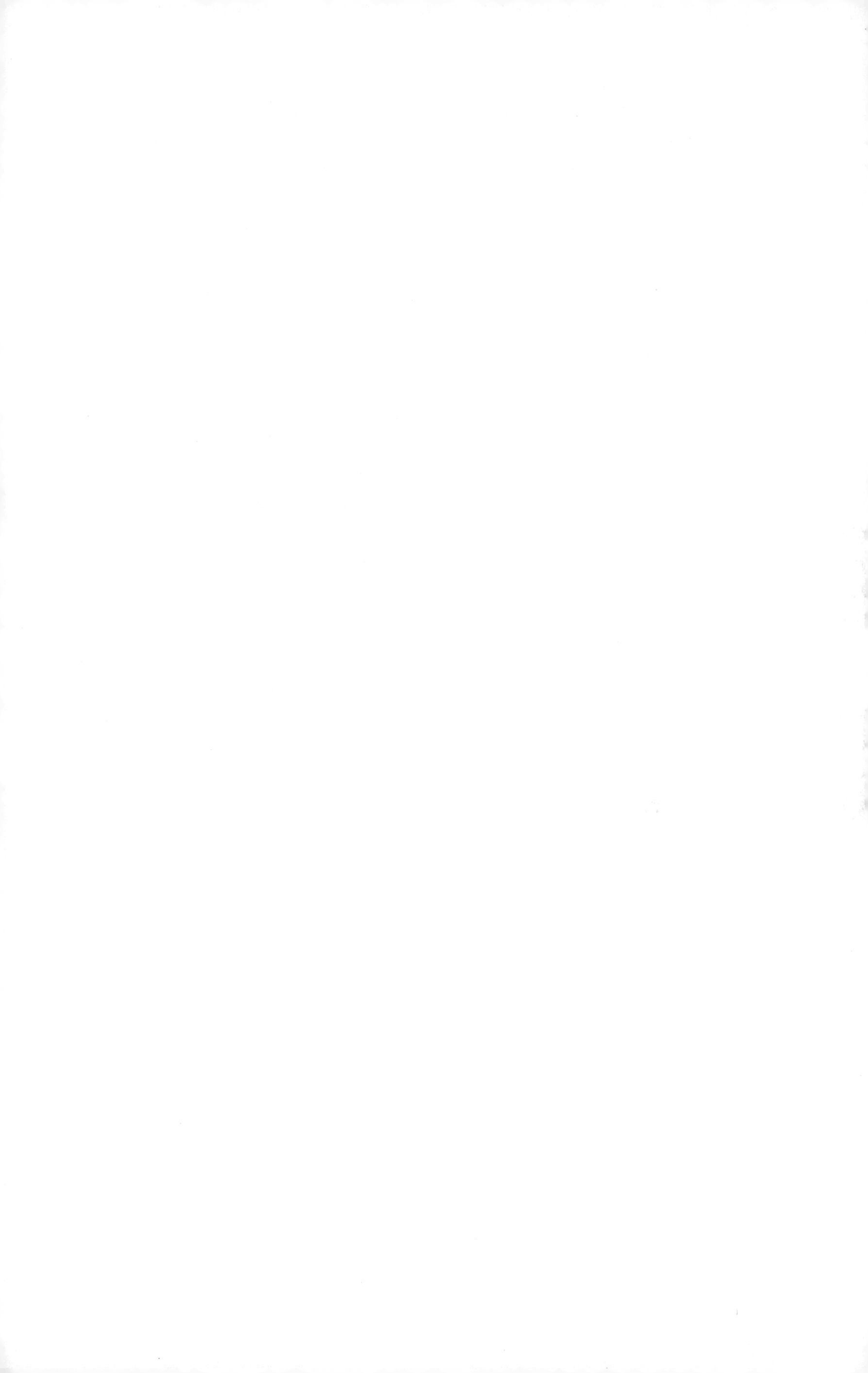

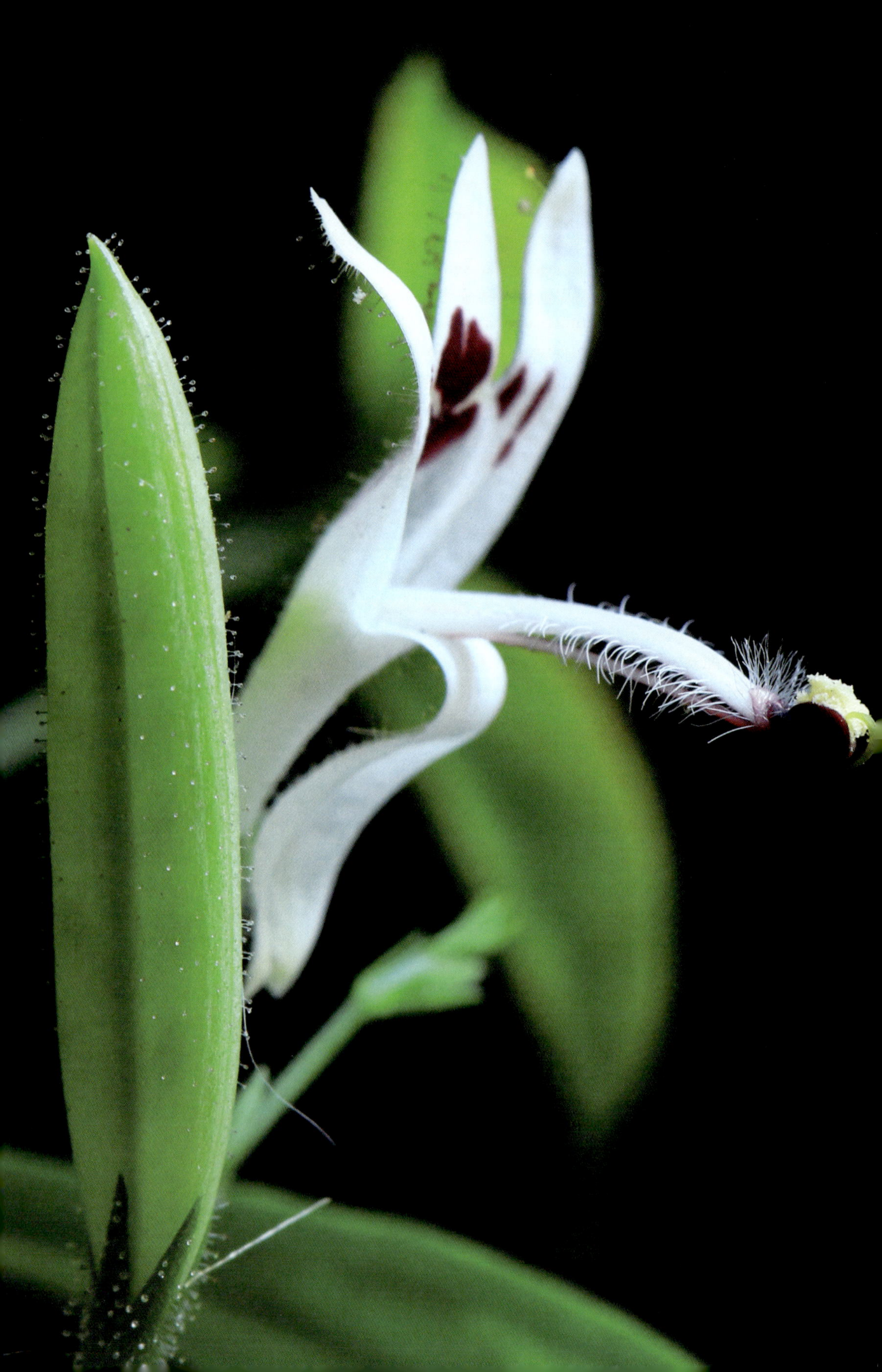

Andrographis paniculata

Familie *Acanthaceae.* Die Familie besteht aus 240 Gattungen mit 2200 Arten, die in Asien, Indo-Malaysia, Afrika, Süd- und Zentralamerika heimisch sind.

Gebräuchliche Namen Kalmegh (Bengali, Ayurveda; wurde im Deutschen als Trivialname übernommen), *green chiretta* (engl.) oder *andrographis* (geläufige englische Bezeichnung in der westlichen Pflanzenheilkunde). Darüber hinaus ist die Pflanze auch unter nachfolgenden Namen bekannt: *chuan xin lian* (China, TCM), *sensshinren* (Japan), *ch'onsimyon* (Korea), *maha-tita* (Nordostindien), *bhui-neem* (Indien, aufgrund der optischen Ähnlichkeit mit dem Niembaum [engl. *neem*] sowie der vergleichbaren Anwendung), *karyat* (Hindi), *quasabhuva* (arab.), *kariyatu* (Gujarati), *nelaberu* (Kanada), *nelacepu* oder *kiriyattu* (Malayalam), *oli-kiryata* (Marathi), *bhuinimba* (Oriya), *naine-havandi* (pers.), *kalmegha* oder *bhunimba* (Sanskrit), *nilavembu* (Tamil und Telugu). Wahrscheinlich gibt es noch viele andere Namen für das Kraut.

Benutzte Arten Es gibt 19 oder vielleicht sogar 44 Arten innerhalb der Gattung – niemand scheint Genaueres zu wissen. *(… Wir brauchen eine Taxonomama, um den Konflikt der Geschwister in den Griff zu bekommen.)* Wie auch immer – sagen wir einfach *Andrographis paniculata.*

Benutzte Pflanzenteile

Oberirdische Teile der Pflanze (Stiele, Blätter, Blüten) haben offensichtlich die potenteste medizinische Wirkung. Dennoch kommt in der traditionellen Praxis auch die Wurzel (selten) für medizinische Zwecke zum Einsatz.

Zubereitung und Dosierung

Das Kraut ist als *King of Bitters* oder manchmal auch *Bile of Earth* bekannt. Ich persönlich empfehle die Einnahme der Pflanzentinktur nicht (*… es sei denn, Sie sind hart im Nehmen. Ich bin das nicht und habe wie ein Säugling geweint*). Vielmehr empfehle ich Ihnen die Anwendung von Kapseln – bevorzugen Sie tatsächlich die Kapseln, da Tabletten genauso scheußlich schmecken wie die Tinktur. Die meisten Zubereitungen sind standardisiert und enthalten 10 Prozent Andrographolide. Ich bin mir nicht sicher, ob das wirklich notwendig ist. Aber wie gesagt, die Rezepturen werden so angeboten.

Hinweis: Das Kraut hat eine wirklich üble Nebenwirkung. Es kann stark ausgeprägte Nesselsucht verursachen (nachfolgend genauere Informationen). Dies kommt nur bei etwa 1 Prozent der Anwender vor. Um dieser unangenehmen Nebenwirkung aus dem Weg zu gehen, rate ich Ihnen Folgendes: *Starten Sie mit einer geringen Dosierung und heben Sie sie schrittweise an.* Ich empfehle anfangs 600 Milligramm, drei Mal täglich, eine Woche. Anschließend erhöhen Sie die Dosis auf 1200 Milligramm, drei Mal täglich.

Bei der Behandlung von Lyme-Borreliose beträgt die Anwendungsdauer in der Regel 8 bis 10 Monate oder bis die Erkrankung unter Kontrolle bzw. eliminiert ist. Sie können die Dosis schrittweise reduzieren, sobald sich Ihr Zustand bessert.

Die TCM veranschlagt 9 bis 15 Gramm des nicht-standardisierten Krauts, das auch die Chinesen gewöhnlich in Form von Kapseln verordnen. In Indien bekommen diejenigen, die den Geschmack ertragen, 15 bis 30 Milliliter des Auszugs (Infusion) verordnet. Saftkonzentrat der frischen Pflanze (10 bis 60 Minim) wird ebenfalls in Indien benutzt. Gleichfalls kommt auch die Tinktur zum Einsatz (½ bis 1 Flüssigdram). In Indien werden bevorzugt Pflanzensaft und Wasserauszüge eingesetzt (*... die sind wirklich hart im Nehmen, die Inder*). Häufig wird zur Behandlung von Magen-Darm-Störungen die ganze Pflanze mit anderen Kräutern (z. B. Kardamom) gemischt. Ich vermute, diese Beschwerden machen den Geschmack erträglicher.

Nebenwirkungen und Kontraindikationen

• Das Kraut kann allergische Reaktionen auslösen. *Wichtiger Hinweis:* Als ich die erste englischsprachige Ausgabe des vorliegenden Buches verfasst habe, offenbarten umfassende Recherchen in historischen Aufzeichnungen und allen zugänglichen Fachbeiträgen nur zwei Fälle von allergischen Reaktionen. Diese ereigneten sich in Indien und es handelte sich dabei nicht um schwerwiegend Ereignisse. Es war ein Schock zu erfahren, dass im Zuge der vermehrten Anwendung des Krauts bei Lyme-Borreliose bei manchen Anwendern schwere Nesselsucht auftrat. Die betreffenden Patienten begaben sich aufgrund der Ausschläge häufig ins Krankenhaus, wo sie Galmei-Lotionen verordnet bekamen. Außerdem wurde ihnen dort meistens mitgeteilt, dass Kalmegh ein gefährliches Kraut ist! Am Ende halfen weder Galmei-Lotionen noch die Attitüden der Ärzte.

In Thailand wird das Kraut regelmäßig verwendet. 2014 nahmen thailändische Forscher die allergischen Reaktionen auf das Kraut näher unter dic Lupc. 2001 bis 2012 ermittelten sie bei 106 Personen, die das Kraut oral eingenommen hatten, 246 Kategorien von allergischen Reaktionen. Um dies ins rechte Licht zu rücken: Das bedeutet, dass etwa 10 Patienten von mehreren 1000, die das Kraut jährlich benutzen, eine negative Reaktion auf das Kraut zeigten. 18 Patienten wurden ins Krankenhaus eingeliefert, Todesfälle gab es nicht. Die Reaktionen lassen sich in die nachfolgenden Kategorien aufgliedern:

1. 126 verschiedene dermatologische Befunde: Nesselsucht (37), makulopulöser Ausschlag (31), Hautausschlag (18), Juckreiz (16), erythematöser Hautausschlag (8), exfoliative Dermatitis (1), Hautexfoliation (2), Stevens-Johnson-Syndrom (1), übermäßiges Schwitzen (2) und jeweils 1 Fall von akutem generalisierten pustulösen Exanthem, Eosinophilie, ulzerativer Stomatitis, allergischer Purpura und Hitzewallungen.
2. 57 verschiedene „allgemeine Befindlichkeitsstörungen“: Ödem im Gesicht (19), Angioödem (4), anaphylaktischer Schock (5), anaphylaktische Reaktion (4), Fatigue (6), Ödem im Mund (5), Fieber (3), Schmerzen in der Brust (3), Ödem (2), Periorbital-Ödem (3), und Schmerzen (1).
3. 22 verschiedene gatrointestinale Störungen: Übelkeit (8), Erbrechen (4), Bauchschmerzen (2), Durchfall (1), Verdauungsstörungen (1), Mund- und Lippentrockenheit (2) sowie Melaena (Teerstuhl).
4. 15 verschiedene respiratorische Störungen: Dyspnoe (6), Husten (6), Bronchospasmus (2) und vermehrter Auswurf (1).
5. 15 Arten neurologischer Störungen: Anorexie (4), Somnolenz (3), Insomnia (1)., Kopfschmerzen (3), Dysästhesie (2) und Schwindel (2).
6. 8 Varianten anderer Reaktionen: Muskelschwäche (2), Paralyse (1), Vaskulitis (1), Hepatitis (1), häufiger Harndrang (1) lokale Empfindungsstörung oder Empfindungstörung im Mund (2).

Gemäß unserer Erfahrung treten bei den Nebenwirkungen überwiegend Hautprobleme auf. Bitte beobachten Sie Ihre Reaktion auf das Kraut aufmerksam. In der Regel ist es eine sehr sichere medizinische Pflanze.

Zählen Sie aber zu der Minderheit, die allergisch auf das Kraut reagiert, kann dies mitunter sehr unangenehm sein. Leider zieht die FDA aufgrund der allergischen Reaktionen ein Verbot des Krauts in Erwägung. Glücklicherweise kamen sie zu dem Schluss, dass hierfür noch weitere Studien notwendig sind.

- Das Kraut ist ein Abortivum und darf deshalb während der Schwangerschaft nicht angewendet werden.
- Es ist außerdem ein Kontrazeptivum und hemmt die Progesteronproduktion. Aus diesem Grund sollten es Frauen mit Kinderwunsch nicht einnehmen.
- Die Komponente Andrographolid hat in Reinform injiziert (dies wird manchmal in China so gehandhabt) akute Nierenschäden induziert (bei Gabe der Pflanze passiert das nicht). Spritzen Sie die Substanz also besser nicht.
- Das Kraut kann leichte Verstopfung auslösen.
- Es sollte nicht während einer aktiven Gallenblasenerkrankung angewendet werden.
- Sehr hohe Dosierungen können leicht Verdauungsstörungen verursachen.
- Eine *in vivo*-Studie mit Ratten beobachtete, dass das Kraut die Spermienproduktion beeinflusst. Diese Veränderungen verschwanden nach Absetzen des Krauts. Andere Studien konnten die Störung der Spermatogenese nicht bestätigen. Da die genannte Nebenwirkung in der Fachliteratur auftaucht, wird das Kraut manchmal als antiandrogene oder spermatogene Pflanze bezeichnet – das ist sie definitiv nicht!

Wenn allergische Reaktionen auftreten, sollte entweder die Dosis gesenkt oder das Kraut abgesetzt werden.

Arzneimittel-Interaktionen

- *Andrographis* wirkt möglicherweise synergistisch mit dem Medikament Isoniazid, das bei Tuberkulose verordnet wird.
- Das Kraut erhöht vermutlich die Verstoffwechslung von Theophyllin.
- Es stimuliert die Immunfunktion. Bei Anwendung von Immunsuppressiva (bei Organtransplantationen eingesetzte Medikamente) ist das Kraut möglicherweise kontraindiziert.

Habitat und Erscheinungsbild

Andrographis paniculata ist in Taiwan, China, Indien, verschiedenen tropischen und subtropischen Gebieten Asiens, Südostasien, Westindien und teilweise in Amerikas sowie auf einer Reihe von karibischen Inseln heimisch. Das Kraut kommt überall in Südasien sowie in Südostasien vor – inklusive Indien, Java, Sri Lanka, Pakistan und Indonesien. In Indien, China, Thailand, Brunei, Indonesien, Hongkong, Südnigeria, Teilen Amerikas sowie auf Jamaica, Barbados und den Bahamas wird es in großem Stil angebaut.

A. paniculata ist eine einjährige, verzweigt aufrecht wachsende Pflanze, die Wuchshöhen von bis zu 90 Zentimetern erreicht. Das buschige Kraut sieht mit seinen lanzettartigen Blättern wie Unkraut aus. Es bevorzugt tropische (feucht-warme) Standorte. Sobald es sich an einem Standort etabliert hat, neigt es zu invasivem Wachstum. Im Ödland, am Straßenrand und auf Bauernhöfen breitet es sich gerne aus.

Anbau und Ernte

Die Pflanzen werden in der Regel aus Samen gezogen, was eigentlich sehr einfach ist. Das Kraut bevorzugt feucht-warmes Klima (kein Schnee und milde Winter) und mag Sonne. Allerdings kann es auch in schattigeren Lagen gedeihen. *Andrographis* lässt sich auf allen (sogar mageren) Böden anbauen. Sie kann auch als Zimmerpflanze in Töpfen kultiviert werden. Die Keimungsrate beträgt 70 bis 80 Prozent. Trotzdem benötigen die Samen bzw. Keime eine umfassende Fürsorge. Die Aussaat erfolgt in der Regel zwischen Mai und Juli.

Die gesamte oberirdische Pflanze wird kurz vor der Blüte (vor dem Herbst) geerntet. Dann sind die Komponenten am wirksamsten. Allgemein enthält die Pflanze 110 Tage nach der Ernte die größte Menge an Andrographoliden. Die Pflanze wird zerkleinert, im Schatten getrocknet und anschließend in einem Plastiksäckchen verstaut und an einem kühlen, lichtgeschütztem Ort aufbewahrt. Sie wird mehrere Jahre ausreichen und auch haltbar sein.

Inhaltsstoffe

Andrographis paniculata enthält eine Reihe von einzigartigen chemischen Substanzen, darunter Andrographolid, Dehydroandrographolid, Neoandrographolid, Deoxyandrographolid, Andrographosid, Hydroxytrimenthoxyflavone, Andrographin, Homoandrographolid, Andrographosterol, Andrographan, Andrographon, Paniculid A, B, und C, einige neuartige Flavonoide, eine Reihe seltener Noriridoide, verschiedene Chininsäuren und Xanthone, Echiodinin und Apigenin.

Eigenschaften von *Andrographis paniculata*

Wirkungen

- analgetisch
- antibakteriell
- antidiabetisch
- antispirochätal
- antithrombotisch
- antiviral
- durchfallhemmend
- entschlackend
- entzündungshemmend
- filarisasishemmend
- gallenfördernd
- hepatoprotektiv
- hypoglykämisch
- immunstimulierend
- kardioprotektiv
- malariahemmend
- schleimlösend
- sedativ
- thrombolytisch
- tumorhemmend
- wurmtötend

Antimikrobielle Aktivität

- *Bacillus lichenformis*
- *Bacillus subtilis*
- *Bordetella pertussis*
- *Chlamydia trachomatis* (stark, intra-/extrazelluläre Formen)
- Dengue-Fieber-Virus Serotyp 1 (mäßig)
- *E. coli* (inkl. enterohämorrhagische *Escherichia coli*)
- *Enterococcus faecalis*
- Epstein-Barr-Virus
- Herpes simplex Typ 1
- HIV
- Humanes Papillomvirus Typ 16
- *Influenza A*
- *Klebsiella pneumoniae*
- *Legionella pneumophilia*
- *Leishmania infantum*
- *Leptospira* (mäßig)
- *Mycobacterium smegmatis*
- *Mycobacterium tuberculosis*
- *Neisseria meningitis* (mäßig)
- *Plasmodium falciparum* (sehr gute Wirkung)
- *Plasmodium berghei*
- *Proteus vulgaris*
- *Pseudomonas aeruginosa* (mäßig)
- *Salmonella typhi*
- *Salmonella typhimurium*
- *Shigella boydii*
- *Shigella sonnei*
- *Staphylococcus aureus* (stark)

Streptococcus pyogenes
Streptococcus thermophilus
Trypanosoma brucei
Trypanosoma cruzi
Vibrio alginolyteus
Vibrio cholera
Verschiedene Flaviviren sowie Pestviren

Die Studien zur antimikrobiellen Wirkung wurden *in vitro* und *in vivo* durchgeführt. Das Kraut wird seit Jahrtausenden zur Behandlung von Malaria und Leptospirose sowie zur Therapie anderer parasitärer Erkrankungen eingesetzt.

Wirkungen bei Lyme-Borreliose

Andrographis ist bei Borreliose das beste Mittel gegen Spirochäten (aktueller Stand). Es hat eine moderate Wirkung gegen Spirochäten – es gibt Mitteilungen über Herxheimer-Reaktionen durch Anwendung des Krauts. Sie kamen am häufigsten bei einer Infektion mit *Borrelia miyamotoi* vor, die sehr empfindlich auf diese Pflanze reagieren. Das Kraut stärkt die Immunfunktion, schützt die Herzmuskulatur, wirkt entzündungshemmend (hilft bei arthritischen Symptomen), überwindet die Blut-Hirn-Schranke, wo es gegen Spirochäten wirksam ist und beruhigt. Es stärkt die Leberfunktion und schützt die Leber.

Da es ein systemisches Kraut ist, eignet es sich besonders gut zur Behandlung solcher Infektionen. Darüber hinaus hat es einige nützliche Wirkungen, die sich günstig auf Entzündungs-vermittelte neurodegenerative Erkrankungen im Gehirn auswirken. Das Kraut hemmt eine Reihe von Zytokinen, die bei einer Lyme-Borreliose aktiviert werden: E-Selektin, TNF-α, IL-6 und IL-8.

Andrographolid wird von den meisten Forschern als die primär wirksame Komponente der Pflanze betrachtet. Die höchsten Konzentrationen der Substanz (etwa 2,5 %) finden sich in den Blättern. In den Samen ist der Gehalt am niedrigsten. Umfassende Studien haben gezeigt, dass eine signifikante synergistische Aktivität zwischen den verschiedenen Pflanzenkomponenten besteht. Darüber hinaus belegt eine Reihe von Studien, dass isoliertes Andrographolid weniger wirksam ist als das ganze Kraut.

Die übliche reduktionistische Denkweise, die in Bezug auf Pflanzenmedizin fast immer vorherrscht („Das sind krude Arzneimittel!") hat dazu geführt, dass die „wichtigen" Andrographide („Das sind diejenigen, die medizinisch wirksam sind, der Rest ist nutzlos!") als primär aktive Komponenten betrachtet werden. Zu ihnen zählen: Andrographolide, Dehydroandrographolide, Neoandrographolide und Deoxyandrographolide. In standardisierten Pflanzenprodukten machen diese Substanzen in der Regel 10 Prozent aus. Ich betone an dieser Stelle nochmals, dass dies meiner Ansicht nach bei dieser Pflanze nicht notwendig ist. Schließlich ist das Kraut schon seit Jahrtausenden in asiatischen Kulturen im Gebrauch und scheinbar hat es bereits vor der Standardisierung und vor dem Auftreten des *Homo sapiens var. reductionistii* eine günstige Wirkung bewiesen.

Traditionelle Anwendung

Kalmegh wird seit Jahrhunderten oder Jahrtausenden in der TCM, im Ayurveda, der Unani-Medizin und von verschiedenen traditionellen medizinischen Systemen unter anderem in Japan, Malaysia, Bangladesh oder Thailand eingesetzt. Wo auch immer das Kraut wächst, wird es von den Einheimischen benutzt.

Es wird mehr oder weniger bei ähnlichen Indikationen verordnet: Fieber, Entzündung (zur Reduzierung von Hitze), Lebererkrankungen, Erkältung, Durchfall, Ruhr, verschiedene Magen-Darm-Probleme sowie Infektionen durch parasitäre Mikroorganismen (generell mikrobielle Infektionen). In der westlichen Welt ist das Kraut erst seit relativ kurzer Zeit angekommen. Im Ayurveda und in der TCM wurde es am häufigsten verwendet.

Ayurveda

In Indien blickt das Kraut auf eine lange Anwendungsgeschichte zurück und taucht dort in 2000 Jahre alten Texten auf. *Andrographis* wurde im Ayurveda, der Unani- und Siddah-Medizin ebenso wie von zahlreichen verschiedenen indischen Stämmen zu Heilzwecken benutzt. In der Regel findet das Kraut bei Malaria, Syphilis, Ruhr, Lebererkrankung, träger Leber, Nervenschmerzen (Neuralgie) sowie als Entwurmungsmittel und bei Darmstörungen wie schmerzhafter Peristaltik und weichem Stuhl Anwendung.

Es wird als potentes Mittel bei akuten oder chronischen Infektionskrankheiten – insbesondere bei Influenza und chronischen Rückfallfieber-Infektionen wie Malaria, verwandten Borrelieninfektionen wie dem ostafrikanischen Rückfallfieber, Wurmbefall, Leptospirose, Syphilis und chronischer Fatigue (allgemeine anhaltende Erschöpfung und Schwäche). *Andrographis* war das in Indien während der Influenza-Pandemie im Jahr 1918 primär verwendete Mittel – die Verringerung der Sterblichkeitsraten dieser Erkrankung wird ihm zugeschrieben.

In der Unani-Medizin wird das Kraut als Entwurmungsmittel sowie als entzündungshemmendes, antipyretisches, abführendes, adstringierendes, diuretisches, menstruationsförderndes, weichmachendes Mittel und als Karminativum sowie als magenstärkendes und leberstärkendes Tonikum gebraucht. Darüber hinaus wird es bei Furunkeln, Ruhr, mit vermehrter Gasbildung assoziierter Dyspepsie (Verdauungsstörungen), chronischen und saisonalen Fiebererkrankungen, allgemeiner Schwäche, Darmstörungen, Lepra, Appetitverlust, Skabies, Hautausschlag, Gonorrhoe und zur Genesung nach Fiebererkrankungen verordnet.

Die traditionelle Medizin in Bangladesh (eine Mischung aus Ayurveda und der historischen islamischen Medizin) benutzt das Kraut bei folgenden Indikationen: akuter Durchfall, Anorexie, Blasenbildung mit brennendem Gefühl in der Brust, Erkältungen und Grippe, Verstopfung, Husten, Schwäche, Diabetes, Ruhr, Ödem, Erbrechen, Fieber, Kopfschmerz, Magenverstimmung, Darmwürmer, Leukorrhoe, Leberstörungen, Appetitverlust, geringe Spermienanzahl, Harnweginfektionen, Lungeninfektionen, Malaria, Tonsillitis, Hautprobleme, Milz-/Leberentzündung, Sinusitis, Schwindel und Blutreinigung.

Traditionelle Chinesische Medizin

In der Traditionellen Chinesischen Medizin (TCM) wird das Kraut bei Lungeninfektionen, Abszessen, Influenzaerkrankungen, Ruhr, schmerzhaftem Wasserlassen, Leptospirose, allgemeiner Entzündung, Fieber, Verbrennungen, Zervixerosion, Windpocken, Erkältung und Grippe, Husten mit dickem Sputum, Durchfall, Ruhr, Ekzem, epidemischer Enzephalitis B,

Hepatitis, Herpes, Laryngitis, Mumps, Neurodermitis, Beckenentzündung, Pharyngitis, Pneumonie, Schlangenbiss, Wunden, Mittelohrentzündung, Tonsillitis, Vaginitis und zur Entgiftung verordnet.

Zu den spezifischen Indikationen gehören „Manifestationen von Feuer-Toxinen auf der Haut“ wie Wunden, Geschwüre oder der für Lyme-Borreliose typische Hautausschlag, der unter der Bezeichnung Erythema migrans (EM) bekannt ist. Das Kraut klärt primär Hitze und „Feuer-Toxine“ und wird insbesondere bei dysenterischen Störungen mit einem Feuchigkeit-Hitze-Muster angewendet.

Hinweis: In der TCM werden dem Kraut kühlende Eigenschaften zugeschrieben. Deshalb ist es bei Patienten mit Kälte-Konstitution kontraindiziert.

Westliche Pflanzenheilkunde

Obwohl *Andrographis* den Phytotherapeuten des 19. Jahrhunderts bekannt war, wurde es nur selten benutzt oder importiert. Das Kraut wurde in der westlichen Pflanzenheilkunde erst in der letzten Hälfte des 20. Jahrhunderts häufiger eingesetzt. Seine Popularität in Europa nimmt seitdem stetig zu. Es wird insbesondere in Schweden und in anderen skandinavischen Ländern zur Behandlung von Erkältungen oder Grippe verwendet. In den USA verordnet man die Heilpflanze inzwischen kombiniert mit Medikamenten zur Behandlung von AIDS und als Monotherapie bei Erkältung, Grippe oder Krebs.

Wissenschaftliche Studien

Die Literatur hierzu ist umfassend. Im Folgenden erhalten Sie deshalb nur einen kurzen Überblick.

Pharmakokinetik Wie bei einigen anderen Pflanzen, die traditionell bei Malaria angewendet wurden, handelt es sich bei *Andrographis paniculata* um ein systemisches Kraut. Es gelangt problemlos in alle Körperregionen, auch ins Gehirn.

In klinischen Studien wurden Andrographolide radioaktiv gekennzeichnet, um deren Penetration im menschlichen Körper nachvollziehen zu können. Nach 48 Stunden ließen sich nachfolgende Konzentrationen der Komponenten in verschiedenen Geweben nachweisen: Gehirn und Rückenmark 20,9 %, Milz 14,9 %, Herz 11,1 %, Lunge 10,9 %, Rektum 8,6 %, Nieren 7,9 %, Leber 5,6 %, Uterus 5,1 %, Ovarium 5,1 % und Darm 3,2 %.

Die Exkretion des Krauts erfolgt anfangs schnell, aber verlangsamt sich nach und nach. Die Hälfte wird innerhalb von zwei Stunden nach der Einnahme über die Nieren ausgeschieden, 80 Prozent innerhalb von 8 Stunden und 90 Prozent innerhalb von 48 Stunden. Aufgrund der schnellen Entfernung des Krauts aus dem Organismus muss es in regelmäßigen Abständen mehrmals täglich eingenommen werden – etwa alle 4 Stunden.

Behandlung von parasitären Erkrankungen Das Kraut erwies sich bei der Behandlung von parasitären Erkrankungen als verlässliches (und manchmal potentes) Mittel – vor allem bei mikrobiellen Infektionen. *Andrographis* ist *in vitro* wirksam gegen *Leptospira*-Spirochäten und wurde erfolgreich für die Behandlung von *Leptospira*-Infektionen (*in vivo*) eingesetzt. Vor der Antibiotikagabe wurde es Studien zufolge erfolgreich in der traditionellen indischen Praxis zur Behandlung von Syphilis (der Erreger ist ebenfalls ein Spirochät) angewendet. *Andrographis*-Gele sind ein effektives Mittel zur Behandlung von Spirochäten-induzierter Parodontose (etwa durch Spirochäten wie *Treponema denticola*).

Klinische Studien und andere Studien belegen die Wirksamkeit des Krauts gegen ein breites Spektrum parasitärer Mikroorganismen: *Plasmodium*-Arten (Malaria), *Leishmania*-Mikroorganismen (Leishmaniose), *Wuchereria bancrofti* und *Brugia malayi* (Filariose), *Ascaris lumbriocoides* (Rundwurminfektion des Menschen), *Dipetalonema reconditum* (Fadenwurminfektionen des Hundes) und (wieder) *Leptospira*-Spirochäten (Leptospirose). Unsere Erfahrung der letzten zehn Jahre hat gezeigt, dass das Kraut gegen Borrelien wirksam ist, am effektivsten aber gegen Rückfallfieber-erregende Borrelien. Trotzdem zeigt es bei 60 Prozent der Patienten mit antibiotikarefraktärer Borreliose eine gute Wirkung gegen die Mikroorganismen.

In klinischen Studien wurden 80 Prozent der Leptospirose-Patienten, die mit der ganzen Pflanze oder deren isolierten Komponenten behandelt wurden, gesund oder sie erlebten eine signifikante Besserung der Erkrankung. Folgende Pflanzenkomponenten wurden in klinischen Studien benutzt: Deooxyandrographolid, Andrographolid und Neoandrographolid – jeweils in Form von Tabletten.

Andrographolid ist laut *in vitro*- und *in vivo*-Studien spezifisch wirksam gegen *Leishmania*-Parasiten und „produziert ein normales Blutbild und eine normale Architektur des Milzgewebes".

In vivo- und *in vitro*-Studien zeigen, dass *Andrographis*-Extrakte gegen Malariaparasiten effektiv sind. Der Extrakt (zusammengesetzt aus den vier wichtigen Andrographoliden) induzierte stärkere Wirkungen als Chloroquin. Die isolierten Komponenten Deooxyandrographolid und Neoandrographolid erwiesen sich im Hinblick auf Malariaparasiten als hoch potente Wirkstoffe der Pflanze. Eine Vorbehandlung mit Neoandrographolid zwei Wochen vor der Infektion verbesserte die

Behandlungsergebnisse. Der Extrakt aus der ganzen Pflanze wurde in einer anderen Studien als ebenso wirksam wie die Einzelkomponenten befunden. Eine zweiwöchige Vorbehandlung mit dem Kraut schützte vor einer späteren Infektion.

In einer *in vivo*-Studie wurde Hunden, die unter einem *Dipetalonema*-Befall litten, ein *Andrographis*-Wasserauszug gespritzt. Innerhalb von 40 Minuten waren 90 Prozent der Würmer aus dem Blut beseitigt.

Eine Studie mit 32 Stufe-3-Filariose-Patienten zeigte, dass bei 25 Patienten, die das Protokoll benutzt hatten, die Schwellungen und Symptome zurückgingen (bei 7 verschlimmerten sich die Symptome).

In einer klinischen Studie mit 80 Patienten mit akuter bakterieller Ruhr erwies sich Andrographolid als außerordentlich effektiv. Den Patienten wurden 6 Tage lang drei Mal täglich 165 Milligramm Andrographolid verabreicht. Zusätzlich wurde eine Rehydrationstherapie durchgeführt. 66 der 80 Patienten (82,5 %) wurden geheilt, bei 7 verbesserte sich der Zustand und 7 sprachen nicht auf die Therapie an. In einer anderen Andrographolid-Studie mit 1611 Bakterienruhr-Patienten und 955 Durchfallpatienten zeigte die Substanz eine 91,3-%ige Effektivität.

In mehreren Studien erwies sich Andrographolid als wirksam gegen *E. coli*. Das ganze Kraut ist „außerordentlich" wirksam gegen *E. coli*-Enterotoxine und gleichwertig mit Medikamenten aus dem Standardsortiment. Die Wirkung von Andrographolid ist jener von Loperamid in Bezug auf ST-Enterotoxine überlegen. Andere Forscher bemerkten in ähnlichen Studien, dass das Kraut „eine hochsignifikante sekretionshemmende Wirkung induziert."

Chronische Darmentzündung sprach gut auf Einläufe mit dem Pflanzenextrakt (Kombination aus *Andrographis* und *Rhemannia glutinosa*) an, die im Zeitraum von 14 Tagen appliziert wurden. 61 von 85 Patienten wurden geheilt, bei 22 die Symptome gebessert.

In vivo-Studien haben herausgefunden, dass die Pflanze eine umfassende Schutz- und Heilwirkung im Herz-Kreislaufsystem entfaltet. Sie hemmt arterielle Verschlüsse, verringert Herzmuskelschäden nach einem Myokardinfarkt, normalisiert abnorme EKG-Befunde, senkt den Blutdruck, hemmt Noradrenalin-induzierte Hypertonie, verhindert Verklumpung der Blutplättchen in den Blutgefäßen (Bildung von Blutgerinnseln) und aktiviert die Fibrinolyse (körpereigene Auflösung eines Blutgerinnsels).

In klinischen Studien wurde die Effektivität von *Andrographis* bei Hepatitis A- und B-Infektionen geprüft. Eine deutliche Verbesserung der Symptome und der Leberfunktion wurde bei der Mehrheit der Patienten gesehen. In einer indischen Studie mit 20 Hepatitis A-Patienten wurden 16 durch dreiwöchige, tägliche Anwendung eines Dekokts aus dem ganzen Kraut geheilt. In China wurden 83 Prozent von 122 Hepatitis-Patienten erfolgreich mit einem Auszug aus dem ganzen Kraut behandelt. Andere Studien zeigen, dass das Kraut in Kombination mit *Phyllanthus emblica*-Früchten (Amlabaum) bei drei Mal täglicher Einnahme über 30 Tage zur Behandlung von viraler Hepatitis wirksam ist. Die Pflanze ist *in vitro* direkt wirksam gegen Hepatitis B-Virus. *In vitro*-Studien demonstrieren die umfassende leberschützende Wirkung von *Andrographis paniculata* in Bezug auf leberschädigende Stoffe: Tetrachlorkohlenstoff, Alkohol, Galaktosamin und Paracetamol. Forscher bemerkten: „Die Behandlung von Ratten mit 400 mg/kg, ip, 1, 4 und 7 Stunden nach der Paracetamolbelastung führt zur vollständigen Normalisierung des toxininduzierten Anstiegs aller fünf biochemischen Parameter." Andere *in vivo*-Studien fanden heraus, dass *Andrographis* und deren Extrakte potente Stimulatoren der Gallenblasenfunktion, des Gallenflusses, der Gallensäure und Gallensalze sind.

In einer klinischen Studie mit 129 Patienten mit akuter Tonsillitis zeigten 65 Prozent der Patienten, die mit *Andrographis* behandelt wurden, eine signifikante Besserung. Von 49 Pneumoniepatienten erholten sich 9 vollständig und 35 erlebten eine signifikante Besserung. Eine andere Studie mit 11 Pneumonie- und 20 Bronchitispatienten offenbarte eine 91-prozentige Effektivität des ganzen Krauts. Bei der Tuberkulosebehandlung mit Rifampin konnte durch zusätzliche Anwendung von Andrographolid die Mortalitätsrate um das 2,6-fache reduziert werden.

In verschiedenen Studien wurde *Andrographis* zur Behandlung von Pyelonephritis (Nierenbeckenentzündung) als ebenso wirksam wie Nitrofurantoin befunden. Außerdem hat das Kraut viel weniger Nebenwirkungen.

In vivo-Studien belegen die potente Wirkung der Pflanze gegen das Gift der Kobra. Sie schützte Mäuse vor Atemversagen und erhöhte die Überlebenszeit deutlich.

Andrographis erwies sich in klinischen Studien als effektiv bei kutaner Gangrän bei Kindern (Studie mit 45 Kindern), Lepra (Studie mit 112 Patienten), Herpes, Windpocken, Mumps, Neurodermitis, Verbrennungen und Vaginitis. In Europa wurde ein *Andrographis*-Gel zur Behandlung von Zahnfleischerkrankungen entwickelt. Versuche haben nachgewiesen, dass es bei der Behandlung von Parodontose vergleichbar wirksam ist wie Metronidazol-Gel.

Das *Andrographis*-Gel zeigte Wirkung gegen eine Reihe von Parodontalbakterien, darunter *Porphyromonas gingivalis* und *Treponema denticola* (eine Spirochäte).

In zahlreichen Studien wurde die allgemeine immunstärkende Wirkung des Krauts demonstriert, die im Wesentlichen die gesamte Immunität stimuliert und autoimmune Antworten verringert. Antikörperproduktion und Phagozytose werden erhöht.

Wiederholt wurde die mastzellenstabilisierende und PCA-hemmende Wirkung des Krauts bestätigt. PCA (passive kutane Anaphylaxie) bezieht sich auf allergische Reaktionen in Zellgewebe. Forscher bemerken, dass das Kraut „die abnorm hohe Migration von Makrophagen zu den Orten der Gewebeschäden“ unterbindet. Das Kraut „verringerte die Degranulation von Mastzellen signifikant“.

Andrographolid moduliert die Makrophagen- und Neutrophilenaktivität hoch potent, auch im zentralen Nervensystem, wo es die Mikroglia beeinflusst. Es zeigte signifikante protektive Effekte bei entzündungsvermittelten neurodegenerativen Erkrankungen des Gehirns.

In mehreren Doppelblindstudien wurde die Wirksamkeit des Krauts bei Erkältung und Grippe getestet. Dabei wurden stets eine zuverlässige Verringerung der Symptome und konsequente Verbesserung des Zustands sowie verbesserte Genesungsraten beobachtet. Das Kraut wird für die besondere Rezeptur namens *kanyang* häufig mit *Eleutherococcus* kombiniert. Die Autoren einer schwedischen, randomisierten Studie mit 53 Kindern betonen, dass „im frühen Stadium einer akuten unkomplizierten Atemwegserkrankung Kan-Yang-Tabletten den Behandlungsverlauf erheblich fördern und die Genesung begünstigen.“ Zwei andere randomisierte, placebokontrollierte Doppelblindstudien mit 46 und 179 Patienten kamen zu ähnlichen Ergebnissen. Kopfschmerzen, Unwohlsein und Symptome im Nasen- und Rachenraum sprachen signifikant auf das Kraut an.

Bei vorbeugender Einnahme gegen übliche Erkältung zeigte das Kraut in einer anderen randomisierten, placebokontrollierten Doppelblindstudie mit 107 Teilnehmern eine signifikante Wirkung. Während drei Wintermonaten wurde den Probanden fünf Mal die Woche 200 Milligramm Kräuterdroge gegeben. Die Andrographis-Gruppe bekam nur halb so viele Erkältungen.

Das Kraut ist *in vitro* wirksam gegen HIV. Es erwies sich in klinischen Humanstudien mit AIDS-Patienten als nützlich zur Reduzierung der Viruslast und zur Erhöhung der CD4-Zellenzahl. Der Gebrauch von *Andrographis* erhöht die AZT-Aktivität. In Kombination sind die Ergebnisse besser als bei der jeweiligen Monotherapie.

Das Kraut zeigte ebenfalls eine signifikante krebshemmende Wirkung. *In vivo-, in vitro-* sowie klinische Studien belegen die Wirkung des Krauts bei verschiedenen Krebsarten: Anal-, Magen-, Haut-, Brust-, Prostata-, Darmkrebs, Leukämie und Melanom. In einer Studie (1977) mit 60 Hautkrebspatienten, wovon 41 Metastasen hatten, kam es bei 12 Patienten durch Monotherapie mit *Andrographis* zur Genesung. Bei 47 Patienten war kein neues Tumorwachstum mehr festzustellen.

In vivo-Studien haben gezeigt, dass Andrographolid diabetische Retinopathie lindert, indem es die Angiogenese und Entzündung in der Netzhaut hemmt. Die

Komponente verringerte VEGF (*vascular endothelial growth factor*) im Blut, stärkte die Blut-Retina-Barriere, reduzierte die erhöhte Expression von VEGF in der Retina, die NF-κB-Spiegel und hemmte die IκB -Expression sowie die IkB-Kinase, verringerte die Expression von TNF-α, IL-6, IL-8 und IL-1β im Serum.

Andere *in vivo*-Studien belegen, dass Andrographolid die Proliferation in artikulären Chondrozyten verstärkt und deren Entdifferenzierung verhindert sowie Ödeme und Entzündung bei arthritischen Zuständen reduziert. Die Substanz mindert die Zerstörung und Degeneration von Knorpelgewebe bei entzündlichen Prozessen und fördert die Expression von Aggrekan-, Kollagen-II- und Sox9-Genen.

Andrographolid reduziert kognitive Störungen im Mausmodell der Alzheimer-Demenz. Die Komponente verbessert die Hippocampus-Funktion. Sie reduziert Ab-Spiegel, beeinflusst die Ontogenese von Amyloid-Plaques im Hippocampus und Kortex, stimuliert die Verbesserung des räumlichen Denkens und schützt die synaptische Plastizität sowie Synapsisproteine. Die Komponente schützt außerdem Astrozyten vor der IL-1β-stimulierten Aufregulation von CCL5 und saurem Gliafaserprotein. Das Kraut hat eine immunstimulierende, zerebroprotektive und nootropische Wirkung bei gesunden und Typ-2-Diabetes-Ratten.

Das ganze Kraut (sowie Andrographolid) ist ein stärkendes Mittel und normalisiert bei Ratten die physiologischen Veränderungen (inlusive Zytokinprofile), die sich bei chronischem Stress ergeben.

Andrographolid hemmt die TNF-α-induzierte ICAM-1-Expression in menschlichen Endothelzellen und hilft dabei, sie vor Schäden zu schützen. Die Substanz ist außerdem ein recht guter MMP-9-Inhibitor. Vor allem aber hemmt sie HMGB1-induzierte Entzündung im Mausmodell der polymikrobiellen Sepsis.

Das Kraut hat eine betonte anti-*Quorum-Sensing*-Wirkung bei *Pseudomonas aeruginosa* und hemmt die Biofilmbildung. Darüber hinaus bricht es Biofilme auf.

Der hydroalkoholische Extrakt (Tinktur) schützte Ratten vor Ischämie/Reperfusion-induzierter Myokardschädigung. Andrographolid wirkt *in vivo* und *in vitro* stark protektiv bei LPS-induzierter akuter Lungenverletzung.

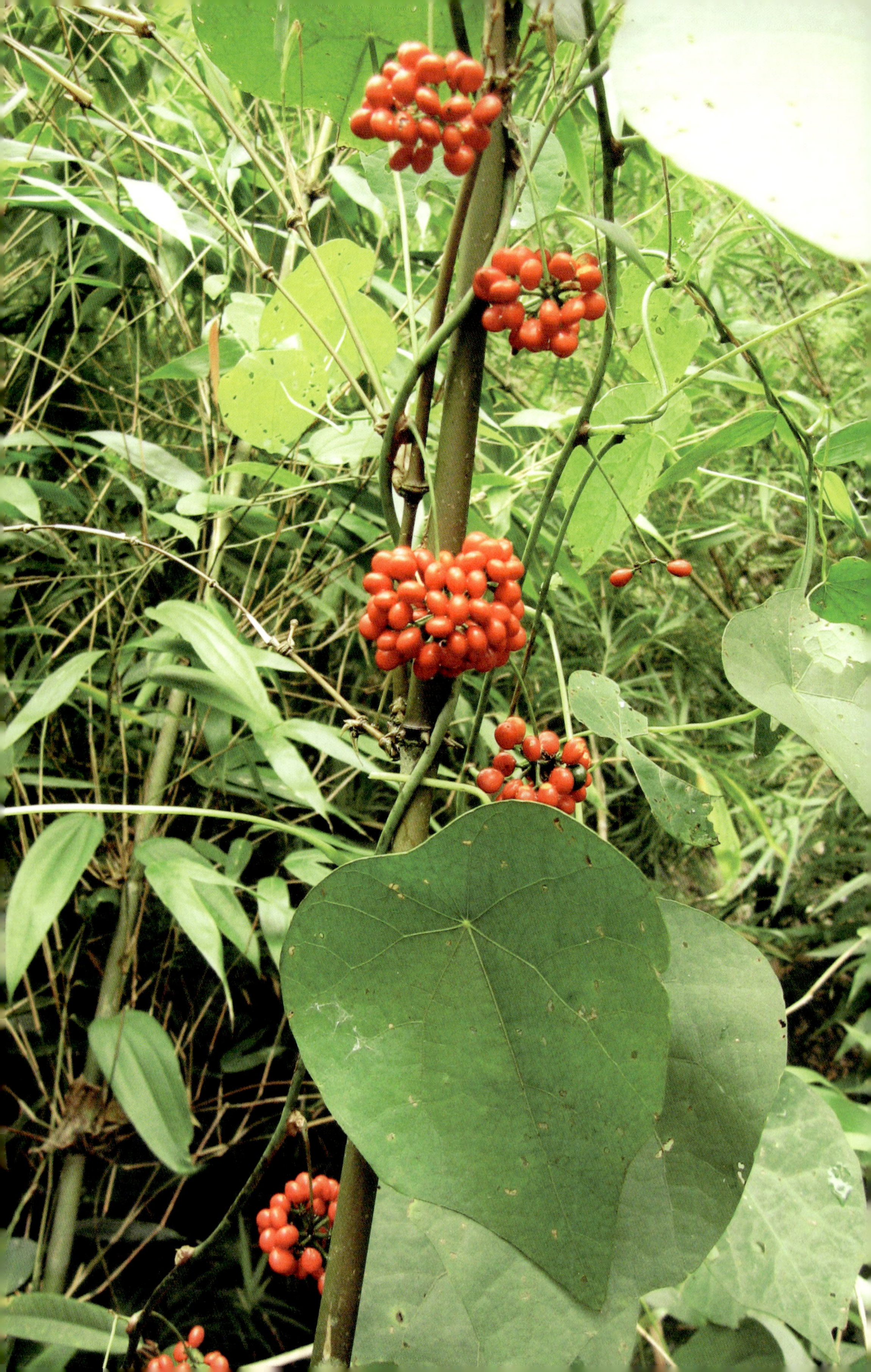

Stephania tetandra, S. cepharantha (Stephania-Wurzel)

Stephania-Arten spielen vermutlich eine wichtige Rolle zur Behandlung von Lyme-Borreliose, da die Pflanzen bei Nervenentzündungen spezifisch wirksam sind und im Gehirn bei entzündlichen Zuständen eine neuroprotektive Wirkung entfalten. Sie sind zudem spezifische Kräuter bei arthritischen Entzündungen, die wie beispielsweise rheumatoide Arthritis eine autoimmune Dynamik aufweisen. Sie besitzen angiogenesemodulierende Wirkeigenschaften und induzieren kardiovaskuläre Effekte: günstige Wirkung bei Herzrhythmusstörungen und Infarkt, auf Koronardurchblutung und die Herzfrequenz.

Diese *Stephania*-Arten heben auch eine spezifische Wirkung bei Lyme-Borreliose-assoziierten Augenentzündungen – insbesondere *S. tetrandra*. Tatsächlich können alle okulären Manifestationen der Lyme-Borreliose erfolgreich mit diesem Kraut behandelt werden. Es beeinflusst die Zelladhäsion sowie die Chemotaxis und schützt Endothelzellen. Die Kräuter können höchstwahrscheinlich die chemotaktischen und zellulären Adhäsionsdynamiken der mit Lyme-Borreliose assoziierten Spirochäten hemmen. Darüber hinaus potenzieren beide *Stephania*-Arten die Wirkung von Antibiotika und anderen Medikamenten zur Behandlung von Krebs und anderen Erkrankungen wie Malaria. Sofern Medikamente, die ansonsten durch verschiedene Resistenzmechanismen von Krebs oder Mikroben inaktiviert werden, kombiniert mit einer dieser Spezies eingenommen werden, sind sie potenziell wirksam. Studienergebnisse weisen außerdem darauf hin, dass die Kräuter die Wirkung anderer Heilpflanzen erhöhen.

Das breite Wirkspektrum dieser Kräuter, das mit einigen Lyme-Borreliose-Zuständen korrespondiert, sowie die ungewöhnliche Natur ihrer Wirkmechanismen lassen vermuten, dass sie wichtige Kräuter zur Behandlung von Lyme-Borreliose sind. Leider sind sie recht schwer erhältlich – das gilt insbesondere für *S. cepharantha*. Bei auf TCM-Kräuter spezialisierten Händlern bekommt man meistens nur große Einheiten von *S. tetrandra*, die für die Anwendung zu Tinkturen, Kapseln, Dekokten oder Auszügen weiter verarbeitet werden müssen (Adressen siehe Bezugsquellen, S. 538).

Dosierung bei Lyme-Borreliose

Das Kraut lässt sich problemlos zu Pulver verarbeiten und kann entweder in Kapseln gefüllt oder zu Tinkturen, Auszug oder Dekokt verarbeitet werden.

Stellen Sie eine Tinktur aus einer 1:5, 65 Prozent Alkohol/Wasser-Lösung her – entweder verwenden Sie nur eine Spezies oder kombinieren beide im Verhältnis 1:1. Falls Sie das Kraut in Kapseln abfüllen, benutzen Sie 1 bis 4 „00“-Kapseln. Bei Bell-Lähmung ist das Kraut in Form einer Tinktur oder als Dekokt am wirksamsten.

Bell-Lähmung: 1 TL Tinktur, drei Mal täglich.

Neuroborreliose: ½ TL Tinktur, drei Mal täglich.

Lyme-Arthritis: ½ TL Tinktur, drei Mal täglich.

Augenborreliose: ½ TL Tinktur, drei Mal täglich, tägliche Augenspülungen mit dem Dekokt.

Nebenwirkungen und Kontraindikationen

• Verstopfung: Das Kraut ist ein starker Calcium-Kanal-Blocker. Etwa bei der Hälfte der Patienten, die gleichzeitig medikamentöse Blocker anwenden, tritt diese Nebenwirkung auf. Falls eine Verstopfung vorliegt, sollte das Kraut zusammen mit Vitamin C oder Magnesium eingenommen werden. Die Dosierung der Supplemente wird dabei an die Magentoleranz angepasst. Andere Nebenwirkungen sind nicht bekannt. Die Pflanze wurde manchmal mit *Aristolochia fangchi* verwechselt. Sie trägt im Chinesischen den gleichen Namen wie *Stephania: guang fang ji*. Beispielsweise wurde dieses *Aristolochia*-Spezies versehentlich anstelle von *Stephania*-Wurzel an eine belgische Diät-Klinik verkauft, die sie schließlich als Teil ihrer Therapieprotokolle einsetzte. Bei einigen Patienten trat daraufhin Nephropathie mit Nierenversagen auf. In der Folge machte man die „vermeintliche“ *Stephania*-Wurzel dafür verantwortlich. Letztlich fand man heraus, dass es sich bei dem Kraut nicht um *Stephania*, sondern um *Aristolochia fangchi* gehandelt hatte. Letztere Pflanze enthält Aristocholsäure, die ein potentes Nierentoxin ist. Mit Aristocholsäre assoziierte Nephropathie ist eine häufige Nebenwirkung, die sich wegen der unsachgemäßen Anwendung von aristocholsäurehaltigen Pflanzen ergibt. Sofern das Kraut, wie es in der westlichen und nicht in der chinesischen Praxis üblich ist, als Tinkturzubereitung verwendet wird, verschärft sich das Problem.

• Sicherheit: Nachdem eine Verwechslung der beiden Pflanzen schlimme Folgen verursachen kann, prüfen alle Hersteller und Importeure inzwischen grundsätzlich die Identität des von ihnen für den Vertrieb vorgesehenen *Stephania*-Krauts.

• Atrioventrikulärer Block (AV-Block): Calcium-Kanal-Blocker sind bei AV-Block kontraindiziert. Die Komponenten der Pflanzen – insbesondere Tetrandin – sind potente Calcium-Kanal-Blocker, obwohl ihr Wirkmechanismus ungewöhnlich ist und anders funktioniert als bei den Medikamenten. Aus diesem Grund werden die Pflanzen als neuartige Klasse von Calcium-Kanal-Blockern betrachtet. Es existieren keine Belege dafür, dass diese Pflanzen schwere AV-Blockaden verursacht haben. Dennoch ist bei Lyme-Borreliose-Patienten mit AV-Block Vorsicht geboten.

Arzneimittel-Interaktionen

Die Kräuter sollten nicht von Patienten benutzt werden, die medikamentöse Calcium-Kanal-Blocker oder Betablocker einnehmen. Da die beiden Pflanzenkomponenten Tetrandin und Cepharanthin die Wirkung von Medikamenten erheblich potenzieren, haben sie große Aufmerksamkeit auf sich gezogen.

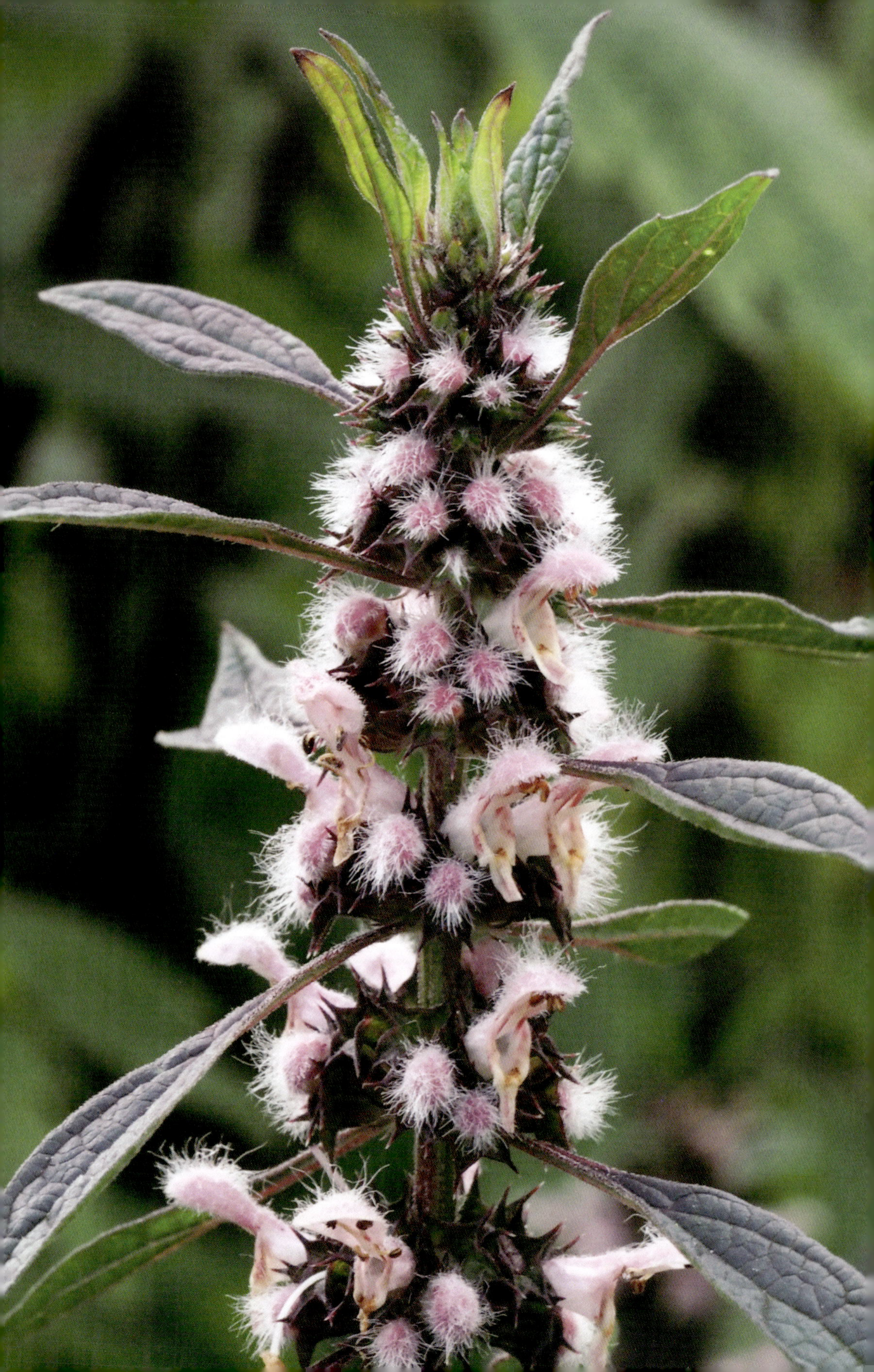

Leonurus cardiaca (Echtes Herzgespann)

Echtes Herzgespann ist ein wichtiges hilfreiches Kraut, da es die Integrität der Mitochondrien und deren Funktion schützt. Außerdem lindert es Angst und Schlaflosigkeit. Das Kraut vermittelt im Gehirn zudem Schutzwirkungen.

Echtes Herzgespann wirkt stark neuroprotektiv, insbesondere bei Ischämie/Reperfusion-induzierter Mitochondriendysfunktion im Gehirn – dies schließt die Hirnrinde mit ein. Das Kraut verbessert neurologische Probleme signifikant, verringert reaktive Sauerstoffspezies (die ROS-Spiegel) in den Mitochondrien von Hirnzellen, reduziert vor allem die Anschwellung von Mitochondrien und stellt das mitochondriale Membranpotenzial wieder her. Echtes Herzgespann verringert die Expression des Proteins Bcl-2 (B-Zell-Lymphonom 2) im Gehirn. Erhöhte Bcl-2-Werte wurden mit der Entstehung verschiedener Krebsarten in Verbindung gebracht (u. a. Prostatakrebs) sowie mit mehreren psychiatrischen Störungen des ZNS und Autoimmunprozessen assoziiert. Unter anderem hemmt Bcl-2 die Apoptose. Echtes Herzgespann verringert die Bcl-2-Expression und erhöht die Bax-Level. Bei Bax handelt es sich um ein Protein, das eng mit Bcl-2 verwandt ist und die Apoptose in den Zellen erhöht. Bcl-2 und Bax sind normalerweise ausbalanciert. Ihre Expression wird durch das Protein p53 kontrolliert. Dieses Protein ist maßgeblich am Schutz vor Krebs sowie am Schutz des Genoms beteiligt. Manchmal wird es auch als „Hüter des Genoms" (*guardian of the genome*) bezeichnet.

Bei einigen mit Lyme-Borreliose assoziierten Mikroorganismen ist die Veränderung von p53/Bax/Bcl-2 Teil der Infektionsstrategie. Dies führt häufig zu Störungen der Mitochondrienfunktion. „Nebenwirkungen" sind dann Energieverluste aufgrund der mitochondrialen Defekte. Von wesentlich größerer Bedeutung ist die Tatsache, dass das Gehirn dadurch geschädigt werden kann, was zu den mit dieser Gruppe von Infektionen assoziierten psychiatrischen Problemen beiträgt.

Herzgespann stoppt diesen Prozess, schützt die Mitochondrien im Gehirn und vermutlich auch andere Zellen in dieser Region, da das Kraut auch die Produktion und Auswirkungen von ROS im Gehirn reduziert. Das Kraut entfaltet antientzündliche Wirkungen im ZNS und weist obendrein eine moderate schmerzlindernde Wirkung auf. Herzgespann enthält eine einige chemische Stoffe, darunter Ursolsäure. Die Substanz hemmt durch

Bakterien induzierte intrazelluläre ROS sehr wirksam. Einige Studien belegen, dass Herzgespann deutlich stärker antioxidativ wirksam ist als Weißdorn oder Ginkgo.

Wasserauszüge des Krauts hemmen zeckenübertragene Enzephalitis (TBE) vollständig und induzieren bei Mäusen, die mit dem TBE-Virus infiziert sind, Resistenz gegen das Virus.

Herzgespann drosselt und stärkt den Herzschlag. Traditionell wurde das Kraut als Medizin für das Herz verwendet. Darüber hinaus ist es ein zuverlässiges und starkes Relaxans bei Angstzuständen. Während Angstepisoden erhöht sich die Herzfrequenz. Durch mehrere Mechanismen senkt Herzgespann die Herzfrequenz. Aufgrund dieser Wirkung und anderen Wirkungen im ZNS verringert das Kraut auch Angstzustände. Doppelblindstudien fanden heraus, dass es eine wertvolle Hilfe bei der Behandlung von Angstzuständen ist. Herzgespann bessert nachweislich und signifikant Lichtscheu (Photophobie) – ein Symptom, das häufig bei Lyme-Borreliose, *Bartonella-* oder *Mycoplasma*-Infektionen vorkommt.

Die Wirkungen des Krauts sind dosisabhängig.

Zubereitung und Dosierung

Tinktur

Zubereitung: 1:2, 95 Prozent Alkohol, frisch geerntete, *nicht* getrocknete Kräuterdroge. – Die getrocknete Pflanze ist nicht annähernd so wirkungsvoll wie das frische Kraut. Ich rate von der Anwendung der getrockneten Kräuterdroge ab.

Dosierung: ¼ bis ½ TL, sechs Mal täglich. Verwenden Sie nur Frischpflanzentinkturen. Im Akutfall haben wir bis zu 15 Gramm Kraut auf einmal verordnet. Es ist ein wohltätiges Heilmittel.

Nebenwirkungen und Kontraindikationen

- Das Kraut ist während der Schwangerschaft kontraindiziert. In seltenen Fällen wurde von Magenreizung berichtet. Abnorm hohe Dosierungen verursachen Uterusblutung. Allerdings konnte ich hierzu nur eine Quelle ausfindig machen. In den Fachzeitschriften steht nichts darüber – was Heilkräuter anbelangt, reagieren sie oft übertrieben hysterisch. Traditionell wurde das Kraut als menstruationsförderndes Mittel eingesetzt. Vielleicht wurde deshalb beobachtet, dass es Uterusblutung auslöst.

- Die Pflanze senkt den Blutdruck. Liegt bereits ein niedriger Blutdruck vor, sollte man vorsichtig sein. Allerdings soll das Kraut auch den Blutdruck erhöhen. In meiner 25-jährigen Praxis habe ich das bisher nicht erlebt. Aus diesem Grund bin ich mir nicht sicher, ob diese Aussage tatsächlich zutrifft.

Arzneimittel-Interaktionen

Wenn Herzgespann zusammen mit blutdrucksenkenden Medikamenten eingenommen wird, ergibt sich eine additive Wirkung.

Wirkung auf die Schilddrüse

Leider stehen Aussagen darüber im Raum, dass Herzgespann ein hypothyreoid (Schilddrüsenunterfunktion) wirksames Kraut ist (Lott, 2014). Dies trifft absolut nicht zu. Die Behauptung beruht auf einem falschen Verständnis der Wirkeigenschaften der Pflanze. Darüber hinaus weisen einige Quellen in der Literatur darauf hin, dass die Pflanze die Schilddrüsenfunktion unterdrückt. Die falsche Annahme ergibt sich aus einer erbärmlichen Wissenschaft und dem Mangel an Wissen über Heilpflanzenkombinationen – vor allem deshalb, weil das Kraut manchmal zur Behandlung von Schilddrüsenüberfunktion eingesetzt wird, im Grunde hier aber über seine Herzwirkung hilfreich ist. Bei Schilddrüsenüberfunktion kommt es häufig zu hohen Puls- und Herzfrequenzen, einem Anzeichen von Stress in der Schilddrüse und im gesamten Körper.

In der traditionellen deutschen Volksheilkunde und von überzeugten Herbalisten wurde Herzgespann zur Behandlung von Schilddrüsenüberfunktion als unterstützendes Mittel gegeben. Wenn das Kraut den Stresspegel im Organismus sowie die Puls- und Herzfrequenz senkt, entlastet es das Gesamtsystem. Es ist lediglich ein optionales Mittel bei Schilddrüsenüberfunktion. *Das Kraut alleine ist nicht in der Lage, eine Schilddrüsenüberfunktion zu regulieren, und ist somit kein geeignetes monotherapeutisches Mittel für diesen Zweck.*

Da die Heilpflanze häufig als zusätzliches Mittel während der Behandlung einer Schilddrüsenüberfunktion verwendet wird, haben einige fälschlicherweise daraus geschlossen, dass es eine Hyperthyreose günstig beeinflusst. Jedwede vernünftige Analyse der Daten über diese Pflanze zeigt, dass sie sich in keiner Weise für diesen Zweck eignet. Bei Lyme-Borreliose-Patienten mit Schilddrüsenfunktionsstörungen ist das Kraut *nicht* kontraindiziert.

Kräuter und Supplemente

Nachfolgend finden Sie Angaben zu Nebenwirkungen, Wechselwirkungen und zur Dosierung der gelisteten Mittel.

Achillea millefolium (Schafgarbe)

Wenn eine Allergie gegen Schafgarbe oder ähnliche Pflanzen vorliegt, ist das Kraut kontraindiziert. Wechselwirkungen mit anderen Substanzen sind nicht bekannt.

Dosierung: Tinktur: 10 bis 30 Tropfen, so oft wie nötig.

Ailanthus altissima (Götterbaum)

Selten bei Einnahme *sehr hoher Dosierungen*: Übelkeit, Schwindel, Erbrechen, Kribbeln in den Gliedmaßen. Wechselwirkungen mit anderen Substanzen sind nicht bekannt.

Dosierung: Tinktur (je nach Verwendungszweck): 5 Tropfen bis 1 TL, sechs Mal täglich. Bei Darmparasiten wie Giardien sind in der Regel höhere Dosierungen nötig.

Alphaliponsäure (ALA)

Diabetiker sollten das Mittel nur nach Absprache mit ihrem behandelnden Arzt einnehmen. ALA beeinflusst die Blutzuckerwerte erheblich und hat Auswirkungen auf die medizinische Diabetestherapie. N-Acetylcystein (NAC) ist für Diabetiker eine effektive Alternative für ALA.

Dosierung: 600 Milligramm täglich.

Amni visnaga (Bischofskraut, Khella)

Khellin ist eine aktive Komponente der Pflanze, die Lichtempfindlichkeit der Haut verursachen kann. Bei sehr hellhäutigen Individuen ist Vorsicht geboten, insbesondere wenn sie viel Zeit in der Sonne verbringen. In seltenen Fällen kann das Kraut eine leichte Leberentzündung oder Gelbsucht auslösen. Die AST- und ALT-Werte können leicht ansteigen. Diese Zustände verschwinden nach dem Absetzen des Krauts. Manche Anwender haben von Dermatitis, Übelkeit und Erbrechen nach Einnahme des Krauts berichtet.

Wechselwirkungen: Bischofskraut sollte nicht zusammen mit Digoxin angewendet werden, da es die Wirkung des Medikaments aufheben kann. Das

Kraut sollte nicht zusammen mit Medikamenten gegeben wir, die Lichtempfindlichkeit verursachen.

Dosierung: 250 bis 300 Milligramm täglich. In der Regel ist die Khellin-Konzentration des Krauts standardisiert und beträgt 12 Prozent.

Angelica (Angelika)

Das Kraut hat keine relevanten Nebenwirkungen. In der Schwangerschaft ist es kontraindiziert – insbesondere im ersten Trimester, da es menstruationsfördernd wirkt. Das Kraut macht Darminhalte weich, weshalb es bei Durchfall besser nicht eingenommen werden sollte.

Wechselwirkungen: Angelika sollte nicht zusammen mit Gerinnungshemmern eingesetzt werden.

Dosierung: Die Chinesen bereiten häufig ein Dekokt aus dem Kraut zu. Dekokt: 5 bis 15 Gramm in Wasser, über den Tag auf mehrere Gaben aufgeteilt einnehmen. Auch das Wurzelpulver schafft Abhilfe. Wurzelpulver: 1 bis 2 Gramm, drei Mal täglich. Tinktur aus der getrockneten Wurzel (1:5, 70 Prozent Alkohol): ½ TL bis 1 EL, drei Mal täglich, je nach Schwere des Zustands.

Apium graveolens (Echter Sellerie-Samen)

Die Samen wirken diuretisch, wenn gleichzeitig medikamentöse Diuretika eingenommen werden. Hier ist Vorsicht geboten. Selten: allergische Reaktionen (in der Regel auf die Pflanze selbst, nicht den Samen). Sollten Sie Sellerie nicht problemlos zu sich nehmen können, können Sie die Samentinktur verwenden.

Wechselwirkungen: Nicht bekannt.

Dosierung: Tinktur: ¼ bis ½ TL, drei Mal täglich.

Arctium lappa (Große Klette)

Dieses Kraut zählt zu den Lebensmitteln. Seine Wurzel wird in vielen Ländern verspeist. Nebenwirkungen und Wechselwirkungen sind nicht bekannt.

Dosierung: Die Dosierung ist hoch – als ob man eine Kartoffel oder eine Rübe essen würde. Geringe Mengen (1 TL) helfen als allgemeines Tonikum. Bei Bedarf kann aber mehr eingenommen werden.

L-Arginin

L-Arginin sollte im Fall von aktiver Gürtelrose oder Herpes vermieden werden, da es den Hautausschlag verschlimmern kann. L-Arginin selbst induziert in der Regel keinen Herpesausbruch. Ist er aber bereits vorhanden, können die Viren Arginin zugunsten ihrer Replikation nutzen.

Wechselwirkungen: L-Arginin kann die Blutzuckerwerte beeinflussen und sollte von Diabetikern mit Vorsicht eingesetzt werden. Es kann außerdem den Blutdruck senken und ist bei Einnahme von blutdrucksenkenden Medikamenten mit Vorsicht anzuwenden.

Dosierung: 1 bis 2 Kapseln à 500 Milligramm, drei Mal täglich.

Artemisinin (*Artemisia annua*)

Artemisinin selbst kann Magen-Darm-Probleme, Appetitstörungen, Schwindel, Krämpfe, Durchfall und Erbrechen verursachen. Etwa vier Prozent der Anwender bemerken solche Symptome. Bei Pflanzenaufgüssen sind die Nebenwirkungen geringer ausgeprägt. Sehr hohe Dosierungen (5000 Milligramm pro Tag, 3 Tage) verursachten Leberentzündungen, die nach Absetzen des Supplements wieder verschwanden. Artemisinin hat einen schwachen chronotropen Effekt auf das Herz. Es verursacht leichte Hypotonie, was für Anwender unproblematisch ist.

In der Schwangerschaft wird von *Artemisia*/Artemisinin abgeraten, vor allem im ersten Drittel. *In vivo*-Studien beobachteten bei einer Anwendung im ersten Schwangerschaftsdrittel unerwünschte Nebenwirkungen bei Ratten und Mäusen. In einer klinischen Studie mit 16 Teilnehmerinnen führte die Einnahme des Krauts im ersten Drittel der Schwangerschaft zu keiner auffälligen Veränderung der Fehlgeburtenrate.

Vorsicht: Ich habe von einigen Lyme-Borreliose-Patienten gehört, die das Kraut ein oder zwei Jahre lang in hoher Dosierung eingenommen haben. Dies ist in hohem Maße kontraindiziert und sollte *unter keinen Umständen* so gehandhabt werden! Ich wiederhole: Lassen Sie davon unbedingt ab! Artemisinin ist bei sachgemäßer Anwendung extrem sicher. Dies trifft auf die Anwendung von Dosierungen bis 1200 Milligramm täglich zu, 7 Tage. Vermutlich ist es das auch noch bei ein- oder zweimonatiger Gabe, wenn Sie die Substanz wirklich so lange einnehmen möchten. Bei langfristiger Anwendung von Artemisinin in hoher Dosierung gibt es ein signifikantes Risiko für Neurotoxizität und ZNS-Schäden. *Sida, Alchornea, Cryptolepis* und *Bidens* sind sehr viel sicherere Alternativen für eine Langzeittherapie – insbesondere bei der Behandlung von Infektionen durch Mikroorganismen aus der „Lyme-Gruppe".

Wechselwirkungen: *Artemisia annua* enthält wie viele Heilpflanzen synergistische Stoffe, die die antimikrobielle Wirksamkeit anderer Pflanzenkomponenten potenzieren. Beispielsweise führten die in der Pflanze enthaltenen Flavonole Chrysosplenol-D sowie Chrysophlenetin zur Potenzierung der Aktivität von Berberin und Norfloxacin gegenüber resistenten Staphylokokken. Artemisinin aktiviert Leberenzyme und kann mit Omeprazol (Magensäurehemmer) interagieren.

Dosierung: Die empfohlene Wirkdosis von Artemisinin bei Malaria beträgt 500 bis 1000 Milligramm am ersten Tag, anschließend 2 bis 4 (oder mehr) Tage 500 Milligramm täglich. Dann sollte der Parasit aus dem Blut verschwunden sein. Bei 400 Milligramm pro Tag (5 Tage) beträgt die Rückfallquote knapp 40 Prozent, bei 800 Milligramm nur 3 Prozent. In der Traditionellen Chinesischen Medizin variiert die Dosis zwischen 500 Milligramm und 1600 Milligramm täglich für 3 Tage – Wiederholung derselben Therapie nach 2 Wochen (um neue Parasiten zu eliminieren). Ich halte folgende Strategie für die effektivste: 800 bis 1200 Milligramm täglich, 5 bis 7 Tage – Wiederholung derselben Therapie nach 2 Wochen. Die Rezidivrate vermindert sich mit höherer Dosierung.

Hinweis: Je länger Artemisinin eingenommen wird, desto mehr nimmt die Bioverfügbarkeit im Blut ab – am Tag 7 sind es nur noch 24 Prozent des anfänglichen Wirkspiegels. *Die Einzelsubstanz ist nicht wirklich effektiv, wenn sie bei einer Parasiteninfektion länger als 7 Tage eingenommen wird!* Stellt sich beispielsweise bei Babesien innerhalb von einigen Wochen keine Wirkung ein, wird diese auch nicht mehr eintreten.

Astragalus (Tragant)

Bislang sind keine relevanten Nebenwirkungen bekannt. Das Heilkraut ist sehr gut verträglich, auch bei regelmäßiger oder hochdosierter Anwendung. Die Chinesen berichten übereinstimmend über Tragant zur Behandlung von Erkältungen und Grippe sowie bei supprimierter Immunfunktion. Nebenwirkungen werden nicht erwähnt.

Im Spätstadium einer Lyme-Borreliose ist Tragant *bei einigen Patienten* kontraindiziert, da es bei dieser speziellen Erkrankung die Autoimmunreaktion verschlimmern kann. Bei anderen kann es die Th1/Th2-Balance verändern und die Autoimmundynamik reduzieren. Seine modulierende Wirkung scheint von den individuellen Reaktionen auf das Kraut abzuhängen. Mir war es nicht möglich, den Grund zu eruieren, weshalb es den Zustand bei einigen Individuen verschlimmert und bei anderen nicht.

Wechselwirkungen: Es sind nur wenige Wechselwirkungen bekannt.

• Synergistische Wirkungen: Die gleichzeitige Gabe von Tragant mit Interferon und Aciclovir kann deren Wirkung verstärken. Die Wirkung des Krauts zusammen mit Interferon wurde in klinischen Studien bei Hepatitis-B-Patienten untersucht. Die Ergebnisse der Tragant-Interferon-Kombination waren besser als bei der Monotherapie mit Interferon. Darüber hinaus zeigten sich synergistische Effekte, wenn das Kraut mit Interferon zur Behandlung von Zervixerosionen eingesetzt wird – die antivirale Wirksamkeit verstärkt sich.

• Hemmwirkungen: Die Wirksamkeit von Cyclophosphamid kann durch Tragant abgeschwächt werden. Deshalb sollten Transplantatpatienten das Kraut nicht benutzen.

• Interaktionen mit Heilkräutern: Synergistische immunstimulierende Effekte vermittelt Tragant auch in Kombination mit *Echinacea* und Süßholz.

Dosierung: Tragant kann als Tee, Pulver, Kapsel oder Tinktur zubereitet werden.

• *Tinktur:* Als Tonikum: 30 bis 60 Tropfen, vier Mal täglich. Bei chronischen Erkrankungen oder Zuständen: 1 TL, vier Mal täglich. Als präventives Mittel (gegen Virusinfektion): 1 TL, vier bis sechs Mal täglich. Bei Akutzuständen:1 TL, vier bis sechs Mal täglich, generell alle drei Stunden.

• *Tee:* 60 bis 90 Gramm Kräuterdroge mit 1 Liter kochendem Wasser übergießen, zwei bis drei Stunden ziehen lassen, abseihen, über den Tag verteilt trinken.

• *Pulver:* Bei chronischen Zuständen:1 EL, drei Mal täglich. Im Akutfall: 2 EL, drei Mal täglich. Die Komponenten werden durch körpereigene Gallen- und Magensäure extrahiert. Sie können bei Bedarf die Dosierungen erhöhen. In der Traditionellen Chinesischen Medizin wird das Wurzelpulver sehr hoch dosiert gegeben, 15 bis 60 Gramm täglich.

Bacopa monnieri (Kleines Fettblatt)

Selten (gewöhnlich bei hoher Dosierung): Durst, Übelkeit, Muskelschwäche. Wechselwirkungen sind nicht bekannt.

Dosierung: 500 Milligramm, zwei bis drei Mal täglich.

Bidens pilosa (Behaarter Zweizahn)

Nebenwirkungen sind nicht bekannt.

Wechselwirkungen: Bisher sind keine Interaktionen mit anderen Medikamenten bekannt. Allerdings belegt eine Studie, dass *Bidens* die Wirkung von Tetracyclin erhöht. Bei der Einnahme von Antidiabetika ist Vorsicht geboten, da das Kraut den Blutzuckerspiegel und den Insulinspiegel beeinflusst.

Dosierung: Frischpflanzentinktur: 45 bis 90 Tropfen in Wasser aufgelöst, vier Mal täglich. Bei Akutzuständen (z. B. Malaria, systemische Staphylokokken-Infektion): ¼ bis 1 TL und bis zu 1 EL in etwas Wasser aufgelöst, sechs Mal täglich, bis zu 20 Tage lang – je nach Schwere der Erkrankung.

Boswellia serrata (Salaibaum)

Selten: Durchfall, Hautausschlag, Übelkeit.

Wechselwirkungen: Nicht bekannt.

Dosierung: Tinktur: ¼ bis ½ TL, zwei bis drei Mal täglich. Kapseln: 500 Milligramm, zwei bis drei Mal täglich.

Camellia sinensis (EGCG)

Keine Nebenwirkungen bekannt. *Hinweis*: Es handelt sich hierbei um Grüntee. Massive Mengen von Catechinen, die entweder durch den Genuss von Grüntee oder durch Gabe von EGCG eingenommen wurden, verursachten eine Hyperplasie der Schilddrüse. Bei Funktionsstörungen der Schilddrüse ist bei der Anwendung von EGCG oder Grüntee Vorsicht geboten.

Wechselwirkungen: Nicht bekannt.

Dosierung: Bevorzugen Sie *Camellia sinensis* mit mindestens 80 Prozent Polyphenolen und etwa 50 Prozent EGCG. Die Dosierung beträgt 400 bis 800 Milligramm täglich. Für eine stärkere Wirkung zur Behandlung von *Bartonella*-bedingten Endothelzellschäden nehmen Sie *Camellia sinensis* jeden Morgen gleichzeitig mit 1200 Milligramm Quercetin ein.

Hinweis: Eine Tasse Grüntee enthält etwa 100 Milligramm EGCG. Ich kann mir vorstellen, dass nur der mehrmals tägliche Genuss von Grüntee bereits ein guter Ansatz ist. Darüber hinaus wird damit die Bioverfügbarkeit verbessert.

L-Carnitin

L-Carnitin ist generell sehr sicher. Bei einer Dosierung von 3 Gramm täglich (nehmen Sie weniger ein) kommt es zu Übelkeit, Erbrechen, Bauchkrämpfen, Durchfall und „fischigem" Körpergeruch. Seltener treten bei urämischen Patienten Schwäche und bei Epilepsie-Patienten vermehrt Krämpfe auf. *Bei einer bekannten Vorgeschichte von Krampfanfällen wird von L-Carnitin abgeraten.*

Wechselwirkungen: Die Carnitin-Werte können durch Pivampicillin, Phenobarbital, Valproinsäure, Phenytoin und Carbamazepin reduziert werden. Negative Auswirkungen sind nicht bekannt.

Dosierung: 500 Milligramm, drei Mal täglich.

Ceanothus (Säckelblume)

Nebenwirkungen sind nicht bekannt. In der Schwangerschaft wird von der Anwendung abgeraten. Das Kraut ist ein Gerinnungsmittel und sollte bei erhöhtem Risiko für intravasale Gerinnung nicht benutzt werden. Stattdessen empfiehlt sich die Gabe von *Salvia miltiorrhiza.*

Wechselwirkungen: Die gleichzeitige Anwendung von Säckelblumen mit medikamentösen Koagulationsmitteln und Gerinnungshemmern sollte vermieden werden.

Dosierung: Tinktur, getrocknete Wurzel: 30 bis 90 Tropfen, vier Mal täglich. Im Akutfall: 1 TL, sechs Mal täglich.

Centella asiatica (Indischer Wassernabel, Gotu Kola)

Selten: Hautallergien, Kopfschmerzen, Magenbeschwerden, Übelkeit, Schwindel und Benommenheit (gewöhnlich bei sehr hoher Dosierung). Vorsicht bei Lebererkrankung: Um die Wirkungen des Krauts auf die Leber zu reduzieren, wird die durchgehende Anwendung auf jeweils 6 Wochen beschränkt, anschließend erfolgt eine zweiwöchige Pause.

Wechselwirkungen: Benutzen Sie das Kraut nicht zusammen mit Acetaminophen (Sie sollten generell vermeiden, das Medikament einzunehmen, da aus vielen Ländern über Leberschäden berichtet wurde). Das Kraut kann die Wirkung von Diuretika potenzieren. Eine additive Wirkung ist bei Beruhigungsmitteln (Sedativa) möglich.

Dosierung: Kapseln: 500 Milligramm, zwei bis drei Mal täglich. Tinktur: ¼ bis ½ TL, zwei bis drei Mal täglich.

Chelidonium majus (Schöllkraut)

Schöllkraut wird weltweit täglich von Millionen Menschen angewendet. Generell handelt es sich um ein sehr sicheres Kraut. Dennoch traten in den letzten Jahren zunehmend Bedenken auf, da es gelegentlich schwere negative Auswirkungen auf die Leber hat. In der Literatur wird über 40 Fälle berichtet, in welchen Schöllkraut Lebererkrankungen verursacht hat – vor allem cholestatische Hepatitis, also Gelbsucht mit Gallenstau aufgrund von schwer entzündeten intrahepatischen Gallenwegen. Es sind mehr Frauen als Männer davon betroffen. In der Regel sind es ältere Menschen (Durchschnittsalter: 56 Jahre). In diesen Fällen wurde das Kraut etwa einen Monat eingenommen, bevor die ersten Symptome auftraten. Alle Patienten erholten sich nach Absetzen des Krauts. Aus diesen Gründen muss das Kraut mit Bedacht angewendet werden. Meist verursacht das Kraut bei Betroffenen eine Entzündung der Gallengangsöffnungen. In der Folge schwellen diese an und verschließen die Gallenwege. Im Prinzip handelt es sich bei dieser Wirkung um eine übermäßige Aktivierung – die Heilpflanze wird auch zur Aktivierung des Gallenflusses eingesetzt. Bei manchen Anwendern kommt es einfach zu einer bedeutenden Stimulation. Diesbezüglich kam es bei manchen Zeitgenossen zu Überreaktionen – insbesondere bei heilkrautfeindlichen Ärzten. Wie auch immer …

Nur um eines klarzustellen: Manche Antibiotika erzeugen auch einen solchen Zustand – das ist nicht ungewöhnlich. Allerdings ist dieser Zustand bei Antibiotika-Anwendungen nicht immer reversibel. Leberschäden kommen zudem häufig in stark ausgeprägter Form dann vor, wenn Aminophen (Tylenol) verabreicht wird – dies kann Anlass für eine Lebertransplantationen sein. Todesfälle sind keine Seltenheit. Im Gegensatz dazu ist das Kraut extrem sicher. Nun denn …

Symptome der cholestatischen Hepatitis sind Gelbsucht, Juckreiz, abnormer Stuhl und gelegentlich Schmerzen im Bereich der Gallenblase. Allgemein gilt wie gesagt Folgendes: Das Kraut muss mindestens einen Monat eingenommen werden, bevor sich Symptome entwickeln. Sobald es abgesetzt wird, verbessert sich der Zustand fast unmittelbar. Langzeitfolgen sind ausgeschlossen.

Achten Sie auf die Wirkungen, die das Kraut bei Ihnen hervorruft, und handeln Sie angemessen. Abgesehen davon leistet Schöllkraut zur Behandlung von Koinfektionen gute Dienste – und wird zurecht gegeben.

Bei blockierten Gallengängen und in der Schwangerschaft ist Schöllkraut kontraindiziert.

Wechselwirkungen: Ich würde es nicht zusammen mit Mitteln geben, die Leberentzündungen verursachen. Dies gilt insbesondere für Acetaminophen.

Dosierung: Tinkturen sollten aus der frischen Pflanze hergestellt werden: 1:2, 95 Prozent Alkohol. Typischerweise wird die Tinktur in den USA wie folgt dosiert: 10 bis 30 Tropfen, drei Mal täglich, 30 Tage. In der Regel werden in England 40 bis 80 Tropfen, drei Mal täglich eingenommen. In der Traditionellen Chinesischen Medizin verordnet man üblicherweise höhere Dosierungen. Ich würde mit der amerikanischen Dosierung starten und abwarten, wie Sie darauf reagieren. Treten keine Komplikationen auf, kann anschließend die englische Dosierung verabreicht werden. In der Regel wird die Tinktur 30 Tage lang gegeben, dann eine Woche pausiert und bei Bedarf je nach Reaktion auf das Kraut die Anwendung fortgesetzt.

Chlorella

Bei erstmaligem Gebrauch kann die Alge Durchfall, Übelkeit, Blähungen und einen Blähbauch und/oder Bauchkrämpfe hervorrufen. Wechselwirkungen sind nicht bekannt.

Dosierung: Sobald Sie sich an das Algenpulver gewöhnt haben, sollten Sie es in großen Mengen einnehmen. Empfehlung: 1 EL, drei Mal täglich.

Codonopsis pilosula (Danh Shen, Glockenwinde)

Nebenwirkungen oder Wechselwirkungen sind nicht bekannt.

Dosierung: Tinktur: ¼ bis 1 TL, drei Mal täglich.

Corallorhiza maculata (Korallenwurz, *coral root*) (oder ähnliche Arten)

Nebenwirkungen oder Wechselwirkungen sind nicht bekannt.

Dosierung: Tinktur: 30 Tropfen, bis zu sechs Mal täglich. Zur Linderung von akutem Fieber sollte die Dosierung erhöht werden.

Cordyceps (Chinesischer Raupenpilz)

Die Fachliteratur erwähnt keine Nebenwirkungen. Bei Ratten wurden bis zu 5 Gramm pro Kilogramm Körpergewicht zur Langzeitanwendung verabreicht. Dabei beobachtete man keine Nebenwirkungen. Übertragen auf einen Menschen entspricht dies einer Dosierung von 350 Gramm bei einer Person, die 75 Kilogramm wiegt. Die doppelte Dosis hiervon wurde Kaninchen für die Dauer von drei Monaten gegeben. Auch hier traten keine Nebenwirkungen auf.

Die einzigen bekannten Nebenwirkungen, die gelegentlich vorkommen, sind Berichten zufolge Mundtrockenheit, Schwindel und Durchfall. Es gab einen Fall mit einer allergischen Reaktion, die nach Absetzen der Kräuterdroge auftrat.

Wechselwirkungen: *Cordyceps sinensis* agiert synergistisch mit Ciclosporin A, weshalb bei einer kombinierten Anwendung mit dem Kraut die Ciclosporin-Dosis verringert werden kann. Da das Kraut hypoglykämische Wirkung hat, sollte die Dosierung hypoglykämischer sowie antidiabetischer Medikamente, sofern sie kombiniert mit dem Raupenpilz eingenommen werden, gleichfalls verringert werden. Man nimmt zudem an, dass *Cordyceps* synergistisch oder additiv mit antiretroviralen Medikamenten agiert, was wiederum bei der Dosierung solcher Medikamente zu berücksichtigen ist. Allerdings gibt es keine Informationen hierzu in der Fachliteratur.

Dosierung: Der Chinesische Raupenpilz ist als medizinisches Nahrungsmittel zu betrachten und nicht als naturbelassenes Medikament, das in geringer Dosierung eingenommen wird. Meist sind tonisierende Dosierungen in China sehr hoch angesetzt: 3 bis 9 Gramm täglich. Bei akuten Erkrankungen kann die tägliche Dosis auf bis zu 50 Gramm angehoben werden.

Wenn man das Kraut als Nahrungsmittel betrachtet, fallen 50 Gramm nicht ins Gewicht. Man verzehrt im Vergleich dazu viel mehr Kartoffeln oder Spargel. Der Pilz wird in China oft als Suppen- oder Eintopfeinlage verarbeitet (wie Tragant) und ist eine Zutat, die bei chronischen Erkrankungen zugegeben wird. Manchmal stellen die Chinesen einen Auszug aus dem Kraut her und trinken ihn als Tee. Seit Jahrtausenden tränken Heiler in Tibet und Indien den Pilz vor der Anwendung mit einem Alkohol-Wasser-Gemisch. Tatsächlich sind manche Komponenten nur in Alkohol (und Gallensäure) löslich.

Um eine ordentliche Wirkung zu erzielen, muss der Raupenpilz sachgemäß dosiert werden. Es müssen mindestens 3 Gramm Kräuterdroge täglich eingenommen werden. Die besten Ergebnisse erreicht man allerdings mit einer täglichen Grunddosis von 6 Gramm – insbesondere bei Akutzuständen. In Studien mit Nierenpatienten wurden meist 3 bis 4,5 Gramm verabreicht. Dieser Dosierungsbereich eignet sich auch zur Behandlung von Lungenproblemen – außer in echten Akutzuständen. Bei letzteren sind 6 bis 9 Gramm *Cordyceps* empfehlenswert.

Am besten benutzt man das Mittel als Pulver-Zubereitung, die direkt oral angewendet wird. Die Komponenten werden dann von Magen- und Gallensäuren extrahiert. Auch die Einnahme der Tinktur empfiehlt sich. *Hinweis:* Es gibt eine recht seltsames Ammenmärchen rund um Pilze. Dieses besagt, dass im Falle einer *Candida*-Infektion (oder einer anderen Hefe- oder Pilzinfektion) kein Pilz eingenommen werden soll, da dies zur unkontrollierten Ausbreitung des pathogenen Pilzes führen würde. Das ist absolut falsch! Es wäre dasselbe, wenn jemand, der gegen Auberginen allergisch ist, keine anderen Pflanzen essen dürfte. Manche Individuen reagieren allergisch auf Pilze. Wenn bei Ihnen eine Pilzallergie vorliegt, rate ich vom Gebrauch des Raupenpilzes ab. Aber eines möchte ich nochmals klarstellen: *Cordyceps* wird auf keinen Fall eine Candidainfektion oder irgendeine andere systemische oder intestinale Hefe- bzw- Pilzinfektion verschlimmern.

• *Pulver:* Zur Behandlung von Koinfektionen empfehle ich große Mengen Kräuterpulver einzunehmen (beispielsweise von 1stChineseHerbs.com). Nehmen Sie hiervon 3 bis 4 TL Kräuterpulver mit etwas Wasser oder Saft drei Mal täglich ein.

Die US-Dosierungen von 500 bis 1000 Milligramm täglich sind bei aktiven Zuständen *unwirksam.*

• *Kapseln:* Chinesische Produkte enthalten 900 bis 1000 Milligramm Kräuterdroge pro Kapsel. Die empfohlene tonisierende Dosis beträgt täglich 6000 Milligramm (6 Gramm). Zur Behandlung von *Mycoplasma*-Infektionen empfehle ich die doppelte Dosis.

• *Tinktur* (1:5, 50 Prozent Alkohol): Als Tonikum: ¼ bis ½ TL, drei Mal täglich. Bei aktiven Infektionen: ½ bis 1 TL, drei bis sechs Mal täglich.

Manche Quellen empfehlen die Einnahme von *Cordyceps* zusammen mit Vitamin C. Dadurch soll die Aufnahme der Wirkstoffe verbessert werden. In der wissenschaftlichen Literatur wird dieses Konzept nicht bestätigt. Darüber hinaus benutzen die Asiaten das Kraut seit Tausenden von Jahren (lange bevor Vitamin C entdeckt wurde) und haben von der Wirkung des Pilzes profitiert. Ich bin nicht sicher, wie die urbane Vitamin-C-Legende entstanden ist.

Corydalis spp. (Lerchensporn)

Das Kraut wird generell als sicher betrachtet. Es gab wenige Berichte (sehr wenige) über eine gewisse Toxizität, die Hepatitis (Leberentzündung) verursachen kann. Somit ist *Corydalis* bei einer aktiven Lebererkrankung kontraindiziert. Die einzigen bekannten Nebenwirkungen, die gelegentlich vorkommen, sind Fatigue, Schwindel und Übelkeit.

Wechselwirkungen: Man nimmt an, dass *Corydalis* additiv mit Schmerzmitteln, Beruhigungsmitteln, Hypnotika und Medikamenten, die bei Herzrhythmusstörungen eingenommen werden, additiv agiert. Es können sich Wechselwirkungen mit Tyramin-haltigen Kräutern und Supplementen ergeben. Allerdings ist kein spezifischer Fall mit einer der erwähnten Wechselwirkungen in der Fachliteratur beschrieben.

Dosierung: 1/8 bis ¼ TL, drei bis vier Mal täglich.

Crataegus oxyacantha (Weißdorn)

Weißdorn zählt zu den Nahrungsmitteln und ist sehr sicher. Das Kraut ist genauso gefährlich wie die eng mit ihm verwandten Äpfel. Eine vernachlässigbare Zahl von Anwendern bekommt Kopfschmerzen, Übelkeit und „Herzklopfen" aufgrund des Krauts.

Wechselwirkungen: Weißdorn wirkt blutdrucksenkend, weshalb Vorsicht bei Patienten geboten ist, die blutdrucksenkende Mittel einnehmen. Es kann die Wirkung von Digoxin verstärken. Das Kraut wirkt in Kombination mit Staudenknöterich und Herzgespann additiv. Seien Sie also vorsichtig, wenn Sie diese Kräuter gleichzeitig anwenden! Stehen Sie nicht rasch auf, da Ihnen sonst schwarz vor Augen werden könnte. Also: L a n g s a m aufstehen!

Dosierung: 120 bis 900 Milligramm täglich oder ¼ bis ½ TL Tinktur (1:5, 60 Prozent Alkohol), drei Mal täglich. In den meisten klinischen Studien betrug die Dosis 120 bis 900 Milligramm täglich. Meistens wurden nicht-standardisierte (naturbelassenes Kraut) Extrakte in Form von Kapseln oder als Alkhohol-Tinktur eingesetzt. Einige Therapeuten schlagen vor, dass die Extrakte auf 1,8 Prozent Vitexin-4'-Rhamnosid oder 10 Prozent Procyanidin standardisiert werden sollten. Ich persönlich betrachte das als „Overkill". Das Kraut an sich erfüllt seinen Zweck wunderbar.

Cryptolepis sanguinolenta

Bislang sind keine Nebenwirkungen bekannt. Eine beachtliche Anzahl von Studien versuchte, die Nebenwirkungen beim Gebrauch dieser Pflanze zu ermitteln, konnte aber weder in klinischen Studien noch bei *in vivo*-Studien mit Mäusen, Ratten und Hasen solche Effekte nachweisen. In einigen Teilen Afrikas und Indiens wird das Kraut als Tonikum teilweise über Jahre hinweg regelmäßig eingenommen.

- Wissenschaftler haben herausgefunden, dass die Einnahme von *Cryptolepis* in manchen Fällen zum Anstieg der AP-Werte (alkalische Phosphatase) und der Harnsäurewerte führt. Wird das Kraut abgesetzt, normalisieren sich die Werte wieder. Es sind keine Nebenwirkungen bekannt.
- Obwohl eine Studie über Nebenwirkungen bei schwangeren Mäusen berichtete, spricht derzeit nichts gegen die Anwendung von *Cryptolepis* in der Schwangerschaft bei Menschen.
- Cryptolepin wurde als zytotoxisch eingestuft, was Bedenken hervorrief. Hierzu einige Anmerkungen: 1. Cryptolepin ist ein isolierter Wirkstoff, der wie andere isolierte Stoffe pharmazeutisch verarbeitet wird. Er verursacht Nebenwirkungen, die bei Gebrauch der ganzen Pflanze nicht auftreten. *Cryptolepis selbst wurde nicht als zytotoxisch für Menschen eingestuft!* 2. Das Wort „zytotoxisch" taucht oftmals in Studien auf und bedeutet, dass die Substanz Krebszellen abtötet – genau das macht Cryptolepin. 3. Cryptolepin ist zytotoxisch, da der Stoff mit der DNA interagiert. Die DNA ist als Doppelhelix geformt und hat zwei spiralförmig verdrehte Leiterstränge. Cryptolepin fügt sich bzw. schaltet sich zwischen die beiden Leiterholme ein. Dann kommt es nicht zur Zellteilung. Deshalb ist der Stoff so nützlich für die Krebstherapie. Cryptolepin ist ein starker Topoisomerase-II-Hemmstoff. Die Topoisomerase wird für die DNA-Replikation gebraucht. Sie „dröselt" die Helixwindungen doppelsträngiger DNA vorübergehend auf, benutzt sie als Vorlage und fügt sie dann wieder zusammen. Wird die Topoisomerase-II gehemmt, kommt es weder zur DNA-Replikation noch zur Zellteilung.

Wechselwirkungen: Interaktionen mit Arzneimitteln sind nicht bekannt. In der traditionellen Medizin wurde *Cryptolepis* zur Behandlung von Schlafstörungen eingesetzt. Eine Maus-Studie belegt diese Wirkeigenschaft. Die Pflanze wirkt potenziell synergistisch mit Psychopharmaka (Sedativa, Antidepressiva). Deshalb wird in solchen Fällen von der Einnahme abgeraten. Allerdings liegen diesbezüglich *bislang* keine Berichte über unerwünschte Wirkungen vor.

Dosierung: *Cryptolepis* wird als Pulver, Kapsel, Tee oder Tinktur zubereitet. Pulver: Bei bakteriellen Hautinfektionen und infizierten Wunden: Nach Bedarf *Cryptolepis*-Pulver darüberstreuen.

• *Tinktur:* (1:5, 60 % Alkohol) 20 bis 40 Tropfen, bis zu vier Mal täglich.

- Bei schwerer systemischer Staphylokokken-Infektion: ½ bis 1 TL, drei Mal täglich. In sehr schweren Fällen: 1 EL drei Mal täglich, maximal 60 Tage.

- Bei Malaria/Babesiose: 1 TL bis 1 EL, drei Mal täglich, 5 Tage. Die Anwendung wird nach 14 Tagen wiederholt.

• *Tee:* 1 TL *Cryptolepis* auf etwa 200 Milliliter heißes Wasser.

- Vorbeugung von Malaria-/Babesieninfektion: 1 bis 2 Tassen täglich.

- Akutfall: bis zu 6 Tassen täglich.

Hinweis: Der Heißwasserauszug ist Studien zufolge wirksamer als ein Kaltwasseraufguss und fast gleich stark wirksam wie eine Alkoholtinktur. Die in *Cryptolepis* enthaltenen Alkaloide sind wasserlöslich – allerdings vermindert sich deren Wasserlöslichkeit bei alkalischem/basischem Wasser. „Hartes" Wasser ist alkalisch. Der Begriff „Alkaloid" bedeutet „alkaliartig". Die pH-Skala von Wasser reicht von 1 (sehr sauer) bis 14 (sehr basisch), wobei 7 den neutralen Punkt markiert. Erst ab einem pH-Wert von 6 beginnen sich die Alkaloide aufzulösen. Den pH-Wert ihres Leitungswassers können Sie bei Ihrem kommunalen Wasserversorger erfragen. Ist das Wasser zu „hart", sollten Sie es für die *Cryptolepis*-Tee-Zubereitung vorher „weich" machen bzw. ansäuern: Geben Sie einen TL Essig oder Zitronensaft ins kochende Wasser.

• *Kapseln:*

Vorbeugung. 3 Kapseln, zwei Mal täglich.

- Akutfall: bis zu 20 Kapseln täglich.

Hinweis: In einigen Teilen Afrikas und Indiens wird das Kraut als Tonikum teilweise über Jahre hinweg regelmäßig eingenommen. 1 bis 2 Tassen Tee oder 60 bis 90 Tropfen Tinktur können problemlos längere Zeit eingenommen werden.

Curcumin-Bromelain-Kombination

Selten: Verdauungsbeschwerden. Wechselwirkungen sind nicht bekannt.

Dosierung: Die Substanzen sind in vielen Dosierungen erhältlich, entweder einzeln oder kombiniert. Allerdings werden häufig Kombinationen angeboten. Im Internet ist das Angebot groß. Versuchen Sie, täglich 400 bis 600 Milligramm Curcumin und 250 bis 750 Milligramm Bromelain einzunehmen.

DHEA

Das Supplement kann in Dosierungen bis zu 1600 Milligramm täglich für die Dauer eines Monats ohne Nebenwirkungsrisiko eingenommen werden. Nebenwirkungen, die bei niedrigeren Dosierungen (wenn überhaupt) auftreten, sind harmlos. Bei Frauen gibt es bei Einnahme großer Mengen DHEA ein geringes Risiko für Androgenisierung (Vermännlichung). Höhere Dosierungen sind bei erwachsenen Männern kontraindiziert.
Wechselwirkungen: Bei gleichzeitiger Anwendung anderer hormonell wirksamer Medikamente und Kräuter ist Vorsicht geboten.

Dosierung:

- Männer*:* 50 bis 200 Milligramm täglich.
- Frauen: 15 bis 25 Milligramm täglich.

Dipsacus sylvestris-Wurzel (Wilde Karde)

Herxheimer-Reaktionen sind möglich. Ansonsten sind keine Nebenwirkungen oder Wechselwirkungen bekannt.

Dosierung: Generell wird die Wurzel als Tinktur verwendet. Matthew Wood und andere Lyme-Borreliose-Patienten benutzen niedrige Dosierungen: 1 bis 3 Tropfen, ein bis drei Mal täglich. Therapeuten verordnen manchmal höhere Dosierungen: 10 bis 30 Tropfen, drei Mal täglich. Die Chinesen benutzen 6 bis 12 Gramm Wurzel täglich.

Echinacea angustifolium (Schmalblättriger Sonnenhut)

In der Regel werden hohe Dosierungen gut toleriert. Aufgrund seiner Wirkungen auf Hyaluronidase verursachen übermäßige *Echinacea*-Dosierungen in seltenen Fällen Schwellungen in Gelenken. Dies kommt normalerweise bei Patienten *ohne* Gelenkprobleme vor. Sie nehmen das Kraut zur Stimulation des Immunsystems ein und stellen anschließend fest, dass ihre Schuhgröße zugenommen hat. Hohe Dosierungen stören den Abbau von

Hyaluronsäure in Gelenken und führen infolgedessen zur Ansammlung des Glykosaminoglykans. Dieses Phänomen verschwindet, sobald das Kraut abgesetzt wird. Aufgrund seiner Wirkeigenschaften eignet sich das Heilkraut zur Behandlung von Schleimbeutel- und Knorpel-Problemen.

Wechselwirkungen: Bei Anwendung von Immunsuppressiva ist das Kraut kontraindiziert.

Dosierung: 1 TL Tinktur, drei Mal täglich, bis die Schmerzen und Schwellungen abklingen.

Eleutherococcus senticosus (Sibirischer Ginseng/Borstige Taigawurzel)

Schlafstörungen und Hyperaktivität können bei der Anwendung der stärkeren russischen Tinktur auftreten, insbesondere bei hohen Dosierungen. *Wichtiger Hinweis:* Nehmen Sie die russische Tinktur nicht nach 16.00 Uhr ein.

Taigawurzel ist in der Regel generell ungiftig. Die Russen haben bei den außerordentlich hochdosierten Anwendungen, die bis zu 20 Jahre lang benutzt wurden, keine Nebenwirkungen beobachtet. Indikationen sind hier insbesondere fahle und schlechte Haut, Erschöpfung und Depression.

Die meisten Menschen vertragen Taigawurzel ohne irgendwelche Probleme. In seltenen Fällen können vorübergehend Durchfall oder erhöhter Blutdruck auftreten. Solche Begleiterscheinungen verschwinden rasch innerhalb weniger Wochen. Bei Bluthochdruck (≥ 180/90 mmHg) ist Vorsicht geboten, vor allem wenn Taigawurzel mit Antihypertensiva wie Süßholz kombiniert wird.

Bei extrem häufiger Dosierung kann es zu Schlafstörungen und Anspannung kommen.

Wechselwirkungen: Durch Taigawurzel kann die Wirkung von Hexobarbital, Monomycin und Kanamycin verstärkt werden.

Dosierung: Man bereitet Taigawurzel in der Regel auf drei verschiedene Arten zu: 1. Russische Hochkonzentrat-Tinktur: 2:1, 1:1 oder 1:2. 2. Moderat konzentrierte Tinktur: 1:5. 3. Standardisierte Kapseln (ich bevorzuge das Pulver).

Wenn Sie die Pflanze selbst kultivieren und Ihren eigenen Extrakt herstellen, sollten Sie die Rinde der holzigen Stämme benutzen, die den vierfachen Eleutherosid-B-Gehalt im Vergleich zur Wurzel hat – anstatt die Pflanze zu töten, um an die Wurzel zu kommen.

• *Russische Hochkonzentrat-Anwendung:* In den meisten russischen Studien werden 1:1-Tinkturen mit 30 bis 33 Prozent Alkohol benutzt. Die Dosis betrug 2 bis 20 Milliliter pro Tag (die geringere Dosis ist eine Spur weniger als ein halber TL). Das bedeutet, die Teilnehmer nahmen täglich 0,5 bis 18,6 Milliliter der Tinktur ein (in einigen Fällen bis zu 43,5 Milliliter). In Anbetracht der Tatsache, dass in den USA 29 Milliliter Tinktur im Schnitt 7 bis 12 US-Dollar kosten, kann das bei derart hohem Dosisbedarf sehr kostspielig werden.

In Russland verwendet man in der Regel Dosierungen von 2 bis 16 Milliliter, ein bis drei Mal täglich, 60 Tage, mit anschließender 2- bis 3-wöchiger Pause. Die Forscher beobachteten bei diesen Dosierungen innerhalb von wenigen Tagen oder gar Stunden die erwünschten Wirkungen.

In solch hoher Dosierung wirkt Taigawurzel immunstimulierend – nicht tonisierend. Eine Anwendung so hoch dosierter und hoch konzentrierter Taigawurzel-Tinkturen ist meiner Meinung nach bei folgenden Indikationen spezifisch wirksam: Erschöpfungszustände mit Fieber, Depression, Muskelschwäche, chronisch geschwächte Immunfunktion sowie Besserungstendenz mit absehbarem Rezidivrisiko. Sie können natürlich auch geringere Dosierungen des konzentrierten Extrakts einnehmen. Dann wirkt die Tinktur tonisierend.

Die ersten 30 bis 60 Tage: Ein TL, drei Mal täglich, die letzte Dosis vor 16.00 Uhr. Diese Dosis kann bei Bedarf erhöht werden. Nach 60 Tagen: Setzen Sie die Kräuteranwendung zwei Wochen aus. Anschließend: Wiederholen Sie die Anwendung, falls nötig.

Wenn die Symptome einige Zeit nach Anwendung der russischen Zubereitung nachlassen und sich die Immunfunktion gebessert hat, können Sie stattdessen Kapseln einnehmen oder eine Alkohol-Wasser (1:5)-Tinktur benutzen (siehe unten). Beide Anwendungen sind schwächer, aber tonisierender wirksam.

Wenn sich die Symptome und der allgemeine Gesundheitszustand durch Einnahme des starken Extrakts gebessert haben, sich Ihr Zustand aber nach Absetzen der Anwendung verschlechtert oder starke Beschwerden auftreten, dann sollten Sie bei der kontinuierlichen Anwendung des starken Extrakts bleiben. In einem solchen Fall halten Sie sich an folgende Anwendungsvorgabe: 30 bis 60 Tage, 2 bis 3 Wochen Pause, 30 bis 60 Tage, 2 bis 3 Wochen Pause und so weiter.

• *Moderat konzentrierte Tinktur (Tonikum):* In der Regel bevorzuge ich schwächer wirksame Tinkturen, wenn keine chronischen Erkrankungen (z. B. Lyme-Borreliose) oder schwere chronische Erschöpfung vorliegen. Die schwächere Tinktur wird von vielen US-amerikanischen Phytotherapeuten verabreicht und von einigen Heilpflanzenhändlern angeboten.

Tinktur: 1:5, 60 % Alkohol: ⅓ TL, ein bis drei Mal täglich, ein Jahr. Aus meiner Erfahrung kann ich sagen, dass Taigawurzel in dieser Form systemisch weniger stimulierend wirkt und dass die Langzeiteffekte besser sind. Der Körper nutzt das Kraut zur langsamen und schrittweisen Stärkung. Taigawurzel wirkt dann langfristig eher tonisierend und regenerativ als aktiv immunstimulierend. Man kann diese Kur ununterbrochen anwenden. Ich habe keine Nebenwirkungen beobachtet, wie sie etwa bei der russischen Tinktur vorkommen. Die Chinesen, die ohnehin seltener Tinkturen verabreichen, benutzen 4,5 bis 27 Gramm, häufig als Dekokt oder Pulver.

Meine Erfahrungen in der Praxis zeigten, dass die schwächere amerikanische Tinktur spätestens nach 6 Monaten regenerierende Wirkung entfaltet. Deshalb sollte sie auch mindestens so lange angewendet werden. Bei leichten bis mittelschweren chronischen Erschöpfungszuständen, die schwer beeinflussbar sind, kann ich die Behandlung nur empfehlen. Sie eignet sich insbesondere für Menschen kaukasischen Typs (weißhäutig) mit fahlem Antlitz, geringer Elastizität der Haut, leichten Hautausschlägen, Energiemangel, monotoner Stimme und Antriebsschwäche.

• *Kapseln:* Ich empfehle täglich mindestens 1200 Milligramm. In Akutfällen die dreifache Dosis. Einige Hersteller standardisieren das Kraut auf 0,8 Prozent Eleutherosid B und E. Allerdings kommt man davon mehr und mehr ab, je mehr man über die Pflanze weiß. Ich weiß nicht, ob das nötig ist.

• *Wurzelpulver:* Ich mag diese Form der Wurzelzubereitung. Bei schweren chronischen Erschöpfungszuständen mischt man das Pulver mit anderen Kräuterpulvern. Ich kaufe sie kiloweise, etwa bei Pacific Botanicals (www.pacificbotanicals.com). Siehe hierzu den Abschnitt mit den Rezepten im Kapitel zum Lyme-Borreliose-Protokoll (S. 221).

Eupatorium perfoliatum (Durchwachsener Wasserdost)

In hoher Menge genossen kann heißer Aufguss Übelkeit hervorrufen. Je kühler der Tee ist, desto weniger Übelkeit. In der Schwangerschaft kann

Wasserdost kontraindiziert sein, aber niemand kennt die Begründung. Wenn Sie allergisch auf Pflanzen aus derselben Familie reagieren (Kamille, Mutterkraut, Rainfarn, Kreuzkraut), sollten Sie von Wasserdost absehen.

Wechselwirkungen: Nicht bekannt.

Dosierung: Das Kraut schmeckt bitter. Es zu trinken, bereitet ebenso viel Freude, als würde man einen Tee aus Ohrenschmalz verkosten. Honig ist hier das Mittel der Wahl. Er entschärft den Geschmack ein wenig … oder man hat die Grippe derart, dass man ohnehin nichts schmecken kann. In der Regel wird das Kraut als Tee oder Tinktur zubereitet. Manch einer nimmt die Tinktur direkt ein und gibt sie pur auf die Zunge. Ich rate davon ab, das ist definitiv zu bitter.

- *Kalter Tee:* 30 Gramm Kraut einem Liter kochendes Wasser zugeben und den Tee über Nacht ziehen lassen, abseihen, den Tee über den Tag verteilt trinken. Kalter Tee ist besonders gut für die Schleimhäute und gilt als Lebertonikum. Bei Fieber empfiehlt sich heißer Tee.
- *Heißer Tee:* 1 TL Kraut in einen Viertelliter Wasser geben, 15 Minuten ziehen lassen, bis zu vier Mal täglich trinken. Nur heiß genossen wirkt Wasserdost schweißtreibend – empfohlen bei akuten Infektionen oder rezidivierendem Fieber und Schüttelfrost.
- *Tinktur, frisch erblühtes Kraut:* 1:2 (Kraut:Flüssigkeit), 95 % Alkohol, 20 bis 40 Tropfen in heißes Wasser geben, bis zu drei Mal täglich.
- *Tinktur, getrocknetes Kraut:* 1:5 (Kraut:Flüssigkeit), 60 % Alkohol, 30 bis 50 Tropfen in heißem Wasser bis zu drei Mal täglich.

Bei akuten viralen oder bakteriellen Atemwegsinfektionen werden 10 Tropfen Tinktur in heißem Wasser alle halbe Stunde bis zu sechs Mal täglich empfohlen. Nach dem Akutstadium wirken 10 Tropfen Tinktur in heißem Wasser bis zu vier Mal täglich bei chronischer Erschöpfung (Fatigue) und schützen vor einem Rückfall.

Galium aparine (Kletten-Labkraut)

Nebenwirkungen, Kontraindikationen sowie Wechselwirkungen sind nicht bekannt.

Dosierung: Bis zu 1 EL Tinktur, drei Mal täglich.

Gastrodia elata

Äußerst selten: leichte allergische Reaktionen. Wechselwirkungen sind nicht bekannt.

Dosierung: Tinktur: ¼ bis ½ TL, drei bis sechs Mal täglich.

Ginkgo biloba

Sehr selten: Darmbeschwerden, allergische Hautreaktionen oder Kopfschmerzen. In Deutschland wird sehr konservativ mit Nebenwirkungen umgegangen. Hier finden sich keine weiteren Informationen über etwaige Nebenwirkungen. Jedoch assoziieren einige US-amerikanische Quellen übermäßige Blutungen mit dem Kraut. Aus diesem Grund ist besonders in Hinblick auf bevorstehende Operationen Vorsicht geboten. Manche Quellen empfehlen, das Kraut vor chirurgischen Eingriffen abzusetzen.

Wechselwirkungen: Im offiziellen Deutschen Kompendium werden keine Wechselwirkungen erwähnt. Allerdings ist das Kraut vermutlich in Kombination mit Blutverdünnern kontraindiziert.

Dosierung: Tinktur (standardisiert): 1 TL, drei bis sechs Mal täglich. Kapseln (standardisiert): 600 Milligramm, drei Mal täglich.

Glukosaminsulfat (GS)

Selten: Magenverstimmung, Übelkeit, Sodbrennen, Durchfall und Verstopfung. In der Regel treten Darmbeschwerden auf, gelegentlich Benommenheit und Kopfschmerzen.

Wechselwirkungen: Die Blutgerinnungshemmung durch Warfarin kann erheblich verstärkt werden. Aus diesem Grund sollte das Kraut nicht zusammen mit diesem Wirkstoff eingenommen werden.

Dosierung: 500 Milligramm, drei Mal täglich.

Glycyrrhiza (Süßholz)

In der Regel ist Süßholz nicht toxisch, selbst in hoher Dosierung. Die Langzeitanwendung kann aber zahlreiche schwere Nebenwirkungen verursachen – insbesondere dann, wenn das Kraut allein eingenommen wird (seltener in Kombination mit anderen Kräutern) – und vor allem, wenn hohe

Dosierungen verabreicht werden. Selbst die mehrjährige Einnahme von Tee ruft manchmal aufgrund der Wirkstärke des Krauts solche Nebenwirkungen hervor (… *das freut die Gegner der Kräuterheilkunde*).

Die Nebenwirkungen können schwerwiegend sein: Ödem, schwache Glieder (oder vollständiger Kontrollverlust in den Gliedern), spastische Parese, Schwindel, Kopfschmerzen, Bluthochdruck (Hypertonie), Hypokaliämie (schwerer Kaliumverlust) – insbesondere bei älteren Patienten. Zudem können reduzierte Plasma-Renin- und Aldosteron-Konzentration vorkommen, bei sehr hoher Dosierung Verluste beim Körper- und Thymusgewicht sowie eine reduzierte Anzahl von Blutkörperchen. Dieser Komplex von Symptomen wird Pseudoaldosteronismus genannt. Er kann durch langfristige, übermäßige Einnahme von Süßholz verursacht werden.

Die gleichzeitige Einnahme von Supplementen *kann* das Risiko für Pseudoaldosteronismus reduzieren oder eliminieren. In China wendet man meist Glycyrrhizin intravenös an. Diese Anwendung enthält 40 Milligramm Aminoessigsäure, 2 Milligramm L-Cystein, 1,6 Milligramm Natriumsulfit und 4 Milligramm Monoammoniumglycyrrhizinat (Glycyrrhizin) pro 2 Milliliter Phiole. Die normale Dosierung beträgt 40 bis 60 Milliliter intravenös und kann auf bis zu 100 Milliliter erhöht werden. Die therapeutische orale Dosis beträgt 200 Milligramm täglich. Diese Kombination beseitigt die Nebenwirkung Pseudoaldosteronismus. Man kann sowohl Glycin als auch L-Cystein beigeben, um das Risiko von Pseudoaldosteronismus zu begrenzen, wenn hohe Dosierungen Süßholz für längere Zeit verabreicht werden: mindestens 200 Milligramm Glycin pro Tag und mindestens 500 Milligramm L-Cystein pro Tag. Die zusätzliche Gabe von Kalium (5000 Milligramm täglich) schützt vor Hypokaliämie.

Ich wiederhole: Süßholz sollte zusammen mit anderen Kräutern eingenommen werden. Das verringert die Wahrscheinlichkeit von Nebenwirkungen. Falls hohe Dosierungen zur Therapie schwerer Infektionen nötig sind, sollten Sie selbst bei Kombinationen mit anderen Kräutern die genannten Supplemente hinzunehmen und auf Nebenwirkungen achten.

Durch die starke östrogenartige Wirkung kann es zum Brustwachstum bei Männern kommen, insbesondere wenn Süßholz zusammen mit anderen Kräutern verabreicht wird, die gleichfalls östrogenartige Wirkung haben. Zum Glück verschwinden solche Nebenwirkungen innerhalb von 2 bis 4 Wochen, wenn man das Kraut absetzt. Bei der Höhe der Dosierungen sowie der Anwendungsdauer ist Vorsicht geboten.

Einige Studien beobachteten, dass hochdosiertes Süßholz in der Schwangerschaft, wenn es länger eingenommen wird, schädliche Auswirkungen auf das ungeborene Kind hat. Niedrige Dosierungen sind sicher. Ich wiederhole: Dieses Kraut sollte nicht in hohen Dosierungen und auch nicht für einen längeren Zeitraum eingenommen werden, *vor allem nicht während der Schwangerschaft.*

Kontraindikationen sind Bluthochdruck, Hypokaliämie, Schwangerschaft, Hypernatriämie und niedrige Testosteronspiegel. Allerdings ist Süßholz bei kurzfristiger Anwendung (10 Tage oder weniger), in geringer Dosierung und kombiniert mit anderen Kräutern sehr sicher.

Wechselwirkungen: Das Kraut ist ein hochwirksamer Synergist und wirkt auch additiv. Es sollte nicht zusammen mit östrogenhaltigen oder blutdruckerhöhenden Medikamenten, Herzglykosiden, Kortikosteroiden, Hydrokortison oder Diuretika (Thiazide, Spironolacton, Amilorid) verabreicht werden.

Dosierung: Süßholz wird als Tee, Kapsel oder Tinktur zubereitet. Wie gesagt – dieses Kraut wird am besten zusammen mit anderen Pflanzen eingesetzt. Bei der Anwendung von Süßholz sollte man im Hinterkopf behalten, dass mit dem Gehalt von Glycyrrhizin auch die antimikrobielle Wirksamkeit des Krauts zunimmt. Wenn Sie es als antimikrobielles Mittel verwenden, sollten Sie von deglycyrrhiziniertem Süßholz absehen.

- *Tinktur, getrocknete Wurzel:* 30 bis 60 Tropfen, bis zu drei Mal täglich. Im Akutfall: ½ TL (2,5 ml) drei bis sechs Mal täglich, zusammen mit anderen Kräutern und in der Regel maximal 6 Wochen, nur wenn man die zusätzlichen Supplemente einnimmt (Kontraindikationen siehe oben).
- *Tee:* ½ bis 1 TL Wurzelpulver mit 230 ml Wasser mischen, 15 Minuten unbedeckt köcheln lassen, dann abseihen. Bis zu 3 Tassen täglich trinken. Im Akutfall: 1 Tasse alle 2 Stunden.
- *Dekokt:* Traditionelle Zubereitung in Japan (inzwischen Standard im Japanischen Arzneibuch): 6 Gramm Wurzelpulver in 500 Milliliter Wasser auflösen, unbedeckt zum Kochen bringen und moderat köcheln lassen, bis sich die Flüssigkeit auf 250 Milliliter reduziert hat. Diese Zubereitung ist ziemlich schleimig. Anschließend ausreichend Wasser dazugießen, bis ein Volumen von 1000 Milliliter erreicht ist. Über den Tag verteilt trinken. Japanische Studien zeigten, dass diese Zubereitung etwa 50 mg/g Glycyrrhizin enthält. Ich gehe davon aus, dass das benutzte Pulver standardmäßig 2,5 Prozent Glycyrrhizin enthielt.

• *Kapseln und Pulver:* Täglich 4000 mg (4 Gramm) aufgeteilt auf drei Dosierungen. *Hinweis*: ¼ TL Pulver entspricht etwa 2000 Milligramm. Chinesische Dosierungen sind wie üblich hoch, bis zu 9 Gramm täglich. Seltsamerweise gibt die WHO-Monographie einen noch höheren Dosisbereich von 5 bis 15 Gramm täglich an. Wahrscheinlich liegt dies daran, dass in China von einem Glycyrrhizin-Gehalt (in der Wurzel) von 4 Prozent ausgegangen wird, was dem von der WHO vorgeschlagenem Limit entspricht. Gemäß europäischen Standards werden maximale Dosierungen von 100 Milligramm Glycyrrhizinsäure empfohlen. In Japan werden nicht mehr als 200 Milligramm täglich empfohlen. Wie üblich können Sie sich also an einem Dosisbereich orientieren und haben die Qual der Wahl. Das Kraut wirkt spezifisch bei schweren Infektionen – vor allem bei ausgeprägter Enzephalitis. Sollten Sie also an einer schweren Infektion leiden, gibt es keinen Grund, die höhere WHO-Dosierung nicht für eine vier bis sechswöchige Behandlung anzuwenden, wenn die Kontraindikationen beachtet werden. Denken Sie an die Kontraindikationen und Nebenwirkungen!

Harpagophytum procumbens (Afrikanische Teufelskralle)

Es sind keine relevanten Nebenwirkungen oder Wechselwirkungen bekannt. Möglicherweise ist das Kraut in einer Schwangerschaft nicht sicher.

Dosierung: 1000 bis 2000 Milligramm, drei Mal täglich.

Hericium erinaceus (Igel-Stachelbart)

Nebenwirkungen oder Wechselwirkungen sind nicht bekannt. Ich bin auf einen Bericht über eine Person gestoßen, die aufgrund der Einnahme des Pilzes laut eigener Aussage ein „komisches Gefühl im Gehirn“ hatte. Nachdem der Pilz abgesetzt wurde, hat sich dieser Zustand allerdings wieder gelegt.

Dosierung: Tinktur: ¼ bis ½ TL, drei bis sechs Mal täglich.

Houttuynia cordata (Eidechsenschwanz)

Fischig riechender Atem (möglicherweise). Der Geschmack kann schrecklich sein und manch einer behauptet, er ist furchtbar. Neben der Übelkeit, die der Geschmack hervorruft, sind keine weiteren Nebenwirkungen bei innerlicher Anwendung bekannt.

Das Kraut wirkt emmenagog (seltsamerweise wird es traditionell nicht zur Menstruationseinleitung gebraucht), weshalb es während der Schwangerschaft nicht benutzt werden sollte. Berichte aus China weisen daraufhin, dass es in seltenen Fällen zu einer „Kongestion" in der Vagina führen kann. Ich bin aber nicht ganz sicher, was das bedeutet.

Die Chinesen injizieren das Kraut manchmal, was häufig zu schweren anaphylaktischen Reaktionen führt. Injizieren Sie es also nicht!

Wechselwirkungen: Bislang nicht bekannt.

Dosierung: Die Frischpflanze hat die stärkste antibakterielle/antivirale Wirkung (das gilt auch für die Tinktur). Sie wird traditionell zerstoßen, um daraus Saft herzustellen, der für die innerliche Anwendung oral oder als Augentropfen appliziert oder auf Wunden geträufelt wird. Übrig gebliebene Pflanzenfasern können als Paste äußerlich auf Wunden und Bisse aufgetragen werden. Ein Pflanzendekokt (abgekühlt) kann als Waschlösung benutzt werden. Die Japaner bereiten einen Tee aus dem Kraut zu, den sie regelmäßig als tonisierende Medizin trinken.

- *Tinktur:* Manche Händler verkaufen die Tinktur zu Preisen, die völlig absurd sind, obwohl das Kraut invasiv ist und man es sehr leicht anbauen kann. Ich finde das unverschämt. Bei Virusinfektionen: ¼ bis ½ TL, bis zu sechs Mal täglich. Bei *Mycoplasma-* sowie *Bartonella*-Infektionen und anderen Koinfektionen: ½ TL, drei Mal täglich. Ich persönlich bevorzuge eine Tinktur aus frischen Pflanzenblättern. Sie hat die stärkste medizinische Wirkung.
- *Dekokt:* Traditionell benutzt man zur Herstellung eines Dekokts frisches oder getrocknetes Kraut (manchmal auch die Wurzel). Man kocht kurz entweder 15 bis 30 Gramm getrocknetes oder 30 bis 50 Gramm frisches Kraut auf, lässt alles abkühlen und nimmt das Dekokt ein. Studien zeigten, dass das Kraut durch Kochen viele seiner antibakteriellen/antiviralen Wirkungen einbüßt (deshalb kochen es die Chinesen nur sehr kurz auf). Wird die Pflanze intensiv aufgekocht, hilft sie gegen Durchfall, ist jedoch antimikrobiell relativ unwirksam. Offensichtlich kochen die Chinesen das Kraut nur, um den unangenehmen fischigen Geschmack abzumildern, der bereits nach kurzem Aufkochen reduziert wird.
- *Pulver und Kapseln:* Pflanzenpulver ist meist in konzentrierter Form im Verhältnis 5:1 erhältlich. Manchmal findet sich bei chinesischen Händlern auch normales Kräuterpulver. Wenn man den Geschmack der Tinktur und

des puren Pulvers nicht erträgt, kann man das Pulver in Kapseln füllen. Mir war es bisher unmöglich, Pulverkapsel-Präparate zu finden. Derzeit ist das Kraut im Westen einfach nicht populär genug. Wenn Sie Kapseln selber befüllen, empfehlen sich 00-Kapseln. Ich würde mit einer Dosis von jeweils 2 Kapseln, drei Mal täglich, beginnen und diese bei Bedarf erhöhen. Ich war mir nie sicher, wie man die 5:1 konzentrierten Pulver dosiert, die man in China verwendet. Wahrscheinlich nimmt man 1/5 des normalen Pulvers ein – aber das ist wie gesagt nur eine Vermutung.

Juglans nigra (Schwarznuss)

Nebenwirkungen sind nicht zu erwarten. In der Regel treten höchstens Nussallergien auf. In der Schwangerschaft und bei Hashimoto-Thyreoiditis ist Schwarznuss kontraindiziert. Wechselwirkungen sind nicht bekannt.

Dosierung: Ich bevorzuge niedrigere Dosierungen, wenn das Kraut als Tinktur angewendet wird: 5 Tropfen bis 1 TL, zwei bis drei Mal täglich. Meist reicht die niedrigere Dosis aus.

Kurkuma

Relevante Nebenwirkungen sind nicht bekannt. Gleiches gilt für Wechselwirkungen. Das Kraut ist allerdings bei obstruktivem Gallengang oder Gallensteinen kontraindiziert.

Dosierung: Pulver: 1,5 bis 3 Gramm täglich.

Lepidium meyenii (Maca)

Bei niedriger Dosierung treten so gut wie keine Nebenwirkungen auf. Jedoch enthält das Kraut reichlich Iod. Übermäßige Mengen können zu Kropfbildung und Schilddrüsenstörungen beitragen. Selten treten Übelkeit, erhöhte Herzfrequenz, Sodbrennen und Schlaflosigkeit auf, wenn das Kraut zu später Stunde eingenommen wird.

Wechselwirkungen: Nicht bekannt. Allerdings würde ich das Kraut nicht zusammen mit Stimulanzien verabreichen. Bei der Einnahme von Schilddrüsenmedikamenten ist Vorsicht geboten.

Dosierung: Pulver: 1 TL, zwei bis drei Mal täglich.

Mitragyna speciosa (Kratombaum)

Um Nebenwirkungen bestmöglichst zu vermeiden, muss unbedingt die richtige Dosierung verabreicht werden: ½ TL oder weniger. Bei höheren Dosierungen kommt es vor allem zu Nervosität in Begleitung von Schwitzen. Bei 1 TL kann schwere Übelkeit auftreten, die manchmal zu Erbrechen führt – Letzteres kommt insbesondere bei noch höheren Dosierungen vor. Weitere Nebenwirkungen sind Juckreiz, Verstopfung, Tremor und neurologische Störungen verschiedenster Art.

Wechselwirkungen: Nehmen Sie das Kraut nicht zusammen mit Stimulanzien ein.

Dosierung: ½ TL Pulver, ein bis drei Mal täglich. Ich würde diesen Dosierungsbereich nicht überschreiten. Das Kraut wirkt hervorragend, wenn es sachgerecht eingenommen wird.

Mucuna pruriens (Juckbohne)

Bei diesem Kraut treten (wenn überhaupt) nur selten Nebenwirkungen auf, wenn weniger als 1 Gramm davon eingenommen wird. Hohe Dosierungen können Erbrechen, Kopfschmerzen, Schlaflosigkeit, hohen Blutdruck, sehr selten Haarausfall und Halluzinationen verursachen. Bei Schizophrenie-Patienten ist das Kraut kontraindiziert.

Wechselwirkungen: Nicht bekannt. Ich würde das Kraut nicht zusammen mit Stimulanzien anwenden.

Dosierung: 500 Milligramm, einmal täglich morgens.

Melatonin

Melatonin wird abends vor dem Zubettgehen verabreicht, da es „dösig" machen kann. Es hilft insbesondere bei Lyme-Borreliose-assoziierter Schlafstörung. Nehmen Sie es nicht zeitgleich mit Zink ein, da das Spurenelement Melatonin bindet. Aus diesem Grund sollte Zink morgens eingenommen werden.

Dosierung: 0,6 bis 3 Milligramm täglich. Über die Effekte von Melatonin gibt es sehr unterschiedliche Berichte: Manche Anwender fühlen sich nach einer Dosis von 3 Milligramm am nächsten Tag wacklig auf den Beinen, während andere von einer Überstimulation berichten. Wiederum andere verspüren bei dieser Dosierung keine Wirkung und benötigen höhere Dosierungen. Am besten beginnt man mit der niedrigsten Dosierung und erhöht sie langsam, nachdem die individuelle Reaktion auf das Supplement festgestellt wurde. Die niedrigste im Handel erhältliche Dosierung beträgt 600 Mikrogramm (0,6 Milligramm), die höchste 3 Milligramm. Verwenden Sie zu Beginn entweder 0,6 Milligramm oder 1 Milligramm und beobachten Sie etwa eine Woche lang, wie Sie darauf reagieren.

Melissa officinalis (Zitronenmelisse)

Ein sehr wohltuendes Kraut, das keine Nebenwirkungen oder Wechselwirkungen hat.

Dosierung: Tinktur: ¼ bis 1 TL, bis zu drei Mal täglich.

Mentha piperata (Pfefferminze)

Manche Menschen reagieren allergisch auf die Pflanze. Ansonsten ist sie ein wohlwollender Freund, der sich unter anderem in Zahnpasta und Süßigkeiten wiederfindet. Wechselwirkungen sind nicht bekannt. Der Tee wirkt harn- und schweißtreibend.

Dosierung: Das Kraut wird in der Regel als Tee, Tinktur oder ätherisches Öl eingesetzt.

- *Tee:* In unbeschränkter Menge.
- *Tinktur:* Bis zu ½ TL, drei bis sechs Mal täglich.
- *Ätherisches Öl:* Bei schweren Magenbeschwerden 1 Tropfen auf die Zunge geben. Mehr empfehle ich nicht! (*… ich spreche aus Erfahrung.)*

Mimosa pudica (Mimose)

Neben- und Wechselwirkungen sind nicht bekannt.

Dosierung: Tinktur: 20 bis 60 Tropfen täglich.

Monotropa uniflora (Fichtenspargel)

Kann lebehafte, halluzinogene Träume verursachen. Ansonsten treten selbst bei Einzeldosierungen von 30 Gramm (bei extremen Schmerzen) keine Nebenwirkungen auf. Wechselwirkungen sind nicht bekannt.

Dosierung: Tinktur: ¼ bis ½ TL, pro Stunde. Bei sehr starken Schmerzen können hohe Dosierungen verabreicht werden.

N-Acetylcystein (NAC)

Hohe Dosierungen können Magen-Darm-Probleme wie Erbrechen verursachen.

Wechselwirkungen: Nicht bekannt.

Dosierung: 650 bis 800 Milligramm, drei Mal täglich. Die Dosierung kann bei Koinfektionen, die Nervenschäden verursachen, angehoben werden.

NAC ist eine systemisch wirksame Substanz, die sich innerhalb einer Stunde großräumig im Körper verteilt. Nach vier Stunden erreicht NAC seinen Spitzenwert. Die Konzentration bleibt 12 Stunden lang hoch. Die Substanz konzentriert sich überwiegend in Leber, Nieren, Haut, Thymus, Milz, Augen, Gehirn und im Serum. Sie schützt im ZNS hoch wirksam vor Neurotoxizität und kann neurotoxische Effekte im Gehirn neutralisieren – insbesondere im Hippocampus. NAC schützt die Mitochondrien des Gehirns vor oxidativem Stress, beseitigt Membrandepolarisation, verhindert Schwellung, Bersten und die ATP-Freisetzung von Mitochondrien. Die Substanz hemmt Gehirnödeme und Entzündungen im gesamten peripheren Nervensystem.

Paeonia lactiflora (Milchweiße Pfingstrose)

Selten: Übelkeit, Nesselsucht, Hautausschlag, Kurzatmigkeit, Brustschmerz und leichte Magen-Darm-Störungen, inklusive gelegentlichem Durchfall. In der Schwangerschaft oder bei Anwendung von Blutverdünnern wird vom Gebrauch des Krauts abgeraten. Gleiches gilt für Personen mit Blutungsstörungen.

Wechselwirkungen: Das Kraut kann synergistisch mit Blutgerinnungshemmern wie *Gingko biloba*, Aspirin, Warfarin, Heparin und Clopidogrel wirken. Darüber hinaus können Wechselwirkungen mit Tamoxifen auftreten und die Aufnahme des Antikonvulsivums Phenytoin kann sich verzögern.

Dosierung: Dekokt: Chinesische Dosierungen sind wie üblich hoch. Tonisierende Dosierungen betragen 5 bis 10 Gramm, bei akuten Zuständen werden 15 bis 30 Gramm verordnet. Tinktur: 1:5, 60 Prozent Alkohol, ½ bis 1 TL, bis zu drei Mal täglich. Am besten wird das Kraut mit anderen Heilpflanzen kombiniert (z. B. *Angelica* bei Anämie, Süßholz bei Dysmenorrhoe).

Passiflora incarnata (Passionsblume)

Neben- und Wechselwirkungen sind nicht bekannt.

Dosierung: Pulver: 4 bis 8 Gramm täglich. Tinktur: ½ TL, sechs Mal täglich.

Pedicularis spp. (Läusekraut)

Nebenwirkungen sind nicht bekannt. Das Kraut ist ein hervorragendes Muskelrelaxans. Wechselwirkungen sind nicht bekannt.

Dosierung: Frischpflanzentinktur: Ich habe sogar 15 Milliliter als Einzeldosierung benutzt und es sind keine Probleme aufgetreten. Normale Dosierung: ½ TL, drei bis sechs Mal täglich. *Hinweis*: Ich bevorzuge *Pedicularis crenulata. Pedicularis attollens* schmeckt wie alter Kohl.

Petasites hybridus (Gewöhnliche Pestwurz)

Das rohe Kraut enthält Pyrrolizidinalkaloide (PA), die vermutlich Lebererkrankungen verursachen. Ich bin von dieser Behauptung der Wissenschaft nicht überzeugt. In den im Handel erhältlichen Produkten wurden die PAs entfernt. Sie müssen sich also keine Sorgen machen. In der Regel treten nur leichte Nebenwirkungen auf: Aufstoßen, Kopfschmerzen, juckende Augen, leichte Magen-Darm-Beschwerden, leichtes Asthma, Schläfrigkeit.

Wechselwirkungen: Nicht bekannt.

Dosierung: 50 Milligramm, drei Mal täglich.

Phellodendron (Korkbaum) (oder ähnliche berberinhaltige Pflanzen)

In der Schwangerschaft wird von Berberin abgeraten. Die Inhaltsstoffe von Berberinpflanzen werden im Darm schlecht resorbiert – das ist gut so! Deshalb sollte man keinesfalls die Dosis erhöhen, weil man denkt, die Wirkung sei zu schwach. In hoher Dosis verursacht Berberin Bauchkrämpfe, nervöse Störungen und Austrocknung der Schleimhäute. Berberin ist kein systemisches Antibiotikum, sondern als lokal wirksames pflanzliches Mittel gut verträglich.

Wechselwirkungen: Das Kraut weist eine Reihe Wechselwirkungen auf.

- Berberin verstärkt synergistisch (oder additiv) die Wirkung einiger Medikamente, darunter Fluconazol, Ampicillin und Oxacillin. Wiederholte Anwendung von Berberin kann zur reduzierten Resorption von PGP (Permeabilitäts-Glycoprotein)-Substraten im Magen-Darm-Trakt führen. Dies betrifft auch Chemotherapeutika wie Daunomycin. Berberin erhöht nach langer Anwendung die Bioverfügbarkeit von Ciclosporin A signifikant. Eine Studie mit sechs Personen zeigte, dass 3 mg/kg Körpergewicht bei einer

Einnahme über 10 Tage die Bioverfügbarkeit von Ciclosporin um 19 Prozent erhöht. In einer dreimonatigen, randomisierten klinischen Studie mit 52 nierentransplantierten Patienten fand man heraus, dass die konstante Einnahme von Berberin den Ciclosporin-A-Gehalt im Blutplasma signifikant erhöht.

- Umgekehrt erhöhen PGP-Inhibitoren wie Pfeffer/Piperin die Aufnahme von Berberin über die Darmschleimhaut (sechsfach). Natriumcaprate zeigen beispielsweise dieselbe Wirkung.
- Glutin, ein Eiweiß aus Gluten, verstärkt den Transport von Berberin in der Mukosa. Auch bei glutenreicher Ernährung (Getreideprodukte) erhöht sich die Berberinaufnahme in das Blut. Dies sollte man vermeiden. *Gummi arabicum* blockiert die Resorption der meisten anderen Alkaloide aus dem Darm, mit Ausnahme von Berberin. *Coptis* interferiert mit der Aktivität von Bestandteilen von *Radix scutellariae* (*Scutellaria baicalensis*) in der Darmschleimhaut.

Dosierung: Die Alkaloide in Berberin-Pflanzen sind schlecht wasserlöslich, weshalb meist 70 Prozent Alkohol und 30 Prozent Wasser für die Tinkturzubereitung (1:5) nötig sind. Wenn Sie also auf eine Studie stoßen, die darauf hinweist, dass Wasserauszüge der Pflanze keine antimikrobielle Wirkung haben, wissen Sie warum. Das Wasser sollte zudem sauer sein (pH 1 bis 6) – man gibt 1 EL Weinessig dazu, wenn die Wasserhärte hoch ist, oder auch zur Sicherheit, falls Sie nicht wissen, ob Sie es mit hartem oder weichem Wasser zu tun haben.

Weitere Zubereitungen sind Pulver, Wasch-, Spülflüssigkeiten für topische Anwendungen sowie Kapseln.

- *Pulver:* Äußerlich auf Schnittwunden, Hautabschürfungen und infizierte Wunden geben.
- *Spülflüssigkeit:* 10 Milliliter Tinktur mit 0,5 Liter Wasser mischen, ein bis zwei Mal täglich anwenden.
- *Waschflüssigkeit:* 30 Milliliter Tinktur mit einem Liter Wasser mischen, morgens und abends anwenden – empfohlen bei Akne und infizierten Wunden.
- *Tinktur:* Getrocknete Phellodendron-Rinde, 1:5, 70 Prozent Alkohol: 20 bis 50 Tropfen, bis zu vier Mal täglich. Bei akutem Durchfall/Dysenterie: 1 TL bis 1 EL morgens und abends, bis die Symptomatik abklingt. Innerhalb von 8 Stunden, spätestens nach zwei Tagen sollte man eine Besserung bemerken.

- *Kapseln:* 00-Kapseln. Bei nicht-akuter Erkrankung: 1 bis 2 Kapseln, bis zu vier Mal täglich. Bei akutem Durchfall/Dysenterie: bis zu 25 Kapseln täglich, maximal 10 Tage.
- *Schnupfpulver:* Jeweils eine dünne „Linie" Pulver bis zu vier Mal täglich ins rechte und linke Nasenloch energisch hochziehen (wie bei „Koksern" im TV), bis zu drei Mal täglich, maximal 7 Tage – kann bei Staphylokokken-Infektionen in der Nase helfen.

Pinus (Kiefernpollen)

Selten: Pollenallergie. Pinus sollte nur nach ärztlicher Verordnung zur Testosteronsteigerung bei jungen Männern benutzt werden, die noch nicht mittleren Alters sind.

Wechselwirkungen: Bei gleichzeitiger Einnahme von medikamentösen Androgenen ist Vorsicht geboten.

Dosierung: Die Dosierung sollte nur im Sonderfall mehr als 1 TL drei Mal täglich betragen. Um eine Wirkung auf die Testosteronwerte zu erzielen, muss die pure Tinktur etwa eine Minute lang im Mund behalten werden, bevor sie hinuntergeschluckt wird. Ohne Wasser anwenden.

Piscidia spp. (Jamaican dogwood)

Hohe Dosierungen können Taubheitsgefühl, Tremor, Salivation und Schwitzen verursachen. Bei niedriger Dosierung treten keine Nebenwirkungen auf.

Wechselwirkung: Nicht bekannt.

Dosierung: Die Dosierung der in diesem Buch vorgestellten Kombinationstinktur ist niedrig. Nicht mehr als 1/16 bis ¼ TL, drei Mal täglich.

Polygala tenuifolia (Senegawurzel)

Hohe Dosierungen von mehr als 1 Gramm können emetisch wirken und den Magen-Darm-Trakt reizen. Das Kraut ist ein Stimulans für Menstruation und Gebärmutter. Von einer Anwendung in der Schwangerschaft wird abgeraten. Gleiches gilt bei Magengeschwüren und entzündlichen Erkrankungen des Darms.

Wechselwirkung: Nicht bekannt.

Dosierung: 30 Tropfen Tinktur aus der getrockneten Wurzel, bis zu drei Mal täglich oder 1 bis 3 Gramm getrocknetes Kraut täglich.

Pregnenolon

Höhere Dosierungen Pregnenolon können Unruhe und Reizbarkeit hervorrufen.

Wechselwirkungen: Das Kraut sollte möglicherweise nicht zusammen mit hormonartigen Substanzen gegeben werden.

Dosierung: 50 bis 500 Milligramm täglich.

Pueraria lobata (Kudzu)

Kudzu dient seit Tausenden Jahren in China als Nahrungsmittel. Zwar tut man alles, negative Auswirkungen des Krauts aufzufinden, aber bislang ohne Erfolg (soweit ich weiß).

Wechselwirkungen: Eine Studie mit Ratten ergab, dass das Kraut bei der Anwendung von Methotrexat definitiv kontraindiziert ist.

Dosierung: In der chinesischen Medizin werden in der Regel 6 bis 12 Gramm gepulverte Wurzel täglich verordnet. Die Normaldosis im Westen beträgt 1 Gramm pro Tag. Die Dosierung der Tinktur beträgt ½ TL, drei bis vier Mal täglich.

Die Kudzuwurzel und ihre Hauptbestandteile Puerarin, Kakkalid und Irisolidon – ein Stoffwechselprodukt von Kakkalid, das durch die Mikroflora im Darm produziert wird und wirksamer als Kakkalid ist – hemmen TNF-α, IL-1β, NF-κB, ERK, iNOS, PGE2, COX-2, AP (*activator protein*)-1, ICAM-1, VCAM-1, E-Selectin, CRP (C-reaktives Protein) und die Phosphorylierung von 1κB-α-Protein. Es handelt sich um Stoffe, die bei zytokinaktivierten Mikrogliazellen gezielt wirksam sind und das ZNS vor zytokinbedingten Schäden schützen.

Kudzu und Puerarin wirken stark neuroprotektiv im Gehirn und im ZNS, vor allem in Bezug auf Schäden durch Ischämie/Reperfusion. Sie vermitteln auch Schutzeffekte gegen Betaamyloid-induzierte Neurotoxizität bei Nervenzellen im Hippocampus. Sie schützen Mitochondrien vor reaktiven Sauerstoffspezies (ROS) und stimulieren die Regeneration peripherer Nerven. Da Puerarin die Nervenschmerz-Rezeptoren P2X3 und P2X2/3, auch P2X7 im Gehirn blockiert, ist Kudzu ein empfehlenswerter Kombinationspartner von Schöllkraut. Die Wurzel ist definitiv stark antiinflammatorisch im Gehirn und im ZNS wirksam. Sie hemmt neutrophile Exzesse signifikant und dämpft die Autoimmundynamik im ZNS. Sie moduliert Bax/Bcl-2-Wirkungen in neuronalen Mitochondrien und hemmt die Caspase-3- und iNOS-Expression. Kudzu wirkt stark neuroprotektiv bei Entzündungszuständen im ZNS.

Pulsatilla patens (Finger-Kuhschelle)

Kann in höherer Dosierung Übelkeit verursachen. Wechselwirkungen sind nicht bekannt.

Dosierung: Tinktur: 10 bis 15 Tropfen, pro Stunde.

Quercetin

Dieses Supplement wird sehr gut toleriert. Die monatelange tägliche Einnahme von hohen Dosierungen verursacht keine Nebenwirkungen. Quercetin sollte nicht zusammen mit Digoxin eingenommen werden – sicherheitshalber.

Dosierung: 1000 Milligramm, zwei Mal täglich, zur Behandlung von Koinfektionen.

Rhodiola (Rosenwurz)

Gelegentlich hat das Kraut Zittern (Tremor) verursacht. Wenn Sie nicht sicher wissen, dass dies auch bei Ihnen der Fall ist, wird von der Anwendung abends abgeraten.

Wechselwirkungen: Nicht bekannt.

Dosierung: Getrocknete Wurzel, 1:5 (Kraut:Flüssigkeit), 50 Prozent Alkohol.

- *Tonisierende Dosis:* 30 bis 40 Tropfen, drei bis vier Mal täglich, meist in etwas Wasser.
- *Im Akutfall:* ½ bis 1 TL, drei Mal täglich, 20 bis 30 Tage. Anschließend wird wieder die tonisierende Dosis eingenommen.

Rumex crispus (Krauser Ampfer)

Das Kraut ist ein Abführmittel. Bei übermäßiger Anwendung stellen sich die typischen abführenden Effekte ein: Übelkeit, Krämpfe, Durchfall.

Wechselwirkungen: Ich würde es nicht zusammen mit Kräutern/Medikamenten einnehmen, die den Darm entspannen.

Dosierung: Tinktur: ½ bis 1 TL, drei Mal täglich.

Salix alba (Silberweide)

Bei moderaten Dosierungen treten keine Nebenwirkungen auf – ich verabscheue den Geschmack. Das Kraut enthält Salicylate (von lat. *salix* abgeleitet). Zu viel davon kann Geschwürbildung (im Magen) fördern (*… ich konnte keinen Fall finden, aber sei's drum*). Bei Aspirin-Allergie sollte man auf das Kraut verzichten.

Wechselwirkungen: Nicht zusammen mit Aspirin einnehmen.

Dosierung: Tinktur: ½ TL, drei Mal täglich.

Sambucus spp. (Holunder)

Manchmal kommt es zu Durchfall, Übelkeit und Brechreiz. Dies ist allerdings von der Dosis, von den Pflanzenteilen, die benutzt werden, von der Zubereitung und der individuellen biologischen Reaktion des Anwenders auf die Medizin abhängig. Es gibt nur wenige Berichte über Nebenwirkungen dieser Pflanze, abgesehen von den erwähnten Beschwerden.

Fallberichten zufolge scheint *S. mexicana* etwas häufiger Übelkeit zu verursachen als andere Gewächse der blauen/schwarzen Holunderarten. Es gibt einen Bericht über eine Personengruppe, die den Saft aus Beeren, Blättern und Stielen *(Saft aus den Blättern und den Stielen? Sind das „Crackbabies"?)* getrunken haben. 11 von ihnen erlitten innerhalb von 5 Minuten einen Schwächeanfall, bekamen Bauchkrämpfe, Übelkeit und Brechreiz. 8 von ihnen wurden *(per Helikopter … um Gottes Willen!)* ins Krankenhaus gebracht, wo sie von den Ärzten über die Gefahren der Selbstmedikation und über Risiken in der Welt der Natur im Allgemeinen aufgeklärt wurden *(insbesondere über den Zusammenhang beider Gebiete)*. „Alle Patienten erholten sich schnell." Nun, davon gehe ich aus, da man sich höchstens erbrechen muss – und das nur, wenn man 1. zu viel davon einnimmt, 2. mit individueller Unverträglichkeit auf die Pflanze reagiert oder 3. zu viele der frischen oder rohen Blätter, Stiele, Wurzeln oder manchmal auch der ungekochten Beeren zu sich nimmt. Sobald die Stoffe aus dem System eliminiert sind, verschwinden auch unerwünschte Nebenwirkungen.

Da die individuelle Reaktion auf das Kraut so breitgefächert ist und stark variiert, sollte man zunächst mit einer niedrigen Dosis einsteigen und diese dann schrittweise erhöhen. Manche Menschen sind belastbar und können große Mengen des Krauts – mehrere Handvoll roher (oder getrockneter) Beeren – den ganzen Tag über essen oder hohe Dosierungen der Blättertinktur einnehmen, während andere sehr empfindlich reagieren und sich bereits nach dem Verzehr von zehn reifen, rohen oder getrockneten Beeren sofort übergeben müssen.

Wechselwirkungen: Es sind keine Interaktionen bekannt. Allerdings kursieren Vermutungen darüber, dass Holunder zusätzliche Wirkungen entwickelt, wenn er mit Abführmitteln, Diuretika, Nasentropfen, verschiedenen Konfitüren und Gelees (erhöhte Zuckeraufnahme!) kombiniert wird. Einigen Studien zufolge beeinflusst das Kraut bei Ratten die Wirkung von Phenobarbital und Morphin so, dass deren Wirksamkeit vermindert wird.

Benutzte Teile: Heutzutage benutzt man fast ausschließlich die Beeren – nur wenige amerikanische Phytotherapeuten verwenden die Blüten für medizinische Zwecke, aber meist gehören sie nicht zum vorrangigen Behandlungskonzept. In der Regel wird in Deutschland – und wahrscheinlich deshalb auch überall anderswo – vor allem standardisierter Flüssigextrakt (oder standardisierte Lutschtabletten) oder eine andere Variation des Beerensaftes benutzt: gepresster Beerensaft, Sirup, Tee oder ein Saft-Dekokt. Zur Fiebersenkung bei grippalen Infekten beträgt die Dosierung gewöhnlich eine Tasse Tee, ein Glas Saft oder einige TL Sirup. Ich stimme dieser Einschränkung der medizinischen Nutzung der Heilpflanze nicht zu – da bekomme ich schlechte Laune.

Zwischenruf: Bei der Lektüre von Fachbeiträgen über Holunder ist man regelmäßig der phytohysterischen Äußerung ausgesetzt, dass die Pflanze giftig ist. Nun, sie ist es nicht! Frische Pflanzenteile lösen Brechreiz aus und wirken abführend, wenn man genügend davon einnimmt. Das bedeutet, man leidet unter Übelkeit und muss sich möglicherweise übergeben, wenn man zu viel davon zu sich nimmt. Die Blüten verursachen selten Übelkeit und Brechreiz und werden deshalb von fast allen Phytotherapeuten als sicher eingestuft. Die Beeren verursachen die genannten Nebenwirkungen bis zu einem gewissen Grad, wenn man zu viel davon auf einmal konsumiert oder eine Unverträglichkeit gegenüber den Inhaltsstoffen des Krauts hat. Die Beeren sind also weitestgehend sicher anwendbar.

Demnach ist bei all der Hysterie bezüglich der Beeren nur „Alarmstufe Orange“ angebracht. Die restlichen Pflanzenteile sind mit „Alarmstufe Rot“ einzustufen. Aufgrund dessen, was ich aber über sie lese, bin ich mir ziemlich sicher, dass man mit ein paar Tropfen Blättertinktur den Großteil der westlichen Hemisphäre auslöschen könnte.

In der Fachliteratur sind hysterische Schilderungen in großem Stil vertreten. Die Hysterie bezüglich der roten Beeren ist im Vergleich zu jener, die die blauen Beeren auslösen, noch heftiger, da rote Beeren noch mehr Blausäure (HCN) enthalten. Nichtsdestotrotz können sie ohne Weiteres verwendet werden – sofern man sie wie die schwarzen Beeren (siehe weiter unten) behandelt. *Wichtig ist nur, dass man sie erhitzt!*

Die Blausäure im Holunder, die beispielsweise auch reichlich in Kirschen und Äpfeln vorkommt, kann eine Vergiftung verursachen – wenn man sie als isolierte Substanz einnimmt. Aber die „Vergiftung", von der hier die Rede ist, besteht nur aus Übelkeit, Schwächegefühl, Benommenheit und Schwindel sowie Erbrechen – handelsübliche Symptome, die sich einstellen, wenn man etwas zu sich nimmt, auf das man mit Unverträglichkeit reagiert. Die Pflanze ist keine giftige Pflanze im Sinne von Schierling *(… siehe hierzu das Schicksal von Sokrates, wenn Sie mehr über Schierling erfahren möchten).* Holunder ist ein Emetikum (Brechmittel) und in hoher Dosierung ein Abführmittel. Das Wort „giftig" sollte im Zusammenhang mit dem Kraut wirklich nicht fallen.

Die Pflanze nutzt diese Inhaltsstoffe, um sich vor Fressfeinden zu schützen, insbesondere vor Vegetariern. Wenn pflanzenfressende Tiere zu viel Holunder fressen, verlassen sie den Schauplatz wahrscheinlich spätestens dann, wenn sie sich übergeben müssen. Ab diesem Punkt denken sie nicht mehr daran, den Rest aufzufressen – darum geht es. Wäre die Pflanze giftig, würde sie die Tiere einfach töten – aber sie tut es nicht. Tatsächlich mag sie es, ein wenig gefressen zu werden. Das aktiviert das Wachstum und stärkt die Gesundheit der Pflanze – und die Gesundheit des Tieres. Komponenten, die Brechreiz auslösen, sind in genau der richtigen Konzentration in der Pflanze enthalten, um weiteren Tierfraß zu stoppen, wenn das Toleranzlimit der Pflanze erreicht ist.

Die Blausäurekomponenten werden in Pflanzen wie Holunder separat in unterschiedlichen Pflanzenteilen gespeichert. Kaut das Tier die Blätter, werden die Bestandteile in den Blättern, der Borke und so weiter freigesetzt. In der Folge entsteht ein Zyanidmix und im Fall von Kirschen Blausäuregas. Dieses und HCN verlangsamen (oder „lähmen") die Atmung, da ein Enzym in den Mitochondrien der Zellen, COX (Cytochrom-c-Oxidase), blockiert wird. Dies erzeugt beim Holunderesser ein Gefühl von Benommenheit und Atemnot. Deshalb ist Borke auch ein so wirksames Mittel mit antitussiven Eigenschaften gegen Husten. Im Prinzip werden die Lungen „paralysiert", was trockenen Husten stoppt. Das bedeutet, Holunder kann nach den Regeln der Kunst als potentes Antitussivum (Hustenmittel) bei hartnäckigem Husten eingesetzt werden. Rohe Kidneybohnen (und manch andere Bohnen) werden auch als giftig eingestuft, sofern man sie nicht ausreichend mindestens zehn Minuten lang kocht, nachdem sie vorher fünf Stunden eingeweicht wurden – Langsamkocher, die keine hohen Temperaturen erreichen, können die Toxizität um den Faktor 5 erhöhen! Aber man begegnet bei Kidneybohnen niemals derselben Phytohysterie wie bei Holunder. Den Leuten wird nur gesagt, sie sollen die Bohnen lange genug kochen, um Probleme zu vermeiden. Lasst uns an dieser Stelle mit alldem aufhören und uns mit den Dingen beschäftigen, die auf Holunder zutreffen!

30-minütiges Kochen (der Blätter, Beeren, Borke oder Wurzel) reduziert den Blausäure- (HCN)-Anteil nahezu auf Null. Hierfür geben Sie die Pflanze in einen Topf mit kaltem Wasser und erhöhen die Temperatur, bis das Wasser kocht. Frische Maniokblätter enthalten beispielsweise 68,6 mg/kg HCN. Kocht man sie 30 Minuten in Wasser, das kalt zum Sieden gebracht wurde, reduziert sich der HCN-Gehalt auf 1,2 mg/kg und der Sud ist sicher anzuwenden. Beginnt man mit heißem Wasser, verringert sich der Anteil der giftigen Substanz nur bis auf 37 mg/kg. Je länger die Gewächse in siedendem Wasser kochen, desto geringer ist hinterher die Blausäurekonzentration.

Deshalb werden in Asien die Stiele, Blätter und Wurzeln benutzt (auch die der roten Arten) und man macht sich damit nicht strafbar. Gebrochene Knochen behandelt man mit 15 bis 30 Gramm Blättern, die in 3 Tassen Wasser gekocht werden, bis sich die Flüssigkeit auf 1 Tasse reduziert hat. Dieser Auszug wird anschließend verabreicht und die Therapie zwei Wochen lang fortgesetzt. Die Wurzel wird auf ähnliche Weise bei Arthritis-Beschwerden eingesetzt. Allerdings ist die Kochzeit hier deutlich länger als 30 Minuten. Man bereitet in diesem Fall ein sogenanntes konzentriertes Dekokt zu.

Die vielen chemischen Substanzen, die sich in der Pflanze befinden, kommen in weitaus höherer Konzentration in Blättern, Stielen, Stamm und Wurzeln vor. Ich spreche hier nicht nur vom HCN-Gehalt, sondern auch von antiviralen Bestandteilen, antibakteriellen Inhaltsstoffen, antientzündlichen Komponenten und so weiter. Die beste Medizin wird meiner Kenntnis nach aus einem raffinierteren Zubereitungsprozess der Pflanze entstehen.

Zur Verdeutlichung …

Die Blätter sind wie Pfirsichblätter ein sehr zuverlässiges nervenstärkendes Mittel. Sie entspannen das Nervensystem, weshalb das Kraut seit

Jahrhunderten von europäischen und amerikanischen Phytotherapeuten bei epileptischen Anfällen und verschiedenen Demenzerkrankungen sowie bei Bewegungsstörungen eingesetzt wurde. Die Dosierung der Tinktur aus frischen Blättern reicht von 5 bis 10 Tropfen, maximal alle Stunde – wenngleich manch einer höhere Dosierungen verträgt, tatsächlich bis zu 1 TL pro Stunde.

Weil frische Stiele, Blätter und Wurzeln Übelkeit verursachen können, aktivieren sie auch die Schweißsekretion. Dies hilft, Fieber zu senken, und ist bei Virusinfektionen sehr hilfreich. Eine Tinktur aus dem Stiel ist nützlich, um Schwitzen auszulösen, wenn man genug davon einnimmt, um es auszulösen, und wenig genug, um den Brechreiz zu verhindern. Die Dosierung variiert von Mensch zu Mensch. In der Regel entspricht sie aber der Dosierung der Tinktur aus frischen Blättern.

Ich habe bisher nicht mit der Wurzel gearbeitet und kann mich deshalb nicht dazu äußern. Allerdings wird sie in Asien in Form eines konzentrierten Dekokts zur Behandlung von arthritischen Entzündungen benutzt. Aufgrund ihrer Bestandteile eignet sie sich sehr gut für diesen Zweck.

Die Blüten wirken am besten, wenn man sie bedeckt als Heißwasserauszug zubereitet. Hierfür gibt man 30 Gramm Blüten (frisch oder getrocknet) in 100 Milliliter heißes Wasser und lässt die Mischung ziehen, bis sie sich abgekühlt hat. So bleiben die ätherischen Öle der Blüten, die antiviral wirksam sind, in der Flüssigkeit. Man kann davon so viel trinken, wie man möchte.

Dosierung: Tinktur aus frischen Blättern: 1 bis 5 Tropfen, drei Mal täglich.

Schisandra chinensis (Chinesisches Spaltkörbchen)

Selten: abdominale Störungen, Übelkeit, Sodbrennen, Hautausschlag – wirklich äußerst selten.

Wechselwirkungen: Das Kraut potenziert die Wirkung von Medikamenten. *Schisandra* hemmt CYP3A und beeinträchtigt die Leistung der Verstoffwechselung von Medikamenten in der Leber. Es erhöht die orale Bioverfügbarkeit von Midazolam. Die Bioverfügbarkeit von Paclitaxel wird dreifach gesteigert. Bei gleichzeitiger Anwendung von Medikamenten ist Vorsicht geboten, da sich die Bioverfügbarkeit der Medikamente durch Anwendung von *Schisandra* erhöhen kann.

Dosierung: ¼ bis ½ TL, drei Mal täglich.

Scutellaria baicalensis (Baikal-Helmkraut)

Nebenwirkungen treten bei Helmkraut selten auf. Meistens kommt es zu Magendruck und Durchfall. Das Kraut sollte während der Schwangerschaft nicht eingesetzt werden. Bei gleichzeitiger Einnahme von Medikamenten ist Vorsicht geboten, da Helmkraut die Bioverfügbarkeit von Arzneimitteln erhöhen kann und damit deren Wirkung verstärkt. Es kann Wechselwirkungen mit blutdrucksenkenden Mitteln hervorrufen. Patienten mit Typ-1-Diabetes wird von der Einnahme des Krauts abgeraten, da der Insulin- sowie Zuckerspiegel im Blut beeinflusst werden können.

Wechselwirkungen: Es gibt zahlreiche Interaktionen des Krauts mit Arzneimitteln. Baikal-Helmkraut ist ein Synergist und wahrscheinlich vergleichbar wirksam wie Süßholz, Ingwer und Piperin. Baikal-Helmkraut sollte wohl der Kategorie der Synergisten-Kräuter hinzugefügt werden. Unter anderem hemmt es die NorA-Effluxpumpe, die einige Formen von Antibiotikaresistenz inaktiviert. Wie die anderen Synergisten, die mir bekannt sind, ist das Kraut auch ein stark antivirales Mittel, das allmählich an Aufmerksamkeit gewinnt. Trotzdem beeinflusst es bei gleichzeitiger Einnahme von Medikamenten und anderen pflanzlichen Heilkräutern deren Wirkung.

- Baicalein, eine Hauptkomponente von *S. baicalensis*, wirkt synergistisch mit Ribavirin, Albendazol, Ciprofloxacin und Amphotericin B.
- *S. baicalensis* hemmt CYP3A4, das Teil des Cytochromoxidase-Systems ist. Die Hemmwirkung ist dosisabhängig – je mehr man einnimmt, umso stärker ist der Hemmeffekt. CYP3A4 ist ein Enzym, das reichlich in der Leber vorkommt. Es ist für katalysierende Reaktionen zuständig, die Teil der Verstoffwechslung von Arzneimitteln sind. Einige Medikamente werden durch das CYP3A4-System metabolisiert. Das bedeutet, dass der Arzneistoff partiell inaktiviert wird. In der Regel geschieht das dadurch, dass der Stoff in eine andere molekulare Form umgewandelt wird. Bei der verordneten Dosierung von Medikamenten ist diese Verstoffwechslung bereits berücksichtigt. Nimmt man nun Baikal-Helmkraut ein, wird ein geringer Anteil des Medikaments verstoffwechselt. In einigen Fällen verstärkt sich dadurch die Wirkung der Arznei, da sich die Bioverfügbarkeit erhöht. Bei anderen Medikamenten sind die Metaboliten im Organismus aktiv, die durch CYP3A4 erzeugt werden. In diesem Fall wird die Anzahl der Metaboliten der Medikamente, die man einnimmt, reduziert, und deren Wirkung im Körper verringert sich dadurch. Grund hierfür ist die Tatsache, dass das Kraut ein CYP34-Hemmer ist. CYP34 beeinflusst die Wirkung von Acetaminophen

(Paracetamol), Codein, Ciclosporin, Diazepam, Erythromycin und anderen Arzneistoffen. Das Kraut beeinflusst auch die Menge von Antibiotika, die systemisch verfügbar ist.

• Oroxylin A, ein Inhaltsstoff des Krauts, macht die Sache noch komplizierter. Diese Substanz ist ein starker PGP (P-Glycoprotein)-Hemmer. PGP kommt reichlich in der Blut-Hirn-Schranke, der Schleimhaut des Gastrointestinaltraktes, den kapillären Endothelzellen sowie in der Blut-Hoden-Schranke vor. Es reduziert die Menge von Stoffen, die diese Schranken überwinden, um die Bereiche zu schützen, die dahinter liegen – aus diesem Grund beschränkt sich die Wirkung von Berberin überwiegend auf den Magen-Darm-Trakt. PGP-Hemmer ermöglichen, dass mehr Substanzen Schranken überwinden können, die reich an PGP sind. Wenn man also Helmkraut einnimmt, werden jegliche Substanzen, die gleichzeitig angewendet werden, in höherer Konzentration in die Blutbahn gelangen. Dies führt dazu, dass deren systemische Wirkung zunimmt.

Demnach agiert Baikal-Helmkraut mittels zwei unterschiedlicher Mechanismen, um die Aufnahme von Medikamenten und Medizinkräutern im Organismus zu erhöhen. Darüber hinaus maximiert Baikal-Helmkraut die Effektivität von Antikrebs-Medikamenten, indem es den PGP-vermittelten zellulären Efflux hemmt. Grund hierfür ist, dass Krebszellen PGP als eine Art Effluxpumpe einsetzen, um Medikamente, die Krebszellen abtöten sollen, unwirksam zu machen. Beispielsweise wird bei gleichzeitiger Einnahme von Oroxylin A die Aufnahme von Paclitaxel mehr als zweifach erhöht.

• Das Kraut lindert Irinotecan-induzierte gastrointestinale Toxizität bei Krebspatienten.

• Außerdem unterstützt es die Aufnahme von Kräutermedizin, indem es auch hier das CYP3A4-System und PGP hemmt.

Dosierung: In China verwendet man hauptsächlich *Scutellaria baicalensis*. Wenn im Englischen die Rede von *Chinese skullcap* ist, handelt es sich um diese Art (innerhalb dieser Monographie wird ausschließlich *Scutellaria baicalensis* diskutiert). – Auf keinen Fall ist das Baikal-Helmkraut mit dem Seitenblütigen Helmkraut (*American skullcap*), dessen botanischer Name *Scutellaria lateriflora* lautet, oder mit irgendeiner anderen amerikanischen Spezies zu verwechseln. – Das Kraut erreicht seinen Spitzenwert im Plasma und in Organen nach etwa 1 Stunde und verbleibt nur etwa 4 Stunden im Körper. Deshalb müssen Sie wirklich alle 3 bis 4 Stunden eine neue Dosis einnehmen.

• *Tinktur:* 1:5, 50 Prozent Alkohol, ¼ bis ½ TL, drei Mal täglich. Im Akutfall wird die Dosierung verdoppelt.

• *Getrocknetes Kraut/Pulver:* Die Dosierungen in der chinesischen Medizin sind wie gewöhnlich hoch. In der Regel 3 bis 9 Gramm auf einmal. In den meisten klinischen Studien wurden ähnliche Dosen appliziert. Bei der Anwendung von Kapseln sollten Sie diesen Dosisbereich einhalten, aufgeteilt in drei gleich hohe Dosen, etwa alle 4 Stunden.

Selen

Bei zu hoher Dosierung kann Toxizität auftreten. Warnung: 400 Mikrogramm pro Tag (Mikrogramm!) sind die Maximaldosis! Außerhalb dieses Dosisbereichs können sich Nebenwirkungen zeigen. Bei Lyme-Borreliose beträgt die beste durchschnittliche Dosierung pro Tag 200 Mikrogramm. Bei Selen machen sich nur relativ leichte Nebenwirkungen bemerkbar: Magen-Darm-Beschwerden, Haarausfall, weiße Flecken auf den Fingernägeln, Fatigue und Gereiztheit. Bei Dosierungen unter 400 Mikrogramm täglich sind keine Wechselwirkungen bekannt.

Dosierung: 200 Mikrogramm täglich. Aufgrund einiger Wirkmechanismen plündert das Supplement die Zink- und Kupfervorräte des Körpers. Nehmen Sie Selen deshalb in Kombination mit einem Zink-Kupfer-Supplement ein.

Sida acuta

Hauptsächlich kann *Sida* meiner Erfahrung nach bei einigen Anwendern Fatigue und die Symptomatik der Koinfektionen verstärken. Tritt dieser Fall ein, empfiehlt es sich, die Dosis zu reduzieren. Auf diese Weise lässt sich das Problem aus dem Weg schaffen. Diese Nebenwirkung wird in der Fachliteratur nicht erwähnt. Ich vermute, dass *Sida* Biofilme aufbricht. Bei Erkrankungen wie Bartonellose beschränken sich dann Bakterien nicht mehr auf einen Bereich konzentriert, sondern verteilen sich im gesamten Körper, was die Symptome auslösen kann. Generell finden sich in der Fachliteratur keine Informationen über Nebenwirkungen. Allerdings …

• Die Pflanze ist ein traditionelles Schwangerschafts-Verhütungsmittel. Sie beeinträchtigt die Befruchtung der Eizelle bei Mäusen. Obwohl das Kraut in der traditionellen Heilkunde auch in der Schwangerschaft verordnet wird, wird von der Anwendung bei Kinderwunsch abgeraten. Gleiches gilt bei bereits bestehender Schwangerschaft.

• Die Pflanze enthält geringe Mengen Ephedrin. Es gab viele unzutreffende, hysterische Berichterstattungen über Ephedrin – selbst unter Wissenschaftlern, die es besser wissen sollten. Wikipedia schürt die Angst mitunter am schlimmsten – dies entspricht eigentlich gar nicht dem ursprünglichen Grundgedanken der Online-Enzyklopädie!

Hauptsächlich werden die Nebenwirkungen als Grund für das Verbot von Ephedrin in den USA herangezogen. In diesem Zusammenhang wird auch ein Todesfall erwähnt. Wahr ist auch Folgendes:

1. Diätunternehmen, aber auch Hersteller von „Energiebooster"-Produkten vermarkten Supplemente, die Ephedrin enthalten (meist kombiniert mit Koffein und anderen Stimulanzien). Kräuterkundige lehnen solche Geschäftemacherei ab und plädieren für ein Verbot solcher Empfehlungen.
2. Manch einer, der abnehmen oder seine Leistung verbessern möchte, nimmt häufig hohe Dosierungen solcher Supplemente ein – was alles andere als gesund ist.

In den USA herrscht ein völlig „krankes Körperbild" vor, aus dem sich mit dem Kraut viel Profit machen lässt.

Ungeachtet dessen war der primäre Grund, weshalb *Sida* verboten wurde, der, dass Ephedrin in „Methamphetamin-Küchen" Verwendung fand. Die bei unsachgemäßer Anwendung auftretenden Nebenwirkungen wurden nur als Entschuldigung herangezogen. Ephedrin ist sehr sicher, wenn es sachgemäß verabreicht wird. Ein Verbot war wirklich nicht notwendig. Stattdessen hätte man den entsprechenden Unternehmen einfach nur ihre unsauberen Praktiken verbieten sollen.

Beachten Sie trotzdem, dass das Kraut sehr geringe (ich wiederhole: *unglaublich geringe*) Mengen Ephedrin enthält und leichte Schlafstörungen sowie erhöhte Vigilanz durch die Anwendung auftreten können – wahrscheinlich wird dies eher nicht passieren.

Wechselwirkungen: Es sind keine Interaktionen mit anderen Arzneimitteln bekannt.

• Das Kraut wirkt auch blutzuckersenkend und könnte deshalb die Wirkung von Diabetes-Medikamenten beeinträchtigen. Diabetiker sollten ihren Blutzuckerspiegel im Auge behalten.

- Wer ephedrinhaltige Medizin benutzt, sollte auf *Sida* verzichten.

Dosierung: Tee (Heißwasserauszug) oder Tinktur sind bei innerlicher Anwendung die medizinisch wirksamsten Zubereitungen des Krauts.

- *Tinktur, getrocknetes Kraut:* 1:5, 60 Prozent Alkohol – 20 bis 40 Tropfen bis zu vier Mal täglich. Bei schwerer systemischer Staphylokokken-Infektion: ½ TL bis 1 EL, drei bis sechs Mal täglich. Ich empfehle solch hohe Dosierungen maximal 60 Tage anzuwenden, was in der Regel ausreicht.
- *Heißer Tee:* 1 bis 2 TL gepulverte Blätter auf 120 Milliliter heißes Wasser, 15 Minuten ziehen lassen. Vorbeugung: 1 bis 2 Tassen täglich trinken. Akutfall: bis zu 10 Tassen täglich.

Silybum marianum (Mariendistel)

Mariendistel zählt zu den Nahrungsmitteln. Das Kraut ist genauso gefährlich wie Kartoffeln. Äußerst selten löst es leichte Magen-Darm-Probleme aus.

Wechselwirkungen: Nicht bekannt.

Dosierung: Ich verwende bevorzugt standardisierte Mariendistel zur Behandlung krankhafter Zuständer. Die Samen selbst eignen sich als allgemeines Tonikum. Wenn bereits eine Erkrankung vorliegt, sind sie nicht von Nutzen.

- *Standardisierte Tinktur:* Standardisiert auf etwa 80 Milligramm *Silybum*-Flavonoide (40 Tropfen, drei Mal täglich) oder 140 Milligramm *Silybum*-Flavonoide (25 Tropfen, drei Mal täglich).
- *Standardisierte Kapseln:* 1200 Milligramm täglich vor dem Zubettgehen.

Hinweis: Die genannten Dosierungen können bei akutem Leberschaden erhöht werden.

Spirulina

In der Regel treten keine Nebenwirkungen auf. Manche Quellen listen seltene Nebenwirkungen wie leichte Benommenheit, Durst, Verstopfung, Magenverstimmung, Juckreiz oder Ausschlag auf. In meiner 30-jährigen Praxis habe ich keine der genannten Nebenwirkungen beobachtet – aber vielleicht gibt es sie doch irgendwo da draußen.

Spirulina *kann* bei Personen mit Hyperparathyreoidismus und bei hohem Fieber kontraindiziert sein.

Wechselwirkungen: Nicht bekannt.

Dosierung: Man kann sehr viel davon einnehmen. Üblicherweise wird die Alge als Nahrungsmittel benutzt. Ich verordne in der Regel etwa 1 EL, drei Mal täglich.

Tryptophan

Bei höheren Dosierungen (über 5 Gramm täglich) können Tremor, Übelkeit und Schwindel auftreten.

Wechselwirkungen: Sollte nicht zusammen mit SSRI-Antidepressiva eingenommen werden. Dies kann zum „Serotonin-Syndrom", Delirium, zu unwillkürlichen Muskelkontraktionen, Fieber und Koma führen.

Dosierung: Bis zu 5 Gramm täglich.

Urtica dioica (Große Brennnessel)

Relevante Nebenwirkungen und Wechselwirkungen sind nicht bekannt.

Dosierung: 1200 Milligramm täglich.

Valeriana officinalis (Baldrian)

Mir sind weder Nebenwirkungen noch Wechselwirkungen oder Kontraindikationen bekannt. Auch die Deutschen kennen offenbar keine. Allerdings ist der Geruch des Krauts eine Zumutung *(... aus diesem Grund mag ich es nicht)*. Wenn man zu viel Baldrian einnimmt, ist wird man am nächsten Tag etwas wackelig auf den Beinen sein.

Wechselwirkungen: Das Kraut wird meist als schlafförderndes Mittel eingesetzt, weshalb Sie es möglicherweise nicht mit anderen Schlafhilfen kombinieren sollten.

Dosierung: Tinktur: ¼ bis 1 TL, vor dem Zubettgehen. Für die Behandlung von schwerer Epilepsie wurden in der Vergangenheit bis zu 30 Milliliter verordnet. Ich nehme allerdings an, dass das heutzutage niemand mehr macht.

Verbena officinalis (Echtes Eisenkraut)

Nebenwirkungen und Wechselwirkungen sind nicht bekannt.

Dosierung: Tinktur: ¼ bis 1 TL, nach Bedarf.

Vitamin A

In moderater, normaler Dosierung ist es sehr sicher. Sehr hohe Dosierungen können Leberschäden, schwere Übelkeit und Erbrechen, Verwirrung, Kopfschmerzen, Schwindel, Koma, Druck im Bereich zwischen Hirnschale und Gehirn und Sehstörungen verursachen.

Wechselwirkungen: Acretin, Isotretinoin, topisches Tretinoin.

Dosierung: 5000 bis 10 000 IE täglich.

Vitamin-B-Komplex

Überschüssiges Vitamin B wird mit dem Urin ausgeschieden. Er hat dann eine hellgelbe oder sogar leicht grünlich-gelbe Farbe. Wechselwirkungen sind nicht bekannt.

Dosierung: 1 bis 2 Tabletten täglich.

Vitamin B12

Eine definitiv toxische Dosierung gibt es nicht. Nebenwirkungen sind selten. Am häufigsten wird über Kopfschmerzen, Juckreiz, Schwellungen und Nervosität/Angst berichtet. Bei sehr hoher Dosierung 5000 bis 10 000 Mikrogramm täglich kommt es (sehr selten) zu niedriger Kalium-Konzentration, Herzinsuffizienz, Blutgerinnsel in den Extremitäten und anaphylaktischem Schock.

Wechselwirkungen: Chlorambucil (z. B. Leukeran), Omeprazol (z. B. Prilosec), Gicht-Medikamente wie Colchizin.

Dosierung: 500 bis 1000 Mikrogramm täglich, sublingual.

Vitamin B6

Vitamin B6 ist in der Regel sicher, wenngleich die von der Regierung vorgeschlagenen Dosierungen häufig zu niedrig sind – meist 2 Milligramm, bei Kindern etwa die Hälfte, und Säuglinge sollten (wenn überhaupt) nur minimale Dosierungen bekommen. Allgemein sollte eine B6-Supplementierung nur bei spezifischer medizinischer Indikation erfolgen. Im Normalfall reichen die über die Nahrung aufgenommenen Vitamin-B-Mengen aus.

Wir haben herausgefunden, dass bis zu 200 Milligramm täglich (aufgeteilt auf zwei Dosierungen) schweres Muskelzucken (-schwäche, -kribbeln), das manchmal bei Lyme-Borreliose vorkommt, lindern kann. Bei Lyme-Borreliose können hohe Dosierungen manchmal voteilhaft sein – wenn nichts anderes hilft. Sie sollten sich stets vor Augen halten, dass hohe Dosierungen maximal 90 Tage und direkt abhängig von der Schwere des behandelten Zustands gegeben werden sollten. Sprechen Sie auf das Vitamin an, wird die Dosierung langsam reduziert, bis die Supplementierung nicht mehr erforderlich ist. Wenn die Dosis unter 200 Milligramm täglich liegt, sind keine Nebenwirkungen zu erwarten. Sie kommen am häufigsten bei Dosierungen von mehr als 1000 Milligramm täglich vor. Sensorische Neuropathie ist das häufigste Problem – insbesondere kommt es hier oft zu Schmerzen und Taubheitsgefühl in den Extremitäten – in schweren Fällen Gangstörungen.

Selten: Krampfanfälle. Untypisch: niedriger Blutdruck, Blutzucker- oder Herzrhythmusstörungen, allergische Reaktionen, Kopfschmerzen, Sodbrennen, Reizdarmsyndrom, Sonnenempfindlichkeit, Asthmaexazerbationen. – Wir haben die genannten Nebenwirkungen nicht beobachtet. – Das Supplement eignet sich nicht zur Anwendung in hoher Dosierung in Schwangerschaft und Stillzeit.

Wechselwirkungen: Hohe Vitamin-B6-Dosierungen mindern die Wirksamkeit von Phenobarbital- und Phenytoin-Medikamenten. Ebenso wird die Wirkung der L-Dopa-Supplementierung geschwächt.

Dosierung: 50 Milligramm, zwei Mal täglich; sobald die Symptomatik abklingt, wird die Dosierung gesenkt. Generell sollte das Supplement nicht länger als 90 Tage angewendet werden.

Vitamin C

In höherer Dosierung verursacht Vitamin C Blähungen und weichen Stuhl, Magenverstimmung oder Durchfall. Wenn sich diese Symptome bemerkbar machen, wird die Dosis reduziert. Sobald sich der Körper darauf eingestellt hat, wird die Dosis wieder langsam erhöht. Vitamin C wird manchmal bis zur „Magentoleranz"-Dosis verordnet.

Hinweis: Einige Kräuter und Medikamente, die zur Behandlung von Lyme-Borreliose verwendet werden, können Verstopfung verursachen. Zur Normalisierung des Darmflusses eignet sich Vitamin C hervorragend und ist das beste Supplement für diesen Zweck. Es beseitigt die Verstopfung und beeinflusst Abwehrkräfte gerade bei Lyme-Infektionen günstig.

Wechselwirkungen: Ich würde es nicht zusammen mit anderen abführend wirkenden Stoffen einnehmen.

Dosierung: 1000 bis 3000 Milligramm täglich. *Hinweis*: Ich bevorzuge Vitamin C in Form von Brausepulver. Für die Hochdosis-Therapie ist auch liposomal verkapseltes Vitamin C verfügbar.

Vitamin E

Seltene Nebenwirkungen sind Übelkeit und Erbrechen, Durchfall, Kopfschmerzen, Hautausschlag, Fatigue, Verschwommensehen und … Blutungen. Vitamin E ist ein Antikoagulans, ein Blutverdünner. Verwenden Sie es also nicht, wenn eine Blutgerinnungsstörung vorliegt!

Wechselwirkungen: Sollte nicht mit Warfarin und anderen Blutgerinnungshemmern (z. B. Aspirin) eingenommen werden.

Dosierung: 400 bis 800 IE täglich.

Withania somnifera (Ashwagandha/Schlafbeere)

Hohe Dosierungen in der Schwangerschaft sind zu vermeiden, da sie möglicherweise abtreibend wirken könnten. Schlafbeeren machen schläfrig. Nehmen Sie das Kraut nach dem Abendessen ein und finden Sie heraus, wie müde es Sie macht, bevor Sie es tagsüber einnehmen. In seltenen Fällen wurden bei sehr hoher Dosis Verdauungsbeschwerden und Übelkeit beobachtet.

Wechselwirkungen: Kann die Wirkung von Barbituraten (Berichten zufolge) potenzieren. Sollte nicht zusammen mit Sedativa (Beruhigungsmittel) und Anxiolytika (angstlösende Mittel) eingenommen werden.

Dosierung: Ashwagandha wird als Pulver oder Tinktur angewendet.

- *Tinktur, getrocknete Wurzel:* 1:5, 70 Prozent Alkohol, 30 bis 40 Tropfen, bis zu drei Mal täglich. Bei Bedarf kann die Dosis erhöht werden.
- *Pulver:* ½ bis 1 TL, zwei bis drei Mal täglich.

Zink

In hoher Dosierung kann Zink Magenverstimmung, Übelkeit, Erbrechen, einen metallischen Geschmack im Mund, Schwindel, Kopfschmerzen, Schwitzen, Halluzinationen und Anämie auslösen.

Wechselwirkungen: Nicht mit Amilorid einnehmen. Das Supplement kann Wechselwirkungen mit ACE-Hemmern, Chinolon- und Tetracylin-Antibiotika haben und deren Aufsättigung im Körper reduzieren.

Dosierung: 25 bis 40 Milligramm täglich.

Zingiber officinalis (Ingwer)

Bis auf den sehr würzigen Geschmack sind keine Nebenwirkungen bekannt. (*... berühren Sie Ihre Genitalien nicht, wenn Sie Saft an den Händen haben. Ich spreche aus Erfahrung.*)

Wechselwirkungen: Nicht bekannt. Ingwer kann bei Problemen mit Gallensteinen kontraindiziert sein.

Dosierung: Frischer Saft, in unbegrenzter Menge.

Nachwort: Das bringt die Zukunft

Die wichtigste Lebensaufgabe des Menschen besteht darin, sich selbst zur Geburt zu verhelfen.

Erich Fromm

Ich verneige mich ehrfürchtig vor jenen Menschen, die mit cleveren Pathogenen infiziert sind und nicht aufgegeben haben. Sie haben dafür gekämpft, einen Ausweg aus einer Erkrankung zu finden, die in unserer Kultur nur von sehr wenigen verstanden wird. Und sie bekamen häufig kaum Unterstützung. Ich verneige mich ehrfürchtig vor ihrem Mut und ihrem Willen, die kulturell akzeptierten Parameter der Heilung aufzugeben. Mehr, als es vielen bewusst ist, haben sie sich in diesem Heilungsprozess den Pflanzen zugewandt – und viele von ihnen sind im Verlauf ihrer Heilung selbst zu Pflanzenkundigen geworden.

Dies geschieht häufig, wenn wir unserem Lebensweg eine neue Richtung geben. Wie die vielen Menschen, die unter den cleveren Pathogenen zu leiden hatten, habe auch ich die Welt der Pflanzen vor rund 30 Jahren für mich entdeckt, als ich krank wurde und die Ärzte weder eine Diagnose stellen noch helfen konnten. Seltsamerweise hat mir eine Phytotherapeutin erst in dieser Woche eine Pflanze gezeigt, die in der Nähe meines ehemaligen Wohnorts wächst und außerordentlich gut gegen Darmkrämpfe hilft.

Ich war damals stark gehandicapt. Wenn mich die Bauchkrämpfe vom Sofa oder Bett auf den Boden beförderten, lag ich dort lange Zeit, bis sie sich gelegt hatten. In meiner Verzweiflung grub ich die Wurzel einer Pflanze aus, nahm sie mit und aß von Zeit zu Zeit etwas davon. Und langsam ließen die Bauchkrämpfe nach, bis sie schließlich ganz verschwanden. Ich litt unter einer extrem schmerzhaften Form des Reizdarmsyndroms. Es vergingen aber viele Jahre, bis ich das herausgefunden hatte. Nach der erwähnten anfänglichen Behandlung blieb mein Zustand mehr als 20 Jahre lang stabil. Als die Bauchkrämpfe zurückkehrten, waren die Pflanzen erneut meine verbündeten Helfer und heilten mich. Diesmal wurde der Zustand endgültig beseitigt. – Das Geheimnis? Die frischen Säfte einer großen Scheibe Grünkohl und einige frische Wegerichblätter aus meinem Vorgarten!

Krankheit hat viele Funktionen. Sie lehrt uns Bewusstsein, uns selbst zu erkennen und zu verstehen, wie uns unsere Umwelt jede Minute unseres Lebens beeinflusst. Sie zeigt uns, wie wir unsere Lebensbedingungen verändern müssen, um wieder eins mit uns selbst zu werden … und es dauerhaft zu bleiben. Krankheit belehrt uns auch über die Dunkelheit, die jeden von uns irgendwann im Leben umgibt. Bei dieser Gelegenheit lernen wir – obwohl es jeder von uns am liebsten vermeiden würde –, wie man in die Dunkelheit eintritt und ihre Berührung aushält. Im Reich der Krankheit lernen wir die Abgründe der Depression kennen, die dort häufig auf uns lauern, und wir ringen damit, unserer eigenen Sterblichkeit ins Auge zu blicken. Wir entwickeln häufig nur sehr langsam und mit großer Hartnäckigkeit überlebenswichtige Charaktereigenschaften – ich persönlich würde lieber Reißnägel kauen. Dennoch muss jeder von uns früher oder später lernen, das anzunehmen, was was wir geliefert bekommen. Wir lernen die Dunkelheit zu bewältigen – und eines Tages jagt sie uns keine Angst mehr ein. (*… nicht dass ich wüsste, dass mir solche Erkenntnisse mit der Muttermilch eingeflößt wurden.*)

Manche von uns leben lange Zeit mit solchen Erfahrungen, gehen daran nicht zugrunde, geben nicht auf und werden früher oder später Heiler. Ich bin so jemand. Ich war mehr als zehn Jahre lang Psychotherapeut und bin inzwischen seit mehr als 30 Jahren Phytotherapeut.

Während dieser Zeit habe ich mitverfolgt, wie die Heilkräuterszene immer größer wurde. Viel hat sich verändert. In meinen frühen Jahren als Phytotherapeut konnte ich jedes Jahr alle neu erschienenen Bücher über Pflanzenheilkunde kaufen. Es gab nicht viele. Und New Yorker Verleger publizierten überhaupt keine.

Ich erinnere mich daran, wie bahnbrechend es war, als Christopher Hobbs seine erste Arbeit über medizinische Pilze veröffentlichte oder als Susun Weed erstmals über den *Wise Woman Path* geschrieben hat. Ich erinnere mich an die ersten Vorträge von David Hoffmann und Michael Moore … und Matthew Wood, der während seines eigenen Seminars eingeschlafen ist. Ich erinnere mich an das erste Treffen mit Rosemary Gladstar und ihren magischen *Sage Mountain* ebenso wie an Ryan Drum und seine Algen sowie an Pam Montgomery und die *Green Nations*-Konferenzen. Auch habe ich William LaSassier, Keewaydinoquay und viele andere nicht vergessen.

Ich kannte fast jeden in dieser Szene (den einen mehr, den anderen weniger) – die Guten und die Bösen. Inzwischen hat in den USA nahezu jeder irgendwann einmal Heilkräuter benutzt. Jedes Jahr werden unzählige Bücher über Pflanzenheilkunde veröffentlicht.

Die älteren Generationen (beinahe alle wurden in den 1960er-Jahren erwachsen) weichen den jungen. Unter diesen abertausenden Individuen sind auch jene der Lyme-Borreliose-Fraktion. Sie wissen mehr als andere über die hoch komplexen Vorgänge bei der Heilung solcher chronischen Infektionen Bescheid.

Eines der Dinge, die die Pathogene der „Lyme-Gruppe" denjenigen von uns, die gewillt sind zuzuhören, mitteilen können, ist die für die Heilung nötige Raffinesse, wie sehr man auf den Körper hören muss – unseren häufig verunglimpften und schlecht behandelten besten Freund, ohne den wir nicht existieren könnten – und wie fein abgestimmt Pflanzenmedizin günstige Veränderungen in unserem Körper bewirkt, während wir versuchen, gesund zu werden. Diejenigen aus der Lyme-Fraktion, die Phytotherapeuten werden, werden zu den besten Kräuterheilern gehören, die die Welt je gesehen hat. Ich denke, dass viele über kurz oder lang auf deren Heilkunst angewiesen sein werden.

Falls sich nicht irgendetwas ganz Besonderes ereignet, ist dies das letzte Buch über Pflanzenmedizin aus meiner Feder. In den letzten vier Jahren habe ich inklusive dieses Buchs vier sehr anspruchsvolle medizinische Kräuterbücher verfasst sowie eine umfassende Untersuchung über die Intelligenz im Ökosystem von Gaia geschrieben (*Plant Intelligence and the Imaginal Realm*, Inner Traditions, 2013). Letzteres ist der finale Text einer vierteiligen Buchreihe, darunter *Sacred Plant Medicine* (ursprünglich: Roberts Rinehart, 1996), *The Lost Language of Plants* (deutsche Ausgabe: *Die heilende Seele der Pflanzen*, Herba Press, 2017) und *The Secret Teachings of Plants* (Inner Traditions). Mit dem vorliegenden Buch beende ich nun das Werk, das ich vor etwa 45 Jahren begonnen habe. Und um ehrlich zu sein – ich bin mit meinen 62 Jahren auch erschöpft vom intensiven Arbeitspensum der letzten vier Jahre.

Was meine medizinischen Bücher anbelangt, war es meine Hauptaufgabe, die Pflanzenmedizin auf ein differenziertes und anspruchsvolles Niveau zu bringen, das ihr durchaus zusteht. Ich denke, manche von uns werden früher oder später für diesen Qualitätsanspruch dankbar sein.

All die Jahre war ich bemüht, einen Weg der Synthese zu finden für die fundamental ganzheitliche Welt der Heilpflanzenmedizin und die reduktionistische mechanistische Wissenschaft, die viel zu lange unsere Weltsicht und unsere medizinische Praxis beherrscht hat. Diese reduktionistische Orientierung (die ich umfassend in *Plant Intelligence* und in dieser Serie medizinischer Kräuterbücher erkunde) hat ihren Zenit überschritten. Sie hat ausgedient – wenn wir weiterhin diesen Planeten erfolgreich bewohnen möchten.

Meiner Meinung nach war eine solche Synthese notwendig, da viel zu viele Menschen an Krankheiten erkrankten, die Ärzte nicht wirksam behandeln konnten – ob systemische MRSA-Infektionen oder chronische Erkrankungen durch clevere Pathogene. Eine solche Synthese könnte die Unwissenheit bekämpfen, die in Bezug auf Heilkräuter bei jenen vorherrscht, die sie eigentlich brauchen. Viele denken, Kräutermedizin sei ein abergläubisches Relikt unserer primitiven Vergangenheit. Ich glaubte, dass sie im Rahmen einer solchen Synthese intuitiv erfasste Wahrheiten als wahrhaftig anerkennen könnten. Zudem dachte ich, sie könnten zugleich auch analytisches Denken einbringen, was ihnen Zeit ihres Lebens als legitim und unverzichtbar für das Verständnis der Welt vermittelt wurde. Ich glaubte lange Zeit, dass logisches Denken nicht die Fähigkeit zu fühlen ausschließt. Beides macht den Menschen, die medizinische Praxis, die Kräuterheilkunde und die Wissenschaft aus.

Hinter dieser Synthese steckte auch die Absicht, Ärzten zu helfen, die offen genug waren, negative Vorurteile gegenüber Heilpflanzen, die ihnen bei ihrer Ausbildung eingetrichtert wurden, hinter sich zu lassen. Schließlich setzten meine Entdeckungen bei der intensiven Auseinandersetzung mit der Welt der Heilpflanzen, die ich alsdann zu Papier brachte, eine höhere Messlatte für die Komplexität, die wir Phytotherapeuten anlegen müssen.

Im Vergleich zu vielen anderen Heilkräuterbüchern ist diese Reihe aus vier Bänden sehr ausgeklügelt. Zukünftige Generationen von Kräuterkundigen werden diese Komplexität noch weiter vorantreiben, als ich mir in meinen kühnsten Träumen vorstellen kann. Es hat große Bedeutung, dass sie das tun. Dieses Buch wird irgendwann, wie andere Kräuterbücher, im Lauf der nächsten 100 Jahre veraltet sein.

Dennoch möchte ich eines klarstellen: Die abertausend Kräuterkundigen, die es in den USA gibt, sind von größter Bedeutung – einen wichtigen Anstoß für die Bewegung gaben sicherlich Rosemary Gladstar, William La-

Sassier und Michael Moore. Wir werden niemals an dem Punkt angelangen, an dem wir sie nicht mehr brauchen. Darüber hinaus glaube ich, dass sie sich nicht mit einem medizinischen Krankheitsmodell fortbilden oder einen reduktionistischen Ansatz benutzen müssen, um die Dynamik der Pflanzenmedizin zu verstehen. Sie erfüllen in den USA dieselbe Funktion, die barfüßige Ärzte einst in China hatten. Sie werden immer gebraucht, so auch heute. Aber wir benötigen umfassenderes Wissen. Naturheilkundler werden es niemals bereitstellen können – suchen Sie sie lieber nicht auf. Sie verstehen die Pflanzenmedizin zumindest zum jetzigen Zeitpunkt noch nicht. Obwohl es Ausnahmen gibt – ich habe vor einigen mir bekannten Naturheilkundlern tiefen Respekt –, handelt es sich bei der Mehrheit der lizensierten Naturheilkundler nur um Pseudoärzte, die Supplemente statt Medikamente verordnen. Grund hierfür sind hauptsächlich die Ansprüche von Prüfungskommissionen, die den Lehrplan der Naturheilkundeschulen kontrollieren. Naturheilkundler sind selten Phytotherapeuten – und ich bezweifle, dass sie aufgrund ihres Bemühens, eine Zulassung zu bekommen, jemals welche sein werden. Trotzdem ist unser Fachgebiet reif für eine Erweiterung mit komplexem Wissen.

Es muss noch viel getan werden, und es gibt viele Wissenslücken in Bezug auf Heilpflanzen, die geschlossen werden müssen. Nachfolgend einige Anregungen:

- Eine umfassende und komplexe Analyse der Dynamik von Krebs ist erforderlich. Die Dynamiken von Infektionen aus der „Lyme-Gruppe“ erscheinen im Vergleich zu den chronischen Zytokindynamiken und der zellulären Modulation bei Krebs geradezu simpel. Die meisten verfügbaren Abhandlungen hierzu sind beschämend simplifiziert.

- Wir benötigen eine umfassende Untersuchung der Präzipitationsrate bei Pflanzentinkturen: Wie schnell präzipitieren die Komponenten? Hat das Präzipitat überhaupt noch eine medizinische Wirkung, wenn es eingenommen wird?

- Eine komplexe Analyse der komplexen Veränderungen von medizinisch wirksamen Komponenten beim Wachstum der Pflanze und insbesondere bei der Ernte, Trocknung und Verarbeitung zu Medizin ist nötig. Ich habe damit in dieser Buchreihe begonnen – vor allem bei der Analyse von *Salvia miltiorrhiza* im Anhang von *Natural Treatments for Lyme Coinfections* (Inner Traditions, 2015).

- Das Konzept pflanzlicher Synergisten muss weiterentwickelt werden.

- Die komplexen Auswirkungen, die sich bei der Fermentierung von Pflanzenmedizin auf deren Wirkung ergeben, müssen weiter erforscht werden. Obwohl diese Art von Medizin noch in den Kinderschuhen steckt, gibt es zum Glück einige, die sie bereits herstellen können – China ist uns hier weit voraus.

- Es muss mehr Forschung auf dem Feld der androgen wirksamen Pflanzen betrieben werden. Insbesondere testosteronhaltige Pflanzen müssen genauer unter die Lupe genommen werden – Kiefernpollen ist gewiss nicht die einzige Pflanzenmedizin dieser Art.

- Eine Kategorie von Organ-Adaptogenen muss entwickelt werden. Es müssen adaptogene Kräuter für jedes Organsystem gefunden werden. Ich denke, das Wort „Tonikum“ ist hier nicht spezifisch genug. Einige pflanzliche Adaptogene haben wir bereits entdeckt: Herz – Weißdorn, Leber – Mariendistel, Endothelzellen – Japanischer Staudenknöterich, Immunsystem – *Eleutherococcus* und andere, Zytokine – *Salvia miltiorrhiza*. Für Nieren, Lunge und Pankreas müssen noch passende Heilkräuter gefunden werden. Es gibt mindestens ein adaptogen wirkendes Kraut für jedes einzelne Organsystem. Es hat nur noch niemand intensiv danach gesucht.

- Eine akkurate Liste der wirksamsten Tinktur-Relationen muss erstellt werden. Der Ansatz, den wir bisher benutzt haben (meistens 1:5), ist meiner Meinung nach nicht spezifisch genug für unsere Zwecke. Jemand muss sich mit den einzelnen Pflanzen befassen, sie ernten, trocknen, wiegen und die geeigneten Relationen kalkulieren: Wie viel Alkohol und wie viel Wasser sind jeweils wirklich nötig? Was ist mit den Pflanzen, deren Komponenten nur fettlöslich sind? Milch oder eine ähnliche Substanz sind hier besser geeignet. Was machen wir aus unseren Erkenntnissen? (*… nein, wir müssen und sollten auch nicht die Heilkräuterzubereitung von der Küche ins Labor verlegen.*)

- Die Raffinesse, die einst jeder US-amerikanische Apotheker bewies, müssen wir wieder zurückgewinnen. 1900 konnte jeder Apotheker eine Colchicum-Tinktur zubereiten und die exakte Colchicin-Konzentration darin bestimmen – die nationalen Rezepturregister sind voll von ähnlichen, sehr ausgeklügelten Techniken der Kräuterzubereitung. In den USA gibt es inzwischen keine Apotheker mehr, die dazu in der Lage wären. Die Qualifikationsgrundlage ist verloren gegangen, ist dem „Fortschritt“ zum Opfer gefallen. Die meisten Apotheker werden heute zu besseren Pillenhändlern ausgebildet. Wir Phytotherapeuten müssen diese Qualifikationsgrundlage wieder neu beleben.

- Ein neues Diagnosesystem für Phytotherapeuten muss entwickelt werden. Es soll kein Ableger des reduktionistischen Konzepts oder der Traditionellen Chinesischen Medizin oder des ayurvedischen Systems sein. Die meisten US-Amerikaner haben keine Ahnung, *was* oder *wer* sie wirklich sind. Wir verbringen nicht ausreichend Zeit in anderen Kulturen.

Die amerikanische Kräuterheilkunde ist eine Mischung aus indigener Stammespraxis, thomsonesker und eklektischer Praxis, traditioneller englischer Kräuterkunde, europäischer Naturheilkunde, südamerikanischen, afrikanischen und asiatischen Einflüssen, signifikanten und erstaunlichen Entwicklungen seit den 1960er-Jahren *und* der modernen/postmodernen Medizin: *Sie ist einzigartig.* Wir wissen es nur nicht. Unser eigenes herbalistisches Diagnosesystem muss aus dieser bunten Mischung erwachsen. Judy Garland sagte einmal, es ist besser, die erste Version seiner selbst zu sein, als die zweite eines anderen. Gewiss braucht die Welt keine zweite Version eines medizinischen Modells, kein Pseudo-Ayurveda oder TCM-Klone.

Mein Leben ist meine Arbeit mit Pflanzen. Sie sind meine Lehrer, Führer und meine heilende Medizin. Sie sind Lebewesen, welchen ich mein Leben anvertraut habe. Ich blicke auf ein erfülltes Leben zurück. Wie die meisten von uns bin ich eines Tages über die Pflanzenwelt gestolpert und habe mich ihr hingegeben, ohne zu ahnen, was mit mir passieren würde. Ich wurde Teil jener Gemeinschaft von Menschen, die mit dem allerersten Menschen begründet wurde, der von einer Pflanze angesprochen wurde, die von ihm verlangte, zu seiner Heilung benutzt zu werden. Der einzige Beruf, der mich mehr bewegt und der mir mehr bedeutete, ist der des Geschichtenerzählers, das Leben des Schriftstellers. Aber es waren die Pflanzen, die mir erlaubten, diesen Aspekt meiner Person auszuleben. Sie brachten einen Samen in mir zum Keimen. Und er keimt bis heute unentwegt.

Diejenigen von uns, die zu Pflanzenliebhabern werden, nehmen sich nur für eine bestimmte Zeitspanne der Sache an. Früher oder später müssen wir unser Wissen an neue Generationen weitergeben. Und das mache ich hiermit: Ich gebe es an Sie weiter.

Diese Worte sind möglicherweise nur für einige wenige von Bedeutung. Aber vielleicht zählen Sie zu denjenigen, die dies anders empfinden. Trifft dies zu, machen Sie es so wie alle Pflanzenfreunde es von Beginn an getan haben: Folgen Sie Ihrem inneren Genie – nicht dem Entwurf, den Ihnen Ihre Kultur mitgegeben hat. Schenken Sie der Welt Gehör – sie spricht immer zu jenen, die ihr zuhören – und lernen Sie zu verstehen, was sie Ihnen mitteilt. Bewahren Sie sich Ihr inneres Kind, das die einfachen Fragen stellt – die schwierigsten und die wichtigsten Fragen. Suchen Sie nach den Antworten, die nur für Sie selbst bestimmt sind. Finden Sie die in Ihnen selbst verborgenen Aufgaben. Es liegt bei Ihnen, sie zu erfüllen.

Es ist das Genie jedes Einzelnen von Abermillionen, das den richtigen Weg durch schwierige Zeiten finden wird – nicht die Erklärungen der Experten „von oben". Das haben uns die cleveren Pathogene beigebracht. Glauben Sie mir: Es ist die Reise wert.

The Gila Wilderness, 2015

Uralte Kräuterbücher

Heute lese ich die Beschreibung
einer medizinischen Pflanze
in einem Kräuterbuch aus dem 17. Jahrhundert.
Die Worte,
bis ins kleinste Detail
beschrieben sie *Potentilla*
und wie der Autor sie
vor langer, langer Zeit zur Heilung verwendete.

Nachdem ich das Buch geschlossen hatte,
und das befremdliche Vokabular aus anderer Zeit hinter mir ließ,
nahm ich meine Sachen,
und wanderte auf den Feldern,
die mein Zuhause umgeben.
Ich weiß nicht, weshalb ich stehen blieb
und nach unten blickte,
um dort dieselbe *Potentilla*
dreihundert Jahre später zu entdecken.

Die Beschreibung aus dem Buch,
wie ein blasser Schatten in meinem Gedächtnis
hat sie sich selbst angeordnet
mit den fünf gezackten, gefingerten Blättern der *Potentilla,*
ihrem eigenartigen Stiel,
den schaukelnden gelben Blüten,
und hat ihren Platz gefunden.

Wind,
er bläst,
eine Million Jahre Pflanzenmedizin
weht mir entgegen.
Ich zuckte und war fort,
bloß ein dürftiger Schatten im Gedächtnis der Erde.

Und einen Moment lang
war es 1720 und ich ein alter Kräuterkundiger,
streifte meinen Mantel mit der Hand zurück,
als ich mich bückte,
um eine Pflanze zu betrachten,
die Hippokrates benutzt hatte
2000 Jahre vor meiner Zeit.

Anhang

Koinfektionen: Bedeutung und Dynamiken

Wirte, die mit mehreren Parasitenarten koinfiziert sind, sind in natürlichen Systemen offenbar eher die Regel als die Ausnahme.

Andrea Graham et al., 2007

Diese neu aufkommenden Pathogene sind vermutlich nur die Spitze des Eisbergs einer großen Anzahl von bisher unbekannten intrazellulären pathogenen Überträgern.

Baud und Greub, 2011

Interaktionen zwischen Pathogenen in mehrfach infizierten Wirten beeinflussen die Virulenz, Übertragung und Persistenz der Pathogene stark.

Dunn et al., 2014

Lyme-Borreliose und ihre Koinfektionen sollten als eng kooperierende Gruppe von cleveren Pathogenen verstanden werden. Manche Forscher nennen sie „Pathogene der zweiten Generation“. Sie werden deshalb so bezeichnet, da sie sich von Bakterien unterscheiden, die mit Antibiotika in der zweiten Hälfte des 20. Jahrhunderts bekämpft wurden („Pathogene der ersten Generation“). Weil Lyme-Borreliose als erste bekannte, durch solche Pathogene verursachte Infektion gilt, spielt sie noch immer eine prominente Rolle. Dennoch übertrifft die Zahl von *Mycoplasma*- und Chlamydien-Infektionen jene der Lyme-Borreliose-Fälle. Eine nähere Betrachtung der *Bartonella*-Bakterien ergibt, dass auch sie viel weiter verbreitet sind, als allgemein angenommen wird. Die derzeit wichtigsten Mitglieder dieser Gruppe infektiöser Mikroorganismen sind *Anaplasma, Babesia, Bartonella, Borrelia, Chlamydia, Ehrlichia* und *Mycoplasma.* Mit Rocky-Mountain-Fleckfieber assoziierte Rickettsien und andere Bakterien derselben Familie sind ebenso wie *Wolbachia*-Mikroorganismen zunehmend präsent. Mindestens 20 weitere Mikroorganismen werden inzwischen als wachsende Bedrohung wahrgenommen. Sie sind weniger gut bekannt und kommen derzeit generell signifikant seltener vor. Alle können sich in Form von Koinfektionen manifestieren.

Wir befinden uns an einem Punkt der Menschheitsgeschichte (und der technologischen Medizin), wo die durch diese Spezies verursachten Erkrankungen eine größere Bedeutung bekommen haben. Bakterielle Infektionen lassen sich heute schwieriger als in früheren Zeiten behandeln (z. B. Staphylokokkeninfektion), da sie eine Vielzahl chronischer Erkrankungen verursachen – häufig handelt es sich um Langzeitinfektionen. Die betroffenen Patienten leiden mitunter jahre- oder jahrzehntelang an den Infektionen. Darüber hinaus sind diese Infektionen Faktoren für die Entwicklung von chronischen Erkrankungen: Herz- und Lungenerkrankungen sowie neurologischen Erkrankungen wie Multiple Sklerose, Alzheimer-Demenz, Amyotrophe Lateralsklerose (ALS) und Krebs. Der Hauptgrund für ihre zunehmende Virulenz ist ein Bevölkerungswachstum, das nicht mehr tragbar ist. Ich habe darüber in einigen meiner Bücher berichtet. Dies ist nicht mehr nur ein Frage unserer Kultur. Mainstream-Wissenschaftler können die Auswirkungen nicht mehr ignorieren.

In den kommenden Jahrzehnten werden wir das zunehmende Aufkommen dieser Art cleverer Pathogene miterleben. Es ist an der Zeit, intelligente Konzepte und ein umfassenderes Verständnis dieser Problematik zu entwickeln.

Wir müssen die Limitationen der Medikamente akzeptieren, die zur Behandlung dieser neuen Erkrankungen eingesetzt werden. Diese Erkenntnis ist essenziell. Antibiotika spielen immer noch eine Rolle, manchmal eine sehr wichtige. Aber man kann sich nicht länger darauf verlassen, dass sie die *einzige* Antwort auf diese Art von Infektionen sind, die sich zunehmend in Bevölkerungen ausbreiten. Wir müssen die Behandlung mit mehr Cleverness angehen. Dies hat zwei wichtige Aspekte.

Erstens sollte man begreifen, dass die meisten Behandlungskonzepte unter falschen Voraussetzungen in Sachen Bakterien entwickelt wurden – sie stammen aus dem 19. und frühen 20. Jahrhundert. Das Konzept beruht auf der Identifizierung des beteiligten bakteriellen Pathogens und dessen Abtötung mit einem Medikament (kurz: Monotherapie). Diese Vorgehensweise kann nicht mehr die primäre Methode zur Behandlung dieser Art von Erkrankungen sein – die jüngeren Generationen von Ärzten, insbesondere außerhalb der USA, beginnen dies zu begreifen.

Zweitens sollte man wissen und verstehen, was die Bakterien im Körper anrichten.

Auf dieser Grundlage muss ein Behandlungsprotokoll entwickelt werden, das die Bakterien spezifisch bekämpfen kann. Das bedeutet, dass Behandlungsprotokolle erfunden werden müssen, die die bakteriell-induzierten Zytokinkaskaden, die Gesundheit oder Schwäche des Immunsystems des jeweiligen Individuums und das spezifische Symptombild, das die Lebensqualität der Patienten beeinträchtigt, berücksichtigen.

Kombiniert mit antibakteriellen Mitteln jedweder Art ist dies das intelligenteste Grundkonzept zur Behandlung bakterieller Infektionen. Nimmt man menschliche Interaktionen hinzu, etwa zutiefst fürsorgliches Personal (was die meisten Ärzte nicht verstehen), ergibt dies in der Summe ein bislang ungekanntes und hoch potentes Paradigma der Heilkunst.

Dieses Paradigma profitiert auch von Synergien der angewendeten Heilmittel: Synergien der jeweiligen Medikamente untereinander *oder* mit Kräutern – *und* Synergien zwischen verschiedenen Bakterien (wenngleich das nur selten in einem positiven Licht dargestellt wird). Meist sind es Nebenwirkungen von Medikamenten-Kombinationen oder Arzneimittel-Kräuter-Kombinationen, die hervorgehoben werden. Aber Kräuter wirken untereinander synergistisch und können auch mit Medikamenten kombiniert eine günstige synergistische Wirkung haben. Baikal-Helmkraut (*Scutellaria baicalensis*) und Süßholz (*Glycyrrhiza spp.)* sind beispielsweise synergistische Kräuter. Sie potenzieren die Wirkung von anderen Kräutern. Andere Kräuter verstärken auch die Wirkungen von Medikamenten. Ein Beispiel hierfür ist Japanischer Staudenknöterich (*Polygonum cuspidatum*). Wird das Kraut zusammen mit zuvor unwirksamen Antibiotika gegeben, kann es die Wirkung des Arzneimittels so potenzieren, dass es schließlich wieder wirksam ist.

Darüber hinaus agieren mikrobielle Pathogene häufig synergistisch miteinander. Bei einer Infektion mit zwei oder mehr Mikroorganismen aus der „Lyme-Gruppe“ sind die Auswirkungen auf den Körper häufig schwerwiegender. Dieser Anstieg der Krankheitsschwere ist dabei nicht additiver Natur, sondern die Summe aller Teile bzw. die synergistische Wirkung der verschiedenen Mikroorganismen ist entscheidend. Das bedeutet, dass einfaches lineares Denken nicht begreiflich machen kann, was im Körper aufgrund der Mikroorganismen vor sich geht. Telfer et al. (2010) schreiben:

> Die meisten Wirte – inklusive Menschen – sind gleichzeitig oder serienmäßig mit verschiedenen Parasiten infiziert. [...] Tatsächlich haben die Effekte typischerweise ein größeres Ausmaß und lassen mehr Variationen in Bezug auf das Infektionsrisiko zu als die in üblichen Krankheitsstudien mit dem Wirt und Umweltfaktoren assoziierten Wirkungen. Wir weisen auf die Gefahr der missverstandenen Interferenz hin, wenn Parasiten bloß als isolierte Spezies statt als Parasitengemeinschaft betrachtet werden. [...] Studien über einzelne Parasiten können zu falschen und irrführenden Schlussfolgerungen führen. Dennoch fokussieren die meisten epidemiologischen Studien mit Tieren und Menschen auf einzelne Spezies.

Um intelligente, zuverlässig wirksame Interventionen bei Infektionen durch „Bakterien der zweiten Generation“ erfinden zu können, muss man die grundlegenden Mechanismen der Pathogenese verstehen. Hierzu gehören vor allem spezifische Zytokinkaskaden, die Immungesundheit des Wirts (und präexistierende Zustände), die Synergie zwischen verschiedenen Mikroben und Synergien mit den Überträgerorganismen.

Zytokine

In den letzten Jahrzehnten hat sich eine Verschiebung in Bezug auf die Art und Weise ergeben, wie Forscher (aber leider nur wenige Ärzte) Erkrankungen angehen. Dies gilt vor allem für den Umgang mit cleveren Pathogenen, die aufgrund ihrer Eigenschaften häufig eine breitgefächerte Symptomatik verursachen. Die Forscher Ian Clark et al. (2004) haben einen hervorragenden Beitrag zur Erforschung der für verschiedene Krankheiten spezifischen Zytokindynamik geleistet. Besonders wertvoll sind ihre Erkenntnisse in Bezug auf Malaria und die eng mit Malaria- Erregern verwandten *Babesia*. Sie bemerken:

> Unser Tunnelblick auf Malaria [und Babesiose und Lyme-Borreliose] wird niemals die für das Verständnis des Pathogens der Erkrankung nötigen Erkenntnisse bringen. Wie können durch Spirochäten und Viren verursachte krankhafte Zustände klinisch so identisch wirken? Typhus wird leicht als Malaria fehldiagnostiziert, und im Umkehrschluss wird Malaria bei zurückgekehrten Urlaubern häufig als Grippe abgetan. [...] Erkenntnisse darüber, weshalb diese klinischen Irrtümer auftreten, gelingen über die Wahrnehmung der Abfolge von Ereignissen, die zur Zytokinrevolution geführt haben, die das Forschungsgebiet in den letzten 15 Jahren völlig verändert hat.

Zytokine sind winzige Zellsignalmoleküle. Sie werden von geschädigten Zellen, Zellen des Immunsystems und Gliazellen des Nervensystems freigesetzt, die eine wichtige Rolle bei der intrazellulären Kommunikation im Körper spielen. Manche pathogenen Mikroorganismen haben gelernt, sie für eigene Zwecke zu nutzen.

In der Praxis bedeutet dies Folgendes: Wenn ein Bakterium eine Zelle kontaktiert, produziert die Zelle ein Signal: ein Zytokin, dass das Immunsystem darüber informiert und ihm mitteilt, was die Zelle braucht. Das Immunsystem ist dann zur Reaktion aufgefordert und schickt spezifische Immunzellen an den betreffenden Ort, um dort das Problem zu beheben. Da clevere Pathogene diesen Prozess sabotieren können, können sie den Körper ungehindert infizieren. Darüber hinaus produzieren manche cleveren Pathogene selbst verschiedene Zytokintypen, um die Infektion anzukurbeln.

Sobald Mikroorganismen in den Organismus eindringen, wird anfangs häufig ein potentes Zytokin freigesetzt (z. B. TNF/Tumornekrosefaktor). Dieses initiale Zytokin stimuliert die Produktion anderer Zytokine, die wiederum andere Zytokine generieren – und alle beeinflussen die Vorgänge im Körper erheblich. Am Ende kommt es zu einer Zytokinkaskade. Diese Kaskade (und jede darauffolgende Immunreaktion) wird vom Pathogen sorgfältig moduliert, damit sich günstige Effekte für den Mikroorganismus ergeben, die seine Verbreitung im Wirtsorganismus verbessern: Einnistung im Inneren von Zellen (geschützt vor den Attacken des Immunsystems), Aufbrechen bestimmter Zellen, um an die Nährstoffe zu gelangen, und Ausschaltung jener Teile des Immunsystems, die die Infektion bekämpfen. Ein Großteil der Infektionssymptome wird durch die Kaskade der von den Mikroorganismen penibel modulierten Zytokine verursacht.

Die Dynamik der Zytokinkaskaden und ihre Auswirkungen wechseln je nach Wirtstier und dem Zustand des jeweiligen Immunsystems. Clark et al. (2004) haben herausgefunden, dass die Parasitenbelastung (d. h. die Anzahl der pathogenen Mikroorganismen im Körper) (kontraintuitiv) *nicht* mit der Schwere der Erkrankung korreliert. Diese Erkenntnis hat zum Chaos geführt und alle Theorien bakterieller Erkrankungen über den Haufen geworfen. Die Forscher bemerken:

> Da *P. falciparum* und *Babesia microti*, ein weiteres blutaffines Protozoon, sowohl Menschen als auch Tiere infizieren (den Nachtaffen, *Aotus sp.*, und die Maus) war es möglich, herauszufinden, dass die Beziehung [zwi-

> schen Krankheitsschwere und Parasitendichte] von den Eigenschaften des Wirts und nicht von der Parasitenart abhängt. Dies lieferte erstmals eine plausible Erklärung für das lange ungelöste Rätsel, dass Mäuse einer hohen Dichte verschiedener Parasitenarten verschiedenster Erregergattungen vor dem Krankheitsausbruch standhalten, obwohl eine sehr niedrige Parasitendichte den Ausbruch von Erstinfektionen der humanen Malaria und Babesiose sowie der bovinen Babesiose verursachen kann. Anders formuliert: Zuvor unbelastete Menschen werden nach der Belastung mit sehr wenigen blutaffinen Parasiten krank, während Mäuse erst bei einer Belastung mit sehr vielen Mikroorganismen erkranken. Gleichzeitig konnte die Beobachtung nicht erklärt werden, dass eine unglaublich hohe Malaria-Parasiten-Dichte (Spitzenwerte von 35 000 Parasiten pro 10 000 rote Blutkörperchen) keine Erkrankung bei Reptilien verursacht.

Tatsächlich kann eine sehr niedrige Dichte von Babesien (und Fleckfieber-assoziierter Mikroorganismen und Chlamydien) beim Menschen eine schwere Erkrankung auslösen. Aus diesem Grund ist die Diagnose manchmal so schwierig. Die Anzahl der Mikroorganismen ist teilweise so gering, dass sie nicht im Blut oder durch Biopsie nachgewiesen werden können. In manchen Fällen liegt eine hohe Dichte von Mikroorganismen vor, aber der Patient bleibt asymptomatisch. Darüber hinaus haben wieder andere Patienten eine sehr niedrige Dichte von Mikroorganismen, die aber multiples Organversagen, Koma und Tod verursachen kann.

Der Glaube daran, dass eine hohe Dichte infektiöser Mikroorganismen mit der Schwere der Erkrankung korreliert, ist schlichtweg falsch. Man hat früher nicht einkalkuliert, dass auch eine geringe Anzahl von Mikroorganismen zum Tod führen kann – das glauben viele Ärzte bis heute nicht. Statt der Parasitendichte sind Zytokine an der Entwicklung und Schwere der Erkrankung und ihrer Symptomatik beteiligt. Clark et al. (2004) bemerken, dass …

> das Malaria-Toxin die Erkrankung, nicht wie man seit dem 19. Jahrhundert glaubte, direkt verursacht hat, sondern die Erkrankung dadurch erzeugt, dass es den Wirt dazu bringt, einen Schauer von LPD-induzierbaren Zytokinen freizusetzen, die in geringeren Konzentrationen ein wichtiger Teil der Immunreaktion des Wirts sind.

Sie fahren fort:

> Serum-TNF-Werte bei ost- und westafrikanischen Kindern korrelierten zur Zeit der Aufnahme mit der Schwere der Erkrankung und der Sterblichkeit, obwohl die Serum-TNF-Werte stark variierten. [...] Patienten mit komplizierter Malaria (kombiniert mit Organ-Dysfunktion, Hypotonie, Thrombozytopenie und der höchsten Parasitendichte) und den längsten zeitlichen Intervallen zwischen Ausbruch der klinischen Symptome und Diagnose hatten signifikant höhere TNF-Werte als jene, bei welchen die Malaria einen eher gutartigen Verlauf zeigte.

Zytokinforscher fanden heraus, dass selbst kleinste Veränderungen der Zytokinprofile signifikante Verschiebungen der Krankheitssymptomatik verursachen können. Clark et al. (2004) bemerken, dass „in einer IL-2- (Interleukin-2-)Studie 15 von 44 Patienten so schwere Verhaltensstörungen entwickelten, dass Akutmaßnahmen gerechtfertigt waren. 22 Patienten hatten schwere kognitive Defizite."

Obwohl solche Erkenntnisse die Medizindoktoren bislang nicht erreicht haben, insistieren einige Forscher darauf, dass die bakteriell erzeugte Zytokinkaskade den größten Stellenwert hat – und nicht die mikrobielle Infektionsquelle. Dies trifft vor allem auf Koinfektionen durch mehrere clevere Pathogene zu. Ein relevanter Artikel stammt von Andrea Graham et al., hat den Titel *Transmission consequences of coinfection: cytokines writ large* und ist in *Trends in Parasitology* erschienen, (6)23 (2007). Sie schreibt, „als die taxonomischen Identitäten der Parasiten durch ihre Zytokinsignaturen ersetzt wurden, war es beispielsweise möglich, die Konsequenzen der Koinfektion innerhalb des Wirts für die mikroparasitäre Replikation vorherzusagen", was auch für die Symptomatik, Behandlungskonzepte und -ergebnisse gilt.

Dies entspricht dem Konzept, das ich bei der Suche nach der besten Behandlung einer komplexen Koinfektion aus der „Lyme-Gruppe" verwende. Nach mehr als einem Jahrzehnt Erfahrung zeigt sich, dass die Unterbrechung der von diesen Mikroorganismen initiierten Zytokinkaskade in der Tat sowohl die Symptome als auch die Infektion lindert oder gar eliminiert.

Immungesundheit und vorbestehende Zustände

Parasiten aus der „Lyme-Gruppe" instrumentalisieren (wie viele andere clevere Pathogene) Immunreaktionen der von ihnen infizierten Säugetiere zum Vorteil ihrer Infektionsstrategie. Graham et al. (2007) betonen: „Der

Einfluss der Zytokine auf die Effektor-Antworten ist so mächtig, dass einige Parasiten die Zytokin-Signalwege ihres Wirts für ihre Zwecke manipulieren." Genau das machen mit Lyme-Borreliose und Rocky-Mountain-Fleckfieber assoziierte Bakterien und Chlamydien. Weiter heißt es: „Umfang und Typ der Zytokinantwort beeinflussen die Anfälligkeit des Wirts und die Infektiosität. Die Anfälligkeit gegenüber einem Parasiten wird durch die Zytokinantworten beeinflusst, die zum Zeitpunkt der Belastung vorliegen – einschließlich der Reaktionen auf bereits bestehende Infektionen." Anders formuliert: Die Bakterien benutzen entzündliche Prozesse, die bereits vorkonfiguriert sind (z. B. bestehende Arthritis), um ihre eigene Infektionsaktivität erfolgreich aufrechtzuerhalten.

Genauso wichtig ist die Immungesundheit der infizierten Person. Telfer et al. (2009) bemerken:

> Die Beweise aus experimentellen Studien belegen zunehmend, dass das Ergebnis der Interaktionen während Koinfektionen (entweder für den Wirt oder den Parasit) kontextabhängig ist und potenziell je nach Genotyp des Wirts oder des Parasiten sowie abhängig von den Umweltbedingungen variiert. Am kritischsten ist vermutlich, dass das Ergebnis vom Timing und der Abfolge der Infektionen abhängt. [...] Die Anfälligkeit ist eine Eigenschaft eines individuellen Wirts zu einer bestimmten Zeit. [...] Die Fähigkeit eines Parasiten, eine Infektion erfolgreich zu verursachen, hängt von der anfänglichen Immunantwort des belasteten Wirts ab. Beim Eindringen in den Wirt trifft der Parasit auf ein „Immunumfeld", das potenziell sowohl von vorherigen und gegenwärtigen Infektionen als auch von intrinsischen Faktoren wie Geschlecht, Alter, Nährstoffstatus und Genotyp bestimmt wird. Die unmittelbaren Immuneffektoren in einem naiven Wirt werden von Zellen und Molekülen dominiert sein, die die angeborene Immunabwehr umfassen. Somit wird die Durchschlagskraft dieser Immunwaffe des Wirts bei der Reduzierung und Beseitigung einer Infektion Einfluss auf die Anfälligkeit haben.

Resto-Riuz et al. (2003) betonen dies ebenso wie andere Forscher. „Die reduzierte Fähigkeit von Immunreaktionen des Wirts, eine bakterielle Infektion merklich zu kontrollieren, führt zur länger anhaltenden Bakteriämie. [...] Menschen mit intakter Immunfunktion, die sich mit *B. henselae* infizieren", haben meist keine Symptome. Anders formuliert: Der Immunstatus eines

Patienten mit Koinfektionen *muss* im Behandlungsprotokoll berücksichtigt werden. Aufgrund der synergistischen Natur von Koinfektionen muss man den Tatsachen ins Auge sehen: Je schwächer oder beeinträchtigter das Immunsystem ist, desto leichter wird jemand infiziert und umso wahrscheinlicher ist ein schwerer Krankheitsverlauf.

Die Stärkung des Immunstatus eines Patienten mit chronischer Koinfektion bietet dem evolutionsgeschichtlichtlich stetig optimierten Immunsystem die Möglichkeit, das zu tun, was es am besten kann: Die Anwendung sehr intelligenter Mechanismen zur Kontrolle und Beseitigung der Infektion. Letztlich beginnt das starke Immunsystem damit, die Proteine der äußeren Membran der Bakterien zu identifizieren und anschließend passende Antikörper zu produzieren. Die raffinierten bakteriellen Eindringlinge können bei einer Koinfektion das Immunsystem des Wirts so manipulieren, dass die Antikörperbildung vier bis acht Monate in Anspruch nehmen kann. Bei Patienten mit stark beeinträchtigtem Immunsystem kann es noch länger dauern. Die Dauer der Erkrankung ist direkt proportional zur Stärke des Immunsystems. Sobald das Immunsystem die geeigneten Antikörper bildet, werden die Bakterien relativ schnell aus dem Körper entfernt. Da die Antikörper für einen gewissen Zeitraum im Organismus verbleiben, ist eine Reinfektion eher unwahrscheinlich.

Dies ist ein wichtiges Element der Behandlung von Koinfektionen, das die technologische Medizin in der Regel nicht beeinflussen kann. Auf diesem Gebiet sind die meisten Ärzte schlicht inkompetent.

Parasitensynergie

Wird die Infektion durch mehr als einen Mikroorganismus hervorgerufen, sind Symptomatik, Krankheitsdauer und Schwere der Erkrankung generell stärker ausgeprägt. Graham et al. (2007) bestätigen, dass „Koinfektion die Reproduktionsrate der neuen Parasitenarten erhöht und deren Übertragung durch die Population des Wirts gefördert wird“. Anders formuliert: Das Immunsystem arbeitet durch die von einem Bakterientyp ausgelösten Zytokindynamiken häufig suboptimal. Das Immundefizit verschärft sich, wenn mehrere Kaskaden gleichzeitig angestoßen werden und Infektionen dann leichter möglich sind. Dies ist, wie Graham et al. (2007) betonen, häufig der Fall: „Wirte mit einer Infektion durch multiple Parasitenarten scheinen in natürlichen Systemen eher die Regel als die Ausnahme zu sein, und somit sind einige der schlimmsten Krankheiten des Menschen, die effiziente Immunantworten erfordern, mit Koinfektionen assoziiert."

Eine andere sehr brillante Arbeit zu diesem Thema stammt von Telfer et al.: *Parasite interactions in natural populations: insights from longitudinal data*, erschienen in *Parasitology* (7)135 (2008). Sie stimmen Graham et al. zu und bemerken: „In natürlichen Populationen sind »begleitende« oder »gemischte« Infektionen durch mehr als eine Parasitenart oder mehr als einen Genotyp üblich. In der Folge kommen Interaktionen zwischen verschiedenen Parasitengenotypen oder -arten regelmäßig vor. Diese Interaktionen können synergistisch oder antagonistisch mit potenziellen Leistungseinbußen sowohl für den Wirt (Morbidität und Mortalität) als auch für den Parasiten (Übertragungspotenzial) einhergehen."

Anders formuliert: Wenn man jemanden erfolgreich behandeln möchte, der an einer Vektor-übertragenen Infektion erkrankt ist, muss man bereits im Vorhinein daran denken, dass eine Koinfektion aufgetreten ist. In der Folge müssen die Interaktionen berücksichtigt werden und nicht nur die einzelnen Infektionserreger. Bakterien leben nicht in einem Vakuum und können nicht isoliert betrachtet werden.

Scott Telfer et al. (2010) erkundeten die Interaktionen und Infektionsrisiken zwischen Kuhpocken-Viren, *Babesia microti, Bartonella spp.* und *Anaplasma phagocytophilum*. Sie bemerken:

> Wir haben herausgefunden, dass diese Parasitengemeinschaft nicht vier unabhängige Infektionen präsentiert, sondern ein ineinander verwobenes Netz von Interaktionen: Einwirkungen anderer Infektionen auf das Infektionsrisiko waren erheblich und weit verbreitet, und die Vernetzung innerhalb der Parasitengemeinschaft war außerordentlich groß. Belege für alle möglichen paarweiten Interaktionen wurden entdeckt.

Sie beobachteten, dass „der Umfang der Effekte von anderen Parasiten auf das Infektionsrisiko ähnlich und häufig größer war als andere Faktoren". Hier sind saisonale Wirkungen gemeint. Die Rate von Koinfektionen aus der „Lyme-Gruppe" ist in der Regel in bestimmten Monaten höher – bei Infektionen mit *Anaplasma* drei Mal und mit *Babesia* sogar 15 Mal höher. Ein weiterer wichtiger Faktor sind die synergistischen Effekte von multiplen Koinfektionen auf die Anfälligkeit des Wirts. So schreiben die Autoren: „Die wahrscheinlichste Erklärung für diese Effekte ist, dass die Interaktionen zwischen diesen Mikroparasiten mit den individuellen Wirten eine große Auswirkung auf die Anfälligkeit des Wirts haben." Das heißt, wenn mehr als ein infektiöser Mikroorganismus beteiligt ist, vereinfacht sich die Infektion eines neuen Wirts .

Die synergistischen Effekte beeinflussen auch das Symptombild. Wenn beispielsweise zusätzlich zur Lyme-Borreliose eine Infektion mit *Bartonella* vorliegt, wird Kollagengewebe von Spirochäten attackiert und abgebaut, während gleichzeitig ein Angriff auf die roten Blutkörperchen plus Beeinträchtigung von Endothelzellen und deren Funktionen stattfindet. Die infizierte Person hat also nicht nur mit Lyme-Arthritis oder Neuroborreliose (beides wird durch Kollagenabbau verursacht) zu kämpfen, sondern es liegt zeitgleich auch eine Infektion der roten Blutkörperchen (mit potenzieller Anämie und verringerter Sauerstoffverfügbarkeit im Blut) inklusive abnormen Endothelveränderungen in den Blutgefäßen vor.

Bartonella nutzen ebenso wie die mit Lyme-Borreliose assoziierten Bakterien verschiedene Mechanismen zum eigenen Vorteil. Dies beeinflusst, wie Telfer et al. erklärt haben, auch die Anfälligkeit des Wirts. Sobald Lyme-Borreliose-assoziierte Spirochäten die Kollagengewebe (etwa im Kniegelenk) schädigen, schickt das Abwhersystem CD34+-Zellen an den Ort des Geschehens, um die Schäden zu reparieren. Allerdings kapern *Bartonella* typischerweise CD34+-Zellen. Somit sind einige CD34+-Zellen mit *Bartonella* infiziert. Die Bakterien profitieren dann von der lokalen Entzündung und etablieren eine eigene Kolonie an diesem Ort. Sobald dies geschehen ist, setzten sie ihre eignen Zytokinkaskade in Gang, die den Kollagenabbau an dieser Stelle gleichfalls fördert. Pathogene aus der „Lyme-Gruppe" neigen dazu, bestehende Entzündungen für eigene Zwecke zu instrumentalisieren.

Je mehr Koinfektionen vorliegen, desto mehr Stress für das Immunsystem. So bemerken Telfer et al. (2008): „Versuche des Immunsystems, die multiplen bei einer Koinfektion involvierten Parasitenarten gleichzeitig zu bekämpfen, können immunopathologische Erkrankungen und Pathologien verursachen, die mehr sind als nur additive pathogene Effekte der verschiedenen Parasitenarten." Dies ist ein wichtiger Punkt. *Bei multiplen Koinfektionen ergeben sich keinesfalls bloß additive Wirkungen,* sondern vielmehr handelt es sich bei den Auswirkungen um das Gesamtergebnis einer synergistischen Wirkung. Die Pathogene verursachen Wirkungen, die mehr sind als die Summe aller Teile.

Besteht zum selben Zeitpunkt sowohl eine Infektion mit *Babesia* als auch mit *Bartonella,* kommt es zu einer synergistischen Wirkung in Bezug auf die roten Blutkörperchen. Deren Anzahl verringert sich dann um bis zu 25 Prozent, was zu Anämie, Fatigue, Kurzatmigkeit und allgemeiner Schwäche führt. Bei Individuen mit einem starken Immunsystem würde in der Regel kein Bakterium allein solche schweren Effekte auslösen können. Die gute Nachricht: Da beide Bakterienarten um die roten Blutkörperchen konkurrieren, beseitigt *Babesia* Langzeitstudien zufolge die *Bartonella*-Infektion. Außerdem erkranken Patienten mit einer bestehenden *Bartonella*-Infektion weniger wahrscheinlich an einer *Babesia*-Infektion und umgekehrt. Dennoch sind die Auswirkungen auf die roten Blutkörperchen bei gleichzeitiger Infektion mit beiden Bakterienarten im Anfangsstadium sehr belastend.

Babesia verstecken sich in den Kapillarnetzen von Milz und Leber. *Bartonella*-Arten verbergen sich hingegen in den Endothelzellen der Kapillarnetze von Milz und Leber. In regelmäßigen Abständen strömen sie von dort aus in die Blutbahn. Die Auswirkungen von gleichzeitigen Infektionen mit beiden Parasiten in Milz und Leber sind viel komplexer als bei einer einzelnen Infektion. Diese Tatsache muss bei der Behandlung unbedingt berücksichtigt werden. Anders formuliert: Man muss Maßnahmen vorsehen, um Milz und Leber zu unterstützen und wirksam auf die Normalisierung der Funktion dieser Organe abzuzielen. Dann sind diese Organe vor Schäden durch Zytokine geschützt und das Habitat der Bakterien wird eingeschränkt – was die Bakterienbelastung reduziert.

Studien über Koinfektionen mit *Anaplasma* und Borrelien haben gezeigt, dass die durch eine solche Doppelinfektion hervorgerufenen schädlichen Folgen für die Immunfunktion die Pathogenität der mit Lyme-Borreliose assoziierten Spirochäten erhöht und die Langzeitinfektion fördert. Moro et al. (2002) bemerken, dass „diese Effekte eine signifikante Auswirkung auf die Persistenz von *B. burgdorferi* und den immunologischen selektiven Druck haben, dem das Bakterium ausgesetzt ist". Eine Koinfektion mit Lyme-spezifischen Spirochäten und *Anaplasma* produziert synergistische Effekte auf die Zytokin-Expression: IL-12, IFN-γ und TNF-α werden im frühen Infektionsstadium stärker gehemmt als bei der Infektion nur durch ein Bakterium. Die IL-6-Werte sind ebenfalls höher. Eine Koinfektion mit beiden Mikrorganismen hat außerdem schlimmere Auswirkungen auf das Gehirn und die Hirnfunktionen, da es zur synergistisch erhöhten Produktion und Freisetzung von Matrix-Metalloproteasen (MMP) im Gehirn kommt – insbesondere MMP-1, -3, -7, -8 und -9. Darüber hinaus sind die IL-10-Spiegel (sie hemmen angeborene Immunantworten und werden von den Bakterien zu Beginn der Infektion induziert) signifikant höher. Auch die IL-8- sowie MIP-1a-Werte steigen an. Zusammen mit den MMPs führt dies zur erhöhten Gefäßpermeabilität im ZNS, was im Gehirn noch mehr Entzündungen und Funktionsstörungen auslöst, verbunden mit schweren neurokognitiven Schäden. Die Bakterienlast im gesamten Körper nimmt zu und die Beschwerden verschlimmern sich meist.

Eine gleichzeitige Infektion mit *Borrelien* und *Babesia microti* zeigt zeigt ähnliche Auswirkungen und Ergebnisse – sowohl hinsichtlich des zunehmenden Schweregrads der Lyme-Arthritis als auch in Bezug auf die Krankheitsdauer.

Telfer et al. (2010) fanden zudem heraus, dass beispielsweise eine Infektion mit *Anaplasma* eine nachfolgende Infektion mit *Babesia* begünstigt – tatsächlich verdoppelte sich die Wahrscheinlichkeit einer Babesiose. Gleiches wurde im umgekehrten Fall festgestellt – jeder Mikroorganismus ebnet einem anderen Mikroorganismus den Weg. Die Forscher entdeckten außerdem, dass mit *Bartonella*-Arten infizierte Tiere viel wahrscheinlicher von einer Langzeitinfektion (einer chronischen Erkrankung) betroffen sind.

Kombiniert mit einer *Bartonella*- (oder *Babesia*- oder Hämoplasmen-) Infektion fällt eine *Ehrlichia*-Infektion deutlicher schwerer aus, als wenn es bei einer Einzelinfektion bleibt. Dann werden sowohl weiße als auch rote Blutkörperchen infiziert. *Ehrlichia* infizieren spezifisch Neutrophile, die die häufigste Form der weißen Blutkörperchen und ein wesentliches Element der angeborenen Immunfunktion sind. Somit kämpft das Immunsystem nicht nur gegen Bakterien in roten Blutkörperchen und den Leitgeweben an, sondern hat es auch mit Bakterien zu tun, die das eigene Abwehrsystem infiltriert haben. Das Ganze wird noch durch die Tatsache verschlimmert, dass die Bakterien untereinander kommunizieren und sich gegenseitig unterstützen. Dies hat zunehmend ungünstige Auswirkungen auf den Wirt und fördert Antibiotikaresistenz.

Bei einer simultanen Infektion mit *Mycoplasma* und *Bartonella* werden Endothelzellen, rote Blutkörperchen und das zentrale Nervensystem stark beeinträchtigt. Die Auswirkungen übertreffen hierbei die bei einer Infektion durch jeweils nur einen Mikroorganismus zu erwartenden Wirkungen erheblich. Die Zytokineffekte in betroffenen Körperregionen fallen (synergistisch) stärker aus, was die Betroffenen schwer belastet. Aus diesem Grund sind Behandlungsmaßnahmen erforderlich, die deutlich stärker wirksam sind. Häufig sind deshalb höhere Dosierungen (oder manchmal auch unglaublich niedrige Dosierungen), längere Behandlungszeiten und durchdachte Interventionen in Bezug auf das Symptommanagement nötig. Um nur ein Beispiel zu nennen: Eine solche Doppelinfektion kann zugleich in Form regelmäßiger epileptischer Anfälle und zyklischer Mordrauschanfälle in Erscheinung treten. Es müssen bestimmte Kräuter eingesetzt werden, die die beteiligten Zytokinkaskaden abschwächen, spezifisch bei dieser Art von Krampfanfällen wirksam sind sowie das Nervensystem beruhigen und extreme Wutausbrüche unterbinden. Die Dosierungen müssen hoch, konsequent angewendet und sehr fokussiert sein. – *Scutellaria baicalensis* und *Uncaria rhynchophylla* sind gute Beispiele für Kräuter, die solche Symptome mindern können.

Die Forschung hat auch gezeigt, dass Mitglieder aus der Gruppe koinfizierender Mikroorganismen bevorzugt als koinfektiöse Erreger bei neurologischen Störungen aktiv sind. 80 Prozent der an ALS leidenden Golfkriegsveteranen waren mit verschiedenen *Mycoplasma*-Arten infiziert. 15 Prozent von ihnen hatten außerdem eine Infektion mit *Chlamydia pneumoniae* und 25 Prozent waren mit *Borrelia burgdorferi* infiziert. 90 Prozent der Multiplen Sklerose- (MS-)Patienten weisen immunologische und Zytokin-Charakteristika einer Infektion auf. Am häufigsten entdeckt man eine Chlamydieninfektion im Gehirn. Studien haben herausgefunden, dass erstaunliche 80 Prozent der MS-Patienten intrazelluläre Infektionen mit *Mycoplasma spp., Chlamydia penumoniae, Borrelia burgdorferi* und HHV-6 haben. Die meisten sind mit mehr als einem der genannten Mikroorganismen infiziert. Bei Kindern mit Autismus-Spektrum-Störung (ASD) wurden gleichfalls Infektionen mit diesen Mikroorganismen beobachtet – häufig sind sie gleich mehrfach infiziert. *Mycoplasma spp., Chlamydia pneumoniae, Borrelia burgdorferi* und HHV-6 treten auch hier als die üblichen Verdächtigen auf.

In einer Studie wurde das Blut von 100 Lyme-Borreliose-Patienten umfassend auf die Präsenz von anderen Mikroorganismen geprüft. Die Blutproben wurden an verschiedene Labore gesendet und dort analysiert. Zusätzlich zu *Borrelia spp.* wurden bei 45 bis 75 Prozent der Proben *Mycoplasma spp.* (je nach Labor), bei 10 bis 35 Prozent *Ehrlichia spp.,* bei 25 bis 40 Prozent *Bartonella spp.*, bei 8 bis 20 Prozent *Babesia spp.* und bei 10 Prozent *Chlamydia pneumoniae* nachgewiesen. An der Studie waren nur die besten Labore beteiligt – und dennoch kam es zu unterschiedlichen Analyseergebnissen. Solche Studien zeigen unmissverständlich, dass Koinfektionen die Regel sind und nicht die Ausnahme. Garth Nicolson (2007) schreibt:

> Wir und andere haben Patienten mit verschiedenen degenerativen neurologischen Zuständen und Verhaltensstörungen wie ALS, MS und ASD untersucht und haben bei der Mehrheit dieser Patienten Belege für systemische intrazelluläre Bakterien- und Virusinfektionen gefunden. Beispielsweise ergab die Untersuchung von Leukozyten im Blut auf *Mycoplasma spp., Chlamydia pneumoniae, Borrelia burgdorferi* und andere Infektionserreger durch PCR eine hohe Inzidenz systemischer Koinfektionen, die in der Kontrollgruppe nachweisbar war. [...] Die am häufigsten entdeckte Koinfektion beruhte auf *Mycoplasma*-Arten. Im Gegensatz dazu wurden bei den wenigen positiv getesteten Teilnehmern der Kontrollgruppe nur Einzelinfektionen gefunden. Die Ergebnisse weisen darauf hin, dass der übliche gemeinsame Nenner von neurodegenerativen Störungen und Verhaltensstörungen chronische intrazelluläre Bakterieninfektionen sind. Behandlungen sollten die multiplen Infektionen, die bei diesen Zuständen vorliegen, berücksichtigen.

Nicolson bemerkt: „Koinfektionen erschweren die Diagnose und verursachen unterschiedliche Anzeichen/Symptome der Lyme-Borreliose. Diese Infektionen können außerdem in verschiedenen Kombinationen auftreten. [...] Liegen mehrere Infektionen vor, können mehr Anzeichen/Symptome auftreten, deren Schweregrad erhöht und deren Dauer verlängert ist, als in frühen Stadien der Erkrankung."

Koinfektiöse Interaktionen

• Bei Malaria, kombiniert mit der Koinfektion Rückfallfieber (RF), verringert sich die Last der Malariaerreger, aber die Anzahl von RF-Spirochäten steigt (21-fach) an.

• Eine Koinfektion mit *Anaplasma* erhöht den Schweregrad und die Dissemination von *Borrelia* in den Geweben und *vice versa*. Grab et al. (2007) fanden heraus, „dass eine Koinfektion TEER (*transendothelial electrical resistance*) reduziert und die Produktion von Metalloproteinasen, Zytokinen und Chemokinen, die bekanntermaßen die Gefäßpermeabilität und die inflammatorische Antwort beeinflussen, verstärken oder synergistisch erhöhen". Eine Koinfektion mit beiden Mikroorganismen erhöht die Bakterienlast, verschärft arthritische Symptome und fördert die Übertragung der Pathogene auf den Vektor. Die Auswirkungen einer neurologischen Infektion durch

Anaplasma werden durch Borrelien verschlimmert, insbesondere steigen die IL-8- und MIP-1A-Werte signifikant an.

• Eine gleichzeitige Infektion mit *Borrelia burgdorferi* und *Borrelia garinii* verursacht eine besonders schwere Borreliose.

• Eine vorherige Infektion mit *Borrelia burgdorferi* fördert die Replikation von Rickettsien.

• Chlamydien- plus Borrelieninfektion kommen bei Patienten mit einer früher undifferenziertern Oligoarthritis häufig vor (in mehr als 50 Prozent der Fälle) – beide Erreger sind in der Synovialflüssigkeit nachweisbar.

• Borreliose senkt bei wilden Mäusepopulationen den ökologischen Schwellenwert von *Babesia*-Parasiten in Bezug auf die Besetzung neuer Ökoregionen, erhöhtes Aufkommen und stärkere Verbreitung. Der Synergismus von Bakterien fördert endemisches Auftreten in neuen Regionen. Dies trifft offenbar auch auf das mikroökologische Habitat im menschlichen Körper zu.

Im Grunde müssen wir die Interaktionen, die bei einer Infektion auftreten, sehr genau und sensibel betrachten, wenn wir den Verlauf der Erkrankung beeinflussen und dem Patienten zur Genesung verhelfen wollen. Wir müssen noch durchdachtere Interventionen erfinden, um die Auswirkungen multipler infektiöser Mikroorganismen wirksam bekämpfen zu können.

Kräuteranwendungen

Die Protokolle, die ich in den vier Büchern über Lyme-Borreliose und ihre Koinfektionen sowie in *Pflanzliche Virenkiller,* Herba Press 2016 (engl. Originalausgabe: *Herbal Antivirals*; das Buch thematisiert unter anderem die zeckenübertragene Enzephalitis, eine weitere Koinfektion) entwickelt habe, zeigen auf, wie raffiniert Kräuterprotokolle sein können.

Um ein Gefühl dafür zu bekommen, muss man sich das Protokoll, das man entwickelt, als Blumenstrauß vorstellen. Die Kombination verschiedener Kräuter macht es zu einem Ensemble mit spezifischen Wirkungen. Eine leichte Modifizierung der Kräuterzusammenstellung produziert eine komplett anderes Ensemble, das manchmal auch komplett andere Wirkungen vermittelt. Man muss sich hineinfühlen können, sonst wird man keine erfolgreichen Kräuterprotokolle erfinden. Man kann mit dem analytischen Verständnis der beteiligten Phänomene beginnen, aber sobald ein Protokoll für eine bestimmte Person gebraucht wird, sollte man sich vor allem vom Gefühl und nicht vom Verstand leiten lassen.

Dies gilt auch für den Krankheitskomplex an sich. Jede Person zeigt eine leicht unterschiedliche Form der Infektion und ist in der Regel gleichzeitig mit mehreren Erregern infiziert. Auch hier beginnt man wieder mit dem analytischen Verständnis – aber der Zugang zur Realität der Erkrankung dieser Person gelingt über das Gefühl, nicht den Verstand.

Sobald Sie ein Gefühl dafür entwickelt haben, können Sie den Prozess subtil verändern. Sie sind in eine Konversation, nicht in einen Monolog eingebunden. Sie benutzen die Kräuter als Antwort auf das, was Ihnen erzählt wird. Der Körper und der Organismus antworten, und Sie hören zu. Sie deuten die Antworten und generieren eine neue Antwort. Sie müssen den Patienten jedes Mal, wenn er Ihre Praxis aufsucht, genau beobachten. Es wird *nicht* dieselbe Person sein, die sie bei der letzten Begegnung mit Ihnen war. Gleiches gilt für den Krankheitskomplex.

Echte Heilung ist mehr Kunst als Wissenschaft. Eine Kombination aus Gefühl und Verstand ist dafür zwingend nötig. Clevere Bakterien erfordern die Wachsamkeit des Geistes, eine gut trainierte Sensibilität und komplexes Denkvermögen, damit man die Infektionen, die sie verursachen, verstehen und behandeln kann.

Bezugsquellen

Einige der Kräuter und Pilze, die ich in diesem Buch vorgestellt habe – und natürlich auch viele andere – wachsen wild. Selbst wenn Sie in der Stadt wohnen, können Sie viele Kräuter in Ihrer Nähe oder in der näheren Umgebung finden. Sollten Sie Ihre Kräuter kaufen müssen, sind spezialisierte Apotheken und das Internet empfehlenswert. Bevorzugen Sie biologisch angebaute Kräuter und Pilze oder solche aus Wildsammlung von zuverlässigen Quellen.

Kräuter und Heilpilze online Deutschland

Kräuter Schulte: www.kraeuterschulte.de

Mit einer Erfahrung von über 40 Jahren gehört die Drogerie *Kräuter Schulte* zu den führenden Herstellern und Anbietern für Tinkturen, Arznei- und Gewürzkräutern in Deutschland. Mit großer Leidenschaft hat Herr Horst Schulte sein Sortiment an Kräutern kontinuierlich erweitert: Es umfasst heute eine Auswahl, die mit über 3.000 Kräutern weltweit ihresgleichen sucht, darunter allein über 500 Bio-Kräuter. Er ist einer der renomiertesten Spezialisten und erste Adresse für gebrauchsfertige Tinkturen. Zu seinen Kunden zählen Apotheken, Ärzte, Heilpraktiker, Heilkundige und auch einfach alle Menschen, die das richtige Kraut für ihre Heilung suchen.

Bachhuber China-Medica: www.china-medica.de

Firmeninhaber Andreas Bachhuber ist fasziniert vom jahrtausendealten Heilwissen der Chinesen und der hohen Kunst, die Schätze der Natur heilbringend für den Menschen einzusetzen. Seit mehr als drei Jahrzehnten versorgt die Firma *China-Medica* unter der Leitung von Andreas Bachhuber Apotheken und über sie die Ärzte, Heilpraktiker, Heilkundigen und Heilung Suchenden mit qualitativ hochwertigen, geprüften Arzneikräutern der traditionellen chinesischen Medizin. Die Firma Bachhuber China-Medica GmbH ist der erste und damit älteste Großhandel Deutschlands für TCM-Kräuter.

Maienfelser Naturkosmetik: www.maienfelser-naturkosmetik.de

Schon 30 Jahre steht die sympathische Familienmanufaktur *Maienfelser Naturkosmetik* unter der Führung von Gründer Hans-Peter Lindenmann für einzigartige Produkte von höchster Qualität. Hier finden Sie noch liebevoll von Hand destillierte ätherische Öle, die in der hauseigenen Destillerie in kleinen Mengen hergestellt werden. Die Auswahl von über 900 ätherischen Ölen ist weltweit einzigartig. Ausgefallene Naturkosmetik, wie Blüten- und Duftholzwässer, sind weitere Spezialitäten, die es zu entdecken gilt. Alles natürlich in bester Bio-Qualität. Eine Wohltat für Körper, Geist und Sinne.

Vitalpilze Chiemsee: www.vitalpilze-chiemsee.de

Claudia Rother, Gründerin und Inhaberin von Vitalpilze Chiemsee, bietet in ihrem Sortiment die wichtigsten Heilpilze an, die meisten in Bioqualität. Sie ist selbst begeisterte Mykologin, weiß die medizinische Wirkung von Pilzen zu schätzen und legt Wert auf höchste Qualität. Die heilenden und immunstärkenden Kräfte von Pilzen werden schon seit Jahrtausenden vom Menschen genutzt. Vor allem in asiatischen Regionen gehören Heilpilze traditionell in jede Hausapotheke.

Kräuter online USA

Elk Mountain Herbs: www.elkmountainherbs.com, **1st Chinese Herbs:** www.1stchineseherbs.com
Healing Spirits Herb Farm: www.healingspiritsherbfarm.com, **Horizon Herbs:** https://strictlymedicinalseeds.com,
Mountain Rose Herbs: www.mountainroseherbs.com, **Pacific Botanicals:** www.pacificbotanicals.com
Sage Woman Herbs: www.sagewomanherbs.com, **Woodland Essence:** www.woodlandessence.com
Zack Woods Herb Farm: www.zackwoodsherbs.com

Bibliographie – Bücher

Aggarwal, Bhrat, et al. *Molecular Targets and Therapeutic Uses of Spices*, Singapore: World Scientific, 2009.

Atta-ur-Rahman, FRS. Studies in Natural Products Chemistry, volume 43, NY: Elsevier, 2014, Chapter 13, "Biologically Active Compounds from the Genus *Uncaria.*"

Bergner, Paul. *Medical Herbalism*, all issues.

Blumenthal, Mark, et al. *The Complete German Commission E Monographs*, Austin, TX: American Botanical Council, 1998.

Brinker, Francis. *Herb Contraindications and Drug Interactions*, Sandy, OR: Eclectic Publications, 1998.

Bryan, L.E. *Bacterial Resistance and Susceptibility to Chemotherapeutic Agents*, Cambridge:Cambridge University press, 1982.

Buhner, Stephen Harrod. *Healing Lyme: Natural Healing and Prevention of Lyme Borreliosis and its Coinfections,* first edition, Silver City, NM: Raven Press, 2005.

Buhner. *Healing Lyme Disease Coinfections: Complimentary and Holistic Treatments for Bartonella and Mycoplasma*, Rochester, VT: Inner Traditions, 2013.

Buhner. *Herbal Antibiotics*, second edition, North Adams, MA: Storey Publishing, 2012.

Buhner. *Herbal Antivirals*, North Adams, MA: Storey Publishing, 2013.

Buhner. *Natural Treatments for Lyme Coinfections: Anaplasma, Babesia, and Ehrlichia*, Rochester, VT: Inner Traditions, 2015.

Caeser, Andrea. A Twist of Lyme: Battling a Disease that "Doesn't Exist." NY: Archway Publishing, 2013.

Cech, Richo. *Making Plant Medicine,* Williams, OR: Horizon Herbs Publication, 2000.

Ellingwood, Finley. *American Materia Medica, Therapeutics, and Pharmacognosy*, Cincinnati: Electic Publications, 1919.

Felter, Harvey and John Uri Lloyd, *King's American Dispensatory*, Cincinnati: Eclectic Publications, 1895.

Green, James. *The Herbal Medicine-Makers Handbook*, Fourth Edition, Forestville, CA: Wildlife and Green, 1990.

Haber, Mindy. *Lyme Rage: A Mother's Struggle to Save Her Daughter from Lyme Disease*, Rhinebeck, NY: Epigraph Publishing, 2014.

Harborne, Jeffrey, et al. *Phytochemical Dictionary: A Handbook of Bioactive Compounds from Plants,* Second Edition, London: Taylor and Francis, 1999.

Hoffmann, David. *The Herbal Handbook: A User's Guide to Medical Herbalism*, Rochester, VT:Healing Arts Press, 1988.

Hoffmann. *Medical Herbalism*, Rochester, VT: Healing Arts Press, 2003.

Hoffmann. *The New Holstic Herbal*, Rockport, MA: Element, 1992.

Horowitz, Richard. *Why Can't I Get Better? Solving the Mystery of Lyme and Chronic Disease*, NY, St. Martins, 2013.

Hson-Mon Chang and Paul Pui-Hay But. *Pharmacology and Applications of Chinese Materia Medica*, 2 vols, Singapore: World Scientific, 2001.

Jing-Nuan Wu. *An Illustrated Chinese Materia Medica*, NY:Oxford University Press, 2005.

Khan, Ikhlas, and Ehab Abourashed. *Leung's Encyclopedia of Common Natural Ingredients Used in Food, Drugs, and Cosmetics*, Hoboken, NJ: Wiley, 2010.

Langenheim, Jean. *Plant Resins: Chemistry, Evolution, Ecology, Ethnobotany*, Portland, OR: Timber Press, 2003.

Lott, Joey. *Healing Chronic Lyme Disease Naturally*, NP: Archangel Ink, 2014.

Makris, Katina. *Out of the Woods: Healing From Lyme Disease for Body, Mind, and Spirit,* NY: Helios Press, 2015.

Manandhar, Narayan. *Plants and People of Nepal*, Portland, OR: Timber Press, 2002.

Mitsuhashi, S. *Drug Action and Drug Resistance in Bacteria*, Tokyo: University of Tokyo Press, 1971.

Moore, Michael. *Herbal Materia Medica*, Albuquerque, NM: SWSBM, 1990.

Moore. *Herbal Repertory in Clinical Practice*, Albuquerque, NM: SWSBM, 1990.

Moore. *Herbal Tinctures in Clinical Practice*, Albuquerque, NM: SWSBM, 1990.

Moore. *Medicinal Plants of the Desert and Canyon West*, Santa Fe, NM: Museum of New Mexico Press, 1989.

Moore. *Medicinal Plants of the Mountain West*, Santa Fe: Museum of New Mexico Press, 1976.

Moore. *Medicinal Plants of the Pacific Northwest*, Santa Fe, NM: Red Crane Books, 1993.

Nadkarni, A.K. *Indian Materia Medica*, 2 vols, Bombay: Popular Frakashan, 1927.

Nathan, Neil. *Healing is Possible: New Hope for Chronic Fatigue, Fibromyalgia, Persisting Pain, and Other Chronic Illnesses*, Laguna Beach, CA: Basic Health Publications, 2013.

Rosner, Bryan and Kim Junker. *Freedom from Lyme Disease*, South Lake Tahoe, CA: Biomed Publishing Group, 2014.

Scott, Timothy Lee. *Invasive Plant Medicine,* Rochester, VT: Healing Arts Press, 2010.

Shiu-Ying Hu. *An Enumeration of Chinese Materia Medica*, Hong Kong: Chinese University Press, 1980.

Singleton, Kenneth. *The Lyme Disease Solution*, Charleston, SC: Book Surge Publishing, 2008.

Storl, Wolf. *Healing Lyme Disease Naturally*, Berkeley, CA: North Atlantic Books, 2010.

Strasheim, Connie. *Insights into Lyme Disease Treatment: 13 Lyme-Literate Health Care Practitioners Share Their Healing Strategies*, South Lake Tahoe, CA: Biomed Publishing, 2009.

Strasheim and Lee Cowden. *Beyond Lyme Disease: Healing the Underlying Causes of Chronic Illness in People with Borreliosis and Coinfections*, South Lake Tahoe, CA: Biomed publishing, 2012.

Stuart, G.A. *Chinese Materia Medica, Vegetable Kingdom*, Shanghai: American Presbyterian Mission Press, 1911.

Van Wyck, Ben-Erik and Michael Wink. *Medicinal Plants of the World*, Portland, OR: Timber Press, 2004.

Weintraub, Pamela. *Cure Unknown: Inside the Lyme Epidemic*, NY:St. Martins, 2008.

Weiss, Rudolph. *Herbal Medicine*, Sweden: Beaconsfield, 1988.

White, Shelly. *Cannabis for Lyme Disease & Related Conditions: Scientific Basis and Anecdotal Evidence for Medicinal Use*, South Lake Tahoe, CA: Biomed Publishing, 2015.

Willcox, Merlin, et al, editors. *Traditional Medicinal Plants and Malaria*, Boca Raton, FL: CRC Press, 2004.

Williams, J. E. *Viral Immunity,* Charlottesville, VA: Hampton Roads, 2002.

Williams, Mara. *Nature's Dirty Needle: What You Need to Know About Chronic Lyme Disease and How to Get the Help You Need to Feel Better*, SF, CA: Bush Street Press, 2011.

Winston, David and Steven Maimes. *Adaptogens*, Rochester, VT: Healing Arts Press, 2007.

You-Ping Zhu. *Chinese Materia Medica: Chemistry, Pharmacology and Applications*, Amsterdam: Harwood Academic Publishers, 1998.

Zhang Enqin. *Rare Chinese Materia Medica*, Shanghai: Shanghai University of Traditional Chinese Medicine, 1989.

Bibliographie – Fachartikel

Lyme-Borreliose und Rückfallfieber

Aalto A. et al. Brain magnetic resonance imaging does not contribute to the diagnosis of chronic neuroborreliosis. *Acta Radiol.* 2007;48(7):755-62.

Aberer E. et al. Course of Borrelia burgdorferi DNA shedding in urine after treatment. *Acta Derm Venereol.* 2007;87(1):39-42.

Abraham S. et al. Brief, recurrent, and spontaneous episodes of loss of consciousness in a healthy young male. *Int Med Case Rep J.* 2010;3:71-6.

Abul-Kasim K. Neuroborreliosis with enhancement of the third, fifth, sixth and twelfth cranial nerves. *Acta Neurol Belg.* 2010;110(2):215.

Adeolu M., Gupta RS. A phylogenomic and molecular marker based proposal for the division of the genus Borrelia into two genera: the emended genus Borrelia containing only the members of the relapsing fever Borrelia, and the genus Borreliella gen. nov. containing the members of the Lyme disease Borrelia (Borrelia burgdorferi sensu lato complex. *Antonie Van Leeuwenhoek.* 2014;105(6):1049-72.

Adusumilli S. et al. Passage through Ixodes scapluaris ticks enhances the virulence of a weakly pathogenic isolate of Borrelia burgdorferi. *Infect Immun.* 2010;78(1):138-44.

Agterof MJ. and ter Borg EJ. Erythematous pigmentation of the arm for more than ten years. *J Med.* 2008;66(4):176-79.

Aguirre JD. et al. A manganese-rich environment supports superoxide dismutase activity in a Lyme disease pathogen, Borrelia burgdorferi. *J Biol Chem.* 2013;288(12):8468-78.

Aher AR. et al. A case report of relapsing fever. *Indian J Pathol Microbiol.* 2008;51(2):292-3.

Al-Robaiy S. et al. Metamorphosis of Borrelia burgdorferi organisms—RNA, lipid and protein composition in context with the spirochetes' shape. *J Basic Microbiol.* 2010; 50 Suppl 1:S5-17.

Albrecht P. et al. A case of relapsing-remitting neuroborreliosis? Challenges in the differential diagnosis of recurrent myelitis. *Case Rep Neurol.* 2012;4:47-53.

Ali A. et al. Experiences of patients identifying with chronic Lyme disease in the healthcare system: a qualitative study. *BMC Fam Pract.* 2014;13:79.

Aliota MT. et al. The prevalence of zoonotic tick-borne pathogens in Ixodes scapularis collected in the Hudson Valley, New York State. *Vector Borne Zoonotic Dis.* 2014;14(4):245-50.

Alitalo A. et al. Lysine-dependent multipoint binding of the Borrelia burgdorferi virulence factor outer surface protein E to the C terminus of factor H. *J immunol. 2004;172*(10):6195-01.

Almodovar JL. et al. Acute bilateral painless radiculitis with abnormal Borrelia burgdorferi immunoblot. *J Clin Neuromuscul Dis.* 2012;14(2):75-7.

Amedei A. et al. Cerebrospinal fluid T-regulatory cells recognize Borrelia burgdorferi NAPA in chronic Lyme borreliosis. *Int J Immunopathol Pharmacol.* 2013;26(4):907-15.

Amore G. et al. Borrelia lusitaniae in immature Ixodes ricinus (Acari: Ixodidae) feeding on common wall lizards in Tuscan, Central Italy. *J Med Entomol.* 2007;44(2):303-7.

Andersson M. et al. In situ immune response in brain and kidney during early relapsing fever borreliosis. *J Neuroimmunol.* 2007;183(1-2):26-32.Andersson M., Scherman K., Raberg L. Multiple-strain infections of Borrelia afzelii: a role for within-host interactions in the maintenance of antigenic diversity? *Am Nat.* 2013;181(4):545-54.

Ang CW. et al. Large differences between test strategies for the detection of anti-Borrelia antibodies are reveled by comparing eight ELISAs and five immunoblots. *Eur J Clin Microbiol Infect Dis.* 2011;30:1027-32.

Angel TE. et al. Proteome analysis of Borrelia burgdorferi response to environmental change. *PLoS One*. 2010;5(11):13800.

Antonara S., Ristow L., Conburn J. Adhesion mechanisms of Borrelia burgdorferi. *Adv Exp Med Biol.* 2011;715:35-49.

Arnaboldi PM., Sambir M., Dattwyler RJ. II. Decorin binding proteins A and B in the serodiagnosis of Lyme disease in North America. *Clin Vaccine Immunol.*2014;21(10):1426-36.

Arruti M et al. Abdominal pain and wall distension as the onset form of neuroborreliosis. *Med Clin (Barc).* 2012;138(13):591-2.

Assous MV. et al. Molecular characterization of Tickborne relapsing fever Borrelia, Israel. *Emerg Infect* Dis. 2006;12(11):1740.

Atkinson SF. et al. A determination of the spatial concordance between Lyme disease incidence and habitat probability of its primary vector Ixodes scapularis (black-legged tick). *Geospat Health.* 2014;9(1):203-12.

Aucott JN., Seifter A., Rebman AW. Probable late Lyme disease: a variant manifestation of untreated Borrelia burgdorferi infection. *BMC Infect Dis.* 2012;12:173.

Auwaerter PG. Point: Antibiotic Therapy Is Not the answer for patients with Persisting Symptoms Attributable to Lyme Disease. *Clin Infec Dis.* 2007;45:143-8.

Auwaerter PG. Scientific evidence and best patient care practices should guide the ethics of Lyme disease activism. *J Med Ethics.* 2011;37(2):68-73.

Auwaerter PG., Melia MT. Bullying Borrelia: when the culture of science is under attack. *Transact American Clin Climatol Assoc.* 2012;123:79-87.

Auwaerter PG. et al. Antiscience and ethical concerns associated with advocacy of Lyme disease. *Lancet Infect Dis.* 2011;11(9):713-9.

Bababeygy SR., Quiros PA. Isolated trochlear palsy secondary to Lyme neuroborreliosis. *Int Ophthalmol.* 2011;31(6):493-5.

Babady NE. et al. Percent positive rate of Lyme real-time polymerase chain reaction in blood, cerebrospinal fluid, synovial fluid, and tissue. *Diagn Microbiol Infect Dis.* 2008; 62(4):464-6.

Bachmann M. et al. Early production of IL-22 but not IL-17 by peripheral blood mononuclear cells exposed to live Borrelia burgdorferi: the role of monocytes and Interleukin-1. *PLoS Pathog* 2010;6(10):e1001144.

Bacino L. et al. Complete atrioventricular block as the first clinical manifestation of a tick bite in Lyme Disease. *G Ital Cardiol (ROME).* 2011;12(3):214-6.

Back T. et al. Neuroborreliosis-associated cerebral vasculitis: long-term outcome and health-related quality of life. *J Neurol.* 2013;260(6):1569-75.

Backenson, P, et al. Borrelia burgdorferi shows specificity of binding to glycosphingolipids. *Infect Immun* 1995; 63(8): 2811-7.

Bacon RM. et al Surveillance for Lyme disease—United States, 1992-2006. *MMWR Surveill Summ.* 2008;57(10):1-9.

Badger MS. Tick talk: unusually severe case of tick-borne relapsing fever with acute respiratory distress syndrome—case report and review of the literature. *Wilderness Environ Med.* 2008;19(4):280-6.

Ball R. HLA type and immune response to Borrelia burgdorferi outer surface protein a in people in whom arthritis developed after Lyme disease vaccination. *Arthritis Rheum.* 2009;60(4):1179-86.

Banerjee R., Liu JJ., Minhas HM. Lyme neuroborreliosis presenting with alexithymia and suicide attempts. *J Clin Psychiatry.* 2013;74(10):981.

Baranova NS. et al. Lesions of nervous systems in remote stages of Lyme borreliosis. *Zh Nevrol Psikhiatr Im S S Korsakova.* 2010;110(2):90-6.

Baranova NS. et al. Lyme disease in patients with multiple sclerosis: clinical, diagnostic and therapeutic features. *Zh Nevrol Psikhiatr Im S S Korsakova.* 2012;112(2Pt2):64-8.

Baranton G. and De Martino SJ. Borrelia burgdorferi sensu lato diversity and its influence on pathogenicity in humans. *Curr Probl Dermatol.* 2009;37:1-17.

Barbarese E. et al. Expression and localization of myelin basic protein in oligodendrocytes and transfected fibroblasts. *J Neurochem* 1988; 51(6): 1737-45.

Barbour AG. Phylogeny of a relapsing fever Borrelia species transmitted by the hard tick Ixodes scapularis. *Infect Genet Evol.* 2014;27:551-8.

Barbour AG. et al. Niche partitioning of Borrelia burgdorferi and Borrelia miyamotoi in the same tick vector and mammalian reservoir species. *Am J Trop Med Hyg.* 2009;81(6):1120-31.

Barcena-Uribarri I. et al. P66 porins are present in both Lyme disease and relapsing fever spirochetes: a comparison of the biophysical properties of P66 porins from six Borrelia species. *Biochimica Biophysica Acta 1798.*2010:1197-03.

Barclay SS., Melia MT., Auwaerter PG. Misdiagnosis of late-onset Lyme arthritis by inappropriate use of Borrelia burgdorferi immunoblot testing with synovial fluid. *Clin Vaccine Immunol.* 2012;19(11):1806-9.

Barie PS. Warning! Danger Will Robinson! Lyme disease clinical practice guidelines of the Infectious Diseases Society of America, activist patients, antitrust law, and prosecutorial zeal. *Surg Infect (Larchmt).* 2007;8(2):147-50.

Barmaki A. et al. Study on presence of Borrelia persica in soft ticks in western Iran. *Iran J Arthropod Borne Dis.*2010;4(2):19-25.

Barthold SW. et al. Ineffectiveness of tigecycline against persistant Borrelia burgdorferi. *Antimicrob Agents Chemother.* 2010;54(2):643-51.

Baud and Greub. Intracellular bacteria and adverse pregnancy outcomes, *Clin Microbiol Infect* (2011); 17(9):1312-22.

Baum E. et al. Diversity of antibody responses to Borrelia burgdorferi in experimentally infected beagle dogs. *Clin Vaccine Immunol.* 2014;21(6):838-46.

Baumann M. et al. Uncommon manifestations of neuroborreliosis in children. *Eur J Paediatr Neurol.* 2010;14(3):274-7.

Bazovska S. et al. Lyme borreliosis and demyelinating disease of the central nervous system. *Epidemiol Mikrobiol Imunol.* 2011,60(1):45 7.

Bednarova J. Cerebrospinal-fluid profile in neuroborreliosis and its diagnostic significance. *Folia Microbiol (Praha).* 2006;51(6):599-03.

Begon E. Lyme arthritis, Lyme carditis and other presentations potentially associated to Lyme disease. *Med Mal Infect.* 2007;37(7-8):422-34.

Behera AK. et al. Borrelia burgdorferi BBB07 interaction with integrin alpha3beta1 stimulates production of pro-inflammatory mediators in primary human chondrocytes. *Cell Microbiol.* 2008;10(2):320-31.

Beikin IaB. et al. Specifics of cytokine regulation in tick-borne encephalitis and Lyme borreliosis. *Vestn Ross Akad Med Nauk.* 2007;(9):16-9.

Belloni B. et al. 5-yr-old with borrelial lymphocytoma. *MMW Fortschr Med.* 2011;153(10):40.

Belot V. et al. Eosinophilic fasciitis associated with Borrelia burgdorferi infection. *Ann Dermatol Venereol.* 2007;134(8-9):673-7.

Belperron AA. et al. Dual role for Fcy receptors in host defense and disease in Borrelia burgdorferi-infected mice. *Front Cell Infect Microbiol.* 2014;4(75):1-12.

Belperron AA. et al. Marginal zone B-cell depletion impairs murine host defense against Borrelia burgdorferi infection. *Infect Immun.* 2001;75(7):3354-60.

Belum GR. et al. The Jarisch-Herxheimer reaction: revisited. *Travel Med Infect Dis.*2013;11(4):231-7.

Benedix F. et al. Early disseminated borreliosis with multiple erythema migrans and elevated liver enzymes: case report and literature review. *Acta Derm Venereol.* 2007;87(5):418-21.

Bennet L., Halling A., Berlund J. Increased incidence of Lyme borreliosis in Southern Sweden following mild winters and during warm, humid summers. *Eur J Clin Microbiol Infect Dis.* 2006;25(7):426-32.

Bennet L., Stjernberg L., Berlund J. Effect of gender on clinical and epidemiologic features of Lyme borreliosis. *Vector Borne Zoonotic Dis.* 2007;7(1):34-41.

Benoit VM. et al. Allelic variation of the lyme disease spirochete adhesin dbpa influences spirochetal binding to decorin, dermatan sulfate, and mammalian cells. *Infect Immun.* 2001;79(9):3501-3509.

Benoit VM. et al. Genetic control of the innate immune response to Borrelia hermsii influences the course of relapsing fever in inbred strains of mice. *Infect Immun.* 2010;78(2):586-94.

Beremell D. et al. Cerebrospinal fluid CXCL13 in Lyme neuroborreliosis and asymptomatic HIV infection. *Bio Med.* 2013;13:2(1-8).

Berende A. et al. Activation of innate host defense mechanisms by Borrelia. *Eur Cytokine Netw.* 2010;21(1):7-18.

Berghoff W. Chronic Lyme disease and Co-infections: differential diagnosis. *Open Neurol J.* 2012;6 (Suppl 1-M10):158-78.

Bernardino ALF., Kaushal D. and Philipp MT. The antibiotics doxycycline and minocycline inhibit the inflammatory responses to the Lyme disease spirochete Borrelia burgdorferi. *J Infet Dis.* 2009;199(9):1379-88.

Bernardino ALF. et al. Toll-Like Receptors: Insights into Their Possible Role in the Pathogenesis of Lyme Neuroborreliosis. *Infect Immun.* 2008;76(10):43855-95.

Berndtson K. Review of evidence for immune evasion and persistent infection in Lyme disease. *Int J Gen Med.* 2013;6:291-06.

Bestor A. et al. Competitive advantage of Borrelia burgdorferi with outer surface protein BBA03 during tick-mediated infection of the mammalian host. *Infect Immun.* 2012;80(10):3501-11.

Bettina P., Alroy J. and Huber BT. CD28 deficiency exacerbates joint inflammation upon Borrelia burgdorferi infection, resulting in the development of chronic Lyme arthritis. *J Immunol.* 2007;179(12):8076-82.

Bhambhani N., Disla E. and Cuppari G. Lyme disease presenting with sequential episodes of ruptured Baker cysts. *J Clin Rheumatol.* 2006;12(3):160-2.

Bhattacharjee A. et al. Structural basis for complement evasion of Lyme disease pathogen Borrelia burgdorferi. *J Biol Chem.* 2013;288(26):18685-95.

Bhide MR. et al. Complement factor H binding by different Lyme disease and relapsing fever Borrelia in animals and human. *BMC Res Notes.* 2009;2:134.

Biesiada G. et al. Levels of sVCAM-1 and sICAM-1 in patients with Lyme disease. *Pol Arch Med Wewn.* 2009;119(4):200-4.

Biesiada G. et al. Lyme disease: review. *Arch Med Sci.* 2010;8(6):978-82.

Biesiada G. et al. Neopterin in serum and cerebrospinal fluid in Lyme disease. *Przegl Lek.* 2009;66(9):508-10.

Biesiada G. et al. Neurobrreliosis with extrapyramidal symptoms: a case report. *Pol Arch Med Wewn.* 2008;118(5):314-7.

Binalsheikh IM. et al. Lyme neuroborreliosis presenting as Alice in Wonderland syndrome. *Pediatr Neurol.* 2012;46(3):185-6.

Binder SC., Telschow A., Meyer-Hermann M. Population dynamics of Borrelia burgdorferi in Lyme disease. *Front Microbiol.* 2012;3:104.

Biswas D. and Stafford N. Borrelia tonsillitis: common symptoms but uncommon organism. *Eur Arch Otorhinolaryngol.* 201;267(6):989-90.

Blaho VA. et al. 5-Lipoxygenase-deficient mice infected with Borrelia burgdorferi develop persistent arthritis. *J Immunol.* 2011;186(5):3076-84.

Blaho VA. et al. Cyclooxygenase-1 orchestrates germinal center formation and antibody class-switch via regulation of IL-17. *J Immunol.* 2009;183(9):5644-53.Blaho VA. et al. Lipidomic analysis of dynamic eicosanoid responses during the induction and resolution of Lyme arthritis. *J Biol Chem.* 2009;284(32):21599-612.

Blaho VA., Mitchel WJ. and Brown CR. Arthritis develops but fails to resolve during inhibition of cyclooxygenase. *Arthritis Rheum.* 2008;58(5):1485-95.

Blaise S. et al. Lyme disease acrodermitis chronica atrophicans: misleading vascular signs. *J Mal Vasc.* 2014;39(3):212-5.

Blanc F. et al. Lyme neuroborreliosis and dementia. *J Alzheimers Dis.* 2014;41(4):1087-93.

Blanc F. et al. Lyme optic neuritis. *J Neurol Sci.*2010;295(1-2):117-9.

Blazejewicz-Zawadziniska M. et al. A retrospective analysis of 973 patients with Lyme borreliosis in Kuyavian-Pomeranian voivodship in 2000-2005. *Przegl Epidemiol.* 2012;66(4):581-6.

Blewett MM. Hypothesized role of galactocerebroside and NKT cells in the etiology of multiple sclerosis. *Med Hypotheses.* 2008;70(4):826-30.

Blowey, R, et al. Borrelia burgdorferi infections in UK cattle: a possible association with digital dermatitis. *Vet Rec* 1994; 135(24): 577-8.

Bockenstedt LK. et al. Detection of attenuated, noninfectious spirochetes in Borrelia burgdorferi-infected mice after antibiotic treatment. *J Infect Dis.* 2002;186(10):1430-7.

Bockenstedt LK. et al. Spirochete antigens persist near cartilage after murine Lyme borreliosis therapy. *J Clin Invest.* 2012;122(7):2652-60.

Boer A. et al. Erythema migrans: a reassessment of diagnostic criteria for early cutaneous manifestations of borreliosis with particular emphasis on clonality investigations. I *Br J Dermatol.* 2007;156(6):1263-71.

Bolin, C and Koellner, P. Human-to human transmission of Leptospira interrogans by milk. *Journal of Infections Disease* 1988; 158(1): 246-7.

Borchers AT. et al. Lyme disease: a rigorous review of diagnostic criteria and treatment. *J Autoimmun.* 2014;pii:S0896-8411(14)00133-4.

Borde JP. et al. CXXCL13 may improve diagnosis in early neuroborreliosis with atypical laboratory findings. *BMC Infect Dis.* 2012;12:344.

Borgermans L. et al. Relevance of chronic Lyme disease to family medicine as a complex multidimensional chronic disease construct: A systematic review. *Internat J Family Med.* 2014;138016:1-10.

Bouchard C. et al. Does high biodiversity reduce the risk of Lyme disease invasion? *Parasit Vectors.* 2013;6:195.

Boye T. What kind of clinical, epidemiological, and biological data is essential for the diagnosis of Lyme borreliosis? Dermatological and ophthalmological courses of Lyme borreliosis. *Med Mal Infect.* 2007;37 Suppl 3:S175-88.

Boylan JA. et al. Borrelia burgdorferi membranes are the primary targets of reactive oxygen species. *Mol microbiol.* 2008;68(3):786-99.

Bradley, et al. The persistence of spirochetal nucleic acids in active Lyme arthritis, *Annals of Internal Medicine*, 1994;120(6):487-9.

Bramwell KK. et al. Lysosomal b-glucuronidase regulates Lyme and rheumatoid arthritis severity. *J Clin Invest.* 2104;124(1):311-20.

Brangulis K. et al. Structure of an outer surface lipoprotein BBA64 from the Lyme disease agent Borrelia burgdorferi which is critical to ensure infection after a tick bite. *Acta Crystallogr D Biol Crystallogr.* 2013;69(Pt6):1099-107.

Bransfield RC. et al. The association between tick-borne infections, Lyme borreliosis and autism spectrum disorders. *Med Hypotheses.* 2008;70(5):967-74.

Bransfield and Kuhn. Autism and Lyme disease. *JAMA* 2013; 310(8): 856-7.

Bransfield RC. The psychoimmunology of Lyme/tick-borne diseases and its association with neuropsychiatric symptoms. *Open Neurol J.* 2012;6(Suppl 1-M3):88-93.

Bremell D. and Hagberg L. Clinical characteristics and cerebrospinal fluid parameters in patients with peripheral facial palsy caused by Lyme neuroborreliosis compared with facial palsy of unknown origin (Bell's palsy) *BMC Infec Dis.* 2011;11:215-21.

Brescia AC., Rose CD. and Fawcett PT. Prolonged synovitis in pediatric Lyme arthritis cannot be predicted by clinical or laboratory parameters. *Clin Rheumatol.* 2009;28(5):591-3.

Brinkerhoff RJ., Gilliam WF., Gaines D. Lyme disease, Virginia, USA. 2000-2011. *Emerg Infect Dis.* 2014;20(10):1661-68.

Brissette CA. et al. The Borrelia burgdorferi outer-surface protein ErpX binds mammalian laminin. *Microbiolgy.* 2009;155(Pt3):863-72.

Brissette CA. et al. Borrelia burgdorferi infection-associated surface proteins ErpP, ErpA, and ErpC bind human plasminogen. *Infect Immun.*2009;77(1):330-6.

Brissette CA. et al. Borrelia burgdorferi RevA antigen binds host fibronectin. *Infect Immun.* 2009;77(7):2802-12.

Brissette CA. et al. Lyme borreliosis spirochete Erp proteins, their known host ligands, and potential roles in mammalian infection. *Int J Med Mirobiol.* 2008;298 Suppl 1:257-67.

Brissette CA. et al. The multifaceted responses of primary human astrocytes and brain microvascular endothelial cells to the Lyme disease spirochete, Borrelia burgdorferi. *ASN Neuro.* 2013;5(3):221-27.

Brissette CA., et al. That's my story, and I'm sticking to it-an update on B. burgdorferi adhesins. *Front Cell Infect Microbiol.* 2014;4(41).

Brisson D. et al. Biodiversity of Borrelia burgdorferi Strains in Tissues of Lyme Disease Patients. *PLoS ONE* 2011;6(8):e22926.

Brisson D. et al. Genetics of Borrelia burgdorferi. *Annu Rev Genet.* 2012;46:1-13.

Broekhijsen-van Henten DM., Braun KP. and Wolfs TF. Clinical presentation of childhood neuroborreliosis; neurological examination may be normal. *Arch Dis Child.* 2010;95(11):910-4.

Broker M. Following a tick bite: double infections by tick-borne encephalitis virus and the spirochete Borrelia and other potential multiple infections. *Zoonoses Public Health.* 2012;59(3):176-80.

Bronson E. et al. Serosurvey for selected pathogens is free-ranging American black bears (Ursus ameicanus) in Maryland, USA. *J Wildl Dis.* 2014;50(4):829-36.

Brorson O. and Brorson SH. Grapefruit seed extract is a powerful in vitro agent against motile and cystic forms of Borrelia burgdorferi sensu lato. *Infection.* 2007;35(3):206-8.

Brorson O. et al. Destruction of spirochete Borrelia burgdorferi round-body propagules (Rbs) by the antibiotic Tigecycline. *PNAS* 2009;106(44):18656-61.

Brown CR. et al. Adenoviral delivery of interleukin-10 fails to attenuate experimental Lyme disease. *Infect Immun.* 2008;76(12):5500-7.

Brown RN. et al. Sylvatic maintenance of Borrelia burgdorferi (Spirochaetales) in Northern California: untangling the web of transmission. *J Med. Entomol.* 2006;43(4):743-51.

Brtkova J. et al. Borrelia arthritis and chronic myositis accompanied by typical chronic dermatitis. *JBR-BTR.* 2008;91(3):88-9.

Buchwald F. et al. Fatal course of cerbral vasculitis induced by neuroborreliosis. *Neurol India.* 2010;58:139-41.

Buczek A. et al. Threat of attacks of Ixodes ricinus ticks (Ixodida:Ixodidae) and Lyme borreliosis within urban heat islands in South-Western Poland. *Parasites Vectors.* 2014;7:562.

Buffen K. et al. Autophagy modulates Borrelia burgdorferi-induced production of Interleukin-1b (IL-1b). *J Biol Chem.* 2013;288(12):8658-66.

Bunikis I. et al. An RND-type efflux system in borrelia burgdorferi is involved in virulence and resistance to antimicrobial compounds. *PLoS Pathog.* 2008;4(2):e1000009.

Burbelo PD. et al Lack of serum antibodies against Borrelia burgdorferi in children with autism. *Clin Vaccine Immunol.* 2013;20(7):1092-3.

Bykowski T. et al. Coordinated expression of Borrelia burgdorferi complement regulator-acquiring surface proteins during the Lyme disease spirochete's mammal-tick infection cycle. *Infect Immun.* 2007;75(9):4227-36.

Cabello FC., Godfrey HP. and Newman SA. Hidden in plain sight: Borrelia burgdorferi and the extracellular matrix. *Trends Microbiol.* 2007;15(8):350-4.

Cadavid D. The mammalian host response to Borrelia infection. *Wien Klin Wochenschr.* 2006;118(21-22):653-8.

Cairns V. and Godwin J. Post-Lyme borreliosis syndrome: a meta-analysis of reported symptoms. *Int J Epidemiol.* 2005;34(6):1340-5.

Cameron D. Severity of Lyme disease with persistent symptoms. Insights from a double-blind placebo-controlled clinical trial. *Minerva Med.* 2008;99(5):489-96.

Campfield BT. et al. Follistantin-like protein 1 is a critical mediator of experimental Lyme arthritis and the humoral response to Borrelia burgdorferi infections. *Microb Pathog.* 2014;73:70-9.

Casjens, SR. Borrellia genomes in the year 2000. J. *Mol. Microbiol. Biotechnol.* 2000; 2(4): 401-10.

Casjens SR. Evolution of the linear DNA replicons of the Borrelia spirochetes. *Curr Opin Microbiol* 1999; 2(5): 529-34.

Casjens SR. et al. Whole genome sequence of an unusual Borrelia burgdorferi sensu lato isolate. *J Bacteriol.* 2011;193(6):1489-90.

Castaldo JE., Griffith E. and Monkowski DH. Pseudotumor cerebri: early manifestation of adult Lyme disease. *Am J Med.* 2008;121(7):e5-6.

Centers for Disease Control and Prevention (CDC). Acute respiratory distress syndrome in persons with tick borne relapsing fever—three states, 2004-2005. *MMWR Morb Mortal Wkly Rep.* 2007;56(41):1073-6.

Centers for Disease Control and Prevention (CDC). Press Release, August 19, 2013, "CDC provides estimate of Americans diagnosed with Lyme disease each year."

Centers for Disease Control and Prevention (CDC). Three sudden cardiac deaths associated with Lyme carditis – United States, November 2012-July 2013. *MMWR Morb Mortal Wkly Rep.* 2013;62(49):993-6.

Cepelova J. Lyme carditis—rare cause of dilated cardiomyopathy and rhythm disturbances. *Vnitr Lek.* 2008;54(4):430-3.

Cerar T. et al. Comparison of PCR methods and culture for the detection of Borrelia spp. in patients with erythema migrans. *Clin Microbiol Infect.* 2008'14(7):653-8.

Cerar T. et al. Diagnostic value of cytokines and chemokines in Lyme neuroborreliosis. *Clin Vaccine Immunol.* 2013;20(10):1578-84.

Cerar T. et al. Humoral immune responses in patients with Lyme Neuroborreliosis. *Clin Vaccine Immunol.* 2010;177(4):645-50.

Cerar T. et al. Validation of cultivation and PCR methods for diagnosis of Lyme neuroborreliosis. *J Clin Microbiol.* 2008;46(10):3375-9.

Cervantes JL. Phagosomal signaling by Borrelia burgdorferi in human monocytes involves oll-likreceptor (TLR) 2 and TLR8 cooperativity and TLR8-mediated induction of IFN-B. *Dept Pediatr Med Genetic and Deve Bio.* 2011;108(9):3683-3688.

Cervantes JL. et al. Human TLR8 is activated upon recognition of Borreia burgdorferi RNA in the phagosome of human monocytes. *J Leukoc Biol.* 2013;94(6):1231-41.

Cervantes JL. et al. Phagosomal TLR signaling upon Borrelia burgdorferi infection. *Front Cell Infect Microbiol.* 2014;4(55).

Chaconas G., Norris SJ. Peaceful coexistence amongst Borrelia plasmids: getting by with a little help from their friends? *Plasmid.* 2013;70(2):161-67.

Chan J., Ahmed A. and Stacey B. Acute abdominal pain: An unusual medical cause. *Acute Med.* 2009;8(1):26-8.

Chan K. et al. Comparative molecular analyses of Borrelia burgdorferi sensu stricto strains B31 and N40D10/E9 and determination of their pathogenicity. *BMC Microbiol.* 2012;12:157.

Chan K., Casjens S. and Parveen N. Detection of established virulence genes and plasmids to differentiate Borrelia burgdorferi strains. *Infect Immun.* 2012;80(4):1519-29.

Chan K., Marras SA. and Parveen N. Sensitive multiplex PCR assay to differentiate Lyme spirochetes and emerging pathogens Anaplasma phagocytophilum and Babesia microti. *BMC Microbiol.* 2013;13:295.

Chandra A. Anti-Borrelia burgdorferi antibody profile in post-Lyme disease syndrome. *Clin Vaccine Immunol.* 2011;18(5):767-71.

Chandra A. et al. Anti-Borrelia burgdorferi Antibody Profile in Post-Lyme Disease Syndrome. *Clin Vacc Immun. 2011;1*8(5):767-71.

Chandra A. et al. Anti-neural antibody reactivity in patients with a history of Lyme borreliosis and persistent symptoms. *Brain Behav Immun.* 2010;24(6):1018-24. Chandra A. et al. Epitope Mapping of Antibodies to VIsE protein of Borrelia burgdorferi in Post-Lyme Disease Syndrome. *Clin Immunol.* 2011;141(1):103-10.

Chanier S., Lauxerois M. and Rieu V. Back pain without radiculitis as an initial manifestation of Lyme disease: two cases. *Presse Med.* 2007;36(1 Pt 1):61-3.

Charles VS. et al. Poliomyelitis-like syndrome with matching magnetic resonance features in a case of Lyme neuroborreliosis. *BMJ Case Rep.* 2009; bcr 07 .2008.0527.0527.

Chauhan V. et al. A young healthy male with syncope and complete heart block. *Scott Med J.* 2013;58(2):e13-7.

Chauhan VS. et al. NOD2 plays and important role in the inflammatory responses of microglia and astrocytes to bacterial CNS pathogens. *Glia.* 2009;57(4):414-23.

Chauhan, VS. et al. Neurogenic Exacerbation of Microglial and Astrocyte Responses to Neisseria meningitidis and Borrelia burgdorferi. *J Immunol.* 2008;180(12):8241-49.

Chekili S. et al. Radiculalgia realing Lyme disease. *Tunis Med.* 2008;86(11):1023.

Chen l. et al. Increasing RpoS expression causes cell death in Borrelia burgdorferi. *PLoS One.* 2013;8(12):e83276.

Chmielewski T. and Tylewska-Wierzbanowska S. Interactions between Borrelia burgdorferi and Mouse Fibroblasts. *Pol J Microbio.* 201;59(3):157-60

Chmielewski T. et al. Bacterial tick-borne diseases caused by Bartonella spp., Borrelia burgdorferi sensu lato, Coxiella burnetii, and Rickettsia spp. among patients with cataract surgery. *Med Sci Monit.2* 2014;20:927-31.

Choa LL., Chen YJ. and Shih CM. First isolation and molecular identification of Borrelia burgdorferi sensu stricto and Borrelia afzelii from the skin biopsies of patients in Taiwan. *Infection.* 2011;39(1):35-40.

Chowdri HR. et al. Borrelia miyamotoi infection presenting as human granulocytic anaplasmosis: a case report. *Ann Intern Med.* 2013;159(1):21-7.

Chu CY. et al. Genetic diversity of Borrelia burgdorferi sensu lato isolates from Northeastern China. *Vector Borne Zoonotic Dis.* 2011;11(7)877-82.

Chu CY. et al. Novel genospecies of Borrelia burgdorferi sensu lato from rodents and ticks in southwestern China. *J Clin Microbiol.* 2008;46(9):3130-3.

Chung Y., Zhang N. and Wooten RM. Borrelia burgdorferi elicited-IL-10 suppresses the production of inflammatory mediators, phagocytosis, and expression of co-stimulatory receptors by murine macrophages and/or dendritic cells. *PLoS One.* 2013;8(12):e84980.

Ciuta C. et al. Lyme disease—unusual medical encounter for an urologist. *Rev Med Chir Soc Med Nat Iasi.* 2012;116(4):1101-5.

Clarissou J. et al. Efficacy of a long-term antibiotic treatment in patients with a chronic Tick Associated Poly-organic Syndrome (TAPOS). *Med Mal Infect.* 2009;39(2):108-15.

Clark KL., Leydet B. and Hartman S. Lyme borreliosis in human patients in Florida and Georgia, USA. *Int J Med Sci.* 2013;10(7):915-31.

Clark KL., Leydet BF. and Threlkeld C. Geographical and geospecies distribution of Borrelia burgdorferi sensu lato DNA detected in humans in USA. *J Med Microbiol.* 2014;63(pt.5):674-84.

Clegg S. et al. Isolation of digital dermatitis treponemes from hoof lesions in wild North American elk (Cervus elaphus) in Washington state, USA. *J Clin Microbiol* 2015; 53(1): 88-94.

Coburn J., Leong J. and Chaconas G. Illuminating the roles of the Borrelia burgdorferi adhesins. *Trends Microbiol.* 2013;21(8):372-79.

Codolo G. et al. Borrelia burgdorferi NapA-driven Th17 cell inflammation in Lyme arthritis. *Arthritis Rheum.* 2008;58(11):3609-17.

Codolo G. et al. Orchestration of inflammation and adaptive immunity in Borrelia burgdorferi-induced arthritis by neutrophil-activating protein A. *Arthritis Rheum.* 2013;65(5):1232-42.

Coipan EC. et al. Spatiotemporal dynamics of emerging pathogens in questing Ixodes ricinus. *Front Cell Infect Microbiol.* 2013;3:36.

Coleman JL. et al. Evidence that two ATP-dependent (Lon) proteases in Borrelia burgdorferi serve different functions. PLoS *Pathog.* 2009;5(11):e1000676.

Colin de Verdiere N. et al. Tick borne relapsing fever caused by Borrelia persica, Uzbekistan and Tajikistan. *Emerg Infect Dis.* 2011;17(7):1325-7.

Collighan, R, et al. A spirochete isolated from a severe virulent ovine foot disease is closely related to a Treponeme isolated from human periodontitis and bovine digital dermatitis. *Vet Microbiol* 2000; 74(3): 249-57.

Collins C. et al. Activation of γδ Cells by Borrelia burgdorferi is indirect via a TLR-and Caspase-Dependent Pathway. *J Immunol.* 2008; 181(4):2392-2398.

Colombo MJ. and Alugupalli KR. Complement factor H-binding protein, a putative virulence determinant of Borrelia hermsii, is an antigenic target for protective B1b lymphocytes. *J Immunol.* 2008;180(7):4858-64.Comstedt P. et al. Complex population structure of Lyme borreliosis group spirochete Borrelia garinii in subarctic Eurasia. *PLoS One.* 2009;4(6):e5841.

Comstedt P. et al. Design and development of a novel vaccine for protection against Lyme borreliosis. *PLoS One.* 2014;9(11):e113294.

Comstedt P. et al. Global ecology and epidemiology of Borrelia garinii spirochetes. *Infect Ecolog Epiderm.* 2011;1:9545.

Cook MJ. Lyme borreliosis: A review of data on transmission time after tick attachment. *Intern J Gen Med.* 2015;8:1-8.

Cotte V. et al. Differential expression of Ixodes ricinus salivary gland proteins in the presence of the Borrelia burgdorferi sensu lato complex. *J Proteomics.* 2014;96:26-43.

Cotte V. et al. Prevalence of five pathogenic agents in questing Ixodes ricinus ticks from Western France. *Vector Borne Zoonotic Dis.* 2010;10(8):723-30.

Coulon CL., Landin D. Lyme disease as an underlying cause of supraspinatus tendinopathy in an overhead athlete. *Phys Ther.* 2012;92(5):740-7.

Coumou J. et al. Tired of Lyme borreliosis. Lyme borreliosis in the Netherlands. *Neth J Med.* 2011;69(3):101-11.

Coutte L. et al. Detailed analysis of sequence changes occurring during vIsE antigenic variation in the mouse model of Borrelia burgdorferi infection. *PLoS Pathog.* 2009;5(2):e1000293.

Craig-Mylius KA. et al Arthritogenicity of Borrelia burgdorferi and Borrelia garinii: comparison of infection in mice. *Am J Trop Med Hyg.* 2009;80(2):252-8.

Crowder CD. et al. Prevalence of Borrelia miyamotoi in Ixodes ticks in Europe and the United States. *Emerg Infect Dis.* 2014; 1678-82.

Crowley JT. et al. Lipid exchange between Borrelia burgdorferi and Host Cells. *PLoS Path.*2013;9(1):e1003109.

Cruz AR. et al. Phagocytosis of Borrelia burgdorferi, Lyme disease spirochete, potentiates innate immune activation and induces apoptosis in human monocytes. *Infect Immun.* 2008;76(1):56-70.

Csallner G., Hofmann H., Hausteiner-Wiehle C. Patients with "organically unexplained symptoms" presenting to a borreliosis clinic: clinical and psychobehavioral characteristics and quality of life. *Psychosomatics.* 2013;54(4):359-66.

Cutler SJ. Myths, legends and realities of relapsing fever borreliosis. *Clin Microbiol Infect.* 2009;15(5):395-6.

Cutler SJ. Relapsing fever—a forgotten disease revealed. *J Appl Microbiol.* 2010;108(4):1115-22.

Czell D., Rodic B. and Imoberdorf R. Neuroborreliosis—a disease with many faces. *Praxi (Bern1994)*

Czupryna P. et al Ultrasonographic evaluation of knee joints in patients with Lyme disease. *Inf J Infect Dis.* 2012;16(4):e252-5.

Dame TM. et al. IFN-g alters the response of Borrelia burgdorferi-activated endothelium to favor chronic inflammation. *J Immunol.* 2007;10:1172-79.

Danielova V. et al. Integration of a tick-borne encephalitis virus and Borrelia burgdorferi sensu lato into mountain ecosystems, following a shift in the altitudinal limit of distribution of their vector, Ixodes ricinus (Krkonese mountains, Czech Republic. *Vector Borne Zoonotic Dis.* 2010;10(3):223-30.

Dattwyler RJ. A Commentary on the Treatment of Early Lyme Disease. *Clin Inf Dis.* 2010;50:521-2.

de Carvalho IL. et al. Molecular characterization of a new isolate of Borrelia lusitaniae derived from Apodemus sylvaticus in Portugal. *Vector Borne Zoonotic Dis.* 2010;10(5):531-4.

de Carvalho IL. et al. Vasculitis-like syndrome associated with Borrelia lusitaniae infection. *Clin Rheumatol.* 2008;27(12):1587-91.

de Heller-Milev M. et al. Borrelial erythema of the face. *Ann Dermatol Venereol.* 2008;135(12):852-4.

de Taeye SW. et al. Complement evasion by Borrelia burgdorferi: it takes three to tango. *Trends Parasitol.* 2013;29(3):119-28.

D'Elios MM. et al. Reply to letter by Nardelli and Schell commenting on the pathogenesis of Lyme disease. *Arthritis Rheum.* 2009;60(7):2205.

Delong AK. et al. Antibiotic retreatment of Lyme disease in patients with persistent symptoms: a biostatistical review of randomized, placebo-controlled, clinical trials. *Contemp Clin Trials.* 2012;33(6):1132-42.

Demirkan I. et al. Characterization of a spirochete isolated from a case of bovine digital dermatitis. *J Appl Microbiol* 2009; 101(4): 948-55.

Demirkan I. et al. The frequent detection of a treponeme in bovine digital dermatitis by immunocytochemistry and polymerase chain reaction. *Veterinary Microbiology* 1998; 60: 285-92.

Demirkan I. et al. Isolation and characterization of a novel spirochaete from severe virulent ovine foot rot. *J Med Microbiol* 2001; 50(12): 1061-8.

Demirkan I. et al. Serological evidence of spirochetal infections associated with digital dermatitis in dairy cattle. *Vet Journal* 1999; 157(1): 69-77.

Dennis VA. et al. Live Borrelia burgdorferi Spirochetes Elicit Inflammatory Mediators from Human Monocytes via the Toll-Like Receptors Signaling Pathway. *Infect Immun.* 2009;77(3):1238-45.

Dereler AM. et al. High prevalence of 'Borrelia-like' organisms in skin biopsies of sarcoidosis patients from Western Austria. *J Cutan Pathol.* 2009;36(12):1262-8.

Dersch R. et al. Efficacy and safety of pharmacological treatments for neuroborreliosis—protocol for a systemic review. *Bio Med.* 2014;3:117.

Deruaz M. et al. Ticks produce highly selective chemokine binding proteins with antiinflammatory activity. *J Exp Med.* 2008;205(9)2019-31.

DeSousa R. et al. Role of the lizard Teira dugesii as a potential host for Ixodes ricinus tick-borne pathogens. *Appl Environ Microbiol.* 2012; 78(10):3767-9.

Diaz JH. Endemic tickborne infectious diseases in Louisiana and the Gulf South. *J La State Med Soc.* 2009;161(6):325-6.

Dibernardo A. et al. The prevalence of Borrelia miyamotoi infection, and co-infections with other Borrelia spp. in Ixodes scapularis tics collected in Canada. *Parasit Vectors.* 2014;7:183.

Dickinson GS. et al. Efficient B cell responses to Borrelia hermsii infection depend on BAFF and BAFFR but not TACI. *Infect Immun.* 2014; 82(1):453-9.

Dickinson GS. et al. Toll-like receptor 2 deficiency results in impaired antibody responses and septic shock during Borrelia hermsii infection. *Infect Immun.* 2010;78(11):4579-88.

Dietrich T. et al. Borrelia-associated crystalline keratopathy with intracorneal detection of Borrelia garinii by electron microscopy an polymerase chain reaction. *Cornea.* 2008;27(4):498-500.

Divers TJ et al. Changes in Borrelia burgdorferi ELISA antibody over time in both antibiotic treated and untreated horses. *Acta Vet Hung.* 2012;60(4):421-9.

Djukic M. et al. The diagnostic spectrum in patients with suspected chronic Lyme neuroborreliosis—the experience from one year of a university hospital's Lyme neuroborreliosis outpatients clinic. *Eur J Neurol.* 2011;18(4):547-55.

Djunkie M. et al. Cerebrospinal fluid findings in adults with acute Lyme neuroborreliosis. *J Neurol.* 2012;259:630-36.

Dodson, B, et al. Wolbachia enhances west nile virus (WNV) infection in the mosquito Culex trasalis. *PLoS Neglected Tropical Diseases* 2014; 8(7): e2965.

Donta ST. Issues in the diagnosis and treatment of Lyme disease. *Open Neurol J.* 2012;6(Suppl 1-M8):140-45.

Donta ST. Lyme disease guidelines – It's time to move forward. *Clin Infect Dis.(LTTE).* 2007;44:1134-5.

Dopfer D, et al. Growth curves and morphology of three Treponema subtypes isolated from digital dermatitis in cattle. *Vet Journal* 2012; 193(3): 685-93.

Drecktrah D. et al. An inverted repeats in the ospC operator is required for induction in Borrelia burgdorferi. *PLoS One.* 2013;8(7):e68799.

Drouin EE. et al. Human homologues of a Borrelia T cell epitope associated with antibiotic-refractory Lyme arthritis. *M*ol Immunol. 20078;45(1):180-9.

Drouin EE. et al. Searching for borrelial T cell epitopes associated with antibiotic-refractory Lyme arthritis. *Mol Immunol.* 2008;45(8):2323-32.

Dubrey SW. et al. Lyme disease in the United Kingdom. *Postgrad Med J.* 2014;90(1059):33-42.

Dubska L. et al. Differential role of passerine birds in distribution of Borrelia spirochetes, based on data from ticks collected from birds during the postbreeding migration period in Central Europe. *Appl Environ Microbiol.* 2009;75(3):596-602.

Dumlao DS. et al. Dietary fish oil substitution alters the eicosanoid profile in ankle joints of mice during Lyme infection. *J Nutr.* 2012;142(8):1582-9.

Dunaj J. et al. The role of PCR in diagnostics of Lyme borreliosis. *Przegl Epidemiol.* 2013;67:35-39.

Dunn JM. et al. Borrelia burgdorferi promotes the establishment of Babesia microti in the Northeastern United States. *PLoS One.* 2014;9(12):e115494.

Dworkin MS. et al. Tick-borne Relapsing Fever. *Infect Dis Clin North Am.* 2008;22(3):449-viii.

Dykhuizen DE. et al. Short Report: The Propensity of Different Borrelia burgdorferi sensu stricto Genotypes to Cause Disseminated Infections in Humans. *Am J Trop Med Hyg.* 2008;78(5):806-10.

Earnhart CG. et al. Assessment of the potential contribution of the highly conserved C-terminal motif (C10) of Borrelia burgdorferi outer surface protein C in transmission and infectivity. *Pathog Dis.* 2014;70(2):176-84.

Ebnet, K, et al. Borrelia burgdorferi activates nuclear factor-kappa B and is a potent inducer of chemokine and adhesion molecule gene expression in endothelial cells and fibroblasts. *Journal of Immunology* 1997; 158(7): 3285-92.

Edwards AM. et al. Genetic relatedness and phenotypic characteristics of Treponema associated with human periodontal tissues and ruminant foot disease. *Microbiology* 2003; 149(pt 5): 1083-93.

Edwards AM. et al. From tooth to hoof: treponemes in tissue-destructive diseases. *J Appl Microbiol* 2003;94(5): 767-80.

Egberts F. et al. Multiple erythema migrans—manifestation of systemic cutaneous borreliosis. *J Dtsch Dermatol Ges.* 2008;6(5):350-3.

Eggers CH.et al. The coenzyme A disulphide reductase of Borrelia burgdorferi is important for rapid growth throughout the enzootic cycle and essential for infection of the mammalian host. *Mol Microbiol.* 2011;82(3):679-97.

Eisendle K., Grbner T. and Zelger B. Morphoea: a manifestation of infection with Borrelia species? *Br. J Dermatol.* 2007;157(6):1189-98.

Eisendle K. and Zelger B. The expanding spectrum of cutaneous borreliosis. *G Ital Dermatol Venereol.* 2009;144(2):157-71.

Eisendle K. et al. Detection of spirochaetal microorganisms by focus floating microscopy in necrobiosis lipoidica in patients from central Europe. *Histopathology.* 2008;52(7):877-84.

Eisendle K. et al. Possible role of Borrelia burgdorferi sensu lato infection in lichen sclerosus. *Arch Dermatol.* 2008;144(5):591-8.

Ekner A. et al. Anaplasmataceae and Borrelia burgdorferi sensu lato in the sand lizard Lacerta agilis and co-infection of these bacteria in hosted Ixodes ricinus ticks. *Parasit Vectors* 2011;4:182.

Elber H. et al. African relapsing fever borreliae genomospecies revealed by comparative genomics. *Front Pub Health.* 2014;2(43):1-8.

Elhelw RA., El-Enbaawy MI., Samir A. II. Lyme borreliosis: A neglected zoonosis in Egypt. *Acta Trop.* 2014;140:188-92.

Elsner RA., Hastey CJ., Baumgarth N.II. CD4+ T cells promote antibody production but not sustained affinity maturation during Borrelia burgdorferi infection. *Infect Immun.* 2015;83(1):48-56.

Embers ME., Narasimhan S. Vaccination against Lyme disease: past, present, and future. *Front Cell Infect Micbiol.* 2013;3(6):1-10.

Embers ME. et al. Persistence of Borrelia burgdorferi in rhesus macaques following antibiotic treatment of disseminated infection. *PLoS One.* 2012;7(1):e29914.

Endres S. and Quante M. Oedema of the metatarsal heads II-IV and forefoot pain as an unusual manifestation of Lyme disease: a case report. *J Med Case Rep.* 2007;1:44.

Eriksson P. et al. The many faces of solitary and multiple erythema migrans. *Acta Derm Venereol.* 2013;93(6):693-700.

Erol I., Saygi S., Alehan F. Acute cerebellar ataxia in a pediatric case of Lyme disease and a review of literature. *Pediatr Neurol.*2013;48(5):407-10.

Eshoo MW. et al. Direct molecular detection and genotyping of Borrelia burgdorferi from whole blood of patients with early Lyme disease. *PLoS One.* 2012;7(5):e36825.

Esposito S. et al. Borrelia burgdorferi infection and Lyme disease in children. *Internat J Infect Dis.* 2013;7:e153-58.

Evans NJ. et al. Differential inflammatory responses of bovine foot skin fibroblasts and keratinocytes to digital dermatitis treponemes. *Vet Immunol Immunopathol* 2014; 161(1-2): 12-20.

Evans NJ. et al. Three unique groups of spirochetes isolated from digital dermatitis lesions in UK cattle. *Vet Microbiol* 2008; 130(1-2):141-50.

Evans NJ, et al. Treponema pedis sp. nov., a spirochete isolated from bovine digital dermatitis lesions. *Int J Syst Evol Microbiol* 2009; 59(pt 5): 987-91.

Evans R. et al. More specific bands of the IgG western blot in sera from Scottish patients with suspected Lyme borreliosis. *J Clin Pathol.* 2010;63(8):719-21.

Fallon BA. et al. A comparison of Lyme disease serologic test results from 4 laboratories in patients with persistent symptoms after antibiotic treatment. *Clin Infect Dis.* 2014;59(12):1705-10.

Farshad-Amacker NA. et al. Brainstem abnormalities and vestibular nerve enhancement in acute Neuroborreliosis. *Bio Med.* 2013;6:551.

Feder HM, Jr. et al. A Critical Appraisal of "Chronic Lyme Disease". *New Engl J Med.* 2007;357:1422-30.

Fedorova N. et al. Remarkable diversity of tick or mammalian-associated Borreliae in the metropolitan San Francisco Bay area, California. *Ticks Tick Borne Dis.* 2014;5(6):951-61.

Feng, J, et al. Identification of novel activity against Borrelia burgdorferi persisters using an FDA approved drug library. *Emerging Microbes and Infections* 2014; 3: e49.

Feria-Arroyo TP. et al. Implications of climate change on the distribution of the tick vector Ixodes scapularis and risk for Lyme disease in the Texas-Mexico transboundary region. *Parasit Vector.* 2014;7:199.

Fernadez-Flores A. and Ruzic-Sabljic E. Granuloma annulare displaying pseudorosettes in Borrelia infection. *Acta Dermatovenerol Alp Pannonica Adriat.* 2008;17(4):171-6.

Fikrig E. et al. Toll-Like Receptors 1 and 2 Heterodimers Alter Borrelia burgdorferi Gene Expression in Mice and Ticks. *J Infect Dis.* 2009;200(8):1331-40.

Finsterer J. Myasthenia and neuroborreliosis and excessively high acetylcholine-receptor antibodies. *Scand J Infect Dis.* 2007;39(2):187-90.

Fischer RJ. et al. Identical strains of Borrelia hermsii in mammal and bird. *Emerg Infect Dis.* 2009;15(12):2064-6.

Fish D. Population ecology of Ixodes dammini. *Ecology and Environmental management of Lyme disease* 1993: 25-42.

Fisher JB. and Curtis CE. An unexpected case of Lyme disease in a soldier serving in northern Iraq. *Mil Med.* 2010;175(5):367-9.

Fisher JR., LeBlanc KT., and Leong JM. Fibronectin binding protein BBK32 of the Lyme disease spirochete promotes bacterial attachment to glycosaminoglycans. *Infect Immun.* 2006;74(1):435-41.

Floden AM. et al. Evaluation of RevA, a fibronectin-binding protein of Borrelia burgdorferi, as a potential vaccine candidate for Lyme disease. *Clin Vaccine Immunol.* 2013;20(6)L:892-9.

Foldvari G. et al. Detection of Borrelia burgdorferi sensu lato in lizards and their ticks from Hungary. *Vector Borne Zoonotic Dis.* 2009;9(3)331-6.

Foley J. et al. An Ixodes minor and Borrelia carolinensis enzootic cycle involving a critically endangered Mojave Desert rodent. *Ecol Evol.* 2014;4(5):576-81.

Fomenko NV., Borgoiakov VIu. and Panov VV. Genetic features of Borrelia miyamotoi transmitted by Ixodes persulcatus. *Mol Gen Mikrobiol Virusol.* 2011;(2):12-7.

Fotso Fotso A. et al. Genome sequence of Borrelia crocidurae strain 03-02, a clinical isolate from Senegal. *Genome Announc.* 2014;2(6) pii:e01150-14.

Franke J., Hildebrandt A. and Dorn W. Exploring gaps in our knowledge on Lyme borreliosis spirochaetes—updates on complex heterogeneity, ecology, and pathogenicity. *Ticks Tick Borne Dis.* 2013;4(1-2):11-25.

Franke J. et al. Are birds reservoir hosts for Borrelia afzelii? *Ticks Tick Borne Dis.* 2010;1(2):109-12.

Fritz CL., Payne JR. and Schwan TG. Serologic evidence for Borrelia hermsii infection in rodents on federally owned recreational areas in California. *Vector Borne Zoonotic Dis.* 2013;13(6):376-81.

Gaito A. et al. Comparative analysis of the infectivity rate of both Borrelia burgdorferi in Anaplasma phagocytophilum in humans and dogs in a New Jersey Community. *Infec and Drug Resist.* 2014;7:199-01.

Gajovic O. et al. Lyme borreliosis—diagnostic difficulties in interpreting serological results. *Med Pregl.* 2010;63(11-12):839-43.

Gandhi, G et al. Interaction of variable bacterial outer membrane lipoproteins with brain endothelium, *PLOS One* 2010; 5(10): e13257.

Garcia-Monco JC., Benach JL. A disconnect between the neurospirochetoses in humans and rodent models of disease. *PLOS Path.* 2013;9(4):e1003288.

Garcia-Monco, JC, et al. Borrelia burgdorferi and other related spirochetes bind to galactocerebroside. *Neurology* 1992; 42(7): 1341-8. Garcia-Soler P. et al. Severe Jarisch-Herxheimer reaction in tick-borne relapsing fever. *Enferm Infecc Microbiol Clin.* 2011;29(9):710-11.

Garment AR. and Demopoulos BP. False-positive seroreactivity to Borrelia burgdorferi in a patient with thyroiditis. *Int J Infect Dis.* 2009;145e373.

Gaubitz M. et al. Diagnosis and treatment of Lyme arthritis. Recommendations of the Pharmacotherapy Commission of the Deutsche Gesellschaft fur Rheumatologie (German Society for Rheumatology).

Gaultney RA. et al. BB0347, from the Lyme disease spirochete Borrelia burgdorferi, is surface exposed and interacts with the CS1 heparin-binding domain of human fibronectin. *PLoS One.* 2013;8(9):e75643.

Gautam A. et al. Different patterns of expression and of IL-10 modulation of inflammatory mediators from macrophages of Lyme disease-resistent and -susceptible mice. *PLoS One.* 2012;7(9):e43860.

Gautam A. et al. Interleukin-10 alters effector functions of multiple genes induced by Borrelia burgdorferi in macrophages to regulate lyme disease inflammation. *Infect Immun.* 2011;79(12):4876-92.

Geca A. et al. The role of complement factor H in the pathogenesis of Borrelia infection. *Postepy Hig Med Dosw (Online).* 2012;66:501-6.

Gelderblom H. et al. High production of CXCL13 in blood and brain during persistent infection with the relapsing fever spirochete Borrelia turicatae. *J Neuropathol Exp Neurol.* 2007;66(3):208-17.

Gelderblom H. et al. Role of Interleukin 10 during persistent infection with the relapsing fever spirochete Borrelia turicatae. *Am J Pathol.* 2007;170(1):251-62.

Ghandour M. and Skoff R. Expression of galactocerebroside in developing normal and jimpy ologodendrocytes in situ, *J Neurocytol* 1988; 17(4): 485-98.

Gidday J. et al. Leukocyte-derived matrix metalloproteinase-9 mediates blood-brain barrier breakdown and is proinflammatory after transient focal cerebral ischemia. *Am J Physiol Heart Circ Physiol* 2005; 289: H558-68.

Gilbert L., Aungier J.II. and Tomkins JL.III. Climate of origin affects tick (Ixodes ricinus) host-seeking behavior in response to temperature: implications for resilience to climate change? *Ecol Evol.* 2014;4(7):1186-98.

Gilmore RD. Jr. et al. Borrelia burgdorferi expression of the bba64, bba65, bba66, and bba73 genes in tissues during persistent infection in mice. *Microb Pathog.* 2009;45(5-6):355-60.

Girard YA., Fedorova N. and Lane RS. Genetic diversity of Borrelia burgdorferi and detection of B. bissettii-like DNA in serum of north-coastal California residents. *J Clin Microbiol.* 2011;49(3):945-54.

Girschick HJ., Morbach H. and Tappe D. Treatment of Lyme borreliosis. *Arthritis Research and Therapy* 2009;11(6):258.

Glatz M. et al. The clinical spectrum of skin manifestations of Lyme borreliosis in 204 children in Austria. *Acta Derm Venereol* 2014.

Goldberg S. and Katz BZ. Lyme disease presenting as ptosis, conjunctivitis, and photophobia. *Clin Pediatr (Phila)* 2011;51(2):186-7.

Golovchenko M. et al. Invasive potential of Borrelia burgdorferi sensu stricto ospC type L strains increases the possible disease risk to humans in the regions of the their distribution. *Bio Med.* 2014;7:538.

Gomez A. et al. An experimental infection model to induce digital dermatitis infection in cattle. *Journal of Dairy Science* 2012; 95(4): 1821-30.

Goodman JL. et al. Bloodstream invasion in early Lyme disease results from a prospective, controlled, blinded study using the polymerase chain reaction. *Am J Med.* 1995;99(1):6-12.

Gordillo-Perez G. et al. Borrelia burgdorferi infection and cutaneous Lyme disease, Mexico. *Emerg Infect Dis.* 2007;13(10):1556-8.

Gordon, LM. Leptospira interrogans serotype hardjo outbreak in a Victorian dairy herd and associated with infection in man. *Aust Vet J* 1977; 53(5): 227-9.

Grab DJ. et al. Anaplasma phagocytophilum-Borrelia burgdorferi coinfection enhances chemokine, cytokine, and matrix metalloprotease expression by human brain microvascular endothelial cells. *Clin Vac Immun.* 2007;14(11):1420-24.

Grab DJ. et al. Human brain microvascular endothelial cell traversal by Borrelia burgdorferi requires calcium signaling. *Clin Microbiol Infect.* 2009;15(5):411-6.

Grabe HJ et al. No association of seropositivity for anti-Borrelia IgG antibody with mental and physical complaints. *Nord J Psychiatry.* 2008;62(5):386-91.

Greene NP. et al. Structure of an atypical periplamic adaptor from a multidrug efflux pump of the spirochete Borrelia burgdorferi. *FEBS lett.* 2013;587(18):2984-2988.

Grinager HS., Krason DA. and Olsen TW. Lyme disease: resolution of a serous retinal detachment and chorioretinal folds after antibiotic therapy. *Retin Cases Brief Rep.* 2012;6(3):232-4.

Groshong AM. et al. BB0238, a presumed tetratricopeptide repeat-containing protein, is required during Borrelia burgdorferi mammalian infection. *Infect Immun.* 2014;82(10):4292-306.

Grosskinsky S. et al. Borrelia recurrentis employs a novel multifunctional surface protein with anti-complement, anti-opsonic and invasive potential to escape innate immunity. *PLoS One.* 2009'4(3):e4858.

Grosskinsky S. et al. Human complement regulators C4b-binding protein and C1 esterase inhibitor interact with a novel outer surface protein of Borrelia recurrentis. *PLoS One.* 2010;4(6):e698.

Grusell M., Widhe M. and cytokines interleukin-12 and interleukin-18 in cerbrospinal fluid but not in sera from patients with Lyme neuroborreliosis.*J Neuroimmunol.* 2001;131(1-2):173-8.

Grygorczuk S. et al. Activity of the caspase-3 in the culture of peripheral blood mononuclear cells stimulated with Borrelia burgdorferi antigens. *Przegl Epidemiol.*2008;62(1):85-91.

Grygorczuk S. et al. Failures of antibiotic treatment in Lyme arthritis. *Przegl Epidemiol.* 2008;62(3):581-8.

Grygorczuk S. et al. Increased expression of Fas receptor and Fas ligand in the culture of the peripheral blood mononuclear cells stimulated with Borrelia burgdorferi sensu lato. *Ticks Tick Borne Dis.* 2014;pii:S1877-959x(14)00222-2.

Gualco F. et al. Intersitial granuloma annulare and borreliosis: a new case. *J Eur Acad Dermatol Venereol.* 2007;21(8):1117-8.

Gubertini N., Bonin S. and Trevisan G. Lichen sclerosus et atrophicans, scleroderma en coup de sabre and Lyme borreliosis. *Dermatol Reports.* 2011;3(2):e27.

Guenther F., Bode C. and Faber T. Reversible complete heart block by re-infection with Borrelia burgdorferi with negative lgM-antibodies. *Dtsch Med Wochenschr.* 2009;134(1-2):23-6.

Gugliotta JL. et al. Meningoencephalitis from Borrelia miyamotoi in an immunocompromised patient. *N Engl J Med.* 2013;368(3):240-5.

Guo BP. et al. Relapsing fever Borrelia binds to neolacto glycans and mediates rosetting of human erythrocytes. *PNAS* 2009;106(46):19280-85.

Guo X. et al Inhibition of neutrophil function by two tick salivary proteins. *Infct Immun.* 2009;77(6);2320-9.

Gupta RS., Mahmood S. and Adeolu M. A phylogenomic and molecular signature based approach for characterization of the phylum Spirochaetes and its major clades: proposal for a taxonomic revision of the phylum. *Front Microbio.* 2013;4(217):1-18.

Gyllenborg J. and Milea D. Ocular flutter as the first manifestation of Lyme disease. *Neurology.* 2009;72(3):291.

Habek M., Mubrin Z., Brinar VV. Avellis syndrome due to borreliosis. *Eur J Neurol.* 2007;14(1):112-4.

Haenel, Dylan. Antimicrobial effects of lactoferrin and cannabidiol on *Borrelia burgdorferi*. Np, nd but probably 2012/2013, Department of Biology and Environmental Science/Biotechnology. University of New Haven.

Hallstrom T. et al. CspA from Borrelia burgdorferi inhibits the terminal complement pathway. *mBio.*2013;4(4):e00481-13.

Halperin JJ. Diagnosis and treatment of the neuromuscular manifestations of Lyme disease. *Curr Treat Options Neurol.* 2007;9(2):93-100.

Halperin JJ. Lyme disease: a multisystem infection that affects the nervous system. Continuum *(Minneap Minn).* 2012;18(6Infectious Diseases):1338-50.

Halperin JJ. Nervous system Lyme disease. *Handb Clin Neurol.* 2014;121:1473-83.

Halperin JJ. Nervous system Lyme disease: diagnosis and treatment. *Rev Neurol Dis.* 2009;6(1):4-12.

Halperin JJ. Nervous system Lyme disease: is there a controversy? *Semin Neurol.* 2011;31(3):317-24.

Halperin JJ. Neurologic manifestations of Lyme disease. *Curr Infect Dis Rep.* 2011;13(4):360-6.

Halperin JJ. et al. Practice parameter: treatment of nervous system Lyme disease (an evidence-based review): report of the Quality Standards Subcommittee of the American Academy of Neurology. *Neurology.* 2007;69(1):91-102

Halpern MD. et al. Simple objective detection of human Lyme disease infection using immuno-PCR and a single recombinant hybrid antigen. *Clin Vaccine Immunol.* 2014;21(8):1094-105.

Hammerschmidt C. et al. Versatile roles of CspA orthologs in complement inactivation of serum-resistant Lyme disease spirochetes. *Infect Immun.* 2014;82(1):380-92.

Hanincova K. et al. Borrelia burgdorferi sensu stricto is clonal in patients with early Lyme borreliosis. *Appl Environ Microbiol.* 2008;74(16):5008-14.

Hanincova K. et al. Multilocus sequence typing of Borrelia burgdorferi suggests existence of lineages with differential pathogenic properties in humans. *PLoS One.* 2013;8(9):e73066.

Hansen ES. et al. Interleukin-10 (IL-10) inhibits Borrelia burgdorferi-induced IL-17 production and attenuates IL-17-mediated Lyme arthritis. *Infect Immun.* 2013;81(12):4421-30.

Hansen K., Crone C., Krostoferitsch W. Lyme neuroborreliosis. *Handb Clin Neurol.* 2013;115:559-75.

Hansford KM. et al. Borrelia miyamotoi in host-seeking Ixodes ricinus ticks in England. *Epidemiol Infect.* 2014;14:1-9.

Hansmann Y. et al. Feedback on difficulties raised by the interpretation of serological tests for the diagnosis of Lyme disease. *Med Mal Infect.* 2014;44(5):199-05.

Harris G. et al. Borrelia burgdorferi protein BBK32 binds to soluble fibronectin via the N-terminal 70-kDa region, causing fibronectin to undergo conformational extension. *J Biol Chem.* 2014;289(32):22490-9.

Harrison BA. et al. Recent discovery of widespread Ixodes affinis (Acari: Ixodidae) distribution in North Carolina with implications for Lyme disease studies. *J Vector Ecol.* 2010;35(1):174-9.

Hartiala P. et al. Borrelia burgdorferi inhibits human neutrophil functions. *Microbes Infect.* 2008;10(1):60-8.

Hartiala P. et al. Tlr2 utilization of Borrelia does not induce p38- and IFN-b autocrine loop-dependent expression of cd38, resulting in poor migration and weak Il-12 secretion of dendritic cells. *J Immunol.*2010;184:5732-42.

Hartiala P. et al. Transcrptional response of human dendritic cells to Borrelia garinii-defective CD38 and CCR7 expression detected. *J Leukoc Biol.* 2997-82(1):33-43.

Hasle G. et al. Transport of Ixodes ricinus infected with Borrelia species to Norway by northward-migrating passerine birds. *Ticks Tick Borne Dis.* 2011;2(1):37-43.

Hassett AL. et al. Psychiatric comorbidity and other psychological factors in patients with "chronic Lyme disease." *Am J Med.* 2009;122(9):843-50.

Hassett AL. et al. Role of psychiatric comorbidity in chronic Lyme disease. *Arthritis Rheum.* 2008;59(12):1742-9.

Hastey CJ. et al. Delays and diversions mark the development of B cell responses to Borrelia burgdorferi infection. *J Immunol.* 2012;188(11):5612-22.

Hastey CJ. et al. MyD88- and TRIF-independent induction of Type I interferon drives naive B Cell accumulation but not loss of lymph node architecture in Lyme disease. *Infect Immun.* 2014;82(4):1548-58.

Haupl T. et al. Persistence of Borrelia burgdorferi in ligamentous tissue from a patient with chronic Lyme borreliosis. *Arthritis and Rheumatism* 1993; 36(11):1621-1626.

Haven J., Margori K. and Park AW. Ecological and in host factors promoting distinct parasite life-history strategies in Lyme borreliosis. *Epidemics.* 2012;4(3):152-7.

Haven J. et al. Pervasive recombination and sympatric genome diversification driven by frequency-dependent selection in Borrelia burgdorferi, the Lyme disease bacterium. *Genetics.*2011;189(3):951-66.

Hawley K. et al. Macrophage p38 mitrogen-activated protein kinase activity regulates invariant natural killer T-cell responses during Borrelia burgdorferi infection. *J Infect Dis.* 2012;206.

Hawley KL. et al. CD14 cooperates with complement receptor 3 to mediate MyD88-independent phagocytosis of Borrelia burgdorferi. *Proc Natl Acad Sci USA.* 2012;109(4):1228-32.

Hawley KL. et al. CD14 targets complement receptor 2 to lipid rafts during phagocytosis of Borrlia burgdorferi. *Int J Biol Sci.* 2013;9(8):803-10.

He M. et al. Regulation of expression of the fibronectin-binding protein BBK32 in Borrelia burgdorferi. *J Bacterio.* 2007;189(22):8377-80.

Heilpern AJ. et al. Matrix metalloproteinase 9 plays a key role in lyme arthritis but not in dissemination of Borrelia burgdorferi. *Infect Immun* 2009;77(7):2643-49.

Hellgren O., Andersson M. and Raberg L. The genetic structure of Borrelia afzelii varies with geographic but not ecological sampling scale. *J Evol Biol.* 2011;24(1):159-67.

Henningson AJ. et al. Indications of Th1 and Th17 responses in cerebrospinal fluid from patients with Lyme neuroborreliosis: a large retrospective study. *J Neuroinflamm.* 2011;8(36).

Henningsson AJ. et al. Laboratory diagnosis of Lyme neuroborreliosis: a comparison of three CSF anti-Borrelia antibody assays. *Eur J Clin Microbiol Infect Dis.* 2014;33(5):797-03.

Henry B. et al. How big is the Lyme problem? Using novel methods to estimate the true number of Lyme disease cases in British Columbia residents from 1997-2008. *Vector Borne Zoonotic Dis.* 2011;11(7):863-8.

Hentzer M. and Givskov M. Pharmacological inhibition of quorum sensing for the treatment of chronic bacterial infections, The Journal of Clinical Investigation 2003; 112(9): 1300-1307.

Herrmann C. and Gern L. Search for blood or water is influenced by Borrelia burgdorferi in Ixodes ricinus. *Institute Bio.* 2000.

Herrmann C., Voordouw MJ. and Gern L. Ixodes ricinus ticks infected with the causative agent of Lyme disease, Borrelia burgdorferi sensu lato, have higher energy reserves. *Int J Parasitol.* 2013;43(6):477-83.

Hersh MH. et al. Co-infection of blacklegged ticks with Babesia microti and Borrelia burgdorferi is higher than expected and acquired from small mammal hosts. *PLoS One.* 2014;9(6):e99348.

Herzberger P. et al. Human pathogenic Borrelia spielmanii sp. nov. resists complement-mediated killing by direct binding of immune regulators factor H and factor H-like protein 1. *Infec Immun.2* 2007;75(10):4817-25.

Herzer P. et al. Lyme borreliosis. *Internist (Berl).* 2014;55(7):789-802.

Heylen D. et al. Songbirds as general transmitters but selective amplifiers of Borrelia burgdorferi sensu lato genotypes in Ixodes rinicus ticks. *Environ Microbiol.* 2014;16(9):2859-68.

Heymann WR., Ellis DL. Borrelia burgdorferi infections in the United States. *Clinical Aesthetic.* 2012;5(8):18-28.

Hikita, T, et al. Cationic glycosphingolipids in neuronal tissues and their possible biological significance. *Neurochem Res* 2002; 27(7-8): 575-81.

Hildenbrand P. et al. Lyme neuroborreliosis: manifestations of a rapidly emerging zoonosis. *Am J Neurodiol.* 2009;30:1079-87.

Hinterseher I. et al. Presence of Borrelia burgdorferi sensu lato antibodies in the serum of patients with abdominal aortic aneurysms. *Eur J Clin Microbiol Infect Dis.* 2012;31:(5):781-9.

Hjetland R. et al. Seroprevalence of antibodies to Borrelia burgdorferi sensu lato in healthy adults from western Norway: risk factors and methodological aspects. *APMIS.* 2014;122(11):1114-24.

Ho K., Melanson M. and Desai JA. Bell palsy in Lyme disease-endemic regions of Canada: a cautionary case of occult bilateral peripheral facial nerve palsy due to Lyme disease. *CJEM.* 2012;14(5):321-4.

Hoa Q. et al. Distribution of Borrelia burgdorferi sensu lato in China. *J Clin Microbiol.* 2011;49(2):647-50.

Hodzic E., Feng S. and Barthold SW. Assessment of transcriptional activity of Borrelia burgdorferi and host cytokine genes during early and late infection in a mouse model. *Vector Borne Zoonotic Dis.* 2013;13(10):694-711.

Hodzic E. et al. Persistence of Borrelia burgdorferi following antibiotic treatment in mice. *Antimicrob Agents Chemother.* 2008;52(5):1728-36.

Hodzic E. et al. Resurgence of persisting non-cultivable Borrelia burgdorferi following antibiotic treatment in mice. *PLoS One.* 2014;9(1):e86907.

Hoffmann AK. et al. Daam1 is a regulator of filopodia formation and phagocytic uptake of Borrelia burgdorferi by primary human macrophages. *FASEB J.* 2014;28(7):3075-89.

Hofmann H. The variable spectrum of cutaneous Lyme borreliosis. Diagnosis and therapy. *Hautarzt.* 2012;63(5):381-9.

Holl-Wieden A., Suerbaum S. and Girschick HJ. Seronegative Lyme arthritis. *Rheumatol Int.* 2007;27(11):1091-3.

Homouz D. et al. Crowded, cell-like environment induces shape chages in aspherical protein. *Proc Natl Acad Sci U S A.* 2008;105(33):11754-9.

Hoogers SE., Wirtz PW., Koppen H. Subacute anterior horn disease caused by neuroborreliosis. *Neurol Sci.* 2013;34(6):1019-20.

Hoon-Hanks LL. et al. Borrelia burgdorferi malQ mutants utilize disaccharides and traverse the enzootic cycle. *FEMS Immunol Med Microbiol.* 2012;66(2):157-65.

Horka H. et al. Tick saliva affects both proliferation and distribution of Borrelia burgdorferi spirochetes in mouse organs and increases transmission of spirochetes to ticks. *Int J Med Microbiol.* 2009;299(5):373-80.

Hornok S. et al. Occurrence of ticks and prevalence of Anaplasma phagocytophilum and Borrelia burgdorferi s.l. in three types of urban biotopes: forests, parks and cemeteries. *Ticks Tick Borne Dis.* 2014;5(6):785-9.

Hovius JW. et al. Coinfection with Borrelia burgdorferi sensu stricto and Borrelia garinii alters the course of murine Lyme borreliosis. *FEMS Immunol Med Microbiol.* 2007;49(2):224-34.

Hovius JW. et al. The urokinase receptor (uPAR) facilitates clearance of Borrelia burgdorferi. *PLoS Pathog.* 2009;5(5):e1000447.

Hsieh YF. et al. Serum reactivity against Borrelia burgdorferi OspA in patients with rheumatoid arthritis. *Clin Vaccine Immunol.* 2007;14:1437-41.

Huda S., Wieshmann UC. Protracted neuroborreliosis—an unusual cause of encephalomyelitis. *BMJ Case Rep.* 2012;2012:pii bcr1120115206.

Hufschmidt A. et al. Prevalence of taste disorders in idiopathic and B. burgdorferi-associated facial palsy. *J Neurol.* 2009;256(10):1750-2.

Huppertz HI. et al. Rational diagnostic strategies for Lyme borreliosis in children and adolescents: recommendations by the committee for infectious diseases and vaccinations of the German Acadamy for Pediatrics and Adolescent Health. *Eur J Pediatr.* 2012;171(11):1619-24.

Hutschenreuther A. et al. Growth inhibiting activity of volatile oil from Cistus creticus L. against Borrelia burgdorferi s.s. in vitro. *Pharmazie.* 2010;65(4):290-5.

Hvidsten D. et al. Ixodes ricinus and Borrelia prevalence at the Arctic Circle in Norway. *Ticks Tick Borne Dis.* 2014;5(2):107-12.

Hyde JA. et al. Bioluminescent imaging of Borrelia burgdorferi in vivo demonstrates that the fibronectin-binding protein BBK32 is required for optimal infectivity. *Mol Microbiol.* 2011:82(1):99-113.

Hyde JA. et al. The BosR regulatory protein of Borrelia burgdorferi interfaces with the RpoS regulatory pathway and modulates both the oxidative stress response and pathogenic properties of the Lyme disease spirochete. *Mol Microbiol.* 2009;74(6):1344-55.

Hynote ED., Mervine PC., and Stricker RB. Clinical evidence for rapid transmission of Lyme disease following a tickbite. *Diagnostic Microbiology and Infectious Disease.* 2012;72(2):188-92.

Hytonen J. et al. CXCL13 and neopterin concentrations in cerebrospinal fluid of patients with Lyme diseases that cause neuroinflammation. *J Neuroinflamm.* 2014;11:103.

Iliopoulou BP., Alroy J. and Huber BT. Persistent arthritis is Borrelia burgdorferi-infected HLA-DR4-positive CD28-negative mice post-antibiotic treatment. *Arthritis Rheum.* 2008;58(12):3892-901.

Iliopoulou BP., Guerau-de-Arellano M. and Huber BT. HLA-DR alleles determine responsiveness to Borrelia burgdorferi antigens in a mouse model of self-perpetuating arthritis. *Arthritis Rheum.* 2009;60(12):3831-40.

Illiopoulou BP. and Huber BT. Emergency of chronic Lyme arthritis: putting the breaks on CD28 constimulation. *Immunopharmacol Immunotoxicol.* 2009;31(2):180-5.

Imai DM., et al. Dynamics of connective-tissue localization during chronic Borrelia burgdorferi infection. *Lab Invest.* 2013;93(8):900-910.

Imai DM. et al. The early dissemination defect attributed to disruption of decorin-binding proteins is abolished in chronic murine Lyme borreliosis. *Infect Immun.* 2013;81(5):1663-73.

Ivanova LB. et al. Borrelia chilensis, a new member of the Borrelia burgdorferi sensu lato complex that extends the range of this genospecies in the South Hemisphere. *Environ Microbiol.* 2014;16(4):1069-80.

Iyer R. et al. Detection of Borrelia burgdorferi nucleic acids after antibiotic treatment does not confirm viability. *J Clin Microbiol.* 2013;51(3):857-62.

Iyer R. et al. Stage-specific global alterations in the transcriptomes of Lyme disease spirochetes during tick feeding and following mammalian host adaptation. *Mol Microbiol.*2014.

Izadi H. et al. c-Jun N-terminal kinase 1 is required for Toll-like receptor 1 gene expression in macrophages. *Infect Immun.* 2007;75(10)5027-34.

Jacek E. et al. Increased IFN-a activity and differential antibody response in patients with a history of Lyme disease and persistent cognitive deficits. *J Neuroimmunol.* 2013;255(1-2):85-91.

Jackman, N, et al. Myelin biogenesis and oligodendrocyte development: Parsing out the roles of blycosphingolipids. *Physiology* 2009; 24: 290-7.

Jackson CR. et al. Evidence of a conjugal erythromycin resistance element in the Lyme disease spirochete Borrelia burgdorferi. *Int J Antimicrob Agents.* 2007;30(6):496-504.

Jacquot M. et al. Comparative population genomics of the Borrelia burgdorferi species complex reveals high degree of genetic isolation among species and underscores benefits and constraints to studying intra-specific epidemiological processes. *PLoS One.* 2014;9(4):e94384.

Jacquot M. et la. High-throughput sequence typing reveals genetic differentiation and host specialization among populations of differentiation and host specialization among populations of the Borrelia burgdorferi species complex that infect rodents. *PloS One.* 2014;9(2):e88581.

Jaenson TG. and Lindgren E. The range of Ixodes ricinus and the risk of contracting Lyme borreliosis will increase northwards when the vegetation period becomes longer. *Ticks Tick Borne Dis.* 2011;2(1):44-9.

Jain S. et al. Borrelia burgdorferi harbors a transport system essential for purine salvage and mammalian infection. *Infect Immun.* 2012;80(9):3086-93.

Jairath V. et al. Lyme disease in Haryana, India. *Indian J Dermatol Venereol Leprol.* 2014;80(4):3200-3.

James MC. et al. The heterogeneity, distribution, and environmental associations of Borrelia sensu lato, the agent of Lyme borreliosis, in Scotland. *Front Public health.* 2014;2:129.

Jarefors S. et al. Decreased up-regulation of the interleukin-12Rb2-chain and interferon-g secretion and increased number of forkhead box P3-expressing cells in patients with a history of chronic Lyme borreliosis compared with asymptomatic Borrelia-exposed individuals. *Clin Experiment Immun.* 2006;147l:18-27.

Jares TM., Mathiason MA., Kowalski TJ. Functional outcomes in patients with Borrelia burgdorferi reinfection. *Ticks Tick Borne Dis.* 2014;5(1):58-62.

Jiang Y. et al. Interpretation criteria for standardized Western blot for the predominant species of Borrelia burgdorferi sensu lato in China. *Biomed Enviorn Sci.* 201;23(5):341-9.

Johnson BJ., Pilgard MA., and Russell TM. Assessment of new culture method for detection of Borrelia species from serum of Lyme disease patients. *J Clin Microbiol.* 2014;52(3):721-4.

Johnson L. and Sticker RB. Attorney General forces Infectious Diseases Society of America to redo Lyme guidelines due to flawed development process. *J Med Ethics.*2009;35(5):283-8.

Johnson L. et al. Severity of chronic Lyme disease compared to other chronic conditions: a quality of life survey. *Peer J.* 2014;2:e322.

Jones KL. et al. Analysis of Borrelia burgdorferi genotypes in patients with Lyme arthritis: High frquency of ribosomal RNA intergenic spacer type 1 strains in antibiotic-refractory arthritis. *Arthritis Rheum.*2009;60(7):2174-82.

Jones KL. et al. Higher mRNA levels of chemokines and cytokines associated with macrophage activation in erythema migrans skin lesions in patients from the United States than in patients from Austria with Lyme borreliosis. *Clin Infect Dis.* 2008;46(1):85-92.

Jordan BE. et al. Detection of Borrelia burgdorferi and Borrelia lonestari in birds in Tennessee. *J Med Entomol.* 2009;46(1):131-8.

Jurtras BL. and Chenail AM., Stevenson B. Changes in bacterial growth rate govern expression of the Borrelia burgdorferi OspC and Erp Infection-associated surface proteins. *J Bacteriology.*2013;195(4):757-64.

Kadam P. et al. Delayed onset of the Jarisch_Herxheimer reaction in doxycycline-treated disease: A case report and review of its histopathology and implications for pathogenesis. *Am J Dermatopathol.* 2014.

Kameda G. et al. Diastolic heart murmur, nocturnal back pain, and lumbar rigidity in a 7-year-old: an unusual manifestation of Lyme disease in childhood. *Case Rep Pediatr.* 2012;2012:976961.

Kaneda, K, et al. Glycosphingolipid-binding protein of Borrelia burgdorferi sensu lato. *Infect Immun* 1997; 65(8): 3180-5.

Kaneda, K, et al. Infectivity and arthritis induction of Borrelia japonica on SCID mice and immune competent mice: possible role of galactocerebroside binding activity on initiation of infection. *Microbiol Immunol* 1998; 42(3): 171-5.

Kannian P. et al. Antibody responses to Borrelia burgdorferi in patients with antibiotic-refractory, antibiotic-responsive, or non-antibiotic-treated Lyme arthritis. *Arthritis Rheum.* 2007;56(12):4216-25.

Kannian P. et al. Decline in the frequencies of Borrelia burgdorferi OspA161 175-specific T cells after antibiotic therapy in HLA-DRB1*0401-positive patients with antibiotic-responsive or antibiotic-refractory Lyme arthritis. *J Immunol.* 2007;179(9):6336-42.

Kariu T. et al. BB0323 and Novel virulence deteminatnt BB0238: Borrelia burgdorferi proteins that interact with and stabilize each other and are critical for infectivity. *J Infect Dis.* 2015;211(3):462-71.

Karmacharya P., Aral MR. Heart stopping tick. *World J Cardiol.* 2013;5(5):148-50.

Karna SL. et al. Contributions of enviornmental signals and conserved residues to the functions of carbon storage regualtor A of Borrelia burgdorferi. *Infect Immun.*2013;81(8):2972-85.

Karosi T. et al. Recurrent laryngeal nerver paralysis due to subclinical Lyme borreliosis. *J Laryngoi Otol.* 2010;124(3):336-8.

Katchar K., Drouin EE., Steere AC. Natural killer cells and natural killer Tcells in Lyme arthritis. *Arthritis Res Ther.* 2014;15(6):R183.

Kawabata H. et al. Multilocus sequence typing and DNA similarity analysis implicates that a Borrelia valaisiana-related sp. isolated in Japan is distinguishable from European B. valaisiana. *J Vet Med Sci.* 2013;75(9):1201-7.

Kawano Y. et al. Case of Borrelia brainstem encenalitis presenting with severe dysphagia. *Rinsho Shinkeigaku.* 2010;50(4):265-7.

Kelesidis T. et al. The cross-talk between spirochetal lipoproteins and immunity. *Front Immun.*2014;5(310):1-12.

Kemperman MM., Bakken JS. and Kravitz GR. Dispelling the chronic Lyme disease myth. *Minn Med.*2008;91(7):37-41.

Kempf W., Kazakov DV. and Kutzner H. Lobular panniculitis due to Borrelia burgdorferi infection mimicking subcutaneous panniculitis-like T-cell lymphoma. *Am J Dermatopathol.* 2013;35(2):e30-3.

Kempf W. et al. Cutaneous borreliosis with T-cell-Rich infiltrate and simultaneous involvement by B-Cell chronic lymphocytic leukemia with t(14;18)(q32;q21). *Am J Dermatopathol.* 2014.

Kenedy MR. and Akins DR. The OspE-related proteins inhibit complement deposition and enhance serum resistance of Borrelia burgdorferi, the Lyme disease spirochete. *Infect Immun.*2011;79(4):1451-7.

Kenedy MR., Lenhart TR. and Akins DR. The role of Borrelia burgdorferi outer surface protein. *FEMS Immunol Med Microbiol.* 2012;66(1):1-19.

Kenedy MR. et al. CspA-mediated binding of human factor H inhibits complement deposition and confers serum resistance in Borrelia burgdorferi. *Infect Immun.* 2009;77(7):2773-82.

Kern A. et al. Tick saliva represses innate immunity and cutaneous inflammation in a murine model of Lyme disease. *Vector Borne Zoonotic Dis.*2011;11(10):1343-50.

Khatchikian CE. et al. Evidence for strain-specific immunity in patient treated for early Lyme disease. *Infect Immun.* 2014;82(4):1408-13.

Kim MH., Kim WC., Park DS. Neurogenic bladder in Lyme disease. *Int Neurourol J.* 2012;16(4):201-4.

Kindler W. et al. Peripheral facial palsy as an initial symptom of Lyme neuroborreliosis in an Austrian endemic area. *Wien Klin Wochenschr.* 2015;10.

Kirmizis D., Chatzidimitriou D. Comment on 'Membranous glamerulonephritis secondary to Borelia burgdorferi infection presenting as nephrotic syndrome. *Nephrol Dial Transplant.* 2010, Letter to the Editor:1723-4.

Kisand KE. et al. Propensity to excessive proinflammatory response in chronic Lyme borreliosis. *APMIS*. 2007;115(2):134-41.

Kishimoto M. et al. Lyme disease presenting as ruptured synovial cysts. *J Clin Rheumatol*. 2007;13(6):365-6.

Kisova-Vargova L. et al. Host-dependent differential expression of factor H binding proteins, their affinity to factor H and complement evasion by Lyme and relapsing fever borreliae. *Vet Microbiol*. 2011;148(2-4):341-7.

Klemen S. et al. Borrelia burgdorferi RST1(OspC Type A) Genotype Is Associated with Greater Inflammation and More Severe Lyme Disease. *Americ J Pathology*. 2011;178(6):2726-39.

Klitgaard, K, et al. Discovery of bovine digital dermatitis-associated Treponema spp. In the dairy herd environment by a targeted deep-sequencing approach. *Appl Environ Microbiol* 2014; 80(14): 4427-32.

Klitgaard, K, et al. Evidence of multiple Treponema phylotypes involved in bovine digital dermatitis as shown by 16S rRNA gene analysis and fluorescence in situ hybridization. *Journal of Clinical Microbiology* 2008; September: 3012-20.

Klitgaard, et al, Targeting the treponemal microbiome of digital dermatitis infections by high-resolution phylogenetic analyses and comparison with fluorescent in situ hybridization. *Journal of Clinical Microbiology* 2013; 51(7): 2212-9.

Knauer J. et al. Borrelia burgdorferi potential activates bone marrow-derived conventional dendritic cells for production of IL-23 required for IL-17 release by T cells. *FEMS Immunol Med Microbiol*. 2007;49(3):353-63.

Knauer J. et al. Borrelia burgdorferi potently activates bone marrow-derived conventional dendritic cells for production of IL-23 required for IL-17 released by T cells. *FEMS Immunol Med Microbiol*. 2007;49(3):353-63.

Knauer J. et al. Evaluation of the preventive capacities of a topically applied azithromycin formulation against Lyme borreliosis in a murine model. *J Antimicrob Chemother*. 2011;66(12):2814-22.

Kochling J. et al. Lyme disease with lymphocytic meningitis, trigeminal palsy and silent thalamic lesion. *Eur J Paediatr Neurol*. 2008;12(6):501-4.

Koenigs A. et al. BBA70 of Borrelia burgdorferi is a novel plasminogen-binding protein. *J Biol Chem*. 2013;288(35):25229-43.

Koening CL. et al. Toll-like receptors mediate induction of hepcidin in mice infected with Borrelia burgdorferi. *Blood*. 2009;114(9):1913-8.

Konopka M. et al. Unclassified cardiomyopathy of Lyme carditis? A three year follow-up. *Kardiol Pol*. 2013;71(3):283-5.

Korotaevskiy AA., Hanin LG. and Khanin MA. Non-linear dynamics of the complement system activation. *Math Biosci*. 2009;222(2):127-43.

Kosik-Bogacka DI. et al. Ticks and mosquitoes as vectors of Borrelia burgdorferi s.l. in the forested areas of Szczecin. (3-4):143-6.

Kovalchuka L. et al. Associations of HLA DR and DQ molecules with Lyme borreliosis in Latvian patients. *BMC Res Notes*. 2012;5:438.

Kowacs PA. et al. Chronic unremitting headache associated with Lyme disease-like illness. *Arq Neurropsiquiatr*. 2013;71(7):470-3.

Kowalski TJ. et al. Antibiotic treatment duration and long-term outcomes of patients with early Lyme disease from a Lyme disease-hyperendemic area. *Clin Infect Dis*. 2010;50(4):512-20.

Krabbe NV., Ejlertsen T. and Nielsen H. Neuroborreliosis recurrence: reinfection or relapse? *Scand J Infect Dis*. 2008;40(11-12):985-7.

Kramer F. et al. Serological detection of Anaplasma phagocytophilum, Borelia burgdorferi sensu lato and Ehrilichia canis antibodies and Dirofilaria immitis antigen in a countrywide survey in dogs in Poland. *Parasitol Res.* 2014;113(9):3229-39.

Krause DL., Muller N. The relationship between Tourette's symdrome and infection. *Open Neurol J.* 2012;6:124-8.

Krause PJ. et al. Blood transfusion transmission of the tick-borne relapsing fever spirochete Borrelia miyamotoi in mice.*Transfusion*. 2014;10.

Krause PJ. et al. Borrelia miyamotoi infection in nature and humans. *Clin Microbiol Infect* 2015 (Feb 18): epub ahead of print.

Krause PJ. et al. Borrelia miyamotoi sensu lato seroreactivity and seroprevalence in the Northeastern United States. *Emerg Infect Dis.*2014;20(7):1183-90.

Krause PJ. et al. Human Borrelia miyamotoi infection in the United States. *N Engl J Med.* 2013;368(3):291-93.

Krim E. et al. Retrobulbar optic neuritis: a complication of Lyme Disease? *J Neurol Neurosurg Psychiatry*. 2007;78(12):1409-10.

Kritchevskaya GI. et al. The rate of detection and diagnostic significance of antibodies to Borrelia burgdorferi in patients with eyes diseases of inflammatory nature. *Klin Lab Diagn.* 2014;(2):53-6.

Krol CG. et al. Acrodermatitis chronica atrophicans: late manifestation of Lyme borreliosis. *Ned Tidschr Geneeskd.* 2010;154:A2012.

Krugman P. The Civility Whine, Krugman Blog, *NY Times*, October 18, 2014.

Krugman P. Reckonings: Bait and Switch, Krugman Blog, *NY Times*, November 1, 2000.

Krull A. et al. Deep sequencing analysis reveals temporal microbiota changes associated with development of bovine digital dermatitis. *Infection and Immunity* 2014; 82(8): 3359-73.

Krupka M. et al. Biological aspects of Lyme disease spirochetes: unique bacteria of the Borrelia burgdorferi species group. *Biomed Pap Med Fac Univ Olomouc Czech Repub.* 2007;151(2):175-86.

Krupna-Gaylord MA. et al. Induction of Type I and Type III Interferons b Borrelia burgdorferi correlates with pathogenesis and requires linear plasid 36. *PLoS One.* 2014;9(6):e100174.

Kubanek M. et al. Detection of Borrelia burgdorferi sensu lato in endomyocardial biopsy specimens in individuals with recent-onset dilated cardiomyopthy. *Eur J Heart Fail.* 2012; 14(6):588-96.

Kudryashev M. et al. Evidence fo direct cell-cell fusion in Borrelia by cryogenic electron tomography. *Cell Microbiol.* 2011;13(5):731-41.

Kuenzle S. et al. Pathogen specificity and autoimmunity are distinct features of antigen-driven immune responses in neuroborreliosis. *Infect Immun.* 2007;75(8):3841-7.

Kuhn M., Bransfield R. Divergent opinions of proper Lyme disease diagnosis and implications for children co-morbid with autism spectrum disorder. *Med Hypotheses.* 2014;83(3):321-5.

Kuhn M. et al. Long term antibiotic therapy may be an effective treatment for children co-morbid with Lyme disease and autism spectrum disorder. *Medical Hypothesis* 2012; 78(5): 606-15.

Kumi-Diaka J. and Harris O. Viability of Borrelia burgdorferi in stored semen. *British Veterinary Journal* 1995; 151(2): 221-4.

Kuo J. et al. Interleukin-35 enhances Lyme arthritis in Borrelia-vaccinated and -infected mice. *Clin Vaccine Immunol.* 2011;18(7);1125-32.

Kwiatkowska E. et al. Minimal-change disease secondary to Borrelia burgdorferi infection. *Case Rep Nephrol.* 2012;294532:1-2.

Kyckova K., Kopecky J. Effect of tick saliva on mechanisms of innate immune response against Borrelia afzelii. *J Med Entomol.* 2006;43(6):1208-14.

Labato E. et al. Seabirds and the circulation of Lyme borreliosis bacteria in the North Pacific. *Vector Borne Zoonotic Dis.* 2011;11(12):1521-7.

Lakos A., Igari Z. and Solymosi N. Recent lesson from a clinical and seroepidemiological survey: low positive value of Borrelia burgdorferi antibody testing in a high risk population. *Adv Med Sci.* 2012;57(2):356-63.

Lakos A. and Solymosi N. Maternal Lyme borreliosis and pregnancy outcome. *Int J Infect Dis.* 2010;14(6):e494-8.

Lalosevic D. et al. Borrelia-like organism in heart capillaries of patient with Lyme-disease seen by electron microscopy. *Int J Cardiol.* 2010;145(3):e96-8.

Lammano E. et al. Tick-borne pathogens in ticks collected from breeding and migratory birds in Switzerland. *Ticks Tick Borne Dis.* 2014;5(6):871-82.

Lane RS. Western gray squirrel (Rodentia: Sciuridea): a primary reservoir host of Borrelia burgdorferi in Californian oak woodlands? *J Med Entomol.* 2005;42(3):388-96.

Lantos PM. Chronic Lyme disease: the controversies and the science. *Expert Rev Anti Infect Ther.* 2011;9(7):787-97.

Lantos PM. Lyme disease vaccination: are we ready to try again? *Lancet Infect Dis.* 2013;13(8):643-4.

Lantos PM. and Auwaerter PG., Wormser GP. A systematic review of Borrelia burgdorferi morphologic variants does not support a role in chronic Lyme disease. *Clin Infect Dis.* 2014;58(5):663-71.

LaRocca TJ. et al. Cholesterol lipids of Borrelia burgdorferi form lipid rafts and are required for the bactericidal activity of a complement-independent antibody. *Cell Host Microbe.* 2010;8(4):331-42.

LaRocca TJ. et al. Proving Lipid Rafts Exist: Membrane Domains in the Prokaryote Borrelia burgdorferi have the Same Properties as Eukaryotic Lipid Rafts. *PLoS Path.* 2013;9(5):e1003353.

Larsson C. and Bergstrom S. A novel and simple method for laboratory diagnosis of relapsing fever borreliosis. *Open Microbiolo J.* 2008;2:10-12.

Larsson C., Lundqvist J. and Bergstrom S. Residual brain infection in murine relapsing fever borreliosis can be successfully treated with ceftriaxone. *Microb Pathog.* 2008;44(3):262-4.

Larsson C. et al. First record of Lyme disease Borrelia in the Arctic. *Vector Borne Zoonotic Dis.* 2007;7(3):453-6.

Lawaczeck EW. et al. Tickborne relapsing fever in a mother and newborn child—Colorado, 2011. *Cent Dis Control Prevent.* 2012;61(10):174-6.

Lawrence KA. et al. Borrelia burgdorferi bb0426 encodes a 2'deoxyribosyltransferase that plays a central role in purine salvage. *Molecul Microbiol.* 2009;72(6):1517-29.

Lazarus JJ. et al. IL-10 deficiency promotes increased Borrelia burgdorferi clearance predominantly through enhanced innate immune responses. *J Immunol.* 2006;177(10):7076-85.

Lazarus JJ. et al. Viable Borrelia burgdorferi enhances interleukin-10 production and suppresses activation of murine macrophages. *Infec Immun.* 2008;76(3):1153-62.

Lee DH and Vielemeyer O. Analysis of overall level of evidence behind Infectious Diseases Society of American practice guidelines, *Archives of Internal Medicine* (2011) 171(1): 18-22.

Lee JK. et al. Detection of a Borrelia species in questing Gulf Coast ticks, Amblyomma maculatum. *Ticks Tick Borne Dis.* 2014;5(4):449-52.

Lee K. et al. A relapsing fever group Borrelia sp. similar to Borrelia lonestari found among wild sika deer (Cervus nippon yesoensis) and Haemaphysalis spp. ticks in Hokkaido, Japan. *Ticks Tick Borne Dis.* 2014;5(6):841-7.

Lee SH. et al. Detection of borreliae in archived sera from patients with clinically suspect Lyme disease. *Int J Mol Sci.* 2014;15(3):4284-98.

Lee SH. et al. DNA sequencing diagnosis of off-season spirochetemia with low bacterial density in Borrelia burgdorferi and Borrelia miyamotoi infections. *Int J Mol Sci. et al.* 2014;15(7):11364-86.

Lee WY. et al. An intravascular immune response to Borrelia burgdorferi involves Kupffer cells and iNKT cells. *Nat Immunol.* 2010;11(4):295-302.

Lee Y. et al. A case of atrophoderma of pasini and pierini associated with Borrelia burgdorferi infection successfully treated with oral doxycycline. *Ann Dermatol.* 2011;23(3):352-6.

LeFrance ME. et al. The Borrelia burgdorferi intergrin ligand p66 affects gene expression by human cells in culture. *Infect Immunt.* 2011;79(8):3249-61.

Legatowicz-Koprowska M. et al. Borreliosis—simultaneous Lyme carditis and psychiatric disorders—case report. *Pol Merkur Lekarski.* 2008;24(143):433-5.

Legatowicz-Koprowska M. et al. Lyme carditis—a bitter lesson or a delayed diagnostic success—a case report. *Kardiol Pol.* 2007;655(10):1228-30.

Lelovas P. et al. Cardiac implications of Lyme disease, diagnosis and therapeutic approach. *Int J Cardiol.* 2008;129(1):15-21.

Lenormand C. et al. Species of Borrelia burgdorferi complex that cause borrelial lymphacytoma in France. *Br J Dermatol.* 2009;161(1):174-6.

Lescot M. et al. The genome of Borrelia recurrentis, the agent of deadly louse-borne relapsing fever, is a degraded subset of tick-borne Borrelia duttonii. *PLoS Genet.* 2008;4(9):e1000185.

Lesnicar G. and Zerdoner D. Temporomandibular joint involvement caused by Borrelia burgdorferi. *J Craniomaxillofac Surg.* 2007;35(8):397-400.

Leverkus M. et al. Metastatic squamous cell carcinoma of the ankle in long-standing untreated acrodermatitis chronica atrophicans. *Dermatology.* 2008;217(3):215-8.

Levy S. The Lyme disease debate. Host biodiversity and human disease risk. *Environ Health Perspect.* 2013;121(4):A120-A125.

Li X. et al. Burden and viability of Borrelia burgdorferi in skin and joints of patients with erythema migrans or Lyme arthritis. *Arthritis Rheum.* 2011;63(8):2238-47.

Liba Z., Kayserova J., Komarek V. Th1 and Th17 but no Th2-related cytokine spectrum in the cerebrospinal fluid of children with Borrelia-related facial nerve palsy. *BioMed.* 2013;10:30.

Liebold T., Straubinger RK. and Rauwald HW. Growth inhibiting activity of Lipophilic extracts from Dipsacus sylvesris Huds, roots against Borrelia burgdorferi s.s. in vitro. *Pharmazie* 2011;66(8):628-30.

Lieskovska J., Kopecky J. Effect of tick saliva on signaling pathways activated by TLR-2 ligand and Borrelia afzelii in dendritic cells. *Parasite Immunol.* 2012;34(8-9):421-9.

Lieskovska J. and Kopecky J. Tick saliva suppresses IFN signalling in dendritic cells upon Borrelia afzelii infection. *Parasite Immunol.* 2012;34(1):32-9.

Ligor M., Olszowy P. and Buszewski B. Application of medical and analytical methods in Lyme borreliosis monitoring. *Anal Bioanal Chem.* 2012;402(7):2233-48.

Lilenbaum, W, et al. Detection of Leptospira spp. in semen and vaginal fluids of goats and sheep by polymerase chain reaction. *Theriogenology* 2008; 69(7): 837-42.

Lin YP. et al. Glycosaminoglycan binding by Borrelia burgdorferi adhesion BBK32 specifically and uniquely joint colonization. *Cell Microbiol.* 2014.

Lin YP. et al. Strain-specific variation of the decorin-binding adhesin DbpA influences the tissue tropism of the Lyme disease spirochete. *PLoS One.* 2014;10(7):e1004238.

Literak I. et al. Larvae of chigger mites Neotrombicula spp. (Acari: Trombiculidae) exhibited Borrelia but no Anaplasma infections: a field study including birds from the Czech Carpathians as hosts of chiggers. *Exp Appl Acarol.* 2008;44(4):307-14.

Little SE. et al. Canine infection with Dirofilaria immitis, Borrelia burgdorferi, Anaplasma spp., and Ehrlichia spp. in the United States, 2010-2012. *Parasit Vectors.* 2014;7:257.

Littman MP. Lyme nephritis. *J Vet Emerg Crit Care (San Antonio).* 2013;23(2):163-73.

Liu H. et al. Induction of distinct neurologic disease manifestations during relapsing fever requires T lymphocytes. *J Immunol.* 20100;184(10):5859-64.

Livengood JA. et al. Global trascriptome analysis of Borrelia burgdorferi during association with human neuroglial cell. *Inf Immun.* 2008;76(1):298-07.

Liveris D. et al. Comparison of five diagnostic modalities for direct detection of Borrelia burgdorferi in patients with early Lyme disease. *Diagn Microbiol Infect Dis.* 2012;73(3):243-45.

Ljostad U., Mygland A. CSF B—lymphocyte chemocattractant (CXCL13) in the early diagnosis of acute Lyme neuroborreliosis. *J Neurol.* 2008;255(5):732-7.

Ljostad U., Mygland A. The phenomenon of 'chronic Lyme': an observational study. *Eur J Neurol.* 2012;19(8):1128-35.

Lledo L. et al. A seventeen-year epidemiological surveillance study of Borrelia burgdorferi infections in two provinces of northern Spain. *Int J Environ Res Public Health.* 2014;11(2):1661-72.

Lochhead RB. et al. Endothelial cells and fibroblasts amplify the arthritogenic Type I IFN response in murine Lyme disease and are major sources of chemokines in B. burgdorferi-infected joint tissue1. *J Immunol.* 2012;189(5):2488-501.

Lochhead RB. et al. MicroRNA-14-146a provides feedback regulation of Lyme arthritis but not carditis during infection with Borrelia burgdorferi. *PLoS Pathog.* 2014;10(6):e1004212.

Londonon D. et al. Il-10 helps control pathogen load during high-level bacteremia. *J Immunol.* 2008;181(3): 2076-2083.

Londono D. et al. IL-10 Prevents apoptosis of brain endothelium during bacteremia. *J Immunol.* 2011;186(12):7176-86.

Londono D. et al. Interleukin 10 protects the brain microcirculation from spirochetal injury. *J Neuropathol.* 2008;67(10):976-983.

Londono D. et al. Relapsing fever borreliosis in interleukin-10-deficient mice. *Infect Immun.* 2008;76(12):5508-13.

Lopez JE. et al. Acquisition and subsequent transmission of Borrelia hermsii by the soft tick Ornithodoros hermsi. *J Med Entomol.* 2011;48(4):891-5.

Lopez JE. et al. A novel surface antigen of relapsing fever spirochetes can discriminate between relapsing fever and Lyme borreliosis. *Clin Vaccine Immunol.*2010;17(4):564-71.

Lopez JE. et al. Real-time monitoring of disease progression in rhesus macaques infected with Borrelia turicatae by tick bite. *J Infect Dis.* 2014;210(10):1639-48.

Love AC. et al. Induction of indoleamine 2,3-dioxygenase by Borrelia burgdorferi in human immune cells correlates with pathogenic potential. *J Leukoc Biol.* 2014;pii:jib.4A0714-339R.

Love AC., Schwartz I., Petzke MM. Borrelia burgdorferi RNA induces Type I and III interferons via toll-like receptor 7 and contributes to production of NF-KB-Dependent Cytokines. *Infect Immun.* 2014;82(6):2405-16.

Lovett JK. et al. Neuroborreliosis in the South West of England. *Epidemiol Infect.* 2008;136(12):1707-11.

Luger, S. Lyme disease transmitted by a biting fly, *New England Journal of Medicine* 1990; 322(24):1752.

Luigetti M. et al. Lumbosacral multiradiculopathy responsive to antibiotic therapy: description of four patients with lumbar spondylosis and a superimposed Lyme disease. *Acta Neurol Belg.* 2014;114(4):297-01.

Lundquist J. et al. Concomitant infection decreases the malaria burden but escapes relapsing fever borreliosis. *Infect Immun.* 2010;78(5):1924-30.

Lusitana, D, et al. Borrelia burgdorferi are susceptible to killing by a variety of human polymorphonuclear leukocyte components, *The Journal of Infectious Diseases* 2002; 185: 797-804.

Ma Y. et al. Borrelia burgdorferi arthritis-associated Locus Bbaa1 regulates Lyme arthritis and K/B x N serum transfer arthritis through intrinsic control of type 1 IFN production. *J Immunol.* 2014;193(12):6050-60.

Macauda MM. et al. Long-term Lyme disease antibiotic therapy beliefs among New England residents. *Vector Borne Zoonotic Dis.* 2011;11(7)857-62.

Macdonald AB. Alzheimer's disease Braak Stage progressions: reexamined and redefined as Borrelia infection transmission through neural circuits. *Medical Hypothesis* 2007; 68(5): 1059-64.

Macdonald AB. Alzheimer's neuroborreliosis with trans0synaptic spread of infection and neurofibrillary tangles derived from intraneuronal spirochetes. *Medical Hypothesis* 2007; 68(4): 822-5.

MacDonald AB. Plaques of Alzheimer's diseases originate from cysts of Borrelia burgdorferi, the Lyme disease spirochete. *Medical Hypothesis* 2006 (article in press).

Macdonald A. and Miranda J. Concurrent neocortical borreliosis and Alzheimer's disease. *Human Pathology* 1987; 18(7): 759-61.

Mackensen F. et al. Difficulties of interpreting Borrelia serology in patients with uveitis. *Ocul Immunol Inflamm.* 2011;19(4):227-31.

MacQueen DD. et al. Genotypic diversity of an emergent population of Borrelia burgdorferi at a coastal Maine island recently colonized by Ixodes scapularis. *Vector Borne Zoonotic Dis.* 2012;12(6):456-61.

Maczka I. et al. Tick-borne infections as a cause of heart trasplantation. *Pol J Microbiol.*2011;60(4):341-3.

Magnarelli LA. and Anderson F. Ticks and biting insects infected with the etiologic agent of Lyme disease, Borrelia burgdorferi. *Journal of Clinical Microbiology* 1988; 26(8): 1482-1486.

Magnarelli LA., Anderson JF., and Barbour AG. The etiologic agent of Lyme disease in deer flies, horse flies, and mosquitoes. *Journal of Infectious Disease* 1986; 154(2): 355-8.

Maheshwari P. and Eslick GD. Bacterial infection and Alzheimer's disease: a meta-analysis. *J Alheimers.* 2015;43(3):957-66.

Malawista SE. and de Boisfleury Chevance A. Clocking the Lyme spirochete. *PLoS One.* 2008;3(2):e.1633.

Malkiel S. et al. The Loss and Gain of Marginal Zone and Peritoneal B Cells Is Different in Response to Relapsing Fever and Lyme Disease Borrelia. *J Immunol* 2009;182:498-506.

Marchal C. et al. Antialarmin effect of tick saliva during the transmission of Lyme disease. *Infect Immun.*2011;79(2):774-85.

Marchal CM. et al. Defensin is suppressed by tick salivary gland extract during the in vitro interaction of resident skin cells with Borrelia burgdorferi. *J Investig Dermatol.* 2009;129:2515-17. Letter to the editor.

Margos G. et al. Borrelia bavariensis sp. nov. is widely distributed in Europe and Asia. *Int J Syst Evol Microbiol.* 2013;63(Pt11):4284-8.

Margos G. et al. Borrelia kurtenbachii sp. nov., a widely distributed member of the Borrelia burgdorferi sensu lato species complex in North America. *Int J Syst Evol Microbiol.* 64(Pt1):128-30.

Margos G. et al. Long-term in vitro cultivation of Borrelia miyamotoi. *Ticks Tick Borne Dis.* 2014;pii:S1877-959X(14)00219-2.

Margos G. et al. Multilocus sequence analysis of Borrelia bissettii strains from North America reveals a new Borrelia species, Borrelia kurtenbachii. *Ticks Tick Borne Dis.* 2010;1(4):151-8.

Margos G. et al. A new Borrelia species defined by multilocus sequence analysis of housekeeping genes. *Appl Environ. Microb.* 2009;75(16):5410-6.

Margos G. et al. Population genetics, taxonomy, phylogeny and evolution of Borrelia burgdorferi sensu lato. *Infect Genet Evol.* 2011;11(7):1545-63.

Margos G. et al. Two boundaries separate Borrelia burgdorferi populations in North America. *Appl Environ Micrbiol.* 2012;78(17):6059-67.

Margulis L. et al. Spirochete round bodies, syphilis, Lyme disease & AIDS: Resurgence of the great imitator. *Symbiosis* 2009; 47: 51-8.

Marinez-Balzano CD., Greenberg B. Bilateral vocal cord paralysis requiring tracheostomy due to neuroborreliosis. *Chest.*2014;146(5):e153-5.

Markeljevic J., Sarac H. and Rados M. Tremor, seizures and psychosis as presenting symptoms I a patient with chronic lyme neuroborreliosis (LMB). *Coll Antropol.* 2011;35(1):313-8.

Marks DH. Neurological complications of vaccination with outer surface protein A (OspA). *Int J Risk Saf Med.* 2011;23(2):89-96.

Marques A. Chronic Lyme Disease: An appraisal. *Infect Dis Clin North Am.* 2008;22(2):341-60.

Marques A. et al. Natural killer cell counts are not different between patients with post-Lyme disease syndrome and controls. *Clinical and Vaccine Immunology* 2009; August: 1249-50.

Marques A. et al. Xenodiagnosis to detect Borrelia burgdorferi infection: a first-in-human study. *Clin Infect Dis.* 2014;58(7):937-45.

Marre ML. et al. Role of adrenomedullin in Lyme disease. *Infec Immun.* 2010;78(12):5307-13.

Martolff L. et al. Recurrent nerve palsy due to Lyme disease: report of two cases. *Rev Med Interne.* 2010;31(3):229-31.

Marvin S. et al. Interpretation criteria in Western blot diagnosis of Lyme borroliosis. *Br J Biomed Sci.* 2011;68(1):5-10.

Mason LM. et al. Menage a trois: Borrelia, dendritic cells, and tick saliva interactions. *Trends Parasitol.* 2014;30(2):95-03.

Matera G. et al. Chronic neuroborreliosis by B. garinii: an unusual case presenting with epilepsy and multifocal brain MRI lesions. *New Micrbiolog.* 2014;37:393-7.

Mathers A. et al. Strain diversity of Borrelia burgdorferi in ticks dispersed in North America by migratory birds. *J Vector Ecol.* 2011;36(1):24-9.

Mattsson N. et al. Neuroinflammation in Lyme neuroborreliosis affects amyloid metabolism. *BMC Neurology* 2010; 10: 51.

Mayne P. et al. Evidence for Ixodes holocyclus (acarina: Ixodidae) as a vector for human Lyme borreliosis infection in Australia. *J Insect Sci.* 2014;14:271.

Mayne PJ. Clinical determinants of Lyme borreliosis, babesiosis, bartonellosis, anaplasmosis, and ehrlichiosis in an Australian cohort. *Int J Gen Med.* 2014;8:15-26.

Mayne PJ. Investigation of Borrelia burgdorferi genotypes in Australia obtained from erythema migrans tissue. *Clin Cosmet Investig Dermatol.* 2012;5:69-78.

McAuliffe L. et al. Biofilm formation by mycoplasma species and its role in environmental persistence and survival. *Microbiology* 2006; 152: 913-22.

McCall JW. et al. The ability of a topical novel combination of fipronil, amitraz and (S)-methoprene to protect dogs from Borrelia burgdorferi and Anaplasma phagocytophilum infections transmitted by Ixodes scapularis. *Vet Parasitol.* 2011;179(4):335-42.

McKay G., Gill I. and Chauhan S. Lyme disease: and an unusual case of peripheral nerve palsy. *J Bone Joint Surg Br.* 2010;92(5):713-5.

McVeigh K., Vakros G. Case report: papillitis as the sole ocular sign in Lyme disease. *Clin Ophthalmol.* 2012;6:1093-7.

Mearini M. et al. Spinal cord stimulation for the treatment of upper and lower extremity neuropathic pain due to Lyme disease. *Neuromodulation.* 2007;10(2):142-7.

Mechai S. et al. Phylogeographic analysis reveals a complex population structure of Borrelia burgdorferi in Southeastern and South Central Canada. *Appl Environ Microbiol.* 2014;pii:AEM.03730-14.

Mediannikov O. et al. Borrelia crocidurae infection in acutely febrile patients, Senegal. *Emerg Infect Dis.* 2014;20(8):1335-8.

Meer-Scherrer, L, et al. Lyme disease associated with Alzheimer's disease. *Curr Microbiol* 2006; 52(4): 330-2.

Meng Z. et al. Detection of co-infection with Lyme spirochetes and Spotted fever group rickettsiae in a group of Haemaphysalis longicornis. *Zhongha Liu Xing Bing Xue Za Zhi.* 2008;29(12):1217-20.

Menten-Dedoyart C. et al. Neutrophil extracellular traps entrap and kill Borrelia burgdorferi sensu stricto spirochetes and are not affected by Ixodes ricinus tick saliva. *J Immunol.* 2012; 189 (11):5393-401.

Mercer, G, et al. Detection of Borrelia burgdorferi DNA by polymerase chain reaction in urine specimens of patients with erythema migrans lesions. Mol Cell Probes 1997; 11(2): 89-94.

Merilainen L. et al. Morphological and biochemical features of Borrelia burgdorferi pleomorphic forms. *Microbio papers press.* 2015;14.

Michel ML. et al. Identification of an IL-17-producing NK1.1(neg) iNKT cell population involved in airway neutrophilia. *J Exp Med.* 2007;204(5):995-1001.

Middelveen MJ. and Stricker RB. Filament formation associated with spirochetal infection: a comparative approach to Morgellons disease. *Clin Cosmet Invest Dermat..* 2011;4:167-77.

Middelveen MJ. et al. Association of spirochetal infection with Morgellons disease. *F100Research.*2013;2(25):1-15.

Middelveen MJ. et al. Characterization and evolution of dermal filaments from patients with Morgellons disease. *Clin Cosm Investig Dermatol.* 2013;6:1-21.

Middelveen MJ. et al. Culture and identification of Borrelia spirochetes in human vaginal and seminal secretions. *F1000 Research 3* (2015).

Mikkila HO. et al. The expanding clinical spectrum of ocular Lyme borreliosis. *Ophthalmology.* 2000;107(3):581-7.

Miklossy J. Alzheimer's disease – a neurospirochetosis. Analysis of the evidence following Koch's and Hill's criteria. *Journal of Neuroinflammation.* 2007;8:90.

Miklossy J. Alzheimer's disease – a spirochetosis? *Neuroreport* 1993;4(7):841-8.

Miklossy J. Chronic inflammation and amyloidogenesis in Alzheimer's disease: The role of spirochetes. Ph.D thesis. 2005.

Miklossy J. Chronic inflammation and amyloidogenesis in Alzheimer's disease – role of spirochetes. *Journal of Alzheimer's Disease* 2008; 13(4): 381-91.

Miklossy J. Chronic or late Lyme neuroborreliosis: Analysis of evidence compared to chronic or late neurosyphilis. *Open Neurology J.* 2012;6(Suppl 1-M9):146-57.

Miklossy J. Emerging roles of pathogens in Alzheimer disease. *Expert Rev Mol Med.* 2011;13:e30.

Miklossy, J, et al. Borrelia burgdorferi persists in the brain in chronic lyme neuroborreliosis and may be associated with Alzheimer disease. *Journal of Alzheimer's Disease* 2004; 6: 639-49.

Miklossy J. et al. Persisting atypical and cystic forms of Borrelia burgdorferi and local inflammation in Lyme neuroborreliosis. *J Neuroinflam.* 2008;5:40.

Miller JC. et al. A critical role for type 1 IFN in arthritis development following Borrelia burgdorferi infection of Mice. *J Immunol.* 2008;181(12):8492-503.

Miller JC. et al. The Lyme disease spirochete Borrelia burgdorferi utilizes multiple ligands, including RNA, for interferon regulatory factor 3-dependent induction of type I intrferon-responsive genes. *Infect Immun.* 2010;78(7):3144-53.

Mlynarcik P. et al. Deciphering the interface between a CD 40 receptor and borrelial ligand OspA. *Microbiol Res.* 2015;170:51-60.

Modjtahedi SP. et al. Neuroretinitis associated with serologies positive for Bartonella henselae and Borrelia burgdorferi. *Retin Cases Brief Rep.* 2009;3(3):243-4.

Moiuszko A. et al. Co-infections with Borrelia species, Anaplasma phagocytophilum and Babesia spp. in patients with tick-borne encephalitis. *Eur J Clin Microbiol Infect Dis.* 2014;33:1835-41.

Molin S., Ruzicka T. and Prinz JC. Borreliosis mimicking lupus-like syndrome during infliximab treatment. *Clin Exp Dermatol.*2010;35(6):631-3.

Monari P., Farisoglio C. and Calzavara Pinton PG. Borrelia burgdorferi-associated primary cutaneous marginal-one B0cell lymphoma: a case report. *Dematology.* 2007;215(3):229-32.

Mongodin EF. et al Inter- and intra-specific pan-genomes of Borrelia burgdorferi sensu lato: genome stability and adaptive radiation. *BMC Genomics.* 2013;14:693.

Moniuszko A. et al. Coinfection of tick cell lines has variable effects on replications of intracellular bacterial and viral pathogens. *Ticks Tick Borne Dis.* 2014;5(4):415-22.

Moniuszko A. et al. Evaluation of CXCL8, CXCL10, CXCL11, CXCL12 and CXCL13 in serum and cerebrospinal fluid of patients with neuroborreliosis. *Immunol Lett.* 2014;157(1-2):45-50.

Moniuszko A. et al. Post Lyme syndrome as a clinical problem. *Pol Merkur Lekarski.* 2009;26(153):227-30.

Moniuszko AM. et al. Concentration of soluble forms of selectins in serum and in cerebrospinal fluid in group of patients with neuroborreliosis—a preliminary study. *Pol Merkur Lekarski.* 2007;23(135):174-8.

Montandon CE. et al. Evidence of Borrelia in wild and domestic mammals form the state of Minas Gerais, Brazil. *Rev Bras Parasitol Vet.* 2014; 23(2): 287-90.

Moore MW. et al. Phagocytosis of Borrelia burgdorferi and Treponema pallidum potentiates innate immune activation and induces gamma interferon production. *Infect Immun.* 2007;75(4):2046-62.

Morgan A., Wang. X. The novel heparin-binding motif in decorin-binding protein A from strain B31 of Borrelia burgdorferi explains the higher binding affinity. *Biochemistry* 2013;52(46):8237-45

Morgenstern K. et al. In vitro susceptibility of Borrelia spielmanii to antimicrobial agents commonly used for treatment of Lyme disease. *Antimicrob Agents Chemother.* 2009;53(3):1281-4.

Moriarty TJ. et al. Real-time high resolution 3d imaging of the Lyme disease spirochete adhering to and escaping from the vasculature of a living host. *PLoS Pathog.* 2008; 4(6): e1000090.

Mormont E. et al. Abdominal wall weakness and lumboabdominal pain revealing neuroborreliosis: a report of three cases. *Clin Rheumatol.* 2001;20(6):447-50.

Mukhacheva TA. et al. Borrelia spirochetes in Russia: genospecies differentiation by real-time PCR. *Ticks Tick Borne Dis.* 2014;5(6):722-6.

Muller KE. Damage of collagen and elastic fibers by Borrelia burgdorferi—known and new clinical and histopathological aspects. *Open Neurology J.* 2012;6(Suppl 1-M11):179-86.

Murillo G. et al. Oculopalpebral borreliosis as an unusual manifestation of Lyme disease. *Cornea.* 2013;32(1):87-90.

Myers TA., Kaushal D. and Phillipp MT. Microglia Are mediators of Borrelia burgdorferi-induced apoptosis in SH-SY5Y neuronal cells. *PLoS One* 2009;5(11):e1000659.

Mylonas I. Borreliosis during pregnancy: a risk for the unborn child? *Vector Borne Zoonotic Dis.* 2011;11(7):891-8.

Nadelman RB. et al. Differentiation of reinfection from relapse in recurrent Lyme disease. *N Engl J Med.* 2012;367(20):1883-90.

Naesens R. et al. False positive Lyme serology due to syphilis: report of 6 cases and review of the literature. *Acta Clin Beig.* 2011;66(1):58-9.

Nafeev AA. et al. Cutaneous manifestations of the late stage of Lyme disease. *Klin Med.* 2011:89(2)59-60.

Naj X. et al. The formins FMNL1 and mDia1 regulate coiling phagocytosis of Borrelia burgdorferi by primary human macrophages. *Infect Immun.* 2013;81(5):1683-95.

Narasimhan S. et al. Gut microbiota of the tick vector Ixodes scapularis modulate colonization of the Lyme disease spirochete. *Cell Host Microbe.* 2014;15(1):58-71.

Nardelli DT., Callister SM. and Schell RF. Lyme arthritis: current concepts and a change in paradigm. *Clin and Vac Immunol.* 2008; 15(1):21-34.

Nardelli DT. et al. Role of IL-17, transforming growth factor-beta, and IL-6 in the development of arthritis and production of anti-outer surface protein A borreliacidal antibodies in Borrelia-vaccinated and -challenged mice. *FEMS Immunol Med Microbiol.* 2008;53(2):265-74.

Nefedova VV., Korenberg El. and Gorelova NB. Genetic variants of Borrelia garinii, a widely spread Eurasian pathogen of Ixodic tick borreliosis. *Mol Gen Mikrobiol Virusol.* 2010;(3):7-12.

Nefedova V. et al. Studies on the transovarial transmission of Borrelia burgdorferi sensu lato in the taiga tick Ixodes persulcatus. *Folia Parasitol (Praha)* 2004; 51(1): 67-71.

Nejedla P. et al. What is the percentage of pathogenic borreliae in spirochaetal findings of mosquito larvae? *Ann Agric Environ Med.* 2009;16(2):273-6.

Nelson C. et al. Concerns regarding a new culture method for Borrelia burgdorferi not approved for the diagnosis of Lyme disease. *MMWR Morb Mortal Wkly Rep.* 2014;63(15):333.

Netusil J. et al. The occurrence of Borrelia burgdorferi sensu lato in certain ectoparasites (Mesostigmata, Siphonapter) of Apodemus flavicollis and Myodes glareols in chosen localities in the Czech Republic. *Acta Parasitol.* 2013;58(3):337-41.

Nguyen KT. et al. Zinc is the metal cofactor of Borrelia burgdorferi peptide deformylase. *Arch Biochem Biophys.* 2007;468(2):217-25.

Ni XB. et al. Lyme borreliosis caused by diverse genospecies of Borrelia burgdorferi sensu lato in Northeastern China. *Clin Microbiol Infect.* 2014;20(8):808-14.

Nicolson, Garth. Systemic intracellular bacterial infections (Mycoplasma, Chlamydia, Borrelia species) in neurodegenerative (MS, ALS) and behavorial disorders (ASD), *Infectious Disease Newsletter* (2007).

Nieto NC., and Teglas MD. Relapsing fever group Borreilia in Southern California rodents. *J Med Entomol.* 2014;51(5):1029-34.

Nieto NC. et al. Detection of relapsing fever spirochetes (Borrelia hermsii and Borrelia coriaceae) in free-ranging mule deer (Odocoileus hemionus) from Nevada, United States. *Vector Borne Zoonotic Dis.* 2012;12(2):99-05.

Nigrovic LE. et al. Clinical Predictors of Lyme disease among children with a peripheral facial palsy at an emergency department in a Lyme disease-endemic area. *Pediatrics.* 2008;122(5):e1080-5.

Nimmrich S., Becker I., Horneff G. Intraarticular corticosteroids in refractory childhood Lyme arthritis. *Rheumatol Int.*2014;34(7):987-94.

Niscigorska-Olsen J. et al. Genospecies of Borrelia burgdorferi sensu lato in patients with erythema mirans. *Ann Agric Environ Med.* 2008;15(1):167-70.

Nordberg M. et al. Cytotoxic mechanisms may play role in the local immune response in the central nervous system in neroborreliosis. *J Neuroimmunol.* 2011; 232(1-2):186-93.

Norman MU. et al. Molecular mechanisms involved in vascular interactions of the Lyme disease pathogen in a living host. *PLoS Pathog.* 2008;4(10):e1000169.

Normark J. et al. Maladjusted host immune responses induce experimental cerebral malaria-like pathology in a murine Borrelia and Plasmodium co-infection model. *PLoS One.* 2014;9(7):e103295.

Norris SJ. How do Lyme Borrelia organisms cause disease? The quest for virulence determinants. *Open Neurol J.* 2012;6(Suppl 1-M8):119-23.

Norte AC. et al. The importance of lizards and small mammals as reservoirs of Borrelia lusitaniae in Portugal. *Environ Microbiol Rep.* 2014.

Novak EA. et al. The cyclin-di-GMP signaling pathway in the Lyme disease spirochete Borrelia burgdorferi. *J Biol Chem.* 2014;4(56).

Ogden NH. et al. Investigation of Genotypes of Borrelia burgdorferi in Ixodes scaplaris Ticks Collected during Surveillance in Canada. *Appl Enviro Microbio.* 2011;77(10):3244-54.

Ogden NH. et al. Projected effects of climate change on tick phenology and fitness of pathogens transmitted by the North American tick Ixodes scapularis. *J Theor Biol.* 2008;254(3):621-32.

Ogrinc K. et al. Suspected early Lyme neuroborreliosis in patients with erythema migrans. *Clin Infect Dis.* 2013;57(4):501-9.

Oksi J. et al. Borrelia burgdorferi detected by culture and PCR in clinical relapse of disseminated Lyme borreliosis. *Ann Med* 1999;31(3):225-32.

Oksi J. et al. Duration of antibiotic treatment in disseminated Lyme borreliosis: a double-blind, randomized, placebo-controlled, multicenter clinical study. *Eur J Clin Microbiol Infect Dis.* 2007;26(8):571-81.

Oldak E., Rozkiewicz D. and Sulik A. Clinical manifestation of Lyme borreliosis in children with positive and negative western blot results. *Przegl Epidemiol.* 2008;62 Suppl 1:77-82.

Oldak E. et al. Unusual clinical manifestation of Lyme disease—report of 2 cases. *Przegl Lek.* 2007;64(12):1031-2.

Oliveira AD. et al Growth, cysts and kintics of Borrelia garinii (Spirochaetales: Spirochaetacea) in different culture media. *Mem Ins Oswaldo Cruz, Rio de janeiro.* 2010;105(5):717-19.

Oliver JH., Gao L. and Lin T. Comparison of the spirochete Borrelia burgdoreri S.L. isolated from the tick Ixodes scapularis in southeastern and northeastern United States. *J Parasitol* 2008;94(6):1351-6.

Olson CM. et al. p38 mitogen-activated protein kinase controls NF-kappaB transcriptional activation and tumor necrosis factor alpha production through RelA phosphorylation mediated by mitogen-and stress-activated protein kinase 1 in response to Borrelia burgdorferi antigens. *Infect Immun* 2007; 75(1): 270-7.

Olson CM Jr. et al. Local production of IFN-gamma by invariant NKT cells modulates acute Lyme carditis. *J Immunol.* 2009;182(6):3728-34.

Onder O. et al. OspC is potent plasminogen receptor on surface of Borrelia burgdorferi. *J Biol Chem.* 2012;287(20):16860-8.

O'Rourke M. et al. Quantitative detection of Borrelia burgdorferi sensu lato in erythema migrans skin lesions using internally controlled duplex real time PCR. *PLoS One.* 2013;8(5):e63968.

Oosting M. et al. Borrelia species induce inflammasome activation and IL-17 production through a caspase-1-dependent mechanism. *Eur J Immunol.* 2011;41(1):172-81.

Oosting M. et al. Innate immunity networks during infection with Borrelia burgdorferi. *Crit Rev Microbiol.* 2014;25:1-12.

Oosting M. et al. Recognition of Borrelia burgdorferi by NOD2 is central for the induction of an inflammatory reaction. *J Infect Dis.* 2010;201(12):1849-58.

Oosting M. et al. Role of Interleukin 23 (IL 23) Receptor Signaling for IL-17 Responses in Human Lyme Disease. *Infect Immun.* 2011;79(11):4681-87.

Oscarsson J. et al. Proinflammatory effect in whole blood by free soluble bacterial components released from planktonic and biofilm cells. *BMC Microbiology* 2008; 8: 206.

Ostfeld RS. et al. Life history and demographic drivers of reservoir competence for three tick-borne zoonotic pathogens. *PLoS One.* 2014; 9(9):e107387.

Ott-Conn CN. et al. Pathogen infection and exposure, and ectoparasites of the federally endagered Amargosa vole (Microtus californicus scirpensis), California USA. *J Wildl Dis.* 2014;50(4):767-76.

Ouyang Z. et al. BosR (BB0647) governs virulence expression in Borrelia burgdorferi. *Mol Microbiol.* 2009;74(6):1331-43.

Ouyang Z. et al. A manganese transporter, BB0219 BmtA), is required for virulence by the Lyme disease spirochete, Borrelia burgdorferi. *Proc Natl Acad Sci U S A.* 2009;106(9):3449-54.

Padgett K. et al. Large scale spatial risk and comparative prevalence of Borrelia miyamotoi and Borrelia burgdorferi sensu lato in Ixodes pacificus. *PLoS One.* 2014;9(10):e110853.

Palecek T. et al. Presence of Borrelia burgdorferi in endomyocardial biopsies in patients with new-onset unexplained dilated cardiomyopathy. *Med Mcrobiol Immunol.* 2010;199(2):139-43.

Palma M. et al. Borrelia hispanica in Ornithodoros erraticus, Portugal. *Clin Micobiol Infect.* 2012;18(7):696-701.

Palmer GH., Bankhead T. and Lukehart SA. 'Nothing is permanent but change' – antigentic variation in persistent bacterial pathogens. *Cell Microbiol.* 2009;11(12):1697-705.

Pancewicz SA. et al. Concentrations of pro-inflammatory cytokines IFN-gamma, IL-6, IL-12 and IL-15 in serum and cerebrospinal fluid in patients with neuroborreliosis undergoing antibiotic treatment. *Pol Merkur Lekarski.* 2007;22(130):275-9.

Panelius J. et al. Expression and sequence diversity of the complement regulating outer surface protein E in Borrelia afzelii vs. Boreelia garinii in patients with erythema migrans or neuroborreliosis. *Microb Pathog.* 2011;49(6):363-8.

Panic G., Stanulovic V. and Popov T. Atrio-ventricular block as the first presentation of disseminated Lyme disease. *Int J Cardiol.* 2011;150(3):e104-6.

Parma, A, et al. Tears and aqueous humor from horses inoculated with Leptospira contain antibodies which bind to cornea. *Vet Immunol Immunopathol* 1987; 14(2): 181-5.

Parola P. et al. Relapsing fever Borrelia I Ornithodoros ticks from Bolivia. *Ann Trop Parasitol.* 2011;105(5):407-11.

Parthasarathy G., Fevrier HB. and Philipp MT. Non-viable Borrelia burgdorferi induce inflammatory mediators and apoptosis in human oligodendrocytes. *Neurosci Lett.* 2013;556:200-3.

Parthasarathy G. and Philipp MT. The MEK/ERK pathway is the primary conduit for Borrelia burgdorferi-induced inflammation and P53-mediated apoptosis in oligodendrocytes. *Apoptosis.* 2014;19(1):76-89.

Patrican, LA. Acquisition of Lyme disease spirochetes by cofeeding Ixodes scapularis ticks. *Am J Trop Med Hyg* 1997; 57(5): 589-93.

Patton TG., Brandt KS. and Gilmore RD Jr. Borrelia burgdorferi visualized in Ixodes scapularis tick excrement by immunoflorescence. *Vector Borne Zoonotic Dis.* 2012;12(11):1000-3.

Patton TG., Dietrich G. and Gilmore RD., Jr. Detection of Borrelia burgdorferi DNA in tick feces provides evidence for organism shedding during vector feeding. *Vector Borne Zoonotic Dis.* 2011;11(3):197-00.

Peeters N. and Colnot DR. In response to letter to the editor: Lyme disease associated with sudden sensorineural hearing loss: case report and literature review. *Otol Neurotol.* 2013;34(8):1544.

Peeters N. et al. Lyme disease associated with sudden sensorineural hearing loss: case report and literature review. *Otol Neurotol.* 2013;34(5):832-7.

Perronne C. Lyme and associated tick-borne diseases: global challenges in the context of a public health threat. *Frontier Cell Infect Micro.* 2014;4(74).

Peterson SH. et al. Anti-p19 antibody treatment exacerbates Lyme arthritis and enhances borreliacidal activity. *Clin Vaccine Immunol.* 2007;14(5):510-7.

Petke MM. et al. Recognition of Borrelia burgdorferi, the Lyme disease spirochete, by TLR9 induces a type I IFN response by human immune cells. *J Immunol.* 2009;183:5279-92.

Petnicki-Ocwieja T. and Kern A. Mechanisms of Borrelia burgdorferi internalization and intracellular innate immune signaling. *Cell Infect Microbio.* 2014;4(175):1-7.

Petnicki-Ocwieja T. et al. Nod2 suppresses Borrelia burgdorferi mediated murine Lyme arthritis and carditis through the induction of tolerance. *PLoS One.* 2011;6(2):e17414.

Petnicki-Ocwieja T. et al. TRIF mediates toll-like receptor 2-dependent inflammatory responses to Borrelia burgdorferi. *Infect Immun.* 2013;81(2):402-10.

Pettersson J. et al. Purine salvage pathways among Borrelia species. *Infect Immun.* 2007;75(8):3877-84.

Pfister HW., Rupprecht TA. Clinical aspects of neuroborreliosis and post-:yme disease syndrome in adult patients. *Int J Med Microbiol.*2006;296Suppl40:11-6.

Phillips SE. et al. A proposal for the reliable culture of Borrelia burgdorferi from patients with chronic Lyme disease, even from those previously aggressively treated. *Infection* 1998;26(6):354-357.

Picha D. et al. DNA persistence after treatment of Lyme borreliosis. *Folia Microbiol (Praha).* 2014;59(2):115-25.

Picha D. et al. Examination of specific DNA by PCR in patients with different forms of Lyme borreliosis. *Int J Dermatol.* 2008;47(10):1004-10.

Piesman J. and Hojgaard A. Protective value of prophylactic antibiotic treatment of tick bite for Lyme disease prevention: an animal model. *Ticks Tick Borne Dis.*2012;3(3):193-6.

Piesman J. et al. Efficacy of an experimental azithromycin cream for prophylaxis of tick-transmitted Lyme disease spirochete infection in a murine model. *Antimicrob Agents Chemother.* 2014;58(1):348-51.

Pisanu B. et al. High prevalece of Borrelia burgdorferi s.l. in the European red squirrel Sciurus vuslgaris in France. *Ticks Tick Borne Dis.* 2014;5(1):1-6.

Platonov AE., Maleev VV. and Karan' LS. Relapsing borrelioses fevers: forgotten and new ones. *Ter Arkh.* 2010;82(11):74-80.

Policastro PF., Raffel SJ., Schwan TG. Contransmission of divergent relapsing fever spirochetes by artificially infected Ornithodoros hermsi. *Appl Environ Microbiol.* 2011;77(24):8494-9.

Pollock AA. Accuracy of recommendations in the Infectious Diseases Society of America clinical practice guidelines for Lyme disease. *Clin Infect Dis.(LTTE).* 2007;44:1135.

Pollock H. et al. Perivascular spaces in the basal ganglia of the human brain: their relationship to lacunes. *Journal of Anatomy* 1997; 191: 337-46.

Portmann A. et al. Isolated intracranial hypertension as the presenting sign of Lyme disease. *J Fr Ophtalmol.* 2012;35(9):720.

Postic D. et al. Expanded diversity among Californian Borrelia isolates and description of Borrelia bissettii sp. nov. (Formerly Borrelia group DN127). *Journal of Clinical Microbiology* 1998; December: 3497-3504.

Pratt CL. and Brown CR. The role of eicosanoids in experimental Lyme arthritis. *Front Cell Infect Microbiol.* 2014;4(69).

Prinz JC. et al. "Borrelia-associated early-onset morphea": a particular type of scleroderma in childhood and adolescence with high titer antinuclear antibodies? Results of a cohort analysis and presentation of three cases. *J Am Acad Dermatol.* 2009;248-55.

Pulzova L. and Bhide MR. Outer surface proteins of Borrelia: peerless immune evasion tools. *Curr Protein Pept Sci.* 2014;15(1):75-88.

Pulzova L., Bhide MR., and Andrej K. Pathogen translocation across the blood-brain barrier, *FEMS Immunol Med Microbiol* 2009: 57: 203-13.

Pulzova L. et al. OspA-CD40 dyad: ligand-receptor interaction in the translocation of neuroinvasive Borrelia across the blood-brain barrier. *Scientif Rep.* 2011;1(86).

Qui WG. and Martin CL. Evolutionary genomics of Borrelia burgdorferi sensu lato: findings, hypotheses, and the rise of hybrids. *Infect Genet Evol.* 2014;27:576-93.

Qui WG. et al. Wide distribution of a high-virulence Borrelia burgdorferi clone in Europe and North America. *Emerg Infect Dis.* 2008;14(7)1097-104.

Radolf JD. and Caimano MJ. The long strange trip of Borrelia burgdorferi outer-surface protein C. *Mol Microbiol.* 2008;69(1):1-4.

Radolf JD. et al. Of ticks, mice and men: understanding the dual-host lifestyle of Lyme disease spirochaetes. *Nat Rev Microbiol.* 2012;10(2):87-99.

Radzisauskiene D., Ambrozaitis A. and Marciuskiene E. Delayed diagnosis of Lyme neuroborreliosis presenting with abducens neuropathy without intrathecal synthesis of Borrelia antibodies. *Medicina (Kaunas)* 2013;49(2):89-94.

Raju BV. et al. Oligopeptide permease A5 modulates vertebrate host specific adaptation of Borrelia burgdorferi. *Infect Immun.* 2011;79(8):3407-20.

Ramesh G. et al. Interaction of the Lyme disease spirochete Borrelia burgdorferi with brain parenchyma elicits inflammatory mediators form glial cells as well as glial and neuronal apoptosis. *Amer J Pathol.* 2008;173(5):1415-27.

Ramesh G. et al. The Lyme disease spircochete Borrelia burgdorferi induces inflammation and apoptosis in cells from dorsal root ganglia. *J Neuroinflam.* 2013;10(88):1-14.

Ramesh G. et al. Possible role of glial cells in the onset and progression of Lyme neuroborreliosis. *j Neuroinflam.* 2009;6:23(1-16).

Ranka R. et al. Fibronectin-binding nanoparticles for intracellular targeting addressed by B. burgdorferi BBK32 protein fragments. *Nanomedicine.* 2013;9(1):65-73.

Rashmir-Raven A., et al. Papillomatous pastern dermatitis with spirochetes and Pelodera strongyloides in a Tennessee walking horse. *J Vet Diagn Invest* 2000; 12(3): 287-91.

Rebaudet S. and Parola P. Epidemiology of relapsing fever borreliosis in Europe, *FEMS Immjnol Med Microbiol* 2006; 48(1):11-15.

Redman AW. et al. Characteristics of seroconversion and implications for diagnosis of post-treatment Lyme disease syndrome: acute and convalescent serology among a prospective cohort of early Lyme disease syndrome: acute and convalescent serology among a prospective cohort of early Lyme disease patients. *Clin Rheumatol.* 2014;13.

Rey V. et al. Multiple ischemic strokes due to Borrelia garinii meningovasculitis. *Rev Neurol (Paris).* 2010;166(11):931-4.

Rhee H. and Cameron DJ. Lyme disease and pediatric autoimmune neuropsychiatric disorders associated with streptococcal infections (PANDAS): an overview. *Intern J Gen Med.* 2012;5:163-74.

Rhodes RG., Atoyan JA. and Nelson DR. The Chitobiose transporter, chbC, is required for chitin utilization in Borrelia burgdorferi. *BMC Microb.* 2010;10:21(1-14).

Ritzman AM. et al. The chemokine receptor CXCR2 ligand KC (CXCL1) mediates neutrophil recruitment and is critical for development of experimental Lyme arthritis and carditis. *Infect Immun.* 2010;78(11):4593-600.

Rizzoli A. et al. Lyme borreliosis in Europe. *Euro Surveill.* 2011;16(27):pil=19906.

Rocha R. et al.. Neuroborreliosis presenting as acute disseminated encephalomyelitis. *Pediatr Emerg Care.* 2012;28(12):1374-6.

Rodionova NN. et al. Effect of proteins from the spirochete Borrelia burgdorferi sensu lato on myelinated nerve excitability. *Bull Exp Biol Med.* 2007;143(1):36-9.

Rogers EA. et al. Rrp1, a cyclic-di-GMP-producing response regulator, is an important regulator of Borrelia burgdorferi core cellular functions. *Mol Microbiol.* 2009;71(6):1551-73.

Rogovskyy AS, and Bankhead T. Variable VlsE is critical for host reinfection by the Lyme disease spirochete. *PLoS One.* 2013;8(4):e61226.

Rogovskyy AS., Bankhead T. Bacterial heterogeneity is a requirement or host superinfection by the Lyme disease spirochete. *Infect Immun.* 2014;82(11):4542-52.

Rolla D. et al. Post-infectious glomerulonephritis presenting as acute renal failure in a patient with Lyme disease. *J Renal Inj Prev.* 2013;3(1):17-20.

Rollend L., Fish D., and Childs JE. Transovarial transmission of Borrelia spirochetes by Ixodes scapularis: a summary of the literature and recent observations. *Ticks Tick Borne Dis.* 2013;4(1-2):46-51.

Rosa Neto NS., Gauditano G., and Yoshinari NH. Chronic lymphomonoctytic meningoencephalitis, oligoarthritis and erythema nodosum: Report of Baggio-Yoshinari syndrome of long and relapsing evolution. *Rev Bras Reumatol.* 2014;54(2):148-51.

Roy-Dufresne E. et al. Poleward expansion of the white-footed mouse (Peromyscus leucopus) under climate change: implications for the spread of Lyme disease. *PLoS One.* 2013;8(11):e80724.

Rudenko N. et al. Borrelia carolinensis sp. nov., a new (14th) member of the Borrelia burgdorferi sensu lato complex from the southeastern region of the United States. *J Clin Microbiol.* 2009;47(1):134-41.

Rudenko N. et al. Borrelia carolinensis sp. nov., a novel species of the Borrelia burgdorferi sensu lato complex isolated from rodents and a tick from the South-Eastern USA. *Int J Syst Evol Microbiol.* 2011;61(Pt2):381-3.

Rudenko N. et al. Delineation of a new species of the Borrelia burgdorferi sensu lato complex, Borrelia americana sp. nov. *J Clin Microbiol.* 2009;47(12):3875-80.

Rudenko N. et al. Detection of Borrelia bissettii in cardiac valve tissue of a patient with endocarditis and aortic valve stenosis in the Czech Republic. *J Clin Microbiol.* 2008;46(10:3540-3.

Rudenko N. et al. Divergence of Borrelia burgdorferi sensu lato spirochetes could be driven by the host: diversity of Borrelia strains isolated from ticks feeding on a single bird. *Parasit Vectors.* 2014;7:4.

Rudenko N. et al. Molecular detection of Borrelia bissettii DNA in serum samples from patients in the Czech Republic with suspected borreliosis. *FEMS Microbiol Lett.* 2009;292(2):274-81.

Rudenko N. et al. The rare ospC allele L of Borrelia burgdorferi sensu stricto, commonly found among samples collected in a coastal plain area of the Southeastern United States, is associated with Ixodes affinis ticks and local rodent hosts Peromyscus gossypinus and Sigmodon hispidus. *Appl Environ Microbiol.* 2013;79(4):1403-6.

Rudenko N. et al. Updates on Borrelia burgdorferi sensu lato complex with respect to public health. *Ticks Tick Borne Dis.* 2011;2(3):123-28

Rudolf I. et al. Salivary gland extract from engorged Ixodes ricinus (Acari:Ixodidae) stimulates in vitro growth of Burgdorferi sensu lato. *J Basic Microbiol.* 2010;50(3):294-8.

Rupprecht TA. et al. Borrelia garinii induces CXCL13 production in human monocytes through Toll-like receptor 2. *Infect Immun. 2007;75(9):4351-6.*

Rupprecht TA. et al. CXCL13: a biomarker for acute Lyme neuroborreliosis: investigation of the predictive value in the clinical routine. *Nervenarzt.* 2014;84(4):459-64.

Rupprecht TA. et al. The pathogenesis of Lyme neuroborreliosis: from infection to inflammation. *Mol Med.* 2008;14(3-4):205-12.

Rupprecht TA., Birnbaum T. and Pfister HW. Pain and neuroborreliosis: significance, diagnosis and treatment. *Schmerz.* 2008;22(5):615-23.

Russell TM. and Johnson BJ. Lyme disease spirochaetes possess an aggrecan-binding protease with aggrecanase activity. *Mol Microbiol.* 2013;90(2)228-40.

Russell TM. et al. Borrelia burgdorferi BbHtrA degrades host ECM proteins and stimulates release of inflammatory cytokines in vitro. *Mol Microbiol.* 2013:90(2):241-51.

Sabino GJ. et al. Interferon-y influences the composition of leukocytic infiltrates in murine Lyme carditis. *Am J Pathol.* 2011;179(4):1917-28.

Sadik CD. et al. Systematic analysis highlights the key role of TLR2/NF-kappaB/MAP kinase signaling for IL-8 induction by macrophage-like THP-1 cells under influence of Borrelia burgdorferi lysates. *Int J Biochem Cell Biol.* 2008;40(11):2508-21.

Sahay B. et al. CD134 signaling reciprocally controls collagen deposition and turnover to regulate the development of Lyme arthritis. *Am J Pathol.* 2011;178(2):724-34.

Sahay B. et al. CD14 signaling restrains chronic inflammation through induction of p38-mapk/socs-dependent tolerance. *PLoS pathog.* 2009;5(12):e1000687.

Saito K. et al. Case report: Borrelia valaisiana infection in a Japanese man associated with traveling to foreign countries. *Am J Trop Med Hyg.* 2007;77(6):1124-7.Sajanti EM. et al. Lyme borreliosis and deficient mannose-binding lecting pathway of complement. *J Immunol.* 2014;pii:1402128.

Salazar JC. et al. Activation of Human Monocytes by Live Borrelia burgdorferi Generates TLR2-Dependent and -Independent Responses Which Include Induction of IFN-b. *PLoS Pathog.* 2009;5(5):e1000444.

Salkeld DJ. et al. Seasonal activity patterns for the Western black-legged tick, Ixodes pacificus, in relation to onset of human Lyme disease in Northwestrn California. *Ticks Tick Borne Dis.* 2014;5(6):790-6.

Salo J. Decorin binding by DbpA and B of Borrelia garinii, Borrelia afzelii, and Borrelia burgdorferi sensu stricto. *J Infect Dis.* 2011;201(1);65-73.

Samimi S., Salah S and Bonicel P. Acquired nystagmus in a 12-year-old boy as initial presentation of Lyme disease. *J Fr Ophtalmol.* 2011;34(5):325.e1-3.

Sandholm K. et al. Early cytokine release in response to live Borrelia burgdorferi sensu lato spirochetes Is largely complement independent. *PLoS One.* 2014;9(9):e108013.

Santiago-Moreno, J, et al. Potential impact of diseases transmissible by sperm on the establishment of the Iberian ibex (*Capra pyrenaica*) genome resource banks. *Eur J Wildl Res* 2011; 57: 211-16.

Santino I. et al. Detection of different Borrelia burgdorferi genospecies in serum of people with different occupational risks: short report. *Int J Immunopathol Pharmacol.* 2009;22(2):537-41.

Santos M. et al. Antibody reactivity to Borrelia burgdorferi sensu stricto antigens in patients from the Brazilian Amazon region with skin diseases not related to Lyme disease. *Int J Dermatol.* 2010;49(5):552-6.

Santos M. et al. Presence of Borrelia burgdorferi "sensu lato" in patients with morphea from the Amazonic region in Brazil. *Int J Dermatol.* 2011;50(11):1373-8.

Sapi E. et al. Characterization of biofilm formation by Borrelia burgdorferi in vitro. *PLOS One.* 2012;7(10):e48277.

Sapi E. et al. Evaluation of in-vitro antibiotic susceptibility of different morphological forms for Borrelia burgdorferi. *Infect Drug Resist.* 2011;4:97-113.

Sarkar A. et al. Borrelia burgdorferi resistance to a major skin antimicrobial peptide is independent of outer surface lipoprotein content. *Antimicrob Agents Chemother.* 2009;53(10):4490-4.

Sarksyan DS. et al. Clinical presentation of "new" tick-borne borreliosis caused by Borrelia miyamotoi. *Ter Arkh.* 2012;84(11):34-41.

Sato K. et al. Human infections with Borrelia miyamotoi, Japan. *Emerg Infect Dis.* 2014;20(8):1391-3.

Sauer A., Speeg-Schatz C. and Hansmann Y. Two cases of orbital myositis as a rare feature of Lyme borreliosis. *Case Rep Infect Dis.*2011;2011:372470.

Sauer A. et al. Five cases of paralytic strabismus as a rare feature of Lyme disease. *Clin Infect Dis.* 2009;48(6):756-9.

Sauer A. et al. Ocular Lyme disease occurring during childhood: five case reports. *J Fr Ophtaimol.* 2012;35(1):17-22.

Schafers M. et al. Diagnostic value of sural nerve biopsy in patients with suspected Borrelia neuropathy. *J Periper Nerv Syst.* 2008;13(1):81-91.

Scheckelhoff MR. et al. Borrelia burgdorferi intercepts host hormonal signals to regulate expression of outer surface protein A. *Proc Natl Acad Sci U S A.* 2007;104(17):7247-52.

Schmidt B. et al. Detection of Borrelia burgdorferi DNA by polymerase chain reaction in the urine and breast mild of patients with Lyme borreliosis. *Diagn Microbiol Infect Dis* 1995; 21(3): 121-8.

Schmidt B. et al. Detection of Borrelia burgdorferi-specific DNA in urine specimens from patients with erythema migrans before and after antibiotic therapy. *J Clin Microbiol* 1996; 34(6): 1359-63.

Schmidt C. et al. A prospective study on the role of CXCL13 in Lyme neuroborreliosis. *Neurolog.* 2011;76(12):1051-8.

Schmit VL., Patton TG and Gilmore RD Jr. Analysis of Borrelia burgdorferi Surface Proteins as Determinants in Establishing Host Cell Interactions. *Front Microbiol.* 2011; 2:141.

Schnar, S, et al. Chlamydia and Borrelia DNA in synovial fluid of patients with early undifferentiated oligoarthritis. *Arthritis and Rheumatism* 2001; 44(11): 2679-85.

Schneider SC. et al. Assessing the contribution of songbirds to the movement of ticks and Borrelia burgdorferi in the Midwestern United States during fall migration. *Ecohealth.* 2014.

Schollkopf C. et al. Borrelia infection and risk of non-Hodgkin lymphoma. *Blood.* 2008;111(12):5524-9.

Schott M. et al. Molecular characterization of the interaction of Borrelia parkeri and Borrelia turicatae with human complement regulators. *Infect Immun.*2010;78(5):2199-208.

Schramm F. et al. First detection of Borrelia burgdorferi sensu lato DNA in king penguins (Aptenodytes patagonicus halli). *Ticks Tick Borne Dis.* 2014;5(6):939-42.

Schramm F. et al. Microarray analyses of inflammation response of human dermal fibroblasts to different strains of Borrelia burgdorferi sensu stricto. *PLoS One.* 2012;7(6):e40046.

Schroder NW. et al. Immune responses induced by spirochetal outer membrane lipoproteins and glycolipids. *Immunobiology.* 2008;213(3-4):329-40.

Schuijt TJ. et al. A tick mannose-binding lectin inhibitor interferes with the vertebrate complement cascade to enhance transmission of the Lyme disease agent. *Cell Host Microbe.* 2011;10(2):136-46.

Schuijt TJ. et al. The tick salivary protein Salp15 inhibits the killing of serum-sensitive Borrelia burgdorferi sensu lato isolates. *Infect Immun.* 2008;76(8):2888-94.

Schumman J. TGF-b 1 of no avail as prognostic marker in Lyme disease. *Peer J.* 2014;2:e398.

Schutzer S. et al. Atypical erythema migrans in patients with PCR-positive Lyme disease. *Emerg Infect Dis. Lttr.* 2013;19(5):815-17.

Schwab J. et al. Borrelia valaisiana resist complement-mediated killing independently of the recruitment of immune regulators and inactivation of complement components. *PLoS One.* 2013;8(1):e53659.

Schwan TG. et al. Characterization of a novel relapsing fever spirochete in the midgut, coxal fluid, and salivary glands of the bat tick Carios kelleyi. *Vector Borne Zoonotic Dis.* 2009;9(6):643-7.

Schwan TG. et al. Tick-borne relapsing and Borrelia hermsii, Los Angeles County, California, USA. *Emerg Infect Dis.* 2009;15(7):1026-31.

Scott JD., Anderson JF. and Durden LA. Widespread dispersal of Borrelia burgdorferi- infected ticks collected from songbirds across Canada. *J Parasitol.* 2012 ;98(1):49-59.

Scott JD. et al. Detection of Lyme disease spirochete, Borrelia burgdorferi sensu lato, including three novel genotypes in ticks (Acari: Ixodidae) collected from songbirds (Passeriformes) across Canada. *J Vector Ecol.* 2010;35(1):124-39.

Scott MC. et al. High-prevalence Borrelia miyamotoi infection among [corrected] wild turkeys (Meleagris gallopavo) in Tennessee. *J Med Entomol.* 2010;47(60):1238-42.

Seemanapalli SV. et al. Outer surface protein C is a dissemination-facilitating factor of Borrelia burgdorferi during mammalian infection. *PLoS One.* 2010;5(12):e15830.

Seidel MF., Domene AB. and Vetter H. Differential diagnoses of suspected Lyme borreliosis or post-Lyme-disease syndrome. *Eur J Clin Microbiol Infect Dis.* 2007;26(9):611-7.

Seling A et al. Functional characterization of Borrelia spielmanii outer surface proteins that interact with distinct members of the human factor H protein family and with plasminogen. *Infect Immun.* 2010;78(1):39-48.

Seppanen A. et al. Distribution of collagen XVII in the human brain. *Brain Res* 2007; 1158: 50-6.

Seppanen A. et al. Expression of collagen XVII and ubiquitin-binding protein p62 in motor neuron disease. *Brain Res* 2009; 1247: 171-7.

Seriburi V. et al High frequency of false positive LgM immunoblots for Borrelia burgdorferi in clinical practice. *Clin Microbiol Infect.* 2012;18(12):1236-40.

Seshu J. et al. Inactivation of the fibronection-binding adhesin gene bbk32 significantly attenuates the infectivity potential of Borrelia burgdorferi. *Mol Microbiol.* 2006;59(5):1591-601.

Shapiro JA. Bacteria are small but not stupid: Cognition, natural genetic engineering, and sociobacteriology. Exeter Meeting, 2006.

Shen S. et al. Treg cell numbers and function in patients with antibiotic-refractory or antibiotic-responsive Lyme arthritis. *Arthritis Rheum.* 2010;62(7):2127-37.

Shi C. et al. Reduced immune response to Borrelia burgdorferi in the absence of yo Tcells. *Infect Immun.* 2011;79(10):3940-6.

Shi Y. et al. BosR functions as a repressor of the ospAB operon in Borrelia Burgdorferi.*PLOS One.* 2014;9(10):e109307.

Shi Y. et al. Both decorin-binding proteins A and B are critical for the overall virulence of Borrelia burgdorferi. *Infect Immun.* 2008;76(3):1239-46.

Shi Y. et al. Common and unique contributions of decorin-binding proteins A and B to the overall virulence fo Borrelia burgdorferi. *PLoS One.* 2008;3(10):e3340.

Shin JJ., Glicksein LJ. and Steere AC. High levels of inflammatory chemokines and cytokines in joint fluid and synovial tissue throughout the course of antibiotic-refractory Lyme arthritis. *Arthritis Rheum.* 2007;56(4):1325-35.

Shin JJ. et al. Borrelia burgdorferi stimulation of chemokine secretion by cells of monocyte lineage in patients with Lyme arthritis. *Arthritis Res Ther.* 2010;12(5):R168.

Shin OS. et al. Distinct Roles for MyD88 and Toll-Like Receptors 2, 5, and 9 in Phagocytosis of Borrelia burgdorferi and Cytokine Induction. *Infect Immun.* 2008;76(6):2341-51.

Shin OS. et al. Downstream signals for MyD88-mediated phagocytosis of Borrelia burgdorferi can be initiated by TRIF and are dependent on P13K.
J Immunol. 2009;183(1):491-8.

Shoemaker RC. et al. Complement split products C3a and C4a are early markers of acute Lyme disease in tick bite patients in the United States. *Int Arch Allergy Immunol.* 2008;146(3):255-61.

Sigal LH. Musculoskeletal features of Lyme disease: understanding the pathogenesis of clinical findings helps make appropriate therapeutic choices. *J Clin Rheumatol.* 2011;17(5):256-65.

Signorino G. et al. Identification of OspA2 linear epitopes as serodiagnostic markers for Lyme disease. *Clin Vaccine Immunol.* 2014;21(5):704-11.

Sikutova S. et al. Novel spirochetes isolated from mosquitoes and black flies in the Czech Republic. *J Vector Ecol.* 2010;35(1):50-5.

Sikutova S. et al. Selected phenotypic features of BR01, a unique spirochaetal strain isolated from the Culex pipens mosquito. *Microbiol Res.* 2014;169(5-6):348-52.

Sillanpaa H., et al. Antibodies to decorin-binding protein B (DbpB) in the diagnosis of Lyme neroborreliosis in children. *Int J Infect Dis.* 2014;28:160-3.

Simon JA. et al. Climate change and habitat fragmentation drive the occurrence of Borrelia burgdorferi, the agent of Lyme disease, at the Northeastern limit of its distribution. *Evolut Appl ISSN 1752-4571.* 2014.

Sindhava V. et al. Interleukin-10 mediated autoregulation of murine B-1 B-cells and its role in Borrelia hermsii infection. *PLoS ONE.* 2010;5(7):e11445.

Sirmarova J. et al. Seroprevalence of Borrelia burgdorferi sensu lato and tick-borne encephalitis viris in zoo animal species in the Czech Republic. *Ticks Tick Borne Dis.*2014;5(5):523-7.

Sjowall J. et al. Decreased Th-1 type inflammatory cytokine expression in the skin in associated with persisting symptoms after treatment of Erythema migrans. *PLoS One.* 2011;6(3):e18220.

Skogman BH. et al. Adaptive and innate immune responsiveness to Borrelia burgdorferi sensu lato in exposed asymptomatic children and children with previous clinical Lyme borreliosis. *Clin Dev Immunol.* 2012;294587.

Skotarczak B. Adaptation factors of Borrelia for host and vector. *Ann Agric Environ Med.* 2009;16(1):1-8.

Skotarczak B. Why are there several species of Borrelia burgdorferi sensu lato detected in dogs and humans? *Infect Genet Evol.* 2014;23:182-8.

Slack GA. et al. Is Tayside becoming a Scottish hotspot for Lyme borreliosis? *J R Coll Physicians Edinb.* 2011;41(1):5-8.

Slamova M. et al. Effect of tick saliva on immune interactions between Borrelia afzelii and urine dendritic cells. *Parasite Immunol.* 2011;33(12):654-60.

Smit PW. et al. Evaluation of two commercially available rapid diagnostic tests for Lyme borreliosis. *Eur J Clin Microbiol Infect Dis.* 2015;34(1):109-13.

Smith AA. and Pal U. Immunity-related genes inIxodes scapularis—perspectives from genome information. *Front Cell Infect Microbio.* 2014;4(116):1-10.

Smith BG. et al. Lyme disease and the orthopaedic implications of Lyme arthritis. *J Am Acad Orthop Surg.* 2011;19(2):91-00.

Smith GN., Gemmill I. and Moore KM. Management of tick bites and Lyme disease during pregnancy. *J Obstet Gynaecol Can.* 2012;34(11):1087-91.

Smith RP. et al. Human Babesiosis, Maine, USA. 1995-2011. *Emerg Infect Dis.* 2014;20(10):1727-30.

Sno HN. Signs and significance of a tick-bite: psychiatric disorders associated with Lyme disease. *Tijdschr Psychiatr.* 2012;54(3):235-43.

Sonderegger FL. et al. Localized production of IL-10 suppresses early inflammatory cell infiltration and subsequent development of IFN-y-Mediated Lyme arthritis. *J Immunol.* 2012;188(3):1381-93.

Souidi Y. et al. Borrelia crocidurae in Ornithodoros ticks from Northwestern Morocco a range extension in relation to climatic change?? *J Vector Ecol.* 2014;39(2):316-20.

Sparsa L. et al. Recurrent ischemic strokes revealing Lyme menigovascularitis. *Rev Neurol (Paris).* 2009;165(3):273 7.

Sperling J. et al. Evolving perspectives on Lyme borreliosis in Canada. *Open Neurol J.* 2012;6:94-03.

Sprong H. et al. Circumstantial evidence for an increase in the total number and activity of Borrelia-infected Ixodes ricinus in the Netherlands. *Parasit Vectors.* 2012;5:294.

Sprong H. et al. Sensitivity of a point of care tick-test for the development of Lyme borreliosis. *Parasit Vectors.* 2013;6:338.

Srinivasalu H., Brescia AC. and Rose CD. Lyme chondritis presenting as painless ear erythema. *Pediatrics.* 2013;131(6):e1977-81.

Stanek G. and Reiter M. The expanding Lyme Borrelia complex—clinical significance of genomic species? *Clin Microbiol Infect.* 2011;17(4):487-93.

Stanek G. et al. Intrathecally produced IgG and IgM antibodies to recombinant VIsE, VIsE peptide, recombinant OspC and whole cell extracts in the diagnosis of Lyme neuroborreliosis. *Med Microbiol Immunol.* 2014;203(2):125-32.

Steere AC. Reply to letter by Volkman commenting on the possible onset of seronegative disease in Lyme arthritis. *Arthritis Rheum.* 2009;60(1):310.

Steere AC., Drouin EE. and Glickstein LJ. Relationship between immunity to Borrelia burgdorferi outer-surface protein A (OspA) and Lyme arthritis. *Clin Infect Dis.* 2011;52 Suppl 3:s259-65.

Steere AC. et al. Prospective study of serologic tests for Lyme disease. *Clin Infect Dis.* 2008;47(2):188-95.

Stewart PE. and Rosa PA. Transposon mutagenesis of the Lyme disease agent Borrelia burgdorferi. *Methods Mol Biol.* 2008;431:85-95.

Stinco G. et al. Borrelia infection and pityriasis rosea. *Acta Derm Venereol.* 2009;89(1):97-8.

Stinco G. et al. Clinical features of 705 Borrelia burgdorferi seropositive patients in an endemic area of Northern Italy. *Scientific World J.* 2014;2014:414505.

Stone BL. et al. The Western progression of Lyme disease: Infectious and nonclonal Borrelia burgdorferi sensu lato populations in Grand Forks County, North Dakota. *Appl Enviorn Microbiol.* 2015;81(1):48-58.

Stricker RB. Counterpoint: long-term antibiotic therapy improves persistent symptoms associated with Lyme disease. *Clinical Infectious Diseases.* 2007;45:149-57.

Stricker RB., Corson AF. and Johnson L. Reinfection versus relapse in patients with Lyme disease: Not enough evidence. *Clin Infect Dis.* 2008;46:950. Letter to the Editor.

Stricker RB. and Johnson L. Borrelia burgdorferi aggrecanase activity: more evidence for persistent infection in Lyme disease. *Front Cell Inf Microb.* 2013;3(40):1-2.

Stricker RB. and Johnson L. Chronic Lyme Disease and the "Axis of Evil." *Future Microb.* 2008;3(6):621-624.

Stricker RB. and Johnson L. Lyme disease diagnosis and treatment: lessons from the AIDS epidemic. *Minerva Med.* 2010;101(6):419-25.

Stricker RB. and Johnson L. Lyme disease: the next decade. *Infection and Drug Resistance.* 2011;4:1-9.

Stricker RB. et al. Benefit of intravenous antibiotic therapy in patients referred for treatment of neurologic Lyme disease. *IntJ Gen Med.* 2011;4:639-46.

Stricker RB. et al. Safety of intravenous antibiotic therapy in patients referred for treatment of neurologic Lyme disease. *Minerva Med.* 2010;101(1):1-7.

Stricker RB. and Johnson L. Persistent Borrelia burgorferi infection after treatment with antibiotics and anti-tumor necrosis factor. *J Infect Dis.*2008;197:1352-2.Letter to the Editor.

Stricker RB. and Johnson L. Spirochetal 'debris' versus persistent infection in chronic Lyme disease: from semantics to science. *Future Microbiol.* 2012;7(11):1243-6.

Stricker RB. and Winger E. Musical hallucinations in patients with Lyme disease. *South Medical Journal* 2003; 96(7): 711-5.

Strle F. et al. Clinical characteristics associated with Borrelia burgdorferi sensu lato skin culture results in patients with erythema migrans. *PLoS One.* 2013;8(12):e82132.

Strle F. et al. Comparison of erythema migrans caused by Borrelia burgdorferi and Borrelia garinii. *Vector Borne Zoonotic Dis.* 2011;11(9):1253-8.

Strle K. et al. Borrelia burgdorferi stimulates macrophages to secrete higher levels of cytokines and chemokines that Borrelia afzelii or Borrelia garinii. *J Infect Dis.* 2009;200(12):1936-43.

Strle K. et al. Elevated levels of IL-23 in a subset of patients with post-Lyme disease symptoms following erythema migrans. *Clin Infect Dis.* 2014;58(3):372-80.

Strle K. et al. A toll-like receptor 1 Polymorphism associated with heightened T-helper 1 inflammatory responses and antibiotic-refractory Lyme arthritis. *Arthritis Rheum.* 2012;64(5):1497-1507.

Stromdahl EY. and Hickling GJ. Beyond Lyme: aetiology of tick-borne human diseases with emphasis on the South-Eastern United States. *Zoonoses Public Health.* 2012;59 Suppl2:48-64.

Strunk T. et al. Anetoderma with positive Borrelia serology. *Hautazt* 2011;62(10):720-2.

Stubs G. et al. Acylated cholesteryl galactosides are specific antigens of Borrelia causing Lyme disease and frequently induce antibodies in late stages of disease. *J Biol Chem.* 2009;284(20):13326-34.

Stupica D. et al. Comparison of post-Lyme borreliosis symptoms in erythema migrans patients with positive and negative Borrelia burgdorferi sensu lato skin culture. *Vector Borne Zoonotic Dis.*2011;11(7):883-9.

Sullivan L. et al. Digital dermatitis treponemes associated with a severe foot disease in dairy goats. *Vet Rec* 2015; 176(11): 283.

Sullivan L. et al. The high association of bovine digital dermatitis Treponema spp. With contagious ovine digital dermatitis lesions and the presence of Fusobacterium necrophorum and Dichelobacter nodosus. *J Clin Microbiol* 2015 (March 4): epub ahead of print.

Sullivan L. at al. Presence of digital dermatitis treponemes on cattle and sheep hoof trimming equipment. *Vet Rec* 2014; 175(8): 201.

Sultan SZ. et al. Motility is crucial for the infectious life cycle of Borrelia burgdorferi. *Infect Immun.* 2013;81(6):2012-21.

Sun J. et al. Coinfection with four genera of bacteria (Borrelia, Bartonella, Anaplasma, and Ehrlichia) in Haemaphysalis longicornis and Ixodes sinensis ticks from China. *Vector Borne Zoonotic Dis.* 2008;8(6):791-5.

Sundin M. et al. Pediatric tick-borne infections of the central nervous system in an endemic region of Sweden: a prospective evaluation of clinical manifestations. *Eur J Pediatr.* 2012;171(2):347-52.

Susta L. et al. Synovial lesions in experimental canine Lyme borreliosis. *Vet Pathol.* 2012;49(3):453-61.

Svartstrom, O, et al. Genome-wide relatedness of Treponema pedis, from gingiva and necrotic skin lesions of pigs, with the human oral pathogen Treponema denticola. *PLoS One* 2013; 8(8): e71281.

Svecova D., Gavornik P. Recurrent erythema migrans as a persistent infection. *Epidemiol Mikrobiol Immunol.* 2008;57(3):97-100.

Swanson KI., Norris DE. Detection of Borrelia burgdorferi DNA in lizards from Southern Maryland. *Vector Borne Zoonotic Dis.* 2007;7(1):42-9.

Swart A. et al. Predicting tick presence by environment risk mapping. *Front Public Health.* 2014;2:238.

Swei A. et al. Effects of an invasive forest pathogen on abundance of ticks and their vertebrate hosts in a California Lyme disease focus. *Oecologia.* 2011;166(1):91-100.

Swei A. et al. Impact of the experimental removal of lizards on Lyme disease risk. *Proc Biol Sci.* 2011;278(1720):2970-8.

Swei A. et al. Impacts of an introduced forest pathogen on the risk of Lyme disease in California. *Vect Borne Zoonotic Dis.*2012;12(8):623-30.

Szulzyk T., Flisiak R. Lyme borreliosis. *Ann Parasitol.* 2012;58(6):63-9.

Takano A. et al. Characterization of reptile-associated Borrelia sp. in the vector tick, Amblyomma geomyidae, and its association with Lyme disease and relapsing fever Borrelia spp. *Environ Microbiol Rep.* 2011;3(5):632-7.

Takano A. et al. Isolation and characterization of a novel Borrelia group of tick-borne Borreliae from imported reptiles and their associated ticks. *Environ Microbiol.* 2010;12(1):134-46.

Tan Y. et al. The efficacy of antibiotics in the therapy on different types and stages of Lyme disease. *Beijing Medical Journal* 2010; 6.

Tappe J. et al. Revisited: Borrelia burgdorferi sensu lato infections in hard ticks(Ixodes ricinus) in the city of Hanover (Germany). *Parasit Vectors.* 2014;7:441.

Taragel'ova V. et al. Blackbirds and song thrushes constitute a key reservoir of Borrelia garinii, the causative agent of borreliosis in Central Europe. *Appl Environ Microbiol.* 2008;74(4):1289-93.

Tauber SC. et al. Long-term intrathecal infusion of outer surface protein C from Borrelia burgdorferi causes axonal damage. *J Neuropathol Exp Neurol.* 2011;70(9):748-57.

Tavora F. et al. Postmortem confirmation of Lyme carditis with polymerase chain reaction. *Cardiovasc Pathol.* 2008;17(2):103-7.

Tee SI. et al Acrodermatitis chronica atrophicans with pseudolymphomatous infiltrates. *Am J Dermatopathol.* 2013;35(3):338-42.

Teegler A. et al. The relapsing fever spirochete Borrelia miyamotoi resists complement-mediated killing by human serum. *Ticks Tick Borne Dis.* 2014;5(6):898-01.

Telfer, S. et al. Species interactions in a parasite community drive infection risk in a wildlife population, *Science* 2010; 330(6001): 243-6.

Thai PT. et al. Increased caspase activity primes human Lyme arthritis synovial T cells for proliferation and death. *Hum Immunol.* 2011;72(12):1168-75.

Thein M. et al. DipA, a pore-forming protein in the outer membrane of Lyme disease spirochetes exhibits specificty for the permeation of dicarboxylates. *PLoS One.* 2012;7(5):e36523.

Thein M. et al. Oms38 is the first identified pore-forming protein in the outer membrane of relapsing fever spirochetes. *J Bacteriol.* 2008;190(21):1035-42.

Tijsse-Klasen E. and Sprong H., Pandak N. Co-infection of Borrelia burgdorferi sensu lato and Rikettsia species in ticks and in an erythema migrans patient. *Parasit Vectors.* 2013; 6:347.

Tijsse-Klasen E. et al. Ability to cause erythema migrans differs between Borrelia burgdorferi sensu lato isolates. *Parasites Vectors.* 2013;6(23):1-8.

Tilly K. et al. OspC-independent infection and dissemination by host- adapted Borrelia burgdorferi. *Infect Immun.* 77(7)2672-82.

Tilly K., Bestor A. and Rosa PA. Lipoprotein succession in Borrelia burgdorferi: similar but distinct roles for OspC and VlsE at different stages of mammalian infection. *Mol Microbiol.* 2013;89(2):216-117.

Tilly K., Checroun C. and Rosa PA. Requirements for Borrelia burgdorferi plasmid maintenance. *Plasmid.* 2012;68(1):1-12.

Tilly K. et al. Biology of infection with Borrelia burgdorferi. *Infect Dis Clin North Am.* 2008;22(2):217-34.

Tjernberg I. et al. Diagnostic performance of cerebrospinal fluid chemokine CXCL13 and antibodies to the C6-peptide in Lyme neuroborreliosis. *J Infect.* 2011;62(2):149-58.

Toledo A. et al. The enolase of Borrelia burgdorferi is a plasminogen recptor released in outer membrane vesicles. *Infect Immun.* 2012;80(1):359-68.

Toledo A. et al. Phylogentic analysis of a virulent Borrelia species isolated from patients with relapsing fever. *J Clin Microbiol.* 2010;48(7):2484-9.

Toledo A. et al. Selective association of outer surface lipoproteins with the lipid rafts of Borrelia burgdorferi. *mBio.* 2014;5(2):e00899-14.

Topakian R. et al. Cerebral vasculitis and stroke in Lyme neuroborreliosis. Two case reports and review of current knowledge. *Cerebrovasc Dis.* 2008;26(5):455-61.

Tory HO., Zurakowski D. and Sundel RP. Outcomes of children treated for Lyme arthritis: Results of a large pediatric cohort. *J Rheumatol.* 2010;37(5):1049-55.

Tran PM., Waller L. Effects of landscape fragmentation and climate on Lyme disease incidence in the Northeastern United States. *Ecohealth.* 2013;10(4):394-04.

Troxell B., Xu H. and Yang XF. Borrelia burgdorferi, a pathogen that lacks iron, "gold standard" for cutaneous borreliosis? *Am J Clin Pathol.* 2007;127(2):213-22.

Troxell B. and Yang XF. Metal-dependent gene regulation in the causative agent of Lyme disease. *Front Cell Infect Microb.* 2013;3(79).

Troxell B. et al. Menganese and zinc regulate virulence determinants in Borrelia burgdorferi. *Infect Immun.* 2013;81(8):2743-52.

Troxell B. et al. Pyrovate. protects pathogenic spirochetes from H202 killing. *PLOS One.* 2014;9(1):e84625.

Troy EB. et al. Understanding barriers to Borrelia burgdorferi dissemination during infection using massively parallel sequencing. *Infect Immun.*2013;81(7):2347-57.

Tsao JI. Reviewing molecular adaptations of Lyme borreliosis spirochetes in the context of reproductive fitness in natural transmission cycles. *Vet Res.* 2009;40:36

Tschirren B. et al. Polymorphisms at the innate immune receptor TLR2 are associated with Borrelia infection in a wild rodent population. *Proc Biol Sci.* 2013;280(1759):20130364.

Ttraisk F., Lindquist L. Optic nerve involvement in Lyme disease. *Curr Opin Ophthalmol.* 2012;23(6):485-90.

Tunev SS. et al. Lymphoadenopathy during lyme borreliosis is caused by spirochete miration-induced specific B cell activation. *PL oS Pathog.* 2011; 7(5):e1002066.

Tupin E. et al. NKT cells prevent chronic joint inflammation after infectio with Borrelia burgdorferi. *PNAS.* 2008;105(50):19863-68.

Tveten AK. Exploring diversity among norwegian Borrelia strains originating from Ixodes ricinus ticks. *Int J Microbiol.*2014;2014:397143.

Tveten Y., Noraas S., Aase A. Cellular Borrelia tests. *Tidsskr Nor Laegeforen.* 2014;134(2):146-7.

Uchida, T. et al. Localizatoin of galactrocerebroside in oligodendrocytes, myelin sheath and choroid plexus. Jpn J Exp Med (1981); 51(1): 29-35.

Vaerma V. et al. A case of chronic progressive Lyme encephalitis as a manifestation of late Lyme neuroborreliosis. *Infect Dis Rep.* 2014;6(4):5496.

van Burgel ND. et al. Identification and functional characterization or complement regulator acquiring surface protein-1 of serum resistant Borrelia garinii OspA serotype 4. *BMC Microbiol.* 2010;10:43.

van Dam AP. Molecular diagnosis of Borrelia bacteria for the diagnosis of Lyme disease. *Expert Opin Med Diagn.* 2011;5(2):135-49.

van Dop WA. et al. Seronegative Lyme neuroborreliosis in a patient using rituximab. *BMJ Case Rep.* 2013;1013:pii bcr2012007627.

van Erp WS, Bakker NA, Aries MJ and Vroomen PC. Osoclonus and multiple cranial neuropathy as a manifestation of neuroborreliosis. *Neurology.* 2011;77(10)1013-4.

Van Laar TA. et al. Effect of levels of acetate on the mevalonate pathway of Borrelia burgdorferi. *PLOS One.* 2012;7(5).e38171.

van Maldegem F. et al. The majority of cutaneous marginal zone B-cell lymphomas expressed class-switched immunoglobulins and develops in a T-helper type 2 inflammatory environment. *Blood*2008;112(8):3355-61.

Van Snick S. et al. Acute ischaemic pontine stroke revealing Lyme neuroborreliosis in a young adult. *Acta Neurol Belg.* 2008;108(3):103-6.

Vandernesch A. et al. Incidence and hospitalisation rates of Lyme borreliosis, France, 2004-2012. *Euro Surveill.* 2014;19(34):pii20883.

Varela A. et al. First culture isolation of Borrelia lonestari, putative agent of southern tick-associated rash illness. *Journal of Clinical Microbiology* 2004; March: 1163-69.

Vasudevan B., Chatterjee M. Lyme Borreliosis and Skin. *Indian J Dermatol.* 2013;58(3):167-174.

Venclikova K. et al. Human pathogenic borreliae in Ixodes ricinus ticks in natural and urban ecosystem czech Republic. *Acta Parasitol.* 2014;59(4):717-20.

Verberkt RM., Janssen M., Wesseling J. A boy with a tight skin: Borrelia-associated early-onset morphea. *Clin Exp Rheumatol.* 2014;32(1):121-2

Vetsigian K. and Goldenfeld N. Genome rhetoric and the emergence of compositional bias. *PNAS* 2009;106(1):215-20.

Vianello M., Marchiori G. and Giometto B. Multiple cranial nerve involvement in Bannwarth's syndrome. *Neurol Sci.* 2008;29(2):109-12.

Vinodh, R, et al. Detection of Leptospira and Brucella genomes in bovine semen using polymerase chain reaction. *Trop Anim Health Prod* 2008; 40(5): 323-9.

Vojdani A. et al. Novel diagnosis of Lyme disease: potential for CAM intervention. *eCAM.* 2009;6(3):283-295.

vol Baehr V. et al. The lymphocyte transformation test for Borrelia detects active Lyme borreliosis and verifies effective antibiotic treatment. *Open Neurol J.* 2012;6:104-12.

Volkman DJ. Seronegative disease after inadequate therapy in Lyme arthritis: comment on the article by Kanian et al. Letter to the Editor:2212-13.

Voordouw MJ. Co-feeding transmission in Lyme disease pathogens. *Parasitology.* 2014:1-13.

Vrethem M. et al. Clinical, diagnostic and immunological characteristics of patients with possible neuroborreliosis without intrathecal Ig-synthesis against Borrelia antigen in the cerebrospinal fluid. *Neurol. Int.* 2011;3(1):e2.

Vrinkerhoff RJ. et al. Genotypic diversity of Borrelia burgdorferi strains detected in Ixodes scapularis larvae collected from North American songbirds. *Appl Environ Microbiol.* 201;76(24):8265-8.

Wagemakers A. et al. The relapsing fever spirochete Borrelia miyamotoi is cultivable in modified Kelly-Pettenkofer medium, and is resistant to human complement. *Parasit Vectors.* 2014;7:418.

Wagh, D, et al, Borreliacidal activity of Borrelia metal transporter A (BmtA) binding small molecules by manganese transport inhibition, *Drug Design, Development and Therapy* 2015; 9: 805-16.

Wagner V. et al. Acute atrioventricular block in chronic Lyme disease. *Orv Hetil.* 2010; 151 (39):1585-90.

Walia R., Chaconas G. Suggested role for G4 DNA in recombinational switching at the antigenic variation locus of the Lyme disease spirochete. *PLoS One.* 2013;8(2):e57792.

Walid MS., Ajjan M. and Ulm AJ. Subacute transverse myelitis with Lyme profile dissociation. *Ger Med Sci.* 2008;6:Doc04.

Wallet F. et al. Molecular diagnosis of a bilateral panuveitis due to Borrelia burgdorferi sensu lato by cerebral spinal fluid analysis. *Jpn J Infect Dis.* 2008;61(3):214-5.

Wang G. et al. Pattern of pro-inflammatory cytokine induction in RAW264.7 mouse macrophages is identical for virulent and attenuated Borreia burgdorferi. *J Immunol.* 2008;180(12):8306-15.

Wang J. et al. Lipid binding orientation within CD1d affects recognition of Borrelia burgdorferi antigens by NKT cells. *Proc Natl Acad Sci U S A.* 2010;107(4):1535-40.

Wang P. et al. Emergence of Ixodes scapularis and Borrelia burgdorferi the Lyme disease vector and agent, in Ohio. *Front Cell Infect Microbiol.* 2014;4:70.

Wang P. et al. A novel iron-and copper-binding protein in the Lyme disease spirochaete. *Mol Microbiol.* 2012;86(6):1441-51.

Wang X. et al. T cell infiltration is associated with increased Lyme arthritis in TLR2-/- mice. *FEMS Immunol Med Microbiol.* 2008;52(1):124-33.

Watanabe S. et al. Glycosphingolipid synthesis in cerebellar Purkinje neurons: roles in myelin formation and axonal homeostasis. *Glia* 2010; 58(10): 1197-207.

Weinstein A. Laboratory testing for Lyme disease: Time for a change? *Clinical Infectious Diseases.* 2008;47:196-7.

Wendling D. et al. Parsonage-Turner syndrome revealing Lyme borreliosis. *Joint Bone Spine.* 2009;76(2):202-4.

Wenger N. et al. Atrial fibrillation, complete atrioventricular block and escape rhythm with bundle-branch block morphologies: an exceptional presentation of Lyme carditis. *Int J Cardiol.* 2012;160(1):e12-4.

Widhe M. et al. Up-regulation of Borrelia-specific IL-4- and IFN-gamma-secreting cells in cerebrospinal fluid from children with Lyme neuroborreliosis. *Int Immunol.* 2005;17(10):1283-91.

Wilhelmsson P. et al. Prevalence, diversity, and load of Borrelia species in ticks that have fed on human in regions of Sweden and Aland Islands, Finland with different Lyme Borreliosis incidences. *PLoS One.* 2013;8(11):e81433.

Wilking H. et al. Antibodies against Borrelia burgdorferi sensu lato among adults, Germany, 2008-2011. *Emerg Infect Dis.* 2015;21(1):107-10.

Wilson JM. Concerns regarding the Infectious Diseases Society of America Lyme Disease clinical practice guidelines. *Clin Infect Dis. (LTTE).* 2007;44(4):1135-7.

Wilson-Welder, J, et al. Biochemical and molecular characterization of Treponema phagedenis-like spirochetes isolated from a bovine digital dermatitis lesion. *BMC Microbiology* 2013; 13: 280.

Winter EM., Rothbarth PH., Delfos NM. Misleading presentation of acute Lyme neuroborreliosis. *BMJ Case Rep.* 2012;2012:pii bcr2012006840.

Wojcik-Fatla A. et al. Leptospirosis as a tick-borne disease? Detection of Leptospira spp. in Ixodes ricinus ticks in Eastern Poland. *Ann Agric Environ Med.* 2012;19(4):656-9.

Wolanska-Klimkiewicz E. et al. Orofacial symptoms related to borreliosis—case report. *Ann Agric Environ Med.* 2010;17(2):319-21.

Wood E. et al. BB0172, a Borrelia burgdorferi outer membrane protein that binds integrin a3b1. *J Bacteriol.* 2013;195(15):3320-30.

Woodman ME. et al. Borrelia burgdorferi binding of host complement regulator factor H is not required for efficient mammalian infection. *Infect Immun.* 2007;75(6):3131-9.

Woodman ME. et al. Roles for phagocytic cells and complement in controlling relapsing fever infection. *J Leukoc Biol.* 2009;86(3):727-36.

Wormser GP., Halperin JJ. Toward a better understanding of European Lyme neuroborreliosis. *Clin Infect Dis.* 2013;57(4):510-2.

Wormser GP. and Schwartz I. Antibiotic treatment of animals infected with Borrelia burgdorferi. *Clin Microbiol Rev.* 2009;22(3):387-95.

Wormser GP. and Shapiro ED. Implications of gender in chronic Lyme disease. *J Womens Health (Larchmt).* 2009;18(6):831-4.

Wormser GP. et al. Anti-Tumor necrosis factor-alpha activation of Borrelia burgdorferi Spirochetes in antibiotic-treated murine Lyme borreliosis: An unproven conclusion. *J Infect Dis.* 2007;196:1865-6.

Wormser GP. et al. Impact of clinical variable on Borrelia burgdorferi-specific antibody seropositivity in acute-phase sera from patients in North America with culture-confirmed early Lyme disease. *Clin Vaccine Immunol.* 2008;15(10):1519-22.

Wright WF. et al. Diagnosis and management of Lyme disease. *AAFP.* 2012;0601:1086-93.

Wu J. et al. Invasion of eukaryotic cells by Borrelia burgdorferi requires b(1) integrins and Src kinase activity. *Infect Immun.* 2011;79(3):1338-48.

Wutte N. et al. CXCL13 chemokine in pediatric and adult neuroborreliosis. *Acta Neurol Scand.* 2011;124(5):321-8.

Wutte N. et al. Laboratory diagnosis of Lyme neuroborreliosis is influenced by the test used: Comparison of two ELISAs, immunoblot and CXCL13 testing. *J Neurol Sci.* 2014;347(1-2):96-103.

Wutte N. et al. Serum cxcl13 chemokine is not a marker for activity Lyme borreliosis. *Acta Derm Venereol.* 2011;91.

Wy L. et al. Invariant natural killer T cells act an extravascular cytotoxic barrier for joint-invading Lyme Borrelia. *Proc Natl Acad Sci U S A.* 2014;111(38):139376-41.

Wywial E. et al. Fast, adaptive evolution at a bacterial host-resistance locus: the PFam54 gene array in Borrelia burgdorferi. *Gene.* 2009;445(1-2):26-37.

Xu Q., McShan K. and Liang FT. Essential protective role attributed to the surface lipoproteins of Borrelia burgdorferi against innate defenses. *Mol Microbiol.* 2008;69(1):15-29.

Xu Q., McShan K. and Liang FT. Modification of Borrelia burgdorferi to overproduce OspA or VlsE alters its infectious behaviour. *Microbiology*. 2008;154(Pt11):3420-9.

Xu Q. et al. Increasing the interaction of Borrelia burgdorferi with decorin significantly reduces the 50 percent infectious dose and severely impairs dissemination. *Infect Immun.* 2007;75(9):4272-81.

Xu Q. et al. Increasing the recruitment of neutrophils to the site of infection dramatically attenuates Borrelia burgdorferi infectivity. *J Immunol.*2007;178(8):5109-15.

Yakimchuk K. et al. Borrelia burgdorferi infection regulates CD1 expression in human cells and tissues via IL-1b. *Eur J Immunol.* 2011;41(3):694-05.

Yang X. et al. Borrelia burgdorferi lipoprotein BmpA activates pro-inflammatory responses in human synovial cells through a protein moiety. *Microbes Infect.* 2008;10(12-13):1300-08.

Yang X. et al. A chromosomally encoded virulence factor protects the Lyme disease pathogen against host-adaptive immunity. *PLoS Pathog.* 2009;5(3):e1000326.

Yegutkin GG. et al. Disordered lymphoid purine metabolism contributes to the pathogenesis of persistent Borrelia garinii infection in mice. *J Immunol.* 2010;184(9):5112-20.

Yimer M. et al. Prevalence and risk factors of louse-bourne relapsing fever in high risk populations in Bahir Dar city Northwest, Ethiopia. *BMC Res Notes.* 2014;7:615.

Yossepowitch O. et al. Aseptic meningitis and adult respiratory distress syndrome caused by Borrelia persica. *Infection.* 2012;40(6):695-7.

Yrjanainean H. et al. Anti-Tumor necrosis factor-alpha treatment activates Borrelia burgdorferi spirochetes 4 weeks after ceftriaxone treatment in C3H/He mice. *J Infect Dis.* 2007;195(10):1489-96.

Yrjanainen H. et al. Persistence of borrelial DNA in the joints of Borrelia burgdorferi-infected mice after ceftriaxone treatment. *APMIS*. 2010;118(9);665-73.

Yrjanainen H. et al. Persistent joint swelling and Borrelia-specific antibodies in Borrelia garinii-infected mice after eradication of vegetative spirochetes with antibiotic treatment. *Micobes Infect.* 2006;8(8):2044-51.

Yrjanainen H. et al. Reply to Wormser et al. and to McSweegan. *J Infect Dis.* 2007;196:1866-7. Letter to the Editor.

Zachaus M. Mesangioproliferative IgA-nephritis in a patient with Lyme borreliosis. *MMW Fortschr Med.* 2008;150(13):38-40.

Zajkowska J. et al. Clinical forms of neuroborreliosis—the analysis of patients diagnosed in department of infectious diseases and neuroinfection medical academy in Bialystok between 2000-2005. *Przegl Epidemiol.* 2007;61(1):59-65.

Zajkowska J. et al. Lyme Borreliosis: From pathogenesis to diagnosis and treatment. *Clin Develp Immunol.* 2012;231657:1-2.

Zajkowska J. et al. New aspects of pathogenesis of Lyme borreliosis. *Przegl Epidemiol.* 2006;60Suppl1:167-70.

Zajkowska JM. et al. Peripheral neuropathies in Lyme borreliosis. *Pol Merkur Lekarski.* 2010;29(170):115-8.

Zakovska A., et al. Isolation of Borrelia afzelii from overwintering Culex pipiens biotype molestus mosquitoes. *Ann Agric Environ Med.* 2006;13(2):345-8.

Zamani Z. et al. Culture of Borrelia persica and its flagella antigen in vitro. *Pak J Biol Sci.* 2014;17(2):190-7.

Zanchi AC. et al. Necrotizing granulomatous hepatitis as an unusual manifestation of Lyme disease. *Dig Dis Sci.* 2007;52(10):2629-32.

Zeidner N. et al. A borreliacidal factor in Amblyomma americanum saliva is associated with phospholipase A2 activity. *Exp Parasitol.* 2009;121(4):370-5.

Zeidner NS. et al. Suppression of Th2 cytokines reduces tick-transmitted Borrelia burgdorferi load in mice. *J Parasitol.* 2008;94(3):767-9.

Zelger B. et al. Detection of spirochetal micro-organisms by focus-floating microscopy in necrobiotic xanthogranuloma. *J Am Acad Dermatol.* 2007;57(6):1026-30.

Zhang XC. et al. The composition and transmission of microbiome in hard tick, Ixodes persulcatus, during blood meal. *Ticks Tick Borne Dis.* 2014;5(6):864-70.

Zhao Z. et al. Borrelia burgdorferi-induced monocyte chemoattractant protien-1 production in vivo and in vitro. *Biochem Biophs Res Commun.* 2007;358(2):528-33.

Zhao Z. et al. CD14 mediates cross talk between mononuclear cells and fibroblasts for upregulation of matrix metalloproteinase 9 by Borrelia burgdorferi. *Infect Immun.* 2007;75(6):3062-69.

Zhi H. et al. The BBA33 lipoprotein binds collagen and impacts Borrelia burgdorferi pathogenesis. *Mol Microbiol.* 2015;6

Zhou W., Brisson D. Potentially conflicting selective forces that shape the vls antigenic variation system in Borrelia burgdorferi. *Infect Genet Evol.* 2014;27:559-65.

Ziemer M. et al. Granuloma annulare—a manifestation of infection with Borrelia? *J Cutan Pathol.* 2008;35(11):1050-7.

Zotter S. et al. Neuropsychological profile of children after an episode of neuroborreliosis. *Neuropediatrics.* 2013;44(6):346-53.

Zuckert WR. A call to order at the spirochetal host-pathogen interface. *Mol Microbiol.* 2013;8992):2017-11.

Zuckert WR. Secretion of bacterial lipoproteins: through the cytoplasmic membrane, the periplasm and beyond. *Biochim Biophys Acta.* 2014;1843(8):1509-16.

Chlamydien

Abdelsamed H., Peters J. and Byrne GI. Genetic variation in Chlamydia trachomatis and their hosts: impact on disease severity and tissue tropism. *Future Microbiol.*2013;8(9):1129-46.

Aigelsreiter A. et al. Chlamydia psittaci infection in nongastrointestinal extranodal MALT lymphomas and their precursor lesions. *Am J Clin Pathol.* 2011;135(1):70-5.

Aiyar A. et al. Influence of the tryptophan-indole-IFNg axis on human genital Chlamydia trachomatis infection: role of vaginal co-infections. *Front Cell Inf Microbiol.* 2014;4(72):1-9.

ATP/ADP Translocases: A common feature of obligate intracellular amoebal symbionts related to Chlamydiae and Rickettsiae. *J Bacteriol.* 2004;186(3):683-91.Baud D., Greub G. Intracellular bacteria and adverse pregnancy outcomes. *Clin Microbiol Infect.* 2011; 17(9):1312-22.

Bonner CA., Byrne GI., Jensen RA. Chlamydia exploit the mammalian tryptophan-depletion defense strategy as a counter-defensive cue to trigger a survival state of persistence. *Front Cell Inf Microb* 2014;4(17):1-17.

Cai T. et al. Semen quality in patients with Chlamydia trachomatis genital infection treated concurrently with prulifloxacin and a phytotherapeutic agent. *J Androl.* 2012l33(4):615-23.

Caldwell HD., Belden EL. Studies of the role of Dermacentor occidentalis in the tansmission of Bovine Chlamydial abortion. *Infect Immun.* 1973;7(2):147-51.

Campbell LA., Rosenfeld ME. Persistent C. pneumoniae infection in atherosclerotic lesions: rethinking the clinical trails. *Front Cell Infect Microb.* 2014;4(34):1-4.

Capmany A., Damiani MT. Chlamydia trachomatis intercepts Golgi-derived sphingolipids through a Rab 14-mediated transport required for bacterial development and replication. *PLoS One.* 2010;5(11):e14084.

Chen J. et al. Chlamydia pneumoniae infection and cerebrovascular disease: a systematic review and meta-analysis. *BMC Neurology.* 2013;13(183):1-13.

Choroszy-Krol I. et al. Characteristics of the Chlamydia trachomatis species – Immunopathology and infections. *Adv Clin Exp Med.* 2012;21(6):799-808.

Circella E. et al. Chlamydia psittaci infection in canaries heavily infested by Dermanyssus gallinae. *Exp Appl Acarol.* 2011;55(4):329-38.

Cocchiaro JL., Valdivia RH. New insights into Chlamydia intracellular survival mechanisms. *Cell Microbiol.* 2009;11(11):1571-78.

Collina F. et al. Chlamydia psittaci in ocular adnexa MALT lymphoma: a possible role in lymphomagenesis and a different geographical distribution. *Infect Agent Cancer.* 2012;7:8.

Corsaro D., et al. Novel Chlamydiales strains isolated from a water treatment plant. *Environ Microbiol.* 2009;11(1):188-200.

Croxatto A. et al. Presence of Chlamydiales DNA in ticks and fleas suggests that ticks are carriers of Chlamydiae. *Ticks Tick Borne Dis.* 2014;292:1-7.

Darville T., Hiltke TJ. Pathogenesis of genital tract disease due to Chlamydia trachomatis. *J Infect Dis.* 2010;201(Suppl 2):S114-S125.

Dean D. Chlamydia trachomatis today: treatment, detection, immunogentics and the need for a greater global understanding of chlamydial disease pathogenesis. *Drugs Today (Barc).* 2009;45(Suppl B):25-31.

Dielissen PW., Teunissen DA., Largro-Janssen AL. Chlamydia prevalence in the general population: is there a sex difference? A systematic review. *BMC Infect Dis.*2013;13:534.

Eddie B. Isolation of a PL agent (Chlamydi, Bedsonia) from ticks (Argas (P.) arboreus) parasitic on the white-necked cormorant (Phalacrocorax carbo) in Ethiopia. *J Med Entomol.* 1970;7(6):745-46.

Eddie B. et al. Psittacosis-lymphogranuloma venereum (PL) agents (Bedsonia, Chlamydia) in ticks, fleas, and native mammals in California. *Am J Epidemiol.* 1969;90(5):449-60.

Elwell CA. and Engel JN. Lipid acquisition by intracellular Chlamydiae. *Cell Microbiol.* 2012;14(7):1010-18.

Elwell CA. et al. Chlamydia trachomatis co-opts GBF1 and CERT to acquire host sphingomyelin for distinct roles during intracellular development. *PLoS Path.* 2011;7(9):e1002198.

Fabris M. et al. High prevalence of Chlamydophila psittaci subclinical infection in Italian patients with Sjogren's syndrome and parotid gland marginal zone B-cell lymphoma of MALT-type. *Clin Exp Rheumatol.* 2014;32(1):61-5.

Facco F. et al. Chlamydial and rickettsial transmission through tick bite in children. *Lancet.* 1992;339(8799):992-3.

Forsey T., Darougar S. Transmission of Chlamydiae by the housefly. *Br J Ophthalmol.* 1981;65(2):147-50.

Frohlich KM. et al. Membrane vesicle production by Chlamydia trachomatis as an adaptive response. *Front Cell Infect Microbiol.* 2014;4(73):1-9.

Geng Y. et al. Chlamydia pneumoniae inhibits apoptosis in human peripheral blood mononuclear cells through induction of -10. *J Immunol.* 2000;164:5522-29.

Hackstadt T. and Scidmore MA., Rockey DD. Lipid metabolism in Chlamydia trachomatis-infected cells: Directed trafficking of Golgi-derived sphingolipids to the Chlamydial inclusion. *Proc Natl Acad Sci. USA.* 1995;92:4877-81.

Hackstadt T. et al. Chlamydia trachomatis interrupts an exocytic pathway to acquire endogenously synthesized sphingomyelin in transit from the Golgi apparatus to the plasma membrane. *EMBO J.* 1996;15(5):1996.

Han JJ. et al. Long-term outcomes of first-line treatment with doxycycline in patients with previously untreated ocular adnexal marginal zone B cell lymphoma. *Ann Hemamtol.* 2014;24:1-2.

Han X. et al. Chlamydia infection induces ICOS ligand-expressing and IL-10-producing dendritic cells that can inhibit airway inflammation and mucus overproduction elicited by allergen challenge in BALB/c Mice. *J Immunol.* 2006;176:5232-39.

Hao X-F. et al. Advance in the chemical and immunological controls of ticks. *Prog Veterin Med.* 2008;12:1-2.

He X. et al. Inflammation and fibrosis during Chlamydia pneumoniae infection is regulated by IL-1 and the NLRP3/ASC inflammasome. *J Immunol.* 2010;184(10):5743-54.

Hu VH., Holland MJ., Burton MJ. Trachoma: Protective and pathogenic ocular immune responses to Chlamydia trachomatis. *PLOS Neglec Trop Dis.* 2013;7(2):e2020.

Huang B. et al. Anaplasma phagocytophilum APH-1387 is expressed throughout bacterial intracellular development and localized to the pathogen-occupied vascular membrane. *Infect Immun.* 2010,78(5):1864-73.

Huston WM. et al. Evolution to a chronic disease niche correlates with increased sensitivity to tryptophan availability for the obligate intracellular bacterium Chlamydia pneumoniae. *J Bacteriol.* 2014;196(11):1915-24.

Jendro MC. et al. Cytokine profile in serum and synovial fluid of arthritis patients with Chlamydia trachomatis infection. *Rheumatol Int.* 2005;(1):37-41.

Jongejan F. et al. The tick-borne rickettsia Cowdria ruminantium has a Chlamydia-like developmental cycle. *Onderstepoort J Vet Res.* 1991;58(4):227-37.

Judson FN. Assessing the number of genital Chlamydial infections in the United States. *J Reprod Med.* 1985;30(Suppl):269-72.

Kalmar ID. et al. Zoonotic infection with Chlamydia psittaci at an avian refuge centre. *Vet J.* 2014;199(2):300-2.

Khader SA., Gopal R. IL-17 in protective immunity to intracellular pathogens. *Virulence.*2010;1(5):423-27.

Korman Tm., Turnidge JD., Grayson ML. Neurological complications of chlamydial infections: case report and review. *Clin Infect Dis.* 1997;25(4):847-51.

Kotake S., Nanke Y. Chlamydia-associated arthritis and enteropathic arthritis--two important spondyloarthritides. *Nihon Rinsho Menki Gakkai Kaishi.* 2011;34(3):121-30.

Kuipers JG. et al. Reactive and undifferentiated arthritis in North Africa: use of PCR for detection of Chlamydia trachomatis. *Clin Rheumatol.* 2009;28(1):11-6.

Lagae S. et al. Emerging Chlamydia psittaci infections in chickens and examination of transmission to human. *J Med Microbiol.* 2014;63(Pt 3):399-407.

Leite-Browning ML. Causes of infectious abortions in goats. *ACES Pub.* 2006;UNP-0079.

Ling Y. et al. Epidemiology of Chlamydia psittaci infection in racing pigeons and pigeon fanciers in Beijing, China. *Zoonoses Public Health.* 2014;22.

Lo CC. et al. The alternative translational profile that underlies the immune-evasive state of persistence in Chlamydiaceae exploits differential tryptophan contents of the protein repertoire. *Microbiol Mol Biol Rev.* 2012;76(2):405-43.

Malhotra M. et al. Genital Chlamydia trachomatis: An update. *Indian J Med Res.* 2013;138(3):303-16.

Mantovani E. et al. Description of Lyme disease-like syndrome in Brazil. Is it a new tick borne disease or Lyme disease variation? *Braz J Med Biol Res.* 2007;40(4):443-56.

Marks E., Tam MA., Lycke NY. The female lower genital tract is a privileged compartment with IL-10 producing dendritic cells and poor Th1 immunity following Chlamydia trachomatis infection. *PLoS Path.* 2010;6(11):e1001179.

Marrazzo J., Suchland R. Recent advanced in understanding and managing Chlamydia trachomatis infections. *F1000 Prime Rep.* 2014;6(120):1-7.

McCoy AJ. et al. L,L-diaminopimelate aminotransferase, a trans-kingdom enzyme shared by Chlamydia and plants for synthesis for Diaminopimelate/Lysine. *Proc Natl Acad Sci USA.* 2006;103(47):17909.

McKercher DG. Assay of experimental transmission with an argaside (Ornithodoros coriaceus), of a Chlamydia, associated with Bovine Abortion. *Bull L-Acad Veterin France.* 2981.

McKercher DG. et al. Preliminary studies on transmission of Chlamydia to cattle by ticks (Ornithodoros coriaceus). *Am J Vet Res.* 1980;41(6):922-4.

Mediannikov O., Fenollar F. Looking in ticks for human bacterial pathogens. *Microbial Path.* 2014;77:142-48.

Mehlitz A., Rudel T. Modulation of host signaling and cellular responses by Chlamydia. *Cell Communic Signal.* 2013;11(90):1-11.

Moustafa A., Reyes-Prieto A., Bhattacharya D. Chlamydiae has contributed at least 55 gene to plantae with predominantly plastid functions. *PLoS One.* 2008;3(5):e2205.

Mueller KE., Plano GV. and Fields KA. New frontiers in Type III secretion biology: The Chlamydia perspective . *Infect Immun.* 2014;82(1):2-6.

Myer GS. et al. Evidence that human Chlamydia pneumoniae was zoonotically acquired. *J Bacteriol.* 2009;191(23):7225-33.

Nakao R. et al. A novel approach, based on BLSOMs (Batch Learning Self-Organizing Maps), to the microbiome analysis of ticks. *ISME J.* 2013;7:1003-15.

Osman KM. et al. Antimicrobial susceptibility and molecular typing of multiple Chlamydiaceae species isolated from genital infection of women in Egypt. *Microb Drug Resist.* 2012;18(4):440-5.

Pazniak AL. et al. Acute Chlamydial lesions of the nervous system: etiology, diagnosis, clinical aspects. *Klin Med (Mosk).* 2002;80(9):31-4.

Penate Medina TA. et al. Identification of sphingomyelinase on the surface of Chlamydia pneumoniae: Possible role in the entry into its host cells. *Interdiscripl. Perspect. Inf Dis.* 2014;412827:1-12.

Pierzchalski JL., Bretl DA., Matson SC. Phthirus pubis as a predictor for Chlamydia infections in adolescents. *Sex Transm Dis.* 2002;29(6):331-4.

Pietro MD. et al. Chlamydia pneumoniae infection in atherosclerotic lesion development through oxidative stress: A brief overview. *Int J Mol Sci.* 2013;14:15105-20.

Pokrovskaya ID. et al. Chlamydia trachomatis hijacks intra-Golgi COG complex-dependent vesicle trafficking pathway. *Cell Microbiol.* 2012;14(5):656-68.

Puolakkainen M. Laboratory diagnosis of persistent human chlamydial infection. *Front Cell Inf Microbiol.*2013;3(99).

Qiu Y. et al. Microbiome population analysis of the salivary glands of Ticks; A possible strategy for the surveillance of Bacterial pathogens. *PLOS One.* 2014;9(8):e103961.

Rank RG., Yeruva L. Hidden in plain sight: Chlamydial gastrointestinal infection and its relevance to persistence in human genital infection. *Infect Immun.* 2014;82(4):1362-71.

Rasmussen SJ. et al. Secretion of proinflammatory cytokines by epithelial cells in response to Chlamydia infection suggests a central role for epithelial cells in response to Chlamydial pathogensis. *J Clin Invest.* 1997;99(1):77-87.

Redgrove KA., McLaughlin EA. The role of the immune response in Chlamydia trachomatis infection of the male genital tract: A double-edged sword. *Front Immunol.* 2014;5(534):1-13.

Rockey DD. Unraveling the basic biology and clinical significance of the chlamydial plasmid. *J Exp Med.* 2011;208(11):2159-62.

Sabtil A., Coolingro A., Horn M. Tracing the primordial Chlamydiae: Extinct parasites of plants? *Trends Plant Sci.* 2014;19(1):36-43.

Saka HA., Valdivia RH. Acquisition of nutrients by Chlamydiae: Unique challenges of living in an intracellular compartment. *Curr Opin Microbiol.* 2010;13(1):4-10.

Sandoz KM., Rockey DD. Antibiotic resistance in Chlamydiae. *Future Microbiol.* 2010; 5(9):1427-42.

Schnarr S. et al. Chlamydia and Borrelia DNA in synovial fluid of patients with early undifferentiated oligoarthritis: results of a prospective study. *Arthritis Rheum.* 2001 44(11):2679-85.

Schoborg RV. Chlamydia persistence – a tool to dissect Chlamydia-Host interactions. *Microbes Infect.* 2011;13(7):649-62.

Scidmore MA. Recent advances in Chlamydia subversion of host cytoskeletal and membrane trafficking pathways. *Microbes Infect.* 2011;13(6):527-35.

Scidmore MA., Fischer ER. and Hackstadt T. Sphingolipids and glycoproteins are differentially trafficked to the Chlamydia trachomatis inclusion. *J Cell Biol.* 1996;134(2):363-74.

Sessa R. et al. Infectious burden and atherosclerosis: A clinical issue. *World J Clin Cases.* 2014;2(7):240-9.

Shao R. et al. Nitric oxide synthases and tubal ectopic pregnancies induced by Chlamydia infection: Basic and clinical insights. *Mol Human Reprod.* 2010;16(12):907-15.

Shima K. et al. Impact of a low-oxygen environment of the efficacy of antimicrobials against intracellular Chlamydia trachomatis. *Antimicrob Agents Chemother.* 2011;55(5):2319-24.

Shimada K., Crother TR. and Arditi M. Innate immune responses to Chlamydia pneumoniae infection: Role of TLRs, NLRs, and the inflammasome. *Microbes Infect.* 2012;14(4):1301-07.

Shimada K. et al. Caspase-1 dependent IL-1b secretion is critical for host defense in a mouse model of Chlamydia pneumoniae lung infection. *PLoS One.* 2011;6(6):e21477.

Somboonna N. et al. Discovering and differentiating new and emerging clonal populations of Chlamydia trachomatis with a novel shotgun cell culture harvest assay. *Emerg Infect Dis.* 2008;14(3):445-453.

Steel LN., Balsara ZR., Starnback MN. Hematopoietic cells are required to initiate a Chlamydia trachomatis-specific CD8-T cell response. *J Immunol.* 2004;173:6327-37.

Stephens AJ., Aubuchon M., Schust DJ. Antichlamdial antibodies, human fertility, and pregnancy wastage. *Infect Dis Obstet Gynecol.* 2011;2011:525182.

Stratton CW., Wheldon DB. Multiple sclerosis: an infectious syndrome involving Chlamydophila pneumoniae. *Trends Microbiol.* 2006;14(11):474-9.

Sullivan JL., Weinberg ED. Iron and the Role of Chlamydia pneumoniae in Heart disease. *Emerging Inf Dis.(LTTE)* 1999:5(5):724-26.

Tiwari V. et al. Role of heparan sulfate in sexually transmitted infections. *Glycobiology.* 2012;22(11):1402-12.

Trentmann O. et al. Enlightening energy parasitism by analysis of an ATP/ADP transporter from Chlamydiae. *PLoS Bio.*2007;5(9):e231.

Vainshenker LuL. Chlamydial infection of the central nervous system. Laboratory diagnosis and clinic and morphological features. *Arkh Patol.* 2014;76(1):57-62.

Wang C. Multivariate analysis of Chlamydia pneumoniae lung infection in two inbred mouse strains. *Auburn Univ Dissertation.* 2005;12(16).

Wang SA. et al. Evaluation of antimicrobial resistance and treatment failures for Chlamydia trachomatis: A meeting report. *J Inf Dis.* 2005;191:917-23.

Weyer F. Zur Frage der Rolle von Arthropoden als Reservoir des Psittakoseerregers. *Zeits Tropenmed Parasito.* 1970;T448:146-53.

Wheelhouse N. et al. Chlamydia trachomatis and Chlamydophila abortus induce the expression of secretory leukocyte protease inhibitor in cells of the human female reproductive tract. *Microbiol Immunol.* 2008;52(9):465-8.

Wixel B. et al. Role of CD8+ T cells in the host response to Chlamydia. *Microbes Infect.* 2008;10(14-15-):1420-30.

Wolf K., Hackstadt T. Sphingomyelin trafficking in Chlamydia pneumoniae-infected cells. *Cellular Microbiol.* 2001;3(3):145-52.

Xuiqin H. et al. Clinical observation on prenatal Chlamydia trachomatis infection. *Chinese J Obstetric Gynecol.* 1995;08:1-2.

Yang X. et al. IL-10 Gene knockout mick show enhanced Th1-like protective immunity and absent granuloma formation following Chlamydia trachomatis lung infection. *J Immunol.*1999;162:1010-17.

Ying S. et al. Premature apoptosis of Chlamydia-infected cells disrupts chlamydial development. *J Infect Dis.* 2008;198(10):1536-44.

Yoshinari NH. et al. Brazilian Lyme-like disease or Boggio-Yoshinari syndrome: exotic and emerging Brazilian tick-borne zoonosis. *Rev Assoc Med Bras.*2010;56(3):363-9.

Yucesan C., Sriram S. Chlamydia pneumoniae infection of the central nervous system. *Curr Opin Neurol.* 2001;14(3):355-9.

Zhong G. et al. Killing me softly: Chlamydial use of proteolysis for evading host defenses. *Trends Microbiol.* 2009;17(10):467-74.

Rickettsien

Abdad MY., Stenos J., Graves S. Rickettsia felis, an emerging flea-transmitted human pathogen. *Emerg Health Threats J.* 2011;4:1-6.

Andersson SGE. et al. The genome sequence of Rickettsia prowazekii and the origin of mitochondria. *Nature.* 1998;396(12):133-40.

Arguello AP. et al. A fatal urban case of Rocky Mountain spotted fever presenting an eschar in San Jose, Costa Rica. *Am J Trop Med Hyg.* 2012;87(2):345-8.

Astrup E. et al. A Complex Interaction between Rickettsia conorii and Dickkopf-1 – Potential role in immune evasion mechanisms in endothelial cells. *PLoS One.* 2012;7(9):e43638.

Azad AF., Beard CB. Rickettsial pathogens and their arthropod vectors. *Emerg Infect Dis.*1998;4(2):178-86.

Bacci MR., Namura JJ. Association between sepsis and Rocky Mountain spotted fever. *BMJ Case Rep.* 2012;6:pii:bcr2012007024.

Baganz MD., Dross PE., Reinhardt. Rocky Mountain spotted fever encephalitis: MR findings. *Amer Soc Neurorad.* 1993;16:919-22.

Bal AK., Kairys SW. Kawasaki disease following Rocky Mountain spotted fever a case report. *J Med Case Rep.* 2009;6(3):7320.

Baltadzhiev I., Balchev S. Changes of bel-2, bax and caspase-3 expression in the dermal microvascular endothelial cells and the epidermal layers of the eschar (tache noire) in patients with Mediterranean spotted fever. *Polish Soc Histochem Cytochem.* 2013;51(2):121-26.

Bechelli JR. et al. Rickettsia rickettsii infection protects human microvascular endothelial cells against staurosporine-induced apoptosis by a cIAP(2)-independent mechanism. *J Infect Dis.* 2009;199(9):1389-98.

Beselga D. et al. A rare case of retinal artery occlusion in the context of Mediterranean spotted fever. *Case Rep Ophthalmol.* 2014;5(1):22-7.

Bhavnani SK. et al. How cytokines co-occur across Rickettsioses patients: from bipartite visual analytics to mechanistic inferences of a cytokine storm. *AMIA Jt Summits Transi Sci Proc.* 2013;Mar:15-9.

Blair PJ. et al. Characterization of spotted fever group Rickettsiae in flea and tick specimens from Northern Peru. *J Clin Microbiol.* 2004;42(11):4961-7.

Bonawitz C., Castillo., Mukherji SK. Comparison of CT and MR features with clinical outcome in patients with Rocky Mountain spotted fever. *Amer J Neurorad.* 1997;18:459-464.

Bonoldi VL. et al. First report of mild Brazilian spotted fever associated to arthritis. *Rev Bras Reumatol.* 2014;54(3):237-40.

Boppana VD. et al. Blood feeding by the Rocky Mountain spotted fever vector, Dermacentor andrsoni, induces interleukin-4 expression by cognate antigen responding CD4+T cells. *Parasit Vectors.* 2009;2(1):47.

Breitschwerdt EB. et al. Rickettsia rickettsii transmission by a lone star tick, North. *Emerg Infect Dis.* 2011;17(5):873-5.

Centers for Disease Control and Prevention (CDC). Fatal cases of Rocky Mountain spotted fever in family clusters – three states, 2003. *MMWR Morb Mortal Wkly Rep.* 2004;53(19):407-10.

Clark I.A. et al. Pathogenesis of malaria and clinically similar conditions. *Clinical Microbiology Reviews* 2004; 17(3): 509-39.

Clifton DR. et al. NF-kappaB activation during Rickettesia rickettsii infection of endothelial cells involves the activation of catalytic ikappaB kinases IkBalpha and IkBbeta and phosphorylation-proteolysis of the inhibitor protein IkappaBalpha. *Infect Immun.* 2005;73(1):155-65.

Clifton DR. et al. NF-kB-dependent inhibition of apoptosis is essential for host cell survival during Rickettsia rickettsii infection. *Proc Natl Acad Sci.* 1998;95:4646-51.

Colomba C. et al. First case of Mediterranean spotted fever-associated rhabdomyoysis leading to fatal acute renal failure and encephalitis. *Int J Infect Dis.* 2014;26:12-3

Colonne PM. Interferon-B-mediated innate host defense in Rickettsia conorii-infected human endothelium. *Depart Pathol Lab Med School Med Dent.* 2012:1-137.

Dahlgren FS. et al. Fatal Rocky Mountain spotted fever in the United States, 1999-2007. *Am J Trop Med Hyg.* 2012;86(4):713-19.

Demma LJ. et al. Rocky Mountain spotted fever from an unexpected tick vector in Arizona. *N Engl J Med.* 2005;353(6):587-94.

Devamanoharan PS. et al. Infection of human endothelial cells by Rockettsia rickettsii causes a significant reduction in the levels of key enzymes involved in protection against oxidative injury. *Infect Immun*. 1994;62(6):2619-21.

DiNubile M. Reliving a Nightmare: A hard (and tragic) lesson in humility. *Clin Infect Dis*.1996;23:160-4.

Drancourt M. et al. Secretion of tissue-type plasminogen activator and plasminogen activator by Rickettsia conorii- and Rickettsia rickettsii-infected cultured endothelial cells. *Infect Immun*. 1990;58(8):2459-63.

Dubourg G. et al. Scalp eschar and neck lyphadenopathy after tick bite: an emerging syndrome with multiple causes. *Eur J Clin Microbiol Infect Dis*. 2014;33(8):1449-56.

Eloubeidi MA., Burton CS., Sexton DJ. The great imitator: Rocky Mountain spotted fever occurring after hospitalization for unrelated illnesses. *South Med J*. 1997;90(9):943-5.

Eremeeva ME., Dasch GA., Silverman DJ. Quantitative analyses of variations in the injury of endothelial cells elicited by 11 isolates of Rickettsia rickettsii. *Clin Diagn Lab Immun*. 2001;8(4):788-96.

Eremeeza ME., Silverman DJ. Rickettsia rickettsii infection of the EA.hy 926 endothelial cell line: morphological response to infection and evidence for oxidative injury. *Microbio*. 1998;144(Pt 8):2037-48.

Faccini-Martinez AA. et al. Probable case of flea-borne spotted fever (Rickettsia felis). *Biomedica*. 2013;33(Suppl 1):9-13.

Feng H., Popov VI., Walker DH. Depletion of gamma interferon and tumor necrosis factor alpha in mice with Rickettsia conorii-infected endothelium: impairment of rickettsicidal nitric oxide production resulting in fatal, overwhelming rickettsial disease. *Infect Immun*. 1994;62(5):1952-60.

Feng HM., Walker DH. Mechanisms of intracellular killing of Rickettsia conorii in infected human endothelial cells, hepatocytes, and macrophages. *Infect Immun*. 2000;68(12):6729-36.

Folkema AM. et al. Trends in clinical diagnoses of Rocky Mountain spotted fever among American Indians, 2001-2008. *Am J Trop Med Hyg*. 2012;86(1):152-8.

Fornadel CM. et al. High rates of Rickettsia parkeri infection in Gulf Coast tricks (Amblyomma maculatum) and identification of "Candidatus Rickettsia andeanae" from Fairfax County, Virginia. *Vector Borne Zoonotic Dis*. 2011;11(12):1535-39.

Fourier PE. et al. Evidence of Rickettsia helvetica infection in humans, Eastern France. *Emerg Inf Dis*. 2000;6(4):389-92.

Gar-Yun Chan Y., Riley SP., Martinez JJ. Adherence to and invasion of host cells by spotted fever group Rickettsia species. *Front Micrbio*. 2010;1(139):1-10.

Germanakis A. et al. Rickettsia aeschlimannii infection in a man, Greece. *Emerg Infect Dis*. 2013;19(7):1176-7.

Gillespie JJ. et al. Plasmids and rickettsial evolution: Insight from Rickettsia. *PLoS One*. 2007;2(3):e266.

Gillespie JJ. et al Rickettsia phylogenomics: Unwinding the intricacies of obligate intracellular life. *PLoS One*. 2008;3(4):1-2.

Giudice E. et al. A molecular survey of Rickettsia felis in fleas from cats and dogs in Sicily (Southern Italy). *PLoS One*. 2014;9(9):106820.

Gong B. et al. Compartmentalized, functional role of angiogenin during spotted fever group Rickettsia-induced endothelial barrier dysfunction: Evidence of possible mediation by host tRNA-derived small noncoding RNAs. *BMC Infect Dis*. 2013;13(285):1-16.

Gong B. et al. Rickettsiae induce microvascular hyperpermeability via phosphorylation of VE-cadherins: Evidence from atomic force microscopy and biochemical studies. *PLoS One*. 2012;6(6):e1699.

Grasperge BJ. et al Feeding by Amblyomma maculatum (Acari: Ixodidae) enhances Rickettsia parkeri (Rickettsiales: Rickettsiaceae) infection in the skin. *J Med Entomol.* 2014;51(4):855-63.

Gupta R., Singh V. Indian tick typhus – an uncommon cause of hepatitis: A case report. *J Clin Diagn Res.*2014;8(5):MD02-1.

Holman RC. et al. Analysis of risk factors for fatal Rocky Mountain spotted fever: evidence for superiority of tetracyclines for therapy. *J Infect Dis.* 2001;184(11):1437-44.

Jia N. et al. Human infection with Candidatus Rickettsia tarasevichiae. *N Engl J Med.* 2013;369:1178-80.

Joshi SG. et al. Nuclear factor kB protects against host cells Apoptosis during Rickettsia rickettsii infection by inhibiting activation of apical and effector caspases and maintaining mitochondrial integrity. *Infect Immun.* 2003;71(7):4127-36.

Kularatne SA. et al. A case series of spotted fever rickettsiosis with neurological manifestations in Sri Lanka. *Int J Infect Dis.* 2012;16(7):e14-7.

Kummerfeldt CE., Huggins JT., Sahn SA. Unusual bacterial infections and the pleura. *Open Respir Med J.* 2012;6:75-81.

Kundavaram A. et al. Acute infectious purpura fulminans due to probable spotted fever. *J Postgrad Med.* 2014;60(2):198-9.

Kushawaha A. et al. Hitch-hiker taken for a ride: an unusual cause of myocarditis, septic shock and adult respiratory distress syndrome. *BMJ Case Rep.* 2013;pii:bcr2012007155.

Levin ML. et al. Clinical presentation, convalescence, and relapse of Rocky Mountain spotted fever in dogs experimentally infected via tick bite. *PLoS One.* 2014;9(12):1-19.

Luciani F. et al. Spotted fever from Rickettsia typhi in an older woman: A case report from a geographic area where it would not be expected. *Int J Infect Dis.* 2014;27:10-12.

Mays RM. et al. Rocky Mountain spotted fever in a patient treated with anti-TNF-alpha inhibitors. *Dermatol Online J.*2013;19(3):7.

Mendese G., Grande D. Asymptomatic petechial eruption on the lower legs. *J Clin Aesthet Dermatol.* 2013;6(9):48-9.

Moncaya AC. et al. Absence of Rickettsia rickettsii and occurrence of other spotted fever group rickttsiae in ticks from Tennessee. *Am J Trop Med Hyg.* 2010;83(3):653-7.

Mosites E. et al. Knowledge, attitudes, and practices regarding Rocky Mountain spotted fever among healthcare providers, Tennessee, 2009. *Am J Trop Med Hyg.* 2013;88(1):162-6.

Myers T. et al. Detecting Rickettsia parkeri infection from eschar swab specimens. *Emerg Infect Dis.* 2013;19(5):778-80.

Nakata R. et al. A case of Japanese spotted fever complicated with central nervous system involvement and multiple organ failure. *Intern Med.* 2012;51(7):783-6.

Nesbit RM. Myocarditis, pericarditis, and cardiac tamponade associated with Rocky Mountain spotted fever. *J Americ Coll Card.* 2011;57(24):1.

Nilsson K., Lindquist O., Pahlson C. Association of Rickettsia helvetica with chronic perimyocarditis in sudden cardiac death. *Lancet.* 1999;354(9185):1169-73.

Nilsson K. et al. Bell's palsy and sudden deafness associated with Rickettsia spp. infection in Sweden. A retrospective and prospective serological survey including PCR findings. *Eur J Neurol.* 2014;21(2):206-14.

Nilsson K. et al. Demonstration of intracellular microorganisms (Rickettsia spp., Chlamydia pneumoniae, Bartonella spp.) in pathological human aortic valves by PCR. *J Infect* 2005;50(1):46-52.

Nwariaku FE. et al. The role of p38 map kinase in tumor necrosis factor-induced redistribution of vascular endothelial cadherin and increased endothelial permeability. *Shock.* 2002;18(1):82-5.

Openshaw JJ. et al. Rocky Mountain spotted fever in the United States, 2000-2007: Interpreting contemporary increases in incidence. *Am J Trop Med Hyg.* 2010;83(1):174-82.

Paddock CD. et al. Assessing the magnitude of fatal Rocky Mountain spotted fever in the United States comparison of two national data sources. *Am J Trop Med Hyg.* 2002;67(4):349-54.

Paddock CD. et al. Isolation of Rickettsia akari from eschars of patients with rickettsialpox. *Am J Trop Hyg.* 2006;75(4):732-8.

Paddock CD. et al. Isolation of Rickettsia parkeri and identification of a novel spotted fever group Rickettsia sp. from Gulf Coast ticks (Amblyomma maculatum) in the United States. *Appl Environ Microbiol.* 2010;76(9):2689-96.

Paddock CD. et al. Rickettsia parkeri: A newly recognized cause of spotted fever rickettsiosis in the United States. *Clin Infect Dis.* 2004;38(6)805-11.

Paddock CD. et al. Rickettsia parkeri rickettsiosis and its clinical distinction from Rocky Mountain spotted fever. *Clin Infect Dis.* 2008;47:1188-96.

Parola P. et al. Update on tick-borne Rickettsioses around the world: a geographic approach. *Clin Microbiol Review.* 2013;26(4):657-702.

Perlman SJ., Hunter MS., Zchori-Fein E. The emerging diversity of Rickettsia. *Proc R Soc B.* 2006;273:2097-2106.

Perotti MA. et al Rickettsia as obligate and mycetomic bacteria. *FASEB J.* 2006;20:E1646-E1655.

Pornwiroon W. et al. Comparative microbiota of Rickettsia felis-infected and colonized cat fleas, Ctenocephalides felis. *ISME J.* 2007;1:394-02.

Premaraina R. et al. A patient with spotted fever group rickettsiosis mimicking connective tissue disease. *Ceylon Med J.* 2012;57(3):127-8.

Radulovie S. et al. Rickettsia-macrophage interactions: Host cells responses to Rickettsia akari and Rickettsia typhi. *Infect Immun.*2002;70(5):2576-82.

Raoult D., Paddock CD. Rickettsia parkeri infection and other spotted fevers in the United States. *New Engl J Med.* 2005;353(6):626-27.

Reed S C.O., Serio AW., Welch MD. Suppressor of cytokine signaling protein SOCS1 and UBP43 regulate the expression of type I interferon-stimulated genes in human microvascular endothelial cells infected with Rickettsia conorii. *Cell Microbiol.* 2012;14(4):529-45.

Ren V., Hsu S. Why sulfonamides are contraindicated in Rocky Mountain spotted fever. *Derma. Online J.* 2014;20(2):1-3.

Richards AL. et al. Human infection with Rickettsia felis, Kenya. *Emerg Infect Dis.* 2010;16(7):1081

Romer Y. et al. Rickettsia parkeri rickettsiosis, Argentina. *Emerg Infect Dis.* 2011;17(7):1169-73.

Rydkina E. et al. Infection of human endothelial cells with spotted fever group Rickettsiae stimulates cyclooxygenase 2 expression and release of vasoactive prostaglandins. *Infect Immun.* 2006;74(9):5067-74.

Rydkina E. et al. Rickettsia rickettsii infection of cultured human endothelial cells induces heme oxygenase 1 expression. *Infect Immun.* 2002;70(8):4045-52.

Sahni SK. and Rydkina E. Host-cell interactions with pathogenic Rickettsia species. *Future Microbiol.* 2005;April 4:323-39.

Sahni SK. et al. Involvement of protein kinase C in Rickettsia rickttsii-induced transcriptional activation of the host endothelial cell. *Infect Immun.*1999;67(12):6418-23.

Sahni SK. et al. Proteasome-independent activation of nuclear factor kappaB in cytoplasmic extracts from human endothelial cells by Rickettsia rickettsii. *Infect Immun.* 1998;66(5):1827-33.

Sahni SK. et al. Recent molecular insights into rickettsial pathogenesis and immunity. *Future Microbiol.* 2013;8(10):1265-88.

Santucci LA., Gutierrez PL., Silverman DJ. Rickettsia rickettsii induces superoxide radical superoxide dismutase in human endothelial cells. *Infect Immun.* 1992;60(12):5113-8.

Saraiva DG. et al. Feeding period required by Amblyomma aureolatum ticks for transmission of Rickettsia rickettsii to vertebrate hosts. *Emerg Infect Dis.*2014;20(9):1504-10.

Sexton DJ., Kirkland KB. Rickettsial infections and the central nervous system. *Clin Inf Dis.* 1998;26:247.

Shaked Y. et al. Relapse of rickettsial Mediterranean spotted fever and murine typhus after treatment with chloramphenicol. *J Infect.* 1989;18(1):35-7.

Shapiro MR. et al. Rickettsia 364D: A newly recognized cause of eschar-associated illness in California. *Clin Infect Dis.* 2010;50:541-8.

Shi RJ. et al. Transcrptional regulation of endothelial cell tissue factor expression during Rickettsia rickettsii infection: involvement of the transcription factor NF-kappaB. *Infect Immun.* 1998;66(3):1070-5.

Speed RR., Winkler HH. Acquisition of polyamines by the obligate intracytoplasmic bacterium Rickettsia prowazekii. *J Bacteriology.* 1990;174(10):5690-96.

Sporn LA. E-selectin-dependent neutrophil adhesion to Rickettsia rickettsii-infected endothelial cells. *Blood* 1993;81(9):2406-12.

Sporn LA. and Marder VJ. Interleukin-1 alpha production during Rickettsia rickettsii infection of cultured endothelial cells: Potential role in autocrine cell stimulation. *Infect Immun.* 1996;64(5):1609-13.

Sporn LA. et al. Rickettsia rickettsii infection of cultured human endothelial cells induces NF-kappaB activation. *Infect Immun.* 1997;65(7):2786-91.

Sporn LA. et al. Ricketsia rickettsii infection of cultured human endothelial cells induces tissue factor expression. *Blood.* 1994;83(6):1527-34.

Sporn LA. et. al. Rickettsia rickettsii infection of cultured endothelial cells induces release of large von Willebrand factor multimers from Weibel-Palade bodies. *Blood* 1991;78(10):2595-602.

Stothard DR., Clark JB., Fuerst PA. Ancestral divergence of Rickettsia bellii from the spotted fever and typhus groups of Rickettsia and antiquity of the genus Rickettsia. *Intern J System Bacterio.* 1994;44(4):798-04.

Switaj K. et al. Spotted fever rickettsiosis caused by Ricketsia raoultii – case report. *Przegl Epidemiol.* 2012;66(2):347-50.

Szabo MR., Pinter A., Lebruna MB. Ecology, biology and distribution of spotted-fever

Tai K. et al. Significantly higher cytokine and chemokine levels in patients with Japanese spotted fever than in those with Tsutsugamushi disease. *J Clin Microbiol.* 2014;52(6):1938-46.

Thorner AR., Walker DH., Petri WA Jr. Rocky Mountain spotted fever. *Clin Infect Dis.* 1998;27:1353-60.

Tribaldos M. et al. Rocky Mountain spotted fever in Panama: a cluster description. *J Infet Dev Ctries.* 2011;5(10):737-41.

Turco J., Winkler HH. Role of the nitric oxide synthase pathway in inhibition of growth of interferon-sensitive and interferon-resistant Rickettsia prowazekii strains in L929 cells treated with tumor necrosis factor alpha and gamma interferon. *Infect Immun.* 1993;61(10):4317-25.

Turner RC., Chaplinski TJ., Adams HG. Rocky Mountain spotted fever presenting as thrombotic thrombocytopenic purpura. *Am J Med.* 1986;81(1):153-7.

Uchiyama T. Tropism and pathogenicity of rickettsiae. *Frontier Microbio.* 2012;3(23):1-7.

Valbuena G., Bradford W., Walker DH. Expression analysis of the T-cell-targeting chemokines CXCL9 and CXCL10 in mice and humans with endothelial infections caused by Rickettsiae of the spotted fever group. *Amer J Pathol.* 2003;163(4):1357-69.

Valbuena G., Walker DH. Effect of blocking the CXCL9/10-CXCR3 chemokine system in the outcome of endothelial-target Rickettsial infections. *Am J Trop Med.* 2004;71(4):393-99.

Vitorino L. et al. Rickettsiae phylogeny: A multigenic approach. *Microbio.*2007;153:160-68.

Walker DH. The realities of biodefense vaccines against Rickettsia. *Vaccine.* 2009;27(Suppl 4):D52-D55.

Walker DH. Rickettsia Rickettsii: As virulent as ever. *Am J Trop Med Hyg.* 2002;66(5):448-9. Editorial.

Walker DH. Rickettsiae. *Med Microbio.-NCBI.*1996.

Walker DH. Rickettsiae and rickettsial infections: The current state of knowledge. *Clin Infect Dis.* 2007;45:539-44.

Walker DH. et al. Cytokine-induced, nitric oxide-dependent, intracellular antirickettsial activity of mouse endothelial cells. *Lab Invest.* 1997;76(1):129-38.

Wallmenius K. et al. Spotted fever Rickettsia species in Hyalomma and Ixodes ticks infesting migratory birds in the European Mediterranean area. *Parasit Vectors.* 2014;7:318.

Weinert LA. et al Evolution and diversity of Rickettsia bacteria. *BMC Biology.* 2009;7(6):1-15.

Woods ME. Host defenses to Rickettsia rickttsii infection contribute to increased microvascular permeability in human cerebral endothelial cells. *J Clin Immunol.* 2008;28(2):174-85.

Woods ME., Wen G., Olano JP. Nitric oxide as a mediator of increased microvascular permeability during acute rickettsioses.*Ann N Y Acad Sci.* 2005;1063:239-45.

Woodward T. Remember Rocky Mountain spotted fever – A lesson in ethical principles. *Clin Infect Dis.*1996;23:165-6. Editorial.

Polygonum cuspidatum

Agarwal B. et al. Resveratrol for primary prevention of atherosclerosis: clinical trial evidence for improved gene expression in vascular endothelium. *Int J Cardiol.* 2013;166(1):246-48.

Azachi M. et al. A novel red grape cells complex: health effects and bioavailability of natural resveratrol. *Int J Food Sci Nutr.* 2014;65(7):848-55.

Bailey J. The Japanese knotweed invasion viewed as a vast unintentional hybridisation experiment. *Heredity (Edinb).*2013;110(2):105-10.

Ban SH. et al. Effects of a bio-assay guided fraction from Polygonum cuspidatum root on the viability, acid production and glucosyltranferase of mutans streptococci. *Fitoterapia.* 2010;81(1):30-4.

Benova B. et al. Analysis of selected stilbenes in Polygonum cuspidatum by HPLC coupled with CoulArray detection. *J Sep Sci.* 2008;31(31):2404-9.

Bhatt JK., Thomas S., Nanjan MJ. Resveratrol supplementation improves glycemic crol in type 2 diabetes mellitus. *Nutr Res.* 2012;32(7):537-41.

Bo S. et al. Anti-inflammatory and antioxidant effects of resveratrol in healthy smokers a randomized, double-blind, placebo-controlled, cross-over trial. *Curr Med Chem.*2013;20(10):1323-31.

Bralley EE. et al. Topical anti-inflammatory activity of Polygonum cuspidatum extract in the TPA model of mouse ear inflammation. *J Inflamm.* 2008;5:1.

Brasnyo P. et al. Resveratrol improves insulin sensitivity, reduces oxidative stress and activates the Akt pathway in type 2 diabetic patients. *Br J Nutr.* 2011;106(3):383-9.

Breen, DM, et al, Resveratrol inhibits neointimal formation after arterial injury through an endothelial nitric oxide synthase-dependent mechanism. *Atherosclerosis* 2012; 222(2): 375-81.

Buluc, M and Demirel-Yilmaz, E. Resveratrol decreases calcium sensitivity of vascular smooth muscle and enhances cytosoliccalcium increase in endothelium. *Vascular Pharmacology* 2006; 44(4): 231-7.

Campos-Toimil, M, et al, Trans- and cis-resveratrol increase cytoplasmic calcium levels in A7r5 vascular smooth muscle cells. *Molecular Nutrition and Food Research* 2005; 49(5): 396-404.

Chang JS. et al. Ethanol extract of Polygonum cuspidatum inhibits hepatitis B virus in a stable HBV-producing cell line. *Antiviral Res.* 2005;66(1):29-34.

Chanim H. et al. A resveratrol and polyphenol preparation suppresses oxidative and inflammatory stress response to a high-fat, high-carbohydrate meal. *J Clin Endocrinol Metab.* 2011;96(5):1409-14.

Chen KT. et al. Active neuraminidase constituents of Polygonum cuspidatum against influenza A(H1N1) influenza virus. *Zhongguo Zhong Yao Za Zhi.* 2012;37(20):3068-73.

Chen Y. et al. Anti-oxidant polydatin (piceid) protects against substantia nigral motor degeneration in multiple rodent models of Parkinson's disease. *Mol Neurodegener.* 2015;10(1):4.

Chen YB., Sun BX., Chen JX. Study on the stability of resveratrol in rhizoma polygoni cuspidati. *Zhong Yao Cai.* 2007;30(7):805-7.

Cheng Y. et al. Involvement of cell adhesion molecules in polydatin protection of brain tissues from ischemia-reperfusion injury. *Brain Res.* 2006;1110(1):193-200.

Chi YC., Lin SP., Hou YC. A new herb-drug interaction of Polygonum cuspidatum, a resveratrol-rich nutraceutical, with carbamazepine in rats. *Toxicol Appl Pharmacol.* 2012;263(3):315-22.

Chueh FS. Crude extract of Polygonum cuspidatum stimulates immune responses in normal mice by increasing the percentage of Mac-3-positive cells and enhancing macrophage phagocytic activity and natural killer cell cytotoxicity. *Mol Med Rep.* 2015;11(1):127-32.

Clark, D, et al, Protection against recurrent stroke with resveratrol: Endothelial protection. *PloS One* 2012; 7(10): e47792.

Coenye T. et al Eradication of Propionibacterium acnes biofilms by plant extracts and putative identification of icariin, resveratrol and salidroside as active compounds. *Phytomedicine.* 2012;19(5):409-12.

Crandall JP. et al. Pilot study of resveratrol in older adults with impaired glucose tolerance. *J Gerontol A Biol Sci Med Sci.* 2012;67(12):1307-12.

Cudic M. et al. Analysis of flavonoid-based pharmacophores that inhibit aggrecanases (ADAMTS-4 and ADAMTS-5) and matrix metalloproteinases through the use of topologically constrained peptide substrates. *Chem Biol Drug Des.* 2009;74(5):473-82.

Deng YH. et al. Inhibition of TNF-a-mediated endothelial cell-monocyte cell adhesion and adhesion molecules expression by the resveratrol derivative, trans-2,5,4'-trimethoxystilbene. *Phytother Res.* 2011;25(3):451-7.

Dommanget F. et al. Differential allelopathic effects of Japanesse knotweed on willow and cottonwood cuttings used in riverbank restoration techniques. *J Environ Manage.* 2014;132:71-8.

Dong J. et al. Identification and determination of major constituents in Polygonum cuspidatum Sieb. et Zucc. by high performance liquid chromatography/electrospray ionization-ion trap-time-of-flight mass spectrometry. *Se Pu.* 2009;27(4):425-30.

Dong, M, et al, Effects of emodin on expression of Smad3 in rats with hepatic fibrosis induced by carbon tetrachloride. *Chinese Journal of Traditional Chinese Medicine and Pharmacy*; 2013-02.

Dorbrydneva Y., Williams RL., Blackmore PF. Trans-resveratrol inhibits calcium influx in thrombin-stimulated human platelets. *Br J Pharmacol.* 1999;128(1):149-57.

Du J. et al. Lipid-lowering effects of polydatin from Polygonum cuspidatum in hyperlipidemic hamsters. *Phytomedicine.* 2009;16(6-7):652-8.

Estrov Z. et al, Resveratrol blocks interleukin-1*B*-induced activation of the nuclear transcription factor Nf-kB, inhibits proliferation, causes S-phase arrest and induces apoptosis of acute myeloid leukemia cells. *Blood* 2003; 102(3): 987-95.

Fan P., Zhang T., Hostettmann K. Anti-inflammatory activity of the invasive neophyte Polygonum cuspidatum Sieb. and Zucc. (Polygonaceae) and the chemical comparison of the invasive and native varieties with regard to resveratrol. *J Tradit Complement Med.* 2013;3(3):182-187.

Fan P. et al. Rapid separation of three glucosylated resveratrol analogues from the invasive plant Polygonum cuspidatum by high-speed countercurrent chromatography. *J Sep Sci.* 2009;32(17):2979-84.

Fujitaka K. et al. Modified resveratrol Longevinex improves endothelial function in adults with metabolic syndrome receiving standard treatment. *Nutr Res.* 2011;31(11):842-7.

Gao JP et al. Effects of polydatin on attenuating ventricular remodeling in isoproterenol-induced mouse and pressure-overload rat models. *Fitoterapia.* 2010;81(7):953-60.

Ghanim H. et al. An anti-inflammatory and reactive oxygen species suppressive effects of an extract of Polygonum cuspidatum containing resveratrol. *J Clin Endocrinol Metab.* 2010;95(9):E1-8.

Gocmen AY., Burgucu D., Gumuslu S. Effect of resveratrol on platelet activation in hypercholesterolemic rats: CD40-CD40L system as a potential target. *Appl Physiol Nutr Metab.* 2011;36(3):323-30.

Goh KP. et al. Effects of resveratrol in patients with type 2 diabetes mellitus on skeletal muscle SIRT1 expression and energy expenditure. *Int J Sport Nutr Exerc Metab.* 2014;24(1):2-13.

Han JH. et al. Analgesic and anti-inflammatory effects of ethyl acetate fraction of Polygonum cuspidatum in experimental animals. *Immunopharmacol Immunotoxicol.* 2012;34(2):191-5.

Han SY. et al. Resveratrol inhibits lgE-mediated basophilic mast cell degranulation and passive cutaneous anaphylaxis in mice. *J Nutr.* 2013;143(5):632-9.

Hsu CY., Chan YP., Chang J. Antioxidant activity of extract from Polygonum cuspidatum. *Biol Res.* 2007;40(1):13-21.

Hu B. et al. Polygonum cuspidatum extract induces anoikis in hepatocarcinoma cells associated with generation of reactive oxygen species and downregulation of focal adhesion kinase. *Evid Based Complement Alternat Med.* 2012;2012:607675.

Huang T. et al. Resveratrol inhibits oxygen-glucose deprivation-induced MMP-3 expression and cell apoptosis in primary cortical cells via the NF-kB pathway. *Molecular Medicine Reports* 2014; 10(2): 1065-71.

Huang W. et al. Piperine potentiates the antidepressant-like effect of trans-resveratrol: involvement of monoaminergic system. *Metab Brain Dis.* 2013;28(4):585-95.

Huang WY. et al. Comparative analysis of bioactivities of four Polygonum species. *Planta Med.* 2008;74(1):43-9.

Ji Q. et al. Resveratrol inhibits invasion and metastasis of colorectal cancer cells via MALAT1 mediated Wnt/B-catenin signal pathway. *PLoS One.* 8(11):e78700.

Jiang QL. et al. Variances of leptin mRNA in the adipose tissue of NAFLD rats intervened with the extracts of Polygonum cuspidatum compound. *Zhong Yao Cai.* 2007;30(8):974-7.

Kennedy DO. et al. Effects of resveratrol on cerebral blood flow variables and cognitive performance in humans: A double-blind, placebo-controlled, cross-over investigation. *Am J Clin Nutr.* 2010;91(6):1590-7.

Kim J. et al. Key compound groups for the neuroprotective effects of roots of Polygonum cuspidatum on transient middle cerebral artery occlusion in Sprague-Daley Rats. *Nat Prod Res.* 2010;24(13):1214-26.

Kim JR. et al. Protective effect of polygoni ciuspidati radix and emodin on Vibrio bulnificus cytotoxicity and infection. *J Microbiol.* 2008;46(6):737-43.

Kim KW. et al. Polygonum cuspidatum, compared with baicalin and berberine, inhibits inducible nitric oxide synthase and cyclooxygenase-2 gene expressions in RAW 264.7 macrophages. *Vascul Pharmacol.* 2007;47(2-3):99-107.

Kim YS. et al. Polygonum cuspidatum inhibits pancreatic lipase activity and adipogensis via attenuation of lipid accumulation. *BMC Complement Altern Med.* 2013;13:282.

Kirino A. et al. Analysis and functionality of major Polyphenolic components of Polygonum cuspidatum (Itadori). *J Nutr Sci Vitaminol.* 2012;58:278-86.

Kumar, A, et al, Emodin (3-methyl-1, 6, 8-trihydroxyanthraquinone) inhibits TNF-induced NF-kappaB activation, IkappaB degradation, and expression of cell surface adhesion proteins in human vascular endothelial cells. *Oncogene* 1998; 17: 913-8.

Kuo YC. et al. Regulation of cell proliferation, inflammatory cytokine production and calcium mobilization in primary human T lymphocytes by emodin from Polgonum hypoleucum Ohwi. *Inflamm Res.* 2001;50(2):73-82.

Kurita S. et al. Content of resveratrol and glycoside and its contribution to the antioxidative capacity of Polygonum cuspidatum (Itadori) harvested in Kochi. *Biosci Biotechnol Biochem.* 2014;78(3):499-502.

Lee CC. et al. Polygonum cuspidatum extracts as bioactive antioxidation, anti-tyrosinase, immune stimulation and anticancer agents. *J Biosci Bioeng.* 2014;pii:S1389-1723(14)00343-0.

Lee MH. et al. Comparison of the antioxidant and transmembrane permeative activities of the different Polygonum cuspidatum extracts in phospholipid-based microemulsions. *J Agric Food Chem.* 2011;59(17):9135-41.

Leu YL. et al. Anthroquinones from Polygonum cuspidatum as tyrosinase inhibitors for dermal use. *Phytother Res.* 2008;22(4):552-6.

Li F. et al. Polyflavanostilbene A, a new flavanol-fused stilbene glycoside from Polygonum cuspidatum. *Org Lett.* 2013;15(3):674-7.

Li RP. et al. Polydatin protects learning and memory impairments in a rat model of vascular dementia. *Phytomedicine.* 2012;19(8-9):677-81.

Li W. et al, Intra-articular resveratrol injection prevents osteoarthritis progression in a mouse model by activating SIRT1 and thereby silencing HIF-2*a*. *Journal of Orthopedic Research* 2015; 33(7): 1061-70.

Li X. et al. The action of resveratrol, a phytoestrogen found in grapes, on the intervertebral disc. *Spine (Phila Pa 1976).* 2008;33(24):2586-95.

Li Y. et al. Inhibitory effect of polydatin on expression of toll-like receptor 4 in ischemia-reperfusion injured NRK-52E cells. *Zhongguo Zhong Yao Za Zhi.* 2014;39(16):3157-61.

Li YB. et al. Protective, antioxidative and antiapoptotic effects of 2-methoxy-6-acetyl-7-methyljuglone from Polygonum cuspidatum in PC12 cells. *Planta Med.* 2011;77(4):354-61.

Lim BO. et al. Polygoni cuspidati radix inhibits the activation of Syk kinase in mast cells for antiallergic activity. *Exp Biol Med (Maywood).* 2007;232(11):1425-31.

Lin CJ. et al. Polygonum cuspidatum and its active components inhibit replication of the influenza virus through toll-like receptor 9-induced interferon beta expression. *PLoS One.* 2015;10(2):e0117602.

Lin HW. et al. Anti-HIV activities of the compounds isolated from Polygonum cuspidatum and Polygonum multiflorum. *Planta Med.* 2010;76(9):889-92.

Lin QQ. et al. SIRT1 regulates TNF-*a*-induced expression of CD40 in 3T3-L1 adipocytes via NF-kB pathway. *Cytokine* 2012; 60(2): 447-55.

Lin SP. et al. Pharmacokinetics and tissue distribution of resveratrol, emodin and their metabolites after intake of Polygonum cuspidatum in rats. *J Ethnopharmacol.* 2012;144(3):671-6.

Lin YL. et al. Resveratrol protects against oxidized LDL-indicated breakage of the blood-brain barrier by lessening disruption of tight junctions and apoptotic insults to mouse cerebrovascular endothelial cells. *J Nutr.* 2010;140:2187-92.

Lin YW. et al. Free radical scavenging activity and antiproliferative potential of Polygonum cuspidatum root extracts. *J Nat Med.* 2010;64(2):146-52.

Liu D. et al. Resveratrol prevents impaired cognition induced by chronic unpredictable mild stress in rats. *Prog Neuropsychopharmacol Biol Psychiatry.* 2014;49:21-9.

Liu F. et al. Neuroprotective naphthalene and flavan derivatives from Polygonum cuspidatum. *Phytochemistry*. 2015110:150-9.

Liu GS. et al. Resveratrol attenuates oxidative damage and ameliorates cognitive impairment in the brain of senescence-accelerated mice. *Life Sci.* 2012;91(17-18):872-7.

Liu J. et al. Small-molecule STAT3 signaling pathway modulators from Polygonum cuspidatum. *Planta Med.* 2012;78(14):1568-70.

Liu K. et al. Effect of resveratrol on glucose control and insulin sensitivity: A meta-analysis of 11 randomized controlled trials. *Am J Clin Nutr.* 2014;99(6):1510-9.

Liu LT. et al. Clinical study on treatment of carotid atherosclerosis with extraction of polygoni cuspidati rhizoma et radix and crataegi fructus: A randomized controlled trail. *Zhonogguo Zhong Yao Za Zhi.* 2014;39(6):1115-9.

Liu T. et al. Neuroprotective effects of emodin in rat cortical neurons against beta-amyloid-induced neurotoxicity. *Brain Res.* 2010;1347:149-60.

Liu Z. et al. In vitro and in vivo studies of the inhibitory effects of emodin isolated from Polygonum cuspidatum on Coxsakievirus B4. *Molecules.* 2013;18(10):11842-58.

Liu Z. et al, Resveratrol reduces intracellular free calcium concentration in rat ventricular myocytes. *Shen li xue bao [Acta Physiologia Sinica]* 2005; 57(5): 599-604.

Liu ZO. et al. Effects of tans-resveratrol from Polygonum cuspidatum on bone loss using the ovariectomized rat model. *J Med Food.* 2005;8(1):14-9.

Long J. et al. Grape extract protects mitochondria from oxidative damage and improves locomotor dysfunction and extends lifespan in a Drosophila Parkinson's disease model. *Rejuvenation Res.* 2009;12(5):321-31.

Ma C. et al. Anti-inflammatory effect of resveratrol through the suppression of NF-kB and JAK/STAT signaling pathways. *Acta Biochim Biophys Sin (Shanghai).* 2015;pii:gmu135.

Mabrouk ME. et al. Curcumin, nordihydroguiaretic acid, quercetin and resveratrol inhibit interleukin-1-induced ADAMTS-4 (Aggrecanase-1) gene expression in articular chondrocytes: Natural products as potential anti-arthritic agents. *Parmacologyonline 3.* 2006:601-610.

Macedo RC. et al. Effects of chronic resveratrol supplementation in military firefighters undergo a physical fitness test – placebo-controlled, double blind study. *Chem Biol Interact.* 2015;227:89-95.

Magyar K. et al. Cardioprotection by resveratrol: A human clinical trial in patients with stable coronary artery disease. *Clin Hemorheol Microcirc.* 2012;50(3):179-87.

Miao Q. et al. Cardioprotective effect of polydatin against ischemia/reperfusion injury: roles of protein kinase C and mito K(ATP) activation. *Phytomedicine.* 2011;19(1):8-12.

Militaru C. et al. Oral resveratrol and calcium fructoborate supplementation in subjects with stable angina pectoris: effects on lipid profiles, inflammation markers, and quality of life. *Nutrition.* 2013;29(1):178-83.

Mobasheri A. et al. Scientific evidence and rationale from the development of cucumin and resveratrol as nutraceutricals for joint health. *Int J Mol Sci.* 2012;13:4202-32.

Pandit S. et al. Enhancement of fluoride activity against Streptococcus mutans biofilms by a substance separated from Polygonum cuspidatum. *Biofouling.* 2012;28(3):279-87.

Park CE. et al. Resveratrol stimulates glucose transport in C2C12 myotubes by activating AMP-activated protein kinase. *Exp Mol Med.* 2007;39(2):222-9.

Patel KR. et al. Clinical pharmacology of resveratrol and its metabolites in colorectral cancer patients. *Cancer Res.* 2010;70(19):7392-9.

Peng W. et al. Botany, phytochemistry, pharmacology, and potential application of Polygonum cuspidatum Sieb.et Zucc.: A review. *J Ethnopharmacol.* 2013;148(3):729-45.

Pitozzi V. et al. Chronic resveratrol treatment ameliorates cell adhesion and mitigates the inflammatory phenotype in senescent human fibroblasts. *J Germatol Biol Med Sci.* 2013;68(4):371-81.

Potter KA. et al. The effect of resveratrol on neurodegeneration and blood brain barrier stability surrounding intracortical microelectrodes. *Biomaterials.* 2013;34:7001-15.

Poulsen MM. et al. High-dose resveratrol supplementation in obese men: An investigator-initiated, randomized, placebo-controlled clinical trial of substrate metabolism, insulin sensitivity, and body composition. *Diabetes.* 2013;62(4):1186-95.

Qian Y. et al. A geochemical study of toxic metal translocation in an urban brownfield wetland. *Environ Pullut.* 2012;166:23-30.

Quin G. et al. Optimization and validation of a chromatographic method for the simultaneous quantification of six bioactive compounds in Rhizoma et Radix Polygoni cuspidati. *J Pharm Pharmacol.* 2008;60(1):107-13.

Richards CL., Schrey AW., Pigliucci M. Invasion of diverse habitats by few Japanese knotweed genotypes is correlated with epigenetic differentiation. *Ecol Lett.* 2012;15(9):1016-25.

Richer S. et al. Observation of human retinal remodeling in octogenarians with a resveratrol based nutritional supplement. *Nutrients.* 2013;5(6):1989-05.

Rouifed S. et al. Invasive knotweeds are highly tolerant to salt stress. *Environ Manage.* 2012;50(6):1027-34.

Saha A. et al. The blood-brain barrier is disrupted in a mouse model of infantile neuronal ceroid lipofuscinosis: Amelioration by resveratrol. *Human Molecular Gen.* 2012;10.1093:1-12.

Sareen D., et al. Mitochondria, calcium, and calpain are key mediators of resveratrol-induced apoptosis in breast cancer. *Mol Parmacol.* 2007;72(6):1466-75.

Shen B. et al. An in vitro study of neuroprotective properties of traditional Chinese herbal medicines thought to promote healthy ageing and longevity. *BMC Complement Altern Med.* 2013;13:373.

Shen MY. et al. Combined phytochemistry and chemotaxis assays for identification and mechanistic analysis of anti-inflammatory phytochemicals in Fallopia japonica. *PLoS One.* 2011;6(11):e27480.

Shin JA. et al. Apoptotic effect of Polyonum cuspidatum in oral cancer cells through the regulation of specificity protein 1. *Oral Dis.* 2011;17(2):162-70.

Shiyu S. et al. Polydatin up-regulates Clara cell secretory protein to suppress phospholipase A2 of lung induced by LPS in vivo and in vitro. *BMC Cell Biol.* 2011;12:31.

Song JH. In vitro effects of a fraction separated from Polygonum cuspidatum root on the viability, in suspension and biofilms, and biolfilm formation of mutans streptococci. *J Ethnopharmacol.* 2007;112(3):419-25.

Song JH. et al. In vitro inhibitory effects of Polygonum cuspidatum on bacterial viability and virulence factors of Streptococcus mutans and Streptococcus sobrinus. *Arch Oral Biol.* 2006;51(2):1131-40.

Storniolo CE. et al. Piceid presents antiproliferative effects in intestinal epithelial Caco-2 cells, effects unrelated to resveratrol release. *Food Funct.* 2014;5(9):2137-44.

Su JL. et al. Resveratrol induces FasL-related apoptosis through Cdc42 activation of ASK1-JNK-dependent signaling pathway in human leukemia HL-60 cells. *Carcinogenesis.* 2005;26(1):1-10.

Sun J. et al. Protective effect of polydatin on learning and memory impairments in neonatal rats with hypoxic-ischemic brain injury by up-regulating brain-derived neurotrophic factor. *Mol Med Rep.* 2014;10(6):3047-51.

Svajger, U, et al, Dendritic cells treated with resveratrol during differentiation from monocytes gain substantial tolerogenic properties upon activation. *Immunology* 2010; 129(4): 525-35.

Tian C. et al. Resveratrol ameliorates high-glucose-induced hyperpermeability mediated by caveolae via VEGF/KDR pathway. *Genes Nutr.* 2013;8(2):231-9.

Tian J. et al. Resveratrol inhibits TNF-a-induced IL-1B, MMP-3 production in human rheumatoid arthritis fibroblast-like synoviocytes via modulation of P13kinase/Akt pathway. *Rheumatol Int.* 2013;33(7):1829-35.

Tome Carnciro J. et al. One-year consumption of a grape nutraceutical containing resveratrol improves the inflammatory and fibrinolytic status of patients in primary prevention of cardiovascular disease. *Am J Cardiol.* 2012;110(3):356-63.

Tome-Carneiro J. et al. One-year supplementation with a grape extract containing resveratrol modulates inflammatory-related microRNAs and cytokines expression in peripheral blood monocuclear cells of type 2 diabetes and hypertensive patinets with coronary artery disease. *Pharmacol Res.* 2013;72:69-82.

Varinska L. et al. Antiangongenic effect of selected phytochemicals. *Pharmazie.* 2010;65:57-63.

Wang C. et al. Neuroprotective effects of emodin-8-O-beta-D-glucoside in vivo and in vitro. *Eur J Pharmacol.* 2007;577(1-3):58-63.

Wang D., Xu Y., Liu W. Tissue distribution and excretion of resveratrol in rat after oral administration of Polygonum cuspidatum extract (PCE). *Phtomedicine.* 2008;15(10):859-66.

Wang L. et al. Effects of resveratrol on calcium regulation in rats with severe acute pancreatitis. *Eur J Pharmacol.* 2008;580(1-2):271-6.

Wang W. et al. The protective effect of fenofibrate against TNF-a-induced CD40 expression through SIRT1-mediated deacetylation of NF-kB in endothelial cells. *Inflammation* 2014; 37(1): 177-85.

Wang Y. et al. Protective effect of resveratrol derived from Polygonum cuspidatum and its liposomal form on nigral cells in parkinsonian rats. *J Neurol Sci.* 2011;304(1-2):29-34.

Wightman EL. et al. Effects of resveratrol alone or in combination with piperine of cerebral blood flow parameters and cognitive performance in human subjects: A randomized, double blind, placebo-controlled, cross-over investigation. *Br J Nutr.* 2014; 112(2):203-13.

Witte AV. et al. Effects of resveratrol on memory performance, hippocampal functional connectivity, and glucose metabolism in healthy other adults. *J Neurosci.* 34(23):7862-70.

Wu XB. et al. The effect of Polygonum cuspidatum extract on wound healing in rats. *J Ethnopharmacol.* 2012;141(3):934-7.

Wuertz, K, et al. The red wine polyphenol resveratrol shows promising potential for the treatment of nucleus pulposus-mediated pain in vitro and in vivo. *Spine* 2011; 36(21): e1373-84.

Xia L. et al. Resveratrol reduces endothelial progenitor cells senescence through augmentation of telemerase activity by Akt-dependent mechanisms. *Brit J Pharmacol.* 2008;155:387-94.

Xiao K. et al. Constituents from Polygonum cuspidatum. *Chem Pharm Bull.* 2002;50(5):605-08.

Xie Q. et al. Resveratrol-4-O-D-(2'galloyl)-glucopyranoside isolated from Polygonum cuspidatum exhibits anti-hepatocellular carcinoma viability by inducing apoptosis via the JNK and ERK pathway. *Molecules.* 2014;19(2):1592-602.

Xio HT. et al. Membrane permeability-guided identification of neuroprotecive components from Polygonum cuspidatun. *Pharm Biol.* 2014;52(3):356-61.

Xu Y. et al. Antidepressant-like effect of trans-resveratrol: Involvement of serotonin and noradrenaline system. *Eur Neuropsychopharmacol.* 2010;20(6):405-13.

Xue Y., Liang J. Screening of bioactive compounds in Rhizoma Polygoni Cuspidati with hepatocyte membranes by HPLC and LC-MS. *J Sep Sci.*2014;37(3):250-6.

Yang L. et al. Sirt1 regulates CD40 expression induced by TNF-a via NF-kB pathway in endothelial cells. *Cellular Physiology and Biochemistry* 2012; 30(5): 1287-98.

Yang YM. et al. Resveratrol attenuates adenosine diphosphate-induced platelet activation by reducing protein kinase C activity. *Am J Chin med.* 2008;36(3):603-13.

Yiu CY. et al. Inhibition of Epstein-Barr lytic cycle by an ethyl acetate subfraction separated from Polygonum cuspidatum root and its major component, emodin. *Molecules.* 2014;19(1):1258-72.

Yu SH. et al. Contents comparison of resveratrol and polydatin in the wild Polygonum cuspidatum plant and its tissue cultures. *Zhongguo Zhong Yao Za Zhi.* 2006;31(8):637-41.

Yu Y. et al. Antidepressant-like effect of trans-resveratrol in chronic stress model: behavioral and neurochemical evidences. *J Psychiatr Res.* 2013;47(3):315-22.

Zahedi HS. et al. Effects of Polygonum cuspidatum containing resveratrol on inflammation in male professional basketball players. *Int J Prev Med.* 2013;4(Suppl 1):S1-4.

Zhang H. et al. A review of the Pharmacological effects of the dried root of Polygonum cuspidatum (Hu Zhang) and its constituents. *Evidence Based Complement Altern Med.* 2013;208349:1-13.

Zhang J. et al. Polydatin alleviates non-alcoholic fatty liver disease in rats by inhibiting the expression of TNF-a and SREBP-1c. *Mol Med Rep.* 2012;6(4):815-20.

Zhang L. et al. Resveratrol inhibits enterovirus 71 replication and pro-inflammatory cytokine secretion in Rhabdosarcoma cells. *PLoS One.* 2015;10(2):e0116879.

Zhang Q. et al. Polydatin supplementation ameliorates diet-induced development of insulin resistance and hepatic steatosis in rats. *Mol Med Rep.* 2015;11(1):603-10.

Zhang Y. et al. Polydatin inhibits growth of lung cancer cells by inducing apoptosis and causing cell cycle arrest. *Oncol Lett.* 2014;7(1):295-301.

Zuo K. et al. FTIR specta-pricial component analysis of roots of Polygonum cuspidatum from different areas. *Guang Pu Xue Yu Guang Pu Fen Xi.* 2007;27(10):1989-92.

Uncaria

Ahn SM. et al. Neuroprotective effect of 1-methoxyoctadecan-1-ol from Uncaria sinensis on glutamate-induced hippocampal neuronal cell death. *J Ethnopharmacol.* 2014;155(1):293-9.

Bednarek D. et al. Analysis of phenotype and functions of peripheral blood leukocytes in cellular immunity of calves treated with Uncaria tomentosa. *Bull Vet Inst Pulawy.* 2004;48:289-96.

Chik SC. et al. Pharmacological effects of active compounds on neurodegenerative disease with gastrodia and Uncaria decoction, a commonly used poststroke decoction. *ScientificWorldJournal* 2013;896873:1-2.

Cowden WL. et al. Pilot study of pentacyclic alkaloid-chemotype of Uncaria tomentosa for the treatment of Lyme disease. *Presented Internat Sympos Nat Treatment Intracell Micro Organisms.* 2003;March(29).1-7.

Datar A. et al. In vitro effectiveness of Samento and Banderol herbal extracts on the different Morphological forms of Borrelia Burgdorferi. *Townsend Lett. Exam Altern Med.* 2010;07:1-9.

de Caires S., Seenkamp V. Use of Yokukansan (TJ-54) in the treatment of neurological disorders: A review. *Phytother Res.* 2010;24(9):1265-70.

Fernandes Vattimo NMF., Oliveira da Silva N. et al. Uncaria tomentosa and acute ischemic kidney injury in rats. *Rev Esc Enferm USP.* 2011;45(1):189-93.

Fuiwara H. et al. Uncaria rhynchophylla, a Chinese medicinal herb, has potent antiaggregation effects on Alzheimer"s B-Amyloid protein. *J Neurosci Res.* 2006;84:427-33.

Gan R. et al. Protective effects of isorhynchophylline on cardiac arrhythmia in rats and guinea pigs. *Planta Med.* 2011;77(13):1477-81.

Ge Z. et al.. Pharmacokinetic comparative study of gastrodin and rhynchophylline after oral administration of different prescriptions of Yizhi tablets in rats by an HPLC-ESI/MS method. *Evid Base Complement Altern Med.* 2014;167253:1-1-10.

He Y. et al. Effects of rhynchophylline on GluN1 and GluN2B expressions in primary cultured hippocampal neurons. *Fitoterapia.* 2014;98:166-73.

Heitzman ME. et al. Ethnobotany, phytochemistry and pharmacology of Uncaria (Rubiaceae). *Phytochem.* 2004;66:5-29.

Ho TY. et al. Uncaria rhynchophylla and rhynchophylline improved kainic acid-induced epileptic seizures via IL-1B and brain-derived neurotrophic factor. *Phytomedicine.* 2014;21(6):893-900.

Hsieh CL. et al. Uncaria rhynchophylla and rhynchophylline inhibit c-Jun N-terminal kinase phosphorylation and nuclear factor-kappaB activity in kainic acid-treated rats. *Am J Chin Med.* 2009;37(2):351-60.

Hsieh SL. et al. Anticonvulsant effect of Uncaria rhynchophylla (Miq) Jack. in rats with kainic acid-induced epileptic seizure. *Am J Chin Med.* 1999;27(2):257-64.

Huang H. et al. Neuroprotective effects of rhynchophylline against ischemic brain injury via regulation of the Akt/mTOR and TLRs signaling pathways. *Molecules.* 2014;19:11196-11210.

Huang ZQ. et al. A study on the chemical change in the decoction of Uncaria hook. *J NW Univ.(Nat Sci Edition.* 2008;05:1.

Jang JY. et al. Hexane extract from Uncaria sinensis exhibits anti-apoptotic properties against glutamate-induced neurotoxicity in primary cultured cortical neurons. *Int J Mol med.* 2012;30(6):1465-72.

Jung HY. et al. Hirsutine, an indole alkaloid of Uncaria rhynchophylla, inhibits inflammation-mediated neurotoxicity and microglial activation. *Mol Med Rep.* 2013;7(1):154-8.

Kanno H. et al. Glycyrrhiza and Uncaria Hook contribute to protective effect of traditional Japanese medicine yokukansan against amyloid B oligomer-induced neuronal death. *J Ethnopharmacol.* 2013;149(1):360-70.

Keplinger K. et al. Uncaria tomentosa (Willd.) DC.– Ethnomedicinal use and new pharmacological, toxicological and botanical results. *J Ethnopharmacol.* 1999;64:23-34.

Kim DY. et al. Oral administration of Uncaria rhynchophylla inhibits the development of DNFB-induced atopic dermatitis-like skin lesions via IFN-gamma down-regulation in NC/Nga mice. *J Ethnopharmacol.* 2009;122(3):567-72.

Kim JH. et al. Uncaria rhynchophylla inhibits the production of nitric oxide and interleukin-1B through blocking nuclear factor kB, Akt, and mitogen-activated protein kinase activation in macrophages. *J Med Food.* 2010;13(5):1133-40.

Kushida H. et al. Simultaneous quantitative analyses of indole and oxindole alkaloids of Uncaria Hook in rat plasma and brain after oral administration of the traditional Japanese medicine Yokukansan using high-performance liquid chromatography with tandem mass spectrometry. *Biomed Chromatogr.* 2013;27(12):1647-56.

Lee CJ. et al. Determination of protein-unbound rhynchophylline brain distribution by microdialysis and ultra-performance liquid chromatography with tandem mass spectrometry. *Biomed Chromatogr.* 2014;28(6):901-6.

Lee J. et al. Alkaloid fraction of Uncaria rhynchophylla protects against N-methyl-D-aspartate-induced apoptosis in rat hippocampal slices. *Neurosci Lett.* 2003;348(1):51-5.

Lee J. et al. Protective effect of methanol extract of Uncaria rhynchophylla against excitotoxicity induced by N-Methyl-D-Aspartate in rat hippocampus. *J Pharmacol Sci.* 2003;92:70-73.

Li SG. et al. Non-alkaloid components from Uncaria sinensis (Oliv.) Havil. and their chemotaxonomic significance. *J Med Plant Res.* 2011;5(19):4962-67.

Lin YW., Hsieh CL. Oral Uncaria rhynchophylla (UR) reduces kainic acid-induced epileptic seizures and neuronal death accompanied by attenuating glial cell proliferation and S100B proteins in rats. *J Ethnopharmacol.* 2011;135(2):313-20.

Liu W. et al. Protective effect of Uncaria rhynchophylla total alkaloids pretreatment on hippocampal neurons after acute hypoxia. *Zhongguo Zhong Yao Za Zhi.* 2006;31(9):763-5.

Lo WY. et al. Uncaria rhynchophylla upregulates the expression of MIF and cyclophilin A in kainic acid-induced epilepsy rats: A proteomic analysis. *Am J Chin Med.* 2010;38(4):745-59.

Lu JH. et al. Isorhynchophylline, a natural alkaloid, promotes the degradation of alpha-synuclein in neuronal cells via inducing autophagy. *Autophagy.* 2012;8(1):98-108.

Mai QX. et al. Study on effects of Uncaria tomentosa on CNS. *Strait Pharma J.* 2009;02:1.

Masumiya H. et al. Effects of hirsutine and dihydrocorynantheine on the action potentials of sino-atrial node, atrium and ventricle. *Life Sci.* 1999;65(22):2333-41.

Matsumoto K. et al. Kampo Formulations, Chotosan, and Yokukansan, for dementia therapy: Existing clinical and preclinical evidence. *J Pharmacol Sci.* 2013;122:257-69.

Mizoguchi K. et al. Specific binding and characteristics of geissoschizine methyl ether, an indole alkaloid of Uncaria Hook, in the rat brain. *J Ethnopharmacol.* 2014;158 Pt.A:264-70.

Morita S. et al. Geissoschizine methyl ether, an alkaloid from the Uncaria hook, improves remyelination after cuprizone-induced demyelination in medial prefrontal cortex of adult mice. *Neurochem Res.* 2014;39(1):59-67.

Nishi A. et al. Geissoschizine methyl ether, an alkaloid in Uncaria hook, is a potent serotonin 1A receptor agonist and candidate for amelioration of aggressiveness and sociability by yokukansan. *Neuroscience.* 2012;207:124-36.

Pilarski R. et al. Antiproliferative activity of various Uncaria tomentosa preparations on HL-60 promyelocytic leukemia cells. *Parmacol Rep.* 2007;59:565-72.

Qin F. The clinical effects comparision of Tianmagoutengyin and Tianmagouteng particle on treating hypertension. *Chin Mod Med.* 2010;10:1-2.

Qu J. et al. Comparative study of fourteen alkaloids from Uncaria rhynchophylla hooks and leaves using HPLC-Diode array detection-atmospheric pressure chemical ionization/MS method. *Chem Pharm Bull.* 2012;60(1):23-30.

Reinhard KH. Uncaria tomentosa (Willd.) D.C.: Cat's Claw, Una de Gato, or Saventaro. *J Altern Comp Med.* 1999;5(2):143-51.

Sheng Y. et al. Induction of apoptosis and inhibition of proliferation in human tumor cells treated with extracts of Uncaria tomentosa. *Anticanacer Res.* 1998;18(5A):3363-8.

Shi JS. et al. Pharmacological actions of Uncaria alkaloids, rhynchophylline and isorhynchophylline. *Acta Pharmacol Sin.* 2003;24(2):97-101.

Shim JS. et al. Effects of the hook of Uncaria rhynchophylla on neurotoxicity in the 6-hydroxydopamine model of Parkinson's disease. *J Ethnopharmacol.* 2009;126(2):361-5.

Shin SC., Lee DU. Ameliorating effect of new constituents from the hooks of Uncaria rhynchophylla on scopolamine-induced memory impaiment. *Chin J Nat Med.* 2013;11(4):391-5.

Song Y. et al. Rhynchophylline attenuates LPS-induced pro-inflammatory responses through down-regulation of MAPK/NF-kB signaling pathways in primary microglia. *Phytother Res.* 2012;26(10):1528-33.

Suk K. et al. Neuroprotection by methanol extract of Uncaria rhynchophylla against global cerebral ischemia in rats. *Life Sci.* 2002;70(21):2467-80.

Tanaka Y., Sakiyama T. Potential usefulness of the kampo medicine Yukukansan, containing Uncaria hook, for paediatric emotional and behavioural disorders: A case series. *Evid Base Complem Altern Med.* 2013;502726:1-4.

Tang NY. et al. Uncaria rhynchophylla (miq) Jack plays a role in neuronal protection in kainic acid-treated rats. *Am J Chin Med.* 2010;38(2):251-63.

Tao ZY. et al. Studies on the chemical constituents of Uncaria yunanensis Hsia. C.C. *Yao Xue Xue Bao.* 2001;36(2):120-2.

Wang HB. et al. Qualitative and quantitative analyses of alkaloids in Uncaria species by UPLC-ESI-Q-TOF/MS. *Chem Pharm Bull.* 2014;62(11):1100-09.

White G., Bourbonnais-Spear N., Garner F. Antibacterial constituents from Uncaria tomentosa. *Phytopharmacology.* 2011;1(2):16-19.

Winkler C. et al. In vitro effects of two extracts and two pure alkaloid preparations of Uncaria tomentosa on peripheral blood mononuclear cells. *Planta Med.* 2004;70:205-10.

Wu JY., Li GC., Wang DY. Chemical constituents of the non-alkaloid fraction of Uncaria macrophylla. *Nan Fang Yi Ke Da Xue Xue Bao.* 2007;27(2):226-7.

Wu LX. et al. Protective effects of novel single compound, hirsutine on hypoxic neonatal rat cardiomyocytes. *Eur J Pharmacol.* 2011;650(1):290-7.

Wu YT., Lin LC., Tsai TH. Determination of rhynchophylline and hirsutine in rat plasma by UPLC-MS/MS after oral administration of Uncarcia rhynchophylla extract. *Biomed Chromatogr.* 2014;28(3):439-45.

Wurm M. et al. Pentacyclic oxindole alkaloids from Uncaria tomentosa induce human endothelial cells to release a lymphocyte-proliferation-regulating factor. *Planta Med.* 1998;64(8):701-4.

Xian YF. et al. Bioassay-guided isolation of neuroprotective compounds from Uncaria rhynchophylla against beta-amyloid-induced neurotoxicity. *Evid Bas Complement Altern Med.* 2012;802625:1-8.

Xian YF. et al. Isorhynchophylline improves learning and memory impairments induced by D-galactose in mice. *Neurochem Int.* 2014;76:42-9.

Xian YF. et al. Protective effect of isorhynchophylline against B-amyloid-induced neurotoxicity in PC 12 cells. *Cell Mol Neurobiol.* 2012;32(3):353-60.

Xian YF. et al. Uncaria rhynchophylla ameliorates cognitive deficits induced by D-galactose in mice. *Planta Med.* 2011;77(18):1977-83.

Xu DD. et al. Rhynchophylline protects cultured rat neurons against methamphetamine cytotoxicity. *Evid Base Complement Altern Med.* 2012;636091:1-7.

Yang J., Song CQ., Hu ZB. Studies on constituents in Uncaria macrophylla Wall. *Zhongguo Zhong Yao Za Zhi.* 2000;25(8):484-5.

Ye ST. et al. Efficacy of compound Uncaria hypotensive tablet on hypertensive disease with left ventricular hypertrophy of complex syndrome of yin deficiency yang excess and blood stasis: a clinical research of 31 cases. *Guid J Trad Chin Med Pharm.* 2013;05:1-3.

Yimam M. et al. UP3005, a botanical composition containing two standardized extracts of Uncaria gambir and Morus alba, improves pain sensitivity and cartilage degradation in monosodium iodoacetate-induced rat OA disease model. *Evid Base Complement Altern Med.* 2015;785638:1-10.

Yu Z. et al. Survey on traditional medicinal resources of Uncaria distributed in China. *Zhongguo Zhong Yao Za Zhi.* 1999;24(4):198-202,254.

Yuan D. et al. Alkaloids from the leaves of Uncaria rhynchophylla and the inhibitory activity on NO production in lipoplysaccharide-activated microglia. *J Nat Prod.* 2008;71(7):1271-4.

Yuan D. et al. Anti-inflammatory effects of rhynchophylline and isorhynchophylline in mouse N9 microglial cells and the molecular mechanism. *Int Immunopharmacol.* 2009;9(13-14):1549-54.

Zhang C. Effects of gastrodia and Uncaria decoction on blood pressure and nitric oxide in patients with hypertension of liver yang hyperactivity. *J Integrat Trad Chin West Med.* 2011;28:1-2.

Andrographis paniculata

Akbar S. Andrographis paniculata: a review of pharmacological activities and clinical effects. *Altern Med Rev.* 2011;16(1):66-75.

Akbarsha MA. et al. Antifertility effect of Andrographis paniculata (Nees) in male albino rat. *Indian J Exp Biol.* 1990;28(5):421-6.

Arifullah M. et al. Evaluation of anti-bacterial and anti-oxidant potential of andrographolide and echiodinin isolated from callus culture of Andrographis paniculata Nees. *Asian Pac J Trop Biomed.* 2013;3(8):604-10.

Bera R. et al. Pharmacokinetic analysis and tissue distribution of andrographolide in rat by a validated LC-MS/MS method. *Pharm Biol.* 2014;52(3):321-9.

Bhatter P. et al. Antimycobacterial Efficacy of Andrographis paniculata leaf extracts under intracellular and hypoxic conditions. *J Evid Based Complementary Altern Med.* 2015;20(1):3-8.

Chao WW., Lin BF. Isolation and identification of bioactive compounds in Andrographis paniculata. *Chinese Med.* 2010;5:1-17.

Chen HW. et al. Inhibition of TNF-a-induced inflammation by andrographolide via down-regulation of the P12K/Akt signaling pathway. *J Nat Prod.* 2011;74(11):2408-13.

Chen YY. et al. Andrographolide inhibits nuclear factor-kB activation through JNK-Akt-p65 signaling cascade in tumor necrosis factor-a-stimulated vascular smooth muscle cells. *ScientificWorldJournal.*

Chien CF. et al. Herb-drug interaction of Andrographis paniculata extract and andrographolide on the pharmacokinetics of theophylline in rats. *Chem Biol Interact.* 2010;184(3):458-65.

Chu W. et al. Effect of traditional Chinese herbal medicine with antiquorum sensing activity on pseudomonas aeruginosa. *Evid based Complement Alternat Med.*

Coon JT., Ernst E. Andrographis paniculata in the treatment of upper respiratory tract infections: a systematic review of safety and efficacy. *Planta Med.* 2004;70:293-98.

Dua VK. et al. Andrographis paniculata. *J Ethnopharmacol.* 2004;95(2-3):247-51.

Hossain S. et al. Andrographis paniculata (Burm.f.) Wall. ex Nees: a review of ethnobotany, phytochemistry and pharmacology. *Sci World J.* 2014;274905:1-28.

Jarukamjorn K., Nemoto N. Pharmacological aspects of Andrographis paniculata on health and its major diterpenoid constituent Andrographolide. *J Health Sci.* 2008;54(4):370-81.

Jayakumar T. et al. Experimental and clinical pharmacology of Andrographis paniculata and its major bioactive phytoconstituent andrographolide. *Evident Base Complem Altern Med.* 2013;846740:1-16.

Jua Z. et al. Andrographolide inhibits intracellular Chlamydia trachomatis multiplication and reduces secretion of proinflammatory mediators produced by human epithelial cells. *Pathog Dis.* 2015;73(1):1-11.

Kale RS. et al. Anti-scorpion venom activity of Andrographis paniculata: a combined and comparative study with anti-scorpion serum in mice. *Anc Sci Life.* 2013;32(3):156-60.

Lee W. et al. Andrographolide inhibits HMGB1-induced inflammatory responses in human umbilical vein endothelial cells and in urine polymicrobial sepsis. *Acta Physiol (Oxf).* 2014;211(1):176-87.

Lee WR. et al. Suppression of matrix metalloproteinase-9 expression by andrographolide in human monocytic THP-1 cells via inhibition of NF-kB activation. *Phytomedicine.* 2012;19(3-4):270-7.

Low M. et al. An in vitro study of anti-inflammatory activity of standardized Andrographis paniculata extracts and pure andrographolide. *BMC Complement Altern Med.* 2015;15:18.

Lu CY. et al. Andrographolide inhibits TNFa-induced ICAM-1 expression via suppression of NADPH oxidase activation and induction of HO-1 and GCLM expression through the P13K/Akt/Nrf2 and P13K/Akt/AP-1 pathways in human endothelial cells. *iochem Pharmacol.* 2014;91(1):40-50.

Luo LK. Andrographolide enhances proliferation and prevents dedifferentiation of rabbit articular chondrocytes: an in vitro study. *Evid Based Complement Alternat Med.* 2015;2015:984850.

Malahubban M. et al. Phytochemical analysis of Andrographis paniculata and Orthosiphon stamineus leaf extracts for their antibacterial and antioxidant potential. *Trop Biomed.* 2013;30(3):467-80.

Mishra K. et al. Anti-malarial activities of Andrographis paniculata and Hedyotis corymbosa extracts and their combination with curcumin. *Malaria J.* 2009;8(26):1-9.

Mishra SK. et al. Andrographolide and analogues in cancer prevention. *Front Biosci (Elite Ed).* 2015;7:255-66.

Mishra US. et al. Antibacterial activity of ethanol extract of Andrographis paniculata. *Indian J Pharm Sci.* 2009;71(4):436-38.

Misra P. et al. Antimalarial activity of Andrographis paniculata (kalmegh) against Plasmodium berghei NK 65 in Mastomys natalensis. *Pharmaceutical Bio.* 1992;30(4):263-74.

Ojha SK. et al. Protective effect of hydroalcoholic extract of Andrographis paniculata on ischaemia-reperfusion induced myocardial injury in rats. *Indian J Med Res.* 2012;135:414-21.

Panossian A. et al. Pharmacokinetic and oral bioavailability of andrographolide from Andrographis paniculata fixed combined Kan Jang in rats and human. *Phytomed.* 2000;7(5):351-64.

Premendran SJ. et al. Anti-cobra venom activity of plant Andrographis paniculata and its comparison with polyvalent anti-snake venom. *J Nat Sci Biol Med.* 2011;2(2):198-204.

Radhika P., Annapurna A., Rao SN. Immunostimulant, cerebroprotective & nootropic activities of Andrographis paniculata leaves extract in normal & type 2 diabetic rats. *Indian J Med Res.* 2012;135(5):636-41.

Rao YK. et al. Flavonoids and andrographolides from Andrographis paniculata. *Phytochem.* 2004;65:2317-2321.

Serrano FG. et al. Andrographolide reduces cognitive impairment in young and mature AbetaPPswe/PS-1 mice. *Mol Neurodegener.* 2014;9(1):61.

Suwankesawong W. et al. Characterization of hypersensitivity reactions reported among Andrographis paniculata users in Thailand using health product vigilance center (HPVC) database. *BMC Complement Alt Med.* 2014;14(515):7-7.

Tang LI. et al. Screening of anti-dengue activity in methanolic extracts of medicinal plants. *BMC Complement Altern Med.* 2012;12:1-3.

Thakur AK. et al. Protective effects of Andrographis paniculata extract and pure andrographolide against chronic stress-triggered pathologies in rats. *Cell Mol Neurobiol.* 2014;34(8):1111-21.

Wong SY et al. Andrographolide attenuates interleukin-1B-stimulated upregulation of chemokine CCL5 and glial fibrillary acidic protein in astrocytes. *Neuroreport.* 2014;25(12):881-6.

Yu Z. et al. Andrographolide ameliorates diabetic retinopathy by inhibiting retinal angiogenesis and inflammation. *Biochem Biophys Acta.* 2015;1850(4):824-31.

Zein U., Fitri LE., Saragih A. Comparative study of antimalarial effect of sambiloto (Andrographis paniculata) extract, chloroquine and artemisinin and their combination against plasmodium falciparum in-vitro. *Acta Med Indones.* 2013;45(1):38-43.

Zhang WX. et al. Andrographolide induced acute kidney injury: analysis of cases reported in Chinese literature. *Nephrology (Carlton).* 2014;19(1):21-6.

Zhu T. et al. Andrographolide protects against LPS-induced acute lung injury by inactivation of NF-kB. *PLoS One.* 2013;8(2):e56407.

Sonstige Heilkäuter

Abdelmonem AM., Rasheed SM., Mohamed ASh. Bee-honey and yogurt: a novel mixture for treating patients with vulvovaginal candidiases during pregnancy. *Arch Gynecol Obstet.* 2012;286(1):109-14.

Achaieb K. et al. Antibacterial activity of thymoquinone, and active principle of Nigella sativa and its potency to prevent bacterial biofilm formation. *BMC Complement Altern Med.* 2011;11:29.

Adonizio A. et al. Inhibition of Quorum sensing-controlled virulence factor production in Pseudomonas aeruginosa by South Florida plant extracts. *Antimicrob Agents Chemotherapy.* 2008;52(1):198-203.

Adonizio AL. et al. Anti-quorum sensing activity of medicinal plants in southern Florida. *J Ethno Pharmacol.* 2006;105:427-35.

Akagi M. et al. Anti-allergic effect of tea-leaf saponin (TLS) from tea leaves (Camellia sinensis var. sinensis). *Biol Pharm Bull.* 1997;20(5):565-7.

Al-Sahaibani S., Murugan K. Anti-biofilm activity of Salvadora persica on cariogenic isolates of Streptococcus persica on cariogenic isolates of Streptococcus mutans: In vitro and molecular docking studies. *Biofouling.* 2012;28(1):19-38.

Alternative Medicine Review. Berberine Monograph. *Alt Med Rev.* 2000;5(2):175-177.

Amin K. et al. Binding of Galanthus nivalis lectin to Chlamydia trachomatis and inhibition of in vitro infection. *APMIS.* 1995;103(10):714-20.

Andreotti R. et al. Protection action of Targets minuta (Asteraceae) essential oil in the control of Rhipicephalus microplus (Canestrini, 1887) (Acari: Ixodide) in a cattle pen trial. *Vet Parasitol.* 2013;197(1-2):341-5.

Arakawa M., Ito Y. N-acetylcysteine and neurodegenerative diseases: basic and clinical pharmacology. *Cerebellum.* 2007;6(4):308-14.

Arena A. et al. Antiviral and immunomodulatory effect of a lyophilized extract of Capparis spinosa L. buds. *Phytother Res.* 2008;22(3):313-7.

Arfan M. et al. Analgesic and anti-inflammatory activities of 11-0-galoylbergenin. *J Ethnopharmacol.* 2010;131(2):502-4.

Azam MM. et al. Pharmacological potentials of Melia azedarach L. – a review. *Amer J BioSci.* 2013;1(2):44-49.

Bae MJ. et al. Inhibitory effect of unicellular green algae (Chlorella vulgaris) water extract on allergic immune response. *J Sci Food Agric.* 2013;93(12):3133-6.

Baek EB. et al. Inhibition of arterial myogenic responses by a mixed aqueous extract of Salvia miltiorrhiza and Panax notoginseng (PASEL) showing hypertensive effects. *Korean J Physiol Pharmacol.* 2009;13:287-93.

Balogh EP. et al. Anti-chlamydial effect of plant peptides. *Acta Microbiol Immunolog Hungarica.* 2014;61(2):231-41.

Banaclocha MM. Therapeutic potential of N-acetylcysteine in age-related mitochondrial neurodegenerative diseases. *Med Hypotheses.* 2001;56(4):472-7.

Bhengraj AR. et al. Assessment of antichlamydial effects of a novel polyherbal tablet Basant. *Sex Transm Infect.* 2009;85(7):561.

Birdsall TC., Kelly GS. Berberine: Therapeutic potential of an alkaloid found in several medicinal plants. *Altern. Med Rev.* 1997;2(2):97-103.

Bubik MF. et al. A novel approach to prevent endothelial hyperpermeability: The Crataegus extract WS 1442 targets the cAMP/Rap1 pathway. *J Mol Cell Cardiol.* 2012;52(1):196-205.

Cao Y. et al. In vitro activity of baicalein against Candida albicans biofilms. *Int J Antimicrob Agents.* 2008;32(1)73-7.

Chai OH. et al. Inhibitory effects of Morus alba on compound 48/80-induced anaphylactic reactions and anti-chicken gamma globulin IgE-mediated mast cell activation. *Biol Pharm Bull.* 2005;28(10):1852-8.

Chang C-Z., Wu S-C., Kwan A-L. Magnesium lithospermate B, and active extract of Salvia miltiorrhiza, mediates sGC/cGMP/PKG translocation in experimental vasospasm. *BioMed Res Internat.* 2014;272101:1-9.

Chen MK. et al. Effects of Salvia miltiorrhiza on Chlamydia trachomatis mice of salpingitis. *Zhongguo Zhong Yao Za Zhi.* 2007;32(6):523-5.

Chen PN. et al. Silibinin inhibits invasion of oral cancer cells by suppressing the MAPK pathway. *J Dent Res.* 2006;85(3):220-5.

Chen PN. et al. Silibinin inhibits cell invasion through inactivation of both P13K-Akt and MAPK signaling pathways. *Chem Biol Interact.* 2005;156(2-3):141-50.

Cheng HJ. et al. Effects of compound Baifuqing on biofilm formation and the recurrence rate in the rat model with bacterial vaginosis. *Chinese Archiv Trad Chinese Med.* 2007;02:1-3.

Cheng HJ. et al. The in vitro effects of heartleaf houttuynia herb decoction against Pseudomonas aeruginosa biofilms and its synergism with azithromycin on planktonic Pseudomonas aeruginosa. *Lishizhen Med Materia Medica Res.* 2012;07:1-3.

Cheng Q. et al. Comparison of the effects of Gingko biloba extract and minocycline hydrochloride on periodontitis. *Zhonghua Kou Qiang Yi Xue Za Zhi.* 2014;49(6):347-51.

Cheng Q. et al. Effects of Gingko biloba extract on periodontal pathogens and its clinical efficacy as adjuvant treatment. *Chin J Integr Med.* 2014;20(10):729-36.

Chiu JH. et al. Cordyceps sinensis increases the expression of major histocompatibility complex class II antigens on human hepatoma cell line HA22T/VGH cells. *Am J Chin Med.* 1998;26(2):159-70.

Choi IY. et al. Observations of Forsythia koreana methanol extract on mast cell-mediated allergic reactions in experimental models. *In Vitro Cell Dev Biol Anim.* 2007;43(7):215-21.

Choi JH. et al. Effects of SKI 306X, a new herbal agent, on proteoglycan degradation in cartilage explant culture and collagenase-induced rabbit osteoarthritis. *Osteoarthritis Cartilage.* 2002;10:471-78.

Choi YH. and Yan GH. Pycnogenol inhibits immunoglobulin E-mediated allergic response in mast cells. *Rhytother Res.* 2009;23(12):1691-5.

Choi YH. and Yan GH. Silibinin attenuates mast cell-mediated anaphylaxis-like reactions. *Biol Pharm Bull.* 2009;32(5):868-75.

Choi YH. et al. Inhibitory effects of Agaricus blazei on mast cell-mediated anaphylaxis-like reactions. *Biol Pharm Bull.* 2006;29(7):1366-71.

Dai Y. et al. Effects of oleanolic acid on immune system and type I allergic reaction. *Zhongguo Yao Li Xue Bao.* 1989;10(4):381-4.

Dai Y. et al. Inhibition of immediate allergic reactions by ethanol extract from Plumbago zeylanica stems. *Biol Pharm Bull.* 2004;27(3):429-32.

Dean O., Giorlando F., Berk M. N-acetylcysteine in psychiatry: Current therapeutic evidence and potential mechanisms of action. *J Psychiatry Neurosci.* 2011;36(2):78-86.

Dietrich G. et al. Repellent activity of fractioned compounds from Chamaecyparis nootkatensis essential oil against nymphal Ixodes scapularis (Acari: Ixodidae). *J med Entomol.* 2008;43(5):957-61.

Ding X. et al. Screening for novel quorum-sensing inhibitors to interfere with the formation of Pseudomonas aeruginosa biofilm. *J Med Microbiol.* 2011;60:1827-34.

Dolan MC. et al. Ability of two natural products, nootkatone and carvacrol, to suppress Ixodes scapularis and Amblomma americanum (Acari:Ixodidae) in a Lyme disease endemic area of New Jersey. *J Econ Entomol.* 2009;102(6):2316-24.

Dulak J. Nutraceuticals as anti-angiogenic agents: Hopes and reality. *J Physiol* Pharmac 2005;56 (Suppl 1):51-69.

Dumlao DS. et al. Dietary fish oil substitution alters the eicosanoid profile in ankle joints of mice during Lyme infection. *J Nutr.* 2012;142(8):1582-9.

Dwivedi D., Singh V. Effects of the natural compounds embelin and piperine on the biofilm-producing property of Streptococcus mutans. *J Trad Complement Med.* 2015:1-15.

Elisabetsky, E. Phytotherapy and the new paradigm of drugs mode of action, *Scientia et Technica* 2007; 12(33): 459-64.

El-Nakeeb MA. et al. Membrane permeability alteration of some bacterial clinical isolates by selected anthihistaminics. *Brazil J Microbio.* 2011;42:992-1000.

Fan C. et al. Exploration of inhibitors for diaminopimelate aminotransferase. *Bioorg Med Chem.* 2010;18(6):2141-51.

Fan TP. et al. Angiogenesis: From plants to blood vessels. *TRENDS Pharmacolog Sci.* 27(60):301.

Figueieredo NL. et al. The inhibitory effect of Plectranthus barbatus and Plectranthus ecklonii leaves on the viability, glucosyltransferase activity and biofilm formation of Streptococcus sobrinus and Streptococcus mutans. *Food Chem.* 2010;119(2):664-68.

Frekiaer H. et al. Astragalus root and elderberry fruit extracts enhance the IFN-B stimulatory effects of Lactobacillus acidophilus in murine-derived dendritic cells. *PLoS One.* 2012;7(10):e47878.

Fukui H. et al. Novel functions of herbal medicines in dendritic cells: role of Amomi semen in tumor immunity. *Microbiol. Immunol.* 2007;51(11):1121-33.

Furumoto T. et al. Mallotus philippinensis bark extracts promote preferential migration of mesenchymal stem cells and improve wound healing in mice. *Phytomedcine.* 2014;21(3):247-53.

Gangwar M., Goel R.K., Nath G. Mallotus philippinensis Muell. Arg (Euphorbiaceae): Ethnopharmacology and phytochemistry review. *BioMed. Resear Intern.* 2014;213973.1-13.

Gangwar M. et al. Antioxidant capacity and radical scavenging effect of polyphenol rich Mallotus philippenensis fruit extract on human erythrocytes: an in vitro study. *Scientific World J.* 2014;279451.

Gangwar M. et al. In-vitro scolicidal activity of Mallotus philippinensis (Lam.) Muell arg. fruit glandular hair extract against hydatid cyst echinococcus granulosus. *Asian Pac J Trop Med.* 2013; 6(8):595-601.

Gardulf A., Wohlfart I., Gustafson R. A prospective cross-over field trial shows protection of lemon eucalyptus extract against tick bites. *J Med Entomol.* 2004;41(6):1064-7.

Girish, KS and Kemparaju, K. Inhibition of Naja naja venom hyaluronidase by plant-derived bioactive components and polysaccharides, *Biochemistry* 2005; 70(8): 948-52.

Haide UK., Wake R., Patil N. Genus Sida: The plants with ethnomedicinal & therapeutic potential. *Golden Research THoughts.* 2011;1(V):1-4.

Hallahan TW. et al. Importance of asparagine-61 and asparagine-109 to the angiogenic activity of human angiogenin. *Biochemistry.* 1992;31(34):8022-9.

Han EH. et al. Houttuynia cordata water extract suppresses anaphylactic reaction and IgE-mediated allergic response by inhibiting multiple steps of FcepsilonRI signaling in mast cells. *Food Chem Toxicol.* 2009;47(7):1659-66.

Hao H. et al. Baicalin suppresses expression of Chlamydia protease-like activity factor in Hep-2 cells infected by Chlamydia trachomatis. *Fitoterapia.* 2009;80(7):448-52.

Hao H. et al. Baicalin suppresses expression of TLR2/4 and NF-kB in Chlamydia trachomatis-infected mice. *Immunopharmacol Immunotoxicol.* 2012;34(1):89-94.

Hao H. et al. Effects of baicalin on Chlamydia trachomatis infecion in vitro. *Planta med.* 2010;76(1):76-8.

Hasan S. et al. Efficacy of E. officinalis on the cariogenic properties of Streptococcus mutans: A novel and alternative approach to suppress quorum-sensing mechanism. *PLoS One.* 2012;7(7):e40319.

Hei Z-q. et al. Emodin inhibits dietary induced atherosclerosis by antioxidation and regulation of the sphingomyelin pathway in rabbits. *Chin Med J.* 2006:119(10):868-870.

Henrotin Y., Sanchez C., Reginster JY. The inhibition of metalloproteinases to treat osteoarthritis: Reality and new perspectives. *Expert Opin Therapeu Patents.* 2002;12(1):29-43.

Homer KA. et al. Inhibition of peptidase and glycosidase activities of Porphyromonas gingivalis, Bacteroides intermedius and Treponema denticola by plant extracts. *J Clin Periodontol.* 1992;19(5):305-10.

Hong Q. et al. Anti-tuberculosis compounds from Mallotus phiippinensis. *Nat Prod Commun.* 2010;5(2):211-7.

Hu W. et al. Puerarin inhibits adhesion molecule expression in TNF-alpha-stimulated human endothelial cells via modulation of the nuclear factor kappaB pathway. *Pharmacol.* 2010;85(1):27-35.

Huang H. et al. Clinical study of TCM combined with Western medicine treatment on Lyme disease. *Practic Preven Med.* 2005;02:1.

Huang Q. et al. Emodin inhibits tumor cell adhesion through disruption of the membrane lipid raft-associated integrin signaling pathway. *Cancer Res.* 2006;66(11):5807-15.Huh JE. et al. Combined prescription (OAH19T) of Aralia cordata Thunb and Cimicifuga heracleifolia Komar and its major compounds inhibit matrix proteinases and vascular endothelial growth factor through the regulation of mitogen-activated protein kinase pathway. *J Ethnopharmacol.* 2011;135(2):414-21.

Hui-Chun Ho J., Hong C-Y. Salvianolic acids: Small compounds with multiple mechanisms for cardiovascular protection. *J BioMed Sci.* 2011;18(30):1-5.

Hutschenreuther A., et al. Growth inhibiting activity of volatile oil from Cistus creticus L. against Borrelia burgdorferi s.s. in vitro. *Pharmazie.* 2010;65(994):290-5.

Imada K. et al. Anti-arthritic action mechanisms of natural chondroitin sulfate in human articular chondrocytes and synovial fibroblasts. *Biol Pharm Bull.* 2010;33(3):410-4.

Imada K. et al. Nobiletin, a citrus polymethoxy flavonoid, suppresses gene expression and production of aggrecanases-1 and -2 in collagen-induced arthritic mice. *Biochem Biophys Res Commun.* 2008;373(2):181-5.

Ippoushi K. et al. Evaluation of inhibitory effects of vegetables and herbs on hyaluronidase and identification of rosmarinic acid as a hyaluronidase inhibitor in Lemon Balm (Melissa Officinalis L.) *Food Sci Tech Res.* 2000;6(1):74-77.

Issac Abraham SV. et al. Antiquorum sensing and antibiofilm potential of Capparis spinosa. *Arch Med Res.* 2011;42(8):658-68.

Jadhav S. et al. Inhibitory activity of yarrow essential oil on listeria planktonic cells and biofilms. *Food Control.* 2013(29):125-30.

Jang SI. et al. Tanshinone IIA inhibits LPS-induced NF-kB activation in RAW 264.7 cells: Possible involvement of the NIK-IKK, ERK1/2,p38 and JNK pathways. *Europ J Pharmacology.* 2006;542:1-7.

Jaenson TG., Palsson K., Borg-Karlson AK. Evaluation of extracts and oils of tick-repellent plants from Sweden. *Med Vet Entomol.* 2005;19(4):345-52.

Jafari S. et al. Cytotoxic evaluation of Melia azedarach in comparison with Azadirachta indica and its phytochemical investigation. *DARU J Pharmaceutical Sci.* 2013;21(37):1-7.

Jeong HJ. et al. Inhibitory effects of mast cell-mediated allergic reactions by cell cultured Siberian Ginseng. *Immunopharmacol Immunotoxicol.* 2001;23(1):107-17.

Jian LY. et al. In vitro activity and related mechanisms of action of baicalin in combination with levofloxacin on Pseudomonas aeruginose biofilms. *Chinese J Hospit Pharm.* 2012;14:1-3.

Jiang S-J. et al. Retinoic acid prevents Chlamydia pneumoniae induced foam cell development in a mouse model of atheroscelosis. *Microbes Infect.* 2008;10(12-13):1393-97.

Jordan RA. et al. Suppression of host-seeking Ixodes scapularis and Amblyomma americanum (Acari:Ixodidae) nymphs after dual applications of plant-derived acaricides in New Jersey. *J Econ Entomol.* 2011;104(2):659-64.

Kakegawa H., Matsumoto H., Satoh T. Inhibitory effects of some natural products on the activation of hyaluronidase and their anti-allergic actions. *Chem Pharm Bull (Tokyo).* 1992.40(6):1439-42.

Kang B. et al. Abolition of anaphylactic shock by Solanum iyratum Thunb. *Int J Immunopharmacol.* 1997;19(11-12):729-34.

Kang TH. et al. Ailanthus altissima swingle has anti-anaphylactic effect and inhibits inflammatory cytokine expression via suppression of nuclear factor-kappaB activation. *In Vitro Cell Dev Biol Anim.* 2010;46(1):72-81.

Karthikeya A. et al. Antibiofilm activity of Dendrophthoe falcata against different bacterial pathogens. *Planta Med.* 2012;78(18):1918-26.

Kaul-Ghanekar R., Raina P. Potential of Nutraceuticals and medicinal plants in the management of osteoarthritis. *Acta Biologica Indica.* 2012;1(1):27-46.

Kemppainen T. et al. No observed local immunological response at cell level after five years of oats in adult coeliac disease. *Scand J Gastroenterol.* 2007;42(1):54-9.

Khan AV. et al. In vitro antibacterial potential of Melia azedarach crude leaf extracts against some human pathogenic bacteria strains. *Ethnobotanical leaflets.* 2008;12:439-45.

Khizer M., Reshma K. "Pomegranate" One more herbal agent against dental plaque/biofilm. *J Pearldent.* 2014;5(3):18-22.

Kim H. et al. Effect of Rehmannia glutinosa on immediate type allergic reaction. *Int J Immunopharmacol.* 1998;20(4-5):231-40.

Kim H. et al. Effect of Sophora flavescens Aiton extract on degranulation of mast cells and contact dermatitis induced by dinitrofluorobenzene in mice. *J Ethnopharmacol.* 2012;142(1):253-8.

Kim HM. et al. Antianaphylactic properties of eugenol. *Pharmacol Res.* 1997;36(6):475-80.

Kim HM. et al. Effect of Syzygium aromaticum extract on immediate hypersensitivity in rats. *J Ethnopharmacol.* 1998;60(2):125-31.

Kim HM. et al. The evaluation of the antianaphylactic effect of Oryza sativa L. subsp. Hsien Ting in rats. *Pharmacol Res.* 1999;40(1):31-6.

Kim HM. et al. Inhibitory effect of mast cell-mediated immediate-type allergic reactions by Cichoium intybus. *Pharmacol Res.* 1999;40(1):61-5.

Kim HM. et al. Inhibitory effect of mast cell-mediated immediate-type allergic reactions in rats by spirulina. *Biochem Pharmacol.* 1998;55(7):1071-6.

Kim HM. et al. Salviae radix root extract inhibits immunoglobulin E-mediated allergic reaction. *Gen Pharmacol.* 1999;32(5):603-8.

Kim HM. et al. The stem of Sinomenium acutum inhibits mast cell-mediated anaphylactic reactions and tumor necrosis factor-alpha production from rat peritoneal mast cells. *J Ethnopharmacol.* 2000;70(2):135-41.

Kim HM., Cho SH. Lavender oil inhibits immediate-type allergic reaction in mice rats. *J Pharm Pharmacol.* 1999;51(2):221-6.

Kim HM., Hong DR., Lee EH. Inhibition of mast cell-dependent anaphylactic reactions by the pigment of Polygonum tinctorium (Chung-Dae) in rats. *Gen Pharmacol.* 1998;31(3):361-5.

Kim HM., Yi JM., Lim KS. Magnoliae flos inhibits mast cell-dependent immediate-type allergic reactions. *Pharmacol Res.* 1999;39(2):107-11.

Kim KM. et al. HMC05, herbal extract, inhibits NF-kB expression in lipopolysaccharide treated macrophages and atherosclerotic lesions in cholesterol fed mice. *J Ethno Pharmacology.* 2007;114(2007):316-24.

Kim SH. et al. Paeonol inhibits anaphylactic reaction by regulating histamine and TNF-a. *Interna Immunopharmacol.* 2004;4:279-87.

Kim SY. et al. Isodon japonicus inhibits mast cell-mediated immediate-type allergic reactions. *Immunoparmacol Immunotoxicol.* 2004;26(2):273-84.

Kitazato, K et al, Viral infectious disease and natural products with antiviral activity, *Drug Discov Ther* 2007; 1(1):14-22.

Koo H. et al. Apigenin and tt-farnesol with fluoride effects on S. mutans biofilms and dental caries. *J Dent Res.* 2005;84(11):1016-20.

Koo H. et al. Effects of apigenin and tt-farnesol on glucosyltransferase activity, biofilm viability and caries development in rats. *Oral Microbiol Immunol.* 2002;17(6):337-43.

Koo H. et al. Inhibition of Streptococcus mutans biofilm accumulation and polysaccharide production by apigenin and tt-farnesol. *J Antimicrob Chemother.* 2003;52(5):782-9.

Kuang Z. et al. Effect of baicalin on expression of adhesion molecules on human endothelial cells induced by Chlamydia pneumoniae. *J Guangzhou Univ Tradit Chinese Med.* 2004;06:1-4.

Lakhdar L. et al. Antibacterial activity of essential oils against periodontal pathogens: a qualitative systematic review. *O.S.T.-T.D.J.* 2012;35(N'140):38-46.

Lau D., Plotkin BJ. Antimicrobial ad biofilm effects of herbs used in traditional Chinese medicine. *Nat Prod Commun.* 2013;8(11):1617-20.

Lee EJ., Kim WJ., Moon SK. Cordycepin suppresses TNF-alpha-induced invasion, migration and matrix metalloproteinase-9 expression in human bladder cancer cells. *Phytother Res.* 2010;24(12):1755-61.

Lei L., Li Z., Zhong G. Rottlerin-mediated inhibition of Chlamydia trachomatis growth and uptake of sphingolipids is independent of p28-regulated/activated protein kinase (PRAK). *PLOS One.* 2012;7(9):e44733.

Li GZ. et al. Inhibitory effects of Houttuynia cordata water extracts on anaphylactic reaction and mast cell activation. *Biol Pharm Bull.* 2005;28(10):1864-8.

Li GZ., Chai OH., Song CH. Inhibitory effects of epigallocatechin gallate on compound 48/80-induced mast cell activation and passive cutaneous anaphylaxis. *Exp Mol Med.* 2005;37(4):290-6.

Li JJ. et al. Inhibitory activity of Dianthus superbus L. and 11 kinds of diuretic Traditional Chinese medicines for urogential Chlamydia trachomatis in vitro. *Zhongguo Zhong Yao Za Zhi.* 2000;25(10):628-30.

Li-Weber M. New therapeutic aspects of flavones: t\The anticancer properties of Scutellaria and its main active constituents wogonin, baicalein and baicalin. *Cancer Treat Rev.* 2009;35(!):57-68.

Lin CJ. et al. Bai-Hu-Tang, ancient Chinese medicine formula, may provide a new complementary treatment option for sepsis. *Eviden Bas Complemen Altern Med.* 2013;193084:1-8.

Liu Y. et al. Aqueous extract of rhubarb stabilizes vulnerable atherosclerotic plaques due to depression of inflammation and lipid accumulation. *Phythother Res.* 2008;22(7):935-42.

Machiah DK., Girish KS., Gowda V. A glycoprotein from a folk medicinal plant, Withania somnifera, inhibits hyaluronidase activity of snake venoms. *Comparat Biochem Physiol Pt.C: Toxicol Pharmacol.* 2006;143(2):158-61.

Maioli E. et al. Rollerin inhibits Ros formation and prevents NfkappaB activation in MCF-7 and HT-29 cells. *J Biomed Biotechnol.* 2009;2009:742936.

Malcomb, Jacob. Can an invasive herb affect Lyme disease risk? Examining the interactions between garlic mustard, entomopathogenic fungi, and blacklegged ticks, Bard College, online paper, 2010.

Marino A. et al. In vitro effect of branch extracts of Juniperus species from Turkey on Staphylococcus aureus biofilm. *FEMS Immunol Med Microbiol.* 2010;59(3):470-6.

Mehlhorn H., Schmahl G., Schmidt J. Extract of the seeds of the plant Vitex agnus castus proven to be highly efficacious as a repellent against ticks, fleas, mosquitoes and biting flies. *Parasitol Res.* 2005;95(5):363-5.

Meng F. et al. Research progress of the herbs of Senecio scandens. *J Northeast Agr Univ.* 2010;09:1.

Miyataka H. et al. Evaluation of propolis (II): e\Effects of Brazilian and Chinese propolis on histamine release from rat peritoneal mast cells induced by compound 48/80 and concanavalin A. *Biol Pharm Bull.* 1998;21(7):723-9.

Mladenov IV. et al. Characterization of 20-kDa lectin-spermagglutinin from Arum maculatum that prevents Chlamydia pneumoniae infection of L-929 fibroblast cells. *FEMS Immunol Med Microbiol.* 2001;32(3):249-54.

Moncada-Pazos A. et al. The nutraceutical flavonoid luteolin inhibits ADAS4 and ADAMTS-5 aggrecanase activities. *J Mol Med.* 2011;155-163.

Murata T. et al. Hyaluronidase inhibitors from Takuran, Lycopus lucidus. *Chem Pharma Bull.* 2010;58(3):394-97.

Murugan K. et al. Antibiofilm and quorum sensing inhibitory activity of Achyranthes aspera on cariogenic Streptococcus mutans: an in vitro and in silico study. *Pharm Biol.* 51(6):728-36.

Murugan K. et al. In vitro and in silico screening for Andrographis paniculata quorum sensing mimics: New therapeutic leads for cystic fibrosis Pseudomonas aeruginosa biofilms. *Plant Omics.* 2013;20133364888:1-4.

Neelakantan P. et al. Effectiveness of curcumin against Enterococcus faecalis biofilm. *Acta Odontologica Scandinavica.* 2013:1-5.

Nelson J. et al. Cytomorphological changes and inhibition of inclusion body formation in Leptospira interrogans on treatment with fifteen extracts of Adhatoda vasica. *Adv Tech Biol Med.* 2013;1(1):1000101.

Nicolson GL., Settineri R., Ellithorpe RR. Neurodegenerative and fatiguing illnesses infections and mitochondrial dysfunction: use of natural supplements to improve mitochondrial function. *Funct Foods Health Dis.* 2014;4(1):23-65.

Nogami M. et al. Studies on Ganoderma lucidum. IV. Anti-allergic effect. (1). *Yakugaku Zasshi.* 1986;106(7):594-9.

Oh JY. et al. The ethyl acetate extract of Cordyceps militaris inhibits IgE-mediated allergic responses in mast cells and passive cutaneous anaphylaxis reaction in mice. *J Ethnopharmacol.* 2011;135(2):422-9.

Orlando KA., Pittman RN. Rho kinase regulates phagocytosis, surface expression of GlcNAc, and Golgi fragmentation of apoptotic PC12 cells. *Exp Cell Res.* 2006;312(17):3298-311.

Panella NA. et al. Susceptibility of immature Ixodes scapularis (Acari:Ixodidae) to plant-derived acaricides. *J Med Entomol.* 1997;34(3):340-5.

Park HJ. et al. Quercetin regulates Th1/Th2 balance in a murine model of asthma. *Int Immunopharmacol.* 2009;9(3):261-7.

Parzonko A., Naruszewicz M. Silymarin inhibits endothelial progenitor cells senescence and protects against the antiproliferative activity of rapamycin: Preliminary study. *Cardiovasc Pharmacol.* 2010;56(6):610-18.

Patidar A. et al. A review on advantages of natural analgesics over conventional synthetic analgesics. *CODEN(USA):IJPLCP.* 2014;5(5):3534-3539.

Piesman J. et al. Efficacy of an experimental azithromycin cream for prophylaxis of tick-transmitted Lyme disease spirochete infection in a murine model. *Antimicrob Agents Chemother.* 2014;58(1):348-51.

Politi FA. Acaricidal activity of ethanolic extract from aerial parts of Tagetes patula L. (Asteraceae) against larvae and engorged adult females of Rhipicephalus sanguineus (Latreille, 1806). *Parasit Vector.* 2012;5:295.

Politi FA. et al. Chemical characterization and acaricide potential of essential oil from aerial parts of Tagetes patula L. (Asteraceae) against engorged adult females of Rhipicephalus sanguineus (Latreille, 1806). *Parasitol Res.* 2013;112(6):2261-8.

Poovendran P., Ramanathan N., Prabhu N. Evaluation of the antibacterial activity of Aegle marmelos and Cassia siamea extracts against biofilm and extended spectrum B-lactamase producing uropathogenic Escherichia coli. *Internat J Microbiolog Res.* 2014;5(3):217-221.

Poovendran P., Vidhya N., Murugan S. Antimicrobial activity of Coccinia grandis against biofilm and ESBL producing uropathogenic E. coli. *Glob J Pharmacol.* 2011;5(1):23-26.

Prabhu N. et al. In vitro evaluation of Eclipta alba against serogroups of Leptosira interrogans. *Indian J Pharm Sci.*2008;70(6):788-91.

Puolakkainen M. et al. Retinoic acid inhibits the infectivity and growth of Chlamydia pneumoniae in epithelial and endothelial cells through different receptors. *Microb Pathog.* 2008;44(5):410-16.

Quingchang H. Study of activities of five kinds of antimicrobial Chinese traditional medicine against Chlamydia trachomatis in Vitro. *Chine J Fam Planning.* 1998:05:1-2.

Ren XP. et al. Effects of Glycyrrhiza physic liquor and Glabrous crazyweed herb liquor on biofilm formation by Staphylococcus epidermidis. *Chinese J Veterin Sci.* 2013;01;1-4.

Saising J., Ongsakul M., Voravuthikunchai SP. Rhodomyrtus tomentosa (Aiton) Hassk ethanol extract and rhodomyrtone: A potential strategy for the treatment of biofilm-forming staphylococci. *J Med Microbiol.* 2011;60(PT12):1793-800.

Salin O. et al. Corn Mint (Mentha arvensis) extract diminishes acute Chlamydia pneumoniae infection in vitro and in vivo. *J Agric Food Chem.* 2011;59(24):12836-42.

Samprasit W. et al. Antibacterial activity of Garcinia mangostana extracts on oral pathogens. *Minerva Stomatol.* 2014;63(7-8):249-57.

Sandasi M. et al. Peppermint (Mentha piperita) inhibits microbial biofilms in vitro. *S African J Bot.* 2011;77(1):80-85.

Sandasi M., Leonard CM., Viljoen AM. The in vitro antibiofilm activity of selected culinary herbs and medicinal plants against Listeria monocytogenes. *Letters Appl Microbiol.* 2010;50(1):30-35.

Sandasi M., Viljoen A., Leonard C. The in vitro antimicrobial and antibiofilm activity of herbal extracts. *African J Trad Complemt Altern Med(AJTCAM).* 2008;nov(capetown):1-2.

Saravanan R., Saradhai P., Rani E. Effect of Phyllanthus amarus extract on SphH gene of Leptospira autumnalis studied by an in-house PCR. *Indian J Appl Microbiol.* 2012;15(2):40-45.

Sarkar R. et al. Anti-biofilm activity of Marula – a study with the standardized bark extract. *J Ethnopharmacol.* 2014;154(1):170-5.

Seesom W. et al. Antileptospiral activity of xanthones from Garcinia mangostana and synergy of gamma-mangostin with penicillin G. *BMC Complement Altern Med.* 2013;13:182.

Sessa R. et al. Effects of Mentha suaveolens essential oil on Chlamydia trachomatis. *BioMed Res Intern.*2014;508071.

Shahripour RB., Harrigan MR., Alexandrov AV. N-acetylcysteine (NAC) in neurological disorders: mechanisms of action and therapeutic opportunities. *Brain Behavior.* 2014;4(2):108-22.

Shi TY., Kim HM. Inhibition of immediate-type allergic reactions by the aqueous extract of Salvia plebeia. *Immunopharmacol Immunotoxicol.* 2002;24(2):303-14.

Shin TY. Inhibition of immunologic and nonimmunologic stimulation-mediated anaphylactic reaction by the aqueous extract of Mentha arvensis. *Immunopharmacol Immunotoxicol.* 2003;25(2):273-83.

Shin TY., Kim YK., and Kim HM. Inhibition of immediate-type allergic reactions by Prunella vularis in a murine model. *Immunopharmacol Immunotoxicol.* 2001;23(3):423-35.

Shin TY. et al. Anti-allergic effects of Lycopus lucidus on mast cell-mediated allergy model. *Toxicol Appl Pharmacol.* 2005;209(3):255-62.

Shin TY. et al. Antiallergic action of Magnolia officinalis on immediate hypersensitivity reaction. *Arch Pharm Res.* 2001;24(3):249-55.

Shin TY. et al. Effect of Schizonepeta tenuifolia extract on mast cell-mediated immediate-type hypersensitivity in rats. *Immunopharmacol Immunotoxicol.* 1999;21(4):705-15.

Shin TY. et al. Inhibitory effect of mast cell-mediated immediate-type allergic reactions in rats by Perilla frutescens. *Immunopharmacol Immunotoxicol.* 2000;22(3):489-500.

Shin Y. et al. Inhibitory effect of anaphylactic shock by caffeine in rats. *Int J Immunopharmacol.* 2000;22(6):411-8.

Shin YW. et al. In vitro and in vivo antiallergic effects of Glycyrrhiza glabra and its components. *Planta Med.* 2007;73(3):257-61.

Shivshankar P. et al. Rottlerin inhibits chlamydial intracellular growth and blocks chlamydial acquisition of sphingolipids from host cells. *Appl Enviorn Microbiol.* 2008 74(4):1243-9.

Sinclair M. Environmental costs of pain management: Pharmaceuticals vs. physical therapies. *Integrat Med.* 2012;11(5):38-45.

Sohn Y. et al. Angelicae Gigantis Radix regulates mast cell-mediated allergic inflammation in vivo and in vitro. *Food Chem Toxicol.* 2012;50(9):2987-95.

Song Q. et al. Effect of Ginseng and Angelica sinensis decoction (GASD) on learning and memory of dementia rat with hippocampal lesions induced by quinolinic acid. *Chin Trad Herb Drugs.* 1994;09:1.

Spelman, et al, Modulation of cytokine expression by traditional medicines: A review of immunomodulators, *Alternative Medicine Review* 2006; 11(2): 128-50.

Sudati JH. et al. In vitro antioxidant activity of Valeriana officinalis against different neurotoxic agents. *Neurochem Res.* 2009;34(8):1372-9.

Sumantran, VN, et al. Hyaluronidase and collagenase inhibitory activities of the herbal formulatin Triphala guggulu. *Journal of Biosciences* 2007; 32(4): 755-61.

Takada K. et al. Ursolic acid and oleanolic acid, members of pentacyclic triterpenoid acids, suppress TNF-a-induced E-selectin expression by cultured umbilical vein endothelial cells. *Phytomedicine.* 2010;17(14):1114-9.

Talwar GP. et al. Praneem polymherbal cream and pessaries with dual properties of contraception and alleviation of genital infections. *Current Sci.* 1995;68(4):437-40.

Tang FY., Nguyen N., Meydani M. Green tea catechins inhibit VEGF-induced angiogenesis in vitro through suppression of VE-cadherin phosphorylation and inactivation of Akt molecule. *Int J Cancer.* 2003;106(6):871-8.

Taweechaisupapong S. et al. Antimicrobial effects of Boesenbergia pandurata and Riper sarmentosum leaf extracts on planktonic cells and biofilm of oral pathogens. *Pak J Pharm Sci.* 2010;23(2):224-31.

Tsai HR. et al. Andrographolide acts through inhibition of ERK1/2 and Akt phosphorylation to suppress chemotactic migration. *Eur J Pharmacol.* 2004;498(1-3):45-52.

Tsang CM. et al. Berberine inhibits Rho GTPases and cell migration at low doses but induces G2 arrest and apoptosis at high doses in human cancer cells. *Int J Mol Med.* 2009;24(1):131-8.

Tsuruga T. et al. Biologically active constituents of Magnolia salicifolia: Inhibitors of induced histamine release from rat mast cells. *Chem Pharm Bull(Tokyo).* 1991;39(12):3265-71.

Venier M. et al. Action of crude extracts of Melia azedarach L on the multiplication of Chlamydia in distinct cellular systems. *Rev Argent Microbiol.* 1999;31(Suppl 1):24-6.

Wang CZ. et al. In vitro activity of andrographolide against Candida albicans biofilms. *Chinese J Mycolog.* 2009;03:1-3.

Wang Q-Q. et al. In vitro inhibitive effects of 28 Chinese herbs on Chlamydia trachomatis and herpes simplex virus. *J China AIDS/STD.* 2004;04:1-3.

Wang Y., Hu Z., Lu W. Danhong injection: A modulator for Golgi structural stability after cerebral ischemia-reperfusion injury. *Neural Regen Res.* 2013;8(25):2343-49.

Wang X. et al. Berberine inhibits Staphylococcus epidermidis adhesion and biofilm formation on the surface of titanium alloy. *J Orthop Res.* 2009;27(11):1487-92.

Wang X. et al. Effect of berberine on Staphylococcus epidermidis biofilm formation. *Int J Antimicrob Agents.* 2009; 34(1):60-6.

Wang Y. et al. Anti-biofilm activity of TanReQing, a traditional Chinese medicine used for the treatment of acute pneumonia. *J Ethnopharmacol.* 2011;134(1)165-70.

Wang Z., Luo D. Chinese herbs and anti-infection immunity. *Internation J Biosci.* 2012;2(11):18-29.

Wang Z. et al. Melatonin alleviates secondary brain damage and neurobehavioral dysfunction after experimental subarachnoid hemorrhage: possible involvement of TLR4-mediated inflammatory pathway. *J Pineal Res.* 2013;55(4):399-408.

Wei H. et al. Traditional Chinese medicine Astragalus reverses predominance of Th2 cytokines and their up-stream transcript factors in lung cancer patients. *Oncol Rep.* 2003;10(5):1507-12.

Weniger B. et al. Antiprotozoal activities of Colombian plants. *J Ethnopharmacol.* 2001;78(2-3):193-200.

Wojnicz D. et al. Medicinal plants extracts affect virulence factors expression and biofilm formation by the uropathogenic Escherichia coli. *Urol Res.* 2012;40:683-97.

Xie GY. et al. The effects of compound baifuquing against mixed biofilms of vulvovaginal candidiasis. *Lishizhen Med Meteria Medica Res.* 2012;09:1-3.

Xing HC. et al. Effects of Salvia miltiorrhiza on intestinal microflora in rats with ischemia/reperfusion liver injury. *Hepatob Pancreat Dis Int.* 2005;4(2):274-80.

Xu Y. et al. The effect of herbal Sapanwood on the biofilm of Entercocus faecalis in starvation phase. *Chinese J Microecol.* 2013;07:1-2.

Xu Y. et al. Treatment with SiMiaoFang, an anti-arthritis Chinese herbal formula, inhibits cartilage matrix degradation in osteoarthritis rat model. *Rejuvenation Res.* 2013;16(5):364-76.

Yan F. et al. Berberine promotes recovery of colitis and inhibits inflammatory responses in colonic macrophages and epithelial cells in DSS-treated mice. *Am J Physiol Gastrointest Liv Physiol.* 2012;302:G504-G514.

Yang HN., Lee EH., Kim HM. Spirulina platensis inhibits anaphylactic reaction. *Life Sci.* 1997;61(13):1237-44.

Yang JH. et al. Anti-allergic activity of an ethanol extract from Salvia miltiorrhiza. *arch Pharm Res.* 2008;31(12):1597-603.

Yang L. et al. The effect of breviscapine on the pulmonary arterial pressure and the expression of Rho-kinase in pulmonary arterioles of hypoxic rats. *Zhonghua Jie He He Hu Xi Za Zhi.* 2008;31(11):826-30.

Yi JM. et al. Acanthopanax senticosus root inhibits mast cell-dependent anaphylaxis. *Clin Chim Acta.* 2001;312(1-2):163-8.

Yi JM. et al. Effect of Acanthopanax senticosus stem on mast cell-dependent anaphylaxis. *J Ethnopharmacol.* 2002;79(3):347-52.

Yoon TJ. et al. Inhibitory effect of chaga mushroom extract on compound 48/80-induced anaphylactic shock and IgE production in mice. *Int Immunopharmacol.* 2013;15(4):666-70.

Yoshikawa M. et al. Bioactive constituents of Chinese natural medicines. IV. Rhodiolae radix. (2): On the histamine release inhibitors from the underground part of Rhodiola sacra (Prain ex Hamet) S.H. Fu (Crassulaeceae): Chemical structures of rhodiocyanoside D and sacranosides A and B. *Chem Pharm Bull (Tokyo).* 1997;45(9):1498-503.

Yuan XL. Effect of anti-Pseudomonas aeruginosa biofilm by combining Chinese and western medicine. *J Schaanxi Univ Sci Tech.* 2010;01:1-3.

Yuk HJ. et al. Profiling of neuraminidase inhibitory polyphenols from the seeds of Paeonia lactiflora. *Food Chem Toxicol.* 2013;55:144-9.

Zaidi SFH. et al. Potent bactericidal constituents from Mallotus philippinensis against clarithromycin and metronidazole resistant strains of Japanese and Pakistani Helicobacter pyloi. *Biol. Pharm Bull.* 2009;32(4):631-36.

Zhang H. et al. Anti-anaphylactic pharmacological action of water-soluble constituents of Ginkgo biloba L. episperm. *Zhongguo Zhong Yao Za Zhi.* 1990;15(8):496-7,513.

Zhang LJ. et al. Berberine inhibits Hep-2 cell invasion induced by Chlamydophila pneumoniae infection. *J Microbiol.* 2011; 49(5):834-40.

Zhang LR., Ma TX. Antagonistic effect of oleanolic acid on anaphylactic shock. *Zhongguo Yao Li Xue Bao.* 1995;16(6):527-30.

Zhang W., Dai SM. Mechanisms involved in the therapeutic effects of Paeonia Iactiflora Pallas in rheumatoid arthritis. *Int Immunopharmacol.* 2012;14(1):27-31.

Zhang XD. et al. Study on the immunocompetence of polysaccharide extracted from root of Salvia miltiorrhiza. *Zhong Yao Cai.* 2012;35(6):949-52.

Zhang Z-Q. et al. Inhibitory impacts of Niaoluquing on urogenital Chlamydia trachomatis in vitro. *Nation J Androlog.* 2005;11:1-3.

Zhao S. et al. Pretreatment with Scutellaria baicalensis stem-leaf total flavonoid prevents cerebral ischemia-reperfusion injury. *Neural Regen Res.* 2013;8(34):3183-92.

Register

B

C

D

H

I

P

Q

R

T

Stephen Harrod Buhner
bei Herba Press

Pflanzliche Antibiotika

Wirksame Alternativen bei Infektionen durch resistente Bakterien, Krankenhauskeime und MRSA

Trotz aller technologischen Errungenschaften unserer Zivilisation sind die uralten Warnungen unser weisen Ahnen bis heute für unsere Spezies von Bedeutung. Der wortgewandte Václav Havel meinte einst, dass es Kräfte im Universum gibt, mit denen man sich besser nicht anlegen sollte. Dazu passt vielleicht ganz gut, dass die kleinen Bakterien diejenigen sein werden, die uns Demut lehren.
Stephen Harrod Buhner

Stephen Harrod Buhner, einer der weltweit führenden Experten für angewandte Pflanzenmedizin, präsentiert schlüssige Belege dafür, dass Heilkräuter mit ihrer komplexen Mischung aus antibiotischen, systemischen und synergistischen Komponenten die beste Abwehrstrategie gegen Infektionen mit resistenten Keimen sind. Der Autor erklärt anschaulich die Entstehung der Antibiotikaresistenz sowie die Bedeutung von Kräuteranwendungen und stellt ausführliche Monographien bewährter, wirksamer Heilpflanzen vor.

Sein Buch *Pflanzliche Antibiotika* ist ein wichtiges und praxistaugliches Referenzwerk für gesundheitsbewusste Laien, Heilpraktiker, Ärzte für Naturheilkunde und professionelle Therapeuten. Es bietet die Grundlagen dafür, die richtigen Kräuteranwendungen zu finden und sogar selbst hochwirksame Medizin herzustellen.

Wichtige Punkte, die das Buch behandelt:

- Das Ende der Antibiotika – Ursachen, Probleme und Lösungen
- Strategien zur wirksamen Behandlung resistenter Infektionen
- Ausführliche Beschreibungen der wirksamsten Heilpflanzen
- Vorbeugen: Hilfreiche Tipps zur Stärkung des Immunsystems

- Alternative pflanzliche Antibiotika selbst herstellen
- Mehr als 200 Tinktur-Rezepte

Wie nahe uns die bedrohliche Resistenzentwicklung bereits gekommen ist, zeigen Schätzwerte für das Jahr 2013 in Deutschland: Von etwa 15.000 MRSA-Infizierten stirbt jeder dritte Betroffene, von etwa 9.500 ESBL-Infizierten fast jeder zweite, von etwa 14.000 Infizierten mit Vancomycin-Resistenz jeder dritte bis fünfte, und bis zu 40.000 Menschen sterben in Deutschland pro Jahr an nicht beherrschbaren Krankenhausinfektionen, davon etwa 10.000 an MRSA-Infektionen.

Bakterielle Infektionen sind auf dem Vormarsch und pharmazeutische Antibiotika sind immer weniger in der Lage, sie zu stoppen. Pathogene Bakterien sind hartnäckige Überlebenskünstler. Sie tricksen die moderne Medizin aus und mutieren zu virulenten „Superkeimen“, die antibiotikaresistent und zunehmend tödlich sind. *Pflanzliche Antibiotika* ist ein positives, aufbauendes und inspirierendes Buch, das nicht nur ein Umdenken anmahnt, sondern auch ganz konkrete Wege aus dem lebensbedrohlichen Szenario „Multiresistenzen“ aufzeigt. Auch für den täglichen Gebrauch und zur Immunstärkung bekommen wir eine Fülle hilfreicher Tipps.

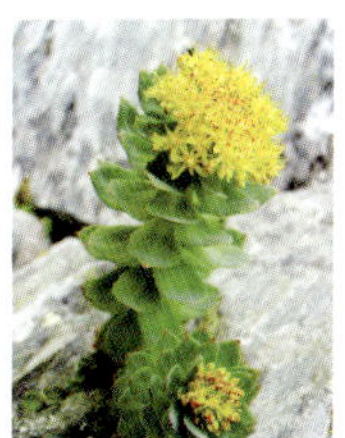
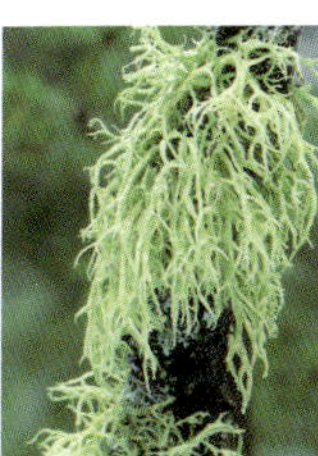
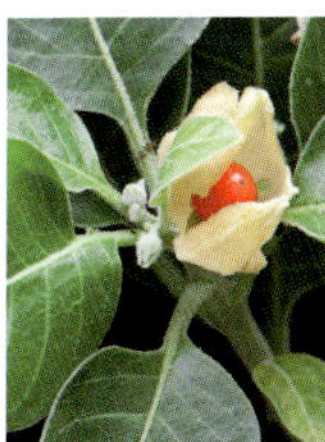
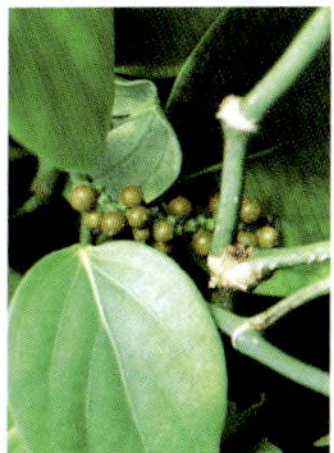
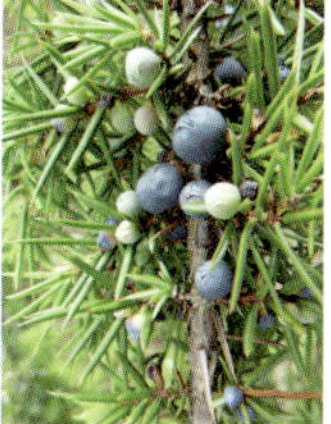

Eine kleine Auswahl der wunderschönen Heilpflanzenfotos aus dem Buch.

Lesen Sie das einführende Vorwort aus „Pflanzliche Antibiotika“ von James A. Duke, PhD, dem berühmten Autor von „The Green Pharmacy“

Stephen Buhner hat eine schockierende Wahrheit zu seinem Thema gemacht, die Sie im *Journal of the American Medical Association* vergebens suchen werden – und er offenbart diese Wahrheit dem Leser dieses Buchs: Unsere Waffen im Krieg gegen die Keime gehen zur Neige. Da der Generationenwechsel von Keimen im 20-Minuten-Takt vor sich geht, wofür die Reproduktion des Menschen 20 Jahre in Anspruch nimmt, ist es kein Wunder, dass Keime im gleichen Tempo gegen unsere chemischen Waffen resistent werden, wie wir diese entwickeln.

Wenn das Antibiotikum Vancomycin komplett versagt – was früher oder später passieren wird –, werden wir, wie Stephen im vorliegenden Buch prophezeit und wie ich es an anderer Stelle prognostiziert habe, auf jahrtausendealte biblische Heilkräuter wie Knoblauch oder Zwiebel zurückgreifen müssen. Jede dieser Pflanzen enthält Tausende antibiotisch wirksame Stoffe – manche Menschen lehnen die Bezeichnung „antibiotisch" ab, wenn von phytochemischen Stoffen die Rede ist, aber ich bin mit dieser Haltung ganz und gar nicht einverstanden. Für rasch reproduzierende Parasiten- oder Bakterienarten ist es ein Leichtes, eine Monosubstanz unschädlich zu machen. Sie lernen, wie sie die Substanz „zerlegen" oder gar für den eigenen Stoffwechsel nutzen können – aber die in Heilkräutern vorkommenden komplexen Komponenten sind nicht so leicht „auszutricksen". Wissenschaftler kennen dieses Phänomen und entwickeln deshalb komplexere Arzneistoffe wie beispielsweise einen AIDS-Cocktail oder unterschiedliche Chemotherapien gegen Krebs. Dieselben Superwissenschaftler, die die Behauptung von Phytotherapeuten herunterspielen, dass Synergien die Wirksamkeit von spezifischen Heilkräutern und Kräuteranwendungen ausmachen, setzen nun mit ihren Medikamenten auf die Synergie von drei bis vier Wirkstoffen.

Sicherlich ist es einfacher, die synergistische Wirkung von zwei Stoffen nachzuweisen, als herauszufinden, wie 200 oder 2000 und noch mehr unterschiedliche Inhaltsstoffe (ein Kennzeichen aller Pflanzen) synergistisch agieren können. Somit wird die wissenschaftliche Gemeinde davor zurückschrecken, die bemerkenswerten synergistischen Effekte natürlicher Pflanzenstoffe zur Kenntnis zu nehmen. Allerdings können wir uns eine solche Ignoranz wirklich nicht leisten – denn die Natur favorisiert Synergien vorteilhafter pflanzenschützender Komponenten mit antibakteriellen, antifungalen, antiviralen und insektiziden Eigenschaften innerhalb einer Pflanzenart und sortiert Antagonisten aus.

Wenn wir uns antibiotische Stoffe von Pflanzen zunutze machen, tun wir gut daran, alle Substanzen zu nutzen – und nicht nur eine einzige hochwirksame Komponente. Picken wir einen einzigen Stoff heraus, gehen die Synergieeffekte verloren. Tatsächlich unterstützen wir dadurch noch die Fähigkeit des Feinds (des Keims), die monochemische Medizin unwirksam zu machen. Die polychemische synergistische Mixtur, die als Heilkraft in Medizinkräutern konzentriert vorliegt, ist unsere größte Hoffnung angesichts antibiotikaresistenter Bakterien.

Noch nie habe ich ein Buch so „verschlungen" wie dieses neue Buch von Stephen Harrod Buhner. Neben einer auch für den Laien leicht verständlichen Einleitung in die doch besorgniserregende Thematik werden hier Pflanzen und ihre Anwendung in einer sehr professionellen Weise präsentiert, die eine Hilfe für betroffene Menschen darstellen kann.

Karl Seewald, Kräuterexperte

Buhners Werk gehört mit zu dem Besten, was derzeit verfügbar ist, und hat einen Ehrenplatz neben Meistern wie Rudolf Fritz Weiß oder Gerhard Madaus.

Dr. Wolf-Dieter Storl, Ethnobotaniker, Kulturanthropologe und Autor

Dagegen ist ein Kraut gewachsen! „Epidemien resistenter Mikroorganismen, gegen die pharmazeutische Antibiotika nutzlos sind", gehören nicht mehr nur in die Kategorie Science-Fiction, sondern könnten schneller Realiät werden, als wir denken ...

Naturärzte Vereinigung Schweiz

Pflanzliche Antibiotika bietet ein sehr reichhaltiges Heilkräuterwissen, fundierte Fachinformationen und praktische Tipps auf insgesamt 560 Seiten. Die wichtigsten Heilpflanzen sind mit schönen Fotografien abgebildet.
Hardcover, 16,5 x 24 cm
HERBA PRESS
ISBN 978-3-946245-00-1

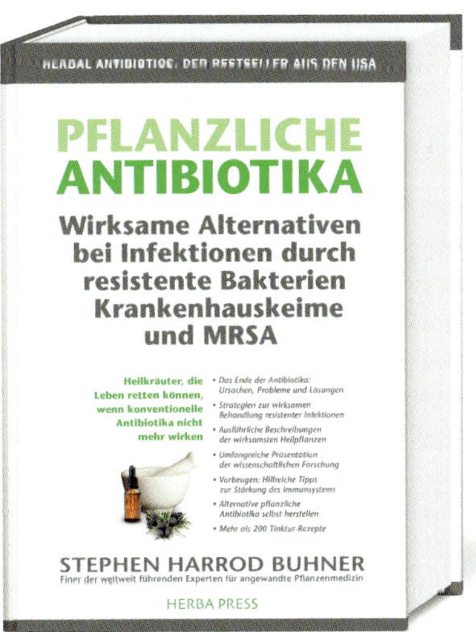

Pflanzliche Virenkiller

Immunstärkung und natürliche Heilmittel bei schweren und resistenten Virusinfektionen

Heilkräuter sind die Medizin der Menschen. Sie waren es immer. Sie waren unsere Begleiter, als wir aus dem ökologischen Bauch des Planeten gekrochen sind. Sie begleiten uns noch immer und sie heilen die Notleidenden – zumindest jene, die über sie Bescheid wissen. Geben Sie sich keinen Illusionen hin: Es kommt der Tag, an dem wir sie brauchen.

Stephen Harrod Buhner

Lernen Sie mehr über Heilkräuter, die erfolgreich Viren abwehren und Infektionen bekämpfen können. Definitiv die richtige Lektüre für alle, die nicht nur den nächsten Grippevirus rein pflanzlich bekämpfen, sondern mehr wissen wollen! Buhner macht deutlich, dass u. a. die weltweite Massentierhaltung, aber auch Pestizide in der Landwirtschaft und die Verseuchung der Umwelt dafür verantwortlich sind, dass sich lebensgefährliche Viren immer weiter ausbreiten. Er warnt vor zunehmenden Resistenzen, die Viren auch gegen Arzneimittel entwickeln.

Wichtige Punkte, die das Buch behandelt:

- Behandlungsstrategien bei Infektionen durch Grippeviren, FSME-, West-Nil-, Dengue-Viren, SARS, Corona-Viren, Herpes & Co.
- Ausführliche Beschreibungen der wirksamsten Heilpflanzen
- Umfangreiche Präsentation der wissenschaftlichen Forschung
- Vorbeugen: Hilfreiche Anwendungen zur Stärkung des Immunsystems
- Pflanzliche Antivirenmittel selbst herstellen

Stephen Harrod Buhner erklärt, was es mit „neu auftauchenden" Viren auf sich hat – und weist einmal mehr darauf hin, dass es für uns keinen „Krieg" gegen Mikroorganismen zu gewinnen gibt. Es werden nicht nur raffinierte Überlebensstrategien von Viren vorgestellt, sondern auch praxistaugliche und evidenzbasierte Vorschläge gemacht, wie man sich gegen Virusintelligenz mit Hilfe von Heilkräutern erfolgreich zur Wehr setzt.

Buhner stellt bewährte antivirale Heilkräuter vor. Wir lernen, welche unglaublichen Heilkräfte uns die Natur zur Verfügung stellt. Ein brillantes, hoffnungsvolles Werk, das aufzeigt, wie wichtig unser eigenes Immunsystem als erste Abwehrinstanz ist – und wie wir es mit Heilpflanzen optimal unterstützen können. Das Buch „Pflanzliche Virenkiller" bietet viel detailliertes Fachwissen und ein großes Spektrum an Tipps und praktischen Rezeptvorschlägen für den täglichen Gebrauch.

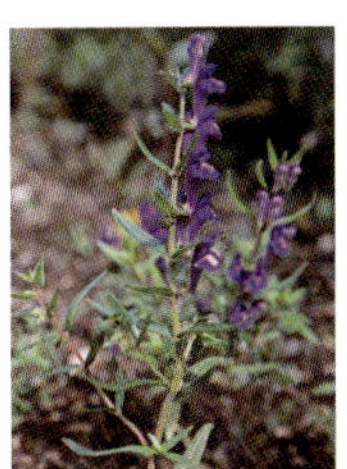
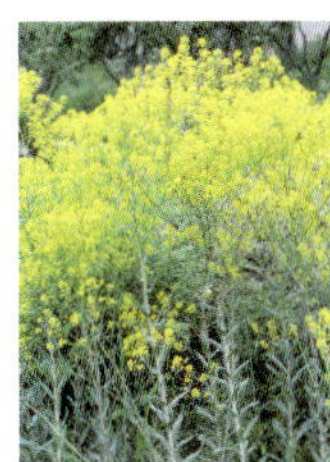
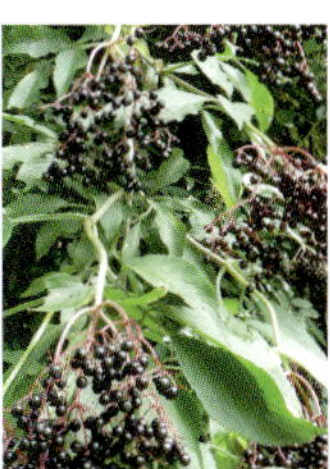
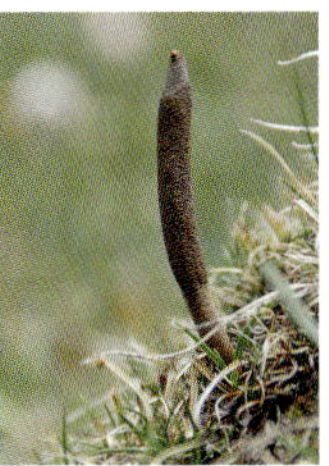
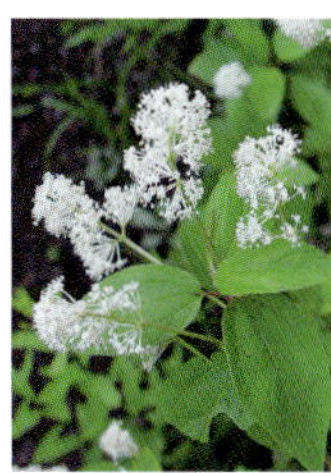

Die Vielfalt der Heilpflanzen ist unerschöpflich – hier eine kleine Auswahl von Fotos aus dem Buch.

Auszug aus dem Vorwort von Dr. med. Eberhard J. Wormer

Kooperation und Wettbewerb sind die Zauberworte der Evolution des belebten Universums. Es sind die Erfolgsfaktoren, die zur Dominanz der Spezies Mensch auf Erden führten. Kooperation und Wettbewerb kennzeichnen alle lebenden Systeme, vom Einzeller bis hin zur organisierten Massengesellschaft. Letztendlich geht es um das Ziel, die eigene Nachkommenschaft gegen allgegenwärtige Widersacher durchzusetzen. Im Kern betrifft dies vor allem den Bauplan des lebenden Organismus, der genetisch kodiert ist. Diese Erbinformationen sind aber nun keineswegs fixierte „Bibelworte", sondern werden abhängig von Umgebungsbedingungen hochgradig flexibel und anpassungsfähig gehandhabt. Lebenslanges Lernen ist somit das dritte Prinzip für erfolgreiches Überleben.

Viren sind Lebensformen, die evolutionäre Mechanismen vergleichsweise puristisch verkörpern. Sie verzichten auf jedes Drumherum und beschränken sich auf die Intelligenz ihrer Geninformationen, die in einem schlichten Container untergebracht sind. Anpassungsvorgänge zum eigenen Vorteil vollziehen sich hier noch rasanter als bei Bakterien ...

Folgerichtig hat sich Stephen Harrod Buhner – neben pflanzlichen Antibiotika – auch mit den Möglichkeiten der Pflanzenmedizin bei Virusinfektionen befasst. Er verdeutlicht, was es mit diesen „neu auftauchenden" Viren auf sich hat – und weist einmal mehr darauf hin, dass es für uns keinen „Krieg" gegen Mikroorganismen zu gewinnen gibt. Im Vordergrund stehen virale Atemwegserkrankungen und Virusinfektionen des Gehirns (Enzephalitis). Es werden nicht nur raffinierte Überlebensstrategien von Viren vorgestellt, sondern auch praxistaugliche und evidenzbasierte Vorschläge gemacht, wie man sich gegen Virusintelligenz mit Hilfe von Heilkräutern erfolgreich zur Wehr setzt. Darüber hinaus begegnen wir bekannten und weniger bekannten pflanzlichen Antivirenmitteln, die enorm heilkräftiges Potenzial besitzen. Wir können demnach durchaus erwarten, dass uns die in Jahrmillionen erworbene Kompetenz der Pflanzen einen gangbaren Weg aus der Virusfalle aufzeigen wird.

1.400 wissenschafliche Studien, die die Aussagen zu den medizinischen Wirkungen der Kräuter belegen, bilden die Grundlage des praxisnahen und bisher einzigartigen Buches. Vitaljournal

Dieses Buch informiert über alternative und lebensrettende Lösungen.

Laurie Regan, PhD, ND, Fakultät für Klassische Chinesische Medizin

Medizinische Heilpflanzen bekämpfen nicht nur das Virus selbst, sondern wirken sich auch positiv auf das Ökosystem unseres Körpers aus. Stephen erweist uns durch das Aufdecken ihrer Wirkpotenziale einen großen Dienst.

Jim McDonald, herbcraft.org

Buch für Buch zeigt uns Stephen Harrod Buhner neue Denkansätze hinsichtlich des wachsenden medizinischen Dogmatismus und der Ungewissheit unserer Zeit auf. Wir brauchen einen klugen und erfahrenen Ratgeber, der uns wertvolles Wissen über Heilpflanzen mitteilt; Stephen hat bewiesen, dass er der Richtige hierfür ist.

Matthew Wood, MS, Phytotherapeut

Pflanzliche Virenkiller präsentiert umfassendes Heilkräuterwissen, fundierte Fachinformationen und praktische Tipps auf 480 Seiten. Die wirksamsten Heilpflanzen sind mit farbigen Fotografien abgebildet.
Hardcover, 16,5 x 24 cm
HERBA PRESS
ISBN 978-3-946245-01-8

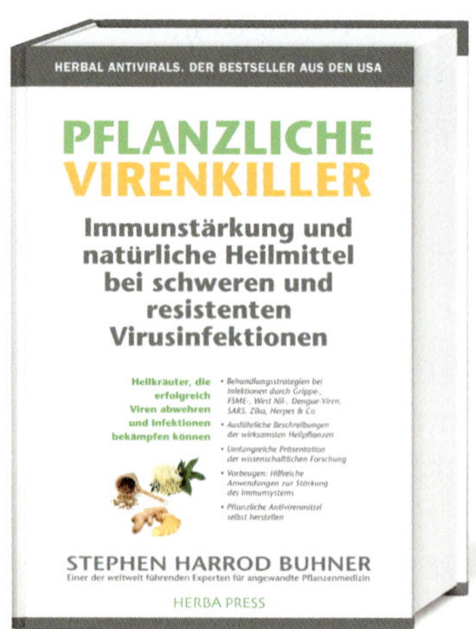

Borreliose Koinfektionen

Erkennen • Behandeln • Heilen

Babesia, Ehrlichia und Anaplasma, Mycoplasma, Bartonella

„Ich selbst und Tausende Betroffene haben von den in diesem Buch beschriebenen Protokollen profitiert. Ich hoffe darauf, dass diese Protokolle auch bei Ihnen erfolgreich sein werden."
Stephen Harrod Buhner

Zecken und andere Überträger von Krankheiten haben in der Regel mehr als einen Erreger im Gepäck. Ärzten, Heilpraktikern und Therapeuten steht erstmals ein komplettes Kompendium zur Behandlung von Borreliose-Koinfektionen zur Verfügung. Laien und betroffene Patienten erfahren, was sich hinter unerklärlichen Beschwerden verbergen kann und wie man Borreliose-assoziierte Infektionen mit der Kraft der Natur unter Kontrolle bekommt.

Borreliose ist immer eine Herausforderung: schwer zu fassen, schwer zu behandeln, lange Leidensgeschichten. Dass Zecken und andere Überträger in der Regel mehr als einen Erreger im Gepäck haben, ist kaum bekannt und führt trotz Behandlung häufig zu frustrierenden Krankheitsgeschichten. Es lohnt sich dann, nach koinfektiösen Keimen zu fahnden, etwa Mykoplasmen, die mit natürlichen Mitteln erfolgreich bekämpft werden können.

Rätselhafte Symptome? Unerklärliche Krankheitszustände?

Borrelien und ihre Koinfektionen verursachen zahlreiche, teils rätselhafte Beschwerden. Infektiöse Mikroorganismen finden in jedem Menschen ein einzigartiges Ökosystem vor, weshalb jede Erkrankung anders verläuft. Es kommt zu Symptombildern, die leicht mit anderen Krankheiten verwechselt werden: Fibromyalgie? Multiple Sklerose? Rheuma? Borreliose kann trotz schulmedizinischer Therapie Jahre und Jahrzehnte fortbestehen – Antibiotika sind nicht bei allen Patienten wirksam und haben zudem mit Resistenzen zu kämpfen. Bezieht man Koinfektionen mit ein, steigt die Heilungschance.

Schlagkräftige Heilkräuter und wirksame Naturprotokolle

Das vorliegende Buch befasst sich mit den häufigsten Koinfektionen der Lyme-Borreliose. Sowohl die infektiösen Mikroorganismen selbst als auch Möglichkeiten zur wirksamen Behandlung von Koinfektionen werden

Hochwirksame Heilpflanzen aus Stephen Harrod Buhners Buch

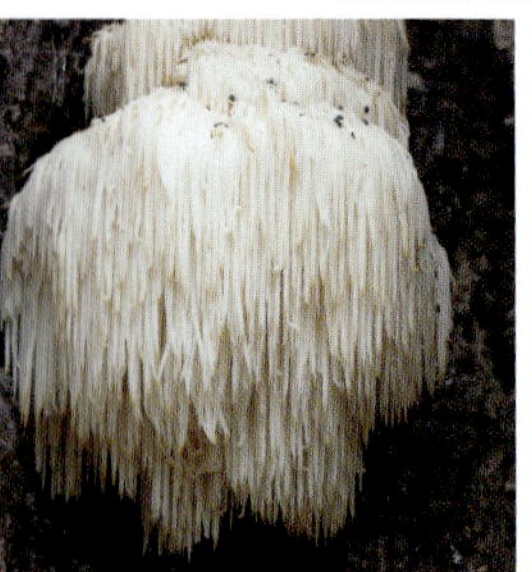
Igel-Stachelbart

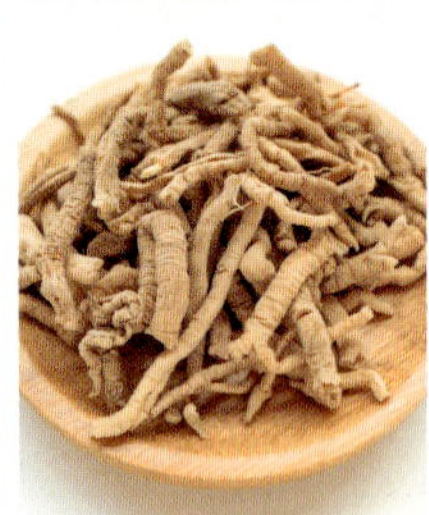
Senegawurzel

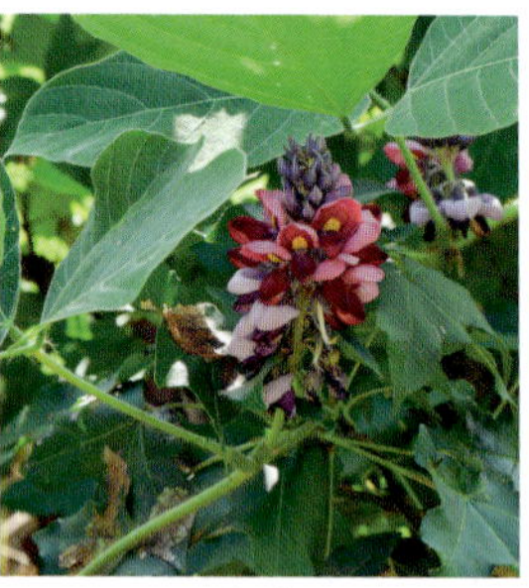
Kudzu

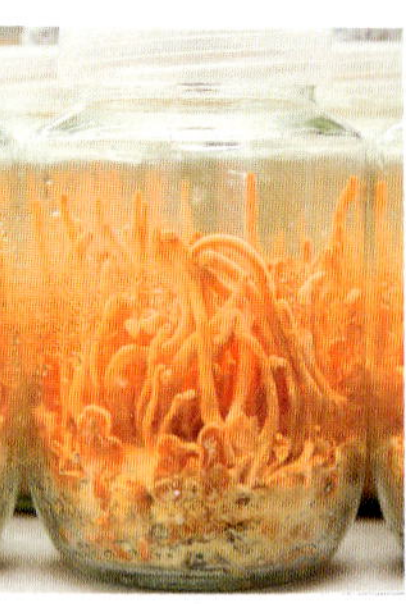
Cordyceps

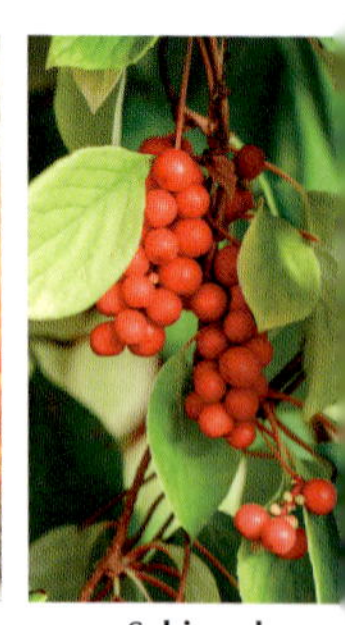
Schisandra

vorgestellt. Betroffene finden Hinweise und Erkenntnisse dazu, welche Ursachen zugrunde liegen und welche Mittel zur Verfügung stehen. Das Buch präsentiert Behandlungsprotokolle mit Pflanzenmedizin und Supplementen, die bei Koinfektionen effektiv eingesetzt werden können – falls nötig und sinnvoll begleitend zur Antibiotikatherapie. Jahrzehntelange Erfahrung mit Heilpflanzen und wissenschaftliche Evidenz sind hier erstmals zu einem praktikablen Therapiekonzept von Borreliose-Koinfektionen zusammengefasst – inklusive umfangreicher Materia Medica. Gut zu wissen, wie man sich vor Infektionen schützen, wie man Borrelia & Co. erkennen und wirksam behandeln kann.

Pflanzen setzen sich seit Millionen von Jahren gegen infektiöse Angreifer zur Wehr. Sie wissen, was zu tun ist, und helfen sich selbst. Pflanzen sind die besten Apotheker.

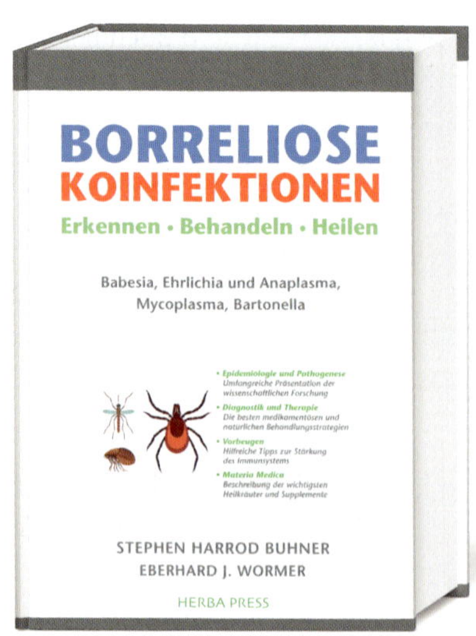

Die heilende Seele der Pflanzen

Was wir von Pflanzen lernen können, wenn wir ihnen zuhören, und warum Biophilia für das Leben auf Erden so wichtig ist

„Ich glaube, dass viele Krankheiten, mit denen wir konfrontiert werden, mit Naturmedizin heilbar sind. Wir müssen nur unsere verloren gegangene Fähigkeit, die Seele der Pflanzen zu verstehen und mit ihr zu kommunizieren, wiederentdecken. Dann können wir aus der unerschöpflichen Quelle von Energie, Liebe und Weisheit der Natur schöpfen."

Stephen Harrod Buhner

Pflanzen haben eine Seele und heilende Kräfte. Sie spüren, wenn wir Hilfe brauchen. Und sie helfen uns, wenn wir sie darum bitten. Schon Goethe wusste das. Aber wie offenbaren sie sich uns?

Eine Antwort gibt „Die heilende Seele der Pflanzen", ein Buch der Gedanken und Gefühle. Wie eine poetische Wegbeschreibung nimmt es uns mit auf eine Reise in die geheimnisvolle Welt der Pflanzen. Und wie ein Sachbuch vermittelt es wichtiges Wissen über die Probleme, die unser Überleben gefährden: Umweltzerstörung, resistente Bakterien, Luftverschmutzung, Krebs und Klimawandel.

Dieses wundervoll geschriebene Buch präsentiert die erstaunlichen Erkenntnisse eines Naturforschers, Poeten und Experten für Pflanzenmedizin. Buhner ist zutiefst davon überzeugt, dass die Erde ein einzigartiger und großer lebendiger Organismus ist, der seine Bewohner schützen und deren Lebensgrundlagen erhalten möchte. Die Pflanzen auf Mutter Erde waren schon immer und sind noch heute die primäre Medizin des Menschen und aller Erdenbewohner.

Die Natur ist tiefgründiger, als wir bislang glaubten – und als es uns beigebracht wurde. Buhners bemerkenswerte Sichtweisen und seine wissenschaftliche Analyse eröffnen uns neue Wege, die Zusammenhänge des Lebens besser zu verstehen.

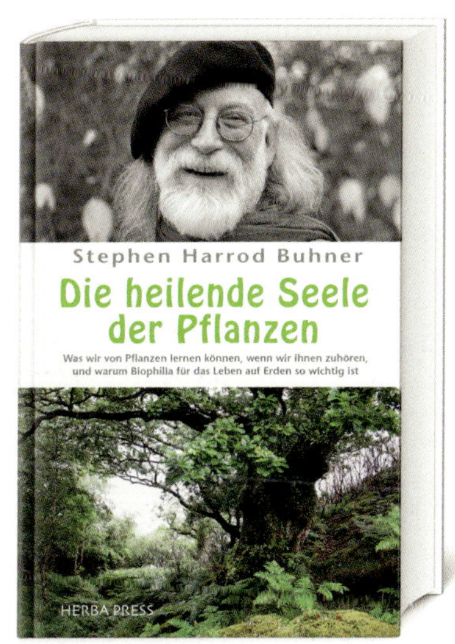

Die heilende Seele der Pflanzen
384 Seiten, Hardcover, 15,5 x 23 cm
HERBA PRESS
ISBN 978-3-946245-03-1

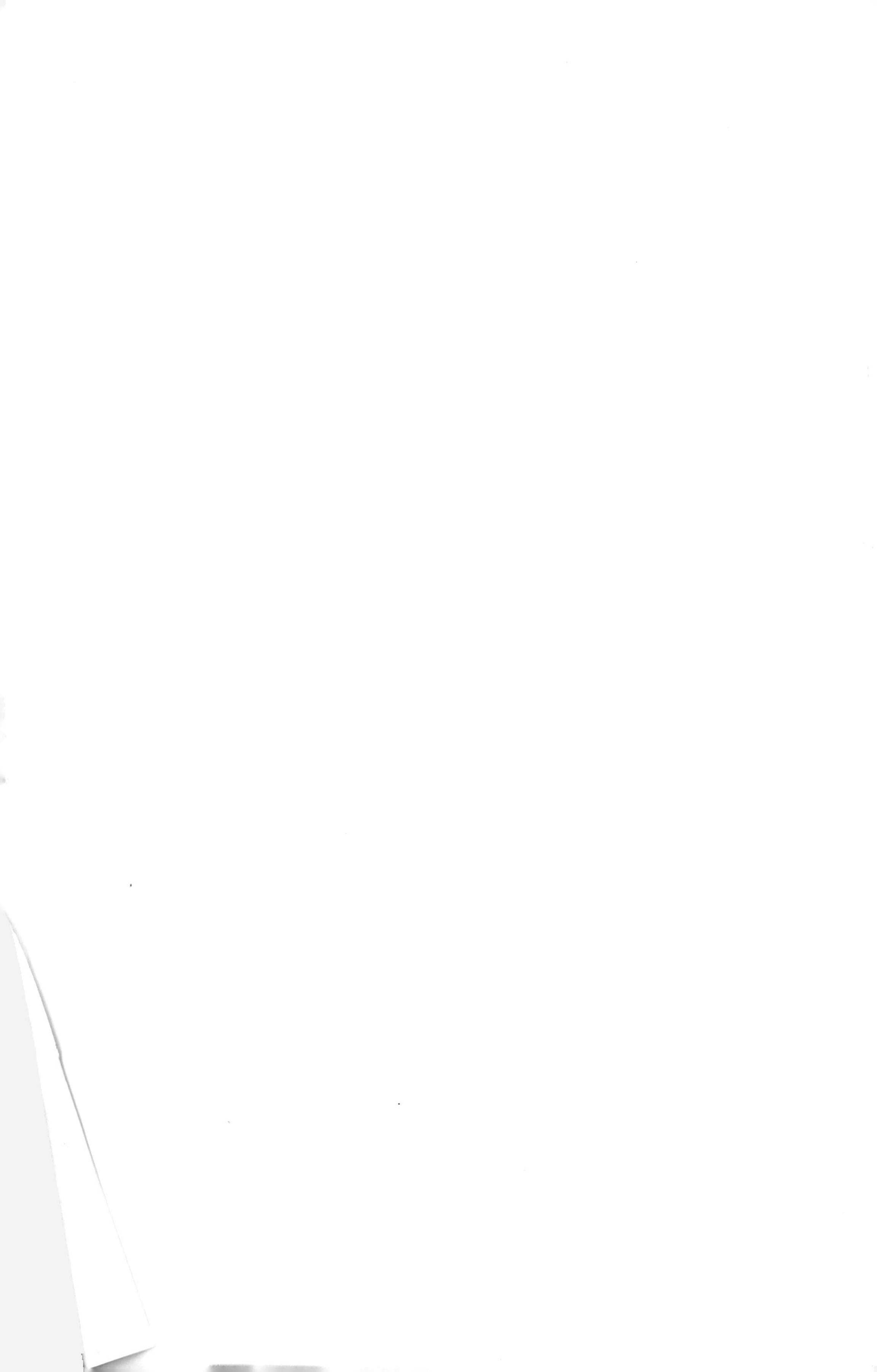